第1部
個別改定項目について（抄）

（令和６年２月14日・中央社会保険医療協議会資料）

歯科固有項目

Ⅰ　現下の雇用情勢も踏まえた人材確保・働き方改革等の推進

Ⅱ　ポスト2025を見据えた地域包括ケアシステムの深化・推進や医療DXを含めた医療機能の分化・強化、連携の推進

【Ⅰ－１ 医療従事者の人材確保や賃上げに向けた取組－④】

④ 歯科医療における初再診料等の評価の見直し

第１ 基本的な考え方

歯科診療にかかる評価について、標準的な感染防止対策を日常的に講じることが必要となっていること、医療機関の職員や歯科技工所で従事する者の賃上げを実施すること等の観点から、初再診料や歯冠修復及び欠損補綴物の製作に係る項目について評価を見直す。

第２ 具体的な内容

１．初診料及び再診料を引き上げる。

改定案		現行	
【初診料】		【初診料】	
１ 歯科初診料	267点	１ 歯科初診料	264点
２ 地域歯科診療支援病院歯科初診料	291点	２ 地域歯科診療支援病院歯科初診料	288点
【再診料】		【再診料】	
１ 歯科再診料	58点	１ 歯科再診料	56点
２ 地域歯科診療支援病院歯科再診料	75点	２ 地域歯科診療支援病院歯科再診料	73点

２．歯冠修復及び欠損補綴物の製作に係る項目の評価を引き上げる。

改定案		現行	
【支台築造（１歯につき）】		【支台築造（１歯につき）】	
１ 間接法		１ 間接法	
イ メタルコアを用いた場合		イ メタルコアを用いた場合	
(1) 大臼歯	181点	(1) 大臼歯	176点
(2) 小臼歯及び前歯	155点	(2) 小臼歯及び前歯	150点
ロ ファイバーポストを用いた場合		ロ ファイバーポストを用いた場合	
(1) 大臼歯	211点	(1) 大臼歯	196点
(2) 小臼歯及び前歯	180点	(2) 小臼歯及び前歯	170点
【金属歯冠修復（１個につき）】		【金属歯冠修復（１個につき）】	
１ インレー		１ インレー	
イ 単純なもの	192点	イ 単純なもの	190点
ロ 複雑なもの	287点	ロ 複雑なもの	284点
２ ４分の３冠（前歯）	372点	２ ４分の３冠（前歯）	370点
３ ５分の４冠（小臼歯）	312点	３ ５分の４冠（小臼歯）	310点
４ 全部金属冠（小臼歯及び大臼歯）	459点	４ 全部金属冠（小臼歯及び大臼歯）	454点
【根面被覆（１歯につき）】		【根面被覆（１歯につき）】	
１ 根面板によるもの	195点	１ 根面板によるもの	190点
【高強度硬質レジンブリッジ（１装置につき）】	2,800点	【高強度硬質レジンブリッジ（１装置につき）】	2,600点
【有床義歯】		【有床義歯】	
１ 局部義歯（１床につき）		１ 局部義歯（１床につき）	
イ １歯から４歯まで	624点	イ １歯から４歯まで	594点
ロ ５歯から８歯まで	767点	ロ ５歯から８歯まで	732点
ハ ９歯から11歯まで	1,042点	ハ ９歯から11歯まで	972点
ニ 12歯から14歯まで	1,502点	ニ 12歯から14歯まで	1,402点
２ 総義歯（１顎につき）	2,420点	２ 総義歯（１顎につき）	2,184点
【鋳造鉤（１個につき）】		【鋳造鉤（１個につき）】	
１ 双子鉤	260点	１ 双子鉤	255点
２ 二腕鉤	240点	２ 二腕鉤	235点
【線鉤（１個につき）】		【線鉤（１個につき）】	
１ 双子鉤	227点	１ 双子鉤	224点
２ 二腕鉤（レストつき）	159点	２ 二腕鉤（レストつき）	156点
３ レストのないもの	134点	３ レストのないもの	132点
【コンビネーション鉤（１個につき）】	246点	【コンビネーション鉤（１個につき）】	236点
【磁性アタッチメント（１個につき）】		【磁性アタッチメント（１個につき）】	
２ キーパー付き根面板を用いる場合	550点	２ キーパー付き根面板を用いる場合	350点

【Ⅱ－１　医療 DX の推進による医療情報の有効活用、遠隔医療の推進－⑪】

⑪　情報通信機器を用いた歯科診療に係る評価の新設

第１　基本的な考え方

これまでの情報通信機器を用いた歯科診療の実態も踏まえ、継続的な口腔機能管理を行う患者及び新興感染症等に罹患している患者で歯科疾患による急性症状等を有する者に対する情報通信機器を用いた歯科診療を行う場合について、新たな評価を行う。

第２　具体的な内容

初診料及び再診料等について、情報通信機器を用いて歯科診療を行った場合の評価を新設する。

（新）　初診料（情報通信機器を用いた場合）　233 点
（新）　再診料（情報通信機器を用いた場合）　51 点

［算定要件］
別に厚生労働大臣が定める施設基準に適合しているものとして地方厚生局長等に届け出た保険医療機関において、特に情報通信機器を用いた歯科診療を行うことが必要と認められる者に対して、情報通信機器を用いた初診を行った場合は、院内感染防止対策に関する届出の有無にかかわらず、歯科初診料又は地域歯科診療支援病院歯科初診料について、所定点数に代えて、233 点を算定する。

（新）　歯科特定疾患療養管理料（情報通信機器を用いた場合）　148 点

［算定要件］
別に厚生労働大臣が定める施設基準に適合しているものとして地方厚生局長等に届け出た保険医療機関において、特に情報通信機器を用いた歯科診療を行うことが必要と認められる者（過去に歯科特定疾患療養管理料を算定した患者に限る。）に対して、歯科特定疾患療養管理料を算定すべき医学管理を情報通信機器を用いて行った場合は、所定点数に代えて 148 点を算定する。

（新）　小児口腔機能管理料（情報通信機器を用いた場合）　53 点

［算定要件］
別に厚生労働大臣が定める施設基準に適合しているものとして地方厚生局長等に届け出た保険医療機関において、特に情報通信機器を用いた歯科診療を行うことが必要と認められる者（過去に小児口腔機能管理料を算定した患者に限る。）に対して、小児口腔機能管理料を算定すべき医学管理を情報通信機器を用いて行った場合は、所定点数に代えて 53 点を算定する。

（新）　口腔機能管理料（情報通信機器を用いた場合）　53 点

［算定要件］
別に厚生労働大臣が定める施設基準に適合しているものとして地方厚生局長等に届け出た保険医療機関において、特に情報通信機器を用いた歯科診療を行うことが必要と認められる者（過去に口腔機能管理料を算定した患者に限る。）に対して、口腔機能管理料を算定すべき医学管理を情報通信機器を用いて行った場合は、所定点数に代えて 53 点を算定する。

［施設基準］※再診料、歯科特定疾患療養管理料、小児口腔機能管理料及び口腔機能管理料についても同様。
情報通信機器を用いた歯科診療を行うにつき十分な体制が整備されていること。

【Ⅱ－１　医療 DX の推進による医療情報の有効活用、遠隔医療の推進－⑫】

⑫　歯科遠隔連携診療料の新設

第１　基本的な考え方

口腔がんの経過観察等、専門性の観点等から近隣の医療機関では対応が困難な場合において、近隣の歯科医療機関の歯科医師と連携して遠隔地の歯科医師が情報通信機器を用いた歯科診療を行う場合について、新たな評価を行う。

第２　具体的な内容

口腔がん手術後の経過観察等、専門性が求められる疾患の患者の診療について、事前に診療情報を共有した上で、近隣の歯科医師と連携して遠隔地の歯科医師が情報通信機器を用いて診療を行った場合の評価を新設する。

（新）　歯科遠隔連携診療料　500 点

［対象患者］
以下のいずれかに該当する患者
（１）　口腔領域の悪性新生物の術後の経過観察等の専門的な医療を必要とする患者
（２）　口腔軟組織の疾患（難治性のものに限る。）又は薬剤関連顎骨壊死の経過観察等の専門的な医療を必要とする患者

［算定要件］
別に厚生労働大臣が定める施設基準を満たす保険医療機関において、対面診療を行っている入院中の患者以外の患者であって、別に厚生労働大臣が定めるものに対して、症状の確認等を目的として、患者の同意を得て、当該施設基準を満たす当該疾患に関する専門的な診療を行っている他の保険医療機関の歯科医師と事前に診療情報を共有した上で、当該患者の来院時に、情報通信機器を用いて、当該他の保険医療機関の歯科医師と連携して診療を行った場合に、３月に１回に限り算定する。

［施設基準］
情報通信機器を用いた歯科診療を行うにつき十分な体制が整備されていること。

⑧　回復期等の患者に対する口腔機能管理の推進

第１　基本的な考え方

回復期医療・慢性期医療を担う病院における歯科の機能を評価し、リハビリテーション、栄養管理及び口腔管理の一体的な取組を推進する観点から、口腔機能管理に係る評価体系を見直す。

第２　具体的な内容

１．回復期リハビリテーション病棟等に入院する患者に対する口腔機能管理等の実施について、管理計画を策定した場合、歯科医師が口腔機能管理を行う場合及び歯科衛生士が口腔衛生管理を行う場合の評価を新設する。

（新）　回復期等口腔機能管理計画策定料　　300 点

［算定要件］
（１）医科点数表の区分番号Ａ１０１に掲げる療養病棟入院基本料、区分番号Ａ３０８に掲げる回復期リハビリテーション病棟入院料又は区分番号Ａ３０８－３に掲げる地域包括ケア病棟入院料を算定する患者に対して、歯科診療を実施している保険医療機関において、リハビリテーション等を行う保険医療機関からの文書による依頼に基づき、当該患者又はその家族の同意を得た上で、回復期等の口腔機能の評価及び一連の管理計画を策定するとともに、その内容について説明を行い、当該管理計画を文書により提供した場合に、当該リハビリテーション等に係る一連の治療を通じて１回に限り算定する。
（２）区分番号Ｂ０００－５に掲げる周術期等口腔機能管理計画策定料、区分番号Ｂ００６に掲げる開放型病院共同指導料（Ⅱ）、区分番号Ｂ００６－３に掲げるがん治療連携計画策定料、区分番号Ｂ００９に掲げる診療情報提供料（Ⅰ）の注５に規定する加算及び区分番号Ｂ０１５に掲げる退院時共同指導料２は、別に算定できない。

（新）　回復期等口腔機能管理料　　200 点

［算定要件］
（１）医科点数表の区分番号Ａ１０１に掲げる療養病棟入院基本料、区分番号Ａ３０８に掲げる回復期リハビリテーション病棟入院料又

は区分番号Ａ３０８－３に掲げる地域包括ケア病棟入院料を算定する患者の口腔機能を管理するため、歯科診療を実施している保険医療機関において、区分番号Ｂ●●に掲げる回復期等口腔機能管理計画策定料の注１に規定する管理計画に基づき、リハビリテーション等を行う他の保険医療機関又は同一の保険医療機関に入院中の患者に対して、歯科医師が口腔機能の管理を行い、かつ、当該管理内容に係る情報を文書により提供した場合は、当該患者につき、区分番号Ｂ●●に掲げる回復期等口腔機能管理計画策定料を算定した日の属する月から月１回に限り算定する。
（２）回復期等口腔機能管理料を算定した月において、区分番号Ｂ０００－４に掲げる歯科疾患管理料、区分番号Ｂ０００－４－２に掲げる小児口腔機能管理料、区分番号Ｂ０００－４－３に掲げる口腔機能管理料、区分番号Ｂ０００－６に掲げる周術期等口腔機能管理料（Ⅰ）、区分番号Ｂ０００－７に掲げる周術期等口腔機能管理料（Ⅱ）、区分番号Ｂ０００－８に掲げる周術期等口腔機能管理料（Ⅲ）、区分番号Ｂ００２に掲げる歯科特定疾患療養管理料、区分番号Ｂ００４－６－２に掲げる歯科治療時医療管理料、区分番号Ｂ００６－３－２に掲げるがん治療連携指導料、区分番号Ｃ００１－３に掲げる歯科疾患在宅療養管理料、区分番号Ｃ００１－４－２に掲げる在宅患者歯科治療時医療管理料及び区分番号Ｎ００２に掲げる歯科矯正管理料は算定できない。

（新）　回復期等専門的口腔衛生処置　　100 点

［算定要件］
（１）区分番号Ｂ●●に掲げる回復期等口腔機能管理料を算定した入院中の患者に対して、歯科医師の指示を受けた歯科衛生士が専門的口腔清掃を行った場合に、回復期等口腔機能管理料を算定した日の属する月において、月２回に限り算定する。

（２）回復期等専門的口腔衛生処置を算定した日の属する月において、区分番号Ｉ０２９に掲げる周術期等専門的口腔衛生処置、区分番号Ｉ０２９－２に掲げる在宅等療養患者専門的口腔衛生処置、区分番号Ｉ０３０に掲げる機械的歯面清掃処置及び区分番号Ｉ０３０－２に掲げる非経口摂取患者口腔粘膜処置は、別に算定できない。

２．地域歯科診療支援病院歯科初診料の施設基準について、回復期等の患者に対する口腔機能管理の実績を選択可能な要件として加える。

【Ⅱ－６ 新興感染症等に対応できる地域における医療提供体制の構築に向けた取組－⑤】

⑤ 新興感染症等に対応可能な歯科医療提供体制の構築

第１ 基本的な考え方

新興感染症が発生・まん延した場合に対応できる歯科医療提供体制の構築を進める観点から、新興感染症等の患者に対応可能な体制の整備についての新たな評価等を行う。

第２ 具体的な内容

１．歯科外来診療における医療安全対策についての体制を確保した場合の評価を新設する。

（新） 歯科外来診療医療安全対策加算１（歯科初診料） 12 点

［算定要件］
別に厚生労働大臣が定める施設基準に適合しているものとして地方厚生局長等に届け出た保険医療機関において、歯科外来診療における医療安全対策に係る取組を行った場合は、歯科外来診療医療安全対策加算１として、初診時１回に限り 12 点を所定点数に加算する。

（新） 歯科外来診療医療安全対策加算１（歯科再診料） ２点

［算定要件］
別に厚生労働大臣が定める施設基準に適合しているものとして地方厚生局長等に届け出た保険医療機関において、歯科外来診療における医療安全対策に係る取組を行った場合は、歯科外来診療医療安全対策加算１として、２点を所定点数に加算する。

［施設基準］ ※初診・再診共通
（１）歯科医療を担当する保険医療機関（歯科点数表の地域歯科診療支援病院歯科初診料に係る施設基準に適合するものとして地方厚生局長等に届け出た保険医療機関を除く。）であること。
（２）歯科外来診療における医療安全対策に係る研修を受けた常勤の歯科医師が１名以上配置されていること。
（３）歯科医師が複数名配置されていること、又は歯科医師及び歯科衛

改 定 案	現 行
【地域歯科診療支援病院歯科初診料】 ［施設基準］ 九 地域歯科診療支援病院歯科初診料の施設基準 (1)～(6) （略） (7) 次のイ、ロ又はハのいずれかに該当すること。 イ・ロ （略） ハ 次のいずれにも該当すること。 ① 常勤の歯科医師が１名以上配置されていること。 ② 歯科医療を担当する病院である保険医療機関において、歯科点数表の回復期等口腔機能管理計画策定料又は回復期等口腔機能管理料のいずれかを算定した患者の月平均患者数が10人以上であること。 (8) （略）	【地域歯科診療支援病院歯科初診料】 ［施設基準］ 九 地域歯科診療支援病院歯科初診料の施設基準 (1)～(6) （略） (7) 次のイ又はロのいずれかに該当すること。 イ・ロ （略） （新設） (8) （略）

生士がそれぞれ１名以上配置されていること。
（４）医療安全管理者が配置されていること。ただし、病院である医科歯科併設の保険医療機関（歯科診療及び歯科診療以外の診療を併せて行う保険医療機関をいう。以下同じ。）にあっては、歯科の外来診療部門に医療安全管理者が配置されていること。
（５）緊急時の対応を行うにつき必要な体制が整備されていること。
（６）医療安全対策につき十分な体制が整備されていること。
（７）歯科診療に係る医療安全対策に係る院内掲示を行っていること。
（８）（７）の掲示事項について、原則としてウェブサイトに掲載していること。

［経過措置］　※初診・再診共通
（１）令和６年３月 31 日時点において現に歯科外来診療環境体制加算１に係る届出を行っている保険医療機関については、令和７年５月 31 日までの間に限り、（４）、（６）及び（７）に該当するものとみなす。
（２）令和７年５月 31 日までの間に限り、（８）に該当するものとみなす。

（新）　歯科外来診療医療安全対策加算２（地域歯科診療支援病院歯科初診料）　13 点

［算定要件］
別に厚生労働大臣が定める施設基準に適合しているものとして地方厚生局長等に届け出た保険医療機関において、歯科外来診療における医療安全対策に係る取組を行った場合は、歯科外来診療医療安全対策加算２として、初診時１回に限り 13 点を所定点数に加算する。

（新）　歯科外来診療医療安全対策加算２（地域歯科診療支援病院歯科再診料）　３点

［算定要件］
別に厚生労働大臣が定める施設基準に適合しているものとして地方厚生局長等に届け出た保険医療機関において、歯科外来診療における医療安全対策に係る取組を行った場合は、歯科外来診療医療安全対策加算２として、３点を所定点数に加算する。

［施設基準］　※初診・再診共通
（１）歯科点数表の地域歯科診療支援病院歯科初診料に係る施設基準に適合するものとして地方厚生局長等に届け出た保険医療機関であ

ること。
（２）歯科外来診療における医療安全対策に係る研修を受けた常勤の歯科医師が１名以上配置されていること。
（３）歯科医師が複数名配置されていること、又は歯科医師が１名以上配置されており、かつ、歯科衛生士若しくは看護職員が１名以上配置されていること。
（４）歯科の外来診療部門に医療安全管理者が配置されていること。
（５）緊急時の対応を行うにつき必要な体制が整備されていること。
（６）医療安全対策につき十分な体制が整備されていること。
（７）歯科診療に係る医療安全対策に係る院内掲示を行っていること。
（８）（７）の掲示事項について、原則としてウェブサイトに掲載していること。

［経過措置］　※初診・再診共通
（１）令和６年３月 31 日時点において現に歯科外来診療環境体制加算２に係る届出を行っている保険医療機関については、令和７年５月 31 日までの間に限り、（４）及び（７）に該当するものとみなす。
（２）令和７年５月 31 日までの間に限り、（８）に該当するものとみなす。

２．歯科外来診療における院内感染防止対策について、新興感染症等の患者に対応可能な体制を確保した場合の評価を新設する。

（新）　歯科外来診療感染対策加算１（歯科初診料）　12 点

［算定要件］
別に厚生労働大臣が定める施設基準に適合しているものとして地方厚生局長等に届け出た保険医療機関において、歯科外来診療における院内感染防止対策に係る取組を行った場合は、歯科外来診療感染対策加算１として、初診時１回に限り 12 点を所定点数に加算する。

（新）　歯科外来診療感染対策加算１（歯科再診料）　２点

［算定要件］
別に厚生労働大臣が定める施設基準に適合しているものとして地方厚生局長等に届け出た保険医療機関において、歯科外来診療における院内感染防止対策に係る取組を行った場合は、歯科外来診療感染対策加算１として、２点を所定点数に加算する。

［施設基準］　※初診・再診共通

（１）歯科医療を担当する保険医療機関（歯科点数表の地域歯科診療支援病院歯科初診料に係る施設基準に適合するものとして地方厚生局長等に届け出た保険医療機関を除く。）であること。
（２）歯科点数表の初診料の注１に係る施設基準に適合するものとして地方厚生局長等に届け出た保険医療機関であること。
（３）歯科医師が複数名配置されていること、又は歯科医師が１名以上配置されており、かつ、歯科衛生士若しくは院内感染防止対策に係る研修を受けた者が１名以上配置されていること。
（４）院内感染管理者が配置されていること。ただし、病院である医科歯科併設の保険医療機関にあっては、歯科の外来診療部門に院内感染管理者が配置されていること。
（５）歯科外来診療における院内感染防止対策につき十分な体制が整備されていること。

［経過措置］　※初診・再診共通
令和６年３月 31 日時点において現に歯科外来診療環境体制加算１に係る届出を行っている保険医療機関については、令和７年５月 31 日までの間に限り、（４）に該当するものとみなす。

（新）　歯科外来診療感染対策加算２（歯科初診料）　14 点

［算定要件］
別に厚生労働大臣が定める施設基準に適合しているものとして地方厚生局長等に届け出た保険医療機関において、歯科外来診療における院内感染防止対策に係る取組を行った場合は、歯科外来診療感染対策加算２として、初診時１回に限り 14 点を所定点数に加算する。

（新）　歯科外来診療感染対策加算２（歯科再診料）　４点

［算定要件］
別に厚生労働大臣が定める施設基準に適合しているものとして地方厚生局長等に届け出た保険医療機関において、歯科外来診療における院内感染防止対策に係る取組を行った場合は、歯科外来診療感染対策加算２として、４点を所定点数に加算する。

［施設基準］　※初診・再診共通
（１）歯科医療を担当する保険医療機関（歯科点数表の地域歯科診療支援病院歯科初診料に係る施設基準に適合するものとして地方厚生局長等に届け出た保険医療機関を除く。）であること。
（２）歯科点数表の初診料の注１に係る施設基準に適合するものとして地方厚生局長等に届け出た保険医療機関であること。

399

（３）歯科医師が複数名配置されていること、又は歯科医師及び歯科衛生士がそれぞれ１名以上配置されていること。
（４）院内感染管理者が配置されていること。ただし、病院である医科歯科併設の保険医療機関にあっては、歯科の外来診療部門に院内感染管理者が配置されていること。
（５）歯科外来診療における院内感染防止対策につき十分な体制が整備されていること。
（６）感染症の予防及び感染症の患者に対する医療に関する法律第６条第７項に規定する新型インフルエンザ等感染症、同条第８項に規定する指定感染症又は同条第９項に規定する新感染症（以下「新型インフルエンザ等感染症等」という。）の患者又はそれらの疑似症患者に対して歯科外来診療が可能な体制を確保していること。
（７）新型インフルエンザ等感染症等に係る事業継続計画を策定していること。ただし、病院である医科歯科併設の保険医療機関にあっては、歯科外来部門の事業継続計画を策定していること。
（８）歯科外来診療を円滑に実施できるよう、新型インフルエンザ等感染症等に係る医科診療を担当する他の保険医療機関との連携体制（歯科診療及び歯科診療以外の診療を併せて行う保険医療機関にあっては、当該保険医療機関の医科診療科との連携体制）が整備されていること。
（９）当該地域において歯科医療を担当する別の保険医療機関から新型インフルエンザ等感染症等の患者又はそれらの疑似症患者を受け入れるため、当該別の保険医療機関との連携体制を確保していること。

［経過措置］　※初診・再診共通
令和６年３月 31 日時点において現に歯科外来診療環境体制加算１に係る届出を行っている保険医療機関については、令和７年５月 31 日までの間に限り、（４）から（９）までに該当するものとみなす。

（新）　歯科外来診療感染対策加算３
（地域歯科診療支援病院歯科初診料）　13 点

［算定要件］
別に厚生労働大臣が定める施設基準に適合しているものとして地方厚生局長等に届け出た保険医療機関において、歯科外来診療における院内感染防止対策に係る取組を行った場合は、歯科外来診療感染対策加算３として、初診時１回に限り 13 点を所定点数に加算する。

（新）　歯科外来診療感染対策加算３
（地域歯科診療支援病院歯科再診料）　３点

400

［算定要件］
別に厚生労働大臣が定める施設基準に適合しているものとして地方厚生局長等に届け出た保険医療機関において、歯科外来診療における院内感染防止対策に係る取組を行った場合は、歯科外来診療感染対策加算３として、３点を所定点数に加算する。

［施設基準］ ※初診・再診共通
（１）歯科点数表の地域歯科診療支援病院歯科初診料に係る施設基準に適合するものとして地方厚生局長等に届け出た保険医療機関であること。
（２）歯科医師が複数名配置されていること、又は歯科医師が１名以上配置されており、かつ、歯科衛生士若しくは看護職員が１名以上配置されていること。
（３）歯科の外来診療部門に院内感染管理者が配置されていること。
（４）歯科外来診療における院内感染防止対策につき十分な体制が整備されていること。

［経過措置］ ※初診・再診共通
令和６年３月 31 日時点において現に歯科外来診療環境体制加算２に係る届出を行っている保険医療機関については、令和７年５月 31 日までの間に限り、（３）に該当するものとみなす。

（新） 歯科外来診療感染対策加算４
（地域歯科診療支援病院歯科初診料） 15 点

［算定要件］
別に厚生労働大臣が定める施設基準に適合しているものとして地方厚生局長等に届け出た保険医療機関において、歯科外来診療における院内感染防止対策に係る取組を行った場合は、歯科外来診療感染対策加算４として、初診時１回に限り 15 点を所定点数に加算する。

（新） 歯科外来診療感染対策加算４
（地域歯科診療支援病院歯科再診料） ５点

［算定要件］
別に厚生労働大臣が定める施設基準に適合しているものとして地方厚生局長等に届け出た保険医療機関において、歯科外来診療における院内感染防止対策に係る取組を行った場合は、歯科外来診療感染対策加算４として、５点を所定点数に加算する。

［施設基準］ ※初診・再診共通
（１）歯科点数表の地域歯科診療支援病院歯科初診料に係る施設基準に適合するものとして地方厚生局長等に届け出た保険医療機関であること。
（２）歯科医師が複数名配置されていること、又は歯科医師が１名以上配置されており、かつ、歯科衛生士若しくは看護職員が１名以上配置されていること。
（３）歯科の外来診療部門に院内感染管理者を配置していること。
（４）歯科外来診療における院内感染防止対策につき十分な体制が整備されていること。
（５）感染症の予防及び感染症の患者に対する医療に関する法律第６条第７項に規定する新型インフルエンザ等感染症、同条第８項に規定する指定感染症又は同条第９項に規定する新感染症（以下「新型インフルエンザ等感染症等」という。）の患者又はそれらの疑似症患者に対して歯科外来診療が可能な体制を確保していること。
（６）新型インフルエンザ等感染症等に係る歯科外来部門の事業継続計画を策定していること。
（７）当該地域において歯科医療を担当する別の保険医療機関から新型インフルエンザ等感染症等の患者又はそれらの疑似症患者を受け入れるため、当該別の保険医療機関との連携体制を確保していること。

［経過措置］ ※初診・再診共通
令和６年３月 31 日時点において現に歯科外来診療環境体制加算２に係る届出を行っている保険医療機関については、令和７年５月 31 日までの間に限り、（３）から（７）までに該当するものとみなす。

３．１及び２を踏まえ、歯科外来診療環境体制加算は廃止する。

４．歯科診療特別対応加算について、患者の状態像を踏まえて評価体系を見直すとともに、新興感染症等の患者へ歯科治療を実施する場合の評価を新設する。

改定案	現行
【歯科診療特別対応加算（初診料）】 ［算定要件］ 注６ 著しく歯科診療が困難な者に	【歯科診療特別対応加算（初診料）】 ［算定要件］ 注６ 著しく歯科診療が困難な者に

対して初診を行った場合（歯科診療特別対応加算３を算定する場合を除く。）は、歯科診療特別対応加算１として、175点を所定点数に加算し、著しく歯科治療が困難な者に対して当該患者が歯科治療環境に円滑に適応できるような技法を用いて初診を行った場合又は個室若しくは陰圧室において初診を行った場合（個室又は陰圧室において診療を行う必要性が特に高い患者に対して初診を行った場合に限り、歯科診療特別対応加算３を算定する場合を除く。）は、歯科診療特別対応加算２として、250点を所定点数に加算し、感染症の予防及び感染症の患者に対する医療に関する法律第６条第７項に規定する新型インフルエンザ等感染症、同条第８項に規定する指定感染症又は同条第９項に規定する新感染症の患者に対して初診を行った場合は、歯科診療特別対応加算３として、500点を所定点数に加算する。ただし、歯科診療特別対応加算１、歯科診療特別対応加算２又は歯科診療特別対応加算３を算定する患者について、当該患者に対する診療時間が１時間を超えた場合は、30分又はその端数を増すごとに、100点を更に所定点数に加算する。	対して初診を行った場合は、歯科診療特別対応加算として、175点（当該患者が歯科治療環境に円滑に適応できるような技法を用いた場合は、初診時歯科診療導入加算として、250点）を所定点数に加算する。
(14) 歯科診療特別対応加算１及び歯科診療特別対応加算２ 「注６」の「著しく歯科診療が困難な者」とは、次に掲げる状態又はこれらに準ずる状態をいう。なお、歯科診療特別対応加算１又は歯科診療特別対応加算２を算定した場合は、当該加算を算定した日の患者の	(14) 歯科診療特別対応加算 「注６」の「著しく歯科診療が困難な者」とは、次に掲げる状態又はこれらに準ずる状態をいう。なお、歯科診療特別対応加算を算定した場合は、当該加算を算定した日の患者の状態を診療録に記載する。

403

状態を診療録に記載する。 イ～ニ　（略） ホ　感染対策が特に必要な状態	イ～ニ　（略） （新設）
(15) 歯科診療特別対応加算３ 歯科診療特別対応加算３を算定した場合は、当該患者の病名を診療録に記載する。 ※　再診料及び歯科訪問診療料についても同様。	（新設）

5．歯科治療時医療管理料等について、新興感染症等の患者を対象患者に追加する。

改　定　案	現　　行
【歯科治療時医療管理料】 ［算定要件］ (1)　歯科治療時医療管理料は、高血圧性疾患、虚血性心疾患、不整脈、心不全、脳血管障害、喘息、慢性気管支炎、糖尿病、甲状腺機能低下症、甲状腺機能亢進症、副腎皮質機能不全、てんかん、慢性腎臓病（腎代替療法を行う患者に限る。）の患者、人工呼吸器を装着している患者、在宅酸素療法を行っている患者又は感染対策が特に必要な患者に対して、歯科治療時における患者の全身状態の変化等を把握するため、患者の血圧、脈拍、経皮的動脈血酸素飽和度を経時的に監視し、必要な医療管理を行った場合に算定する。 ※　在宅患者歯科治療時医療管理料についても同様。	【歯科治療時医療管理料】 ［算定要件］ (1)　歯科治療時医療管理料は、高血圧性疾患、虚血性心疾患、不整脈、心不全、脳血管障害、喘息、慢性気管支炎、糖尿病、甲状腺機能低下症、甲状腺機能亢進症、副腎皮質機能不全、てんかん、慢性腎臓病（腎代替療法を行う患者に限る。）の患者、人工呼吸器を装着している患者又は在宅酸素療法を行っている患者に対して、歯科治療時における患者の全身状態の変化等を把握するため、患者の血圧、脈拍、経皮的動脈血酸素飽和度を経時的に監視し、必要な医療管理を行った場合に算定する。
【歯科疾患管理料総合医療管理加算】 ［算定要件］ (16)「注11」の総合医療管理加算	【歯科疾患管理料総合医療管理加算】 ［算定要件］ (16)「注11」の総合医療管理加算

404

【Ⅱ－７　かかりつけ医、かかりつけ歯科医、かかりつけ薬剤師の機能の評価－④】

④　継続的・定期的な口腔管理による歯科疾患の重症化予防の取組の推進

第１　基本的な考え方

地域における連携体制を確保しつつ、ライフコースを通じた継続的・定期的な口腔管理による歯科疾患の重症化予防の取組を推進する観点から、かかりつけ歯科医機能強化型歯科診療所について、名称、要件及び評価を見直す。これを踏まえつつ、小児期及び高齢期のライフステージに応じた口腔機能管理を推進する観点から、小児口腔機能管理料及び口腔機能管理料について、新たな評価を行う。

第２　具体的な内容

1．かかりつけ歯科医による歯科疾患の管理について、かかりつけ歯科医機能強化型歯科診療所による実施を評価しているが、これを見直し、口腔機能管理に関する実績要件等も満たす診療所による実施を評価することとする。

2．小児口腔機能管理料及び口腔機能管理料にかかりつけ歯科医による口腔機能管理に関する評価を新設する。

3．エナメル質初期う蝕管理加算を廃止する。

改　定　案	現　　　行
【歯科疾患管理料】 ［算定要件］ （削除）	【歯科疾患管理料】 ［算定要件］ 注10　かかりつけ歯科医機能強化型歯科診療所（歯科疾患の管理が必要な患者に対し、定期的かつ継続的な口腔の管理を行う診療所であって、別に厚生労働大臣が定める施設基準に適合しているものとして地方厚生局長等に届け出たものをいう。以下この表において同じ。）において、エナメル質初期う蝕に罹患している患者に対して、管理及び療

415

改　定　案	現　　　行
は、糖尿病の患者、骨吸収抑制薬投与中の患者、感染性心内膜炎のハイリスク患者、関節リウマチの患者、血液凝固阻止剤投与中の患者、ＨＩＶ感染症の患者又は感染対策が特に必要な患者であって、別の医科の保険医療機関の当該疾患の担当医から歯科治療を行うに当たり、診療情報提供料に定める様式に基づいた文書により患者の全身状態や服薬状況等についての必要な診療情報の提供を受け、適切な総合医療管理を実施した場合に算定する。なお、算定に当たっては当該疾患の担当医からの情報提供に関する内容及び担当医の保険医療機関名等について診療録に記載又は提供文書の写しを添付する。 【歯科疾患在宅療養管理料】 ［算定要件］ (7)　「注４」の在宅総合医療管理加算は、糖尿病の患者、骨吸収抑制薬投与中の患者、感染性心内膜炎のハイリスク患者、関節リウマチの患者、血液凝固阻止剤投与中の患者、ＨＩＶ感染症の患者又は感染対策が特に必要な患者であって、別の医科の保険医療機関の当該疾患の担当医から歯科治療を行うに当たり、診療情報提供料に定める様式に基づいた文書により患者の全身状態や服薬状況等についての必要な診療情報の提供を受け、適切な総合医療管理を実施した場合に算定する。なお、算定に当たっては当該疾患の担当医からの情報提供に関する内容及び担当医の保険医療機関名等について診療録に記載又は提供文書の写しを添付する。	は、糖尿病の患者、骨吸収抑制薬投与中の患者、感染性心内膜炎のハイリスク患者、関節リウマチの患者、血液凝固阻止剤投与中の患者又はＨＩＶ感染症の患者であって、別の医科の保険医療機関の当該疾患の担当医から歯科治療を行うに当たり、診療情報提供料に定める様式に基づいた文書により患者の全身状態や服薬状況等についての必要な診療情報の提供を受け、適切な総合医療管理を実施した場合に算定する。なお、算定に当たっては当該疾患の担当医からの情報提供に関する内容及び担当医の保険医療機関名等について診療録に記載又は提供文書の写しを添付する。 【歯科疾患在宅療養医療料】 ［算定要件］ (7)　「注４」の在宅総合医療管理加算は、糖尿病の患者、骨吸収抑制薬投与中の患者、感染性心内膜炎のハイリスク患者、関節リウマチの患者、血液凝固阻止剤投与中の患者又はＨＩＶ感染症の患者であって、別の医科の保険医療機関の当該疾患の担当医から歯科治療を行うに当たり、診療情報提供料に定める様式に基づいた文書により患者の全身状態や服薬状況等についての必要な診療情報の提供を受け、適切な総合医療管理を実施した場合に算定する。なお、算定に当たっては当該疾患の担当医からの情報提供に関する内容及び担当医の保険医療機関名等について診療録に記載又は提供文書の写しを添付する。

405

	養上必要な指導等を行い、その内容について説明を行った場合は、エナメル質初期う蝕管理加算として、260点を所定点数に加算する。
10　（略）	11　（略）
11　初診日の属する月から起算して６月を超えて歯科疾患の管理及び療養上必要な指導を行った場合は、長期管理加算として、次に掲げる点数をそれぞれ所定点数に加算する。	12　初診日の属する月から起算して６月を超えて歯科疾患の管理及び療養上必要な指導を行った場合は、長期管理加算として、次に掲げる点数をそれぞれ所定点数に加算する。
イ　区分番号Ｂ０００－４－２に掲げる小児口腔機能管理料の注３に規定する施設基準に適合しているものとして地方厚生局長等に届け出た診療所である保険医療機関の場合　120点	イ　かかりつけ歯科医機能強化型歯科診療所の場合　120点
ロ　イ以外の保険医療機関の場合　100点	ロ　イ以外の保険医療機関の場合　100点
【歯周病安定期治療】 ［算定要件］	【歯周病安定期治療】 ［算定要件］
注２　２回目以降の歯周病安定期治療の算定は、前回実施月の翌月の初日から起算して２月を経過した日以降に行う。ただし、一連の歯周病治療において歯周外科手術を実施した場合等の歯周病安定期治療の治療間隔の短縮が必要とされる場合又は区分番号Ｂ０００－４－２に掲げる小児口腔機能管理料の注３に規定する施設基準に適合しているものとして地方厚生局長等に届け出た診療所である保険医療機関において歯周病安定期治療を開始した場合は、この限りでない。	注２　２回目以降の歯周病安定期治療の算定は、前回実施月の翌月の初日から起算して２月を経過した日以降に行う。ただし、一連の歯周病治療において歯周外科手術を実施した場合等の歯周病安定期治療の治療間隔の短縮が必要とされる場合又はかかりつけ歯科医機能強化型歯科診療所において歯周病安定期治療を開始した場合は、この限りでない。
３　区分番号Ｂ０００－４－２に掲げる小児口腔機能管理料の注３に規定する施設基準に適合し	３　かかりつけ歯科医機能強化型歯科診療所において歯周病安定期治療を開始した場合は、かか

416

ているものとして地方厚生局長等に届け出た診療所である保険医療機関において歯周病安定期治療を開始した場合は、口腔管理体制強化加算として、120点を所定点数に加算する。	りつけ歯科医機能強化型歯科診療所加算として、120点を所定点数に加算する。
【歯科訪問診療料】 ［算定要件］	【歯科訪問診療料】 ［算定要件］
注11　歯科訪問診療を実施する保険医療機関の歯科衛生士が、歯科医師と同行の上、歯科訪問診療の補助を行った場合は、歯科訪問診療補助加算として、次に掲げる点数を１日につき所定点数に加算する。	注11　歯科訪問診療を実施する保険医療機関の歯科衛生士が、歯科医師と同行の上、歯科訪問診療の補助を行った場合は、歯科訪問診療補助加算として、次に掲げる点数を１日につき所定点数に加算する。
イ　在宅療養支援歯科診療所１、在宅療養支援歯科診療所２又は区分番号Ｂ０００－４－２に掲げる小児口腔機能管理料の注３に規定する施設基準に適合しているものとして地方厚生局長等に届け出た診療所である保険医療機関の場合	イ　在宅療養支援歯科診療所１、在宅療養支援歯科診療所２又はかかりつけ歯科医機能強化型歯科診療所の場合
(1)・(2)　（略）	(1)・(2)　（略）
ロ　（略）	ロ　（略）
15　１について、当該保険医療機関の外来（歯科診療を行うものに限る。）を受診していた患者であって在宅等において療養を行っているものに対して、歯科訪問診療を実施した場合は、歯科訪問診療移行加算として、次に掲げる点数を所定点数に加算する。なお、この場合において、注12に規定する加算は算定できない。	15　１について、当該保険医療機関の外来（歯科診療を行うものに限る。）を受診していた患者であって在宅等において療養を行っているものに対して、歯科訪問診療を実施した場合は、歯科訪問診療移行加算として、次に掲げる点数を所定点数に加算する。なお、この場合において、注12に規定する加算は算定できない。
イ　区分番号Ｂ０００－４－２に掲げる小児口腔機能管理料の注３に規定する施設基準に適合しているものとして地方厚生局長等に届け出た診療所	イ　かかりつけ歯科医機能強化型歯科診療所の場合　150点

417

である保険医療機関の場合 150点	
ロ　（略）	ロ　（略）
【在宅患者訪問口腔リハビリテーション指導管理料】 ［算定要件］ 注４　区分番号Ｂ０００－４－２に掲げる小児口腔機能管理料の注３に規定する施設基準に適合しているものとして地方厚生局長等に届け出た診療所である保険医療機関の歯科医師が当該指導管理を実施した場合は、口腔管理体制強化加算として、75点を所定点数に加算する。	【在宅患者訪問口腔リハビリテーション指導管理料】 ［算定要件］ 注４　かかりつけ歯科医機能強化型歯科診療所の歯科医師が当該指導管理を実施した場合は、かかりつけ歯科医機能強化型歯科診療所加算として、75点を所定点数に加算する。
【小児在宅患者訪問口腔リハビリテーション指導管理料】 ［算定要件］ 注４　区分番号Ｂ０００－４－２に掲げる小児口腔機能管理料の注３に規定する施設基準に適合しているものとして地方厚生局長等に届け出た診療所である保険医療機関の歯科医師が当該指導管理を実施した場合は、口腔管理体制強化加算として、75点を所定点数に加算する。	【小児在宅患者訪問口腔リハビリテーション指導管理料】 ［算定要件］ 注４　かかりつけ歯科医機能強化型歯科診療所の歯科医師が当該指導管理を実施した場合は、かかりつけ歯科医機能強化型歯科診療所加算として、75点を所定点数に加算する。
【小児口腔機能管理料】 ［算定要件］ 注３　別に厚生労働大臣が定める施設基準に適合しているものとして地方厚生局長等に届け出た診療所である保険医療機関において、口腔機能の管理を行った場合は、口腔管理体制強化加算として、50点を所定点数に加算する。	【小児口腔機能管理料】 ［算定要件］ （新設）
【口腔機能管理料】 ［算定要件］	【口腔機能管理料】 ［算定要件］

418

注３　区分番号Ｂ０００－４－２に掲げる小児口腔機能管理料の注３に規定する施設基準に適合しているものとして地方厚生局長等に届け出た診療所である保険医療機関において、口腔機能の管理を行った場合は、口腔管理体制強化加算として、50点を所定点数に加算する。	（新設）
［施設基準］ 六の二の三　小児口腔機能管理料の注３に規定する口腔管理体制強化加算の施設基準 (1)～(3)　（略） (4)　口腔機能管理に関する実績があること。 (5)　次のいずれかに該当すること。 イ　歯科訪問診療料を算定していること。 ロ　在宅療養支援歯科診療所１、在宅療養支援歯科診療所２又は在宅療養支援歯科病院との連携の実績があること。 ハ　在宅歯科医療に係る連携体制が確保されていること。 (6)～(9)　（略）	［施設基準］ 六の二の三　かかりつけ歯科医機能強化型歯科診療所の施設基準 (1)～(3)　（略） （新設） (4)　歯科訪問診療料の算定又は在宅療養支援歯科診療所１若しくは在宅療養支援歯科診療所２との連携の実績があること。 (5)～(8)　（略）
［経過措置］ 令和６年３月31日において現にかかりつけ歯科医機能強化型歯科診療所に係る届出を行っている保険医療機関については、令和７年５月31日までの間に限り、（４）に該当するものとみなす。	［経過措置］ （新設）

419

【Ⅱ－８　質の高い在宅医療・訪問看護の確保－㉔】

㉔　質の高い在宅歯科医療の提供の推進

第１　基本的な考え方

質の高い在宅歯科医療の提供を推進する観点から、歯科訪問診療料の評価を見直すとともに、歯科訪問診療の後方支援等を行う病院について新たな評価を行う。

第２　具体的な内容

１．歯科訪問診療１における20分未満の場合の評価を見直すとともに、歯科訪問診療２及び歯科訪問診療３について、同一建物居住者に対して歯科訪問診療を実施する場合の区分を見直す。

改　定　案	現　　行
【歯科訪問診療料】 １　歯科訪問診療１　1,100点 ２　歯科訪問診療２　410点 ３　歯科訪問診療３　310点 ４　歯科訪問診療４　160点 ５　歯科訪問診療５　95点	【歯科訪問診療料】 １　歯科訪問診療１　1,100点 ２　歯科訪問診療２　361点 ３　歯科訪問診療３　185点 （新設） （新設）
［算定要件］ 注２　２については、在宅等において療養を行っている患者（同一建物居住者に限る。）であって通院が困難なものに対して、当該患者が居住する建物の屋内において、当該保険医療機関が、次のいずれかに該当する歯科訪問診療を同一日に３人以下の患者に行った場合に算定する。この場合において、区分番号Ａ０００に掲げる初診料又は区分番号Ａ００２に掲げる再診料は、算定できない。 イ・ロ　（略）	［算定要件］ 注２　２については、在宅等において療養を行っている患者（同一建物居住者に限る。）であって通院が困難なものに対して、当該患者が居住する建物の屋内において、当該保険医療機関が、次のいずれかに該当する歯科訪問診療を同一日に９人以下の患者に行った場合に算定する。この場合において、区分番号Ａ０００に掲げる初診料又は区分番号Ａ００２に掲げる再診料は、算定できない。 イ・ロ　（略）
３　３については、在宅等において療養を行っている患者（同一建物居住者に限る。）であって 498 通院が困難なものに対して、当該患者が居住する建物の屋内において、当該保険医療機関が、次のいずれかに該当する歯科訪問診療を同一日に４人以上９人以下の患者に行った場合に算定する。この場合において、区分番号Ａ０００に掲げる初診料又は区分番号Ａ００２に掲げる再診料は、算定できない。 イ・ロ　（略）	３　３については、在宅等において療養を行っている患者（同一建物居住者に限る。）であって 通院が困難なものに対して、当該患者が居住する建物の屋内において、当該保険医療機関が、次のいずれかに該当する歯科訪問診療を同一日に10人以上の患者に行った場合に算定する。この場合において、区分番号Ａ０００に掲げる初診料又は区分番号Ａ００２に掲げる再診料は、算定できない。 イ・ロ　（略）
４　４については、在宅等において療養を行っている患者（同一建物居住者に限る。）であって通院が困難なものに対して、当該患者が居住する建物の屋内において、当該保険医療機関が、次のいずれかに該当する歯科訪問診療を同一日に10人以上19人以下の患者に行った場合に算定する。この場合において、区分番号Ａ０００に掲げる初診料又は区分番号Ａ００２に掲げる再診料は、算定できない。 イ　患者の求めに応じた歯科訪問診療 ロ　歯科訪問診療に基づき継続的な歯科診療が必要と認められた患者に対する当該患者の同意を得た歯科訪問診療	（新設）
５　５については、在宅等において療養を行っている患者（同一建物居住者に限る。）であって通院が困難なものに対して、当該患者が居住する建物の屋内において、当該保険医療機関が、次のいずれかに該当する歯科訪問診療を同一日に20人以上の患者に行った場合に算定する。この場合において、区分番号Ａ０００に掲げる初診料又は区分番号Ａ００２に掲げる再診料は、算定できない。	（新設）

499

イ　患者の求めに応じた歯科訪問診療 ロ　歯科訪問診療に基づき継続的な歯科診療が必要と認められた患者に対する当該患者の同意を得た歯科訪問診療	
6　2から5までを算定する患者（歯科訪問診療料の注15に該当する場合を除く。）について、当該患者に対する診療時間が20分未満の場合における歯科訪問診療２、歯科訪問診療３、歯科訪問診療４又は歯科訪問診療５についてはそれぞれ287点、217点、96点又は57点を算定する。ただし、２及び３について、当該患者の容体が急変し、やむを得ず治療を中止した場合は、この限りではない。	4　1から3までを算定する患者（歯科訪問診療料の注13に該当する場合を除く。）について、当該患者に対する診療時間が20分未満の場合における歯科訪問診療１、歯科訪問診療２又は歯科訪問診療３についてはそれぞれ880点、253点又は111点を算定する。ただし、次のいずれかに該当する場合は、この限りではない。 イ　1について、当該患者の容体が急変し、やむを得ず治療を中止した場合又は当該患者の状態により20分以上の診療が困難である場合 ロ　2について、当該患者の容体が急変し、やむを得ず治療を中止した場合
7・8　（略）	5・6　（略）
9　別に厚生労働大臣が定める時間であって、入院中の患者以外の患者に対して診療に従事している時間において緊急に歯科訪問診療を行った場合、夜間（深夜を除く。）において歯科訪問診療を行った場合又は深夜において歯科訪問診療を行った場合は、緊急歯科訪問診療加算、夜間歯科訪問診療加算又は深夜歯科訪問診療加算として、次に掲げる点数をそれぞれ所定点数に加算する。 イ　緊急歯科訪問診療加算 (1)　歯科訪問診療１を算定する場合　425点 (2)　歯科訪問診療２を算定	7　別に厚生労働大臣が定める時間であって、入院中の患者以外の患者に対して診療に従事している時間において緊急に歯科訪問診療を行った場合、夜間（深夜を除く。）において歯科訪問診療を行った場合又は深夜において歯科訪問診療を行った場合は、緊急歯科訪問診療加算、夜間歯科訪問診療加算又は深夜歯科訪問診療加算として、次に掲げる点数をそれぞれ所定点数に加算する。 イ　緊急歯科訪問診療加算 (1)　歯科訪問診療１を算定する場合　425点 (2)　歯科訪問診療２を算定

500

する場合　159点 (3)　歯科訪問診療３を算定する場合　120点 (4)　歯科訪問診療４を算定する場合　60点 (5)　歯科訪問診療５を算定する場合　36点	する場合　140点 (3)　歯科訪問診療３を算定する場合　70点 （新設） （新設）
ロ　夜間歯科訪問診療加算 (1)　歯科訪問診療１を算定する場合　850点 (2)　歯科訪問診療２を算定する場合　317点 (3)　歯科訪問診療３を算定する場合　240点 (4)　歯科訪問診療４を算定する場合　121点 (5)　歯科訪問診療５を算定する場合　72点	ロ　夜間歯科訪問診療加算 (1)　歯科訪問診療１を算定する場合　850点 (2)　歯科訪問診療２を算定する場合　280点 (3)　歯科訪問診療３を算定する場合　140点 （新設） （新設）
ハ　深夜歯科訪問診療加算 (1)　歯科訪問診療１を算定する場合　1,700点 (2)　歯科訪問診療２を算定する場合　636点 (3)　歯科訪問診療３を算定する場合　481点 (4)　歯科訪問診療４を算定する場合　249点 (5)　歯科訪問診療５を算定する場合　148点	ハ　深夜歯科訪問診療加算 (1)　歯科訪問診療１を算定する場合　1,700点 (2)　歯科訪問診療２を算定する場合　560点 (3)　歯科訪問診療３を算定する場合　280点 （新設） （新設）
10～14　（略）	8～12　（略）
15　1から5までについて、在宅療養支援歯科診療所１又は在宅療養支援歯科診療所２以外の診療所であって、別に厚生労働大臣が定める基準を満たさないものにおいては、次に掲げる点数により算定する。 イ　初診時　267点 ロ　再診時　58点	13　1から3までについて、在宅療養支援歯科診療所１又は在宅療養支援歯科診療所２以外の診療所であって、別に厚生労働大臣が定める基準を満たさないものにおいては、次に掲げる点数により算定する。 イ　初診時　264点 ロ　再診時　56点
16　区分番号Ａ０００に掲げる初診料の注１又は注２に規定する施設基準に適合しているものとして地方厚生局長等に届出を行	14　区分番号Ａ０００に掲げる初診料の注１又は注２に規定する施設基準に適合しているものとして地方厚生局長等に届出を行

501

っていない保険医療機関については、１から５まで又は注15に規定するそれぞれの所定点数から10点を減算する。 17　１について、当該保険医療機関の外来（歯科診療を行うものに限る。）を受診していた患者であって在宅等において療養を行っているものに対して、歯科訪問診療を実施した場合は、歯科訪問診療移行加算として、次に掲げる点数を所定点数に加算する。なお、この場合において、注14に規定する加算は算定できない。 イ・ロ　（略） 18　１から３までについて、地域歯科診療支援病院歯科初診料、在宅療養支援歯科診療所１又は在宅療養支援歯科診療所２に係る施設基準に適合するものとして地方厚生局長等に届け出た保険医療機関において、当該保険医療機関の歯科衛生士等が、過去２月以内に区分番号Ｃ００１に掲げる訪問歯科衛生指導料を算定した患者であって、当該歯科衛生指導の実施時に当該保険医療機関の歯科医師が情報通信機器を用いて口腔内の状態等を観察したものに対して、歯科訪問診療を実施した場合は、通信画像情報活用加算として、患者１人につき月１回に限り、30点を所定点数に加算する。 19　１から５までについて、当該保険医療機関と特別の関係にある他の保険医療機関等において療養を行っている患者に対して歯科訪問診療を実施した場合は、次に掲げる点数により算定する。 イ　初診時　267点	っていない保険医療機関については、１から３まで又は注13に規定するそれぞれの所定点数から10点を減算する。 15　１について、当該保険医療機関の外来（歯科診療を行うものに限る。）を受診していた患者であって在宅等において療養を行っているものに対して、歯科訪問診療を実施した場合は、歯科訪問診療移行加算として、次に掲げる点数を所定点数に加算する。なお、この場合において、注12に規定する加算は算定できない。 イ・ロ　（略） 16　１及び２について、地域歯科診療支援病院歯科初診料、在宅療養支援歯科診療所１又は在宅療養支援歯科診療所２に係る施設基準に適合するものとして地方厚生局長等に届け出た保険医療機関において、当該保険医療機関の歯科衛生士等が、過去２月以内に区分番号Ｃ００１に掲げる訪問歯科衛生指導料を算定した患者であって、当該歯科衛生指導の実施時に当該保険医療機関の歯科医師が情報通信機器を用いて口腔内の状態等を観察したものに対して、歯科訪問診療を実施した場合は、通信画像情報活用加算として、患者１人につき月１回に限り、30点を所定点数に加算する。 （新設）

ロ　再診時　58点 ［施設基準］ 六の三　在宅療養支援歯科診療所の施設基準 (1)　在宅療養支援歯科診療所１の施設基準 イ　保険医療機関である歯科診療所であって、歯科訪問診療１、歯科訪問診療２又は歯科訪問診療３を算定していること。	 ［施設基準］ 六の三　在宅療養支援歯科診療所の施設基準 (1)　在宅療養支援歯科診療所１の施設基準 イ　保険医療機関である歯科診療所であって、歯科訪問診療１又は歯科訪問診療２を算定していること。

２．歯科訪問診療の後方支援や地域の歯科診療所と連携した口腔機能評価等を含む歯科訪問診療を行う在宅療養支援歯科病院を新設し、当該医療機関が在宅において歯科疾患の管理を行う場合等の評価を行う。

改　定　案	現　　行
【退院時共同指導料１】 ［算定要件］ １　在宅療養支援歯科診療所１、在宅療養支援歯科診療所２又は在宅療養支援歯科病院（在宅等における療養を歯科医療面から支援する保険医療機関であって、別に厚生労働大臣が定める施設基準に適合しているものとして地方厚生局長等に届け出たものをいう。以下この表において同じ。）の場合　900点 ２　（略） 【歯科訪問診療料】 ［算定要件］ 注11　歯科訪問診療を実施する保険医療機関の歯科衛生士が、歯科医師と同行の上、歯科訪問診療の補助を行った場合は、歯科訪問診療補助加算として、次に掲げる点数を１日につき所定点数に加算する。 イ　在宅療養支援歯科診療所１、在宅療養支援歯科診療所２、かかりつけ歯科医機能強化型歯科診療所又は在宅療養	【退院時共同指導料１】 ［算定要件］ １　在宅療養支援歯科診療所１又は在宅療養支援歯科診療所２（在宅等における療養を歯科医療面から支援する保険医療機関であって、別に厚生労働大臣が定める施設基準に適合しているものとして地方厚生局長等に届け出たものをいう。以下この表において同じ。）の場合　900点 ２　（略） 【歯科訪問診療料】 ［算定要件］ 注11　歯科訪問診療を実施する保険医療機関の歯科衛生士が、歯科医師と同行の上、歯科訪問診療の補助を行った場合は、歯科訪問診療補助加算として、次に掲げる点数を１日につき所定点数に加算する。 イ　在宅療養支援歯科診療所１、在宅療養支援歯科診療所２又はかかりつけ歯科医機能強化型歯科診療所の場合

改正後	改正前
支援歯科病院の場合 (1)・(2)　（略） ロ　（略） 16　１及び２について、地域歯科診療支援病院歯科初診料、在宅療養支援歯科診療所１、在宅療養支援歯科診療所２又は在宅療養支援歯科病院に係る施設基準に適合するものとして地方厚生局長等に届け出た保険医療機関において、当該保険医療機関の歯科衛生士等が、過去２月以内に区分番号Ｃ００１に掲げる訪問歯科衛生指導料を算定した患者であって、当該歯科衛生指導の実施時に当該保険医療機関の歯科医師が情報通信機器を用いて口腔内の状態等を観察したものに対して、歯科訪問診療を実施した場合は、通信画像情報活用加算として、患者１人につき月１回に限り、30点を所定点数に加算する。	(1)・(2)　（略） ロ　（略） 16　１及び２について、地域歯科診療支援病院歯科初診料、在宅療養支援歯科診療所１又は在宅療養支援歯科診療所２に係る施設基準に適合するものとして地方厚生局長等に届け出た保険医療機関において、当該保険医療機関の歯科衛生士等が、過去２月以内に区分番号Ｃ００１に掲げる訪問歯科衛生指導料を算定した患者であって、当該歯科衛生指導の実施時に当該保険医療機関の歯科医師が情報通信機器を用いて口腔内の状態等を観察したものに対して、歯科訪問診療を実施した場合は、通信画像情報活用加算として、患者１人につき月１回に限り、30点を所定点数に加算する。
【歯科疾患在宅療養管理料】 ［算定要件］ １・２　（略） ３　在宅療養支援歯科病院の場合　340点 ４　１から３まで以外の場合　200点	【歯科疾患在宅療養管理料】 ［算定要件］ １・２　（略） （新設） ３　１及び２以外の場合　200点
【在宅患者訪問口腔リハビリテーション指導管理料】 ［算定要件］ 注５　在宅療養支援歯科診療所１、在宅療養支援歯科診療所２又は在宅療養支援歯科病院の歯科医師が、当該指導管理を実施した場合は、在宅療養支援歯科診療所加算１、在宅療養支援歯科診療所加算２又は在宅療養支援歯科病院加算として、それぞれ145点、80点又は145点を所定点数に加算する。ただし、注４に規定する加算を算定している場合は、算定できない。	【在宅患者訪問口腔リハビリテーション指導管理料】 ［算定要件］ 注５　在宅療養支援歯科診療所１又は在宅療養支援歯科診療所２の歯科医師が、当該指導管理を実施した場合は、在宅療養支援歯科診療所加算１又は在宅療養支援歯科診療所加算２として、それぞれ145点又は80点を所定点数に加算する。ただし、注４に規定する加算を算定している場合は、算定できない。

改正後	改正前
【小児在宅患者訪問口腔リハビリテーション指導管理料】 ［算定要件］ 注５　在宅療養支援歯科診療所１、在宅療養支援歯科診療所２又は在宅療養支援歯科病院の歯科医師が、当該指導管理を実施した場合は、在宅療養支援歯科診療所加算１、在宅療養支援歯科診療所加算２又は在宅療養支援歯科病院加算として、それぞれ145点、80点又は145点を所定点数に加算する。ただし、注４に規定する加算を算定している場合は、算定できない。	【小児在宅患者訪問口腔リハビリテーション指導管理料】 ［算定要件］ 注５　在宅療養支援歯科診療所１又は在宅療養支援歯科診療所２の歯科医師が、当該指導管理を実施した場合は、在宅療養支援歯科診療所加算１又は在宅療養支援歯科診療所加算２として、それぞれ145点又は80点を加算する。ただし、注４に規定する加算を算定している場合は、算定できない。
【小児口腔機能管理料】 ［施設基準］ 六の二の三　小児口腔機能管理料の注３に規定する口腔管理体制強化加算の施設基準 (4)　次のいずれかに該当すること。 イ　歯科訪問診療料を算定していること。 ロ　在宅療養支援歯科診療所１、在宅療養支援歯科診療所２又は在宅療養支援歯科病院との連携の実績があること。 ハ　在宅歯科医療に係る連携体制が確保されていること。 (5)～(9)　（略）	【かかりつけ歯科医機能強化型歯科診療所】 ［施設基準］ 六の二の三　かかりつけ歯科医機能強化型歯科診療所の施設基準 (4)　歯科訪問診療料の算定又は在宅療養支援歯科診療所１若しくは在宅療養支援歯科診療所２との連携の実績があること。 (5)～(9)　（略）

［在宅療養支援歯科病院の施設基準］
（１）保険医療機関である歯科診療を行う病院であって、歯科訪問診療１、歯科訪問診療２又は歯科訪問診療３を算定していること。
（２）高齢者の口腔機能管理に係る研修を受けた常勤の歯科医師が１名以上配置されていること。
（３）歯科衛生士が１名以上配置されていること。

（４）在宅歯科診療に係る後方支援の機能を有していること。
（５）定期的に、在宅患者等の口腔機能管理を行っている患者数等を地方厚生局長等に報告していること。
（６）当該地域において、保険医療機関、介護・福祉施設等との十分な連携の実績があること。

【Ⅱ－８　質の高い在宅医療・訪問看護の確保－㉕】

㉕　訪問歯科衛生指導の推進

第１　基本的な考え方

在宅患者等の訪問歯科衛生指導を推進する観点から、訪問歯科衛生指導料について要件及び評価を見直す。

第２　具体的な内容

１．終末期の悪性腫瘍の患者等、緩和ケアを受けている患者に対して、訪問歯科衛生指導を行う場合の訪問歯科衛生指導料の算定回数制限を見直す。

２．訪問歯科衛生指導が困難な者に対して、歯科衛生士等が複数名で訪問する場合の評価を新設する。

３．訪問歯科衛生指導の実態を踏まえ、訪問歯科衛生指導料の評価を見直す。

改定案	現行
【訪問歯科衛生指導料】 １　単一建物診療患者が１人の場合　362点 ２　単一建物診療患者が２人以上９人以下の場合　326点 ３　１及び２以外の場合　295点 ［算定要件］ 注１　歯科訪問診療を行った歯科医師の指示に基づき、歯科衛生士、保健師、看護師又は准看護師が訪問して療養上必要な指導として、単一建物診療患者（当該患者が居住する建物に居住するもののうち、当該保険医療機関が歯科訪問診療を実施し、歯科衛生士等が同一月に訪問歯科衛生指導を行っているものをいう。）又はその家族等に対して、当該患者の口腔内の清掃（機械的歯面清掃を含む。）、	【訪問歯科衛生指導料】 １　単一建物診療患者が１人の場合　360点 ２　単一建物診療患者が２人以上９人以下の場合　328点 ３　１及び２以外の場合　300点 ［算定要件］ 注１　歯科訪問診療を行った歯科医師の指示に基づき、歯科衛生士、保健師、看護師又は准看護師が訪問して療養上必要な指導として、単一建物診療患者（当該患者が居住する建物に居住するもののうち、当該保険医療機関が歯科訪問診療を実施し、歯科衛生士等が同一月に訪問歯科衛生指導を行っているものをいう。）又はその家族等に対して、当該患者の口腔内の清掃（機械的歯面清掃を含む。）、

有床義歯の清掃指導又は口腔機能の回復若しくは維持に関する実地指導を行い指導時間が20分以上であった場合は、患者１人につき、月４回に限り算定する。なお、当該歯科衛生指導で実施した指導内容等については、当該患者又はその家族等に対し文書により提供する。	有床義歯の清掃指導又は口腔機能の回復若しくは維持に関する実地指導を行い指導時間が20分以上であった場合は、患者１人につき、月４回に限り、算定する。なお、当該歯科衛生指導で実施した指導内容等については、患者に対し文書により提供する。
２　区分番号Ｃ０００に掲げる歯科訪問診療料を算定した患者であって緩和ケアを実施するものに対して行った場合には、注１の規定にかかわらず、月８回に限り算定する。	（新設）
３　１については、訪問歯科衛生指導が困難な者等に対して、保険医療機関の歯科衛生士等が、当該保険医療機関の他の歯科衛生士等と同時に訪問歯科衛生指導を行うことについて、当該患者又はその家族等の同意を得て、訪問歯科衛生指導を実施した場合（区分番号Ｃ０００に掲げる歯科訪問診療料を算定する日を除く。）には、複数名訪問歯科衛生指導加算として、150点を所定点数に加算する。	（新設）
４・５　（略）	２・３　（略）

【Ⅱ－８　質の高い在宅医療・訪問看護の確保－㉖】

㉖　小児に対する歯科訪問診療の推進

第１　基本的な考え方

医療的ケア児等をはじめとした小児に対する歯科訪問診療を推進する観点から、歯科診療特別対応加算及び初診時歯科診療導入加算の名称及び要件を見直す。

第２　具体的な内容

歯科診療特別対応加算の算定対象に、医療的ケア児等を追加する。

改定案	現行
【歯科診療特別対応加算１（歯科訪問診療料）】 【歯科診療特別対応加算２（歯科訪問診療料）】 ［算定要件］ (22)　歯科診療特別対応加算 「注６」の「著しく歯科診療が困難な者」とは、次に掲げる状態又はこれらに準ずる状態をいう。なお、歯科診療特別対応加算１又は歯科診療特別対応加算２を算定した場合は、当該加算を算定した日の患者の状態を診療録に記載する。 イ～ニ　（略） ホ　人工呼吸器を使用している状態又は気管切開等を行っており歯科治療に際して管理が必要な状態	【歯科診療特別対応加算（歯科訪問診療料）】 【初診時歯科診療導入加算（歯科訪問診療料）】 ［算定要件］ (22)　歯科診療特別対応加算 「注６」の「著しく歯科診療が困難な者」とは、次に掲げる状態又はこれらに準ずる状態をいう。なお、歯科診療特別対応加算を算定した場合は、当該加算を算定した日の患者の状態を診療録に記載する。 イ～ニ　（略） （新設）

㉗ 入院患者の栄養管理等における歯科専門職の連携の推進

第１ 基本的な考え方

歯科の標榜がない病院の入院患者や介護保険施設等の入所者、在宅で療養する患者の栄養管理への歯科専門職の参画を推進する観点から、栄養サポートチーム等連携加算の評価を見直す。

第２ 具体的な内容

１．他の保険医療機関の入院患者等に対する多職種での栄養管理等に、歯科医師が参画し、それを踏まえて在宅歯科医療に係る管理を行う場合の評価を新設する。

（新） 在宅歯科栄養サポートチーム等連携指導料
１ 在宅歯科栄養サポートチーム等連携指導料１ 100点
２ 在宅歯科栄養サポートチーム等連携指導料２ 100点
３ 在宅歯科栄養サポートチーム等連携指導料３ 100点

［算定要件］
（１）１については、当該保険医療機関の歯科医師が、他の保険医療機関に入院している患者であって、区分番号Ｃ００１－３に掲げる歯科疾患在宅療養管理料、区分番号Ｃ００１－５に掲げる在宅患者訪問口腔リハビリテーション指導管理料又は区分番号Ｃ００１－６に掲げる小児在宅患者訪問口腔リハビリテーション指導管理料を算定しているものに対して、当該患者の入院している他の保険医療機関の栄養サポートチーム等の構成員として診療を行い、その結果を踏まえて口腔機能評価に基づく管理を行った場合に、月１回に限り算定する。
（２）２については、当該保険医療機関の歯科医師が、介護保険法第８条第 25 項に規定する介護保険施設等に入所している患者であって、区分番号Ｃ００１－３に掲げる歯科疾患在宅療養管理料又は区分番号Ｃ００１－５に掲げる在宅患者訪問口腔リハビリテーション指導管理料を算定しているものに対して、当該患者の入所している施設で行われる食事観察等に参加し、その結果を踏まえて口腔機能評価に基づく管理を行った場合に、月１回に限り算定する。
（３）３については、当該保険医療機関の歯科医師が、児童福祉法第 42 条に規定する障害児入所施設等に入所している患者であって、区分番号Ｃ００１－６に掲げる小児在宅患者訪問口腔リハビリテーション指導管理料を算定しているものに対して、当該患者の入所している施設で行われる食事観察等に参加し、その結果を踏まえて口腔機能評価に基づく管理を行った場合に、月１回に限り算定する。

２．在宅歯科栄養サポートチーム等連携指導料の新設を踏まえ、歯科疾患在宅療養管理料及び在宅患者訪問口腔リハビリテーション指導管理料の栄養サポートチーム等連携加算並びに小児在宅患者訪問口腔リハビリテーション指導管理料の小児栄養サポートチーム等連携加算を削除するとともに、歯科疾患在宅療養管理料等について、他の保険医療機関等からの情報提供に基づき在宅歯科医療に係る管理を行う場合の評価を新設する。

改定案	現行
【歯科疾患在宅療養管理料】 ［算定要件］ （削除） （削除）	【歯科疾患在宅療養管理料】 ［算定要件］ 注５ 当該保険医療機関の歯科医師が、他の保険医療機関に入院している患者に対して、当該患者の入院している他の保険医療機関の栄養サポートチーム等の構成員として診療を行い、その結果を踏まえて注１に規定する口腔機能評価に基づく管理を行った場合は、栄養サポートチーム等連携加算１として、80点を所定点数に加算する。 ６ 当該保険医療機関の歯科医師が、介護保険法第８条第25項に規定する介護保険施設等に入所している患者に対して、当該患者の入所している施設で行われる食事観察等に参加し、その結果を踏まえて注１に規定する口腔機能評価に基づく管理を行った場合は、栄養サポートチーム

改正後	現行
	等連携加算２として、80点を所定点数に加算する。
注５ 他の保険医療機関を退院した患者であって継続的な歯科疾患の管理が必要なものに対して、当該他の保険医療機関の歯科医師から患者の退院時に受けた情報提供及び当該患者の歯科疾患の状況等を踏まえて管理計画を作成した場合は、在宅歯科医療連携加算１として100点を所定点数に加算する。	（新設）
６ 他の保険医療機関を退院した患者又は介護保険法第８条第25項に規定する介護保険施設等に入所している患者若しくは同法第８条第２項に規定する訪問介護等の利用者であって、継続的な歯科疾患の管理が必要なものに対して、医師、看護師、介護支援専門員等からの情報提供及び当該患者の歯科疾患の状況等を踏まえて管理計画を作成した場合は、在宅歯科医療連携加算２として100点を所定点数に加算する。	（新設）
※ 在宅患者訪問口腔リハビリテーション指導管理料についても同様	
【小児在宅患者訪問口腔リハビリテーション指導管理料】 ［算定要件］ （削除）	【小児在宅患者訪問口腔リハビリテーション指導管理料】 ［算定要件］ 注６ 当該保険医療機関の歯科医師が、他の保険医療機関に入院している患者に対して、当該患者の入院している他の保険医療機関の栄養サポートチーム等の構成員として診療を行い、その結果を踏まえて注１に規定する口腔機能評価に基づく管理を行った場合は、小児栄養サポートチーム等連携加算１として、80点

512

改正後	現行
	を所定点数に加算する。
（削除）	７ 当該保険医療機関の歯科医師が、児童福祉法第42条に規定する障害児入所施設等に入所している患者に対して、当該患者の入所している施設で行われる食事観察等に参加し、その結果を踏まえて注１に規定する口腔機能評価に基づく管理を行った場合は、小児栄養サポートチーム等連携加算２として、80点を所定点数に加算する。
注６ 他の保険医療機関を退院した患者であって継続的な歯科疾患の管理が必要なものに対して、当該他の保険医療機関の歯科医師から患者の退院時に受けた情報提供及び当該患者の歯科疾患の状況等を踏まえて管理計画を作成した場合は、小児在宅歯科医療連携加算１として100点を所定点数に加算する。	（新設）
７ 他の保険医療機関を退院した患者又は児童福祉法第42条に規定する障害児入所施設等に入所している患者であって、継続的な歯科疾患の管理が必要なものに対して、医師、看護師、相談支援専門員等からの情報提供及び当該患者の歯科疾患の状況等を踏まえて管理計画を作成した場合は、小児在宅歯科医療連携加算２として100点を所定点数に加算する。	（新設）

513

【Ⅲ－４－４　認知症の者に対する適切な医療の評価－④】

④　認知症患者に対するかかりつけ歯科医と医師等との連携による歯科医療の推進

第１　基本的な考え方

認知症患者について、かかりつけ歯科医と医師をはじめとした関係者との情報共有・連携による歯科医療を推進する観点から、歯科疾患管理料総合医療管理加算の対象患者を見直す。

第２　具体的な内容

歯科疾患管理料における総合医療管理加算の対象患者に、認知症の患者を追加する。

改　定　案	現　　行
【総合医療管理加算】 ［算定要件］ (16)「注11」の総合医療管理加算は、糖尿病の患者、骨吸収抑制薬投与中の患者、感染性心内膜炎のハイリスク患者、関節リウマチの患者、血液凝固阻止剤投与中の患者、ＨＩＶ感染症の患者又は認知症の患者であって、別の医科の保険医療機関の当該疾患の担当医から歯科治療を行うに当たり、診療情報提供料に定める様式に基づいた文書により患者の全身状態や服薬状況等についての必要な診療情報の提供を受け、適切な総合医療管理を実施した場合に算定する。なお、算定に当たっては当該疾患の担当医からの情報提供に関する内容及び担当医の保険医療機関名等について診療録に記載又は提供文書の写しを添付する。	【総合医療管理加算】 ［算定要件］ (16)「注11」の総合医療管理加算は、糖尿病の患者、骨吸収抑制薬投与中の患者、感染性心内膜炎のハイリスク患者、関節リウマチの患者、血液凝固阻止剤投与中の患者又はＨＩＶ感染症の患者であって、別の医科の保険医療機関の当該疾患の担当医から歯科治療を行うに当たり、診療情報提供料に定める様式に基づいた文書により患者の全身状態や服薬状況等についての必要な診療情報の提供を受け、適切な総合医療管理を実施した場合に算定する。なお、算定に当たっては当該疾患の担当医からの情報提供に関する内容及び担当医の保険医療機関名等について診療録に記載又は提供文書の写しを添付する。

608

【Ⅲ－６　口腔疾患の重症化予防、口腔機能低下への対応の充実、生活の質に配慮した歯科医療の推進－①】

①　医科歯科連携の推進

第１　基本的な考え方

医科歯科連携を推進する観点から、周術期等口腔機能管理の在り方を見直す。

第２　具体的な内容

1．手術を行わない急性期脳梗塞患者等、集中治療室における治療が必要な患者を、周術期等口腔機能管理計画策定料の対象に追加するとともに、周術期等口腔機能管理料（Ⅲ）について、放射線治療等を実施する患者の区分を見直す。

2．終末期の悪性腫瘍の患者等に対して周術期等口腔機能管理料（Ⅲ）及び周術期等専門的口腔衛生処置を行う場合の算定回数制限を見直す。

改　定　案	現　　行
【周術期等口腔機能管理計画策定料】 ［算定要件］ 注１　がん等に係る手術又は放射線治療、化学療法、集中治療室における治療若しくは緩和ケア（以下「手術等」という。）を実施する患者に対して、歯科診療を実施している保険医療機関において、手術等を実施する保険医療機関からの文書による依頼に基づき、当該患者又はその家族の同意を得た上で、周術期等の口腔機能の評価及び一連の管理計画を策定するとともに、その内容について説明を行い、当該管理計画を文書により提供した場合に、当該手術等に係る一連の治療を通じて１回に限り算定する。	【周術期等口腔機能管理計画策定料】 ［算定要件］ 注１　がん等に係る手術又は放射線治療、化学療法若しくは緩和ケア（以下「手術等」という。）を実施する患者に対して、歯科診療を実施している保険医療機関において、手術等を実施する保険医療機関からの文書による依頼に基づき、当該患者又はその家族の同意を得た上で、周術期等の口腔機能の評価及び一連の管理計画を策定するとともに、その内容について説明を行い、当該管理計画を文書により提供した場合に、当該手術等に係る一連の治療を通じて１回に限り算定する。

639

【周術期等口腔機能管理料（Ⅲ）】 ［算定要件］ 注１　がん等に係る放射線治療、化学療法、集中治療室における治療又は緩和ケア（以下「放射線治療等」という。）を実施する患者の口腔機能を管理するため、歯科診療を実施している保険医療機関において、区分番号Ｂ０００－５に掲げる周術期等口腔機能管理計画策定料の注１に規定する管理計画に基づき、他の保険医療機関又は同一の保険医療機関に入院中の患者以外の患者であって、放射線治療等を実施するものに対して、歯科医師が口腔機能の管理を行い、当該管理内容に係る情報を文書により提供した場合は、当該患者につき、区分番号Ｂ０００－５に掲げる周術期等口腔機能管理計画策定料を算定した日の属する月から月１回に限り算定する。	【周術期等口腔機能管理料（Ⅲ）】 ［算定要件］ 注１　がん等に係る放射線治療、化学療法又は緩和ケアを実施する患者（以下「放射線治療等を実施する患者」という。）の口腔機能を管理するため、歯科診療を実施している保険医療機関において、区分番号Ｂ０００－５に掲げる周術期等口腔機能管理計画策定料の注１に規定する管理計画に基づき、他の保険医療機関又は同一の保険医療機関において放射線治療等を実施する患者に対して、歯科医師が口腔機能の管理を行い、当該管理内容に係る情報を文書により提供した場合は、当該患者につき、区分番号Ｂ０００－５に掲げる周術期等口腔機能管理計画策定料を算定した日の属する月から月１回に限り算定する。
２　区分番号Ｂ０００－５に掲げる周術期等口腔機能管理計画策定料を算定した日の属する月から起算して６月を超えて、注１に規定する管理を行った場合は、長期管理加算として50点を所定点数に加算する。	（新設）
【周術期等口腔機能管理料（Ⅳ）】　200点 注１　放射線治療等を実施する患者の口腔機能を管理するため、区分番号Ｂ０００－５に掲げる周術期等口腔機能管理計画策定料の注１に規定する管理計画に基づき、他の保険医療機関又は同一の保険医療機関に入院中の患者であって、放射線治療等を実	（新設）

640

施するものに対して、歯科医師が口腔機能の管理を行い、当該管理内容に係る情報を文書により提供した場合は、当該患者につき、区分番号Ｂ０００－５に掲げる周術期等口腔機能管理計画策定料を算定した日の属する月から起算して３月以内においては月２回に限り、その他の月においては月１回に限り算定する。	
２　区分番号Ｂ０００－５に掲げる周術期等口腔機能管理計画策定料を算定した日の属する月から起算して６月を超えて注１に規定する管理を行った場合は、長期管理加算として50点を所定点数に加算する。	（新設）
３　周術期等口腔機能管理料（Ⅳ）を算定した月において、区分番号Ｂ０００－４に掲げる歯科疾患管理料、区分番号Ｂ０００－４－２に掲げる小児口腔機能管理料、区分番号Ｂ０００－４－３に掲げる口腔機能管理料、区分番号Ｂ００２に掲げる歯科特定疾患療養管理料、区分番号Ｂ００４－６－２に掲げる歯科治療時医療管理料、区分番号Ｂ００６－３－２に掲げるがん治療連携指導料、区分番号Ｃ００１－３に掲げる歯科疾患在宅療養管理料、Ｃ００１－４－２に掲げる在宅患者歯科治療時医療管理料及び区分番号Ｎ００２に掲げる歯科矯正管理料は算定できない。	（新設）
【周術期等専門的口腔衛生処置】 ［算定要件］ 注１　１について、区分番号Ｂ０００－６に掲げる周術期等口腔機能管理料（Ⅰ）又は区分番号Ｂ	【周術期等専門的口腔衛生処置】 ［算定要件］ 注１　１について、区分番号Ｂ００　０－６に掲げる周術期等口腔機能管理料（Ⅰ）又は区分番号Ｂ

641

０００－７に掲げる周術期等口腔機能管理料（Ⅱ）を算定した患者に対して、歯科医師の指示を受けた歯科衛生士が専門的口腔清掃を行った場合に、区分番号Ｂ０００－６に掲げる周術期等口腔機能管理料（Ⅰ）又は区分番号Ｂ０００－７に掲げる周術期等口腔機能管理料（Ⅱ）を算定した日の属する月において、術前１回、術後１回に限り算定する。	０００－７に掲げる周術期等口腔機能管理料（Ⅱ）を算定した入院中の患者に対して、歯科医師の指示を受けた歯科衛生士が専門的口腔清掃を行った場合に、区分番号Ｂ０００－６に掲げる周術期等口腔機能管理料（Ⅰ）又は区分番号Ｂ０００－７に掲げる周術期等口腔機能管理料（Ⅱ）を算定した日の属する月において、術前１回、術後１回に限り算定する。
２　１について、区分番号Ｂ０００－８に掲げる周術期等口腔機能管理料（Ⅲ）又は区分番号Ｂ●●に掲げる周術期等口腔機能管理料（Ⅳ）を算定した患者に対して、歯科医師の指示を受けた歯科衛生士が専門的口腔清掃を行った場合に、区分番号Ｂ０００－８に掲げる周術期等口腔機能管理料（Ⅲ）又は区分番号Ｂ●●に掲げる周術期等口腔機能管理料（Ⅳ）を算定した日の属する月において、月２回に限り算定する。	２　１について、区分番号Ｂ０００－８に掲げる周術期等口腔機能管理料（Ⅲ）を算定した患者に対して、歯科医師の指示を受けた歯科衛生士が専門的口腔清掃を行った場合に、区分番号Ｂ０００－８に掲げる周術期等口腔機能管理料（Ⅲ）を算定した日の属する月において、月２回に限り算定する。
３　１について、注２の規定にかかわらず、区分番号Ｂ０００－８に掲げる周術期等口腔機能管理料（Ⅲ）又は周術期等口腔機能管理料（Ⅳ）を算定した緩和ケアを実施している患者に対して、歯科医師の指示を受けた歯科衛生士が専門的口腔清掃を行った場合に、区分番号Ｂ０００－８に掲げる周術期等口腔機能管理料（Ⅲ）又は周術期等口腔機能管理料（Ⅳ）を算定した日の属する月において、月４回に限り算定する。	（新設）
４　２については、区分番号Ｂ０００－５に掲げる周術期等口腔機能管理計画策定料の注１に規	３　２については、区分番号Ｂ０００－５に掲げる周術期等口腔機能管理計画策定料の注１に規

642

定する管理計画に基づき、口腔機能の管理を行っている患者（がん等に係る放射線治療又は化学療法を実施する患者に限る。）に対して、歯科医師又は歯科医師の指示を受けた歯科衛生士が口腔粘膜に対する処置を行い、口腔粘膜保護材を使用した場合に、１月に１回に限り算定する。	定する管理計画に基づき、口腔機能の管理を行っている患者（がん等に係る放射線治療又は化学療法を実施する患者に限る。）に対して、歯科医師又は歯科医師の指示を受けた歯科衛生士が口腔粘膜に対する処置を行い、口腔粘膜保護材を使用した場合に、一連の周術期等口腔機能管理を通じて１回に限り算定する。
５・６　（略）	４・５　（略）

643

【Ⅲ－6 口腔疾患の重症化予防、口腔機能低下への対応の充実、生活の質に配慮した歯科医療の推進－③】

③ 歯科疾患に対する周術期等口腔機能管理の見直し

第１ 基本的な考え方

入院前から外来診療において歯科疾患について口腔管理を受けていて、当該疾患に係る予定された手術を行う患者に対する周術期等口腔機能管理について、対象患者及び評価を見直す。

第２ 具体的な内容

歯科疾患に係る予定された手術を行う患者に対する周術期等口腔機能管理計画策定料、周術期等口腔機能管理料（Ⅰ）及び周術期等口腔機能管理料（Ⅱ）の要件及び評価を見直す。

【周術期等口腔機能管理計画策定料】 ［算定要件］ 注１ がん等に係る手術（歯科疾患に係る手術については、入院期間が２日を超えるものに限る。）又は放射線治療、化学療法若しくは緩和ケア（以下「手術等」という。）を実施する患者に対して、歯科診療を実施している保険医療機関において、手術等を実施する保険医療機関からの文書による依頼に基づき、当該患者又はその家族の同意を得た上で、周術期等の口腔機能の評価及び一連の管理計画を策定するとともに、その内容について説明を行い、当該管理計画を文書により提供した場合に、当該手術等に係る一連の治療を通じて１回に限り算定する。 ２ 歯科診療を実施している保険	【周術期等口腔機能管理計画策定料】 ［算定要件］ 注１ がん等に係る手術又は放射線治療、化学療法若しくは緩和ケア（以下「手術等」という。）を実施する患者に対して、歯科診療を実施している保険医療機関において、手術等を実施する保険医療機関からの文書による依頼に基づき、当該患者又はその家族の同意を得た上で、周術期等の口腔機能の評価及び一連の管理計画を策定するとともに、その内容について説明を行い、当該管理計画を文書により提供した場合に、当該手術等に係る一連の治療を通じて１回に限り算定する。 （新設）

645

医療機関又は手術等を実施する保険医療機関において、区分番号Ｎ００１に掲げる顎口腔機能診断料を算定した患者に対して、顎離断等の手術に係る注１に規定する管理計画を策定した場合（当該顎離断等の手術に当たって、全身的な管理が必要な患者に対して、当該管理計画を策定した場合を除く。）は、所定点数の100分の50に相当する点数により算定する。 【周術期等口腔機能管理料（Ⅰ）】 ［算定要件］ 注１ がん等に係る手術（歯科疾患に係る手術については、入院期間が２日を超えるものに限る。）を実施する患者の周術期における口腔機能の管理を行うため、歯科診療を実施している保険医療機関において、区分番号Ｂ０００－５に掲げる周術期等口腔機能管理計画策定料の注１に規定する管理計画に基づき、当該手術を実施する他の病院である保険医療機関に入院中の患者又は他の病院である保険医療機関若しくは同一の病院である保険医療機関に入院中の患者以外の患者に対して、歯科医師が口腔機能の管理を行い、かつ、当該管理内容に係る情報を文書により提供した場合は、当該患者につき、手術前は１回に限り、手術後は手術を行った日の属する月から起算して３月以内において３回に限り算定する。ただし、区分番号Ｂ０００－５に掲げる周術期等口腔機能管理計画策定料の注２に規定する場合に策定した管理計画等に基づき、歯科医師が口腔機能の	【周術期等口腔機能管理料（Ⅰ）】 ［算定要件］ 注１ がん等に係る手術を実施する患者の周術期における口腔機能の管理を行うため、歯科診療を実施している保険医療機関において、区分番号Ｂ０００－５に掲げる周術期等口腔機能管理計画策定料の注１に規定する管理計画に基づき、当該手術を実施する他の病院である保険医療機関に入院中の患者又は他の病院である保険医療機関若しくは同一の病院である保険医療機関に入院中の患者以外の患者に対して、歯科医師が口腔機能の管理を行い、かつ、当該管理内容に係る情報を文書により提供した場合は、当該患者につき、手術前は１回に限り、手術後は手術を行った日の属する月から起算して３月以内において３回に限り算定する。

646

改定案	現行
管理等を行う場合は、算定できない。	
【周術期等口腔機能管理料（Ⅱ）】 ［算定要件］ 注１　がん等に係る手術（歯科疾患に係る手術については、入院期間が２日を超えるものに限る。）を実施する患者の周術期における口腔機能の管理を行うため、歯科診療を実施している病院である保険医療機関において、区分番号Ｂ０００－５に掲げる周術期等口腔機能管理計画策定料の注１に規定する管理計画に基づき、当該手術を実施する同一の保険医療機関に入院中の患者に対して、当該保険医療機関に属する歯科医師が口腔機能の管理を行い、かつ、当該管理内容に係る情報を文書により提供した場合は、当該患者につき、手術前は１回に限り、手術後は手術を行った日の属する月から起算して３月以内において、月２回に限り算定する。	【周術期等口腔機能管理料（Ⅱ）】 ［算定要件］ 注１　がん等に係る手術を実施する患者の周術期における口腔機能の管理を行うため、歯科診療を実施している保険医療機関において、区分番号Ｂ０００－５に掲げる周術期等口腔機能管理計画策定料の注１に規定する管理計画に基づき、当該手術を実施する同一の保険医療機関に入院中の患者に対して、当該保険医療機関に属する歯科医師が口腔機能の管理を行い、かつ、当該管理内容に係る情報を文書により提供した場合は、当該患者につき、手術前は１回に限り、手術後は手術を行った日の属する月から起算して３月以内において月２回に限り算定する。

647

【Ⅲ－６　口腔疾患の重症化予防、口腔機能低下への対応の充実、生活の質に配慮した歯科医療の推進－④】

④　医歯薬連携の推進

第１　基本的な考え方

医歯薬連携を推進する観点から、医科からの依頼に基づく歯科診療情報の提供や患者の服薬状況等に関する歯科医療機関と薬局との情報連携・共有が可能となるよう、診療情報連携共有料について名称及び要件を見直す。

第２　具体的な内容

診療情報連携共有料について、名称を変更するとともに、保険薬局に対して情報提供を求めた場合及び医科医療機関からの依頼に基づく情報提供を行った場合にも算定可能とする。

改定案	現行
【診療情報等連携共有料】 ［算定要件］ １　診療情報等連携共有料１　120点 ２　診療情報等連携共有料２　120点 注１　１については、歯科診療を行うに当たり全身的な管理が必要な患者に対し、当該患者の同意を得て、別の保険医療機関（歯科診療を行うものを除く。）で行った検査の結果若しくは投薬内容等の診療情報又は保険薬局が有する服用薬の情報等（以下この区分番号において「診療情報等」という。）について、当該別の保険医療機関又は保険薬局に文書等により提供を求めた場合に、当該別の保険医療機関又は保険薬局ごとに患者１人につき、診療情報等の提供を求めた日の属する月から起算して３月に１回に限り算定する。	【診療情報連携共有料】 ［算定要件］ 診療情報連携共有料　120点 注１　歯科診療を行うに当たり全身的な管理が必要な患者に対し、当該患者の同意を得て、別の保険医療機関（歯科診療を行うものを除く。）で行った検査の結果、投薬内容等の診療情報について、当該別の保険医療機関に文書により提供を求めた場合に保険医療機関ごとに患者１人につき、診療情報の提供を求めた日の属する月から起算して３月に１回に限り算定する。
２　２については、別の保険医療	（新設）

648

改定案	現行
機関（歯科診療を行うものを除く。）からの求めに応じ、患者の同意を得て、診療情報を文書により提供した場合に、提供する保険医療機関ごとに患者１人につき、診療情報を提供した日の属する月から起算して３月に１回に限り算定する。 ３　１及び２について、区分番号Ｂ００９に掲げる診療情報提供料（Ⅰ）（同一の保険医療機関に対して紹介を行った場合に限る。）を算定した月は、別に算定できない。 ４　２について、区分番号Ｂ０１１－２に掲げる連携強化診療情報提供料（同一の保険医療機関に対して文書を提供した場合に限る。）を算定した月は、別に算定できない。	 ２　区分番号Ｂ００９に掲げる診療情報提供料（Ⅰ）（同一の保険医療機関に対して紹介を行った場合に限る。）を算定した月は、別に算定できない。 （新設）

【Ⅲ－６　口腔疾患の重症化予防、口腔機能低下への対応の充実、生活の質に配慮した歯科医療の推進－⑤】

⑤　ライフステージに応じた口腔機能管理の推進

第１　基本的な考え方

ライフステージに応じた口腔機能管理を推進する観点から、口腔機能管理料及び小児口腔機能管理料について、指導訓練が実施されるようになってきた診療実態を踏まえて、評価の在り方を見直すとともに、指導訓練に係る評価を新設する。

第２　具体的な内容

１．小児口腔機能管理料及び口腔機能管理料について、指導訓練が実施されるようになってきた診療実態を踏まえて、要件及び評価を見直す。

改定案	現行
【小児口腔機能管理料】 60点 ［算定要件］ 注１　区分番号Ｂ０００－４に掲げる歯科疾患管理料又は区分番号Ｂ００２に掲げる歯科特定疾患療養管理料を算定した患者であって、口腔機能の発達不全を有する18歳未満の児童に対して、口腔機能の獲得を目的として、当該患者等の同意を得て、当該患者の口腔機能評価に基づく管理計画を作成し、当該管理計画に基づき、口腔機能の管理を行った場合に、月１回に限り算定する。	【小児口腔機能管理料】 100点 ［算定要件］ 注１　区分番号Ｂ０００－４に掲げる歯科疾患管理料又は区分番号Ｂ００２に掲げる歯科特定疾患療養管理料を算定した患者であって、口腔機能の発達不全を有する18歳未満の児童に対して、口腔機能の獲得を目的として、当該患者等の同意を得て、当該患者の口腔機能評価に基づく管理計画を作成し、療養上必要な指導を行った場合に、月１回に限り算定する。
【口腔機能管理料】 60点 ［算定要件］ 注１　区分番号Ｂ０００－４に掲げる歯科疾患管理料又は区分番号Ｂ００２に掲げる歯科特定疾患療養管理料を算定した患者であ	【口腔機能管理料】 100点 ［算定要件］ 注１　区分番号Ｂ０００－４に掲げる歯科疾患管理料又は区分番号Ｂ００２に掲げる歯科特定疾患療養管理料を算定した患者であ

改定案	現行
って、口腔機能の低下を来しているものに対して、口腔機能の回復又は維持を目的として、当該患者等の同意を得て、当該患者の口腔機能評価に基づく管理計画を作成し、当該管理計画に基づき、口腔機能の管理を行った場合に、月１回に限り算定する。	って、口腔機能の低下を来しているものに対して、口腔機能の回復又は維持を目的として、当該患者等の同意を得て、当該患者の口腔機能評価に基づく管理計画を作成し、療養上必要な指導を行った場合に、月１回に限り算定する。

２．口腔機能発達不全症の患者及び口腔機能低下症の患者に対して、口腔機能の獲得や、口腔機能の回復又は維持を目的として指導訓練を実施した場合の評価を新設する。

（新）　歯科口腔リハビリテーション料３（１口腔につき）
　１　口腔機能の発達不全を有する 18 歳未満の患者の場合　50 点
　２　口腔機能の低下を来している患者の場合　50 点

［算定要件］
（１）１については、区分番号Ｂ０００－４－２に掲げる小児口腔機能管理料又は区分番号Ｃ００１－３に掲げる歯科疾患在宅療養管理料を算定する患者に対して、口腔機能の獲得を目的として、療養上必要な指導及び訓練を行った場合に、月２回に限り算定する。
（２）２については、区分番号Ｂ０００－４－３に掲げる口腔機能管理料又は区分番号Ｃ００１－３に掲げる歯科疾患在宅療養管理料を算定する患者に対して、口腔機能の回復又は維持を目的として、療養上必要な指導及び訓練を行った場合に、月２回に限り算定する。
（３）区分番号Ｈ００１に掲げる摂食機能療法を算定した日は、歯科口腔リハビリテーション料３は算定できない。

651

【Ⅲ－６　口腔疾患の重症化予防、口腔機能低下への対応の充実、生活の質に配慮した歯科医療の推進－⑥】

⑥　客観的な評価に基づく歯科医療や口腔機能管理の推進

第１　基本的な考え方

客観的な評価に基づく歯科医療や口腔機能管理を推進する観点から、口腔機能の評価に関する検査について、要件を見直す。

第２　具体的な内容

１．咀嚼能力検査及び咬合圧検査の算定対象となる患者に、顎変形症に係る手術を実施する患者を追加する。

２．口腔機能低下症の診断を目的とする患者又は口腔機能低下症の患者に咀嚼能力検査又は咬合圧検査を行う場合について、要件を見直す。

改定案	現行
【咀嚼能力検査（１回につき）】 １　咀嚼能力検査１　140点 ２　咀嚼能力検査２　140点	【咀嚼能力検査（１回につき）】 140点
［算定要件］ 注１　１について、別に厚生労働大臣が定める施設基準に適合しているものとして地方厚生局長等に届け出た保険医療機関において、歯の喪失や加齢等により口腔機能の低下を来している患者に対して咀嚼能力測定を行った場合は、３月に１回に限り算定する。	［算定要件］ 注１　別に厚生労働大臣が定める施設基準に適合しているものとして地方厚生局長等に届け出た保険医療機関において、咀嚼能力測定を行った場合に６月に１回に限り算定する。
２　２について、別に厚生労働大臣が定める施設基準に適合しているものとして地方厚生局長等に届け出た保険医療機関において、顎変形症に係る手術を実施する患者に対して、咀嚼能力測定を行った場合は、手術前は１	（新設）

652

改定案	現行
回に限り、手術後は６月に１回に限り算定する。	
３　（略）	２　（略）
４　当該検査を算定した月から起算して３月以内（顎変形症に係る手術後の患者にあっては、６月以内）に行う区分番号Ｄ０１１－３に掲げる咬合圧検査は、別に算定できない。	３　当該検査を算定した月から起算して６月以内に行う区分番号Ｄ０１１－３に掲げる咬合圧検査は、別に算定できない。
５　１及び２は同時に算定できない。	（新設）
【咬合圧検査（１回につき）】 １　咬合圧検査１　130点 ２　咬合圧検査２　130点	【咬合圧検査（１回につき）】 130点
［算定要件］ 注１　１について、別に厚生労働大臣が定める施設基準に適合しているものとして地方厚生局長等に届け出た保険医療機関において、歯の喪失や加齢等により口腔機能の低下を来している患者に対して咬合圧測定を行った場合は、３月に１回に限り算定する。	［算定要件］ 注１　別に厚生労働大臣が定める施設基準に適合しているものとして地方厚生局長等に届け出た保険医療機関において、咬合圧測定を行った場合に、６月に１回に限り算定する。
２　２について、別に厚生労働大臣が定める施設基準に適合しているものとして地方厚生局長等に届け出た保険医療機関において、顎変形症に係る手術を実施する患者に対して、咬合圧測定を行った場合は、手術前は１回に限り、手術後は６月に１回に限り算定する。	（新設）
３　（略）	２　（略）
４　当該検査を算定した月から起算して３月以内（顎変形症に係る手術後の患者にあっては、６月以内）に行う区分番号Ｄ０１１－２に掲げる咀嚼能力検査は、別に算定できない。	３　当該検査を算定した月から起算して６月以内に行う区分番号Ｄ０１１－２に掲げる咀嚼能力検査は、別に算定できない。
５　１及び２は同時に算定できない。	（新設）

653

【Ⅲ－６　口腔疾患の重症化予防、口腔機能低下への対応の充実、生活の質に配慮した歯科医療の推進－⑧】

⑧　かかりつけ歯科医と学校関係者等の連携の促進

第１　基本的な考え方

医療的ケア児が安心して安全に学校等に通うことができるよう、かかりつけ歯科医と学校関係者等の連携を促進する観点から、診療情報提供料（Ⅰ）の情報提供先を見直す。

第２　具体的な内容

診療情報提供料（Ⅰ）の情報提供先に学校歯科医等を追加する。

改　定　案	現　　行
【診療情報提供料（Ⅰ）】 ［算定要件］ 注９　保険医療機関が、児童福祉法第６条の２第３項に規定する小児慢性特定疾病医療支援の対象である患者及び同法第56条の６第２項に規定する障害児である患者について、当該患者又はその家族の同意を得て、当該患者が通園又は通学する児童福祉法第39条第１項に規定する保育所又は学校教育法第１条に規定する学校（大学を除く。）等の学校歯科医等に対して、診療状況を示す文書を添えて、当該患者が学校生活等を送るに当たり必要な情報を提供した場合に、患者１人につき月１回に限り算定する。	【診療情報提供料（Ⅰ）】 ［算定要件］ （新設）

655

【Ⅲ－６ 口腔疾患の重症化予防、口腔機能低下への対応の充実、生活の質に配慮した歯科医療の推進－⑨】

⑨ 歯科治療環境への適応が困難な患者に対する評価の見直し

第１ 基本的な考え方

強度行動障害を含む歯科治療環境への適応が困難な患者の歯科診療時に特別な対応が必要な患者に対して、歯科治療環境への円滑な導入を支援するとともに、患者の状態に応じた評価となるよう、歯科診療特別対応加算及び初診時歯科診療導入加算の名称及び要件を見直す。

第２ 具体的な内容

歯科診療特別対応加算の算定対象に、強度行動障害の患者等を追加する。

改定案	現行
【歯科診療特別対応加算１（初診料）】 【歯科診療特別対応加算２（初診料）】 ［算定要件］ (14) 歯科診療特別対応加算 「注６」の「著しく歯科診療が困難な者」とは、次に掲げる状態又はこれらに準ずる状態をいう。なお、歯科診療特別対応加算１又は歯科診療特別対応加算２を算定した場合は、当該加算を算定した日の患者の状態を診療録に記載する。 イ～ニ （略） ホ 強度行動障害の状態であって、日常生活に支障を来すような症状・行動が頻繁に見られ、歯科治療に協力が得られない状態 ※ 再診料及び歯科訪問診療料についても同様。	【歯科診療特別対応加算（初診料）】 【初診時歯科診療導入加算（初診料）】 ［算定要件］ (14) 歯科診療特別対応加算 「注６」の「著しく歯科診療が困難な者」とは、次に掲げる状態又はこれらに準ずる状態をいう。なお、歯科診療特別対応加算を算定した場合は、当該加算を算定した日の患者の状態を診療録に記載する。 イ～ニ （略） （新設）

【Ⅲ－６ 口腔疾患の重症化予防、口腔機能低下への対応の充実、生活の質に配慮した歯科医療の推進－⑩】

⑩ う蝕の重症化予防の推進

第１ 基本的な考え方

う蝕の重症化予防を推進する観点から、フッ化物歯面塗布処置等の見直しを行う。

第２ 具体的な内容

１．フッ化物歯面塗布処置について、う蝕多発傾向者に、歯科訪問診療を行う患者を追加する。

２．フッ化物歯面塗布処置について、初期の根面う蝕に罹患している患者及びエナメル質初期う蝕に罹患している患者に対して実施する場合の評価を見直す。

改定案	現行
【フッ化物歯面塗布処置】 ［算定要件］ １ う蝕多発傾向者の場合 110点 ２ 初期の根面う蝕に罹患している患者の場合 80点 ３ エナメル質初期う蝕に罹患している患者の場合 100点 ［算定要件］ 注１ １については、区分番号Ｂ０００－４に掲げる歯科疾患管理料、区分番号Ｂ００２に掲げる歯科特定疾患療養管理料又は区分番号Ｃ０００に掲げる歯科訪問診療料を算定したう蝕多発傾向者に対して、主治の歯科医師又はその指示を受けた歯科衛生士が、フッ化物歯面塗布処置を行った場合に、月１回に限り算定する。ただし、２回目以降の	【フッ化物歯面塗布処置】 ［算定要件］ １ う蝕多発傾向者の場合 110点 ２ 初期の根面う蝕に罹患している患者の場合 110点 ３ エナメル質初期う蝕に罹患している患者の場合 130点 ［算定要件］ 注１ １については、区分番号Ｂ０００－４に掲げる歯科疾患管理料又は区分番号Ｂ００２に掲げる歯科特定疾患療養管理料を算定したう蝕多発傾向者に対して、主治の歯科医師又はその指示を受けた歯科衛生士が、フッ化物歯面塗布処置を行った場合に、月１回に限り算定する。ただし、２回目以降のフッ化物歯面塗布処置の算定は、前回実施

改定案	現行
フッ化物歯面塗布処置の算定は、前回実施月の翌月の初日から起算して２月を経過した日以降に行った場合に限り、月１回に限り算定する。	月の翌月の初日から起算して２月を経過した日以降に行った場合に限り、月１回に限り算定する。
２　２については、<u>区分番号Ｂ●●に掲げる根面う蝕管理料を算定した患者</u>に対して、主治の歯科医師又はその指示を受けた歯科衛生士が、フッ化物歯面塗布処置を行った場合に、月１回に限り算定する。ただし、２回目以降のフッ化物歯面塗布処置の算定は、前回実施月の翌月の初日から起算して２月を経過した日以降に行った場合に限り、月１回に限り算定する。	２　２については、<u>区分番号Ｃ０００に掲げる歯科訪問診療料を算定し、初期の根面う蝕に罹患している在宅等で療養を行う患者又は区分番号Ｂ０００－４に掲げる歯科疾患管理料（注10に規定するエナメル質初期う蝕管理加算を算定した場合を除く。）を算定し、初期の根面う蝕に罹患している65歳以上の患者</u>に対して、主治の歯科医師又はその指示を受けた歯科衛生士が、フッ化物歯面塗布処置を行った場合に、月１回に限り算定する。ただし、２回目以降のフッ化物歯面塗布処置の算定は、前回実施月の翌月の初日から起算して２月を経過した日以降に行った場合に限り、月１回に限り算定する。
３　３については、<u>区分番号Ｂ●●に掲げるエナメル質初期う蝕管理料を算定した患者</u>に対して、主治の歯科医師又はその指示を受けた歯科衛生士が、フッ化物歯面塗布処置を行った場合に月１回に限り算定する。ただし、２回目以降のフッ化物歯面塗布処置<u>（エナメル質初期う蝕管理料の注２に規定する加算を算定する患者に対して実施する場合を除く。）</u>の算定は、前回実施月の翌月の初日から起算して２月を経過した日以降に行った場合に限り、月１回に限り算定する。	３　３については、<u>区分番号Ｂ０００－４に掲げる歯科疾患管理料（注10に規定するエナメル質初期う蝕管理加算を算定した場合を除く。）を算定したエナメル質初期う蝕に罹患している患者</u>に対して、主治の歯科医師又はその指示を受けた歯科衛生士が、フッ化物歯面塗布処置を行った場合に月１回に限り算定する。ただし、２回目以降のフッ化物歯面塗布処置の算定は、前回実施月の翌月の初日から起算して２月を経過した日以降に行った場合に限り、月１回に限り算定する。

658

３．65 歳以上の初期の根面う蝕に対する非切削による管理及びエナメル質初期う蝕の管理に対する評価を新設し、歯科疾患管理料のエナメル質初期う蝕管理加算を削除するとともに、機械的歯面清掃処置の算定頻度を見直す。

（新）　<u>エナメル質初期う蝕管理料</u>　　<u>30 点</u>

［算定要件］
（１）区分番号Ｂ０００－４に掲げる歯科疾患管理料又は区分番号Ｂ００２に掲げる歯科特定疾患療養管理料を算定した患者であって、エナメル質初期う蝕に罹患しているものに対して、当該う蝕の評価に基づく管理計画を作成するとともに、その内容について説明を行い、当該う蝕の管理を行う場合に、月１回に限り算定する。
（２）区分番号Ｂ０００－４－２に掲げる小児口腔機能管理料の注３に規定する施設基準に適合しているものとして地方厚生局長等に届け出た診療所である保険医療機関が当該管理を行う場合は、口腔管理体制強化加算として、48 点を所定点数に加算する。

（新）　<u>根面う蝕管理料</u>　　<u>30 点</u>

［算定要件］
（１）区分番号Ｂ０００－４に掲げる歯科疾患管理料若しくは区分番号Ｂ００２に掲げる歯科特定疾患療養管理料を算定した患者（65 歳以上のものに限る。）又は区分番号Ｃ０００に掲げる歯科訪問診療料を算定した患者であって、初期の根面う蝕に罹患しているものに対して、当該う蝕の評価に基づく管理計画を作成するとともに、その内容について説明を行い、非切削による当該う蝕の管理を行う場合に、月１回に限り算定する。
（２）区分番号Ｂ０００－４－２に掲げる小児口腔機能管理料の注３に規定する施設基準に適合しているものとして地方厚生局長等に届け出た診療所である保険医療機関が当該管理を行う場合は、口腔管理体制強化加算として、48 点を所定点数に加算する。

改定案	現行
【機械的歯面清掃処置】 ［算定要件］ 注１　区分番号Ｂ０００－４に掲げる歯科疾患管理料、<u>区分番号Ｂ</u>	【機械的歯面清掃処置】 ［算定要件］ 注１　区分番号Ｂ０００－４に掲げる歯科疾患管理料、区分番号Ｂ

659

【Ⅲ－６　口腔疾患の重症化予防、口腔機能低下への対応の充実、生活の質に配慮した歯科医療の推進－⑪】

⑪　歯周病の重症化予防の推進

第１　基本的な考え方

歯周病の重症化予防を推進する観点から、歯周病安定期治療及び歯周病重症化予防治療について見直しを行う。

第２　具体的な内容

１．糖尿病患者に対して歯周病安定期治療を行う場合の評価を新設する。

改　定　案	現　　行
【歯周病安定期治療】 ［算定要件］ 注４　歯周病の重症化するおそれのある患者に対して歯周病安定期治療を実施した場合は、歯周病ハイリスク患者加算として、80点を所定点数に加算する。	【歯周病安定期治療】 ［算定要件］ （新設）

２．歯周病重症化予防治療について、歯周病安定期治療を行っている患者が、再評価の結果に基づき歯周病重症化予防治療に移行する場合には、２回目以降の実施であっても、初回実施の翌月から月１回算定可能とする。

改　定　案	現　　行
【歯周病重症化予防治療】 ［算定要件］ 注２　２回目以降の歯周病重症化予防治療の算定は、前回実施月の翌月の初日から起算して２月を経過した日以降に行う。ただし、区分番号Ｂ０００－４－２に掲げる小児口腔機能管理料の注３に規定する施設基準に適合しているものとして地方厚生局長等に届け出た診療所である保険医療機関において、区分番号Ｂ０００－８に掲げる周術期等口腔機能管理料（Ⅲ）、区分番号●●に掲げる周術期等口腔機能管理料（Ⅳ）、区分番号●●に掲げる回復期等口腔機能管理料（Ⅳ）、区分番号Ｂ００２に掲げる歯科特定疾患療養管理料又は区分番号Ｃ００１－３に掲げる歯科疾患在宅療養管理料を算定した患者のうち、主治の歯科医師又はその指示を受けた歯科衛生士が、歯科疾患の管理を行っているもの（区分番号Ｉ０２９に掲げる周術期等専門的口腔衛生処置、区分番号Ｉ●●に掲げる回復期等専門的口腔衛生処置、区分番号Ｃ００１に掲げる訪問歯科衛生指導料又は区分番号Ｎ００２に掲げる歯科矯正管理料を算定しているものを除く。）に対して機械的歯面清掃を行った場合は、２月に１回に限り算定する。ただし、区分番号Ａ０００に掲げる初診料の注６、区分番号Ａ００２に掲げる再診料の注４若しくは区分番号Ｃ０００に掲げる歯科訪問診療料の注６に規定する加算を算定する患者、区分番号Ｂ●●に掲げる根面う蝕管理料の注２に規定する加算を算定する患者であって特に機械的歯面清掃が必要と認められる患者、区分番号Ｂ●●に掲げるエナメル質初期う蝕管理料の注３に規定する加算を算定する患者、妊婦又は他の保険医療機関（歯科診療を行う保険医療機関を除く。）から文書による診療情報の提供を受けた糖尿病患者については月１回に限り算定する。	【歯周病重症化予防治療】 ［算定要件］ 注２　２回目以降の歯周病重症化予防治療の算定は、前回実施月の翌月の初日から起算して２月を経過した日以降に行う。

Ｉ０１１－２に掲げる歯周病安定期治療を算定した患者について、一連の治療終了後の再評価の結果に基づき、当該患者に対して、歯周病重症化予防治療を開始した場合は、この限りでない。	

662

【Ⅲ－６ 口腔疾患の重症化予防、口腔機能低下への対応の充実、生活の質に配慮した歯科医療の推進－⑫】

⑫ 歯科衛生士による実地指導の推進

第１ 基本的な考え方

歯科衛生士による実地指導を推進する観点から、歯科衛生士が口腔機能に関する指導を実施した場合について、新たに評価を行う。

第２ 具体的な内容

歯科衛生実地指導料について、歯科医師の指示を受けた歯科衛生士が口腔機能に係る指導を行った場合の評価を新設する。

改　定　案	現　　行
【歯科衛生実地指導料】 ［算定要件］ 注３　１及び２について、口腔機能の発達不全を有する患者又は口腔機能の低下を来している患者に対して、主治の歯科医師の指示を受けた歯科衛生士が、注１及び注２に規定する実地指導と併せて口腔機能に係る指導を行った場合は、口腔機能指導加算として、10点を所定点数に加算する。	【歯科衛生実地指導料】 ［算定要件］ （新設）

663

【Ⅲ－6 口腔疾患の重症化予防、口腔機能低下への対応の充実、生活の質に配慮した歯科医療の推進－⑮】

⑮ 歯科固有の技術の評価の見直し

第1 基本的な考え方

歯科固有の技術について、実態に合わせた見直しを行うとともに、歯科医療の推進に資する技術については、医療技術評価分科会等における検討を踏まえつつ、口腔疾患の重症化予防、口腔機能低下への対応及び生活の質に配慮した歯科医療の推進の観点から適切な評価を行う。

第2 具体的な内容

1．小児の外傷歯に対して用いる、歯・歯列の保護を目的とした口腔内装置の製作を評価する。

改定案	現行
【口腔内装置（1装置につき）】 ［算定要件］ 注 顎関節治療用装置、歯ぎしりに対する口腔内装置、口腔粘膜等の保護のための口腔内装置、外傷歯の保護のための口腔内装置又はその他口腔内装置を製作した場合に当該製作方法に係る区分に従い、それぞれ所定点数を算定する。	【口腔内装置（1装置につき）】 ［算定要件］ 注 顎関節治療用装置、歯ぎしりに対する口腔内装置又はその他口腔内装置を製作した場合に当該製作方法に係る区分に従い、それぞれ所定点数を算定する。

2．舌接触補助床の算定対象となる患者に、舌の筋力や運動機能の低下等がみられる口腔機能低下症の患者を追加する。

改定案	現行
【舌接触補助床（1装置につき）】 ［算定要件］ (1) 舌接触補助床とは、脳血管疾患、口腔腫瘍又は口腔機能低下症等の患者であって、当該疾患による摂食機能障害又は発音・構音障害を有するものに対して、舌接触状態等を変化させて摂食・嚥下機能の改善を目的とするために装着する床又は有床義歯形態の補助床をいう。口腔機能低下症の患者については、関係学会の診断基準により口腔機能低下症と診断されている患者のうち、低舌圧（区分番号D012に掲げる舌圧検査を算定した患者に限る。）に該当するものに対して行った場合に算定できる。 (2) 「2 旧義歯を用いた場合」とは、既に製作している有床義歯の形態修正等を行って製作した場合をいう。 (3)・(4) （略）	【舌接触補助床（1装置につき）】 ［算定要件］ (1) 舌接触補助床とは、脳血管疾患や口腔腫瘍等による摂食機能障害を有する患者に対して、舌接触状態等を変化させて摂食・嚥下機能の改善を目的とするために装着する床又は有床義歯形態の補助床をいう。なお、「2 旧義歯を用いた場合」とは、既に製作している有床義歯の形態修正等を行った場合をいう。 （新設） (2)・(3) （略）

3．口腔細菌定量検査の算定対象となる患者に、入院中の患者を加える。

改定案	現行
【口腔細菌定量検査（1回につき）】 ［算定要件］ (1) （略） (2) 当該検査は、次のいずれかに該当する患者に対して口腔バイオフィルム感染症の診断を目的として実施した場合に算定できる。 イ （略） ロ イ又はハ以外の患者であって、入院中のもの ハ （略）	【口腔細菌定量検査（1回につき）】 ［算定要件］ (1) （略） (2) 当該検査は、次のいずれかに該当する患者に対して口腔バイオフィルム感染症の診断を目的として実施した場合に算定できる。 イ （略） （新設） ロ （略）

4．非経口摂取患者口腔粘膜処置の算定対象となる患者に、経口摂取は可能であるが、ごく少量に限られる患者を加える。

改定案	現行
【非経口摂取患者口腔粘膜処置（1口腔につき）】 ［算定要件］ (1) （略） (2) 当該処置の対象患者は、経管栄養等を必要とする、経口摂取が困難又は可能であってもわずかであり、患者自身による口腔清掃が困難な療養中の患者であって、口腔	【非経口摂取患者口腔粘膜処置（1口腔につき）】 ［算定要件］ (1) （略） (2) 当該処置の対象患者は、経管栄養等を必要とする、経口摂取及び患者自身による口腔清掃が困難な療養中の患者であって、口腔内に剥離上皮膜の形成を伴うものをい

内に剥離上皮膜の形成を伴うものをいう。 (3) （略）	う。 (3) （略）

5．口腔バイオフィルム感染症の患者に対して、口腔バイオフィルムの除去を行った場合の評価を新設するとともに、歯周基本治療の評価対象を見直す。

（新） 口腔バイオフィルム除去処置 110 点

［算定要件］
（１）口腔バイオフィルムの除去が必要な患者に対して、歯科医師又はその指示を受けた歯科衛生士が口腔バイオフィルムの除去を行った場合に、月２回に限り算定する。
（２）口腔バイオフィルム除去処置を算定した月において、区分番号Ｉ０１０に掲げる歯周病処置、区分番号Ｉ０１１に掲げる歯周基本治療、区分番号Ｉ０１１－２に掲げる歯周病安定期治療、区分番号Ｉ０１１－２－３に掲げる歯周病重症化予防治療、区分番号Ｉ０２９に掲げる周術期等専門的口腔衛生処置、区分番号Ｉ０２９－２に掲げる在宅等療養患者専門的口腔衛生処置、区分番号Ｉ０３０に掲げる機械的歯面清掃処置、Ｉ０３０－２に掲げる非経口摂取患者口腔粘膜処置及び区分番号Ｉ●●に掲げる回復期等専門的口腔衛生処置は別に算定できない。

改　定　案	現　　　行
【歯周基本治療】 ［算定要件］ （削除）	【歯周基本治療】 ［算定要件］ 注６　区分番号Ｄ００２－６に掲げる口腔細菌定量検査に基づく歯周基本治療については、１により算定する。

6．口腔リンパ管腫局所注入等の医科点数表において評価されている処置について、診療実態を踏まえて歯科点数表においても評価するとともに、第８部処置に薬剤料の節を新設する。

（新） 口腔リンパ管腫局所注入 1,020 点

［算定要件］
６歳未満の乳幼児の場合は、乳幼児加算として、55 点を加算する。

（新） 摘便 100 点

668

（新） ハイフローセラピー（１日につき）
　１　15 歳未満の患者の場合 282 点
　２　15 歳以上の患者の場合 192 点

（新） 経管栄養・薬剤投与用カテーテル交換法 200 点

［算定要件］
区分番号Ｉ００９－２に掲げる創傷処置、区分番号Ｊ０８４に掲げる創傷処理の費用は所定点数に含まれるものとする。

（新） 留置カテーテル設置 40 点

（新） 超音波ネブライザ（１日につき） 24 点

改　定　案	現　　　行
【処置】 薬剤料 薬価が15円を超える場合は、薬価から15円を控除した額を10円で除して得た点数につき１点未満の端数を切り上げて得た点数に１点を加算して得た点数とする。	（新設）

7．歯冠補綴物及び欠損補綴物の製作にあたり、ICT の活用を含め歯科医師と歯科技工士が連携して色調採得等を行った場合の評価を新設する。

669

改定案	現行
【印象採得】 ［算定要件］ 注１　１について、別に厚生労働大臣が定める施設基準に適合するものとして地方厚生局長等に届け出た保険医療機関において、区分番号Ｍ０１１に掲げるレジン前装金属冠、区分番号Ｍ０１１－２に掲げるレジン前装チタン冠又は区分番号Ｍ０１５－２に掲げるＣＡＤ／ＣＡＭ冠を製作することを目的として、前歯部の印象採得を行うに当たって、歯科医師が歯科技工士とともに対面で色調採得及び口腔内の確認等を行い、当該補綴物の製作に活用した場合には、歯科技工士連携加算１として、50点を所定点数に加算する。ただし、同時に２以上の補綴物の製作を目的とした印象採得を行った場合であっても、歯科技工士連携加算１は１回として算定する。	【印象採得】 ［算定要件］ （新設）
２　１について、別に厚生労働大臣が定める施設基準に適合するものとして地方厚生局長等に届け出た保険医療機関において、区分番号Ｍ０１１に掲げるレジン前装金属冠、区分番号Ｍ０１１－２に掲げるレジン前装チタン冠又は区分番号Ｍ０１５－２に掲げるＣＡＤ／ＣＡＭ冠を製作することを目的として、前歯部の印象採得を行うに当たって、歯科医師が歯科技工士とともに情報通信機器を用いて色調採得及び口腔内の確認等を行い、当該補綴物の製作に活用した場合には、歯科技工士連携加算２として、70点を所定点数に加算する。ただし、同時に２以上の補綴物の製作を目的とした	（新設）

改定案	現行
印象採得を行った場合であっても、歯科技工士連携加算２は１回として算定する。	
３　注１に規定する加算を算定した場合には、当該補綴物について、注２に規定する加算並びに区分番号Ｍ００６に掲げる咬合採得の注１及び注２並びに区分番号Ｍ００７に掲げる仮床試適の注１及び注２に規定する歯科技工士連携加算１及び歯科技工士連携加算２は別に算定できない。	（新設）
４　注２に規定する加算を算定した場合には、当該補綴物について、注１に規定する加算並びに区分番号Ｍ００６に掲げる咬合採得の注１及び注２並びに区分番号Ｍ００７に掲げる仮床試適の注１及び注２に規定する歯科技工士連携加算１及び歯科技工士連携加算２は別に算定できない。	（新設）
５　（略）	注　（略）
【咬合採得】 ［算定要件］ 注１　２のイ（２）並びにロ（２）及び（３）について、別に厚生労働大臣が定める施設基準に適合するものとして地方厚生局長等に届け出た保険医療機関において、ブリッジ又は有床義歯を製作することを目的として、咬合採得を行うに当たって、歯科医師が歯科技工士とともに対面で咬合状態の確認等を行い、当該補綴物の製作に活用した場合には、歯科技工士連携加算１として、50点を所定点数に加算する。	【咬合採得】 ［算定要件］ （新設）
２　２のイ（２）及びロ（２）（３）について、別に厚生労働大臣が定める施設基準に適合す	（新設）

改正後	現行
るものとして地方厚生局長等に届け出た保険医療機関において、ブリッジ又は有床義歯を製作することを目的として、咬合採得を行うに当たって、歯科医師が歯科技工士とともに情報通信機器を用いて咬合状態の確認等を行い、当該補綴物の製作に活用した場合には、歯科技工士連携加算２として、70点を所定点数に加算する。	
3　注１に規定する加算を算定した場合には、当該補綴物について、注２に規定する加算並びに区分番号Ｍ００３に掲げる印象採得の注１及び注２並びに区分番号Ｍ００７に掲げる仮床試適の注１及び注２に規定する歯科技工士連携加算１及び歯科技工士連携加算２は別に算定できない。	（新設）
4　注２に規定する加算を算定した場合には、当該補綴物について、注１に規定する加算並びに区分番号Ｍ００３に掲げる印象採得の注１及び注２並びに区分番号Ｍ００７に掲げる仮床試適の注１及び注２に規定する歯科技工士連携加算１及び歯科技工士連携加算２は別に算定できない。	（新設）
5　（略）	注　（略）
【仮床試適】 ［算定要件］ 注１　２及び３について、別に厚生労働大臣が定める施設基準に適合するものとして地方厚生局長等に届け出た保険医療機関において、有床義歯等を製作することを目的として、仮床試適を行うに当たって、歯科医師が歯科技工士とともに対面で床の適合状況の確認等を行い、当該補綴	【仮床試適】 ［算定要件］ （新設）

改正後	現行
物の製作に活用した場合には、歯科技工士連携加算１として、50点を所定点数に加算する。	
2　２及び３について、別に厚生労働大臣が定める施設基準に適合するものとして地方厚生局長等に届け出た保険医療機関において、有床義歯等を製作することを目的として、仮床試適を行うに当たって、歯科医師が歯科技工士とともに情報通信機器を用いて床の適合状況の確認等を行い、当該補綴物の製作に活用した場合には、歯科技工士連携加算２として、70点を所定点数に加算する。	（新設）
3　注１に規定する加算を算定した場合には、当該補綴物について、注２に規定する加算並びに区分番号Ｍ００３に掲げる印象採得の注１及び注２並びに区分番号Ｍ００６に掲げる咬合採得の注１及び注２に規定する歯科技工士連携加算１及び歯科技工士連携加算２は別に算定できない。	（新設）
4　注２に規定する加算を算定した場合には、当該補綴物について、注１に規定する加算並びに区分番号Ｍ００３に掲げる印象採得の注１及び注２並びに区分番号Ｍ００６に掲げる咬合採得の注１及び注２に規定する歯科技工士連携加算１及び歯科技工士連携加算２は別に算定できない。	（新設）
5　（略）	注　（略）
【印象採得】 ［施設基準］ 一の二の二　印象採得、咬合採得及び仮床試適の歯科技工士連携加算１及び歯科技工士連携加算２の施設基準	【印象採得】 ［施設基準］ （新設）

改定案	現行
(1) 歯科技工士連携加算１の施設基準 歯科技工士を配置していること又は他の歯科技工所との連携が確保されていること。 (2) 歯科技工士連携加算２の施設基準 イ 歯科技工士を配置していること又は他の歯科技工所との連携が確保されていること。 ロ 情報通信機器を用いた歯科診療を行うにつき十分な体制が整備されていること。 ※ 咬合採得及び仮床試適についても同様。	

8．大臼歯ＣＡＤ/ＣＡＭ冠について、要件を見直す。

改定案	現行
【ＣＡＤ／ＣＡＭ冠（１歯につき）】 ［算定要件］ (1)　（略） (2)　ＣＡＤ／ＣＡＭ冠は以下のいずれかに該当する場合に算定する。 イ　前歯又は小臼歯に使用する場合 ロ　大臼歯にＣＡＤ／ＣＡＭ冠用材料（Ⅴ）を使用する場合 ハ　第一大臼歯又は第二大臼歯にＣＡＤ／ＣＡＭ冠用材料（Ⅲ）を使用する場合 なお、ハの場合は、当該ＣＡＤ／ＣＡＭ冠を装着する部位の対側に大臼歯による咬合支持（固定性ブリッジ又は乳歯（後継永久歯が先天性に欠如している乳歯を含む。）による咬合支持を含む。以下、咬合支持という。）がある患者であって、以下のいずれかに該当する場合をいう。 ①　当該ＣＡＤ／ＣＡＭ冠を装着する部位と同側に大臼歯による咬合支持があり、当該補綴部位に過度な咬合圧が加わらない場合等 ②　当該ＣＡＤ／ＣＡＭ冠を装着する部位の同側に大臼歯による咬合支持がなく、当該補綴部位の対合歯が欠損（部分床義歯を装着している場合を含む。）であり、当該補綴部位の近心側隣在歯までの咬合支持がある場合 ニ・ホ　（略） (3)～(5)　（略） （削除） 【装着】 ［算定要件］ (6)「注１」の内面処理加算１とは、ＣＡＤ／ＣＡＭ冠、ＣＡＤ／ＣＡＭインレー又は高強度硬質レジンブリッジを装着する際に、歯質に対する接着力を向上させるために行うアルミナ・サンドブラスト処理及びプライマー処理等をいう。なお、当該処理に係る保険医療材料等の費用は、所定点数に含まれる。 (7)　（略） (8)「注１」の内面処理加算１又は「注２」の内面処理加算２を算定する場合は、接着性レジンセメントを用いて装着すること。	【ＣＡＤ／ＣＡＭ冠（１歯につき）】 ［算定要件］ (1)　（略） (2)　ＣＡＤ／ＣＡＭ冠は以下のいずれかに該当する場合に算定する。 イ　前歯又は小臼歯に使用する場合 （新設） ロ　上下顎両側の第二大臼歯が全て残存し、左右の咬合支持がある患者に対し、過度な咬合圧が加わらない場合等において、ＣＡＤ／ＣＡＭ冠用材料（Ⅲ）を第一大臼歯に使用する場合 ハ・ニ　（略） (3)～(5)　（略） (6)　ＣＡＤ／ＣＡＭ冠用材料（Ⅴ）を使用したＣＡＤ／ＣＡＭ冠を装着する場合、歯質に対する接着力を向上させるためにサンドブラスト処理及びプライマー処理を行い接着性レジンセメントを用いて装着すること。 【装着】 ［算定要件］ (6)「注１」の内面処理加算１とは、ＣＡＤ／ＣＡＭ冠、ＣＡＤ／ＣＡＭインレー又は高強度硬質レジンブリッジを装着する際に、歯質に対する接着力を向上させるために行うアルミナ・サンドブラスト処理及びシランカップリング処理等をいう。なお、当該処理に係る保険医療材料等の費用は、所定点数に含まれる。 (7)　（略） （新設）

674

675

9．クラウン・ブリッジ維持管理料について、対象となる歯冠補綴物を見直す。

改定案	現行
【クラウン・ブリッジ維持管理料（１装置につき）】 ［算定要件］ 注１ クラウン・ブリッジ維持管理料を保険医療機関単位で算定する旨を地方厚生局長等に届け出た保険医療機関において、歯冠補綴物（区分番号Ｍ０１０の２に掲げる４分の３冠（前歯）、区分番号Ｍ０１０の３に掲げる５分の４冠（小臼歯）、区分番号Ｍ０１０の４に掲げる全部金属冠（小臼歯及び大臼歯）及び区分番号Ｍ０１１に掲げるレジン前装金属冠を除く。）又はブリッジを製作し、当該補綴物を装着した患者に対して、当該維持管理の内容に係る情報を文書により提供した場合に算定する。	【クラウン・ブリッジ維持管理料（１装置につき）】 ［算定要件］ 注１ クラウン・ブリッジ維持管理料を保険医療機関単位で算定する旨を地方厚生局長等に届け出た保険医療機関において、歯冠補綴物又はブリッジを製作し、当該補綴物を装着した患者に対して、当該維持管理の内容に係る情報を文書により提供した場合に算定する。

10. 学校歯科健診で不正咬合の疑いがあると判断され、歯科医療機関を受診した患者に対して、歯科矯正治療の保険適用の可否を判断するために必要な検査・診断等を行う場合について、新たな評価を行う。

（新） 歯科矯正相談料
　１ 歯科矯正相談料１　420点
　２ 歯科矯正相談料２　420点

［算定要件］
（１）１については、区分番号Ｎ０００に掲げる歯科矯正診断料の注１又は区分番号Ｎ００１に掲げる顎口腔機能診断料の注１に規定する施設基準に適合しているものとして地方厚生局長等に届け出た保険医療機関において、第 13 部に掲げる歯科矯正の適応となる咬合異常又は顎変形症が疑われる患者に対し、歯・歯列の状態、咬合状態又は顎骨の形態等の分析及び診断を行い、当該患者に対し、診断結果等を文書により提供した場合に、年度に１回に限り算定する。
（２）２については、区分番号Ｎ０００に掲げる歯科矯正診断料の注１又は区分番号Ｎ００１に掲げる顎口腔機能診断料の注１に規定する施設基準に適合しているものとして地方厚生局長等に届け出

676

た保険医療機関以外の保険医療機関において、第 13 部に掲げる歯科矯正の適応となる咬合異常又は顎変形症が疑われる患者に対し、歯・歯列の状態、咬合状態又は顎骨の形態等の分析及び診断を行い、当該患者に対し、診断結果等を文書により提供した場合に、年度に１回に限り算定する。
（３）区分番号Ｅ０００の１に掲げる単純撮影若しくは２に掲げる特殊撮影又は区分番号Ｅ１００の１に掲げる単純撮影若しくは２に掲げる特殊撮影は別に算定できる。
（４）保険医療材料料は、所定点数に含まれる。

11. 歯科点数表第８部「処置」の抜髄等において、歯科麻酔薬を使用した場合の薬剤の費用の算定方法を見直す。

改定案	現行
【処置（通則）】 ［算定要件］ ７ 120点以上の処置又は特に規定する処置の所定点数は、当該処置に当たって、表面麻酔、浸潤麻酔又は簡単な伝達麻酔を行った場合の費用を含む。ただし、区分番号Ｉ００４の１に掲げる生活歯髄切断又は区分番号Ｉ００５に掲げる抜髄を行う場合の麻酔に当たって使用した薬剤の薬価は、別に厚生労働大臣の定めるところにより算定できる。	【処置（通則）】 ［算定要件］ ７ 120点以上の処置又は特に規定する処置の所定点数は、当該処置に当たって、表面麻酔、浸潤麻酔又は簡単な伝達麻酔を行った場合の費用を含む。

12. 区分Ｃ２（新機能・新技術）で保険適用された新規医療技術について、技術料の新設等を行う。

（新） 頭頸部悪性腫瘍光線力学療法　22,100点

［算定要件］
別に厚生労働大臣が定める施設基準に適合しているものとして地方厚生局長等に届け出た保険医療機関において、頭頸部悪性腫瘍の患者に対して、光線力学療法を実施した場合に算定する。

［施設基準］
（１）当該保険医療機関内に当該療養を行うにつき必要な歯科医師及び看護師が配置されていること。
（２）当該療養を行うにつき十分な体制が整備されていること。

677

（３）当該療養を行うにつき十分な機器を有していること。

13. 医療技術評価分科会における検討結果を踏まえ、医療技術の評価及び再評価を行い、優先的に保険導入すべきとされた新規技術の保険導入及び既存技術の診療報酬上の評価を行う。

[診療報酬改定において対応する優先度が高い技術のうち、学会等から医療技術評価分科会に提案があったものの例]

(1) 結合組織移植術
(2) 小児保隙装置
(3) ブリッジの支台装置としての第二小臼歯レジン前装冠
(4) ＣＡＤ/ＣＡＭインレー修復に対する光学印象法
(5) 小児の舌圧検査

14. 口腔疾患の重症化予防、口腔機能低下への対応、生活の質に配慮した歯科医療の推進及び臨床の実態等の観点から、既存技術の評価の見直しを行う。

[評価の見直しを行う技術の例]

(1) 歯髄保護処置
(2) 歯髄切断
(3) 抜髄
(4) 感染根管処置
(5) 根管貼薬処置
(6) 加圧根管充填処置
(7) レジン前装金属冠
(8) 熱可塑性樹脂有床義歯
(9) 有床義歯修理
(10) 有床義歯内面適合法

①　賃上げに向けた評価の新設〔抄〕

第１　基本的な考え方

看護職員、病院薬剤師その他の医療関係職種について、賃上げを実施していくため、新たな評価を行う。

第２　具体的な内容

〔１．略〕

２．外来医療又は在宅医療を実施している医療機関（歯科）において、勤務する歯科衛生士、歯科技工士その他の医療関係職種の賃金の改善を実施している場合の評価を新設する。

（新）　歯科外来・在宅ベースアップ評価料（Ⅰ）（１日につき）

１	初診時	10点
２	再診時等	２点
３	歯科訪問診療時	
イ	同一建物居住者以外の場合	41点
ロ	同一建物居住者の場合	10点

［算定要件］

（１）１については、主として歯科医療に従事する職員（医師及び歯科医師を除く。以下同じ。）の賃金の改善を図る体制につき別に厚生労働大臣が定める施設基準に適合しているものとして地方厚生局長等に届け出た保険医療機関において、入院中の患者以外の患者に対して初診を行った場合に、所定点数を算定する。

（２）２については、主として歯科医療に従事する職員の賃金の改善を図る体制につき別に厚生労働大臣が定める施設基準に適合しているものとして地方厚生局長等に届け出た保険医療機関において、入院中の患者以外の患者に対して再診又は短期滞在手術等基本料１を算定すべき手術を行った場合に、所定点数を算定する。

（３）３のイについては、主として歯科医療に従事する職員の賃金の改善を図る体制につき別に厚生労働大臣が定める施設基準に適合しているものとして地方厚生局長等に届け出た保険医療機関において、在宅等において療養を行っている患者（当該患者と同一の建物に居住する他の患者に対して当該保険医療機関が同一日に歯科訪問診療を行う場合の当該患者（以下この区分番号において「同一建物居住者」という。）を除く。）であって通院が困難なものに対して、当該患者が居住する建物の屋内において、次のいずれかに該当する歯科訪問診療を行った場合に算定する。

イ　患者の求めに応じた歯科訪問診療

ロ　歯科訪問診療に基づき継続的な歯科診療が必要と認められた患者に対する当該患者の同意を得た歯科訪問診療

（４）３のロについては、在宅等において療養を行っている患者（同一建物居住者に限る。）であって通院が困難なものに対して、当該患者が居住する建物の屋内において、当該保険医療機関が、次のいずれかに該当する歯科訪問診療を行った場合に算定する。

イ　患者の求めに応じた歯科訪問診療

ロ　歯科訪問診療に基づき継続的な歯科診療が必要と認められた患者に対する当該患者の同意を得た歯科訪問診療

［施設基準］

（１）外来医療又は在宅医療を実施している保険医療機関であること。

（２）主として歯科医療に従事する職員（医師及び歯科医師を除く。以下「対象職員」という。）が勤務していること。対象職員は別表１に示す職員であり、専ら事務作業（歯科業務補助者等が医療を専門とする職員の補助として行う事務作業を除く。）を行うものは含まれない。

（３）当該評価料を算定する場合は、令和６年度及び令和７年度において対象職員の賃金（役員報酬を除く。）の改善（定期昇給によるものを除く。）を実施しなければならない。ただし、令和６年度において、翌年度の賃金の改善のために繰り越しを行う場合においてはこの限りではない。

（４）（３）について、基本給、手当、賞与等のうち対象とする賃金項目を特定した上で行い、基本給又は決まって毎月支払われる手当（以下「基本給等」という。）の引上げにより改善を図ることを原則とする。

（５）対象職員の基本給等を令和５年度と比較して一定水準以上引き上げた場合は、40歳未満の勤務歯科医及び勤務医並びに事務職員等の当該保険医療機関に勤務する職員の賃金（役員報酬を除く。）の改善（定期昇給によるものを除く。）を行うことができること。

（６）令和６年度及び令和７年度における当該保険医療機関に勤務する職員の賃金の改善に係る計画を作成していること。

（７）前号の計画に基づく職員の賃金の改善に係る状況について、定期的に地方厚生局長等に報告すること。

〔３．略〕

４．外来医療又は在宅医療を実施し、入院医療を実施していない歯科診療所であって、勤務する歯科衛生士、歯科技工士その他の医療関係職種の賃金の改善を強化する必要がある医療機関において、賃金の改善を実施している場合の評価を新設する。

（新）　**歯科外来・在宅ベースアップ評価料（Ⅱ）（１日につき）**

１　歯科外来・在宅ベースアップ評価料（Ⅱ）１

イ	**初診又は歯科訪問診療を行った場合**	**８点**
ロ	**再診時等**	**１点**

２　歯科外来・在宅ベースアップ評価料（Ⅱ）２

イ	**初診又は歯科訪問診療を行った場合**	**16点**
ロ	**再診時等**	**２点**

↓

８　歯科外来・在宅ベースアップ評価料（Ⅱ）８

イ	**初診又は歯科訪問診療を行った場合**	**64点**
ロ	**再診時等**	**８点**

［算定要件］

（１）主として歯科医療に従事する職員（医師及び歯科医師を除く。以下「対象職員」という。）の賃金の改善を図る体制につき別に厚生労働大臣が定める施設基準に適合しているものとして地方厚生局長等に届け出た保険医療機関において、入院中の患者以外の患者に対して診療を行った場合に、当該基準に係る区分に従い、それぞれ所定点数を算定する。

（２）各区分のイについては、歯科外来・在宅ベースアップ評価料（Ⅰ）の１又は３を算定している患者について、各区分のロについては、歯科外来・在宅ベースアップ評価料（Ⅰ）の２を算定している患者について、それぞれの所定点数を算定する。

［施設基準］

（１）入院基本料、特定入院料又は短期滞在手術等基本料（短期滞在手術等基本料１を除く。）の届出を行っていない保険医療機関であること。

（２）歯科外来・在宅ベースアップ評価料（Ⅰ）の届出を行っている保険医療機関であること。

（３）外来・在宅ベースアップ評価料（Ⅰ）及び歯科外来・在宅ベースアップ評価料（Ⅰ）により算定される点数の見込みの10倍の数が、対象職員の給与総額の１分２厘未満であること。

（４）歯科外来・在宅ベースアップ評価料（Ⅱ）の保険医療機関ごとの区分については、当該保険医療機関における対象職員の給与総額、外来・在宅ベースアップ評価料（Ⅰ）及び歯科外来・在宅ベースアップ評価料（Ⅰ）により算定される点数の見込み並びに外来・在宅ベースアップ評価料（Ⅱ）及び歯科外来・在宅ベースアップ評価料（Ⅱ）の算定回数の見込みを用いて算出した数【Ａ】に基づき、別表２に従い該当する区分のいずれかを届け出ること。ただし、外来・在宅ベースアップ評価料（Ⅱ）の施設基準の届出を行う保険医療機関については、同一の区分を届け出ること。

【Ａ】＝
分子：対象職員の給与総額×１分２厘－（外来・在宅ベースアップ評価料（Ⅰ）及び歯科外来・在宅ベースアップ評価料（Ⅰ）により算定される点数の見込み）×10円
分母：（外来・在宅ベースアップ評価料（Ⅱ）イの算定回数の見込み×８
＋外来・在宅ベースアップ評価料（Ⅱ）ロの算定回数の見込み
＋歯科外来・在宅ベースアップ評価料（Ⅱ）イの算定回数の見込み×８
＋歯科外来・在宅ベースアップ評価料（Ⅱ）ロの算定回数の見込み）×10円

（５）（４）について、「対象職員の給与総額」は、直近12か月の１月あたりの平均の数値を用いること。外来・在宅ベースアップ評価料（Ⅱ）及び歯科外来・在宅ベースアップ評価料（Ⅱ）の算定回数の見込みは、初診料等の算定回数を用いて計算し、直近３か月の１月あたりの平均の数値を用いること。また、毎年３、６、９、12月に上記の算定式により新たに算出を行い、区分に変更がある場合は地方厚生局長等に届け出ること。

　ただし、前回届け出た時点と比較して、直近３か月の【Ａ】、対象職員の給与総額、外来・在宅ベースアップ評価料（Ⅰ）及び歯科外来・在宅ベースアップ評価料（Ⅰ）により算定される点数の見込み並びに外来・在宅ベースアップ評価料（Ⅱ）及び歯科外来・在宅ベースアップ評価料（Ⅱ）の算定回数の見込みのいずれの変化も１割以内である場合においては、区分の変更を行わないものとすること。

（６）当該評価料を算定する場合は、令和６年度及び令和７年度において対象職員の賃金（役員報酬を除く。）の改善（定期昇給によるものを除く。）を実施しなければならない。ただし、令和６年度において、翌年度の賃金の改善のために繰り越しを行う場合においてはこの限りではない。

（７）（６）について、基本給、手当、賞与等のうち対象とする賃金項目を特定した上で行い、基本給又は決まって毎月支払われる手当の引上げにより改善を図ることを原則とする。

（８）令和６年度及び令和７年度における当該保険医療機関に勤務する

職員の賃金の改善に係る計画を作成していること。
（９）前号の計画に基づく職員の賃金の改善に係る状況について、定期的に地方厚生局長等に報告すること。
（10）対象職員が常勤換算で２人以上勤務していること。ただし、特定地域に所在する保険医療機関にあっては、当該規定を満たしているものとする。
（11）主として保険診療等から収入を得る保険医療機関であること。

５．病院又は有床診療所において、勤務する看護職員、薬剤師その他の医療関係職種の賃金の改善を実施している場合の評価を新設する。

（新）　<u>入院ベースアップ評価料（１日につき）</u>

<u>１</u>	<u>入院ベースアップ評価料１</u>	<u>１点</u>
<u>２</u>	<u>入院ベースアップ評価料２</u>	<u>２点</u>
↓		
<u>165</u>	<u>入院ベースアップ評価料165</u>	<u>165点</u>

［算定要件］
主として医療に従事する職員（医師及び歯科医師を除く。以下「対象職員」という。）の賃金の改善を図る体制につき別に厚生労働大臣が定める施設基準に適合しているものとして地方厚生局長等に届け出た保険医療機関に入院している患者であって、第１章第２部第１節の入院基本料（特別入院基本料等を含む。）、同部第３節の特定入院料又は同部第４節の短期滞在手術等基本料（短期滞在手術等基本料１を除く。）を算定している患者について、当該基準に係る区分に従い、それぞれ所定点数を算定する。

［施設基準］
（１）入院基本料、特定入院料又は短期滞在手術等基本料（短期滞在手術等基本料１を除く。）の届出を行っている保険医療機関であること。
（２）主として医療に従事する職員（医師及び歯科医師を除く。以下「対象職員」という。）が勤務していること。
（３）外来・在宅ベースアップ評価料（Ｉ）又は歯科外来・在宅ベースアップ評価料（Ｉ）の届出を行っている保険医療機関であること。
（４）外来・在宅ベースアップ評価料（Ｉ）及び歯科外来・在宅ベースアップ評価料（Ｉ）により算定される点数の見込みの10倍の数が、対象職員の給与総額の２分３厘未満であること。
（５）入院ベースアップ評価料の保険医療機関ごとの点数については、当該保険医療機関における対象職員の給与総額、外来・在宅ベースアップ評価料（Ｉ）及び歯科外来・在宅ベースアップ評価料（Ｉ）により算定される点数の見込み並びに延べ入院患者数（入院基本料、特定入院料又は短期滞在手術等基本料を算定している患者の延べ人数をいう。以下同じ。）の見込みを用いて次の式により算出した数【Ｂ】に基づき、別表３に従い該当する区分を届け出ること。

【Ｂ】＝ {対象職員の給与総額×２分３厘－（外来・在宅ベースアップ評価料（Ｉ）及び歯科外来・在宅ベースアップ評価料（Ｉ）により算定される点数の見込み）×10円} ÷ 当該保険医療機関の延べ入院患者数×10円

（６）（５）について、「対象職員の給与総額」は、直近12か月の１月あたりの平均の数値を用いること。延べ入院患者数は、直近３か月の１月あたりの平均の数値を用いること。また、毎年３、６、９、12月に上記の算定式により新たに算出を行い、区分に変更がある場合は地方厚生局長等に届け出ること。
　ただし、前回届け出た時点と比較して、直近３か月の【Ｂ】、対象職員の給与総額、外来・在宅ベースアップ評価料（Ｉ）及び歯科外来・在宅ベースアップ評価料（Ｉ）により算定される点数の見込み並びに延べ入院患者数のいずれの変化も１割以内である場合においては、区分の変更を行わないものとすること。
（７）当該評価料を算定する場合は、令和６年度及び令和７年度において対象職員の賃金（役員報酬を除く。）の改善（定期昇給によるものを除く。）を実施しなければならない。ただし、令和６年度において、翌年度の賃金の改善のために繰り越しを行う場合においてはこの限りではない。
（８）（７）について、基本給、手当、賞与等のうち対象とする賃金項目を特定した上で行い、基本給又は決まって毎月支払われる手当の引上げにより改善を図ることを原則とする。
（９）令和６年度及び令和７年度における当該保険医療機関に勤務する職員の賃金の改善に係る計画を作成していること。
（10）前号の計画に基づく職員の賃金の改善に係る状況について、定期的に地方厚生局長等に報告すること。
（11）主として保険診療等から収入を得る保険医療機関であること。

〔６．～７．略〕

別表１
ア　薬剤師
イ　保健師
ウ　助産師
エ　看護師
オ　准看護師
カ　看護補助者
キ　理学療法士
ク　作業療法士
ケ　視能訓練士
コ　言語聴覚士
サ　義肢装具士
シ　歯科衛生士
ス　歯科技工士
セ　歯科業務補助者
ソ　診療放射線技師
タ　診療エックス線技師
チ　臨床検査技師
ツ　衛生検査技師
テ　臨床工学技士
ト　管理栄養士
ナ　栄養士
ニ　精神保健福祉士
ヌ　社会福祉士
ネ　介護福祉士
ノ　保育士
ハ　救急救命士
ヒ　あん摩マッサージ指圧師、はり師、きゆう師
フ　柔道整復師
ヘ　公認心理師
ホ　診療情報管理士
マ　医師事務作業補助者
ミ　その他医療に従事する職員（医師及び歯科医師を除く。）

８．令和６年度及び令和７年度に賃金の改善を確実に実施するために、看護職員処遇改善評価料の施設基準を見直す。

改　定　案	現　　行
【看護職員処遇改善評価料】 ［施設基準］ １　看護職員処遇改善評価料に関する施設基準 (1)～(4)　（略） (5)　(3)について、安定的な賃金改善を確保する観点から、当該評価料による賃金改善の合計額の３分の２以上は、基本給又は決まって毎月支払われる手当の引上げ（以下「ベア等」という。）により改善を図ること。 ただし、令和６年度及び令和７年度に、翌年度以降のベア等の改善のために繰り越しを行った場合においては、当該評価料の算定額から当該繰り越しを行った額を控除した額のうち３分の２以上をベア等により改善を図ることで足りるものとする。 (6)　(5)について、原則として、賃金改善実施期間内に賃金の改善措置を行う必要があること。ただし、届出時点の計画を上回る収入が生じた場合又は看護職員が減った場合であって、当該計画に基づく収入の３分の２以上を賃金の改善措置を行っている場合に限り、当該差分については、翌年度の12月までに賃金の改善措置を行えばよいものとする。 (7)～(10)　（略）	【看護職員処遇改善評価料】 ［施設基準］ １　看護職員処遇改善評価料に関する施設基準 (1)～(4)　（略） (5)　(3)について、安定的な賃金改善を確保する観点から、当該評価料による賃金改善の合計額の３分の２以上は、基本給又は決まって毎月支払われる手当の引上げ（以下「ベア等」という。）により改善を図ること。 ただし、「令和４年度（令和３年度からの繰越分）看護職員等処遇改善事業補助金」が交付された保険医療機関については、令和４年度中においては、同補助金に基づくベア等水準を維持することで足りるものとする。 （新設） (6)～(9)　（略）

別表２

【A】	外来・在宅ベースアップ評価料（Ⅱ）及び歯科外来・在宅ベースアップ評価料（Ⅱ）の区分	点数（イ）	点数（ロ）
０を超える	外来・在宅ベースアップ評価料（Ⅱ）１及び歯科外来・在宅ベースアップ評価料（Ⅱ）１	８点	１点
1.5 以上	外来・在宅ベースアップ評価料（Ⅱ）２及び歯科外来・在宅ベースアップ評価料（Ⅱ）２	16 点	２点
↓			
7.5 以上	外来・在宅ベースアップ評価料（Ⅱ）８及び歯科外来・在宅ベースアップ評価料（Ⅱ）８	64 点	８点

別表３

【B】	入院ベースアップ評価料の区分	点数
０を超え 1.5 未満	入院ベースアップ評価料１	１点
1.5 以上 2.5 未満	入院ベースアップ評価料２	２点
↓		
164.5 以上	入院ベースアップ評価料 165	165 点

別表４〔略〕

【Ⅰ－１　医療従事者の人材確保や賃上げに向けた取組－②】

②　入院基本料等の見直し〔抄〕

第１　基本的な考え方

40歳未満の勤務医師、事務職員等の賃上げに資する措置として、入院基本料等の評価を見直す。

あわせて、退院後の生活を見据え、入院患者の栄養管理体制の充実を図る観点から、栄養管理体制の基準を明確化する。

また、人生の最終段階における適切な意思決定支援を推進する観点から、当該支援に係る指針の作成を要件とする。

さらに、医療機関における身体的拘束を最小化する取組を強化するため、医療機関において組織的に身体的拘束を最小化する体制の整備を求める。

第２　具体的な内容

〔１．～３．略〕

４．入院料の施設基準に、患者又は他の患者等の生命又は身体を保護するため緊急やむを得ない場合を除き、身体的拘束を行ってはならないことを規定するとともに、身体的拘束の最小化の実施体制を整備することを規定する。なお、精神科病院（精神科病院以外の病院で精神病室が設けられているものを含む）における身体的拘束の取扱いについては、精神保健及び精神障害者福祉に関する法律（昭和25年法律第123号）の規定によるものとする。

改　定　案	現　　行
【入院料等】 〔略〕 歯科診療報酬点数表第１章第２部 　入院料等 通則 　６　入院診療計画、院内感染防止対策、医療安全管理体制、褥瘡対策、栄養管理体制、意思決定支援及び身体的拘束最小化について、別に厚生労働大臣が定める基準を満たす場合に限り、第１節（特別入院基本料等を含む。）、第３節及び第４節（短期滞在手術等基本料１を除く。）の各区分に掲げる入院料の所定点数を算定する。ただし、歯科診療のみを行う保険医療機関にあっては、別に厚生労働大臣が定める基準を満たす場合に限り、当該入院料の所定点数を算定する。 　７　（略） 　８　第６号本文に規定する別に厚生労働大臣が定める基準（歯科診療のみを行う保険医療機関にあっては、同号ただし書に規定する別に厚生労働大臣が定める基準）のうち、身体的拘束最小化に関する基準を満たすことができない保険医療機関については、第１節（特別入院基本料等を除く。）、第３節及び第４節（短期滞在手術等基本料１を除く。）の各区分に掲げるそれぞれの入院基本料、特定入院料又は短期滞在手術等基本料の所定点数から１日につき40点を減算する。	【入院料等】 〔略〕 歯科診療報酬点数表第１章第２部 　入院料等 通則 　６　入院診療計画、院内感染防止対策、医療安全管理体制、褥瘡対策及び栄養管理体制について、別に厚生労働大臣が定める基準を満たす場合に限り、第１節（特別入院基本料等を含む。）及び第３節の各区分に掲げる入院料の所定点数を算定する。ただし、歯科診療のみを行う保険医療機関にあっては、別に厚生労働大臣が定める基準を満たす場合に限り、当該入院料の所定点数を算定する。 　７　（略） （新設）
［施設基準］ 第四　入院診療計画、院内感染防止対策、医療安全管理体制、褥瘡対策、栄養管理体制、意思決定支援及び身体的拘束最小化の基準 一～六　（略） 七　意思決定支援の基準 　当該保険医療機関において、適切な意思決定支援に関する指	［施設基準］ 第四　入院診療計画、院内感染防止対策、医療安全管理体制、褥瘡対策及び栄養管理体制の基準 一～六　（略） （新設）

針を定めていること。（小児特定集中治療室管理料、総合周産期特定集中治療室管理料、新生児特定集中治療室管理料、新生児治療回復室入院医療管理料、小児入院医療管理料又は児童・思春期精神科入院医療管理料を算定する病棟のみを有するものを除く。）	
八　身体的拘束最小化の基準 身体的拘束の最小化を行うにつき十分な体制が整備されていること。	（新設）
第四の二　歯科点数表第一章第二部入院料等通則第６号ただし書に規定する基準 一　第四の一から四まで及び八のいずれにも該当するものであること。 二　（略）	第四の二　歯科点数表第一章第二部入院料等通則第６号ただし書に規定する基準 一　第四の一から四までのいずれにも該当するものであること。 二　（略）
別添２　入院基本料等の施設基準等 第１　入院基本料（特別入院基本料、月平均夜勤時間超過減算、夜勤時間特別入院基本料及び重症患者割合特別入院基本料（以下「特別入院基本料等」という。）及び特定入院基本料を含む。）及び特定入院料に係る入院診療計画、院内感染防止対策、医療安全管理体制、褥瘡対策、栄養管理体制、意思決定支援及び身体的拘束最小化の基準 入院診療計画、院内感染防止対策、医療安全管理体制、褥瘡対策、栄養管理体制、意思決定支援及び身体的拘束最小化の基準は、「基本診療料の施設基準等」の他、次のとおりとする。 １～４　（略）	別添２　入院基本料等の施設基準等 第１　入院基本料（特別入院基本料、月平均夜勤時間超過減算、夜勤時間特別入院基本料及び重症患者割合特別入院基本料（以下「特別入院基本料等」という。）及び特定入院基本料を含む。）及び特定入院料に係る入院診療計画、院内感染防止対策、医療安全管理体制、褥瘡対策及び栄養管理体制の基準 入院診療計画、院内感染防止対策、医療安全管理体制、褥瘡対策及び栄養管理体制の基準は、「基本診療料の施設基準等」の他、次のとおりとする。 １～４　（略）

５　〔略〕	５　〔略〕
６　意思決定支援の基準 当該保険医療機関において、厚生労働省「人生の最終段階における医療・ケアの決定プロセスに関するガイドライン」等の内容を踏まえ、適切な意思決定支援に関する指針を定めていること。	（新設）
７　身体的拘束最小化の基準 (1)　当該保険医療機関において、患者又は他の患者等の生命又は身体を保護するため緊急やむを得ない場合を除き、身体的拘束を行ってはならないこと。 (2)　(1)の身体的拘束を行う場合には、その態様及び時間、その際の患者の心身の状況並びに緊急やむを得ない理由を記録しなければならないこと。 (3)　身体的拘束は、抑制帯等、患者の身体又は衣服に触れる何らかの用具を使用して、一時的に当該患者の身体を拘束し、その運動を抑制する行動の制限をいうこと。 (4)　当該保険医療機関において、身体的拘束最小化対策に係る専任の医師及び専任の看護職員から構成される身体的拘束最小化チームが設置されていること。なお、必要に応じて、薬剤師等、入院医療に携わる多職種が参加していることが望ましい。 (5)　身体的拘束最小化チームでは、以下の業務を実施すること。 ア　身体的拘束の実施状況を把握し、管理者を含む職員に定期的に周知徹底すること。 イ　身体的拘束を最小化するた	（新設）

めの指針を作成し、職員に周知し活用すること。なお、アを踏まえ、定期的に当該指針の見直しを行うこと。また、当該指針には、鎮静を目的とした薬物の適正使用や(3)に規定する身体的拘束以外の患者の行動を制限する行為の最小化に係る内容を盛り込むことが望ましい。 ウ　入院患者に係わる職員を対象として、身体的拘束の最小化に関する研修を定期的に行うこと。 (6)　(1)から(5)までの規定に関わらず、精神科病院（精神科病院以外の病院で精神病室が設けられているものを含む）における身体的拘束の取扱いについては、精神保健及び精神障害者福祉に関する法律（昭和25年法律第123号）の規定による。	
8　（略）	6　（略）
【療養病棟入院基本料】 〔略〕	【療養病棟入院基本料】 〔略〕

［経過措置］

（１）令和６年３月 31 日において現に入院基本料又は特定入院料に係る届出を行っている病棟（同日において、療養病棟入院基本料、有床診療所在宅患者支援病床初期加算、地域包括ケア病棟入院料及び特定一般入院料の注７に規定する施設基準の届出を行っている病棟を除く。）については、令和７年５月 31 日までの間に限り、第四の七に該当するものとみなす。

（２）令和６年３月 31 日において現に入院基本料又は特定入院料に係る届出を行っている病棟については、令和７年５月 31 日までの間に限り、第四の八に該当するものとみなす。

〔５．略〕

【Ⅰ－２　各職種がそれぞれの高い専門性を十分に発揮するための勤務環境の改善、タスク・シェアリング／タスク・シフティング、チーム医療の推進－⑤】

⑤　外来腫瘍化学療法診療料の見直し

第１　基本的な考え方

悪性腫瘍の患者に対する外来における安心･安全な化学療法の実施を推進する観点から、外来腫瘍化学療法診療料について、要件及び評価を見直すとともに、診察前に薬剤師が服薬状況等の確認･評価を行い、医師に情報提供、処方提案等を行った場合について新たな評価を行う。

第２　具体的な内容

１．外来腫瘍化学療法診療料について、実施医療機関における更なる体制整備等の観点から、次のとおり要件及び評価を見直す。

（１）やむを得ない理由等により専任の医師、看護師又は薬剤師を院内に常時１人以上配置することが困難であって、電話等による緊急の相談等に 24 時間対応できる連絡体制を整備している医療機関の評価を新たに設ける。

（２）（１）の医療機関からの患者について、当該医療機関と連携する外来腫瘍化学療法診療料１の届出医療機関において副作用等による有害事象等への対応を行った場合の評価を新たに設ける。

（３）「抗悪性腫瘍剤の投与その他必要な治療管理を行った場合」について、抗悪性腫瘍剤を投与した場合と抗悪性腫瘍剤の投与以外の必要な治療管理を行った場合の評価に細分化する。

（４）外来腫瘍化学療法診療料１の施設基準に「がん性疼痛緩和指導管理料」の届出を行っていることを追加する。

（５）外来腫瘍化学療法診療料１の施設基準に「がん患者指導管理料のロ」の届出を行っていることが望ましいとする要件を追加する。

（６）外来腫瘍化学療法診療料１の施設基準に医師の研修要件を追加する。

（７）患者が事業者と共同して作成した勤務情報を記載した文書を、医療機関に提出した場合の療養上の必要な指導の実施について、ウェブサイトに掲載していることが望ましいとする要件を追加する。

（８）患者の急変時等の対応に関する指針を作成することが望ましいとする要件を設ける。

（９）外来化学療法の体制（24 時間対応できる体制があること等）について、ウェブサイトに掲載していることを施設基準に追加する。

改 定 案	現 行
【外来腫瘍化学療法診療料】 1 外来腫瘍化学療法診療料１ イ 抗悪性腫瘍剤を投与した場合 (1) 初回から３回目まで 800点 (2) ４回目以降 450点 ロ イ以外の必要な治療管理を行った場合 350点	【外来腫瘍化学療法診療料】 1 外来腫瘍化学療法診療料１ イ 抗悪性腫瘍剤を投与した場合 700点 ロ 抗悪性腫瘍剤の投与その他必要な治療管理を行った場合 400点
2 外来腫瘍化学療法診療料２ イ 抗悪性腫瘍剤を投与した場合 (1) 初回から３回目まで 600点 (2) ４回目以降 320点 ロ イ以外の必要な治療管理を行った場合 220点	2 外来腫瘍化学療法診療料２ イ 抗悪性腫瘍剤を投与した場合 570点 ロ 抗悪性腫瘍剤の投与その他必要な治療管理を行った場合 270点
3 外来腫瘍化学療法診療料３ イ 抗悪性腫瘍剤を投与した場合 (1) 初回から３回目まで 540点 (2) ４回目以降 280点 ロ イ以外の必要な治療管理を行った場合 180点	（新設）
［算定要件］ 注１ （略）	［算定要件］ 注１ （略）
2 １のイの(1)、２のイの(1)及び３のイの(1)については、当該患者に対して、抗悪性腫瘍剤を投与した場合に、月３回に限り算定する。	2 １のイ及び２のイについては、当該患者に対して、抗悪性腫瘍剤を投与した場合に、月３回に限り算定する。
3 １のイの(2)、２のイの(2)及び３のイの(2)については、１のイの(1)、２のイの(1)又は３のイの(1)を算定する日以外の日において、当該患者に対して、抗悪性腫瘍剤を投与した場合に、週１回に限り算定する。	3 １のロ及び２のロについては、１のイ又は２のイを算定する日以外の日において、当該患者に対して、抗悪性腫瘍剤の投与その他の必要な治療管理を行った場合に、週１回に限り算定する。
4 １のロについては、次に掲げ	（新設）

71

改 定 案	現 行
るいずれかの治療管理を行った場合に、週１回に限り算定する。 ア １のイの(1)又は(2)を算定する日以外の日において、当該患者に対して、抗悪性腫瘍剤の投与以外の必要な治療管理を行った場合 イ 連携する他の保険医療機関が外来化学療法を実施している患者に対し、緊急に抗悪性腫瘍剤の投与以外の必要な治療管理を行った場合	
5 ２のロ及び３のロについては、２のイの(1)若しくは(2)又は３のイの(1)若しくは(2)を算定する日以外の日において、当該患者に対して、抗悪性腫瘍剤の投与以外の必要な治療管理を行った場合に、週１回に限り算定する。	（新設）
6～9 （略）	4～7 （略）
(1) （略） (2) 「１」の「ロ」、「２」の「ロ」及び「３」の「ロ」に規定する点数は、注射による外来化学療法の実施その他必要な治療管理を実施中の期間に、当該外来化学療法を実施している保険医療機関において、治療に伴う副作用等で来院した患者に対し、診察（視診、聴診、打診及び触診等の身体診察を含む）の上、必要に応じて速やかに検査、投薬等を行う体制を評価したものである。 また、外来腫瘍化学療法診療料３の届出を行っている医療機関において外来化学療法を実施している患者が、連携する外来腫瘍化学療法診療料１の届出を行っている医療機関を緊急的な副作用等で受	(1) （略） (2) 「１」の「ロ」及び「２」の「ロ」に規定する点数は、注射による外来化学療法の実施その他必要な治療管理を実施中の期間に、当該外来化学療法を実施している保険医療機関において、当該外来化学療法又は治療に伴う副作用等で来院した患者に対し、診察（視診、聴診、打診及び触診等の身体診察を含む）の上、必要に応じて速やかに検査、投薬等を行う体制を評価したものである。 なお、「外来化学療法の実施その他必要な治療管理を実施中の期間」とは、当該化学療法のレジメンの期間内とする。

72

診した場合には、「1」の「ロ」を算定できる。ただし、あらかじめ治療等に必要な情報を文書により当該外来腫瘍診療料3の届出を行っている医療機関から受理している場合に限る。 なお、「外来化学療法の実施その他必要な治療管理を実施中の期間」とは、当該化学療法のレジメンの期間内とする。	
(3)～(6)（略）	(3)～(6)（略）
(7)「注8」に規定する連携充実加算については、外来腫瘍化学療法診療料1を届け出た保険医療機関において、外来腫瘍化学療法診療料1を算定する日に、次に掲げる全ての業務を実施した場合に月1回に限り算定する。 ア～オ（略）	(7)「注6」に規定する連携充実加算については、外来腫瘍化学療法診療料1を届け出た保険医療機関において、外来腫瘍化学療法診療料1を算定する日に、次に掲げる全ての業務を実施した場合に月1回に限り算定する。 ア～オ（略）
(8)（略）	(8)（略）
［施設基準］	［施設基準］
(1)外来腫瘍化学療法診療料1の施設基準 イ～ハ（略）	(1)外来腫瘍化学療法診療料1の施設基準 イ～ハ（略）
ニ　当該保険医療機関内に外来化学療法を担当する医師であって、緩和ケアに関する適切な研修を受けたものが配置されていること。	（新設）
ホ　がん患者に対して指導管理を行うにつき十分な体制が整備されていること。	（新設）
(2)（略）	(2)（略）
(3)外来腫瘍化学療法診療料3の施設基準 イ　外来化学療法及び当該外来化学療法に伴う副作用等に係る検査又は投薬等を行う体制が整備されていること。 ロ　外来化学療法及び当該外来化学療法に伴う副作用等に係る検査又は投薬等を行うにつき十分	（新設）

73

な体制が整備されている別の保険医療機関との連携体制が確保されていること。 ハ　(1)のロを満たすものであること。	
(4)・(5)（略）	(3)・(4)（略）
第6の8の4　外来腫瘍化学療法診療料	第6の8の4　外来腫瘍化学療法診療料
1　外来腫瘍化学療法診療料1 (1)～(7)（略）	1　外来腫瘍化学療法診療料1 (1)～(7)（略）
(8)区分番号「B001・22」に掲げるがん性疼痛緩和指導管理料の届出を行っていること。	（新設）
(9)区分番号「B001・23」に掲げるがん患者指導管理料のロの届出を行っていることが望ましい。	（新設）
(10)(2)に掲げる医師は、次に掲げるいずれかの研修を修了した者であること。 ア　がん等の診療に携わる医師等に対する緩和ケア研修会の開催指針に準拠した緩和ケア研修会 イ　緩和ケアの基本教育のための都道府県指導者研修会（国立研究開発法人国立がん研究センター主催）等	（新設）
(11)患者と患者を雇用する事業者が共同して作成した勤務情報を記載した文書の提出があった場合に、就労と療養の両立に必要な情報を提供すること並びに診療情報を提供した後の勤務環境の変化を踏まえ療養上必要な指導を行うことが可能である旨をウェブサイトに掲載していることが望ましい。	（新設）
(12)患者の急変時の緊急事態等に対応するための指針が整備されていることが望ましい。	（新設）
(13)外来腫瘍化学療法診療料3の	（新設）

74

改正後	現行
届出を行っている他の保険医療機関において外来化学療法を実施している患者が、緊急時に当該保険医療機関に受診できる体制を確保している場合については、連携する医療機関の名称等をあらかじめ地方厚生（支）局長に届け出ていること。また、連携する医療機関の名称等については、当該保険医療機関の見やすい場所に掲示していること。	
(14) (5)、(6)及び(7)に係る対応を行っていることについて、当該保険医療機関の見やすい場所に掲示していること。	（新設）
(15) (5)、(6)、(7)及び(13)の掲示事項について、原則として、ウェブサイトに掲載していること。	（新設）
2 外来腫瘍化学療法診療料2 (1) 1の(1)、(5)、(6)、(11)及び(12)を満たしていること。 (2)～(3) （略）	2 外来腫瘍化学療法診療料2 (1) 1の(1)、(5)及び(6)を満たしていること。 (2)～(3) （略）
3 外来腫瘍化学療法診療料3 (1) 1の(1)、(6)、(11)及び(12)を満たしていること。 (2) 2の(2)及び(3)を満たしていること。 (3) 当該保険医療機関において化学療法を実施する患者に対して、外来腫瘍化学療法診療料1の届出を行っている他の保険医療機関との連携により、緊急時に有害事象等の診療ができる連携体制を確保していること。また、当該他の連携する医療機関の名称等については、あらかじめ地方厚生（支）局長に届出を行い、かつ、その情報を当該保険医療機関の見やすい場所に掲示していること。	（新設）

75

改正後	現行
(4) (3)の掲示事項について、原則として、ウェブサイトに掲載していること。 (5) 当該保険医療機関から、他の連携する保険医療機関に対して、緊急時に当該他の連携する保険医療機関に受診を希望する患者について、あらかじめ治療等に必要な情報を文書により、少なくとも治療開始時に1回は提供し、以降は適宜必要に応じて提供していること。 (6) 標榜時間外において、当該保険医療機関で外来化学療法を実施している患者に関する電話等の問合せに応じる体制を整備すること。また、やむを得ない事由により電話等による問い合わせに応じることができなかった場合であっても、速やかにコールバックすることができる体制がとられていること。 ［経過措置］ 令和7年5月31日までの間に限り、1の(15)又は3の(4)を満たすものとする。	

2．医師が患者に対して診察を行う前に、薬剤師が服薬状況や副作用の発現状況等について確認・評価を行い、医師に情報提供、処方に関する提案等を行った場合の評価を新たに設ける。

（新） がん薬物療法体制充実加算 100点

［算定要件］
別に厚生労働大臣が定める施設基準に適合しているものとして地方厚生局長等に届け出た保険医療機関において、1のイを算定する患者に対して、当該保険医療機関の医師の指示に基づき薬剤師が、服薬状況、副作用の有無等の情報の収集及び評価を行い、医師の診察前に情報提供や処方の提案等を行った場合は、がん薬物療法体制充実加算として、月1回に限り100点を所定点数に加算する。

76

［施設基準］
化学療法を実施している患者の薬学的管理を行うにつき必要な体制が整備されていること。

【I－3　業務の効率化に資する ICT の利活用の推進、その他長時間労働などの厳しい勤務環境の改善に向けての取組の評価－②】

②　医療機関・薬局における事務等の簡素化・効率化

第１　基本的な考え方

医療機関等における業務の効率化及び医療従事者の事務負担軽減を推進する観点から、施設基準の届出及びレセプト請求に係る事務等を見直すとともに、施設基準の届出の電子化を推進する。

第２　具体的な内容

1．施設基準の届出について、１つの施設基準につき複数の届出様式の提出を求めているものの様式の統廃合及び必要以上に添付書類を求めている施設基準の添付書類の省略化などを行う。

2．レセプトの摘要欄に記載を求めている事項のうち、レセプトに記載されている情報等から確認できるもの、必要以上の記載項目と考えられるものについて、見直しを行い、医療機関・薬局のレセプト作成に係る事務負担軽減を図る。

3．施設基準の届出について、現在紙で届け出ることとされている施設基準について電子的な届出を可能にすることで、医療機関・薬局の届出業務の効率化を行う。

【Ⅰ－４ 地域医療の確保及び機能分化を図る観点から、労働時間短縮の実効性担保に向けた見直しを含め、必要な救急医療体制等の確保－②】

② 勤務医の働き方改革の取組の推進

第１ 基本的な考え方

勤務医の働き方改革を推進する観点から、処置及び手術に係る休日加算１、時間外加算１及び深夜加算１について要件を見直す。

第２ 具体的な内容

処置及び手術の休日加算１、時間外加算１及び深夜加算１について、交代勤務制又はチーム制のいずれか及び手当に関する要件を満たす必要があることとする。

改定案	現行
【時間外加算１（処置・手術通則）】 [施設基準] ７ 当該加算を算定する全ての診療科において、(1)又は(2)のいずれか及び(3)を実施していること。 (1) 交代勤務制を導入しており、以下のアからキまでのいずれも実施していること。 ア～キ （略） (2) チーム制を導入しており以下のアからカまでのいずれも実施していること。 ア～カ （略） (3) 医師が時間外、休日又は深夜の手術等を行った場合の手当等を支給しており、以下のア又はイのいずれかを実施するとともに実施内容について就業規則に記載を行い、その写しを地方厚生（支）局長に届け出ていること。また、休日等において、当該診療科に１名以上の緊急呼出し当番を担う医師を置いていること。 （中略）	【時間外加算１（処置・手術通則）】 [施設基準] ７ 当該加算を算定する全ての診療科において、次のいずれかを実施していること。 (1) 交代勤務制を導入しており、以下のアからキまでのいずれも実施していること。 ア～キ （略） (2) チーム制を導入しており以下のアからカまでのいずれも実施していること。 ア～カ （略） (3) 医師が時間外、休日又は深夜の手術等を行った場合の手当等を支給しており、以下のア又はイのいずれかを実施するとともに実施内容について就業規則に記載を行い、その写しを地方厚生（支）局長に届け出ていること。また、休日等において、当該診療科に１名以上の緊急呼出し当番を担う医師を置いていること。 （中略）

83

ア・イ （略） [経過措置] 令和６年３月31日時点で休日加算１、時間外加算１及び深夜加算１の届出を行っている保険医療機関については、７に係る規定は令和８年５月31日までの間に限り、なお従前の例による。 ※ 休日加算１及び深夜加算１についても同様。	ア・イ （略） [経過措置] （新設）

84

【Ⅰ－５　多様な働き方を踏まえた評価の拡充－③】

③　感染対策向上加算等における専従要件の明確化〔抄〕

第１　基本的な考え方

感染対策等の専門的な知見を有する者が、介護保険施設等からの求めに応じてその専門性に基づく助言を行えるようにする観点から、感染対策向上加算等のチームの構成員の専従業務に当該助言が含まれることを明確化する。

第２　具体的な内容

感染対策向上加算、緩和ケア診療加算、外来緩和ケア管理料及び褥瘡ハイリスク患者ケア加算の施設基準で求める各チームに専従の者は、各加算等で求めるチーム構成員としての業務に影響のない範囲において、介護保険施設等からの求めに応じて当該構成員の専門性に基づく助言を行っても差し支えないこととする。

改定案	現行
【感染対策向上加算】 〔略〕 【緩和ケア診療加算】 ［施設基準］ １　緩和ケア診療加算に関する施設基準 (1)　当該保険医療機関内に、以下の４名から構成される緩和ケアに係るチーム（以下「緩和ケアチーム」という。）が設置されていること。 ア　身体症状の緩和を担当する専任の常勤医師 イ　精神症状の緩和を担当する専任の常勤医師 ウ　緩和ケアの経験を有する専任の常勤看護師 エ　緩和ケアの経験を有する専任の薬剤師 なお、アからエまでのうちいずれか１人は専従であること。ただし、緩和ケアチームが診察する患者数が１日に 15 人以内である場合は、いずれも専任で差し支えない。 (2)　（略） (3)　(1)の緩和ケアチームの専従の職員について、介護保険施設等からの求めに応じ、当該介護保険施設等において緩和ケアの専門性に基づく助言を行う場合には、緩和ケアチームの業務について専従とみなすことができる。ただし、介護保険施設等に赴いて行う助言に携わる時間は、原則として月10時間以下であること。 (4)～(14)　（略） ※　外来緩和ケア管理料も同様。	【感染対策向上加算】 〔略〕 【緩和ケア診療加算】 ［施設基準］ １　緩和ケア診療加算に関する施設基準 (1)　当該保険医療機関内に、以下の４名から構成される緩和ケアに係るチーム（以下「緩和ケアチーム」という。）が設置されていること。 ア　身体症状の緩和を担当する専任の常勤医師 イ　精神症状の緩和を担当する専任の常勤医師 ウ　緩和ケアの経験を有する専任の常勤看護師 エ　緩和ケアの経験を有する専任の薬剤師 なお、アからエまでのうちいずれか１人は専従であること。ただし、緩和ケアチームが診察する患者数が１日に 15 人以内である場合は、いずれも専任で差し支えない。 (2)　（略） （新設） (3)～(13)　（略）
【褥瘡ハイリスク患者ケア加算】 〔略〕	【褥瘡ハイリスク患者ケア加算】 〔略〕

【Ⅰ－６　医療人材及び医療資源の偏在への対応－⑦】

⑦　医療資源の少ない地域の対象地域の見直し

第１　基本的な考え方

医療資源の少ない地域に配慮した評価を適切に推進する観点から、第８次医療計画における二次医療圏の見直しの予定等を踏まえ、医療資源の少ない地域の対象となる地域を見直す。

第２　具体的な内容

医療資源の少ない地域について、第８次医療計画における二次医療圏の見直しの予定に対応するとともに、直近の統計を用いて、対象地域を見直す。

改　定　案	現　　行
別表第六の二　厚生労働大臣が定める地域	別表第六の二　厚生労働大臣が定める地域
一～三　（略）	一～三　（略）
（削除）	四　北海道帯広市、音更町、士幌町、上士幌町、鹿追町、新得町、清水町、芽室町、中札内村、更別村、大樹町、広尾町、幕別町、池田町、豊頃町、本別町、足寄町、陸別町及び浦幌町の地域
四～十　（略）	五～十一　（略）
（削除）	十二　秋田県北秋田市及び上小阿仁村の地域
十一　秋田県大仙市、仙北市、美郷町、横手市、湯沢市、羽後町及び東成瀬村の地域	十三　秋田県大仙市、仙北市及び美郷町の地域
（削除）	十四　秋田県湯沢市、羽後町及び東成瀬村の地域
十二～十五　（略）	十五～十八　（略）
十六　石川県輪島市、珠洲市、穴水町及び能登町の地域	（新設）
十七～二十七　（略）	十九～二十九　（略）
（削除）	三十　島根県大田市及び邑智郡の地域
二十八～三十七　（略）	三十一～四十　（略）
（中略）	（中略）

120

改　定　案	現　　行
［経過措置］ 令和６年３月31日において、現に改正前の厚生労働大臣が定める地域に存在する保険医療機関が、医療資源の少ない地域の評価に係る届出を行っている場合は、令和８年５月31日までの間、なお効力を有するものとする。	［経過措置］ （新設）

121

【Ⅱ－１　医療 DX の推進による医療情報の有効活用、遠隔医療の推進－①】

①　医療情報・システム基盤整備体制充実加算の見直し

第１　基本的な考え方

保険医療機関・薬局におけるオンライン資格確認等システムの導入が原則義務化され、オンライン資格確認に係る体制が整備されていることを踏まえ、医療情報・システム基盤整備体制充実加算の評価の在り方を見直す。

第２　具体的な内容

医療情報・システム基盤整備体制充実加算について、オンライン資格確認等システムの導入が原則義務化されたことを踏まえ、体制整備に係る評価から、初診時等の診療情報・薬剤情報の取得・活用にかかる評価へ、評価の在り方を見直すとともに、名称を医療情報取得加算に見直す。

改　定　案	現　　行
【初診料】 ［算定要件］ 注15　別に厚生労働大臣が定める施設基準を満たす保険医療機関を受診した患者に対して十分な情報を取得した上で初診を行った場合は、医療情報取得加算１として、月１回に限り３点を所定点数に加算する。ただし、健康保険法第３条第13項に規定する電子資格確認により当該患者に係る診療情報を取得等した場合又は他の保険医療機関から当該患者に係る診療情報等の提供を受けた場合にあっては、医療情報取得加算２として、月１回に限り１点を所定点数に加算する。	【初診料】 ［算定要件］ 注15　初診に係る十分な情報を取得する体制として別に厚生労働大臣が定める施設基準を満たす保険医療機関を受診した患者に対して初診を行った場合は、医療情報・システム基盤整備体制充実加算１として、月１回に限り４点を所定点数に加算する。ただし、健康保険法第３条第13項に規定する電子資格確認により当該患者に係る診療情報を取得等した場合又は他の保険医療機関から当該患者に係る診療情報等の提供を受けた場合にあっては、医療情報・システム基盤整備体制充実加算２として、月１回に限り２点を所定点数に加算する。

【再診料】 ［算定要件］ （削除）	【再診料】 ［算定要件］ 注18　再診に係る十分な情報を取得する体制として別に厚生労働大臣が定める施設基準を満たす保険医療機関を受診した患者に対して再診を行った場合は、医療情報・システム基盤整備体制充実加算３として、月１回に限り２点を所定点数に加算する。ただし、健康保険法第３条第13項に規定する電子資格確認により当該患者に係る診療情報を取得等した場合又は他の保険医療機関から当該患者に係る診療情報の提供を受けた場合にあっては、この限りでない。
注19　別に厚生労働大臣が定める施設基準を満たす保険医療機関を受診した患者に対して十分な情報を取得した上で再診を行った場合は、医療情報取得加算３として、３月に１回に限り２点を所定点数に加算する。ただし、健康保険法第３条第13項に規定する電子資格確認により当該患者に係る診療情報を取得等した場合又は他の保険医療機関から当該患者に係る診療情報の提供を受けた場合にあっては、医療情報取得加算４として、３月に１回に限り１点を所定点数に加算する。 ※　外来診療料についても同様。	（新設）
［施設基準］ 第３　初・再診料の施設基準等 ３の７　医療情報取得加算の施設基準 ［略］	［施設基準］ 第３　初・再診料の施設基準等 ３の７　医療情報・システム基盤整備体制充実加算の施設基準 ［略］

【Ⅱ－1　医療 DX の推進による医療情報の有効活用、遠隔医療の推進－②】

②　医療 DX 推進体制整備加算の新設〔抄〕

第１　基本的な考え方

オンライン資格確認の導入による診療情報・薬剤情報の取得・活用の推進に加え、「医療 DX の推進に関する工程表」に基づき、利用実績に応じた評価、電子処方箋の更なる普及や電子カルテ情報共有サービスの整備を進めることとされていることを踏まえ、医療 DX を推進する体制について、新たな評価を行う。

第２　具体的な内容

オンライン資格確認により取得した診療情報・薬剤情報を実際に診療に活用可能な体制を整備し、また、電子処方箋及び電子カルテ情報共有サービスを導入し、質の高い医療を提供するため医療 DX に対応する体制を確保している場合の評価を新設する。

〔略〕

（新）　医療 DX 推進体制整備加算
（歯科初診料・地域歯科診療支援病院歯科初診料）　６点

［算定要件］
医療 DX 推進に係る体制として別に厚生労働大臣が定める施設基準に適合しているものとして地方厚生局長等に届け出た保険医療機関を受診した患者に対して初診を行った場合は、医療 DX 推進体制整備加算として、月１回に限り６点を所定点数に加算する。この場合において、区分番号●●に掲げる在宅医療 DX 情報活用加算は同一月においては、別に算定できない。

［施設基準］
（１）療養の給付及び公費負担医療に関する費用の請求に関する命令（昭和 51 年厚生省令第 36 号）第１条に規定する電子情報処理組織の使用による請求を行っていること。
（２）健康保険法第３条第 13 項に規定する電子資格確認を行う体制を有していること。
（３）歯科医師が、電子資格確認を利用して取得した診療情報を、診療を行う診察室、手術室又は処置室等において、閲覧又は活用できる体制を有していること。
（４）電磁的記録をもって作成された処方箋を発行する体制を有していること。
（５）電子カルテ情報共有サービスを活用できる体制を有していること。
（６）マイナンバーカードの健康保険証利用について、実績を一定程度有していること。
（７）医療 DX 推進の体制に関する事項及び質の高い診療を実施するための十分な情報を取得し、及び活用して診療を行うことについて、当該保険医療機関の見やすい場所に掲示していること。
（８）（７）の掲示事項について、原則として、ウェブサイトに掲載していること。
（９）現行の医療情報・システム基盤整備体制充実加算と同様に、Ｂ００４－１－６に掲げる外来リハビリテーション診療料、Ｂ００４－１－７に掲げる外来放射線照射診療料及びＢ００４－１－８に掲げる外来腫瘍化学療法診療料において、包括範囲外とする。

［経過措置］
（１）令和７年３月 31 日までの間に限り、（４）の基準に該当するものとみなす。
（２）令和７年９月 30 日までの間に限り、（５）の基準に該当するものとみなす。
（３）（６）の基準については、令和６年 10 月１日から適用する。
（４）令和７年５月 31 日までの間に限り、（８）の基準に該当するものとみなす。

〔略〕

【Ⅱ－１　医療 DX の推進による医療情報の有効活用、遠隔医療の推進－③】

③　在宅医療における医療 DX の推進〔抄〕

第１　基本的な考え方

居宅同意取得型のオンライン資格確認等システム、電子処方箋及び電子カルテ情報共有サービスにより、在宅医療における診療計画の作成において取得された患者の診療情報や薬剤情報を活用することで質の高い医療を提供した場合について、新たな評価を行う。

第２　具体的な内容

〔１．～３．略〕

４．歯科訪問診療料について、居宅同意取得型のオンライン資格確認等システム、電子カルテ情報共有サービス及び電子処方箋により得られる情報を活用して質の高い医療を提供することに係る評価を新設する。

（新）　在宅医療 DX 情報活用加算（歯科訪問診療料）　８点

［対象患者］
歯科訪問診療料を算定する患者

［算定要件］
別に厚生労働大臣が定める施設基準に適合しているものとして地方厚生局長等に届け出た保険医療機関において健康保険法第３条第 13 項に規定する電子資格確認等により得られる情報を踏まえて計画的な歯科医学管理の下に、訪問して診療を行った場合は、在宅医療 DX 情報活用加算として、月１回に限り所定点数に加算する。ただし、区分番号Ａ●●に掲げる初診料の注●●若しくは区分番号Ａ●●に掲げる再診料の注●●にそれぞれ規定する医療情報取得加算又は区分番号Ａ●●に掲げる初診料の注●●に規定する医療ＤＸ推進体制整備加算を算定した月は、在宅医療ＤＸ情報活用加算は算定できない。

［施設基準］
（１）療養の給付及び公費負担医療に関する費用の請求に関する命令（昭和 51 年厚生省令第 36 号）第１条に規定する電子情報処理組織の使用による請求を行っていること。
（２）健康保険法第３条第 13 項に規定する電子資格確認を行う体制を有していること。
（３）電磁的記録をもって作成された処方箋を発行する体制を有していること。
（４）電子カルテ情報共有サービスを活用できる体制を有していること。
（５）医療ＤＸ推進の体制に関する事項及び質の高い診療を実施するための十分な情報を取得し、及び活用して診療を行うことについて、当該保険医療機関の見やすい場所に掲示していること。
（６）（５）の掲示事項について、原則として、ウェブサイトに掲載していること。

［経過措置］
（１）令和７年３月 31 日までの間に限り、（３）の基準に該当するものとみなす。
（２）令和７年９月 30 日までの間に限り、（４）の基準に該当するものとみなす。
（３）令和７年５月 31 日までの間に限り、（６）の基準に該当するものとみなす。

【Ⅱ－1 医療 DX の推進による医療情報の有効活用、遠隔医療の推進－⑰】

⑰ 診療報酬における書面要件の見直し

第1 基本的な考え方

医療 DX を推進する観点から、診療報酬上、書面での検査結果その他の書面の作成又は書面を用いた情報提供等が必要とされる項目について、「医療情報システムの安全管理に関するガイドライン」の遵守を前提に、電磁的方法による作成又は情報提供等が可能であることについて明確化する。

第2 具体的な内容

1．文書による提供等をすることとされている個々の患者の診療に関する情報等を、電磁的方法によって、他の保険医療機関、保険薬局又は患者等に提供等する場合は、「医療情報システムの安全管理に関するガイドライン」を遵守し、安全な通信環境を確保するとともに、書面における署名又は記名・押印に代わり、本ガイドラインに定められた電子署名を施すこととする。

改定案	現行
［算定要件］ 別添1 医科診療報酬点数表に関する事項 ＜通則＞ 9 文書による提供等をすることとされている個々の患者の診療に関する情報等を、電磁的方法によって、患者、他の保険医療機関、保険薬局、指定訪問看護事業者等に提供等する場合は、厚生労働省「医療情報システムの安全管理に関するガイドライン」を遵守し、安全な通信環境を確保するとともに、書面における署名又は記名・押印に代わり、本ガイドラインに定められた電子署名（厚生労働省の定める準拠性監査基準を満たす保健医療福祉分野PKI認証局の発行する電子証明書を用いた電子署名、認定認証事業者	［算定要件］ 別添1 医科診療報酬点数表に関する事項 ＜通則＞ （新設）

159

（電子署名及び認証業務に関する法律（平成12年法律第102号）第2条第3項に規定する特定認証業務を行う者をいう。）又は認証事業者（同条第2項に規定する認証業務を行う者（認定認証事業者を除く。）をいう。）の発行する電子証明書を用いた電子署名、電子署名等に係る地方公共団体情報システム機構の認証業務に関する法律（平成14年法律第153号）に基づき、平成16年1月29日から開始されている公的個人認証サービスを用いた電子署名等）を施すこと。 ※ 別添2歯科診療報酬点数表に関する事項、別添3調剤報酬点数表に関する事項についても同様。 ［施設基準］ 第1 基本診療料の施設基準等 7 診療等に要する書面等は別添6のとおりであること。 なお、当該書面による様式として示しているものは、参考として示しているものであり、示している事項が全て記載されている様式であれば、別添6の様式と同じでなくても差し支えないものであること。 また、当該様式の作成や保存方法等に当たっては、医師事務作業の負担軽減等の観点から各保険医療機関において工夫されたい。 文書による提供等をすることとされている個々の患者の診療に関する情報等を、電磁的方法によって、患者、他の保険医療機関、保険薬局、指定訪問看護事業者等に提供等する場合は、厚生労働省「医療情報システムの安全管理に関するガイドライン」を遵守し、安全な通信環境を確保するとともに、書面における署名又は記名・押印に代わり、	 ［施設基準］ 第1 基本診療料の施設基準等 7 診療等に要する書面等は別添6のとおりであること。 なお、当該書面による様式として示しているものは、参考として示しているものであり、示している事項が全て記載されている様式であれば、別添6の様式と同じでなくても差し支えないものであること。 また、当該様式の作成や保存方法等に当たっては、医師事務作業の負担軽減等の観点から各保険医療機関において工夫されたい。

160

本ガイドラインに定められた電子署名（厚生労働省の定める準拠性監査基準を満たす保健医療福祉分野PKI認証局の発行する電子証明書を用いた電子署名、認定認証事業者（電子署名及び認証業務に関する法律（平成12年法律第102号）第２条第３項に規定する特定認証業務を行う者をいう。）又は認証事業者（同条第２項に規定する認証業務を行う者（認定認証事業者を除く。）をいう。）の発行する電子証明書を用いた電子署名、電子署名等に係る地方公共団体情報システム機構の認証業務に関する法律（平成14年法律第153号）に基づき、平成16年１月29日から開始されている公的個人認証サービスを用いた電子署名等）を施すこと。 ※　別添６の通則についても同様。	

2．診療情報提供書については、電子カルテ情報共有サービスを用いて提供する場合には、一定のセキュリティが確保されていることから電子署名を行わなくても共有可能とする。

改　定　案	現　　行
［算定要件］ 別添１の２ ＜通則＞ （略） 様式11について、電子カルテ情報共有サービスを用いて提供する場合には、一定のセキュリティが確保されていることから電子署名を行わなくても共有可能とする。	［算定要件］ 別添１の２ ＜通則＞ （略） （新設）

161

【Ⅱ－１　医療DXの推進による医療情報の有効活用、遠隔医療の推進－⑱】

⑱　書面掲示事項のウェブサイトへの掲載〔抄〕

第１　基本的な考え方

デジタル原則に基づき書面掲示についてインターネットでの閲覧を可能な状態にすることを原則義務づけするよう求められていることを踏まえ、保険医療機関、保険薬局及び指定訪問看護事業者における書面掲示について、原則として、ウェブサイトに掲載しなければならないこととする。

第２　具体的な内容

保険医療機関及び保険医療養担当規則等について、書面掲示することとされている事項について、原則として、ウェブサイトに掲載しなければならないこととする。

改　定　案	現　　行
【保険医療機関及び保険医療養担当規則】 （掲示） 第二条の六　保険医療機関は、その病院又は診療所内の見やすい場所に、第五条の三第四項、第五条の三の二第四項及び第五条の四第二項に規定する事項のほか、別に厚生労働大臣が定める事項を掲示しなければならない。 ２　保険医療機関は、原則として、前項の厚生労働大臣が定める事項をウェブサイトに掲載しなければならない。 （食事療養） 第五条の三　（略） ２　（略） ３　保険医療機関は、第五条第二項の規定による支払を受けて食事療養を行う場合には、当該療養にふさわしい内容のものとするほか、当該療養を行うに当たり、あらか	【保険医療機関及び保険医療養担当規則】 （掲示） 第二条の六　保険医療機関は、その病院又は診療所内の見やすい場所に、第五条の三第四項、第五条の三の二第四項及び第五条の四第二項に規定する事項のほか、別に厚生労働大臣が定める事項を掲示しなければならない。 （新設） （食事療養） 第五条の三　（略） ２　（略） ３　保険医療機関は、第五条第二項の規定による支払を受けて食事療養を行う場合には、当該療養にふさわしい内容のものとするほか、当該療養を行うに当たり、あらか

162

じめ、患者に対しその内容及び費用に関して説明を行い、その同意を得なければならない。	じめ、患者に対しその内容及び費用に関して説明を行い、その同意を得なければならない。
4　保険医療機関は、その病院又は診療所の病棟等の見やすい場所に、前項の療養の内容及び費用に関する事項を掲示しなければならない。	4　保険医療機関は、その病院又は診療所の病棟等の見やすい場所に、前項の療養の内容及び費用に関する事項を掲示しなければならない。
5　保険医療機関は、原則として、第４項の療養の内容及び費用に関する事項をウェブサイトに掲載しなければならない。	（新設）
（保険外併用療養費に係る療養の基準等）	（保険外併用療養費に係る療養の基準等）
第五条の四　保険医療機関は、評価療養、患者申出療養又は選定療養に関して第五条第二項又は第三項第二号の規定による支払を受けようとする場合において、当該療養を行うに当たり、その種類及び内容に応じて厚生労働大臣の定める基準に従わなければならないほか、あらかじめ、患者に対しその内容及び費用に関して説明を行い、その同意を得なければならない。	第五条の四　保険医療機関は、評価療養、患者申出療養又は選定療養に関して第五条第二項又は第三項第二号の規定による支払を受けようとする場合において、当該療養を行うに当たり、その種類及び内容に応じて厚生労働大臣の定める基準に従わなければならないほか、あらかじめ、患者に対しその内容及び費用に関して説明を行い、その同意を得なければならない。
2　保険医療機関は、その病院又は診療所の見やすい場所に、前項の療養の内容及び費用に関する事項を掲示しなければならない。	2　保険医療機関は、その病院又は診療所の見やすい場所に、前項の療養の内容及び費用に関する事項を掲示しなければならない。
3　保険医療機関は、原則として、第２項の療養の内容及び費用に関する事項をウェブサイトに掲載しなければならない。	（新設）
【保険薬局及び保険薬剤師療養担当規則】	【保険薬局及び保険薬剤師療養担当規則】
（掲示）	（掲示）
第二条の四　保険薬局は、その薬局内の見やすい場所に、別に厚生労働大臣が定める事項を掲示しなければならない。	第二条の四　保険薬局は、その薬局内の見やすい場所に、別に厚生労働大臣が定める事項を掲示しなければならない。
2　保険薬局は、原則として、前項の厚生労働大臣が定める事項をウ	（新設）

163

ェブサイトに掲載しなければならない。	
※　高齢者の医療の確保に関する法律の規定による療養の給付等の取扱い及び担当に関する基準についても同様。	
※　「厚生労働大臣が定める事項」については、「療担規則及び薬担規則並びに療担基準に基づき厚生労働大臣が定める掲示事項等」において、次のとおりとされている。	
・　厚生労働大臣が指定する病院の病棟並びに厚生労働大臣が定める病院、基礎係数、機能評価係数Ｉ、機能評価係数Ⅱ及び激変緩和係数別表第一から別表第三までの病院の欄に掲げる病院であること ・　診療報酬の算定方法及び入院時食事療養費に係る食事療養及び入院時生活療養に係る生活療養の費用の額の算定に関する基準に基づき、地方厚生局長又は地方厚生支局長に届け出た事項に関する事項 ・　保険医療機関及び保険薬局の明細書の発行状況に関する掲示 ・　役務の提供及び物品の販売等であって患者から費用の支払を受けるものに関する事項（当該費用の支払が法令の規定に基づくものを除く。） ・　予約診察を行う日時及び予約料 ・　金属床による総義歯に係る費用徴収その他必要な事項 ・　う蝕に罹患している患者の指導管理に係る費用徴収その他必要な事項	

164

・　金属歯冠修復指導管理に係る費用徴収その他必要な事項 ・　眼鏡装用率の軽減効果を有する多焦点眼内レンズの支給に係る特別の料金その他必要な事項 ・　調剤管理料及び服薬管理指導料に関する事項等 ・　調剤点数表に基づき地方厚生局長等に届け出た事項に関する事項 【指定訪問看護の事業の人員及び運営に関する基準】 〔略〕 【後発医薬品使用体制加算】 [施設基準] 三十五の三　後発医薬品使用体制加算の施設基準 (1)　後発医薬品使用体制加算１の施設基準 イ～ハ　(略) ニ　後発医薬品の使用に積極的に取り組んでいる旨を、当該保険医療機関の見やすい場所に掲示していること。 ホ　ニの後発医薬品の使用に積極的に取り組んでいる旨について、原則として、ウェブサイトに掲載していること。 ※　算定告示別表第一医科診療報酬点数表のうち、明細書発行体制等加算、第二部入院料等第一節入院基本料の一般病棟入院基本料、療養病棟入院基本料、結核病棟入院基本料、精神病棟入院基本料、特定機能病院入院基本料、専門病院入院基本料、障害者施設等入院基本料、有床診療所入院基本料及び有床診療所療養病床入院基本料（以下「一般病棟入院基本料等」という。）、ハイリスク分娩等管理加算、後発医薬品使用体制加	【指定訪問看護の事業の人員及び運営に関する基準】 〔略〕 【後発医薬品使用体制加算】 [施設基準] 三十五の三　後発医薬品使用体制加算の施設基準 (1)　後発医薬品使用体制加算１の施設基準 イ～ハ　(略) ニ　後発医薬品の使用に積極的に取り組んでいる旨を、当該保険医療機関の見やすい場所に掲示していること。 (新設)
算、特定一般病棟入院料、外来後発医薬品使用体制加算、院内トリアージ実施料、ハイリスク妊産婦共同管理料（Ⅰ）、ハイリスク妊産婦共同管理料（Ⅱ）、コンタクトレンズ検査料及び特掲診療料の施設基準等第12第２の医科点数表第２章第10部手術通則第５号及び第６号並びに歯科点数表第２章第９部手術通則第４号に掲げる手術についても同様。 　算定告示別表第二歯科診療報酬点数表のうち、第一章第一部初・再診料第一節初診料の注１、地域歯科診療支援病院歯科初診料、初診料及び地域歯科診療支援病院歯科初診料の注10、第二部入院料等第一節入院基本料の一般病棟入院基本料等、有床義歯修理及び有床義歯内面適合法の歯科技工加算１及び２についても同様。	

[経過措置]
本改正に際し、令和７年５月31日までの経過措置を設ける。

改定案 患者の区分	改定案 診療報酬の算定方法に掲げる療養	現行 患者の区分	現行 診療報酬の算定方法に掲げる療養
		いて専ら要介護者を入院させるものにあっては、当該専ら要介護者を入院させる部分に限る。以下「介護療養病床等」という。）以外の病床に入院している患者（短期入所療養介護又は介護予防短期入所療養介護を受けている患者を除く。）	
（削除）	（削除）	三　次に掲げる患者 イ　介護療養病床等（老人性認知症疾患療養病棟の病床を除く。）に入院している患者 ロ　短期入所療養介護（介護老人保健施設の療養室又は老人性認知症疾患	次に掲げる療養 一～三　〔略〕

【Ⅱ－２　生活に配慮した医療の推進など地域包括ケアシステムの深化・推進のための取組－④】

④　介護保険施設及び障害者支援施設における医療保険で給付できる医療サービスの範囲の見直し〔抄〕

第１　基本的な考え方

医療と介護の両方を必要とする状態の患者が可能な限り施設での生活を継続するために、医療保険で給付できる医療サービスの範囲を以下のとおり見直す。

①　〔略〕

②　令和６年３月末をもって介護療養病床が廃止されることに伴い、医療保険で給付できる医療サービスの範囲について、介護療養病床に関する記載を削除する。

③　〔略〕

第２　具体的な内容

〔１．～６．略〕

７．医療保険で給付できる医療サービスの範囲について、介護療養病床等に係る記載を削除する。

改定案		現行	
【入院している患者について算定できる費用】		【介護療養病床等に入院している患者について算定できる費用】	
患者の区分	診療報酬の算定方法に掲げる療養	患者の区分	診療報酬の算定方法に掲げる療養
二　入院している患者	次に掲げる点数が算定されるべき療養 一　別表第一及び別表第二に規定する点数 二　〔略〕	二　指定介護療養施設サービスを行う療養病床等（療養病床のうちその一部につ	次に掲げる点数が算定されるべき療養 一　別表第一及び別表第二に規定する点数 二　〔略〕

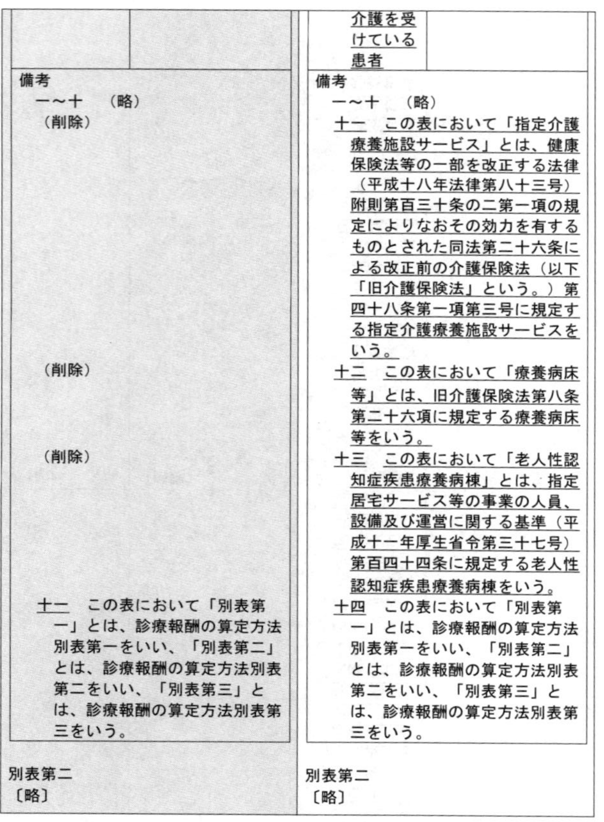

		療養病棟の病床（以下「療養室等」という。）において行われるものを除く。）又は介護予防短期入所療養介護（療養室等において行われるものを除く。）を受けている患者	
（削除）	（削除）	四　次に掲げる患者 イ　介護療養病床等（老人性認知症疾患療養病棟の病床に限る。）に入院している患者 ロ　老人性認知症疾患療養病棟の病床において短期入所療養介護又は介護予防短期入所療養	次に掲げる療養 一〜三　（略）
		介護を受けている患者	

備考 一〜十　（略） （削除） （削除） （削除） 十一　この表において「別表第一」とは、診療報酬の算定方法別表第一をいい、「別表第二」とは、診療報酬の算定方法別表第二をいい、「別表第三」とは、診療報酬の算定方法別表第三をいう。	備考 一〜十　（略） 十一　この表において「指定介護療養施設サービス」とは、健康保険法等の一部を改正する法律（平成十八年法律第八十三号）附則第百三十条の二第一項の規定によりなおその効力を有するものとされた同法第二十六条による改正前の介護保険法（以下「旧介護保険法」という。）第四十八条第一項第三号に規定する指定介護療養施設サービスをいう。 十二　この表において「療養病床等」とは、旧介護保険法第八条第二十六項に規定する療養病床等をいう。 十三　この表において「老人性認知症疾患療養病棟」とは、指定居宅サービス等の事業の人員、設備及び運営に関する基準（平成十一年厚生省令第三十七号）第百四十四条に規定する老人性認知症疾患療養病棟をいう。 十四　この表において「別表第一」とは、診療報酬の算定方法別表第一をいい、「別表第二」とは、診療報酬の算定方法別表第二をいい、「別表第三」とは、診療報酬の算定方法別表第三をいう。
別表第二 〔略〕	別表第二 〔略〕

【Ⅱ－2　生活に配慮した医療の推進など地域包括ケアシステムの深化・推進のための取組－⑤】

⑤　リハビリテーションに係る 医療・介護情報連携の推進〔抄〕

第1　基本的な考え方

医療機関と介護保険の訪問・通所リハビリテーション事業所のリハビリテーションに係る連携を更に推進する観点から、疾患別リハビリテーション料について要件を見直す。

第2　具体的な内容

1．保険医療機関において、脳血管疾患等リハビリテーション料、廃用症候群リハビリテーション料若しくは運動器リハビリテーション料を算定する患者が、介護保険の通所リハビリテーション事業所等によるサービス利用へ移行する場合、又は疾患別リハビリテーション料を算定する患者が他の保険医療機関等によるリハビリテーションの提供に移行する場合、移行先の事業所又は保険医療機関等に対しリハビリテーション実施計画書を提供することとする。

2．リハビリテーション計画提供料を廃止する。

改　定　案	現　　行
【心大血管疾患リハビリテーション料、脳血管疾患等リハビリテーション料、廃用症候群リハビリテーション料、運動器リハビリテーション料及び呼吸器リハビリテーション料】 ［施設基準］ (2) 心大血管疾患リハビリテーション料、脳血管疾患等リハビリテーション料、廃用症候群リハビリテーション料、運動器リハビリテーション料及び呼吸器リハビリテーション料の施設基準 イ～ニ　(略) ホ　脳血管疾患等リハビリテーション料、廃用症候群リハビリテーション料及び運動器リハビリテーション料を行う保険医療機関においては、指定通所リハビリテーション事業所、指定訪問リハビリテーション事業所等とのリハビリテーションに係る連携を行うにつき必要な体制が整備されていること。	【心大血管疾患リハビリテーション料、脳血管疾患等リハビリテーション料、廃用症候群リハビリテーション料、運動器リハビリテーション料及び呼吸器リハビリテーション料】 ［施設基準］ (2) 心大血管疾患リハビリテーション料、脳血管疾患等リハビリテーション料、廃用症候群リハビリテーション料、運動器リハビリテーション料及び呼吸器リハビリテーション料の施設基準 イ～ニ　(略) (新設)
ヘ　他の保険医療機関とのリハビリテーションに係る連携を行うにつき必要な体制が整備されていること。	(新設)
【心大血管疾患リハビリテーション料】 〔略〕 【脳血管疾患等リハビリテーション料】 ［算定要件］ (17) 要介護認定を申請中の者又は介護保険法第62条に規定する要介護被保険者等であって、介護保険によるリハビリテーションへの移行を予定しているものについて、当該患者の同意が得られた場合に、利用を予定している指定通所リハビリテーション事業所等に対して、3月以内に作成したリハビリテーション実施計画又はリハビリテーション総合実施計画書等を文書により提供すること。利用を予定している指定通所リハビリテーション事業所等とは、当該患者、患者の家族等又は当該患者のケアマネジメントを担当する居宅介護支援専門員を通じ、当該患者の利用について検討する意向が確認できた指定通所リハビリテーション事業所等をいう。なお、当該患者が、直近3月以内に目標設定等支援・管理料を算定している場合に	【心大血管疾患リハビリテーション料】 〔略〕 【脳血管疾患等リハビリテーション料】 ［算定要件］ (新設)

196

は、目標設定等支援・管理シートも併せて提供すること。 (18) 脳血管疾患等リハビリテーションを実施した患者であって、転医や転院に伴い他の保険医療機関でリハビリテーションが継続される予定であるものについて、当該患者の同意が得られた場合、当該他の保険医療機関に対して、３月以内に作成したリハビリテーション実施計画又はリハビリテーション総合実施計画書等を文書により提供すること。なお、当該患者が、直近３月以内に目標設定等支援・管理料を算定している場合には、目標設定等支援・管理シートも併せて提供すること。 ※　廃用症候群リハビリテーション料、運動器リハビリテーション料及び呼吸器リハビリテーション料についても同様。	
［施設基準］ 1　脳血管疾患等リハビリテーション料（Ⅰ）に関する施設基準 (10) 要介護認定を申請中の者又は介護保険法第62条に規定する要介護被保険者等であって、介護保険によるリハビリテーションへの移行を予定しているものについて、当該患者の同意を得た上で、利用を予定している指定通所リハビリテーション事業所、指定訪問リハビリテーション事業所、指定介護予防通所リハビリテーション事業所又は指定介護予防訪問リハビリテーション事業所（以下「指定通所リハビリテーション事業所等」という。）に対して、リハビリテーション実施計画又はリハビリテーション総合実施計画書等を文書により提供できる体制を整備していること。	［施設基準］ 1　脳血管疾患等リハビリテーション料（Ⅰ）に関する施設基準 （新設）

(11) 脳血管疾患等リハビリテーションを実施した患者であって、他の保険医療機関でリハビリテーションが継続される予定であるものについて、当該他の医療機関に対して、当該患者の同意を得た上で、リハビリテーション実施計画又はリハビリテーション総合実施計画書等を文書により提供できる体制を整備していること。 ※　心大血管疾患リハビリテーション料（Ⅱ）及び（Ⅲ）、脳血管疾患等リハビリテーション料（Ⅱ）及び（Ⅲ）、廃用症候群リハビリテーション料、運動器リハビリテーション料及び呼吸器リハビリテーション料についても同様。	（新設）
【リハビリテーション計画提供料】 〔略〕	【リハビリテーション計画提供料】 〔略〕
【リハビリテーション総合計画評価料】 〔略〕	【リハビリテーション総合計画評価料】 〔略〕

【Ⅱ－２　生活に配慮した医療の推進など地域包括ケアシステムの深化・推進のための取組－⑥】

⑥　退院時におけるリハビリテーションに係る医療・介護連携の推進

第１　基本的な考え方

退院時のリハビリテーションに係る医療機関と介護保険の訪問・通所リハビリテーション事業所との間の連携により、退院後早期に継続的で質の高いリハビリテーションを推進する観点から、退院時共同指導料２について要件を見直す。

第２　具体的な内容

退院時共同指導料２に規定する共同指導について、退院後在宅での療養を行う患者が退院後に介護保険のリハビリテーションを利用予定の場合、当該患者が入院している保険医療機関の医師等が、介護保険法に基づく訪問・通所リハビリテーション事業所の医師・理学療法士等の参加を求めることが望ましい旨を要件として追加する。

改定案	現行
【退院時共同指導料２】 ［算定要件］ (7) 退院時共同指導料２の「注１」は、退院後の在宅での療養上必要な説明及び指導を、当該患者が入院している保険医療機関の保険医又は看護師等、薬剤師、管理栄養士、理学療法士、作業療法士、言語聴覚士若しくは社会福祉士と在宅療養担当医療機関の保険医若しくは当該保険医の指示を受けた看護師等、薬剤師、管理栄養士、理学療法士、作業療法士、言語聴覚士若しくは社会福祉士又は在宅療養担当医療機関の保険医の指示を受けた訪問看護ステーションの保健師、助産師、看護師、理学療法士、作業療法士若しくは言語聴覚士が共同して行った場合に算定する。なお、退院後に介護保険によるリハビリテーション（介護保険法第８条第５項に規定する訪問リハビリテーション、同法第８条第８項に規定する通所リハビリテーション、同法第８条の２第４項に規定する介護予防訪問リハビリテーション又は同法第８条の２第６項に規定する介護予防通所リハビリテーションをいう。）を利用予定の場合、在宅での療養上必要な説明及び指導について、当該患者が入院している医療機関の保険医等が、介護保険によるリハビリテーションを提供する事業所の医師、理学療法士、作業療法士又は言語聴覚士の参加を求めることが望ましい。	【退院時共同指導料２】 ［算定要件］ (7) 退院時共同指導料２の「注１」は、退院後の在宅での療養上必要な説明及び指導を、当該患者が入院している保険医療機関の保険医又は看護師等、薬剤師、管理栄養士、理学療法士、作業療法士、言語聴覚士若しくは社会福祉士と在宅療養担当医療機関の保険医若しくは当該保険医の指示を受けた看護師等、薬剤師、管理栄養士、理学療法士、作業療法士、言語聴覚士若しくは社会福祉士又は在宅療養担当医療機関の保険医の指示を受けた訪問看護ステーションの保健師、助産師、看護師、理学療法士、作業療法士若しくは言語聴覚士が共同して行った場合に算定する。

201

202

【Ⅱ－２　生活に配慮した医療の推進など地域包括ケアシステムの深化・推進のための取組－⑮】

⑮　リハビリテーションに係る医療・介護・障害福祉サービス連携の推進

第１　基本的な考え方

医療保険のリハビリテーションと障害福祉サービスである自立訓練（機能訓練）の円滑な移行を推進する観点から、医療保険のリハビリテーションを提供する病院・診療所が基準該当サービスの提供施設として指定が可能となったことを踏まえ、病院・診療所が自立訓練（機能訓練）を提供する際の疾患別リハビリテーション料等に係る要件を見直す。

第２　具体的な内容

医療保険の疾患別リハビリテーションと障害福祉サービスの自立訓練（機能訓練）を同時に実施する場合について、施設基準を緩和する。

改定案	現行
【脳血管疾患等リハビリテーション料】 [施設基準] 第40　脳血管疾患等リハビリテーション料（Ⅰ） 1　脳血管疾患等リハビリテーション料（Ⅰ）に関する施設基準 (1)　（略） (2)　次のアからエまでを全て満たしていること。 ア～エ　（略） オ　次の(イ)又は(ロ)の要件を満たす場合であって、アからウまでの専従の従事者が疾患別リハビリテーションを提供すべき患者がいない時間帯には、脳血管疾患等リハビリテーションの実施時間中であっても、当該専従の従事者が、当該保険医療機関が行う通所リハビリテーション又は障害者の日常生活及び社会生活を総合的に支援するための法律施行規則（平成18年厚生労働省令第19号）第６条の６第１号に規定する自立訓練（機能訓練）（以下、「自立訓練（機能訓練）」という。）に従事しても差し支えない。 (イ)　疾患別リハビリテーション料の施設基準における専従の従事者以外の全ての理学療法士、作業療法士及び言語聴覚士が、介護保険のリハビリテーション、自立訓練（機能訓練）、その他疾患別リハビリテーション以外の業務に従事していること。 (ロ)　（略） (3)　（略） (4)　当該療法を行うために必要な施設及び器械・器具として、以下のものを具備していること。これらの器械等については、当該保険医療機関が、指定通所リハビリテーション又は自立訓練（機能訓練）を実施する場合であって、リハビリテーションの提供に支障が生じない場合に、指定通所リハビリテーション事業所又は自立訓練（機能訓練）の利用者が使用しても差し支えない。 (5)～(8)　（略） (9)　(2)のアからウまでの専従の従事者以外の理学療法士、作業療法士及び言語聴覚士については、疾患別リハビリテーションに従事している時間帯を	【脳血管疾患等リハビリテーション料】 [施設基準] 第40　脳血管疾患等リハビリテーション料（Ⅰ） 1　脳血管疾患等リハビリテーション料（Ⅰ）に関する施設基準 (1)　（略） (2)　次のアからエまでを全て満たしていること。 ア～エ　（略） オ　次の(イ)又は(ロ)の要件を満たす場合であって、アからウまでの専従の従事者が疾患別リハビリテーションを提供すべき患者がいない時間帯には、脳血管疾患等リハビリテーションの実施時間中であっても、当該専従の従事者が、当該保険医療機関が行う通所リハビリテーションに従事しても差し支えない。 (イ)　疾患別リハビリテーション料の施設基準における専従の従事者以外の全ての理学療法士、作業療法士及び言語聴覚士が、介護保険のリハビリテーションその他疾患別リハビリテーション以外の業務に従事していること。 (ロ)　（略） (3)　（略） (4)　当該療法を行うために必要な施設及び器械・器具として、以下のものを具備していること。これらの器械等については、当該保険医療機関が、指定通所リハビリテーションを実施する場合であって、リハビリテーションの提供に支障が生じない場合に、指定通所リハビリテーション事業所の利用者が使用しても差し支えない。 (5)～(8)　（略） (9)　(2)のアからウまでの専従の従事者以外の理学療法士、作業療法士及び言語聴覚士については、疾患別リハビリテーションに従事している時間帯を

234　235

除き、当該保険医療機関が行う通所リハビリテーション又は自立訓練（機能訓練）に従事可能であること。 ※　廃用症候群リハビリテーション料、運動器リハビリテーション料、障害児（者）リハビリテーション料についても同様。	除き、当該保険医療機関が行う通所リハビリテーションに従事可能であること。

236

【Ⅱ－３　リハビリテーション、栄養管理及び口腔管理の連携・推進－②】

②　病態に応じた早期からの疾患別リハビリテーションの推進

第１　基本的な考え方

重症者に対する早期からの急性期リハビリテーションの提供を推進するため、病態に応じた早期からの疾患別リハビリテーションについて新たな評価を行うとともに、早期リハビリテーション加算の評価を見直す。

第２　具体的な内容

1．ADL・認知機能が低い患者、特定の医療行為を必要とする患者及び感染対策を必要とする患者に対し、疾患別リハビリテーションを提供した場合について、疾患別リハビリテーション料に急性期リハビリテーション加算を設ける。

2．現行の早期リハビリテーション加算の評価を見直す。

改　定　案	現　　行
【心大血管疾患リハビリテーション料】 ［算定要件］ 注２　注１本文に規定する別に厚生労働大臣が定める患者であって入院中のものに対してリハビリテーションを行った場合は、発症、手術若しくは急性増悪から７日目又は治療開始日のいずれか早いものから起算して30日を限度として、早期リハビリテーション加算として、１単位につき25点を所定点数に加算する。 ３　（略） ４　別に厚生労働大臣が定める施設基準に適合しているものとして地方厚生局長等に届け出た保険医療機関において、注１本文	【心大血管疾患リハビリテーション料】 ［算定要件］ 注２　注１本文に規定する別に厚生労働大臣が定める患者であって入院中のものに対してリハビリテーションを行った場合は、発症、手術若しくは急性増悪から７日目又は治療開始日のいずれか早いものから起算して30日を限度として、早期リハビリテーション加算として、１単位につき30点を所定点数に加算する。 ３　（略） （新設）

239

に規定する別に厚生労働大臣が定める患者（入院中のものに限る。）であって、リハビリテーションを実施する日に別に厚生労働大臣が定める患者に対してリハビリテーションを行った場合は、発症、手術若しくは急性増悪から７日目又は治療開始日のいずれか早いものから起算して14日を限度として急性期リハビリテーション加算として、１単位につき50点を更に所定点数に加算する。	
※　脳血管疾患リハビリテーション料、廃用症候群リハビリテーション料、運動器リハビリテーション料、呼吸器リハビリテーション料についても同様。	
［施設基準］ 第九　リハビリテーション 一　心大血管疾患リハビリテーション料、脳血管疾患等リハビリテーション料、廃用症候群リハビリテーション料、運動器リハビリテーション料及び呼吸器リハビリテーション料の施設基準等 (9)　心大血管疾患リハビリテーション料、脳血管疾患等リハビリテーション料、廃用症候群リハビリテーション料、運動器リハビリテーション料及び呼吸器リハビリテーション料に規定する初期加算及び急性期リハビリテーション加算の施設基準 当該保険医療機関内にリハビリテーション科の常勤医師が配置されていること。	［施設基準］ 第九　リハビリテーション 一　心大血管疾患リハビリテーション料、脳血管疾患等リハビリテーション料、廃用症候群リハビリテーション料、運動器リハビリテーション料及び呼吸器リハビリテーション料の施設基準等 (9)　心大血管疾患リハビリテーション料、脳血管疾患等リハビリテーション料、廃用症候群リハビリテーション料、運動器リハビリテーション料及び呼吸器リハビリテーション料に規定する初期加算の施設基準 当該保険医療機関内にリハビリテーション科の常勤医師が配置されていること。
(10)　心大血管疾患リハビリテーション料、脳血管疾患等リハビリテーション料、廃用症候	（新設）

240

群リハビリテーション料、運動器リハビリテーション料及び呼吸器リハビリテーション料に規定する急性期リハビリテーション加算の対象となる患者 別表第九の十に掲げる患者	
別表第九の十　心大血管疾患リハビリテーション料、脳血管疾患等リハビリテーション料、廃用症候群リハビリテーション料、運動器リハビリテーション料及び呼吸器リハビリテーション料に規定する急性期リハビリテーション加算の対象となる患者 一　相当程度以上の日常生活能力の低下を来している患者 二　重度認知症の状態にあり、日常生活を送る上で介助が必要な患者 三　特別な管理を要する処置等を実施している患者 四　リハビリテーションを実施する上で感染対策が特に必要な感染症並びにそれらの疑似症患者	（新設）

241

【Ⅱ－3　リハビリテーション、栄養管理及び口腔管理の連携・推進－③】

③　疾患別リハビリテーション料の実施者別区分の創設〔抄〕

第1　基本的な考え方

NDB・DPC データにより疾患別リハビリテーションの実施者ごとの訓練実態を把握可能となるよう、疾患別リハビリテーション料について、実施者を明確化した評価体系に見直す。

第2　具体的な内容

疾患別リハビリテーション料について、リハビリテーションを実施した職種ごとの区分を新設する。

改　定　案	現　　行
【心大血管疾患リハビリテーション料】 〔略〕	【心大血管疾患リハビリテーション料】 〔略〕
【脳血管疾患等リハビリテーション料】	【脳血管疾患リハビリテーション料】
1　脳血管疾患等リハビリテーション料（Ⅰ）（1単位）	1　脳血管疾患等リハビリテーション料（Ⅰ）（1単位）　245点
イ　理学療法士による場合　245点	（新設）
ロ　作業療法士による場合　245点	（新設）
ハ　言語聴覚士による場合　245点	（新設）
ニ　医師による場合　245点	（新設）
2　脳血管疾患等リハビリテーション料（Ⅱ）（1単位）	2　脳血管疾患等リハビリテーション料（Ⅱ）（1単位）　200点
イ　理学療法士による場合　200点	（新設）
ロ　作業療法士による場合　200点	（新設）
ハ　言語聴覚士による場合　200点	（新設）
ニ　医師による場合　200点	（新設）
3　脳血管疾患等リハビリテーション料（Ⅲ）（1単位）	3　脳血管疾患等リハビリテーション料（Ⅲ）（1単位）　100点
イ　理学療法士による場合　100点	（新設）
ロ　作業療法士による場合　100点	（新設）
ハ　言語聴覚士による場合　100点	（新設）
ニ　医師による場合　100点	（新設）
ホ　イからニまで以外の場合　100点	（新設）
［算定要件］ 注5　注1本文の規定にかかわらず、注1本文に規定する別に厚生労働大臣が定める患者であって、入院中の要介護被保険者等に対して、必要があってそれぞれ発症、手術若しくは急性増悪又は最初に診断された日から180日を超えてリハビリテーションを行った場合は、1月13単位に限り、注1に規定する施設基準に係る区分に従い、次に掲げる点数を算定できるものとする。	［算定要件］ 注5　注1本文の規定にかかわらず、注1本文に規定する別に厚生労働大臣が定める患者であって、入院中の要介護被保険者等に対して、必要があってそれぞれ発症、手術若しくは急性増悪又は最初に診断された日から180日を超えてリハビリテーションを行った場合は、1月13単位に限り、注1に規定する施設基準に係る区分に従い、次に掲げる点数を算定できるものとする。
イ　脳血管疾患等リハビリテーション料（Ⅰ）（1単位）	イ　脳血管疾患等リハビリテーション料（Ⅰ）（1単位）　147点
(1)　理学療法士による場合　147点	（新設）
(2)　作業療法士による場合　147点	（新設）
(3)　言語聴覚士による場合　147点	（新設）
(4)　医師による場合　147点	（新設）
ロ　脳血管疾患等リハビリテーション料（Ⅱ）（1単位）	ロ　脳血管疾患等リハビリテーション料（Ⅱ）（1単位）　120点
(1)　理学療法士による場合　120点	（新設）
(2)　作業療法士による場合　120点	（新設）
(3)　言語聴覚士による場合　120点	（新設）
(4)　医師による場合　120点	（新設）
ハ　脳血管疾患等リハビリテーション料（Ⅲ）（1単位）	ハ　脳血管疾患等リハビリテーション料（Ⅲ）（1単位）　60点
(1)　理学療法士による場合　60点	（新設）
(2)　作業療法士による場合　60点	（新設）
(3)　言語聴覚士による場合　60点	（新設）
(4)　医師による場合　60点	（新設）

(5)　(1)から(4)まで以外の場合　60点	（新設）
【廃用症候群リハビリテーション料】	【廃用症候群リハビリテーション料】
1　廃用症候群リハビリテーション料（Ⅰ）（1単位）	1　廃用症候群リハビリテーション料（Ⅰ）（1単位）　180点
イ　理学療法士による場合　180点	（新設）
ロ　作業療法士による場合　180点	（新設）
ハ　言語聴覚士による場合　180点	（新設）
ニ　医師による場合　180点	（新設）
2　廃用症候群リハビリテーション料（Ⅱ）（1単位）	2　廃用症候群リハビリテーション料（Ⅱ）（1単位）　146点
イ　理学療法士による場合　146点	（新設）
ロ　作業療法士による場合　146点	（新設）
ハ　言語聴覚士による場合　146点	（新設）
ニ　医師による場合　146点	（新設）
3　廃用症候群リハビリテーション料（Ⅲ）（1単位）	3　廃用症候群リハビリテーション料（Ⅲ）（1単位）　77点
イ　理学療法士による場合　77点	（新設）
ロ　作業療法士による場合　77点	（新設）
ハ　言語聴覚士による場合　77点	（新設）
ニ　医師による場合　77点	（新設）
ホ　イからニまで以外の場合　77点	（新設）
［算定要件］ 注5　注1本文の規定にかかわらず、注1本文に規定する患者であって、入院中の要介護被保険者等に対して、必要があってそれぞれ廃用症候群の診断又は急性増悪から120日を超えてリハビリテーションを行った場合は、1月13単位に限り、注1に規定する施設基準に係る区分に従い、次に掲げる点数を算定できるものとする。	［算定要件］ 注5　注1本文の規定にかかわらず、注1本文に規定する患者であって、入院中の要介護被保険者等に対して、必要があってそれぞれ廃用症候群の診断又は急性増悪から120日を超えてリハビリテーションを行った場合は、1月13単位に限り、注1に規定する施設基準に係る区分に従い、次に掲げる点数を算定できるものとする。
イ　廃用症候群リハビリテーション料（Ⅰ）（1単位）	イ　廃用症候群リハビリテーション料（Ⅰ）（1単位）　108点
(1)　理学療法士による場合　108点	（新設）
(2)　作業療法士による場合　108点	（新設）
(3)　言語聴覚士による場合　108点	（新設）
(4)　医師による場合　108点	（新設）
ロ　廃用症候群リハビリテーション料（Ⅱ）（1単位）	ロ　廃用症候群リハビリテーション料（Ⅱ）（1単位）　88点
(1)　理学療法士による場合　88点	（新設）
(2)　作業療法士による場合　88点	（新設）
(3)　言語聴覚士による場合　88点	（新設）
(4)　医師による場合　88点	（新設）
ハ　廃用症候群リハビリテーション料（Ⅲ）（1単位）	ハ　廃用症候群リハビリテーション料（Ⅲ）（1単位）　46点
(1)　理学療法士による場合　46点	（新設）
(2)　作業療法士による場合　46点	（新設）
(3)　言語聴覚士による場合　46点	（新設）
(4)　医師による場合　46点	（新設）
(5)　(1)から(4)まで以外の場合　46点	（新設）
【運動器リハビリテーション料】 ［略］	【運動器リハビリテーション料】 ［略］
【呼吸器リハビリテーション料】 ［略］	【呼吸器リハビリテーション料】 ［略］

【Ⅱ－３　リハビリテーション、栄養管理及び口腔管理の連携・推進－⑦】

⑦　医療と介護における栄養情報連携の推進

第１　基本的な考え方

医療と介護における栄養情報連携を推進する観点から、入院栄養食事指導料の栄養情報提供加算について、名称、要件及び評価を見直す。

第２　具体的な内容

１．栄養情報提供加算を廃止するとともに、「栄養情報連携料」を新設する。
２．入院栄養食事指導料を算定した患者に加えて他の保険医療機関又は介護保険施設等に転院又は入所する患者について、入院していた保険医療機関の管理栄養士と転院又は入所する先の保険医療機関又は介護保険施設等の管理栄養士が連携の上、入院中の栄養管理に関する情報を共有した場合に算定可能とする。

（新）　栄養情報連携料　70 点

［対象患者］
ア　入院栄養食事指導料を算定した患者
イ　退院先が他の保険医療機関、介護保険施設又は障害者の日常生活及び社会生活を総合的に支援する法律第 34 条第１項規定する指定障害者支援施設等若しくは児童福祉法第 42 条第１号に規定する福祉型障害児入所施設（以下この区分番号において「保険医療機関等」という。）であり、栄養管理計画が策定されている患者

［算定要件］
（１）区分番号Ｂ００１の１０に掲げる入院栄養食事指導料を算定した患者に対して、退院後の栄養食事管理について指導を行った内容及び入院中の栄養管理に関する情報を示す文書を用いて説明し、これを他の保険医療機関等の医師又は管理栄養士と共有した場合に、入院中１回に限り算定する。
（２）（１）に該当しない場合であって、当該保険医療機関を退院後に他の保険医療機関等に転院又は入所する患者であって栄養管理計画が策定されているものについて、入院中の栄養管理に関する情報を示す文書を用いて当該他の保険医療機関等の管理栄養士に共有した場合に、入院中に１回に限り算定する。

269

（３）区分番号Ｂ００５に掲げる退院時共同指導料２は別に算定できない。
（４）区分番号Ａ３０８に掲げる回復期リハビリテーション病棟入院料（回復期リハビリテーション入院料１に限る。）においては、区分番号Ｂ００１の１０に掲げる入院栄養食事指導料と同様に、包括範囲外とする。

270

【Ⅱ－5　外来医療の機能分化・強化等－②】

②　特定疾患処方管理加算の見直し

第１　基本的な考え方

リフィル処方箋による処方及び長期処方の活用並びに医療 DX の活用による効率的な医薬品情報の管理を適切に推進する観点から、特定疾患処方管理加算について、要件及び評価を見直す。

第２　具体的な内容

処方料及び処方箋料の特定疾患処方管理加算について、特定疾患処方管理加算１を廃止するとともに、特定疾患処方管理加算２の評価を見直す。また、特定疾患処方管理加算２について、リフィル処方箋を発行した場合も算定を可能とする。

改　定　案	現　　　行
【処方料】 ［算定要件］ （削除）	【処方料】 ［算定要件］ 注５　診療所又は許可病床数が200床未満の病院である保険医療機関において、入院中の患者以外の患者（別に厚生労働大臣が定める疾患を主病とするものに限る。）に対して処方を行った場合は、特定疾患処方管理加算１として、月２回に限り、１処方につき18点を所定点数に加算する。
５　診療所又は許可病床数が200床未満の病院である保険医療機関において、入院中の患者以外の患者（別に厚生労働大臣が定める疾患を主病とするものに限る。）に対して薬剤の処方期間が28日以上の処方を行った場合は、特定疾患処方管理加算として、月１回に限り、１処方につき56点を所定点数に加算する。	６　診療所又は許可病床数が200床未満の病院である保険医療機関において、入院中の患者以外の患者（別に厚生労働大臣が定める疾患を主病とするものに限る。）に対して薬剤の処方期間が28日以上の処方を行った場合は、特定疾患処方管理加算２として、月１回に限り、１処方につき66点を所定点数に加算する。ただし、この場合において、同一月に特定疾患処方管理加算１は算定できない。

371

改　定　案	現　　　行
６～８　（略）	７～９　（略）
【処方箋料】 ［算定要件］ （削除）	【処方箋料】 ［算定要件］ ４　診療所又は許可病床数が200床未満の病院である保険医療機関において、入院中の患者以外の患者（別に厚生労働大臣が定める疾患を主病とするものに限る。）に対して処方箋を交付した場合は、特定疾患処方管理加算１として、月２回に限り、処方箋の交付１回につき18点を所定点数に加算する。
４　診療所又は許可病床数が200床未満の病院である保険医療機関において、入院中の患者以外の患者（別に厚生労働大臣が定める疾患を主病とするものに限る。）に対して薬剤の処方期間が28日以上の処方（リフィル処方箋の複数回の使用による合計の処方期間が28日以上の処方を含む。）を行った場合は、特定疾患処方管理加算として、月１回に限り、１処方につき56点を所定点数に加算する。	５　診療所又は許可病床数が200床未満の病院である保険医療機関において、入院中の患者以外の患者（別に厚生労働大臣が定める疾患を主病とするものに限る。）に対して薬剤の処方期間が28日以上の処方を行った場合は、特定疾患処方管理加算２として、月１回に限り、１処方につき66点を所定点数に加算する。ただし、この場合において、同一月に特定疾患処方管理加算１は算定できない。
【処方料及び処方箋料】 ［施設基準］ 一の二　処方料及び処方箋料の特定疾患処方管理加算１及び特定疾患処方管理加算２に規定する疾患 (1)　医科点数表の処方料並びに処方箋料の特定疾患処方管理加算に規定する疾患 分類表に規定する疾病のうち別表第一に掲げる疾病 (2)　歯科点数表の処方料及び処方箋料の特定疾患処方管理加算に規定する疾患	【処方料及び処方箋料】 ［施設基準］ 一の二　処方料及び処方箋料の特定疾患処方管理加算１及び特定疾患処方管理加算２に規定する疾患 (1)　医科点数表の処方料並びに処方箋料の特定疾患処方管理加算１及び特定疾患処方管理加算２に規定する疾患 分類表に規定する疾病のうち別表第一に掲げる疾病 (2)　歯科点数表の処方料及び処方箋料の特定疾患処方管理加算１及び特定疾患処方管理加算２に規定する疾患

372

分類表に規定する疾病のうち別表第四に掲げる疾病 別表第一　特定疾患療養管理料並びに処方料並びに処方箋料の特定疾患処方管理加算に規定する疾患 （中略）	分類表に規定する疾病のうち別表第四に掲げる疾病 別表第一　特定疾患療養管理料並びに処方料並びに処方箋料の特定疾患処方管理加算１及び特定疾患処方管理加算２に規定する疾患 （中略）

【Ⅱ－８　質の高い在宅医療・訪問看護の確保－④】

④　在宅医療におけるICTを用いた医療情報連携の推進〔抄〕

第１　基本的な考え方

在宅での療養を行っている患者に対して、医師・歯科医師が計画的な医学管理を行う際に当該患者の医療・ケアに携わる関係職種がICTを用いて記録した診療情報等を活用した場合について、新たな評価を行う。

第２　具体的な内容

〔１．～２．略〕

３．歯科疾患在宅療養管理料、在宅患者訪問口腔リハビリテーション指導管理料及び小児在宅患者訪問口腔リハビリテーション指導管理料について、他の保険医療機関等の関係職種がICTを用いて記録した患者に係る診療情報等を活用した上で、歯科医師が計画的な医学管理を行った場合の評価を新設する。

（新）　在宅歯科医療情報連携加算　　100点

［算定要件］

別に厚生労働大臣が定める施設基準に適合しているものとして地方厚生局長等に届け出た歯科訪問診療を実施している保険医療機関の歯科医師が、在宅での療養を行っている患者であって通院が困難なものの同意を得て、当該保険医療機関と連携する他の保険医療機関の保険医、他の保険医療機関の保険医である歯科医師等、訪問薬剤管理指導を実施している保険薬局の保険薬剤師、訪問看護ステーションの保健師、助産師、看護師、理学療法士、作業療法士若しくは言語聴覚士、管理栄養士、介護支援専門員又は相談支援専門員等であって当該患者に関わる者がICTを用いて記録した当該患者に係る診療情報等を活用した上で計画的な歯科医学的管理を行った場合に、在宅歯科医療情報連携加算として、月１回に限り、100点を所定点数に加算する。

［施設基準］

（１）在宅での療養を行っている患者であって通院が困難なものの診療情報等について、ICT を用いて常時確認できる体制を有し、関係機関と平時からの連携体制を構築していること。

（２）診療情報等を活用した上で計画的な歯科医学的管理を行うにつき十分な体制が整備されていること。

（３）（１）に規定する連携体制を構築している医療機関であることについて、当該保険医療機関の見やすい場所に掲示していること。

（４）（３）の掲示事項について、原則として、ウェブサイトに掲載していること。

［経過措置］

令和７年５月 31 日までの間に限り、（４）に該当するものとみなす。

【Ⅱ－８　質の高い在宅医療・訪問看護の確保－⑥】

⑥　在宅における注射による麻薬の投与に係る評価の新設〔抄〕

第１　基本的な考え方

在宅における末期の悪性腫瘍の患者以外の患者に対する緩和ケアを充実させる観点から、注射による麻薬の投与に係る指導管理について新たな評価を行う。

第２　具体的な内容

１．在宅悪性腫瘍等患者指導管理料等について、名称を変更するとともに、疾患を考慮した評価体系に見直した上で、心不全又は呼吸器疾患の末期の患者に対する注射による麻薬の投与を用いた指導管理についての評価を新設する。

改定案	現行
【在宅麻薬等注射指導管理料】 〔略〕	【在宅悪性腫瘍等患者指導管理料】 〔略〕
【在宅腫瘍化学療法注射指導管理料】 1,500点 ［算定要件］ 注　悪性腫瘍の患者であって、入院中の患者以外の患者に対して、在宅における抗悪性腫瘍剤等の注射に関する指導管理を行った場合に算定する。	（新設）
【在宅悪性腫瘍患者共同指導管理料】 1,500点 ［算定要件］ 注　別に厚生労働大臣が定める保険医療機関の保険医が、他の保険医療機関において区分番号Ｃ１	【在宅悪性腫瘍患者共同指導管理料】 1,500点 ［算定要件］ 注　別に厚生労働大臣が定める保険医療機関の保険医が、他の保険医療機関において区分番号Ｃ１

０８に掲げる在宅麻薬等注射指導管理料の１又は区分番号Ｃ１０８－２に掲げる在宅腫瘍化学療法注射指導管理料を算定する指導管理を受けている患者に対し、当該他の保険医療機関と連携して、同一日に当該患者に対する麻薬等又は抗悪性腫瘍剤等の注射に関する指導管理を行った場合に算定する。	０８に掲げる在宅悪性腫瘍等患者指導管理料を算定する指導管理を受けている患者に対し、当該他の保険医療機関と連携して、同一日に当該患者に対する悪性腫瘍の鎮痛療法又は化学療法に関する指導管理を行った場合に算定する。

〔２．略〕

【Ⅲ－１　食材料費、光熱費をはじめとする物価高騰を踏まえた対応－①】

①　入院時の食費の基準の見直し

第１　基本的な考え方

食材費等が高騰していること等を踏まえ、入院時の食費の基準を引き上げる。

第２　具体的な内容

入院時食事療養（Ⅰ）・（Ⅱ）の費用の額及び入院時生活療養（Ⅰ）・（Ⅱ）のうち食事の提供たる療養の費用の額について、それぞれ１食当たり30円引き上げる。

改定案	現行
【食事療養及び生活療養の費用額算定表】	【食事療養及び生活療養の費用額算定表】
第一　食事療養	第一　食事療養
１　入院時食事療養(Ⅰ)（１食につき）	１　入院時食事療養(Ⅰ)（１食につき）
(1)　(2)以外の食事療養を行う場合　670円	(1)　(2)以外の食事療養を行う場合　640円
(2)　流動食のみを提供する場合　605円	(2)　流動食のみを提供する場合　575円
注　（略）	注　（略）
２　入院時食事療養(Ⅱ)（１食につき）	２　入院時食事療養(Ⅱ)（１食につき）
(1)　(2)以外の食事療養を行う場合　536円	(1)　(2)以外の食事療養を行う場合　506円
(2)　流動食のみを提供する場合　490円	(2)　流動食のみを提供する場合　460円
注　（略）	注　（略）
第二　生活療養	第二　生活療養
１　入院時生活療養(Ⅰ)	１　入院時生活療養(Ⅰ)
(1)　健康保険法第六十三条第二項第二号イ及び高齢者の医療の確保に関する法律第六十四条第二項第二号イに掲げる療養（以下「食事の提供たる療養」という。）（１食につき	(1)　健康保険法第六十三条第二項第二号イ及び高齢者の医療の確保に関する法律第六十四条第二項第二号イに掲げる療養（以下「食事の提供たる療養」という。）（１食につき

530

改定案	現行
） イ　ロ以外の食事の提供たる療養を行う場合 584円 ロ　流動食のみを提供する場合 530円 (2)　（略） 注　（略） 2　入院時生活療養(Ⅰ) (1)　食事の提供たる療養（１食につき） 450円 (2)　（略） 注　（略）	） イ　ロ以外の食事の提供たる療養を行う場合 554円 ロ　流動食のみを提供する場合 500円 (2)　（略） 注　（略） 2　入院時生活療養(Ⅰ) (1)　食事の提供たる療養（１食につき） 420円 (2)　（略） 注　（略）

【Ⅲ－２　患者にとって安心・安全に医療を受けられるための体制の評価－⑪】

⑪　医療機関・訪問看護ステーションにおける明細書発行の推進〔抄〕

第１　基本的な考え方

患者・利用者から見て分かりやすい医療を実現する観点から、令和６年６月より、指定訪問看護事業者による明細書の無料発行を義務化するとともに、診療所（医科・歯科）における明細書無料発行の義務の免除規定について、全ての医療機関において発行可能な環境を整備した上で、廃止する。

第２　具体的な内容

〔１．略〕

改　定　案	現　　　行
【指定訪問看護の事業の人員及び運営に関する基準】 〔略〕	【指定訪問看護の事業の人員及び運営に関する基準】 〔略〕

２．診療所（医科・歯科）における明細書無料発行の免除規定について、標準型レセコンの提供等により、全ての医療機関において明細書の発行が可能になった時期を目処として廃止する。

改　定　案	現　　　行
【医療費の内容が分かる領収証の分かる領収証及び個別の診療報酬の算定項目の分かる明細書の交付について】 １～９　（略） 10　〔略〕 11～13　（略） 14　「正当な理由」については、令和10年以降の標準型レセプトコンピュータ提供が実施される時期を目途に廃止する予定であることに留意すること。	【医療費の内容が分かる領収証の分かる領収証及び個別の診療報酬の算定項目の分かる明細書の交付について】 １～９　（略） 10　〔略〕 11～13　（略） （新設）

【Ⅲ－４－３　質の高いがん医療及び緩和ケアの評価－①】

①　がん性疼痛緩和指導管理料の見直し

第１　基本的な考え方

がん患者に対する質の高い疼痛緩和治療の提供を更に充実させる観点から、放射線治療及び神経ブロック等の専門的な治療を実施できる体制について、新たな評価を行う。

第２　具体的な内容

がん性疼痛緩和指導管理料において、放射線治療と神経ブロックを実施する体制及び実績を有する医療機関において、当該治療が必要な患者に対して、診療方針等について文書を用いて説明を行った場合に係る評価を新設する。

改　定　案	現　　行
【がん性疼痛緩和指導管理料】 ［算定要件］ 注２　別に厚生労働大臣が定める施設基準に適合しているものとして地方厚生局長等に届け出た保険医療機関において、がん性疼痛緩和のための専門的な治療が必要な患者に対して、当該患者又はその家族等の同意を得て、当該保険医療機関の保険医が、その必要性及び診療方針等について文書により説明を行った場合に、難治性がん性疼痛緩和指導管理加算として、患者１人につき１回に限り所定点数に100点を加算する。 ３・４（略）	【がん性疼痛緩和指導管理料】 ［算定要件］ （新設） ２・３（略）
［施設基準］ (11)の２　がん性疼痛緩和指導管理料の注２に規定する施設基準 がん患者に対するがん疼痛の症状緩和を目的とした放射線治療及び神経ブロックを実施する体制及び実績を有していること。 (11)の３　がん性疼痛緩和指導管理料の注４に規定する施設基準 （略）	［施設基準］ （新設） (11)の２　がん性疼痛緩和指導管理料の注３に規定する施設基準 （略）

596

597

【Ⅲ－８　薬局の経営状況等も踏まえ、地域の患者・住民のニーズに対応した機能を有する医薬品供給拠点としての役割の評価を推進－④】

④　いわゆる同一敷地内薬局に関する評価の見直し〔抄〕

第１　基本的な考え方

いわゆる同一敷地内薬局への対応として、医薬品の備蓄等の効率性、医療経済実態調査に基づく薬局の費用構造や損益率の状況、同一敷地における医療機関との関係性等を踏まえ、特別調剤基本料を算定する薬局の調剤及び当該同一敷地における医療機関の処方について、評価を見直す。

第２　具体的な内容

〔１．～５．略〕

６．１月あたりの処方箋の交付が平均 4000 回を超える医療機関が、当該医療機関の交付する処方箋による調剤の割合が９割を超える薬局と不動産取引等の特別な関係を有する場合の処方箋料の評価を見直す。

改　定　案	現　　行
【処方箋料】 ［算定要件］ 注１～８　（略） ９　１、２及び３について、直近３月に処方箋を交付した回数が一定以上である保険医療機関が、別表第三調剤報酬点数表区分番号００調剤基本料に掲げる特別調剤基本料Ａを算定する薬局であって、当該保険医療機関から集中的に処方箋を受け付けているものと不動産取引等その他の特別の関係を有する場合は、１、２又は３の所定点数に代えて、それぞれ18点、29点又は42点を算定する。	【処方箋料】 ［算定要件］ 注１～８　（略） （新設）

〔略〕

【Ⅳ－１　後発医薬品やバイオ後続品の使用促進、長期収載品の保険給付の在り方の見直し等－①】

①　医療 DX 及び医薬品の安定供給に資する取組の推進に伴う処方等に係る評価の再編〔抄〕

第１　基本的な考え方

医療 DX 及び医薬品の安定供給に資する取組を更に推進する観点から処方等に係る評価体系の見直しを行う。

第２　具体的な内容

１．一般名処方加算について、医薬品の供給不足等の場合における治療計画の見直し等に対応できる体制の整備並びに患者への説明及び院内掲示にかかる要件を設けるとともに、評価を見直す。

改　定　案	現　　行
F400　処方箋料 ［算定要件］ 注７　別に厚生労働大臣が定める施設基準を満たす保険医療機関において、薬剤の一般的名称を記載する処方箋を交付した場合は、当該処方箋の内容に応じ、次に掲げる点数を処方箋の交付１回につきそれぞれ所定点数に加算する。 イ　一般名処方加算１　　10点 ロ　一般名処方加算２　　８点 ［施設基準］ 第七　投薬 五　医科点数表区分番号Ｆ４００に掲げる処方箋料の注７及び歯科点数表区分番号Ｆ４００に掲げる処方箋料の注６に規定する一般名処方加算の施設基準 (1)　薬剤の一般的名称を記載する処方箋を交付する場合には、医薬品の供給状況等を踏まえつつ、一般名処方の趣旨を患者に十分に説明することについて、当該保険医療機関の見やすい場	F400　処方箋料 ［算定要件］ 注７　薬剤の一般的名称を記載する処方箋を交付した場合は、当該処方箋の内容に応じ、次に掲げる点数を処方箋の交付１回につきそれぞれ所定点数に加算する。 イ　一般名処方加算１　　７点 ロ　一般名処方加算２　　５点 ［施設基準］ 第七　投薬 （新設）

732

所に掲示していること。 (2) (1)の掲示事項について、原則として、ウェブサイトに掲載していること。 ［経過措置］ 令和７年５月31日までの間に限り、(2)に該当するものとみなす。	

2．後発医薬品使用体制加算及び外来後発医薬品使用体制加算について、医薬品の供給が不足等した場合における治療計画の見直し等に対応できる体制の整備並びに患者への説明及び院内掲示にかかる要件を設けるとともに、評価を見直す。

改　定　案	現　　行
【後発医薬品使用体制加算】 〔略〕	【後発医薬品使用体制加算】 〔略〕
【外来後発医薬品使用体制加算】 イ　外来後発医薬品使用体制加算１　８点 ロ　外来後発医薬品使用体制加算２　７点 ハ　外来後発医薬品使用体制加算３　５点	【外来後発医薬品使用体制加算】 イ　外来後発医薬品使用体制加算１　５点 ロ　外来後発医薬品使用体制加算２　４点 ハ　外来後発医薬品使用体制加算３　２点
［施設基準］ (1)　外来後発医薬品使用体制加算１の施設基準 イ～ハ　（略） ニ　医薬品の供給が不足した場合に、医薬品の処方等の変更等に関して適切な対応ができる体制が整備されていること。 ホ　後発医薬品の使用に積極的に取り組んでいる旨並びにニの体制に関する事項並びに医薬品の供給状況によって投与する薬剤を変更する可能性があること及び変更する場合には患者に十分に説明することについて、当該保険医療機関の見やすい場所に掲示していること。 ヘ　ホの掲示事項について、原則として、ウェブサイトに掲載していること。	［施設基準］ (1)　外来後発医薬品使用体制加算１の施設基準 イ～ハ　（略） （新設） ニ　後発医薬品の使用に積極的に取り組んでいる旨を、当該保険医療機関の見やすい場所に掲示していること。
(2)　外来後発医薬品使用体制加算２の施設基準 イ～ハ　（略） ニ　医薬品の供給が不足した場合に、医薬品の処方等の変更等に関して適切な対応ができる体制が整備されていること。 ホ　後発医薬品の使用に積極的に取り組んでいる旨並びにニの体制に関する事項並びに医薬品の供給状況によって投与する薬剤を変更する可能性があること及び変更する場合には患者に十分に説明することについて、当該保険医療機関の見やすい場所に掲示していること。 ヘ　ホの掲示事項について、原則として、ウェブサイトに掲載していること。	(2)　外来後発医薬品使用体制加算２の施設基準 イ～ハ　（略） （新設） ニ　後発医薬品の使用に積極的に取り組んでいる旨を、当該保険医療機関の見やすい場所に掲示していること。
(3)　外来後発医薬品使用体制加算３の施設基準 イ～ハ　（略） ニ　医薬品の供給が不足した場合に、医薬品の処方等の変更等に関して適切な対応ができる体制が整備されていること。 ホ　後発医薬品の使用に積極的に取り組んでいる旨並びにニの体制に関する事項並びに医薬品の供給状況によって投与する薬剤を変更する可能性があること及び変更する場合には患者に十分に説明することについて、当該保険医療機関の見やすい場所に掲示していること。 ヘ　ホの掲示事項について、原則として、ウェブサイトに掲載していること。 ［経過措置］ 令和７年５月31日までの間に限	(3)　外来後発医薬品使用体制加算３の施設基準 イ～ハ　（略） （新設） ニ　後発医薬品の使用に積極的に取り組んでいる旨を、当該保険医療機関の見やすい場所に掲示していること。

り、(1)のへ、(2)のへ又は(3)のへに該当するものとみなす。	

3．医療 DX の推進による効率的な処方体系の整備が進められていること並びに一般名処方加算、後発医薬品使用体制加算及び外来後発医薬品使用体制加算の見直しに伴い、薬剤情報提供料及び処方箋料の点数を見直す。

改　定　案	現行
【薬剤情報提供料】 薬剤情報提供料　4点	【薬剤情報提供料】 薬剤情報提供料　10点
【処方箋料】 1　3種類以上の抗不安薬、3種類以上の睡眠薬、3種類以上の抗うつ薬、3種類以上の抗精神病薬又は4種類以上の抗不安薬及び睡眠薬の投薬（臨時の投薬等のもの及び3種類の抗うつ薬又は3種類の抗精神病薬を患者の病状等によりやむを得ず投与するものを除く。）を行った場合　20点	【処方箋料】 1　3種類以上の抗不安薬、3種類以上の睡眠薬、3種類以上の抗うつ薬、3種類以上の抗精神病薬又は4種類以上の抗不安薬及び睡眠薬の投薬（臨時の投薬等のもの及び3種類の抗うつ薬又は3種類の抗精神病薬を患者の病状等によりやむを得ず投与するものを除く。）を行った場合　28点
2　1以外の場合であって、7種類以上の内服薬の投薬（臨時の投薬であって、投薬期間が2週間以内のもの及び区分番号A001に掲げる再診料の注12に掲げる地域包括診療加算を算定するものを除く。）を行った場合又は不安若しくは不眠の症状を有する患者に対して1年以上継続して別に厚生労働大臣が定める薬剤の投薬（当該症状を有する患者に対する診療を行うにつき十分な経験を有する医師が行う場合又は精神科の医師の助言を得ている場合その他これに準ずる場合を除く。）を行った場合　32点	2　1以外の場合であって、7種類以上の内服薬の投薬（臨時の投薬であって、投薬期間が2週間以内のもの及び区分番号A001に掲げる再診料の注12に掲げる地域包括診療加算を算定するものを除く。）を行った場合又は不安若しくは不眠の症状を有する患者に対して1年以上継続して別に厚生労働大臣が定める薬剤の投薬（当該症状を有する患者に対する診療を行うにつき十分な経験を有する医師が行う場合又は精神科の医師の助言を得ている場合その他これに準ずる場合を除く。）を行った場合　40点
3　1及び2以外の場合　60点	3　1及び2以外の場合　68点

4．いわゆる湿布薬の処方枚数制限の規定に関して、該当品目の承認状況を踏まえ、「湿布薬」の用語を見直す。〔略〕

【Ⅳ－１　後発医薬品やバイオ後続品の使用促進、長期収載品の保険給付の在り方の見直し等－②】

②　バイオ後続品の使用促進〔抄〕

第１　基本的な考え方

バイオ後続品に係る患者への適切な情報提供を推進する観点から、入院医療においてバイオ後続品の有効性や安全性について十分な説明を行い、バイオ医薬品ごとの特性を踏まえた使用数量割合の基準を満たす医療機関について新たな評価を行うとともに、バイオ後続品導入初期加算について対象患者を拡大する。

第２　具体的な内容

〔１．略〕

２．バイオ後続品導入初期加算の対象患者について、外来化学療法を実施している患者から、医療機関において注射するバイオ後続品を使用する全ての患者に見直す。

改　定　案	現　　行
【第６部　注射】 ［算定要件］ 通則 ７　入院中の患者以外の患者に対する注射に当たって、バイオ後続品に係る説明を行い、バイオ後続品を使用した場合は、バイオ後続品導入初期加算として、当該バイオ後続品の初回の使用日の属する月から起算して３月を限度として、月１回に限り150点を更に所定点数に加算する。	【第６部　注射】 ［算定要件］ 通則 ７　前号に規定する場合であって、当該患者に対し、バイオ後続品に係る説明を行い、バイオ後続品を使用した場合は、バイオ後続品導入初期加算として、当該バイオ後続品の初回の使用日の属する月から起算して３月を限度として、月１回に限り150点を更に所定点数に加算する。

３．２に伴い、外来腫瘍化学療法診療料におけるバイオ後続品導入初期加算は廃止する。

改　定　案	現　　行
【外来腫瘍化学療法診療料】 （削除）	【外来腫瘍化学療法診療料】 注７　当該患者に対し、バイオ後続品に係る説明を行い、バイオ後続品を使用した場合は、バイオ後続品導入初期加算として、当該バイオ後続品の初回の使用日の属する月から起算して３月を限度として、月１回に限り150点を更に所定点数に加算する。

資料①

厚生労働省発保0112第１号
令和６年１月12日

中央社会保険医療協議会
会長　小塩　隆士　殿

厚生労働大臣
武見　敬三

諮　問　書

（令和６年度診療報酬改定について）

健康保険法（大正11年法律第70号）第82条第１項、第85条第３項、第85条の２第３項、第86条第３項、第88条第５項及び第92条第３項、船員保険法（昭和14年法律第73号）第59条において準用する健康保険法第82条第１項（船員保険法第54条第２項及び第58条第２項に規定する定めに係る部分に限る。）及び船員保険法第65条第12項において準用する健康保険法第92条第３項（船員保険法第65条第10項に規定する定めに係る部分に限る。）、国民健康保険法（昭和33年法律第192号）第46条において準用する健康保険法第82条第１項及び国民健康保険法第54条の２第12項において準用する健康保険法第92条第３項並びに高齢者の医療の確保に関する法律（昭和57年法律第80号）第71条第１項、第74条第８項、第75条第５項、第76条第４項、第78条第５項及び第79条第３項の規定に基づき、令和６年度診療報酬改定について、貴会の意見を求めます。

なお、答申に当たっては、別紙１「診療報酬改定について」（令和５年12月20日）及び別紙２「令和６年度診療報酬改定の基本方針」（令和５年12月11日社会保障審議会医療保険部会・社会保障審議会医療部会）〔略→概要は本書89頁参照〕に基づき行っていただくよう求めます。

資料②

令和６年２月14日

厚生労働大臣
武見　敬三　殿

中央社会保険医療協議会
会長　小塩　隆士

答　申　書

（令和６年度診療報酬改定について）

令和６年１月12日付け厚生労働省発保0112第１号をもって諮問のあった件について、別紙１－１から別紙９までの改正案〔本書第２部参照〕を答申する。

なお、答申に当たっての本協議会の意見は、別添のとおりである。

（別添）

答申書附帯意見

（全般的事項）

1　近年、診療報酬体系が複雑化していること及び医療DXの推進において簡素化が求められていることを踏まえ、患者をはじめとする関係者にとって分かりやすい診療報酬体系となるよう検討すること。

（賃上げ全般）

2　看護職員、病院薬剤師その他の医療関係職種を対象とした賃上げに係る評価について、各医療機関における賃上げが適切に実施されているか、実態を適切に把握した上で、検証を行うこと。また、40歳未満の勤務医師及び勤務歯科医師並びに薬局の勤務薬剤師、事務職員や歯科技工所で従事する者等についても賃上げの実態を適切に把握した上で、検証を行うこと。

（医療DX）

3　令和６年12月２日から現行の健康保険証の発行が終了することを踏まえ、医療情報取得加算による適切な情報に基づく診療の評価の在り方について令和６年度早期より見直しの検討を行うとともに、医療DX推進体制整備加算について、今後のマイナンバーカードの保険証利用の利用実態及びその活用状況を把握し、適切な要件設定に向けて検討を行うこと。

加えて、医療DX推進体制整備加算について、電子処方箋の導入状況および電子カルテ共有サービスの整備状況を確認しつつ、評価の在り方について引き続き検討すること。

（働き方改革・人材確保）

4　医師の働き方改革の更なる推進を図る観点から、医療機関全体の取組に対する評価の在り方、タスクシフト・タスクシェアの進捗及び各医療従事者の負担の軽減、人材確保が困難である状況の中での看護補助者の定着等について、今回改定による影響の調査・検証を行うとともに、実効性のある取り組みに繋がる評価の在り方等について引き続き検討すること。

（入院医療）

5　新設された地域包括医療病棟において、高齢者の急性疾患の受け入れ状況、リハビリテーション・栄養管理・口腔管理などのアウトカムなどについて、幅広くデータに基づいた分析を行い、評価の在り方について検討すること。また、地域包括医療病棟の新設に伴い、10対１の急性期一般病棟については、その入院機能を明確にした上で、再編を含め評価の在り方を検討すること。

6　急性期一般病棟入院基本料や高度急性期医療に係る評価、地域で急性期・高度急性期医療を集中的・効率的に提供する体制について、今回改定による影響の調査・検証を行うとともに、人口構造や医療ニーズの変化も見据え、重症度、医療・看護必要度、SOFAスコア等、入院患者のより適切な評価指標や測定方法等、入院料の評価の在り方等について、引き続き検討すること。

7　地域包括ケア病棟入院料、回復期リハビリテーション病棟入院料、障害者施設等入院基本料、療養病棟入院基本料等について、今回改定による影響の調査・検証を行うとともに、求められている役割の更なる推進や提供されている医療の実態の反映の観点から、入院料の評価の在り方等について引き続き検討すること。

8　救急医療管理加算の見直しについて、今回改定による影響の調査・検証を行い、より適切な患者の重症度に応じた評価の在り方について引き続き検討すること。

9　DPC/PDPS及び短期滞在手術等基本料について、今回改定による在院日数等への影響の調査・検証を行うとともに、医療の質の向上と標準化に向け、診療実態を踏まえた更なる包括払いの在り方について引き続き検討すること。

10　入院時の食費の基準の見直しについて、今回改定による影響、食費等の動向等を把握し、検証を行うこと。

（外来医療）

11　地域包括診療料・加算における介護保険サービスとの連携に係る評価について、今回改定による影響の調査・検証を行うとともに、介護保険サービスとの連携の推進について引き続き検討すること。

12　生活習慣病の管理について、今回の改定による影響の調査・検証を行うとともに、より適切な管理がなされるよう、患者の視点を十分に踏まえつつ、引き続き検討すること。

　加えて、他の疾病管理についても実態を踏まえた適切な評価の在り方について引き続き検討を行うこと。

13　かかりつけ医機能を有する医療機関について、改正医療法に基づく制度整備の状況を踏まえ、かかりつけ医機能がより発揮される評価の在り方を検討すること。

14　情報通信機器を用いた精神療法について、患者の受療行動を含め、その実態について調査・検証を行うとともに、より適切な評価の在り方について引き続き検討すること。

15　情報通信機器を用いた診療については、初診から向精神薬等を処方している医療機関や大半の診療を医療機関の所在地とは異なる都道府県の患者に対して行っている医療機関があることを踏まえ、今後、より丁寧に実態を把握するとともに、引き続き評価の在り方について検討すること。

（在宅医療等）

16　在宅医療、在宅歯科医療、在宅訪問薬剤管理及び訪問看護の質の向上に向け、同一建物居住者への効率的な訪問診療や訪問看護における対応等、今回改定による影響の調査・検証を行うとともに、地域における医療提供体制の実態等も踏まえつつ、往診、訪問診療、歯科訪問診療、訪問薬剤管理指導、訪問看護等における適切な評価の在り方を引き続き検討すること。

（精神医療）

17　地域移行・地域生活支援の充実を含む質の高い精神医療の評価について引き続き検討すること。特に新設された精神科地域包括ケア病棟入院料については、地域定着等の状況も含め、データを用いて適切に調査・検証し、評価の在り方について検討すること。

（リハビリテーションへの対応等）

18　回復期リハビリテーション入院医療管理料の新設に伴い、医療資源の少ない地域におけるリハビリテーションへの対応等について、今回改定による影響の調査・検証を行うこと。

（医療技術の評価）

19　保険適用された医療技術に対する評価について、レジストリ等のリアルワールドデータの解析結果や関係学会等による臨床的位置付けを踏まえ、適切な再評価が継続的に行われるよう、医療技術の評価のプロセスも含め引き続き検討すること。

　また、革新的な医療機器や検査等のイノベーションを含む先進的な医療技術について、迅速かつ安定的に患者へ供給・提供させる観点も踏まえ、有効性・安全性に係るエビデンスに基づく適切な評価の在り方を引き続き検討すること。

（歯科診療報酬）

20　かかりつけ歯科医の機能の評価に係る施設基準の見直し等の影響や回復期リハビリテーション病棟等の入院患者に対する口腔管理・多職種連携の状況等を調査・検証し、口腔疾患の継続的な管理の在り方や口腔管理に係る関係者との連携の評価の在り方について引き続き検討すること。

（調剤報酬）

21　調剤報酬に関しては、地域の医薬品供給拠点としての役割を担い、かかりつけ機能を発揮して地域医療に貢献する薬局の整備を進めるため、今回改定による影響の調査・検証を行うとともに、薬局・薬剤師業務の専門性をさらに高め、質の高い薬学的管理の提供への転換を推進するための調剤報酬の在り方について引き続き検討すること。

(敷地内薬局)

22　いわゆる同一敷地内薬局については、同一敷地内の医療機関と薬局の関係性や当該薬局の収益構造等も踏まえ、当該薬局及び当該薬局を有するグループとしての評価の在り方に関して、引き続き検討すること。

(長期処方やリフィル処方)

23　長期処方やリフィル処方に係る取組について、今回改定による影響の調査・検証を行うとともに、適切な運用や活用策について引き続き検討すること。

(後発医薬品の使用促進)

24　バイオ後続品を含む後発医薬品の使用促進について、今回改定による影響の調査・検証を行うとともに、後発医薬品の供給状況や医療機関や薬局における使用状況等も踏まえ、診療報酬における後発医薬品の使用に係る評価について引き続き検討すること。

(長期収載品)

25　選定療養の仕組みを用いた、長期収載品における保険給付の在り方の見直しについては、患者の動向、後発医薬品への置換え状況、医療現場への影響も含め、その実態を把握するとともに、制度の運用方法等に関して必要な検証を行うこと。

(薬価制度)

26　今回の薬価制度改革の骨子に基づき、ドラッグ・ラグ／ドラッグ・ロスの解消等の医薬品開発への影響や、後発医薬品の企業指標の導入や今後の情報公表も踏まえた医薬品の安定供給に対する影響等について、製薬業界の協力を得つつ分析・検証等を行うともに、こうした課題に対する製薬業界としての対応を踏まえながら、薬価における評価の在り方について引き続き検討すること。

(保険医療材料制度)

27　今回の保険医療材料制度改革に基づくプログラム医療機器への対応や革新的な医療機器等に対する評価の導入の影響等について検証すること。また、医療上必要な医療機器等の安定供給の確保等の観点から、いわゆる物流2024年問題による影響を注視するとともに、我が国における医療機器等の製造や流通、研究開発に係る費用構造等について関係業界の協力を得つつ分析し、こうした課題に対する関係業界としての対応を踏まえながら、適切な評価の在り方について引き続き検討すること。

(施策の検証)

28　施策の効果や患者への影響等について、データやエビデンスに基づいて迅速・正確に把握・検証できるようにするための方策について引き続き検討すること。医療機関・薬局の経営状況については、医療経済実態調査等の結果に基づき、議論することを原則とすること。

令和６年度診療報酬改定について

診療報酬改定

１．診療報酬　＋0.88％（国費800億円程度（令和６年度予算額。以下同じ））

※１　うち、※２～４を除く改定分　＋0.46％
各科改定率　医科　＋0.52％　歯科　＋0.57％　調剤　＋0.16％
40歳未満の勤務医師・勤務歯科医師・薬局の勤務薬剤師、事務職員、歯科技工所等で従事する者の賃上げに資する措置分（＋0.28％程度）を含む。
※２　うち、看護職員、病院薬剤師その他の医療関係職種（上記※１を除く）について、令和６年度にベア＋2.5％、令和７年度にベア＋2.0％を実施していくための特例的な対応　＋0.61％
※３　うち、入院時の食費基準額の引き上げ（１食当たり30円）の対応（うち、患者負担については、原則、１食当たり30円、低所得者については、所得区分等に応じて10～20円）　＋0.06％
※４　うち、生活習慣病を中心とした管理料、処方箋料等の再編等の効率化・適正化　▲0.25％
（注）令和６年６月施行

２．薬価等

①薬価　▲0.97％（国費▲1,200億円程度）
②材料価格　▲0.02％（国費▲20億円程度）
合計　▲1.00％（国費▲1,200億円程度）
※　イノベーションの更なる評価等として、革新的新薬の薬価維持、有用性系評価の充実等への対応を含む。
※　急激な原材料費の高騰、後発医薬品等の安定的な供給確保への対応として、不採算品再算定に係る特例的な対応を含む。（対象：約2,000品目程度）
※　イノベーションの更なる評価等を行うため、後述の長期収載品の保険給付の在り方の見直しを行う。
（注）令和６年４月施行（ただし、材料価格は令和６年６月施行）

３．診療報酬・薬価等に関する制度改革事項

上記のほか、良質な医療を効率的に提供する体制の整備等の観点から、次の項目について、中央社会保険医療協議会での議論も踏まえて、改革を着実に進める。
・医療ＤＸの推進による医療情報の有効活用等
・調剤基本料等の適正化
加えて、医療現場で働く方にとって、令和６年度に2.5％、令和７年度に2.0％のベースアップへと確実につながるよう、配分方法の工夫を行う。あわせて、今回の改定による医療従事者の賃上げの状況、食費を含む物価の動向、経営状況等について、実態を把握する。

４．医療制度改革

長期収載品の保険給付の在り方の見直しとして、選定療養の仕組みを導入し、後発医薬品の上市後５年以上経過したもの又は後発医薬品の置換率が50％以上となったものを対象に、後発医薬品の最高価格帯との価格差の４分の３までを保険給付の対象とすることとし、令和６年10月より施行する。
また、薬剤自己負担の見直し項目である「薬剤定額一部負担」「薬剤の種類に応じた自己負担の設定」「市販品類似の医薬品の保険給付の在り方の見直し」について、引き続き検討を行う。

令和６年度診療報酬改定の基本方針の概要

改定に当たっての基本認識

◎物価高騰・賃金上昇、経営の状況、人材確保の必要性、患者負担・保険料負担の影響を踏まえた対応

◎全世代型社会保障の実現や、医療・介護・障害福祉サービスの連携強化、新興感染症等への対応など医療を取り巻く課題への対応
◎医療DXやイノベーションの推進等による質の高い医療の実現
◎社会保障制度の安定性・持続可能性の確保、経済・財政との調和

改定の基本的視点と具体的方向性

⑴現下の雇用情勢も踏まえた人材確保・働き方改革等の推進【重点課題】

［具体的方向性の例］
○医療従事者の人材確保や賃上げに向けた取組
○各職種がそれぞれの高い専門性を十分に発揮するための勤務環境の改善、タスク・シェアリング／タスク・シフティング、チーム医療の推進
○業務の効率化に資するICTの利活用の推進、その他長時間労働などの厳しい勤務環境の改善に向けての取組の評価
○地域医療の確保及び機能分化を図る観点から、労働時間短縮の実効性担保に向けた見直しを含め、必要な救急医療体制等の確保
○多様な働き方を踏まえた評価の拡充
○医療人材及び医療資源の偏在への対応

⑵ポスト2025を見据えた地域包括ケアシステムの深化・推進や医療DXを含めた医療機能の分化・強化、連携の推進

［具体的方向性の例］
○医療DXの推進による医療情報の有効活用、遠隔医療の推進
○生活に配慮した医療の推進など地域包括ケアシステムの深化・推進のための取組
○リハビリテーション、栄養管理及び口腔管理の連携・推進
○患者の状態及び必要と考えられる医療機能に応じた入院医療の評価
○外来医療の機能分化・強化等
○新興感染症等に対応できる地域における医療提供体制の構築に向けた取組
○かかりつけ医、かかりつけ歯科医、かかりつけ薬剤師の機能の評価
○質の高い在宅医療・訪問看護の確保

⑶安心・安全で質の高い医療の推進

［具体的方向性の例］
○食材料費、光熱費をはじめとする物価高騰を踏まえた対応
○患者にとって安心・安全に医療を受けられるための体制の評価
○アウトカムにも着目した評価の推進
○重点的な対応が求められる分野への適切な評価（小児医療、周産期医療、救急医療等）
○生活習慣病の増加等に対応する効果的・効率的な疾病管理及び重症化予防の取組推進
○口腔疾患の重症化予防、口腔機能低下への対応の充実、生活の質に配慮した歯科医療の推進
○薬局の地域におけるかかりつけ機能に応じた適切な評価、薬局・薬剤師業務の対物中心から対人中心への転換の推進、病院薬剤師業務の評価
○薬局の経営状況等も踏まえ、地域の患者・住民のニーズに対応した機能を有する医薬品供給拠点としての役割の評価を推進
○医薬品産業構造の転換も見据えたイノベーションの適切な評価や医薬品の安定供給の確保等

⑷効率化・適正化を通じた医療保険制度の安定性・持続可能性の向上

［具体的方向性の例］
○後発医薬品やバイオ後続品の使用促進、長期収載品の保険給付の在り方の見直し等
○費用対効果評価制度の活用
○市場実勢価格を踏まえた適正な評価
○医療DXの推進による医療情報の有効活用、遠隔医療の推進（再掲）
○患者の状態及び必要と考えられる医療機能に応じた入院医療の評価（再掲）
○外来医療の機能分化・強化等（再掲）
○生活習慣病の増加等に対応する効果的・効率的な疾病管理及び重症化予防の取組推進（再掲）
○医師・病院薬剤師と薬局薬剤師の協働の取組による医薬品の適正使用等の推進
○薬局の経営状況等も踏まえ、地域の患者・住民のニーズに対応した機能を有する医薬品供給拠点としての役割の評価を推進（再掲）

第2部

点数表 新旧対照表

Ⅰ　歯科診療報酬点数表

I　歯科診療報酬点数表 新旧対照表

第1章　基本診療料　第1部　初・再診料

項　　目	改　正　後	改　正　前
通　則	1　健康保険法第63条第1項第1号及び高齢者医療確保法第64条第1項第1号の規定による初診及び再診の費用は、第1節又は第2節の各区分の所定点数により算定する。ただし、同時に2以上の傷病について初診を行った場合又は再診を行った場合は、初診料又は再診料は1回として算定する。 2　歯科診療及び歯科診療以外の診療を併せて行う保険医療機関にあっては、歯科診療及び歯科診療以外の診療につき、それぞれ別に初診料又は再診料を算定する。 3　入院中の患者（区分番号A400に掲げる短期滞在手術等基本料を算定する患者を含む。）に対する再診の費用（区分番号A002に掲げる再診料の注5及び注6に規定する加算を除く。）は、第2部第1節、第3節又は第4節の各区分の所定点数に含まれる。	
第1節　初　診　料 **A000 初診料**		
【点数の見直し】	**A000 初診料** 1　歯科初診料　267点 2　地域歯科診療支援病院歯科初診料　291点 注1　1については、歯科外来診療における院内感染防止対策につき別に厚生労働大臣が定める施設基準に適合しているものとして地方厚生局長等に届け出た保険医療機関において、初診を行った場合に算定する。この場合において、当該届出を行っていない保険医療機関については、240点を算定する。 注2　2については、別に厚生労働大臣が定める施設基準に適合しているものとして地方厚生局長等に届け出た病院である保険医療機関において初診を行った場合に算定する。この場合において、1の歯科初診料は算定できない。 注3　1傷病の診療継続中に他の傷病が発生して初診を行った場合は、それらの傷病に係る初診料は併せて1回とし、第1回の初診時に算定する。 注4　同一の患者について1月以内に初診料を算定すべき初診を2回以上行った場合は、初診料は1回とし、第1回の初診時に算定する。 注5　6歳未満の乳幼児に対して保険医療機関が初診を行った場合は、乳幼児加算として、40点を所定点数に加算する。ただし、注8に規定する加算を算定する場合は算定できない。	1　歯科初診料　264点 2　地域歯科診療支援病院歯科初診料　288点
【注の見直し】	注6　著しく歯科診療が困難な者に対して初診を行った場合（歯科診療特別対応加算3を算定する場合を除く。）は、歯科診療特別対応加算1として、175点を所定点数に加算し、著しく歯科診療が困難な者に対して	注6　著しく歯科診療が困難な者に対して初診を行った場合は、歯科診療特別対応加算として、175点（当該患者が歯科治療環境に円滑に適応できるような技法を用いた場合は、初診時歯科診療導入加算として、250

項目	改正後	改正前
	当該患者が歯科治療環境に円滑に適応できるような技法を用いて初診を行った場合又は個室若しくは陰圧室において診療を行う必要性が特に高い患者に対して個室若しくは陰圧室において初診を行った場合（歯科診療特別対応加算3を算定する場合を除く。）は、歯科診療特別対応加算2として、250点を所定点数に加算し、感染症法第6条第7項に規定する新型インフルエンザ等感染症、同条第8項に規定する指定感染症又は同条第9項に規定する新感染症の患者に対して初診を行った場合は、歯科診療特別対応加算3として、500点を所定点数に加算する。ただし、歯科診療特別対応加算1、歯科診療特別対応加算2又は歯科診療特別対応加算3を算定する患者について、当該患者に対する診療時間が1時間を超えた場合は、30分又はその端数を増すごとに、100点を更に所定点数に加算する。 注7　6歳以上の患者に対して保険医療機関が表示する診療時間以外の時間（深夜（午後10時から午前6時までの間をいう。以下この表において同じ。）及び休日を除く。以下この表において同じ。）、休日（深夜を除く。以下この表において同じ。）又は深夜において初診を行った場合は、時間外加算、休日加算又は深夜加算として、85点、250点又は480点をそれぞれ所定点数に加算する。ただし、専ら夜間における救急医療の確保のために設けられている保険医療機関において、夜間であって別に厚生労働大臣が定める時間に初診を行った場合は、230点を所定点数に加算する。 注8　6歳未満の乳幼児に対して保険医療機関が表示する診療時間以外の時間、休日又は深夜において初診を行った場合は、乳幼児時間外加算、乳幼児休日加算又は乳幼児深夜加算として、125点、290点又は620点をそれぞれ所定点数に加算する。ただし、注7のただし書に規定する保険医療機関において、同注のただし書に規定する時間に初診を行った場合は、270点を所定点数に加算する。	点）を所定点数に加算する。
【注の削除】	（削る）	注9　1及び2については、別に厚生労働大臣が定める施設基準に適合しているものとして地方厚生局長等に届け出た保険医療機関において、歯科外来診療の総合的な歯科医療環境の体制整備に係る取組を行った場合は、それぞれ歯科外来診療環境体制加算1又は歯科外来診療環境体制加算2として、初診時1回に限り23点又は25点を所定点数に加算する。
【注の追加】	注9　1及び2については、別に厚生労働大臣が定める施設基準に適合しているものとして地方厚生局長等に届け出た保険医療機関において、歯科外来診療における医療安全対策に係る取組を行った場合は、それぞれ歯科外来診療医療安全対策加算1又は歯科外来診療医療安全対策加算2として、初診時1回に限り12点又は13点を所定点数に加算する。	（新設）
【注の追加】	注10　1及び2については、別に厚生労働大臣が定める施設基準に適合しているものとして地方厚生局長等に届け出た保険医療機関において、歯科外来診療における院内感染	（新設）

項　目	改　正　後	改　正　前
	防止対策に係る取組を行った場合は、それぞれ歯科外来診療感染対策加算１若しくは歯科外来診療感染対策加算２又は歯科外来診療感染対策加算３若しくは歯科外来診療感染対策加算４として、初診時１回に限り12点若しくは14点又は13点若しくは15点を所定点数に加算する。	
【注の見直し】	注11　別に厚生労働大臣が定める施設基準に適合しているものとして地方厚生局長等に届け出た保険医療機関において、歯科診療を実施している他の保険医療機関（診療所に限る。）において注６若しくは区分番号Ａ002に掲げる再診料の注４に規定する歯科診療特別対応加算１を算定した患者又は著しく歯科診療が困難な者であって注６若しくは区分番号Ａ002に掲げる再診料の注４に規定する歯科診療特別対応加算２若しくは歯科診療特別対応加算３を算定した患者に対して、当該保険医療機関から文書による診療情報提供を受けた上で、外来において初診を行った場合は、歯科診療特別対応連携加算として、月１回に限り150点を所定点数に加算する。	注10　別に厚生労働大臣が定める施設基準に適合しているものとして地方厚生局長等に届け出た保険医療機関において、歯科診療を実施している他の保険医療機関（診療所に限る。）において注６又は区分番号Ａ002に掲げる再診料の注４に規定する加算を算定した患者に対して、当該保険医療機関から文書による診療情報提供を受けた上で、外来において初診を行った場合は、歯科診療特別対応連携加算として、月１回に限り150点を所定点数に加算する。
【注の見直し】	注12　歯科診療を実施している保険医療機関（診療所（注11に規定する施設基準に適合しているものとして地方厚生局長等に届け出た保険医療機関を除く。）に限る。）において、他の保険医療機関（注11に規定する施設基準に適合しているものとして地方厚生局長等に届け出た保険医療機関に限る。）において注６若しくは区分番号Ａ002に掲げる再診料の注４に規定する歯科診療特別対応加算１を算定した患者又は著しく歯科診療が困難な者であって注６若しくは区分番号Ａ002に掲げる再診料の注４に規定する歯科診療特別対応加算２若しくは歯科診療特別対応加算３を算定した患者に対して、当該保険医療機関から文書による診療情報提供を受けた上で、外来において初診を行った場合は、歯科診療特別対応地域支援加算として、月１回に限り100点を所定点数に加算する。	注11　歯科診療を実施している保険医療機関（診療所（注10に規定する施設基準に適合しているものとして地方厚生局長等に届け出た保険医療機関を除く。）に限る。）において、他の保険医療機関（注10に規定する施設基準に適合しているものとして地方厚生局長等に届け出た保険医療機関に限る。）において注６又は区分番号Ａ002に掲げる再診料の注４に規定する加算を算定した患者に対して、当該保険医療機関から文書による診療情報提供を受けた上で、外来において初診を行った場合は、歯科診療特別対応地域支援加算として、月１回に限り100点を所定点数に加算する。
	注13　削除	注12　削除
【注の削除】	（削る）	注13　初診に係る十分な情報を取得する体制として別に厚生労働大臣が定める施設基準を満たす歯科診療を実施している保険医療機関を受診した患者に対して初診を行った場合は、医療情報・システム基盤整備体制充実加算１として、月１回に限り４点を所定点数に加算する。ただし、健康保険法第３条第13項に規定する電子資格確認により当該患者に係る診療情報を取得等した場合又は他の保険医療機関から当該患者に係る診療情報の提供を受けた場合にあっては、医療情報・システム基盤整備体制充実加算２として、月１回に限り２点を所定点数に加算する。
【注の追加】	注14　別に厚生労働大臣が定める施設基準を満たす歯科診療を実施している保険医療機関を受診した患者に対して十分な情報を取得した上で初診を行った場合は、医療情報取得加算１として、月１回に限り３点を所定点数に加算する。ただし、健康保険法第３条第13項に規定する電子資格確認により当該患者に係る診療情報を取得等した場合又	（新設）

項　　　目	改　正　後	改　正　前
	は他の保険医療機関から当該患者に係る診療情報の提供を受けた場合にあっては、医療情報取得加算２として、月１回に限り１点を所定点数に加算する。	
【注の追加】	注15　医療ＤＸ推進に係る体制として別に厚生労働大臣が定める施設基準に適合しているものとして地方厚生局長等に届け出た歯科診療を実施している保険医療機関を受診した患者に対して初診を行った場合は、医療ＤＸ推進体制整備加算として、月１回に限り６点を所定点数に加算する。	（新設）
【注の追加】	注16　別に厚生労働大臣が定める施設基準に適合しているものとして地方厚生局長等に届け出た保険医療機関において、特に情報通信機器を用いた歯科診療を行うことが必要と認められるものに対して、情報通信機器を用いた初診を行った場合には、注１に規定する届出の有無にかかわらず、１の歯科初診料又は２の地域歯科診療支援病院歯科初診料について、所定点数に代えて、233点を算定する。 A001 削除	（新設）
第２節　再　診　料 **A002 再診料**	**A002 再診料**	
【点数の見直し】	１　歯科再診料　58点 ２　地域歯科診療支援病院歯科再診料　75点	１　歯科再診料　56点 ２　地域歯科診療支援病院歯科再診料　73点
	注１　１については、区分番号A000に掲げる初診料の注１に規定する歯科外来診療における院内感染防止対策につき別に厚生労働大臣が定める施設基準に適合しているものとして地方厚生局長等に届け出た保険医療機関において、再診を行った場合に算定する。この場合において、当該届出を行っていない保険医療機関については、44点を算定する。 注２　２については、区分番号A000に掲げる初診料の注２に規定する別に厚生労働大臣が定める施設基準に適合しているものとして地方厚生局長等に届け出た病院である保険医療機関において、再診を行った場合に算定する。この場合において、１の歯科再診料は算定できない。 注３　６歳未満の乳幼児に対して再診を行った場合は、乳幼児加算として、10点を所定点数に加算する。ただし、注６に規定する加算を算定する場合を除く。	
【注の見直し】	注４　著しく歯科診療が困難な者に対して再診を行った場合（歯科診療特別対応加算３を算定する場合を除く。）は、歯科診療特別対応加算１として、175点を所定点数に加算し、著しく歯科診療が困難な者に対して当該患者が歯科治療環境に円滑に適応できるような技法を用いて再診を行った場合又は個室若しくは陰圧室において診療を行う必要性が特に高い患者に対して個室若しくは陰圧室において再診を行った場合（歯科診療特別対応加算３を算定する場合を除く。）は、歯科診療特別対応加算２として、250点を所定点数に加算し、感染症法第６条第７項に規定する新型インフルエンザ等感染症、同条第８項に規定する指定感染症又は同条第９項に規定する新感染症の	注４　著しく歯科診療が困難な者に対して再診を行った場合は、歯科診療特別対応加算として、175点を所定点数に加算する。

項目	改正後	改正前
	患者に対して再診を行った場合は、歯科診療特別対応加算３として、500点を所定点数に加算する。ただし、歯科診療特別対応加算１、歯科診療特別対応加算２又は歯科診療特別対応加算３を算定する患者について、当該患者に対する診療時間が１時間を超えた場合は、30分又はその端数を増すごとに、100点を更に所定点数に加算する。 注５　６歳以上の患者に対して保険医療機関が表示する診療時間以外の時間、休日又は深夜において再診を行った場合は、時間外加算、休日加算又は深夜加算として、65点、190点又は420点をそれぞれ所定点数に加算する。ただし、区分番号Ａ000に掲げる初診料の注７のただし書に規定する保険医療機関において、同注のただし書に規定する時間に再診を行った場合は、180点を所定点数に加算する。 注６　６歳未満の乳幼児に対して保険医療機関が表示する診療時間以外の時間、休日又は深夜に再診を行った場合は、乳幼児時間外加算、乳幼児休日加算又は乳幼児深夜加算として、75点、200点又は530点をそれぞれ所定点数に加算する。ただし、区分番号Ａ000に掲げる初診料の注７のただし書に規定する保険医療機関において、同注のただし書に規定する時間に再診を行った場合は、190点を所定点数に加算する。	
【注の見直し】	注７　患者又はその看護に当たっている者から電話等によって治療上の意見を求められて指示をした場合は、再診料を算定する。ただし、この場合において、注11に規定する加算は算定しない。	注７　患者又はその看護に当たっている者から電話等によって治療上の意見を求められて指示をした場合は、再診料を算定する。ただし、この場合において、注10に規定する加算は算定しない。
【注の削除】	（削る）	注８　１及び２については、区分番号Ａ000に掲げる初診料の注９に規定する歯科外来診療環境体制加算に係る施設基準に適合しているものとして地方厚生局長等に届け出た保険医療機関において、歯科外来診療の総合的な歯科医療環境の体制整備に係る取組を行った場合は、それぞれ再診時歯科外来診療環境体制加算１又は再診時歯科外来診療環境体制加算２として、３点又は５点を所定点数に加算する。
【注の追加】	注８　１及び２については、区分番号Ａ000に掲げる初診料の注９に規定する歯科外来診療医療安全対策加算に係る施設基準に適合しているものとして地方厚生局長等に届け出た保険医療機関において、歯科外来診療における医療安全対策に係る取組を行った場合は、それぞれ歯科外来診療医療安全対策加算１又は歯科外来診療医療安全対策加算２として、２点又は３点を所定点数に加算する。	（新設）
【注の追加】	注９　１及び２については、区分番号Ａ000に掲げる初診料の注10に規定する歯科外来診療感染対策加算に係る施設基準に適合しているものとして地方厚生局長等に届け出た保険医療機関において、歯科外来診療における院内感染防止対策に係る取組を行った場合は、それぞれ歯科外来診療感染対策加算１若しくは歯科外来診療感染対策加算２又は歯科外来診療感染対策加算３若しくは歯科外来診療感染対策加算４として、２点若しくは４点又は３点若しくは５点を所定点数に加算する。	（新設）

項　　　目	改　　正　　後	改　　正　　前
	注10　個別の費用の計算の基礎となった項目ごとに記載した明細書の発行等につき別に厚生労働大臣が定める施設基準を満たす保険医療機関（診療所に限る。）を受診した患者については、明細書発行体制等加算として、１点を所定点数に加算する。	注９
【注の削除】	（削る）	注10　再診に係る十分な情報を取得する体制として別に厚生労働大臣が定める施設基準を満たす歯科診療を実施している保険医療機関を受診した患者に対して再診を行った場合は、医療情報・システム基盤整備体制充実加算３として、月１回に限り２点を所定点数に加算する。ただし、健康保険法第３条第13項に規定する電子資格確認により当該患者に係る診療情報を取得等した場合又は他の保険医療機関から当該患者に係る診療情報の提供を受けた場合にあっては、この限りでない。
【注の追加】	注11　別に厚生労働大臣が定める施設基準を満たす歯科診療を実施している保険医療機関を受診した患者に対して十分な情報を取得した上で再診を行った場合は、医療情報取得加算３として、３月に１回に限り２点を所定点数に加算する。ただし、健康保険法第３条第13項に規定する電子資格確認により当該患者に係る診療情報を取得等した場合又は他の保険医療機関から当該患者に係る診療情報の提供を受けた場合にあっては、医療情報取得加算４として、３月に１回に限り１点を所定点数に加算する。	（新設）
【注の追加】	注12　別に厚生労働大臣が定める施設基準に適合しているものとして地方厚生局長等に届け出た保険医療機関において、特に情報通信機器を用いた歯科診療を行うことが必要と認められるものに対して、情報通信機器を用いた再診を行った場合には、注１に規定する届出の有無にかかわらず、１の歯科再診料又は２の地域歯科診療支援病院歯科再診料について、所定点数に代えて、51点を算定する。	（新設）

第1章　第2部　入院料等

項　　目	改　正　後	改　正　前
通　則		
	1　健康保険法第63条第1項第5号及び高齢者医療確保法第64条第1項第5号による入院及び看護の費用は、第1節から第5節までの各区分の所定点数により算定する。この場合において、特に規定する場合を除き、通常必要とされる療養環境の提供、看護及び歯科医学的管理に要する費用は、第1節、第3節又は第4節の各区分の所定点数に含まれる。 2　同一の保険医療機関において、同一の患者につき、第1節の各区分に掲げる入院基本料（特別入院基本料、月平均夜勤時間超過減算及び夜勤時間特別入院基本料（以下「特別入院基本料等」という。）を含む。）、第3節の各区分に掲げる特定入院料及び第4節の各区分に掲げる短期滞在手術等基本料を同一の日に算定することはできない。 3　歯科診療及び歯科診療以外の診療を併せて行う保険医療機関にあっては、当該患者の主傷病に係る入院基本料（特別入院基本料等を含む。）、特定入院料又は短期滞在手術等基本料を算定する。 4　第1節から第4節までに規定する期間の計算は、特に規定する場合を除き、保険医療機関に入院した日から起算して計算する。ただし、保険医療機関を退院した後、同一の疾病又は負傷により、当該保険医療機関又は当該保険医療機関と特別の関係にある保険医療機関に入院した場合は、急性増悪その他やむを得ない場合を除き、最初の保険医療機関に入院した日から起算して計算する。 5　別に厚生労働大臣が定める入院患者数の基準又は歯科医師等の員数の基準に該当する保険医療機関の入院基本料については、別に厚生労働大臣が定めるところにより算定する。	
【通則の見直し】	6　入院診療計画、院内感染防止対策、医療安全管理体制、褥瘡対策、栄養管理体制、意思決定支援及び身体的拘束最小化について、別に厚生労働大臣が定める基準を満たす場合に限り、第1節（特別入院基本料等を含む。）、第3節及び第4節（短期滞在手術等基本料1を除く。）の各区分に掲げるそれぞれの入院基本料、特定入院料又は短期滞在手術等基本料の所定点数を算定する。ただし、歯科診療のみを行う保険医療機関にあっては、別に厚生労働大臣が定める基準を満たす場合に限り、当該入院料の所定点数を算定する。 7　前号本文に規定する別に厚生労働大臣が定める基準（歯科診療のみを行う保険医療機関にあっては、前号ただし書に規定する別に厚生労働大臣が定める基準）のうち、栄養管理体制に関する基準を満たすことができない保険医療機関（診療所を除き、別に厚生労働大臣が定める基準を満たすものに限る。）については、第1節（特別入院基本料等を除く。）、第3節及び第4節（短期滞在手術等基本料1を除く。）の各区分に掲げるそれぞれの入院基本料、特定入院料又は短期滞在手術等基本料の所定点数から1日につき40点を減算する。	6　入院診療計画、院内感染防止対策、医療安全管理体制、褥瘡対策及び栄養管理体制について、別に厚生労働大臣が定める基準を満たす場合に限り、第1節（特別入院基本料等を含む。）及び第3節の各区分に掲げる入院料の所定点数を算定する。ただし、歯科診療のみを行う保険医療機関にあっては、別に厚生労働大臣が定める基準を満たす場合に限り、当該入院料の所定点数を算定する。

項目	改正後	改正前
【通則の追加】	8 第6号本文に規定する別に厚生労働大臣が定める基準（歯科診療のみを行う保険医療機関にあっては、第6号ただし書に規定する別に厚生労働大臣が定める基準）のうち、身体的拘束最小化に関する基準を満たすことができない保険医療機関については、第1節（特別入院基本料等を除く。）、第3節及び第4節（短期滞在手術等基本料1を除く。）の各区分に掲げるそれぞれの入院基本料、特定入院料又は短期滞在手術等基本料の所定点数から1日につき40点を減算する。	（新設）
第1節　入院基本料 **通則**	1　本節各区分に掲げる入院基本料は、それぞれの算定要件を満たす患者について、別表第一医科診療報酬点数表（以下「医科点数表」という。）の第1章第2部第1節に掲げる入院基本料（特別入院基本料等を含む。）の例により算定する。 2　本節各区分に掲げる入院基本料に係る算定要件は、医科点数表の第1章第2部第1節に掲げる入院基本料（特別入院基本料等を含む。）に係る算定要件の例による。 3　本節各区分に掲げる入院基本料について、加算要件を満たす場合は、医科点数表の第1章第2部第1節に掲げる入院基本料（特別入院基本料等を含む。）に係る加算の例により、本節各区分に掲げる入院基本料の所定点数に加算する。 4　本節各区分に掲げる入院基本料に係る加算要件は、医科点数表の第1章第2部第1節に掲げる入院基本料（特別入院基本料等を含む。）に係る加算要件の例による。 5　本節各区分に掲げる入院基本料に含まれる費用の範囲は、医科点数表の第1章第2部第1節に掲げる入院基本料（特別入院基本料等を含む。）の例による。 6　本節各区分に掲げる入院基本料を算定する保険医療機関においては、第2節の各区分に掲げる入院基本料等加算について、それぞれの算定要件を満たす場合に算定できる。 7　前号の規定により算定できる入院基本料等加算の範囲は、医科点数表の第1章第2部第1節に掲げる入院基本料（特別入院基本料等を含む。）につき算定できる医科点数表の第1章第2部第2節に掲げる入院基本料等加算の例による。ただし、第2節の各区分に掲げる入院基本料等加算に限られる。 **A100 一般病棟入院基本料** **A101 療養病棟入院基本料** **A102 特定機能病院入院基本料** **A103 専門病院入院基本料** **A103-2 障害者施設等入院基本料** A104 削除 **A105 有床診療所入院基本料** **A106 有床診療所療養病床入院基本料**	
第2節　入院基本料等加算 **通則**	1　本節各区分に掲げる入院基本料等加算（区分番号A250に掲げる地域歯科診療支援病院入院加算を除く。）は、それぞれの算定要件	

項目	改正後	改正前
	を満たす患者について、医科点数表の第1章第2部第2節に掲げる入院基本料等加算の例により算定する。この場合において、医科点数表の区分番号A204-2に掲げる臨床研修病院入院診療加算については、「基幹型」とあるのは「単独型又は管理型」と、「医師法（昭和23年法律第201号）第16条の2第1項に規定する都道府県知事の指定する病院」とあるのは「歯科医師法（昭和23年法律第202号）第16条の2第1項に規定する歯学若しくは医学を履修する課程を置く大学に附属する病院（歯科医業を行わないものを除く。）又は厚生労働大臣の指定する病院」と読み替えるものとする。 2　本節各区分に掲げる入院基本料等加算（区分番号A250に掲げる地域歯科診療支援病院入院加算を除く。）の算定要件は、医科点数表の第1章第2部第2節に掲げる入院基本料等加算の算定要件の例による。 **A200 総合入院体制加算** **A200-2 急性期充実体制加算** A201 削除 A202 削除 A203 削除 **A204 地域医療支援病院入院診療加算** **A204-2 臨床研修病院入院診療加算** **A204-3 紹介受診重点医療機関入院診療加算** **A205 救急医療管理加算** **A205-2 在宅患者緊急入院診療加算** **A206 診療録管理体制加算** **A206-2 医師事務作業補助体制加算** **A206-3 急性期看護補助体制加算** **A206-4 看護職員夜間配置加算** **A207 乳幼児加算・幼児加算**	
【区分の見直し】	**A208 特定感染症入院医療管理加算** **A208-2 難病等特別入院診療加算** **A208-3 超重症児（者）入院診療加算・準超重症児（者）入院診療加算** **A209 看護配置加算** **A210 看護補助加算** A211 削除 A212 削除 A213 削除 **A214 地域加算** **A214-2 離島加算** **A215 療養環境加算** **A216 ＨＩＶ感染者療養環境特別加算**	A208 削除
【区分の見直し】	**A216-2 特定感染症患者療養環境特別加算** **A217 重症者等療養環境特別加算** **A217-2 小児療養環境特別加算** **A218 療養病棟療養環境加算** **A218-2 療養病棟療養環境改善加算** **A219 診療所療養病床療養環境加算** **A219-2 診療所療養病床療養環境改善加算** **A220 無菌治療室管理加算** **A221 放射線治療病室管理加算** **A221-2 緩和ケア診療加算** **A221-3 有床診療所緩和ケア診療加算**	**A216-2 二類感染症患者療養環境特別加算**
【区分の見直し】	**A221-4 小児緩和ケア診療加算** **A222 がん拠点病院加算**	（新設）
【区分の見直し】	**A223 リハビリテーション・栄養・口腔連携体制加算** **A223-2 栄養サポートチーム加算** **A224 医療安全対策加算** **A224-2 感染対策向上加算**	A223 削除

項　　目	改　正　後	改　正　前
	A224-3 患者サポート体制充実加算 **A224-4 重症患者初期支援充実加算** **A224-5 報告書管理体制加算** A225 削除 **A226 褥瘡ハイリスク患者ケア加算** A227 削除 A227-2 削除 A227-3 削除 A227-4 削除 **A227-5 入退院支援加算**	
【区分の見直し】	**A227-6 医療的ケア児（者）入院前支援加算**	（新設）
	A228 認知症ケア加算 **A228-2 せん妄ハイリスク患者ケア加算** A240 削除 A241 削除 A242 削除 **A242-2 術後疼痛管理チーム加算** **A243 後発医薬品使用体制加算**	
【区分の見直し】	**A243-2 バイオ後続品使用体制加算**	（新設）
	A244 病棟薬剤業務実施加算 **A245 薬剤総合評価調整加算** **A246 地域医療体制確保加算** **A250 地域歯科診療支援病院入院加算**　300点	
【注の見直し】	注　別に厚生労働大臣が定める施設基準に適合しているものとして地方厚生局長等に届け出た保険医療機関において、歯科訪問診療を実施している別の保険医療機関で区分番号C000に掲げる歯科訪問診療料又は区分番号A000に掲げる初診料の注6若しくは区分番号A002に掲げる再診料の注4に規定する歯科診療特別対応加算1、歯科診療特別対応加算2又は歯科診療特別対応加算3を算定した患者であって、区分番号B000-4に掲げる歯科疾患管理料、区分番号C001-3に掲げる歯科疾患在宅療養管理料、区分番号C001-5に掲げる在宅患者訪問口腔リハビリテーション指導管理料又は区分番号C001-6に掲げる小児在宅患者訪問口腔リハビリテーション指導管理料を入院の月又はその前月に算定しているものについて、当該保険医療機関から文書による診療情報提供を受け、求めに応じて入院させた場合に、当該患者（第1節のいずれかの入院基本料（特別入院基本料等を含む。）を現に算定している患者に限る。）について、入院初日に限り所定点数に加算する。	注　別に厚生労働大臣が定める施設基準に適合しているものとして地方厚生局長等に届け出た保険医療機関において、歯科訪問診療を実施している別の保険医療機関で区分番号C000に掲げる歯科訪問診療料又は区分番号A000に掲げる初診料の注6若しくは区分番号A002に掲げる再診料の注4に規定する加算を算定した患者であって、区分番号B000-4に掲げる歯科疾患管理料、区分番号C001-3に掲げる歯科疾患在宅療養管理料、区分番号C001-5に掲げる在宅患者訪問口腔リハビリテーション指導管理料又は区分番号C001-6に掲げる小児在宅患者訪問口腔リハビリテーション指導管理料を入院の月又はその前月に算定しているものについて、当該保険医療機関から文書による診療情報提供を受け、求めに応じて入院させた場合に、当該患者（第1節のいずれかの入院基本料（特別入院基本料等を含む。）を現に算定している患者に限る。）について、入院初日に限り所定点数に加算する。
第3節　特定入院料 **通則**	1　本節各区分に掲げる特定入院料は、それぞれの算定要件を満たす患者について、医科点数表の第1章第2部第3節に掲げる特定入院料の例により算定する。 2　本節各区分に掲げる特定入院料に係る算定要件は、医科点数表の第1章第2部第3節に掲げる特定入院料に係る算定要件の例による。 3　本節各区分に掲げる特定入院料について、加算要件を満たす場合は、医科点数表の第1章第2部第3節に掲げる特定入院料に係る加算の例により、本節各区分に掲げる特定入院料の所定点数に加算する。 4　本節各区分に掲げる特定入院料に係る加算要件は、医科点数表の第1章第2部第3節に掲げる特定入院料に係る加算要件の例によ	

項　　目	改　正　後	改　正　前
【区分の見直し】	る。 5　本節各区分に掲げる特定入院料に含まれる費用の範囲は、医科点数表の第１章第２部第３節に掲げる特定入院料の例による。 6　本節各区分に掲げる特定入院料を算定する保険医療機関においては、第２節の各区分に掲げる入院基本料等加算について、それぞれの算定要件を満たす場合に算定できる。 7　前号の規定により算定できる入院基本料等加算の範囲は、医科点数表の第１章第２部第３節に掲げる特定入院料につき算定できる医科点数表の第１章第２部第２節に掲げる入院基本料等加算の例による。ただし、第２節の各区分に掲げる入院基本料等加算に限られる。 **A300　特定集中治療室管理料** **A301　ハイケアユニット入院医療管理料** **A302　小児特定集中治療室管理料** **A303　緩和ケア病棟入院料** **A304　小児入院医療管理料** **A305　特定一般病棟入院料** **A306　地域包括ケア病棟入院料** **A307　地域包括医療病棟入院料**	（新設）
第４節　短期滞在手術等基本料	**A400　短期滞在手術等基本料** 注１　医科点数表の区分番号A400に掲げる短期滞在手術等基本料の注１本文に規定する別に厚生労働大臣が定める施設基準に適合しているものとして地方厚生局長等に届け出た保険医療機関において、医科点数表の区分番号A400に掲げる短期滞在手術等基本料の算定要件を満たした場合に、医科点数表の区分番号A400に掲げる短期滞在手術等基本料の例により算定する。 注２　短期滞在手術等基本料に含まれる費用の範囲は、医科点数表の区分番号A400に掲げる短期滞在手術等基本料に含まれる費用の範囲の例による。この場合において、同注３中「及び第11部麻酔」とあるのは「並びに第11部麻酔及び別表第二歯科診療報酬点数表（以下「歯科点数表」という。）の第２章第10部麻酔」と、同注３のル中「麻酔管理料（Ｉ）　区分番号Ｌ009に掲げるもの」とあるのは「麻酔管理料（Ｉ）及び歯科麻酔管理料　区分番号Ｌ009に掲げるもの及び歯科点数表の区分番号Ｋ004に掲げるもの」と読み替えるものとする。	
【節の削除】	（削る） 〔第２章第15部その他P000に移動〕	**第５節　看護職員処遇改善評価料** **A500　看護職員処遇改善評価料** 注　医科点数表の区分番号A500に掲げる看護職員処遇改善評価料の注に規定する別に厚生労働大臣が定める施設基準に適合しているものとして地方厚生局長等に届け出た保険医療機関に入院している患者であって、第１節の入院基本料（特別入院基本料等を含む。）、第３節の特定入院料又は第４節の短期滞在手術等基本料を算定しているものについて、医科点数表の区分番号A500に掲げる看護職員処遇改善評価料の例により算定する。

第2章　特掲診療料　第1部　医学管理等

項　　　目	改　　正　　後	改　　正　　前
	B000 削除 B000-2 削除 B000-3 削除	
B000-4 歯科疾患管理料	**B000-4 歯科疾患管理料**　100点 注1　1回目の歯科疾患管理料は、歯科疾患の管理が必要な患者に対し、当該患者又はその家族等（以下この部において「患者等」という。）の同意を得て管理計画を作成し、その内容について説明を行った場合に算定する。なお、初診日の属する月に算定する場合は、所定点数の100分の80に相当する点数により算定する。 注2　2回目以降の歯科疾患管理料は、1回目の歯科疾患管理料を算定した患者に対して、注1の規定による管理計画に基づく継続的な管理を行っている場合であって、歯科疾患の管理及び療養上必要な指導を行ったときに、1回目の歯科疾患管理料を算定した日の属する月の翌月以降月1回に限り算定する。	
【注の見直し】	注3　区分番号B000-6に掲げる周術期等口腔機能管理料（Ⅰ）、区分番号B000-7に掲げる周術期等口腔機能管理料（Ⅱ）、区分番号B000-8に掲げる周術期等口腔機能管理料（Ⅲ）、区分番号B000-9に掲げる周術期等口腔機能管理料（Ⅳ）、区分番号B000-11に掲げる回復期等口腔機能管理料、区分番号B002に掲げる歯科特定疾患療養管理料、区分番号C001-3に掲げる歯科疾患在宅療養管理料、区分番号C001-5に掲げる在宅患者訪問口腔リハビリテーション指導管理料、区分番号C001-6に掲げる小児在宅患者訪問口腔リハビリテーション指導管理料又は区分番号N002に掲げる歯科矯正管理料を算定した患者に対して、当該管理の終了後に療養上の必要があって歯科疾患の継続的な管理を行う場合は、区分番号B000-6に掲げる周術期等口腔機能管理料（Ⅰ）、区分番号B000-7に掲げる周術期等口腔機能管理料（Ⅱ）、区分番号B000-8に掲げる周術期等口腔機能管理料（Ⅲ）、区分番号B000-9に掲げる周術期等口腔機能管理料（Ⅳ）、区分番号B000-11に掲げる回復期等口腔機能管理料、区分番号B002に掲げる歯科特定疾患療養管理料、区分番号C001-3に掲げる歯科疾患在宅療養管理料、区分番号C001-5に掲げる在宅患者訪問口腔リハビリテーション指導管理料、区分番号C001-6に掲げる小児在宅患者訪問口腔リハビリテーション指導管理料又は区分番号N002に掲げる歯科矯正管理料を算定した日の属する月の翌月以降から算定する。 注4　入院中の患者に対して管理を行った場合又は退院した患者に対して退院の日の属する月に管理を行った場合における当該管理の費用は、第1章第2部第1節、第3節又は第4節の各区分の所定点数に含まれる。ただし、歯科診療及び歯科診療以外の診療を併せて行う保険医療機関の歯科診療以外	注3　区分番号B000-6に掲げる周術期等口腔機能管理料（Ⅰ）、区分番号B000-7に掲げる周術期等口腔機能管理料（Ⅱ）、区分番号B000-8に掲げる周術期等口腔機能管理料（Ⅲ）、区分番号B002に掲げる歯科特定疾患療養管理料、区分番号C001-3に掲げる歯科疾患在宅療養管理料、区分番号C001-5に掲げる在宅患者訪問口腔リハビリテーション指導管理料、区分番号C001-6に掲げる小児在宅患者訪問口腔リハビリテーション指導管理料又は区分番号N002に掲げる歯科矯正管理料を算定した患者に対して、当該管理の終了後に療養上の必要があって歯科疾患の継続的な管理を行う場合は、区分番号B000-6に掲げる周術期等口腔機能管理料（Ⅰ）、区分番号B000-7に掲げる周術期等口腔機能管理料（Ⅱ）、区分番号B000-8に掲げる周術期等口腔機能管理料（Ⅲ）、区分番号B002に掲げる歯科特定疾患療養管理料、区分番号C001-3に掲げる歯科疾患在宅療養管理料、区分番号C001-5に掲げる在宅患者訪問口腔リハビリテーション指導管理料、区分番号C001-6に掲げる小児在宅患者訪問口腔リハビリテーション指導管理料又は区分番号N002に掲げる歯科矯正管理料を算定した日の属する月の翌月以降から算定する。

項　　目	改　正　後	改　正　前
	の診療に係る病棟に入院中の患者又は当該病棟を退院した患者については、この限りでない。 注5　初診日から入院（歯科診療に限る。）中の患者について、退院後に歯科疾患の継続的な管理が必要な場合は、退院した日の属する月の翌月以降から算定する。 注6　管理計画に基づく治療終了日から起算して2月を経過するまでの間、区分番号A000に掲げる初診料は、算定できない。	
【注の見直し】	注7　歯科疾患管理料を算定した月において、区分番号B000-6に掲げる周術期等口腔機能管理料（Ⅰ）、区分番号B000-7に掲げる周術期等口腔機能管理料（Ⅱ）、区分番号B000-8に掲げる周術期等口腔機能管理料（Ⅲ）、区分番号B000-9に掲げる周術期等口腔機能管理料（Ⅳ）、区分番号B000-11に掲げる回復期等口腔機能管理料、区分番号B002に掲げる歯科特定疾患療養管理料、区分番号C001-3に掲げる歯科疾患在宅療養管理料、区分番号C001-5に掲げる在宅患者訪問口腔リハビリテーション指導管理料、区分番号C001-6に掲げる小児在宅患者訪問口腔リハビリテーション指導管理料及び区分番号N002に掲げる歯科矯正管理料は、算定できない。 注8　16歳未満のう蝕に罹患している患者であって、う蝕多発傾向にあり、う蝕に対する歯冠修復終了後もう蝕活動性が高く、継続的な指導管理が必要なもの（以下「う蝕多発傾向者」という。）のうち、4歳以上のう蝕多発傾向者又はその家族等に対して、当該患者の療養を主として担う歯科医師（以下「主治の歯科医師」という。）又はその指示を受けた歯科衛生士が、フッ化物洗口に係る薬液の取扱い及び洗口法に関する指導を行った場合は、歯科疾患管理の実施期間中に患者1人につき1回に限り、フッ化物洗口指導加算として、40点を所定点数に加算する。ただし、区分番号C001に掲げる訪問歯科衛生指導料を算定している患者については、当該加算は算定できない。 注9　注1の規定による管理計画に基づき、患者等に対し、歯科疾患の管理に係る内容を文書により提供した場合は、文書提供加算として、10点を所定点数に加算する。	注7　歯科疾患管理料を算定した月において、区分番号B000-6に掲げる周術期等口腔機能管理料（Ⅰ）、区分番号B000-7に掲げる周術期等口腔機能管理料（Ⅱ）、区分番号B000-8に掲げる周術期等口腔機能管理料（Ⅲ）、区分番号B002に掲げる歯科特定疾患療養管理料、区分番号C001-3に掲げる歯科疾患在宅療養管理料、区分番号C001-5に掲げる在宅患者訪問口腔リハビリテーション指導管理料、区分番号C001-6に掲げる小児在宅患者訪問口腔リハビリテーション指導管理料及び区分番号N002に掲げる歯科矯正管理料は、算定できない。
【注の削除】	（削る）	注10　かかりつけ歯科医機能強化型歯科診療所（歯科疾患の管理が必要な患者に対し、定期的かつ継続的な口腔の管理を行う診療所であって、別に厚生労働大臣が定める施設基準に適合しているものとして地方厚生局長等に届け出たものをいう。以下この表において同じ。）において、エナメル質初期う蝕に罹患している患者に対して、管理及び療養上必要な指導等を行い、その内容について説明を行った場合は、エナメル質初期う蝕管理加算として、260点を所定点数に加算する。
	注10　別の保険医療機関（歯科診療を行うものを除く。）から歯科治療における総合的医療管理が必要な患者であるとして文書による診療情報の提供を受けたものに対し、必要な管理及び療養上の指導等を行った場合は、総合医療管理加算として、50点を所定点数に加算する。	注11

項目	改正後	改正前
【注の見直し】	注11　初診日の属する月から起算して６月を超えて歯科疾患の管理及び療養上必要な指導を行った場合は、長期管理加算として、次に掲げる点数をそれぞれ所定点数に加算する。 イ　区分番号Ｂ000-4-2に掲げる小児口腔機能管理料の注３に規定する施設基準に適合しているものとして地方厚生局長等に届け出た診療所である保険医療機関の場合　120点 ロ　イ以外の保険医療機関の場合　100点	注12　初診日の属する月から起算して６月を超えて歯科疾患の管理及び療養上必要な指導を行った場合は、長期管理加算として、次に掲げる点数をそれぞれ所定点数に加算する。 イ　かかりつけ歯科医機能強化型歯科診療所の場合　120点
Ｂ000-4-2 小児口腔機能管理料		
【点数の見直し】	**Ｂ000-4-2 小児口腔機能管理料**　60点	**Ｂ000-4-2 小児口腔機能管理料**　100点
【注の見直し】	注１　区分番号Ｂ000-4に掲げる歯科疾患管理料又は区分番号Ｂ002に掲げる歯科特定疾患療養管理料を算定した患者であって、口腔機能の発達不全を有する18歳未満の児童に対して、口腔機能の獲得を目的として、当該患者等の同意を得て、当該患者の口腔機能評価に基づく管理計画を作成し、当該管理計画に基づき、口腔機能の管理を行った場合に、月１回に限り算定する。	注１　区分番号Ｂ000-4に掲げる歯科疾患管理料又は区分番号Ｂ002に掲げる歯科特定疾患療養管理料を算定した患者であって、口腔機能の発達不全を有する18歳未満の児童に対して、口腔機能の獲得を目的として、当該患者等の同意を得て、当該患者の口腔機能評価に基づく管理計画を作成し、療養上必要な指導を行った場合に、月１回に限り算定する。
	注２　入院中の患者に対して管理を行った場合又は退院した患者に対して退院の日の属する月に管理を行った場合における当該管理の費用は、第１章第２部第１節、第３節又は第４節の各区分の所定点数に含まれる。ただし、歯科診療及び歯科診療以外の診療を併せて行う保険医療機関の歯科診療以外の診療に係る病棟に入院中の患者又は当該病棟を退院した患者については、この限りでない。	
【注の追加】	注３　別に厚生労働大臣が定める施設基準に適合しているものとして地方厚生局長等に届け出た診療所である保険医療機関において、口腔機能の管理を行った場合は、口腔管理体制強化加算として、50点を所定点数に加算する。	（新設）
【注の見直し】	注４　小児口腔機能管理料を算定した月において、区分番号Ｂ000-6に掲げる周術期等口腔機能管理料（Ⅰ）、区分番号Ｂ000-7に掲げる周術期等口腔機能管理料（Ⅱ）、区分番号Ｂ000-8に掲げる周術期等口腔機能管理料（Ⅲ）、区分番号Ｂ000-9に掲げる周術期等口腔機能管理料（Ⅳ）、区分番号Ｂ000-11に掲げる回復期等口腔機能管理料、区分番号Ｃ001-3に掲げる歯科疾患在宅療養管理料、区分番号Ｃ001-6に掲げる小児在宅患者訪問口腔リハビリテーション指導管理料及び区分番号Ｎ002に掲げる歯科矯正管理料は、算定できない。	注３　小児口腔機能管理料を算定した月において、区分番号Ｂ000-6に掲げる周術期等口腔機能管理料（Ⅰ）、区分番号Ｂ000-7に掲げる周術期等口腔機能管理料（Ⅱ）、区分番号Ｂ000-8に掲げる周術期等口腔機能管理料（Ⅲ）、区分番号Ｃ001-3に掲げる歯科疾患在宅療養管理料、区分番号Ｃ001-6に掲げる小児在宅患者訪問口腔リハビリテーション指導管理料及び区分番号Ｎ002に掲げる歯科矯正管理料は、算定できない。
【注の追加】	注５　別に厚生労働大臣が定める施設基準に適合しているものとして地方厚生局長等に届け出た保険医療機関において、特に情報通信機器を用いた歯科診療を行うことが必要と認められるもの（過去に小児口腔機能管理料を算定した患者に限る。）に対して、小児口腔機能管理料を算定すべき医学管理を情報通信機器を用いて行った場合は、所定点数に代えて、53点を算定する。	（新設）
Ｂ000-4-3 口腔機能管理料		
【点数の見直し】	**Ｂ000-4-3 口腔機能管理料**　60点	**Ｂ000-4-3 口腔機能管理料**　100点
【注の見直し】	注１　区分番号Ｂ000-4に掲げる歯科疾患管理	注１　区分番号Ｂ000-4に掲げる歯科疾患管理

項　　　　目	改　　正　　後	改　　正　　前
	料又は区分番号B002に掲げる歯科特定疾患療養管理料を算定した患者であって、口腔機能の低下を来しているものに対して、口腔機能の回復又は維持を目的として、当該患者等の同意を得て、当該患者の口腔機能評価に基づく管理計画を作成し、当該管理計画に基づき、口腔機能の管理を行った場合に、月1回に限り算定する。	料又は区分番号B002に掲げる歯科特定疾患療養管理料を算定した患者であって、口腔機能の低下を来しているものに対して、口腔機能の回復又は維持を目的として、当該患者等の同意を得て、当該患者の口腔機能評価に基づく管理計画を作成し、療養上必要な指導を行った場合に、月1回に限り算定する。
	注2　入院中の患者に対して管理を行った場合又は退院した患者に対して退院の日の属する月に管理を行った場合における当該管理の費用は、第1章第2部第1節、第3節又は第4節の各区分の所定点数に含まれる。ただし、歯科診療及び歯科診療以外の診療を併せて行う保険医療機関の歯科診療以外の診療に係る病棟に入院中の患者又は当該病棟を退院した患者については、この限りでない。	
【注の追加】	注3　区分番号B000-4-2に掲げる小児口腔機能管理料の注3に規定する施設基準に適合しているものとして地方厚生局長等に届け出た診療所である保険医療機関において、口腔機能の管理を行った場合は、口腔管理体制強化加算として50点を所定点数に加算する。	（新設）
【注の見直し】	注4　口腔機能管理料を算定した月において、区分番号B000-6に掲げる周術期等口腔機能管理料（Ⅰ）、区分番号B000-7に掲げる周術期等口腔機能管理料（Ⅱ）、区分番号B000-8に掲げる周術期等口腔機能管理料（Ⅲ）、区分番号B000-9に掲げる周術期等口腔機能管理料（Ⅳ）、区分番号B000-11に掲げる回復期等口腔機能管理料、区分番号C001-3に掲げる歯科疾患在宅療養管理料、区分番号C001-5に掲げる在宅患者訪問口腔リハビリテーション指導管理料及び区分番号N002に掲げる歯科矯正管理料は、算定できない。	注3　口腔機能管理料を算定した月において、区分番号B000-6に掲げる周術期等口腔機能管理料（Ⅰ）、区分番号B000-7に掲げる周術期等口腔機能管理料（Ⅱ）、区分番号B000-8に掲げる周術期等口腔機能管理料（Ⅲ）、区分番号C001-3に掲げる歯科疾患在宅療養管理料、区分番号C001-5に掲げる在宅患者訪問口腔リハビリテーション指導管理料及び区分番号N002に掲げる歯科矯正管理料は、算定できない。
【注の追加】	注5　別に厚生労働大臣が定める施設基準に適合しているものとして地方厚生局長等に届け出た保険医療機関において、特に情報通信機器を用いた歯科診療を行うことが必要と認められるもの（過去に口腔機能管理料を算定した患者に限る。）に対して、口腔機能管理料を算定すべき医学管理を情報通信機器を用いて行った場合は、所定点数に代えて、53点を算定する。	（新設）
B000-5 周術期等口腔機能管理計画策定料	**B000-5 周術期等口腔機能管理計画策定料** 300点	
【注の見直し】	注1　がん等に係る手術（歯科疾患に係る手術については、入院期間が2日を超えるものに限る。）又は放射線治療、化学療法、集中治療室における治療若しくは緩和ケア（以下「手術等」という。）を実施する患者に対して、歯科診療を実施している保険医療機関において、手術等を実施する保険医療機関からの文書による依頼に基づき、当該患者又はその家族の同意を得た上で、周術期等の口腔機能の評価及び一連の管理計画を策定するとともに、その内容について説明を行い、当該管理計画を文書により提供した場合に、当該手術等に係る一連の治療を通じて1回に限り算定する。	注1　がん等に係る手術又は放射線治療、化学療法若しくは緩和ケア（以下「手術等」という。）を実施する患者に対して、歯科診療を実施している保険医療機関において、手術等を実施する保険医療機関からの文書による依頼に基づき、当該患者又はその家族の同意を得た上で、周術期等の口腔機能の評価及び一連の管理計画を策定するとともに、その内容について説明を行い、当該管理計画を文書により提供した場合に、当該手術等に係る一連の治療を通じて1回に限り算定する。

項　　目	改　正　後	改　正　前
【注の追加】	注２　歯科診療を実施している保険医療機関又は手術等を実施する保険医療機関において、区分番号Ｎ001に掲げる顎口腔機能診断料を算定した患者に対して、顎離断等の手術に係る注１に規定する管理計画を策定した場合（当該顎離断等の手術に当たって、全身的な管理が必要な患者に対して、当該管理計画を策定した場合を除く。）は、所定点数の100分の50に相当する点数により算定する。	（新設）
【注の見直し】	注３　区分番号Ｂ006に掲げる開放型病院共同指導料（Ⅱ）、区分番号Ｂ006-3に掲げるがん治療連携計画策定料、区分番号Ｂ000-10に掲げる回復期等口腔機能管理計画策定料、区分番号Ｂ009に掲げる診療情報提供料（Ⅰ）の注５に規定する加算及び区分番号Ｂ015に掲げる退院時共同指導料２は、別に算定できない。	注２　区分番号Ｂ006に掲げる開放型病院共同指導料（Ⅱ）、区分番号Ｂ006-3に掲げるがん治療連携計画策定料、区分番号Ｂ009に掲げる診療情報提供料（Ⅰ）の注５に規定する加算及び区分番号Ｂ015に掲げる退院時共同指導料２は、別に算定できない。
Ｂ000-6 周術期等口腔機能管理料（Ⅰ）	**Ｂ000-6 周術期等口腔機能管理料（Ⅰ）** １　手術前　280点 ２　手術後　190点	
【注の見直し】	注１　がん等に係る手術（歯科疾患に係る手術については、入院期間が２日を超えるものに限る。）を実施する患者の周術期における口腔機能の管理を行うため、歯科診療を実施している保険医療機関において、区分番号Ｂ000-5に掲げる周術期等口腔機能管理計画策定料の注１に規定する管理計画に基づき、当該手術を実施する他の病院である保険医療機関に入院中の患者又は他の病院である保険医療機関若しくは同一の病院である保険医療機関に入院中の患者以外の患者に対して、歯科医師が口腔機能の管理を行い、かつ、当該管理内容に係る情報を文書により提供した場合は、当該患者につき、手術前は１回に限り、手術後は手術を行った日の属する月から起算して３月以内において３回に限り算定する。ただし、区分番号Ｂ000-5に掲げる周術期等口腔機能管理計画策定料の注２に規定する場合に策定した管理計画に基づき、歯科医師が口腔機能の管理等を行う場合は、算定できない。	注１　がん等に係る手術を実施する患者の周術期における口腔機能の管理を行うため、歯科診療を実施している保険医療機関において、区分番号Ｂ000-5に掲げる周術期等口腔機能管理計画策定料の注１に規定する管理計画に基づき、当該手術を実施する他の病院である保険医療機関に入院中の患者又は他の病院である保険医療機関若しくは同一の病院である保険医療機関に入院中の患者以外の患者に対して、歯科医師が口腔機能の管理を行い、かつ、当該管理内容に係る情報を文書により提供した場合は、当該患者につき、手術前は１回に限り、手術後は手術を行った日の属する月から起算して３月以内において３回に限り算定する。
【注の見直し】	注２　周術期等口腔機能管理料（Ⅰ）を算定した月において、区分番号Ｂ000-4に掲げる歯科疾患管理料、区分番号Ｂ000-4-2に掲げる小児口腔機能管理料、区分番号Ｂ000-4-3に掲げる口腔機能管理料、区分番号Ｂ000-11に掲げる回復期等口腔機能管理料、区分番号Ｂ002に掲げる歯科特定疾患療養管理料、区分番号Ｂ004-6-2に掲げる歯科治療時医療管理料、区分番号Ｂ006-3-2に掲げるがん治療連携指導料、区分番号Ｃ001-3に掲げる歯科疾患在宅療養管理料、区分番号Ｃ001-4-2に掲げる在宅患者歯科治療時医療管理料及び区分番号Ｎ002に掲げる歯科矯正管理料は算定できない。	注２　周術期等口腔機能管理料（Ⅰ）を算定した月において、区分番号Ｂ000-4に掲げる歯科疾患管理料、区分番号Ｂ000-4-2に掲げる小児口腔機能管理料、区分番号Ｂ000-4-3に掲げる口腔機能管理料、区分番号Ｂ002に掲げる歯科特定疾患療養管理料、区分番号Ｂ004-6-2に掲げる歯科治療時医療管理料、区分番号Ｂ006-3-2に掲げるがん治療連携指導料、区分番号Ｃ001-3に掲げる歯科疾患在宅療養管理料、区分番号Ｃ001-4-2に掲げる在宅患者歯科治療時医療管理料及び区分番号Ｎ002に掲げる歯科矯正管理料は算定できない。
Ｂ000-7 周術期等口腔機能管理料（Ⅱ）	**Ｂ000-7 周術期等口腔機能管理料（Ⅱ）** １　手術前　500点 ２　手術後　300点	
【注の見直し】	注１　がん等に係る手術（歯科疾患に係る手術	注１　がん等に係る手術を実施する患者の周術

項　　　目	改　正　後	改　正　前
	については、入院期間が２日を超えるものに限る。）を実施する患者の周術期における口腔機能の管理を行うため、歯科診療を実施している病院である保険医療機関において、区分番号Ｂ000-5に掲げる周術期等口腔機能管理計画策定料の注１に規定する管理計画に基づき、当該手術を実施する同一の保険医療機関に入院中の患者に対して、当該保険医療機関に属する歯科医師が口腔機能の管理を行い、かつ、当該管理内容に係る情報を文書により提供した場合は、当該患者につき、手術前は１回に限り、手術後は手術を行った日の属する月から起算して３月以内において、月２回に限り算定する。	期における口腔機能の管理を行うため、歯科診療を実施している病院である保険医療機関において、区分番号Ｂ000-5に掲げる周術期等口腔機能管理計画策定料の注１に規定する管理計画に基づき、当該手術を実施する同一の保険医療機関に入院中の患者に対して、当該保険医療機関に属する歯科医師が口腔機能の管理を行い、かつ、当該管理内容に係る情報を文書により提供した場合は、当該患者につき、手術前は１回に限り、手術後は手術を行った日の属する月から起算して３月以内において、月２回に限り算定する。
【注の見直し】	注２　周術期等口腔機能管理料（Ⅱ）を算定した月において、区分番号Ｂ000-4に掲げる歯科疾患管理料、区分番号Ｂ000-4-2に掲げる小児口腔機能管理料、区分番号Ｂ000-4-3に掲げる口腔機能管理料、区分番号Ｂ000-11に掲げる回復期等口腔機能管理料、区分番号Ｂ002に掲げる歯科特定疾患療養管理料、区分番号Ｂ004-6-2に掲げる歯科治療時医療管理料、区分番号Ｃ001-3に掲げる歯科疾患在宅療養管理料、区分番号Ｃ001-4-2に掲げる在宅患者歯科治療時医療管理料及び区分番号Ｎ002に掲げる歯科矯正管理料は算定できない。	注２　周術期等口腔機能管理料（Ⅱ）を算定した月において、区分番号Ｂ000-4に掲げる歯科疾患管理料、区分番号Ｂ000-4-2に掲げる小児口腔機能管理料、区分番号Ｂ000-4-3に掲げる口腔機能管理料、区分番号Ｂ002に掲げる歯科特定疾患療養管理料、区分番号Ｂ004-6-2に掲げる歯科治療時医療管理料、区分番号Ｃ001-3に掲げる歯科疾患在宅療養管理料、区分番号Ｃ001-4-2に掲げる在宅患者歯科治療時医療管理料及び区分番号Ｎ002に掲げる歯科矯正管理料は算定できない。
Ｂ000-8 周術期等口腔機能管理料（Ⅲ）		
	Ｂ000-8 周術期等口腔機能管理料（Ⅲ）　200点	
【注の見直し】	注１　がん等に係る放射線治療、化学療法、集中治療室における治療又は緩和ケア（以下「放射線治療等」という。）を実施する患者の口腔機能を管理するため、歯科診療を実施している保険医療機関において、区分番号Ｂ000-5に掲げる周術期等口腔機能管理計画策定料の注１に規定する管理計画に基づき、他の保険医療機関又は同一の保険医療機関に入院中の患者以外の患者であって、放射線治療等を実施するものに対して、歯科医師が口腔機能の管理を行い、当該管理内容に係る情報を文書により提供した場合は、当該患者につき、区分番号Ｂ000-5に掲げる周術期等口腔機能管理計画策定料を算定した日の属する月から月１回に限り算定する。	注１　がん等に係る放射線治療、化学療法又は緩和ケアを実施する患者（以下「放射線治療等を実施する患者」という。）の口腔機能を管理するため、歯科診療を実施している保険医療機関において、区分番号Ｂ000-5に掲げる周術期等口腔機能管理計画策定料の注１に規定する管理計画に基づき、他の保険医療機関又は同一の保険医療機関において放射線治療等を実施する患者に対して、歯科医師が口腔機能の管理を行い、当該管理内容に係る情報を文書により提供した場合は、当該患者につき、区分番号Ｂ000-5に掲げる周術期等口腔機能管理計画策定料を算定した日の属する月から月１回に限り算定する。
【注の追加】	注２　区分番号Ｂ000-5に掲げる周術期等口腔機能管理計画策定料を算定した日の属する月から起算して６月を超えて、注１に規定する管理を行った場合は、長期管理加算として50点を所定点数に加算する。	（新設）
【注の見直し】	注３　周術期等口腔機能管理料（Ⅲ）を算定した月において、区分番号Ｂ000-4に掲げる歯科疾患管理料、区分番号Ｂ000-4-2に掲げる小児口腔機能管理料、区分番号Ｂ000-4-3に掲げる口腔機能管理料、区分番号Ｂ000-11に掲げる回復期等口腔機能管理料、区分番号Ｂ002に掲げる歯科特定疾患療養管理料、区分番号Ｂ004-6-2に掲げる歯科治療時医療管理料、区分番号Ｂ006-3-2に掲げるがん治療連携指導料、区分番号Ｃ001-3に掲げる歯科疾患在宅療養管理料、区分番号Ｃ001-4-2に掲げる在宅患者歯科治療時医療管理料及び区分番号Ｎ002に掲げ	注２　周術期等口腔機能管理料（Ⅲ）を算定した月において、区分番号Ｂ000-4に掲げる歯科疾患管理料、区分番号Ｂ000-4-2に掲げる小児口腔機能管理料、区分番号Ｂ000-4-3に掲げる口腔機能管理料、区分番号Ｂ002に掲げる歯科特定疾患療養管理料、区分番号Ｂ004-6-2に掲げる歯科治療時医療管理料、区分番号Ｂ006-3-2に掲げるがん治療連携指導料、区分番号Ｃ001-3に掲げる歯科疾患在宅療養管理料、Ｃ001-4-2に掲げる在宅患者歯科治療時医療管理料及び区分番号Ｎ002に掲げる歯科矯正管理料は算定できない。

項　目	改　正　後	改　正　前
	る歯科矯正管理料は算定できない。	
【新設】	**B000-9 周術期等口腔機能管理料（Ⅳ）** 200点 注1　放射線治療等を実施する患者の口腔機能を管理するため、歯科診療を実施している保険医療機関において、区分番号B000-5に掲げる周術期等口腔機能管理計画策定料の注1に規定する管理計画に基づき、他の保険医療機関又は同一の保険医療機関に入院中の患者であって、放射線治療等を実施するものに対して、歯科医師が口腔機能の管理を行い、当該管理内容に係る情報を文書により提供した場合は、当該患者につき、区分番号B000-5に掲げる周術期等口腔機能管理計画策定料を算定した日の属する月から起算して3月以内においては月2回に限り、その他の月においては月1回に限り算定する。 注2　区分番号B000-5に掲げる周術期等口腔機能管理計画策定料を算定した日の属する月から起算して6月を超えて、注1に規定する管理を行った場合は、長期管理加算として50点を所定点数に加算する。 注3　周術期等口腔機能管理料（Ⅳ）を算定した月において、区分番号B000-4に掲げる歯科疾患管理料、区分番号B000-4-2に掲げる小児口腔機能管理料、区分番号B000-4-3に掲げる口腔機能管理料、区分番号B000-11に掲げる回復期等口腔機能管理料、区分番号B002に掲げる歯科特定疾患療養管理料、区分番号B004-6-2に掲げる歯科治療時医療管理料、区分番号C001-3に掲げる歯科疾患在宅療養管理料、区分番号C001-4-2に掲げる在宅患者歯科治療時医療管理料及び区分番号N002に掲げる歯科矯正管理料は算定できない。	（新設）
【新設】	**B000-10 回復期等口腔機能管理計画策定料** 300点 注1　医科点数表の区分番号A101に掲げる療養病棟入院基本料、区分番号A308に掲げる回復期リハビリテーション病棟入院料又は区分番号A308-3に掲げる地域包括ケア病棟入院料を算定する患者に対して、歯科診療を実施している保険医療機関において、リハビリテーション等を行う保険医療機関からの文書による依頼に基づき、当該患者又はその家族の同意を得た上で、回復期等の口腔機能の評価及び一連の管理計画を策定するとともに、その内容について説明を行い、当該管理計画を文書により提供した場合に、当該リハビリテーション等に係る一連の治療を通じて1回に限り算定する。 注2　区分番号B000-5に掲げる周術期等口腔機能管理計画策定料、区分番号B006に掲げる開放型病院共同指導料（Ⅱ）、区分番号B006-3に掲げるがん治療連携計画策定料、区分番号B009に掲げる診療情報提供料（Ⅰ）の注5に規定する加算及び区分番号B015に掲げる退院時共同指導料2は、別に算定できない。	（新設）
【新設】	**B000-11 回復期等口腔機能管理料** 200点 注1　医科点数表の区分番号A101に掲げる療養病棟入院基本料、区分番号A308に掲げる回復期リハビリテーション病棟入院料又は区分番号A308-3に掲げる地域包括ケア	（新設）

項目	改正後	改正前
	病棟入院料を算定する患者の口腔機能を管理するため、歯科診療を実施している保険医療機関において、区分番号Ｂ000-10に掲げる回復期等口腔機能管理計画策定料の注１に規定する管理計画に基づき、リハビリテーション等を行う他の保険医療機関又は同一の保険医療機関に入院中の患者に対して、歯科医師が口腔機能の管理を行い、かつ、当該管理内容に係る情報を文書により提供した場合は、当該患者につき、区分番号Ｂ000-10に掲げる回復期等口腔機能管理計画策定料を算定した日の属する月から月１回に限り算定する。 注２　回復期等口腔機能管理料を算定した月において、区分番号Ｂ000-4に掲げる歯科疾患管理料、区分番号Ｂ000-4-2に掲げる小児口腔機能管理料、区分番号Ｂ000-4-3に掲げる口腔機能管理料、区分番号Ｂ000-6に掲げる周術期等口腔機能管理料（Ⅰ）、区分番号Ｂ000-7に掲げる周術期等口腔機能管理料（Ⅱ）、区分番号Ｂ000-8に掲げる周術期等口腔機能管理料（Ⅲ）、区分番号Ｂ000-9に掲げる周術期等口腔機能管理料（Ⅳ）、区分番号Ｂ002に掲げる歯科特定疾患療養管理料、区分番号Ｂ004-6-2に掲げる歯科治療時医療管理料、区分番号Ｃ001-3に掲げる歯科疾患在宅療養管理料、区分番号Ｃ001-4-2に掲げる在宅患者歯科治療時医療管理料及び区分番号Ｎ002に掲げる歯科矯正管理料は算定できない。	
【新設】	**Ｂ000-12 根面う蝕管理料**　30点 注１　区分番号Ｂ000-4に掲げる歯科疾患管理料若しくは区分番号Ｂ002に掲げる歯科特定疾患療養管理料を算定した患者（65歳以上のものに限る。）又は区分番号Ｃ000に掲げる歯科訪問診療料を算定した患者であって、初期の根面う蝕に罹患しているものに対して、当該う蝕の評価に基づく管理計画を作成するとともに、その内容について説明を行い、非切削による当該う蝕の管理を行う場合に、月１回に限り算定する。 注２　区分番号Ｂ000-4-2に掲げる小児口腔機能管理料の注３に規定する施設基準に適合しているものとして地方厚生局長等に届け出た診療所である保険医療機関が当該管理を行う場合は、口腔管理体制強化加算として、48点を所定点数に加算する。	（新設）
【新設】	**Ｂ000-13 エナメル質初期う蝕管理料**　30点 注１　区分番号Ｂ000-4に掲げる歯科疾患管理料又は区分番号Ｂ002に掲げる歯科特定疾患療養管理料を算定した患者であって、エナメル質初期う蝕に罹患しているものに対して、当該う蝕の評価に基づく管理計画を作成するとともに、その内容について説明を行い、当該う蝕の管理を行う場合に、月１回に限り算定する。 注２　区分番号Ｂ000-4-2に掲げる小児口腔機能管理料の注３に規定する施設基準に適合しているものとして地方厚生局長等に届け出た診療所である保険医療機関が当該管理を行う場合は、口腔管理体制強化加算として、48点を所定点数に加算する。 Ｂ001　削除	（新設）
Ｂ001-2 歯科衛生実地指導料		

項　　目	改　正　後	改　正　前
	B001-2 歯科衛生実地指導料 1　歯科衛生実地指導料1　80点 2　歯科衛生実地指導料2　100点 注1　1については、歯科疾患に罹患している患者に対して、主治の歯科医師の指示を受けた歯科衛生士が、直接15分以上の実地指導を行った上で、当該指導内容に係る情報を文書により提供した場合に、月1回に限り算定する。	
【注の見直し】	注2　2については、区分番号A000に掲げる初診料の注11に規定する加算に係る施設基準又は地域歯科診療支援病院歯科初診料に係る施設基準に適合するものとして地方厚生局長等に届け出た保険医療機関において、区分番号A000に掲げる初診料の注6又は区分番号A002に掲げる再診料の注4に規定する歯科診療特別対応加算1、歯科診療特別対応加算2又は歯科診療特別対応加算3を算定している患者であって、歯科疾患に罹患しているものに対して、主治の歯科医師の指示を受けた歯科衛生士が、直接15分以上の実地指導（15分以上の実地指導を行うことが困難な場合にあっては、月2回の実地指導を合わせて15分以上の実地指導）を行い、かつ、当該指導内容に係る情報を文書により提供した場合に、月1回に限り算定する。ただし、歯科衛生実地指導料2を算定した月においては、歯科衛生実地指導料1は算定できない。	注2　2については、区分番号A000に掲げる初診料の注10に規定する加算に係る施設基準又は地域歯科診療支援病院歯科初診料に係る施設基準に適合するものとして地方厚生局長等に届け出た保険医療機関において、区分番号A000に掲げる初診料の注6又は区分番号A002に掲げる再診料の注4に規定する加算を算定している患者であって、歯科疾患に罹患しているものに対して、主治の歯科医師の指示を受けた歯科衛生士が、直接15分以上の実地指導（15分以上の実地指導を行うことが困難な場合にあっては、月2回の実地指導を合わせて15分以上の実地指導）を行い、かつ、当該指導内容に係る情報を文書により提供した場合に、月1回に限り算定する。ただし、歯科衛生実地指導料2を算定した月においては、歯科衛生実地指導料1は算定できない。
【注の追加】	注3　1及び2について、口腔機能の発達不全を有する患者又は口腔機能の低下を来している患者に対して、主治の歯科医師の指示を受けた歯科衛生士が、注1又は注2に規定する実地指導と併せて口腔機能に係る指導を行った場合は、口腔機能指導加算として、10点を所定点数に加算する。	（新設）
	注4　入院中の患者に対して行った指導又は退院した患者に対して退院の日から当該退院した日の属する月の末日までに行った指導の費用は、第1章第2部第1節、第3節又は第4節の各区分の所定点数に含まれる。ただし、当該患者が歯科診療及び歯科診療以外の診療を併せて行う保険医療機関の歯科診療以外に係る病棟に入院している場合は、この限りでない。	注3
	注5　区分番号C001に掲げる訪問歯科衛生指導料を算定している月は、算定できない。	注4
	B001-3 歯周病患者画像活用指導料　10点 注　歯周病に罹患している患者に対して区分番号D002に掲げる歯周病検査を実施する場合において、継続的な管理を行うに当たって必要な口腔内写真を撮影し、当該患者又はその家族等に対し療養上必要な指導を行った場合に算定する。なお、2枚以上撮影した場合は、2枚目から1枚につき10点を所定点数に加算し、1回につき5枚に限り算定する。	
B002 歯科特定疾患療養管理料	**B002 歯科特定疾患療養管理料**　170点 注1　別に厚生労働大臣が定める疾患を主病とする患者に対して、治療計画に基づき療養上必要な指導を行った場合は、月2回に限り算定する。 注2　指導に先立って、患者の療養を主として担う医師（注1に規定する別に厚生労働大	

項　　　目	改　　正　　後	改　　正　　前
	臣が定める疾患に限る。）と共同して、歯科診療に関する総合的な口腔の療養指導計画を策定し、当該患者に対し、その内容を文書により提供した場合は、１回に限り、共同療養指導計画加算として、100点を所定点数に加算する。 注３　入院中の患者に対して行った指導又は退院した患者に対して退院の日から１月以内に行った指導の費用は、第１章第２部第１節、第３節又は第４節の各区分の所定点数に含まれる。ただし、当該患者が歯科診療及び歯科診療以外の診療を併せて行う保険医療機関の歯科診療以外の診療に係る病棟に入院している場合又は当該病棟に入院していた場合は、この限りでない。	
【注の見直し】	注４　区分番号Ｂ000-4に掲げる歯科疾患管理料、区分番号Ｂ000-6に掲げる周術期等口腔機能管理料（Ⅰ）、区分番号Ｂ000-7に掲げる周術期等口腔機能管理料（Ⅱ）、区分番号Ｂ000-8に掲げる周術期等口腔機能管理料（Ⅲ）、区分番号Ｂ000-9に掲げる周術期等口腔機能管理料（Ⅳ）、区分番号Ｂ000-11に掲げる回復期等口腔機能管理料、区分番号Ｃ001-3に掲げる歯科疾患在宅療養管理料、区分番号Ｃ001-5に掲げる在宅患者訪問口腔リハビリテーション指導管理料又は区分番号Ｃ001-6に掲げる小児在宅患者訪問口腔リハビリテーション指導管理料を算定している患者に対して行った歯科特定疾患療養管理料は、別に算定できない。	注４　区分番号Ｂ000-4に掲げる歯科疾患管理料、区分番号Ｂ000-6に掲げる周術期等口腔機能管理料（Ⅰ）、区分番号Ｂ000-7に掲げる周術期等口腔機能管理料（Ⅱ）、区分番号Ｂ000-8に掲げる周術期等口腔機能管理料（Ⅲ）、区分番号Ｃ001-3に掲げる歯科疾患在宅療養管理料、区分番号Ｃ001-5に掲げる在宅患者訪問口腔リハビリテーション指導管理料又は区分番号Ｃ001-6に掲げる小児在宅患者訪問口腔リハビリテーション指導管理料を算定している患者に対して行った歯科特定疾患療養管理料は、別に算定できない。
【注の追加】	注５　別に厚生労働大臣が定める施設基準に適合しているものとして地方厚生局長等に届け出た保険医療機関において、特に情報通信機器を用いた歯科診療を行うことが必要と認められるもの（過去に歯科特定疾患療養管理料を算定した患者に限る。）に対して、歯科特定疾患療養管理料を算定すべき医学管理を情報通信機器を用いて行った場合は、所定点数に代えて、148点を算定する。 **Ｂ003　特定薬剤治療管理料**　470点 注１　別に厚生労働大臣が定める患者に対して、薬物血中濃度を測定して計画的な治療管理を行った場合に算定する。 注２　同一の患者につき１月以内に特定薬剤治療管理料を算定すべき測定及び計画的な治療管理を２回以上行った場合においては、特定薬剤治療管理料は１回とし、第１回の測定及び計画的な治療管理を行ったときに算定する。 注３　薬物血中濃度の測定及び計画的な治療管理のうち、４月目以降のものについては、所定点数の100分の50に相当する点数により算定する。 注４　入院中の患者であって、バンコマイシンを投与しているものに対して、同一暦月に血中のバンコマイシンの濃度を複数回測定し、その測定結果に基づき、投与量を精密に管理した場合は、１回目の特定薬剤治療管理料を算定すべき月に限り、530点を所定点数に加算する。 注５　注４に規定する患者以外の患者に対して、特定薬剤治療管理に係る薬剤の投与を行った場合は、１回目の特定薬剤治療管理料を算定すべき月に限り、280点を所定点	（新設）

項　　目	改　正　後	改　正　前
	数に加算する。 **B004 悪性腫瘍特異物質治療管理料** 注　医科点数表の区分番号B001の3に掲げる悪性腫瘍特異物質治療管理料の例により算定する。	
B004-1-2 がん性疼痛緩和指導管理料	**B004-1-2 がん性疼痛緩和指導管理料**　200点 注1　別に厚生労働大臣が定める施設基準に適合しているものとして地方厚生局長等に届け出た保険医療機関において、がん性疼痛の症状緩和を目的として麻薬を投与している患者に対して、WHO方式のがん性疼痛の治療法に基づき、当該保険医療機関の緩和ケアに係る研修を受けた歯科医師が計画的な治療管理及び療養上必要な指導を行い、麻薬を処方した場合は、月1回に限り算定する。	
【注の追加】	注2　別に厚生労働大臣が定める施設基準に適合しているものとして地方厚生局長等に届け出た保険医療機関において、がん性疼痛緩和のための専門的な治療が必要な患者に対して、当該患者又はその家族等の同意を得て、当該保険医療機関の歯科医師が、その必要性及び診療方針等について文書により説明を行った場合に、難治性がん性疼痛緩和指導管理加算として、患者1人につき1回に限り所定点数に100点を加算する。	（新設）
	注3　当該患者が15歳未満の小児である場合は、小児加算として、50点を所定点数に加算する。	注2
	注4　区分番号B004-1-3に掲げるがん患者指導管理料（2に限る。）は、別に算定できない。	注3
B004-1-3 がん患者指導管理料	**B004-1-3 がん患者指導管理料** 1　歯科医師が看護師と共同して診療方針等について話し合い、その内容を文書等により提供した場合　500点 2　歯科医師、看護師又は公認心理師が心理的不安を軽減するための面接を行った場合　200点 3　歯科医師又は薬剤師が抗悪性腫瘍剤の投薬又は注射の必要性等について文書により説明を行った場合　200点 注1　1については、別に厚生労働大臣が定める施設基準に適合しているものとして地方厚生局長等に届け出た保険医療機関において、がんと診断された患者であって継続して治療を行うものに対して、当該患者の同意を得て、当該保険医療機関の歯科医師が看護師と共同して、診療方針等について十分に話し合い、その内容を文書等により提供した場合又は入院中の患者以外の末期の悪性腫瘍の患者に対して、当該患者の同意を得て、当該保険医療機関の歯科医師が看護師と共同して、診療方針等について十分に話し合った上で、当該診療方針等に関する当該患者の意思決定に対する支援を行い、その内容を文書等により提供した場合に、患者1人につき1回（当該患者について区分番号B006-3に掲げるがん治療連携計画策定料を算定した保険医療機関及び区分番号B006-3-2に掲げるがん治療連携指	

項　　　　　目	改　　正　　後	改　　正　　前
	導料を算定した保険医療機関が、それぞれ当該指導管理を実施した場合は、それぞれの保険医療機関において、患者１人につき１回）に限り算定する。 注２　２については、別に厚生労働大臣が定める施設基準に適合しているものとして地方厚生局長等に届け出た保険医療機関において、がんと診断された患者であって継続して治療を行うものに対して、当該患者の同意を得て、当該保険医療機関の歯科医師、その指示に基づき看護師又は歯科医師と医師との連携の下に公認心理師が患者の心理的不安を軽減するための面接を行った場合に、患者１人につき６回に限り算定する。 注３　３については、別に厚生労働大臣が定める施設基準に適合しているものとして地方厚生局長等に届け出た保険医療機関において、がんと診断された患者であって継続して抗悪性腫瘍剤の投薬又は注射を受けているものに対して、当該患者の同意を得て、当該保険医療機関の歯科医師又はその指示に基づき、薬剤師が投薬又は注射の前後にその必要性について文書により説明を行った場合に、患者１人につき６回に限り算定する。 注４　２について、区分番号Ａ221-2に掲げる緩和ケア診療加算、区分番号Ｂ004-1-2に掲げるがん性疼痛緩和指導管理料及び区分番号Ｂ004-1-5に掲げる外来緩和ケア管理料は、別に算定できない。	
【注の見直し】	注５　３について、区分番号Ｂ004-1-8に掲げる外来腫瘍化学療法診療料、区分番号Ｂ008に掲げる薬剤管理指導料、区分番号Ｆ100に掲げる処方料の注６に規定する加算及び区分番号Ｆ400に掲げる処方箋料の注４に規定する加算は、別に算定できない。	注５　３について、区分番号Ｂ004-1-8に掲げる外来腫瘍化学療法診療料、区分番号Ｂ008に掲げる薬剤管理指導料、区分番号Ｆ100に掲げる処方料の注７に規定する加算及び区分番号Ｆ400に掲げる処方箋料の注５に規定する加算は、別に算定できない。
Ｂ004-1-4 入院栄養食事指導料（週１回）	**Ｂ004-1-4 入院栄養食事指導料（週１回）** １　入院栄養食事指導料１ イ　初回　260点 ロ　２回目　200点 ２　入院栄養食事指導料２ イ　初回　250点 ロ　２回目　190点 注１　１については、入院中の患者であって、別に厚生労働大臣が定めるものに対して、保険医療機関の歯科医師と医師との連携の下に当該保険医療機関の管理栄養士が具体的な献立等によって指導を行った場合に、入院中２回に限り算定する。 注２　２については、診療所において、入院中の患者であって、別に厚生労働大臣が定めるものに対して、保険医療機関の歯科医師と医師との連携の下に当該保険医療機関以外の管理栄養士が具体的な献立等によって指導を行った場合に、入院中２回に限り算定する。	
【注の削除】	（削る）	注３　別に厚生労働大臣が定める患者に対して、退院後の栄養食事管理について指導するとともに、入院中の栄養管理に関する情報を示す文書を用いて患者に説明し、これを他の保険医療機関、介護老人保健施設等又は障害者の日常生活及び社会生活を総合的に支援する法律第34条第１項に規定する

項　　　目	改　　正　　後	改　　正　　前
		指定障害者支援施設等若しくは児童福祉法第42条第１号に規定する福祉型障害児入所施設の医師又は管理栄養士と共有した場合に、入院中１回に限り、栄養情報提供加算として50点を所定点数に加算する。この場合において、区分番号Ｂ015に掲げる退院時共同指導料２は別に算定できない。
	Ｂ004-1-5 外来緩和ケア管理料　290点 注１　別に厚生労働大臣が定める施設基準に適合しているものとして地方厚生局長等に届け出た保険医療機関において、緩和ケアを要する入院中の患者以外の患者（症状緩和を目的として麻薬が投与されている患者に限る。）に対して、当該保険医療機関の歯科医師、看護師、薬剤師等が共同して療養上必要な指導を行った場合に、月１回に限り算定する。 注２　当該患者が15歳未満の小児である場合は、小児加算として、150点を所定点数に加算する。 注３　区分番号Ｂ004-1-2に掲げるがん性疼痛緩和指導管理料又は区分番号Ｂ004-1-3に掲げるがん患者指導管理料（２に限る。）は、別に算定できない。	
Ｂ004-1-6 外来リハビリテーション診療料	**Ｂ004-1-6 外来リハビリテーション診療料** １　外来リハビリテーション診療料１　73点 ２　外来リハビリテーション診療料２　110点 注１　別に厚生労働大臣が定める施設基準を満たす保険医療機関において、リハビリテーション（区分番号Ｈ000に掲げる脳血管疾患等リハビリテーション料又は区分番号Ｈ000-3に掲げる廃用症候群リハビリテーション料を算定するものに限る。以下この区分番号において同じ。）を要する入院中の患者以外の患者に対して、リハビリテーションの実施に関し必要な診療を行った場合に、外来リハビリテーション診療料１については７日間に１回に限り、外来リハビリテーション診療料２については14日間に１回に限り算定する。	
【注の見直し】	注２　外来リハビリテーション診療料１を算定する日から起算して７日以内の期間においては、当該リハビリテーションの実施に係る区分番号Ａ000に掲げる初診料（注14及び注15に規定する加算を除く。）、区分番号Ａ002に掲げる再診料（注11に規定する加算を除く。）及び外来リハビリテーション診療料２は、算定できない。	注２　外来リハビリテーション診療料１を算定する日から起算して７日以内の期間においては、当該リハビリテーションの実施に係る区分番号Ａ000に掲げる初診料（注13に規定する加算を除く。）、区分番号Ａ002に掲げる再診料（注10に規定する加算を除く。）及び外来リハビリテーション診療料２は、算定できない。
【注の見直し】	注３　外来リハビリテーション診療料２を算定する日から起算して14日以内の期間においては、当該リハビリテーションの実施に係る区分番号Ａ000に掲げる初診料（注14及び注15に規定する加算を除く。）、区分番号Ａ002に掲げる再診料（注11に規定する加算を除く。）及び外来リハビリテーション診療料１は、算定できない。	注３　外来リハビリテーション診療料２を算定する日から起算して14日以内の期間においては、当該リハビリテーションの実施に係る区分番号Ａ000に掲げる初診料（注13に規定する加算を除く。）、区分番号Ａ002に掲げる再診料（注10に規定する加算を除く。）及び外来リハビリテーション診療料１は、算定できない。
Ｂ004-1-7 外来放射線照射診療料	**Ｂ004-1-7 外来放射線照射診療料**　297点 注１　別に厚生労働大臣が定める施設基準に適合しているものとして地方厚生局長等に届け出た保険医療機関において、放射線治療を要する入院中の患者以外の患者に対し	

項　　目	改　正　後	改　正　前
	て、放射線治療の実施に関し必要な診療を行った場合に、７日間に１回に限り算定する。 注２　外来放射線照射診療料を算定する日から起算して７日以内の期間に４日以上の放射線治療を予定していない場合は、所定点数の100分の50に相当する点数により算定する。	
【注の見直し】	注３　外来放射線照射診療料を算定する日から起算して７日以内の期間においては、当該放射線治療の実施に係る区分番号Ａ000に掲げる初診料（注14及び注15に規定する加算を除く。）及び区分番号Ａ002に掲げる再診料（注11に規定する加算を除く。）は、算定できない。	注３　外来放射線照射診療料を算定する日から起算して７日以内の期間においては、当該放射線治療の実施に係る区分番号Ａ000に掲げる初診料（注13に規定する加算を除く。）及び区分番号Ａ002に掲げる再診料（注10に規定する加算を除く。）は、算定できない。
Ｂ004-1-8 外来腫瘍化学療法診療料	**Ｂ004-1-8 外来腫瘍化学療法診療料**	
【点数の見直し】 【項目の見直し】	１　外来腫瘍化学療法診療料１ イ　抗悪性腫瘍剤を投与した場合 (1)　初回から３回目まで　800点 (2)　４回目以降　450点 ロ　イ以外の必要な治療管理を行った場合　350点 ２　外来腫瘍化学療法診療料２ イ　抗悪性腫瘍剤を投与した場合 (1)　初回から３回目まで　600点 (2)　４回目以降　320点 ロ　イ以外の必要な治療管理を行った場合　220点 ３　外来腫瘍化学療法診療料３ イ　抗悪性腫瘍剤を投与した場合 (1)　初回から３回目まで　540点 (2)　４回目以降　280点 ロ　イ以外の必要な治療管理を行った場合　180点	１　外来腫瘍化学療法診療料１ イ　抗悪性腫瘍剤を投与した場合　700点 （新設） （新設） ロ　抗悪性腫瘍剤の投与その他必要な治療管理を行った場合　400点 ２　外来腫瘍化学療法診療料２ イ　抗悪性腫瘍剤を投与した場合　570点 （新設） （新設） ロ　抗悪性腫瘍剤の投与その他必要な治療管理を行った場合　270点 （新設）
【注の見直し】	注１　別に厚生労働大臣が定める施設基準に適合しているものとして地方厚生局長等に届け出た保険医療機関において、悪性腫瘍を主病とする患者であって入院中の患者以外のものに対して、外来化学療法（別に厚生労働大臣が定めるものに限る。）の実施その他の必要な治療管理を行った場合に、当該基準に係る区分に従い算定する。この場合において、区分番号Ａ000に掲げる初診料（注５、注７、注８、注14及び注15に規定する加算を除く。）、区分番号Ａ002に掲げる再診料（注３、注５、注６及び注11に規定する加算を除く。）又は区分番号Ｂ004-1-3に掲げるがん患者指導管理料の３は、別に算定できない。	注１　別に厚生労働大臣が定める施設基準に適合しているものとして地方厚生局長等に届け出た保険医療機関において、悪性腫瘍を主病とする患者であって入院中の患者以外のものに対して、外来化学療法（別に厚生労働大臣が定めるものに限る。）の実施その他の必要な治療管理を行った場合に、当該基準に係る区分に従い算定する。この場合において、区分番号Ａ000に掲げる初診料（注５、注７、注８及び注13に規定する加算を除く。）、区分番号Ａ002に掲げる再診料（注３、注５、注６及び注10に規定する加算を除く。）又は区分番号Ｂ004-1-3に掲げるがん患者指導管理料の３は、別に算定できない。
【注の見直し】	注２　１のイの(1)、２のイの(1)及び３のイの(1)については、当該患者に対して、抗悪性腫瘍剤を投与した場合に、月３回に限り算定する。	注２　１のイ及び２のイについては、当該患者に対して、抗悪性腫瘍剤を投与した場合に、月３回に限り算定する。
【注の見直し】	注３　１のイの(2)、２のイの(2)及び３のイの(2)については、１のイの(1)、２のイの(1)又は３のイの(1)を算定する日以外の日において、当該患者に対して、抗悪性腫瘍剤を投与した場合に、週１回に限り算定する。	注３　１のロ及び２のロについては、１のイ又は２のイを算定する日以外の日において、当該患者に対して、抗悪性腫瘍剤の投与その他の必要な治療管理を行った場合に、週１回に限り算定する。
【注の追加】	注４　１のロについては、次に掲げるいずれかの治療管理を行った場合に、週１回に限り算定する。 イ　１のイの(1)又は(2)を算定する日以外の日において、当該患者に対して、抗悪性	（新設）

項　　　　目	改　　正　　後	改　　正　　前
	腫瘍剤の投与以外の必要な治療管理を行った場合 ロ　連携する他の保険医療機関が外来化学療法を実施している患者に対し、緊急に抗悪性腫瘍剤の投与以外の必要な治療管理を行った場合	
【注の追加】	注5　2のロ及び3のロについては、2のイの(1)若しくは(2)又は3のイの(1)若しくは(2)を算定する日以外の日において、当該患者に対して、抗悪性腫瘍剤の投与以外の必要な治療管理を行った場合に、週1回に限り算定する。	（新設）
	注6　退院した患者に対して退院の日から起算して7日以内に行った治療管理の費用は、第1章第2部第1節に掲げる入院基本料に含まれるものとする。	注4
	注7　当該患者が15歳未満の小児である場合には、小児加算として、所定点数に200点を加算する。	注5
【注の見直し】	注8　別に厚生労働大臣が定める施設基準に適合しているものとして地方厚生局長等に届け出た保険医療機関において、1のイの(1)を算定した患者に対して、当該保険医療機関の歯科医師又は当該歯科医師の指示に基づき薬剤師が、副作用の発現状況、治療計画等を文書により提供した上で、当該患者の状態を踏まえて必要な指導を行った場合は、連携充実加算として、月1回に限り150点を所定点数に加算する。	注6　別に厚生労働大臣が定める施設基準に適合しているものとして地方厚生局長等に届け出た保険医療機関において、1のイを算定した患者に対して、当該保険医療機関の歯科医師又は当該歯科医師の指示に基づき薬剤師が、副作用の発現状況、治療計画等を文書により提供した上で、当該患者の状態を踏まえて必要な指導を行った場合は、連携充実加算として、月1回に限り150点を所定点数に加算する。
【注の削除】	（削る）	注7　当該患者に対し、バイオ後続品に係る説明を行い、バイオ後続品を使用した場合は、バイオ後続品導入初期加算として、当該バイオ後続品の初回の使用日の属する月から起算して3月を限度として、月1回に限り150点を所定点数に加算する。
【注の追加】	注9　別に厚生労働大臣が定める施設基準に適合しているものとして地方厚生局長等に届け出た保険医療機関において、1のイの(1)を算定する患者に対して、当該保険医療機関の歯科医師の指示に基づき薬剤師が、服薬状況、副作用の有無等の情報の収集及び評価を行い、歯科医師の診察前に情報提供や処方の提案等を行った場合は、がん薬物療法体制充実加算として、月1回に限り100点を所定点数に加算する。	（新設）
	B004-2 手術前医学管理料　1,192点 注1　手術前に行われる検査の結果に基づき計画的な医学管理を行う保険医療機関において、手術の実施に際して第10部の通則第5号により医科点数表の例によることとされる硬膜外麻酔、脊椎麻酔又はマスク若しくは気管内挿管による閉鎖循環式全身麻酔を行った場合に、当該手術に係る手術料を算定した日に算定する。 注2　同一の患者につき1月以内に手術前医学管理料を算定すべき医学管理を2回以上行った場合は、第1回目の手術前医学管理に係る手術料を算定した日1回に限り手術前医学管理料を算定する。 注3　手術前医学管理料を算定した同一月に医科点数表の区分番号D208に掲げる心電図検査を算定した場合は、算定の期日にかかわらず、所定点数の100分の90に相当する点数により算定する。 注4　同一の部位につき当該管理料に含まれる	

項　目	改　正　後	改　正　前
	区分番号Ｅ000に掲げる写真診断及び区分番号Ｅ100に掲げる歯、歯周組織、顎骨、口腔軟組織と同時に２枚以上同一の方法により撮影を行った場合における第２枚目から第５枚目までの写真診断及び撮影（区分番号Ｅ000及び区分番号Ｅ100に規定する歯科用３次元エックス線断層撮影を除く。）の費用は、それぞれの所定点数の100分の50に相当する点数により別に算定する。この場合において、第６枚目以後の写真診断及び撮影の費用については算定できない。 注５　当該所定点数に含まれる検査及び画像診断は医科点数表の区分番号Ｂ001-4の注５の例による。ただし、当該期間において同一の検査又は画像診断を２回以上行った場合の第２回目以降のものについては、別に算定する。 注６　第３部の通則第５号により医科点数表の例によることとされる血液学的検査判断料、生化学的検査（Ⅰ）判断料又は免疫学的検査判断料を算定している患者については算定できない。 注７　第１章第２部第３節に掲げる特定入院料又は第３部の通則第５号により医科点数表の例によることとされる医科点数表の区分番号Ｄ027に掲げる基本的検体検査判断料を算定している患者については算定できない。 **Ｂ004-3 手術後医学管理料（１日につき）** １　病院の場合　1,188点 ２　診療所の場合　1,056点 注１　病院（療養病棟、結核病棟及び精神病棟を除く。）又は診療所に入院している患者について、第10部の通則第５号により医科点数表の例によることとされるマスク又は気管内挿管による閉鎖循環式全身麻酔を伴う手術（入院の日から起算して10日以内に行われたものに限る。）後に、必要な医学管理を行った場合に、当該手術に係る手術料を算定した日の翌日から起算して３日を限度として算定する。 注２　同一の手術について、同一月に区分番号Ｂ004-2に掲げる手術前医学管理料を算定する場合は、本管理料を算定する３日間については、所定点数の100分の95に相当する点数により算定する。 注３　当該所定点数に含まれる検査は医科点数表の区分番号Ｂ001-5に掲げる手術後医学管理料の注３の例による。 注４　第３部の通則第５号により医科点数表の例によることとされる尿・糞便等検査判断料、血液学的検査判断料又は生化学的検査（Ⅰ）判断料を算定している患者については算定できない。 注５　第１章第２部第３節に掲げる特定入院料又は第３部の通則第５号により医科点数表の例によることとされる医科点数表の区分番号Ｄ027に掲げる基本的検体検査判断料を算定している患者については算定できない。 注６　第１章第２部第３節に掲げる特定入院料のうち、特定集中治療室管理料に係る別に厚生労働大臣が定める施設基準に適合しているものとして地方厚生局長等に届け出た保険医療機関に入院している患者について	

項　　目	改　正　後	改　正　前
	は算定できない。 B004-4 削除 B004-5 削除 B004-6 削除	
B004-6-2 歯科治療時医療管理料（1日につき）	**B004-6-2 歯科治療時医療管理料（1日につき）** 45点	
【注の見直し】	注1　別に厚生労働大臣が定める施設基準に適合しているものとして地方厚生局長等に届け出た保険医療機関において、全身的な管理が必要な患者に対し、第8部処置（区分番号I009、I009-2及びI010に掲げるものを除く。）、第9部手術又は第12部歯冠修復及び欠損補綴（区分番号M001から区分番号M003まで又はM003-4に掲げるものに限る。）を行うに当たって、必要な医療管理を行った場合（当該処置、手術又は歯冠修復及び欠損補綴を全身麻酔下で行った場合を除く。）に算定する。 注2　第3部の通則第5号により医科点数表の例によることとされる医科点数表の区分番号D220に掲げる呼吸心拍監視、新生児心拍・呼吸監視、カルジオスコープ（ハートスコープ）、カルジオタコスコープを算定した日は、当該管理料は算定できない。	注1　別に厚生労働大臣が定める施設基準に適合しているものとして地方厚生局長等に届け出た保険医療機関において、全身的な管理が必要な患者に対し、第8部処置（区分番号I009、I009-2及びI010に掲げるものを除く。）、第9部手術又は第12部歯冠修復及び欠損補綴（区分番号M001から区分番号M003までに掲げるもの（全身麻酔下で行うものを除く。）に限る。）を行うに当たって、必要な医療管理を行った場合に算定する。
【注の見直し】	注3　歯科治療時医療管理料を算定した月において、区分番号B000-6に掲げる周術期等口腔機能管理料（I）、区分番号B000-7に掲げる周術期等口腔機能管理料（II）、区分番号B000-8に掲げる周術期等口腔機能管理料（III）、区分番号B000-9に掲げる周術期等口腔機能管理料（IV）又は区分番号B000-11に掲げる回復期等口腔機能管理料は、別に算定できない。 B004-7 削除 B004-8 削除 **B004-9 介護支援等連携指導料** 400点 注　当該保険医療機関に入院中の患者に対して、当該患者の同意を得て、歯科医師又はその指示を受けた歯科衛生士、看護師等が介護支援専門員又は相談支援専門員と共同して、患者の心身の状態等を踏まえて導入が望ましい介護サービス又は障害福祉サービス等や退院後に利用可能な介護サービス又は障害福祉サービス等について説明及び指導を行った場合に、当該入院中2回に限り算定する。この場合において、同一日に、区分番号B015の注3に掲げる加算（介護支援専門員又は相談支援専門員と共同して指導を行った場合に限る。）は別に算定できない。 **B005 開放型病院共同指導料（I）** 350点 注1　診察に基づき紹介された患者が、別に厚生労働大臣が定める開放利用に係る施設基準に適合しているものとして地方厚生局長等に届け出た保険医療機関（以下この表において「開放型病院」という。）に入院中である場合において、当該開放型病院に赴いて、当該患者に対して療養上必要な指導を共同して行った場合に、患者1人1日につき1回算定する。 注2　区分番号A000に掲げる初診料、区分番号A002に掲げる再診料及び区分番号C000に掲げる歯科訪問診療料は別に算定できない。	注3　歯科治療時医療管理料を算定した月において、区分番号B000-6に掲げる周術期等口腔機能管理料（I）、区分番号B000-7に掲げる周術期等口腔機能管理料（II）又は区分番号B000-8に掲げる周術期等口腔機能管理料（III）は、別に算定できない。

項目	改正後	改正前
	B006 開放型病院共同指導料（Ⅱ） 220点 注　診察に基づき紹介された患者が開放型病院に入院中である場合において、当該開放型病院において、当該患者を診察した保険医療機関の医師又は歯科医師と共同して療養上必要な指導を行った場合に、患者１人１日につき１回算定する。 B006-2 削除	
B006-3 がん治療連携計画策定料	**B006-3 がん治療連携計画策定料** １　がん治療連携計画策定料１ 750点 ２　がん治療連携計画策定料２ 300点 注１　がん治療連携計画策定料１については、入院中のがん患者の退院後の治療を総合的に管理するため、別に厚生労働大臣が定める施設基準に適合しているものとして地方厚生局長等に届け出た病院である保険医療機関（以下この表において「計画策定病院」という。）が、あらかじめがんの種類やステージを考慮した地域連携診療計画を作成し、がん治療を担う別の保険医療機関と共有し、かつ、当該患者の同意を得た上で、入院中又は当該保険医療機関を退院した日から起算して30日以内に、当該計画に基づき当該患者の治療計画を作成し、患者に説明し、文書により提供するとともに、退院時又は退院した日から起算して30日以内に当該別の保険医療機関に当該患者に係る診療情報を文書により提供した場合（がんと診断されてから最初の入院に係るものに限る。）に、退院時又は退院した日から起算して30日以内に１回に限り所定点数を算定する。 注２　がん治療連携計画策定料２については、当該保険医療機関において注１に規定するがん治療連携計画策定料１を算定した患者であって、他の保険医療機関において区分番号B006-3-2に掲げるがん治療連携指導料を算定しているものについて、状態の変化等に伴う当該他の保険医療機関からの紹介により、当該患者を診療し、当該患者の診療計画を変更した場合に、患者１人につき月１回に限り所定点数を算定する。	
【注の見直し】	注３　注１及び注２の規定に基づく当該別の保険医療機関への文書の提供に係る区分番号B009に掲げる診療情報提供料（Ⅰ）及び区分番号B011に掲げる診療情報等連携共有料の費用は、所定点数に含まれる。	注３　注１及び注２の規定に基づく当該別の保険医療機関への文書の提供に係る区分番号B009に掲げる診療情報提供料（Ⅰ）及び区分番号B011に掲げる診療情報連携共有料の費用は、所定点数に含まれる。
【注の見直し】	注４　区分番号B000-5に掲げる周術期等口腔機能管理計画策定料、区分番号B000-10に掲げる回復期等口腔機能管理計画策定料、区分番号B006に掲げる開放型病院共同指導料（Ⅱ）又は区分番号B015に掲げる退院時共同指導料２は、別に算定できない。	注４　区分番号B000-5に掲げる周術期等口腔機能管理計画策定料、区分番号B006に掲げる開放型病院共同指導料（Ⅱ）又は区分番号B015に掲げる退院時共同指導料２は、別に算定できない。
B006-3-2 がん治療連携指導料	**B006-3-2 がん治療連携指導料** 300点 注１　別に厚生労働大臣が定める施設基準に適合しているものとして地方厚生局長等に届け出た保険医療機関（計画策定病院を除く。）が、区分番号B006-3に掲げるがん治療連携計画策定料を算定した患者であって入院中の患者以外のものに対して、地域連携診療計画に基づいた治療を行うととも	

項　　目	改　正　後	改　正　前
	に、当該患者の同意を得た上で、計画策定病院に当該患者に係る診療情報を文書により提供した場合に、月１回に限り算定する。	
【注の見直し】	注２　注１の規定に基づく計画策定病院への文書の提供に係る区分番号Ｂ009に掲げる診療情報提供料（Ⅰ）、区分番号Ｂ011に掲げる診療情報等連携共有料及び区分番号Ｂ011-2に掲げる連携強化診療情報提供料の費用は、所定点数に含まれる。	注２　注１の規定に基づく計画策定病院への文書の提供に係る区分番号Ｂ009に掲げる診療情報提供料（Ⅰ）、区分番号Ｂ011に掲げる診療情報連携共有料及び区分番号Ｂ011-2に掲げる連携強化診療情報提供料の費用は、所定点数に含まれる。
	注３　区分番号Ｂ000-6に掲げる周術期等口腔機能管理料（Ⅰ）又は区分番号Ｂ000-8に掲げる周術期等口腔機能管理料（Ⅲ）は、別に算定できない。 **Ｂ006-3-3 がん治療連携管理料** １　がん診療連携拠点病院の場合　500点 ２　地域がん診療病院の場合　300点 ３　小児がん拠点病院の場合　750点 注　別に厚生労働大臣が定める施設基準を満たす保険医療機関が、他の保険医療機関等から紹介された患者であってがんと診断された入院中の患者以外の患者に対して、化学療法又は放射線治療を行った場合に、当該基準に係る区分に従い、１人につき１回に限り所定点数を算定する。 **Ｂ006-3-4 療養・就労両立支援指導料** １　初回　800点 ２　２回目以降　400点 注１　１については、別に厚生労働大臣が定める疾患に罹患している患者に対して、当該患者と当該患者を使用する事業者が共同して作成した勤務情報を記載した文書の内容を踏まえ、就労の状況を考慮して療養上の指導を行うとともに、当該患者の同意を得て、当該患者が勤務する事業場において選任されている労働安全衛生法第13条第１項に規定する産業医、同法第10条第１項に規定する総括安全衛生管理者、同法第12条に規定する衛生管理者若しくは同法第12条の２に規定する安全衛生推進者若しくは衛生推進者又は同法第13条の２の規定により労働者の健康管理等を行う保健師（以下「産業医等」という。）に対し、病状、治療計画、就労上の措置に関する意見等当該患者の就労と療養の両立に必要な情報を提供した場合に、月１回に限り算定する。 注２　２については、当該保険医療機関において１を算定した患者について、就労の状況を考慮して療養上の指導を行った場合に、１を算定した日の属する月から起算して３月を限度として、月１回に限り算定する。 注３　別に厚生労働大臣が定める施設基準に適合しているものとして地方厚生局長等に届け出た保険医療機関において、当該患者に対して、看護師、社会福祉士、精神保健福祉士又は歯科医師と医師との連携の下に公認心理師が相談支援を行った場合に、相談支援加算として、50点を所定点数に加算する。 注４　注１の規定に基づく産業医等への文書の提供に係る区分番号Ｂ009に掲げる診療情報提供料（Ⅰ）又は区分番号Ｂ010に掲げる診療情報提供料（Ⅱ）の費用は、所定点数に含まれるものとする。 **Ｂ006-3-5 こころの連携指導料（Ⅰ）**　350点	

項　目	改　正　後	改　正　前
	注　別に厚生労働大臣が定める施設基準に適合しているものとして地方厚生局長等に届け出た保険医療機関において、入院中の患者以外の患者であって、地域社会からの孤立の状況等により、精神疾患が増悪するおそれがあると認められるもの又は精神科若しくは心療内科を担当する医師による療養上の指導が必要であると判断されたものに対して、診療及び療養上必要な指導を行い、当該患者の同意を得て、精神科又は心療内科を標榜する保険医療機関に対して当該患者に係る診療情報の文書による提供等を行った場合に、初回算定日の属する月から起算して１年を限度として、患者１人につき月１回に限り算定する。	
【新設】	**B006-4 歯科遠隔連携診療料**　500点 注　別に厚生労働大臣が定める施設基準を満たす保険医療機関において、対面診療を行っている入院中の患者以外の患者であって、別に厚生労働大臣が定めるものに対して、症状の確認等を目的として、患者の同意を得て、当該施設基準を満たす当該患者の疾患等に関する専門的な診療を行っている他の保険医療機関の歯科医師と事前に診療情報を共有した上で、当該患者の来院時に、情報通信機器を用いて、当該他の保険医療機関の歯科医師と連携して診療を行った場合に、３月に１回に限り算定する。	（新設）
	B007 退院前訪問指導料　580点 注１　入院期間が１月を超えると見込まれる患者の円滑な退院のため、患家を訪問し、当該患者又はその家族等に対して、退院後の在宅での療養上の指導を行った場合に、当該入院中１回（入院後早期に退院前訪問指導の必要があると認められる場合は、２回）に限り算定する。 注２　注１に掲げる指導に要した交通費は、患家の負担とする。 **B008 薬剤管理指導料** １　特に安全管理が必要な医薬品が投薬又は注射されている患者の場合　380点 ２　１の患者以外の患者の場合　325点 注１　別に厚生労働大臣が定める施設基準に適合しているものとして地方厚生局長等に届け出た保険医療機関に入院している患者のうち、１については別に厚生労働大臣が定める患者に対して、２についてはそれ以外の患者に対して、それぞれ投薬又は注射及び薬学的管理指導を行った場合は、当該患者に係る区分に従い、患者１人につき週１回かつ月４回に限り算定する。 注２　麻薬の投薬又は注射が行われている患者に対して、麻薬の使用に関し、必要な薬学的管理指導を行った場合は、麻薬管理指導加算として、１回につき50点を所定点数に加算する。 注３　区分番号B004-1-3に掲げるがん患者指導管理料（３に限る。）は、算定できない。	
B008-2 薬剤総合評価調整管理料	**B008-2 薬剤総合評価調整管理料**　250点 注１　入院中の患者以外の患者であって、６種類以上の内服薬（特に規定するものを除く。）が処方されていたものについて、当該処方の内容を総合的に評価及び調整し、当該患者に処方する内服薬が２種類以上減	

項　　　目	改　　正　　後	改　　正　　前
	少した場合に、月1回に限り所定点数を算定する。	
【注の見直し】	注2　処方の内容の調整に当たって、別の保険医療機関又は保険薬局に対して、照会又は情報提供を行った場合、連携管理加算として、50点を所定点数に加算する。ただし、連携管理加算を算定した場合において、区分番号B009に掲げる診療情報提供料(Ⅰ)(当該別の保険医療機関に対して患者の紹介を行った場合に限る。)又は区分番号B011に掲げる診療情報等連携共有料(当該別の保険医療機関又は当該別の保険薬局に対して行った場合に限る。)は同一日には算定できない。	注2　処方の内容の調整に当たって、別の保険医療機関又は保険薬局に対して、照会又は情報提供を行った場合、連携管理加算として、50点を所定点数に加算する。ただし、連携管理加算を算定した場合において、区分番号B009に掲げる診療情報提供料(Ⅰ)(当該別の保険医療機関に対して患者の紹介を行った場合に限る。)又は区分番号B011に掲げる診療情報連携共有料(当該別の保険医療機関に対して行った場合に限る。)は同一日には算定できない。
B009 診療情報提供料(Ⅰ)	**B009 診療情報提供料(Ⅰ)**　250点 注1　保険医療機関が、診療に基づき、別の保険医療機関での診療の必要を認め、これに対して、当該患者の同意を得て、診療状況を示す文書を添えて患者の紹介を行った場合に、紹介先保険医療機関ごとに患者1人につき月1回に限り算定する。 注2　保険医療機関が、診療に基づき患者の同意を得て、当該患者の居住地を管轄する市町村又は介護保険法第46条第1項に規定する指定居宅介護支援事業者、同法第58条第1項に規定する指定介護予防支援事業者、障害者の日常生活及び社会生活を総合的に支援するための法律第51条の17第1項第1号に規定する指定特定相談支援事業者、児童福祉法第24条の26第1項第1号に規定する指定障害児相談支援事業者等に対して、診療状況を示す文書を添えて、当該患者に係る保健福祉サービスに必要な情報を提供した場合に、患者1人につき月1回に限り算定する。 注3　保険医療機関が、診療に基づき保険薬局による在宅患者訪問薬剤管理指導の必要を認め、在宅での療養を行っている患者であって通院が困難なものの同意を得て、当該保険薬局に対して、診療状況を示す文書を添えて、当該患者に係る在宅患者訪問薬剤管理指導に必要な情報を提供した場合に、患者1人につき月1回に限り算定する。 注4　保険医療機関が、診療に基づき当該患者の同意を得て、介護老人保健施設又は介護医療院(当該保険医療機関と同一の敷地内にある介護老人保健施設又は介護医療院その他これに準ずる介護老人保健施設を除く。)に対して、診療状況を示す文書を添えて患者の紹介を行った場合に、患者1人につき月1回に限り算定する。 注5　保険医療機関が、患者の退院日の属する月又はその翌月に、添付の必要を認め、当該患者の同意を得て、別の保険医療機関、精神障害者施設又は介護老人保健施設若しくは介護医療院に対して、退院後の治療計画、検査結果、画像診断に係る画像情報その他の必要な情報を添付して紹介を行った場合は、200点を所定点数に加算する。	
【注の見直し】	注6　保険医療機関(区分番号A000に掲げる初診料の注11に規定する厚生労働大臣が定める施設基準に適合しているものとして地方厚生局長等に届け出た保険医療機関を除	注6　保険医療機関(区分番号A000に掲げる初診料の注10に規定する厚生労働大臣が定める施設基準に適合しているものとして地方厚生局長等に届け出た保険医療機関を除

項　　　　目	改　　正　　後	改　　正　　前
	く。）が、区分番号A000に掲げる初診料の注6若しくは区分番号A002に掲げる再診料の注4に規定する歯科診療特別対応加算1を算定している患者若しくは著しく歯科診療が困難な者であって区分番号A000に掲げる初診料の注6若しくは区分番号A002に掲げる再診料の注4に規定する歯科診療特別対応加算2若しくは歯科診療特別対応加算3を算定している患者又は区分番号C000に掲げる歯科訪問診療料を算定している患者について、当該患者又はその家族の同意を得て、区分番号A000に掲げる初診料の注11に規定する加算に係る施設基準又は地域歯科診療支援病院歯科初診料に係る施設基準に適合するものとして地方厚生局長等に届け出た保険医療機関、歯科医業を行わない保険医療機関又は指定居宅介護支援事業者に対して、診療状況を示す文書を添えて患者の紹介を行った場合は、100点を所定点数に加算する。	く。）が、区分番号A000に掲げる初診料の注6若しくは区分番号A002に掲げる再診料の注4に規定する歯科診療特別対応加算を算定している患者又は区分番号C000に掲げる歯科訪問診療料を算定している患者について、当該患者又はその家族の同意を得て、区分番号A000に掲げる初診料の注10に規定する加算に係る施設基準又は地域歯科診療支援病院歯科初診料に係る施設基準に適合するものとして地方厚生局長等に届け出た保険医療機関、歯科医業を行わない保険医療機関又は指定居宅介護支援事業者に対して、診療状況を示す文書を添えて患者の紹介を行った場合は、100点を所定点数に加算する。
【注の見直し】	注7　区分番号A000に掲げる初診料の注11に規定する加算に係る施設基準又は地域歯科診療支援病院歯科初診料に係る施設基準に適合しているものとして地方厚生局長等に届け出た保険医療機関が、区分番号A000に掲げる初診料の注6若しくは区分番号A002に掲げる再診料の注4に規定する歯科診療特別対応加算1を算定している患者又は著しく歯科診療が困難な者であって区分番号A000に掲げる初診料の注6若しくは区分番号A002に掲げる再診料の注4に規定する歯科診療特別対応加算2若しくは歯科診療特別対応加算3を算定している患者について、当該患者又はその家族の同意を得て、歯科診療を行う保険医療機関（区分番号A000に掲げる初診料の注11に規定する厚生労働大臣が定める施設基準に適合しているものとして地方厚生局長等に届け出た保険医療機関を除く。）に対して、診療状況を示す文書を添えて患者の紹介を行った場合は、100点を所定点数に加算する。 注8　別に厚生労働大臣が定める施設基準に適合しているものとして地方厚生局長等に届け出た保険医療機関が、患者の紹介を行う際に、検査結果、画像情報、画像診断の所見、投薬内容、注射内容、退院時要約等の診療記録のうち主要なものについて、他の保険医療機関に対し、電子的方法により閲覧可能な形式で提供した場合又は電子的に送受される診療情報提供書に添付した場合に、検査・画像情報提供加算として、次に掲げる点数をそれぞれ所定点数に加算する。ただし、イについては、注5に規定する加算を算定する場合は算定しない。 イ　退院する患者について、当該患者の退院日の属する月又はその翌月に、必要な情報を提供した場合　200点 ロ　入院中の患者以外の患者について、必要な情報を提供した場合　30点	注7　区分番号A000に掲げる初診料の注10に規定する加算に係る施設基準又は地域歯科診療支援病院歯科初診料に係る施設基準に適合しているものとして地方厚生局長等に届け出た保険医療機関が、区分番号A000に掲げる初診料の注6又は区分番号A002に掲げる再診料の注4に規定する加算を算定している患者について、当該患者又はその家族の同意を得て、歯科診療を行う保険医療機関（区分番号A000に掲げる初診料の注10に規定する厚生労働大臣が定める施設基準に適合しているものとして地方厚生局長等に届け出た保険医療機関を除く。）に対して、診療状況を示す文書を添えて患者の紹介を行った場合は、100点を所定点数に加算する。
【注の追加】	注9　保険医療機関が、児童福祉法第6条の2第3項に規定する小児慢性特定疾病医療支援の対象である患者又は同法第56条の6第2項に規定する障害児である患者について、診療に基づき当該患者又はその家族の同意を得て、当該患者が通園又は通学する	（新設）

項　　　目	改　　正　　後	改　　正　　前
	同法第39条第１項に規定する保育所又は学校教育法第１条に規定する学校（大学を除く。）等の学校歯科医等に対して、診療状況を示す文書を添えて、当該患者が学校生活等を送るに当たり必要な情報を提供した場合に、患者１人につき月１回に限り算定する。	
	B009-2 電子的診療情報評価料　30点 注　別に厚生労働大臣が定める施設基準に適合しているものとして地方厚生局長等に届け出た保険医療機関が、別の保険医療機関から診療情報提供書の提供を受けた患者に係る検査結果、画像情報、画像診断の所見、投薬内容、注射内容、退院時要約等の診療記録のうち主要なものについて、電子的方法により閲覧又は受信し、当該患者の診療に活用した場合に算定する。	
	B010 診療情報提供料（Ⅱ）　500点 注　保険医療機関が、治療法の選択等に関して当該保険医療機関以外の医師又は歯科医師の意見を求める患者からの要望を受けて、治療計画、検査結果、画像診断に係る画像情報その他の別の医療機関において必要な情報を添付し、診療状況を示す文書を患者に提供することを通じて、患者が当該保険医療機関以外の医師又は歯科医師の助言を得るための支援を行った場合に、患者１人につき月１回に限り算定する。	
B011 診療情報連携共有料		
【名称の見直し】	**B011 診療情報等連携共有料**	**B011 診療情報連携共有料**　120点
【項目の見直し】	１　診療情報等連携共有料１　120点 ２　診療情報等連携共有料２　120点	（新設） （新設）
【注の見直し】	注１　１については、歯科診療を行うに当たり全身的な管理が必要な患者に対し、当該患者の同意を得て、別の保険医療機関（歯科診療を行うものを除く。）で行った検査の結果若しくは投薬内容等の診療情報又は保険薬局が有する服用薬の情報等（以下この区分番号において「診療情報等」という。）について、当該別の保険医療機関又は保険薬局に文書等により提供を求めた場合に、当該別の保険医療機関又は保険薬局ごとに患者１人につき、診療情報等の提供を求めた日の属する月から起算して３月に１回に限り算定する。	注１　歯科診療を行うに当たり全身的な管理が必要な患者に対し、当該患者の同意を得て、別の保険医療機関（歯科診療を行うものを除く。）で行った検査の結果、投薬内容等の診療情報について、当該別の保険医療機関に文書により提供を求めた場合に保険医療機関ごとに患者１人につき、診療情報の提供を求めた日の属する月から起算して３月に１回に限り算定する。
【注の追加】	注２　２については、別の保険医療機関（歯科診療を行うものを除く。）からの求めに応じ、患者の同意を得て、診療情報を文書により提供した場合に、提供する保険医療機関ごとに患者１人につき、診療情報を提供した日の属する月から起算して３月に１回に限り算定する。	（新設）
【注の見直し】	注３　１及び２について、区分番号Ｂ009に掲げる診療情報提供料（Ⅰ）（同一の保険医療機関に対して紹介を行った場合に限る。）を算定した月は、別に算定できない。	注２　区分番号Ｂ009に掲げる診療情報提供料（Ⅰ）（同一の保険医療機関に対して紹介を行った場合に限る。）を算定した月は、別に算定できない。
【注の追加】	注４　２について、区分番号Ｂ011－２に掲げる連携強化診療情報提供料（同一の保険医療機関に対して文書を提供した場合に限る。）を算定した月は、別に算定できない。	（新設）
	B011-2 連携強化診療情報提供料　150点 注１　別に厚生労働大臣が定める施設基準を満たす保険医療機関において、別に厚生労働大臣が定める基準を満たす他の保険医療機	

項　　　目	改　　正　　後	改　　正　　前
	関から紹介された患者について、当該患者を紹介した他の保険医療機関からの求めに応じ、患者の同意を得て、診療状況を示す文書を提供した場合（区分番号A000に掲げる初診料を算定する日を除く。ただし、当該保険医療機関に次回受診する日の予約を行った場合はこの限りでない。）に、提供する保険医療機関ごとに患者１人につき月１回に限り算定する。 注２　注１に該当しない場合であって、注１に規定する別に厚生労働大臣が定める施設基準を満たす外来機能報告対象病院等（医療法第30条の18の４第１項第２号の規定に基づき、同法第30条の18の２第１項第１号の厚生労働省令で定める外来医療を提供する基幹的な病院又は診療所として都道府県が公表したものに限る。）である保険医療機関において、他の保険医療機関（許可病床の数が200未満の病院又は診療所に限る。）から紹介された患者について、当該患者を紹介した他の保険医療機関からの求めに応じ、患者の同意を得て、診療状況を示す文書を提供した場合（区分番号A000に掲げる初診料を算定する日を除く。ただし、当該保険医療機関に次回受診する日の予約を行った場合はこの限りではない。）に、提供する保険医療機関ごとに患者１人につき月１回に限り算定する。 注３　注１及び注２に該当しない場合であって、注１に規定する別に厚生労働大臣が定める施設基準を満たす保険医療機関において、他の保険医療機関から紹介された妊娠中の患者について、当該患者を紹介した他の保険医療機関からの求めに応じ、患者の同意を得て、診療状況を示す文書を提供した場合（区分番号A000に掲げる初診料を算定する日を除く。ただし、当該医療機関に次回受診する日の予約を行った場合はこの限りでない。）に、提供する保険医療機関ごとに患者１人につき３月に１回（別に厚生労働大臣が定める施設基準を満たす保険医療機関において、産科若しくは産婦人科を標榜する保険医療機関から紹介された妊娠中の患者又は産科若しくは産婦人科を標榜する別に厚生労働大臣が定める施設基準を満たす保険医療機関において、他の保険医療機関から紹介された妊娠中の患者について、診療に基づき、頻回の情報提供の必要を認め、当該患者を紹介した他の保険医療機関に情報提供を行った場合にあっては、月１回）に限り算定する。 注４　区分番号B009に掲げる診療情報提供料（Ｉ）（同一の保険医療機関に対して紹介を行った場合に限る。）を算定した月は、別に算定できない。	
B011-3 薬剤情報提供料 【点数の見直し】	**B011-3 薬剤情報提供料**　<u>４点</u> 注１　入院中の患者以外の患者に対して、処方した薬剤の名称、用法、用量、効能、効果、副作用及び相互作用に関する主な情報を文書により提供した場合に、月１回に限り（処方の内容に変更があった場合は、その都度）算定する。 注２　注１の場合において、処方した薬剤の名称を当該患者の求めに応じて手帳に記載し	**B011-3 薬剤情報提供料**　<u>10点</u>

項　目	改　正　後	改　正　前
	た場合は、手帳記載加算として、３点を所定点数に加算する。 注３　保険薬局において調剤を受けるために処方箋を交付した患者については、算定できない。 **Ｂ011-4 退院時薬剤情報管理指導料**　90点 注１　保険医療機関が、患者の入院時に当該患者が服薬中の医薬品等について確認するとともに、当該患者に対して入院中に使用した主な薬剤の名称（副作用が発現した場合については、当該副作用の概要、講じた措置等を含む。）に関して当該患者の手帳に記載した上で、退院に際して当該患者又はその家族等に対して、退院後の薬剤の服用等に関する必要な指導を行った場合に、退院の日に１回に限り算定する。この場合において、同一日に、区分番号Ｂ015に掲げる退院時共同指導料２（注１の規定により、入院中の保険医療機関の薬剤師が指導等を行った場合に限る。）は、別に算定できない。 注２　保険医療機関が、入院前の内服薬の変更をした患者又は服用を中止した患者について、保険薬局に対して、当該患者又はその家族等の同意を得て、その理由や変更又は中止後の当該患者の状況を文書により提供した場合に、退院時薬剤情報連携加算として、60点を所定点数に加算する。 **Ｂ011-5 がんゲノムプロファイリング評価提供料**　12,000点 注　別に厚生労働大臣が定める施設基準を満たす保険医療機関において、医科点数表の区分番号Ｄ006-19に掲げるがんゲノムプロファイリング検査により得られた包括的なゲノムプロファイルの結果について、当該検査結果を医学的に解釈するためのがん薬物療法又は遺伝医学に関する専門的な知識及び技能を有する医師、遺伝カウンセリング技術を有する者等による検討会での検討を経た上で患者に提供し、かつ、治療方針等について文書を用いて当該患者に説明した場合に、患者１人につき１回に限り算定する。	
【新設】	**Ｂ011-6 栄養情報連携料**　70点 注１　区分番号Ｂ004-1-4に掲げる入院栄養食事指導料を算定する患者に対して、退院後の栄養食事管理について、保険医療機関の歯科医師と医師との連携の下に指導を行った内容及び入院中の栄養管理に関する情報を示す文書を用いて説明し、これを他の保険医療機関、介護老人保健施設、介護医療院、特別養護老人ホーム又は障害者の日常生活及び社会生活を総合的に支援する法律第34条第１項に規定する指定障害者支援施設等若しくは児童福祉法第42条第１号に規定する福祉型障害児入所施設（以下この区分番号において「保険医療機関等」という。）の医師又は管理栄養士に情報提供し、共有した場合に、入院中１回に限り算定する。 注２　注１に該当しない場合であって、当該医療機関を退院後に他の保険医療機関等に転院又は入所する患者であって栄養管理計画が策定されているものについて、患者又はその家族等の同意を得て、入院中の栄養管理に関する情報を示す文書を用いて当該他	（新設）

項　　　目	改　　正　　後	改　　正　　前
	の保険医療機関等の管理栄養士に情報提供し、共有した場合に、入院中に１回に限り算定する。 注３　区分番号Ｂ015に掲げる退院時共同指導料２は、別に算定できない。 **Ｂ012 傷病手当金意見書交付料**　100点 注　健康保険法第99条第１項の規定による傷病手当金に係る意見書を交付した場合に算定する。 **Ｂ013 新製有床義歯管理料（１口腔につき）** １　２以外の場合　190点 ２　困難な場合　230点 注１　新製有床義歯管理料は、新たに製作した有床義歯を装着した日の属する月に、当該有床義歯を製作した保険医療機関において、有床義歯の適合性等について検査を行い、併せて患者又はその家族等に対して取扱い、保存、清掃方法等について必要な指導を行った上で、その内容を文書により提供した場合に、１回に限り算定する。 注２　新製有床義歯管理料を算定した日の属する月は、区分番号Ｈ001-2に掲げる歯科口腔リハビリテーション料１（１に限る。）は算定できない。 Ｂ013-2 削除	
Ｂ013-3 広範囲顎骨支持型補綴物管理料（１口腔につき）		
【点数の見直し】	**Ｂ013-3 広範囲顎骨支持型補綴物管理料（１口腔につき）**	**Ｂ013-3 広範囲顎骨支持型補綴物管理料（１口腔につき）**　480点
【項目の見直し】	１　広範囲顎骨支持型補綴物管理料１　500点 ２　広範囲顎骨支持型補綴物管理料２　350点	（新設） （新設）
【注の見直し】	注１　１について、区分番号Ｊ109に掲げる広範囲顎骨支持型装置埋入手術に係る施設基準に適合しているものとして地方厚生局長等に届け出た保険医療機関において、区分番号Ｍ025-2に掲げる広範囲顎骨支持型補綴に係る補綴物（歯冠補綴物、ブリッジ及び有床義歯を除く。以下この表において同じ。）の適合性の確認等及び広範囲顎骨支持型装置周囲の組織の管理等を行い、かつ、患者又は家族に対して管理等に係る必要な指導を行った上で、当該指導内容に係る情報を文書により提供した場合に、当該補綴物を装着した日の属する月の翌月以降に月１回に限り算定する。	注　区分番号Ｊ109に掲げる広範囲顎骨支持型装置埋入手術に係る施設基準に適合しているものとして地方厚生局長等に届け出た保険医療機関において、区分番号Ｍ025-2に掲げる広範囲顎骨支持型補綴に係る補綴物（歯冠補綴物、ブリッジ及び有床義歯を除く。以下この表において同じ。）の適合性の確認等を行い、かつ、患者又は家族に対して管理等に係る必要な指導を行った上で、当該指導内容に係る情報を文書により提供した場合に、当該補綴物を装着した日の属する月の翌月以降に月１回に限り算定する。
【注の追加】	注２　２について、区分番号Ｊ109に掲げる広範囲顎骨支持型装置埋入手術に係る施設基準に適合しているものとして地方厚生局長等に届け出た保険医療機関において、区分番号Ｍ025-2に掲げる広範囲顎骨支持型補綴に係る補綴物の適合性の確認等のみ又は広範囲顎骨支持型装置周囲の組織の管理等のみを行い、かつ、患者又は家族に対して管理等に係る必要な指導を行った上で、当該指導内容に係る情報を文書により提供した場合に、当該補綴物を装着した日の属する月の翌月以降に月１回に限り算定する。	（新設）
Ｂ014 退院時共同指導料１		
【項目の見直し】	**Ｂ014 退院時共同指導料１** １　在宅療養支援歯科診療所１、在宅療養支援歯科診療所２又は在宅療養支援歯科病院（在宅等における療養を歯科医療面から支援する保険医療機関であって、別に厚生労働大臣が	１　在宅療養支援歯科診療所１又は在宅療養支援歯科診療所２（在宅等における療養を歯科医療面から支援する保険医療機関であって、別に厚生労働大臣が定める施設基準に適合し

項　　　目	改　　正　　後	改　　正　　前
	定める施設基準に適合しているものとして地方厚生局長等に届け出たものをいう。以下この表において同じ。）の場合　900点 2　1以外の場合　500点 注1　保険医療機関に入院中の患者について、地域において当該患者の退院後の在宅療養を担う保険医療機関（以下この区分番号及び区分番号B015において「在宅療養担当医療機関」という。）と連携する別の保険医療機関の歯科医師又はその指示を受けた歯科衛生士が、当該患者の同意を得て、退院後、在宅での療養を行う患者に対して、療養上必要な説明及び指導を、入院中の保険医療機関の歯科医師若しくは医師又は保健師、助産師、看護師、准看護師（以下この区分番号及び区分番号B015において「看護師等」という。）、薬剤師、管理栄養士、理学療法士、作業療法士、言語聴覚士若しくは社会福祉士と共同して行った上で、文書により情報提供した場合に、1回に限り算定する。ただし、別に厚生労働大臣が定める疾病等の患者については、在宅療養担当医療機関と連携する別の保険医療機関の歯科医師又はその指示を受けた歯科衛生士が、当該患者が入院している保険医療機関の歯科医師若しくは医師又は看護師等と1回以上共同して行う場合は、当該入院中2回に限り算定する。 注2　注1の場合において、当該患者が別に厚生労働大臣が定める特別な管理を要する状態等にあるときは、特別管理指導加算として、200点を所定点数に加算する。 **B015 退院時共同指導料2**　400点 注1　入院中の保険医療機関の歯科医師又は看護師等、薬剤師、管理栄養士、理学療法士、作業療法士、言語聴覚士若しくは社会福祉士が、入院中の患者に対して、当該患者の同意を得て、退院後の在宅での療養上必要な説明及び指導を、在宅療養担当医療機関の歯科医師若しくは医師、当該歯科医師若しくは医師の指示を受けた看護師等、薬剤師、管理栄養士、理学療法士、作業療法士、言語聴覚士若しくは社会福祉士又は在宅療養担当医療機関の医師の指示を受けた訪問看護ステーションの看護師等（准看護師を除く。）、理学療法士、作業療法士若しくは言語聴覚士と共同して行った上で、文書により情報提供した場合に、当該患者が入院している保険医療機関において、当該入院中1回に限り算定する。ただし、別に厚生労働大臣が定める疾病等の患者については、当該患者が入院している保険医療機関の歯科医師又は看護師等が、在宅療養担当医療機関の歯科医師若しくは医師、当該歯科医師若しくは医師の指示を受けた看護師等又は在宅療養担当医療機関の医師の指示を受けた訪問看護ステーションの看護師等（准看護師を除く。）と1回以上、共同して行う場合は、当該入院中2回に限り算定する。 注2　注1の場合において、入院中の保険医療機関の歯科医師及び在宅療養担当医療機関の歯科医師又は医師が共同して指導を行った場合に、300点を所定点数に加算する。ただし、注3に規定する加算を算定する場	ているものとして地方厚生局長等に届け出たものをいう。以下この表において同じ。）の場合　900点

項　　　目	改　　正　　後	改　　正　　前
	合は、算定できない。 注３　注１の場合において、入院中の保険医療機関の歯科医師又は看護師等が、在宅療養担当医療機関の医師若しくは看護師等、歯科医師若しくはその指示を受けた歯科衛生士、保険薬局の薬剤師、訪問看護ステーションの看護師等（准看護師を除く。）、理学療法士、作業療法士若しくは言語聴覚士、介護支援専門員又は相談支援専門員のうちいずれか３者以上と共同して指導を行った場合に、多機関共同指導管理加算として、2,000点を所定点数に加算する。 注４　注１の規定にかかわらず、区分番号Ａ227-5に掲げる入退院支援加算を算定する患者にあっては、当該保険医療機関において、疾患名、当該保険医療機関の退院基準、退院後に必要とされる診療等在宅での療養に必要な事項を記載した退院支援計画を策定し、当該患者に説明し、文書により提供するとともに、これを当該患者の退院後の治療等を担う別の保険医療機関と共有した場合に限り算定する。 注５　区分番号Ｂ006に掲げる開放型病院共同指導料（Ⅱ）は、別に算定できない。 Ｂ016 削除 **Ｂ017 肺血栓塞栓症予防管理料**　305点 注１　病院（療養病棟を除く。）又は診療所（療養病床に係るものを除く。）に入院中の患者であって肺血栓塞栓症を発症する危険性が高いものに対して、肺血栓塞栓症の予防を目的として、必要な機器又は材料を用いて計画的な医学管理を行った場合に、当該入院中１回に限り算定する。 注２　肺血栓塞栓症の予防を目的として行った処置に用いた機器及び材料の費用は、所定点数に含まれる。 **Ｂ018 医療機器安全管理料（一連につき）**　1,100点 注　別に厚生労働大臣が定める施設基準に適合しているものとして地方厚生局長等に届け出た保険医療機関において、放射線治療が必要な患者に対して、放射線治療計画に基づいて治療を行った場合に算定する。	

第2章　第2部　在宅医療

項　　　目	改　正　後	改　正　前
C000 歯科訪問診療料（1日につき）		
	C000 歯科訪問診療料（1日につき）	
	1　歯科訪問診療1　1,100点	
【点数の見直し】	2　歯科訪問診療2　410点	2　歯科訪問診療2　361点
	3　歯科訪問診療3　310点	3　歯科訪問診療3　185点
【項目の見直し】	4　歯科訪問診療4　160点	（新設）
	5　歯科訪問診療5　95点	（新設）
	注1　1については、在宅等において療養を行っている患者（当該患者と同一の建物に居住する他の患者に対して当該保険医療機関が同一日に歯科訪問診療を行う場合の当該患者（以下この区分番号において「同一建物居住者」という。）を除く。）であって通院が困難なものに対して、当該患者が居住する建物の屋内において、次のいずれかに該当する歯科訪問診療を行った場合に算定する。この場合において、区分番号A000に掲げる初診料又は区分番号A002に掲げる再診料は、算定できない。 イ　患者の求めに応じた歯科訪問診療 ロ　歯科訪問診療に基づき継続的な歯科診療が必要と認められた患者に対する当該患者の同意を得た歯科訪問診療	
【注の見直し】	注2　2については、在宅等において療養を行っている患者（同一建物居住者に限る。）であって通院が困難なものに対して、当該患者が居住する建物の屋内において、当該保険医療機関が、次のいずれかに該当する歯科訪問診療を同一日に3人以下の患者に行った場合に算定する。この場合において、区分番号A000に掲げる初診料又は区分番号A002に掲げる再診料は、算定できない。 イ　患者の求めに応じた歯科訪問診療 ロ　歯科訪問診療に基づき継続的な歯科診療が必要と認められた患者に対する当該患者の同意を得た歯科訪問診療	注2　2については、在宅等において療養を行っている患者（同一建物居住者に限る。）であって通院が困難なものに対して、当該患者が居住する建物の屋内において、当該保険医療機関が、次のいずれかに該当する歯科訪問診療を同一日に9人以下の患者に行った場合に算定する。この場合において、区分番号A000に掲げる初診料又は区分番号A002に掲げる再診料は、算定できない。
【注の見直し】	注3　3については、在宅等において療養を行っている患者（同一建物居住者に限る。）であって通院が困難なものに対して、当該患者が居住する建物の屋内において、当該保険医療機関が、次のいずれかに該当する歯科訪問診療を同一日に4人以上9人以下の患者に行った場合に算定する。この場合において、区分番号A000に掲げる初診料又は区分番号A002に掲げる再診料は、算定できない。 イ　患者の求めに応じた歯科訪問診療 ロ　歯科訪問診療に基づき継続的な歯科診療が必要と認められた患者に対する当該患者の同意を得た歯科訪問診療	注3　3については、在宅等において療養を行っている患者（同一建物居住者に限る。）であって通院が困難なものに対して、当該患者が居住する建物の屋内において、当該保険医療機関が、次のいずれかに該当する歯科訪問診療を同一日に10人以上の患者に行った場合に算定する。この場合において、区分番号A000に掲げる初診料又は区分番号A002に掲げる再診料は、算定できない。
【注の追加】	注4　4については、在宅等において療養を行っている患者（同一建物居住者に限る。）であって通院が困難なものに対して、当該患者が居住する建物の屋内において、当該保険医療機関が、次のいずれかに該当する歯科訪問診療を同一日に10人以上19人以下の患者に行った場合に算定する。この場合において、区分番号A000に掲げる初診料又は区分番号A002に掲げる再診料は、算	（新設）

項　　　目	改　正　後	改　正　前
	定できない。 イ　患者の求めに応じた歯科訪問診療 ロ　歯科訪問診療に基づき継続的な歯科診療が必要と認められた患者に対する当該患者の同意を得た歯科訪問診療	
【注の追加】	注５　５については、在宅等において療養を行っている患者（同一建物居住者に限る。）であって通院が困難なものに対して、当該患者が居住する建物の屋内において、当該保険医療機関が、次のいずれかに該当する歯科訪問診療を同一日に20人以上の患者に行った場合に算定する。この場合において、区分番号Ａ000に掲げる初診料又は区分番号Ａ002に掲げる再診料は、算定できない。 イ　患者の求めに応じた歯科訪問診療 ロ　歯科訪問診療に基づき継続的な歯科診療が必要と認められた患者に対する当該患者の同意を得た歯科訪問診療	（新設）
【注の見直し】	注６　２から５までを算定する患者（歯科訪問診療料の注15又は注19に該当する場合を除く。）について、当該患者に対する診療時間が20分未満の場合における歯科訪問診療２、歯科訪問診療３、歯科訪問診療４又は歯科訪問診療５についてはそれぞれ287点、217点、96点又は57点を算定する。ただし、２及び３について、当該患者の容体が急変し、やむを得ず治療を中止した場合は、この限りではない。	注４　１から３までを算定する患者（歯科訪問診療料の注13に該当する場合を除く。）について、当該患者に対する診療時間が20分未満の場合における歯科訪問診療１、歯科訪問診療２又は歯科訪問診療３についてはそれぞれ880点、253点又は111点を算定する。ただし、次のいずれかに該当する場合は、この限りではない。
	（削る）	イ　１について、当該患者の容体が急変し、やむを得ず治療を中止した場合又は当該患者の状態により20分以上の診療が困難である場合
	（削る）	ロ　２について、当該患者の容体が急変し、やむを得ず治療を中止した場合
	注７　歯科訪問診療料を算定する患者について、当該患者に対する診療時間が１時間を超えた場合は、30分又はその端数を増すごとに、100点を所定点数に加算する。	注５
【注の見直し】	注８　著しく歯科診療が困難な者に対して歯科訪問診療を行った場合（歯科診療特別対応加算３を算定する場合を除く。）は、歯科診療特別対応加算１として、175点を所定点数に加算し、著しく歯科診療が困難な者に対して当該患者が歯科治療環境に円滑に適応できるような技法を用いて歯科訪問診療を行った場合は、歯科診療特別対応加算２として、250点を所定点数に加算し、感染症法第６条第７項に規定する新型インフルエンザ等感染症、同条第８項に規定する指定感染症又は同条第９項に規定する新感染症の患者に対して歯科訪問診療を行った場合は、歯科診療特別対応加算３として、500点を所定点数に加算する。	注６　著しく歯科診療が困難な者に対して歯科訪問診療を行った場合は、歯科診療特別対応加算として、175点（１回目の歯科訪問診療を行った場合であって、当該患者が歯科治療環境に円滑に適応できるような技法を用いた場合は、初診時歯科診療導入加算として、250点）を所定点数に加算する。
【注の見直し】	注９　別に厚生労働大臣が定める時間であって、入院中の患者以外の患者に対して診療に従事している時間において緊急に歯科訪問診療を行った場合、夜間（深夜を除く。）において歯科訪問診療を行った場合又は深夜において歯科訪問診療を行った場合は、緊急歯科訪問診療加算、夜間歯科訪問診療加算又は深夜歯科訪問診療加算として、次に掲げる点数をそれぞれ所定点数に加算する。 イ　緊急歯科訪問診療加算	注７　別に厚生労働大臣が定める時間であって、入院中の患者以外の患者に対して診療に従事している時間において緊急に歯科訪問診療を行った場合、夜間（深夜を除く。）において歯科訪問診療を行った場合又は深夜において歯科訪問診療を行った場合は、緊急歯科訪問診療加算、夜間歯科訪問診療加算又は深夜歯科訪問診療加算として、次に掲げる点数をそれぞれ所定点数に加算する。 イ　緊急歯科訪問診療加算

項目	改正後	改正前
	(1) 歯科訪問診療１を算定する場合 425点	
	(2) 歯科訪問診療２を算定する場合 159点	(2) 歯科訪問診療２を算定する場合 140点
	(3) 歯科訪問診療３を算定する場合 120点	(3) 歯科訪問診療３を算定する場合 70点
	(4) 歯科訪問診療４を算定する場合 60点	（新設）
	(5) 歯科訪問診療５を算定する場合 36点	（新設）
	ロ　夜間歯科訪問診療加算	ロ　夜間歯科訪問診療加算
	(1) 歯科訪問診療１を算定する場合 850点	
	(2) 歯科訪問診療２を算定する場合 317点	(2) 歯科訪問診療２を算定する場合 280点
	(3) 歯科訪問診療３を算定する場合 240点	(3) 歯科訪問診療３を算定する場合 140点
	(4) 歯科訪問診療４を算定する場合 121点	（新設）
	(5) 歯科訪問診療５を算定する場合 72点	（新設）
	ハ　深夜歯科訪問診療加算	ハ　深夜歯科訪問診療加算
	(1) 歯科訪問診療１を算定する場合 1,700点	
	(2) 歯科訪問診療２を算定する場合 636点	(2) 歯科訪問診療２を算定する場合 560点
	(3) 歯科訪問診療３を算定する場合 481点	(3) 歯科訪問診療３を算定する場合 280点
	(4) 歯科訪問診療４を算定する場合 249点	（新設）
	(5) 歯科訪問診療５を算定する場合 148点	（新設）
	注10　別に厚生労働大臣が定める施設基準に適合しているものとして地方厚生局長等に届け出た保険医療機関において、歯科訪問診療料を算定する患者について、歯科訪問診療に基づき、当該保険医療機関が表示する診療時間以外の時間、休日又は深夜における緊急時の診療体制を確保する必要を認め、当該患者に対し、当該保険医療機関が連携する保険医療機関（以下「連携保険医療機関」という。）に関する情報を文書により提供し、かつ、当該患者又はその家族等の同意を得て、連携保険医療機関に対し診療状況を示す文書を添えて、当該患者に係る歯科診療に必要な情報を提供した場合は、地域医療連携体制加算として、１回に限り300点を所定点数に加算する。	注８
	注11　保険医療機関の所在地と訪問先の所在地との距離が16キロメートルを超えた場合又は海路による歯科訪問診療を行った場合で、特殊の事情があったときの歯科訪問診療料は、別に厚生労働大臣が定めるところによって算定する。	注９
	注12　歯科訪問診療に要した交通費は、患家の負担とする。	注10
【注の見直し】	注13　歯科訪問診療を実施する保険医療機関の歯科衛生士が、歯科医師と同行の上、歯科訪問診療の補助を行った場合は、歯科訪問診療補助加算として、次に掲げる点数を１日につき所定点数に加算する。 イ　在宅療養支援歯科診療所１、在宅療養支援歯科診療所２、区分番号Ｂ000-4-2に掲げる小児口腔機能管理料の注３に規定する施設基準に適合しているものとし	注11　歯科訪問診療を実施する保険医療機関の歯科衛生士が、歯科医師と同行の上、歯科訪問診療の補助を行った場合は、歯科訪問診療補助加算として、次に掲げる点数を１日につき所定点数に加算する。 イ　在宅療養支援歯科診療所１、在宅療養支援歯科診療所２又はかかりつけ歯科医機能強化型歯科診療所の場合

項　　目	改　正　後	改　正　前
	て地方厚生局長等に届け出た診療所である保険医療機関又は在宅療養支援歯科病院の場合 (1)　同一建物居住者以外の場合　115点 (2)　同一建物居住者の場合　50点 ロ　イ以外の保険医療機関の場合 (1)　同一建物居住者以外の場合　90点 (2)　同一建物居住者の場合　30点	
	注14　1について、別に厚生労働大臣が定める施設基準に適合しているものとして地方厚生局長等に届け出た保険医療機関において、在宅において療養を行っている患者に対して歯科訪問診療を実施した場合は、在宅歯科医療推進加算として、100点を所定点数に加算する。	注12
【点数の見直し】	注15　1から5までについて、在宅療養支援歯科診療所1又は在宅療養支援歯科診療所2以外の診療所であって、別に厚生労働大臣が定める基準を満たさないものにおいては、次に掲げる点数により算定する。 イ　初診時　267点 ロ　再診時　58点	注13　1から3までについて、在宅療養支援歯科診療所1又は在宅療養支援歯科診療所2以外の診療所であって、別に厚生労働大臣が定める基準を満たさないものにおいては、次に掲げる点数により算定する。 イ　初診時　264点 ロ　再診時　56点
【注の見直し】	注16　区分番号A000に掲げる初診料の注1又は注2に規定する施設基準に適合しているものとして地方厚生局長等に届出を行っていない保険医療機関については、1から5まで又は注15若しくは注19に規定するそれぞれの所定点数から10点を減算する。	注14　区分番号A000に掲げる初診料の注1又は注2に規定する施設基準に適合しているものとして地方厚生局長等に届出を行っていない保険医療機関については、1から3まで又は注13に規定するそれぞれの所定点数から10点を減算する。
【注の見直し】	注17　1について、当該保険医療機関の外来(歯科診療を行うものに限る。)を受診していた患者であって在宅等において療養を行っているものに対して、歯科訪問診療を実施した場合は、歯科訪問診療移行加算として、次に掲げる点数を所定点数に加算する。なお、この場合において、注14に規定する加算は算定できない。 イ　区分番号B000-4-2に掲げる小児口腔機能管理料の注3に規定する施設基準に適合しているものとして地方厚生局長等に届け出た診療所である保険医療機関の場合　150点 ロ　イ以外の場合　100点	注15　1について、当該保険医療機関の外来(歯科診療を行うものに限る。)を受診していた患者であって在宅等において療養を行っているものに対して、歯科訪問診療を実施した場合は、歯科訪問診療移行加算として、次に掲げる点数を所定点数に加算する。なお、この場合において、注12に規定する加算は算定できない。 イ　かかりつけ歯科医機能強化型歯科診療所の場合　150点
【注の見直し】	注18　1から3までについて、地域歯科診療支援病院歯科初診料、在宅療養支援歯科診療所1、在宅療養支援歯科診療所2又は在宅療養支援歯科病院に係る施設基準に適合するものとして地方厚生局長等に届け出た保険医療機関において、当該保険医療機関の歯科衛生士等が、過去2月以内に区分番号C001に掲げる訪問歯科衛生指導料を算定した患者であって、当該歯科衛生指導の実施時に当該保険医療機関の歯科医師が情報通信機器を用いて口腔内の状態等を観察したものに対して、歯科訪問診療を実施した場合は、通信画像情報活用加算として、患者1人につき月1回に限り、30点を所定点数に加算する。	注16　1及び2について、地域歯科診療支援病院歯科初診料、在宅療養支援歯科診療所1又は在宅療養支援歯科診療所2に係る施設基準に適合するものとして地方厚生局長等に届け出た保険医療機関において、当該保険医療機関の歯科衛生士等が、過去2月以内に区分番号C001に掲げる訪問歯科衛生指導料を算定した患者であって、当該歯科衛生指導の実施時に当該保険医療機関の歯科医師が情報通信機器を用いて口腔内の状態等を観察したものに対して、歯科訪問診療を実施した場合は、通信画像情報活用加算として、患者1人につき月1回に限り、30点を所定点数に加算する。
【注の追加】	注19　1から5までについて、当該保険医療機関と特別の関係にある他の保険医療機関等において療養を行っている患者に対して歯科訪問診療を実施した場合は、次に掲げる点数により算定する。 イ　初診時　267点 ロ　再診時　58点	(新設)
【注の追加】	注20　別に厚生労働大臣が定める施設基準に適	(新設)

項　　　目	改　正　後	改　正　前
	合しているものとして地方厚生局長等に届け出た歯科診療を実施している保険医療機関において健康保険法第３条第13項に規定する電子資格確認等により得られる情報を踏まえて計画的な歯科医学的管理の下に、訪問して診療を行った場合は、在宅医療ＤＸ情報活用加算として、月１回に限り８点を所定点数に加算する。ただし、区分番号Ａ000に掲げる初診料の注14若しくは区分番号Ａ002に掲げる再診料の注11にそれぞれ規定する医療情報取得加算又は区分番号Ａ000に掲げる初診料の注15に規定する医療ＤＸ推進体制整備加算を算定した月は、在宅医療ＤＸ情報活用加算は算定できない。	
Ｃ001 訪問歯科衛生指導料	**Ｃ001 訪問歯科衛生指導料**	**Ｃ001 訪問歯科衛生指導料**
【点数の見直し】	１　単一建物診療患者が１人の場合　362点 ２　単一建物診療患者が２人以上９人以下の場合　326点 ３　１及び２以外の場合　295点	１　単一建物診療患者が１人の場合　360点 ２　単一建物診療患者が２人以上９人以下の場合　328点 ３　１及び２以外の場合　300点
【注の見直し】	注１　歯科訪問診療を行った歯科医師の指示に基づき、歯科衛生士、保健師、看護師又は准看護師が訪問して療養上必要な指導として、単一建物診療患者（当該患者が居住する建物に居住するもののうち、当該保険医療機関が歯科訪問診療を実施し、歯科衛生士等が同一月に訪問歯科衛生指導を行っているものをいう。）又はその家族等に対して、当該患者の口腔内の清掃（機械的歯面清掃を含む。）、有床義歯の清掃指導又は口腔機能の回復若しくは維持に関する実地指導を行い指導時間が20分以上であった場合は、患者１人につき、月４回に限り算定する。なお、当該歯科衛生指導で実施した指導内容等については、当該患者又はその家族等に対し文書により提供する。	注１　歯科訪問診療を行った歯科医師の指示に基づき、歯科衛生士、保健師、看護師又は准看護師が訪問して療養上必要な指導として、単一建物診療患者（当該患者が居住する建物に居住するもののうち、当該保険医療機関が歯科訪問診療を実施し、歯科衛生士等が同一月に訪問歯科衛生指導を行っているものをいう。）又はその家族等に対して、当該患者の口腔内の清掃（機械的歯面清掃を含む。）、有床義歯の清掃指導又は口腔機能の回復若しくは維持に関する実地指導を行い指導時間が20分以上であった場合は、患者１人につき、月４回に限り、算定する。なお、当該歯科衛生指導で実施した指導内容等については、患者に対し文書により提供する。
【注の追加】	注２　区分番号Ｃ000に掲げる歯科訪問診療料を算定した患者であって緩和ケアを実施するものに対して行った場合には、注１の規定にかかわらず、月８回に限り算定する。	（新設）
【注の追加】	注３　１については、訪問歯科衛生指導が困難な者等に対して、保険医療機関の歯科衛生士等が、当該保険医療機関の他の歯科衛生士等と同時に訪問歯科衛生指導を行うことについて、当該患者又はその家族等の同意を得て、訪問歯科衛生指導を実施した場合（区分番号Ｃ000に掲げる歯科訪問診療料を算定する日を除く。）には、複数名訪問歯科衛生指導加算として、150点を所定点数に加算する。	（新設）
	注４　訪問歯科衛生指導に要した交通費は、患家の負担とする。 注５　区分番号Ｂ001-2に掲げる歯科衛生実地指導料を算定している月は算定できない。 Ｃ001-2 削除	
Ｃ001-3 歯科疾患在宅療養管理料	**Ｃ001-3 歯科疾患在宅療養管理料** １　在宅療養支援歯科診療所１の場合　340点 ２　在宅療養支援歯科診療所２の場合　230点	
【項目の見直し】	３　在宅療養支援歯科病院の場合　340点 ４　１から３まで以外の場合　200点 注１　当該保険医療機関の歯科医師が、区分番	（新設） ３　１及び２以外の場合　200点

項　　　目	改　　正　　後	改　　正　　前
	号C000に掲げる歯科訪問診療料を算定した患者であって継続的な歯科疾患の管理が必要なものに対して、当該患者又はその家族等の同意を得て、当該患者の歯科疾患の状況及び併せて実施した口腔機能評価の結果等を踏まえて管理計画を作成した場合に、月1回に限り算定する。 注2　2回目以降の歯科疾患在宅療養管理料は、1回目の歯科疾患在宅療養管理料を算定した患者に対して、注1の規定による管理計画に基づく継続的な管理を行っている場合であって、歯科疾患の管理及び療養上必要な指導を行った場合に、1回目の歯科疾患在宅療養管理料を算定した日の属する月の翌月以降月1回に限り算定する。 注3　注1の規定による管理計画に基づき、当該患者等に対し、歯科疾患の管理及び口腔機能に係る内容を文書により提供した場合は、文書提供加算として、10点を所定点数に加算する。 注4　別の保険医療機関（歯科診療を行うものを除く。）から歯科治療における総合的医療管理が必要な患者であるとして文書による診療情報の提供を受けたものに対し、必要な管理及び療養上の指導等を行った場合は、在宅総合医療管理加算として50点を所定点数に加算する。	
【注の削除】	（削る）	注5　当該保険医療機関の歯科医師が、他の保険医療機関に入院している患者に対して、当該患者の入院している他の保険医療機関の栄養サポートチーム等の構成員として診療を行い、その結果を踏まえて注1に規定する口腔機能評価に基づく管理を行った場合は、栄養サポートチーム等連携加算1として、80点を所定点数に加算する。
【注の削除】	（削る）	注6　当該保険医療機関の歯科医師が、介護保険法第8条第25項に規定する介護保険施設等に入所している患者に対して、当該患者の入所している施設で行われる食事観察等に参加し、その結果を踏まえて注1に規定する口腔機能評価に基づく管理を行った場合は、栄養サポートチーム等連携加算2として、80点を所定点数に加算する。
【注の追加】	注5　他の保険医療機関を退院した患者であって継続的な歯科疾患の管理が必要なものに対して、当該他の保険医療機関の歯科医師から患者の退院時に受けた情報提供及び当該患者の歯科疾患の状況等を踏まえて管理計画を作成した場合は、在宅歯科医療連携加算1として100点を所定点数に加算する。	（新設）
【注の追加】	注6　他の保険医療機関を退院した患者又は介護保険法第8条第25項に規定する介護保険施設等に入所している患者若しくは同法第8条第2項に規定する訪問介護等の利用者であって、継続的な歯科疾患の管理が必要なものに対して、医師、看護師、介護支援専門員等からの情報提供及び当該患者の歯科疾患の状況等を踏まえて管理計画を作成した場合は、在宅歯科医療連携加算2として100点を所定点数に加算する。	（新設）
【注の追加】	注7　別に厚生労働大臣が定める施設基準に適合しているものとして地方厚生局長等に届け出た歯科訪問診療を実施している保険医療機関の歯科医師が、在宅での療養を行っている患者であって通院が困難なものの同	（新設）

項目	改正後	改正前
	意を得て、当該保険医療機関と連携する他の保険医療機関の保険医、他の保険医療機関の保険医である歯科医師等、訪問薬剤管理指導を実施している保険薬局の保険薬剤師、訪問看護ステーションの保健師、助産師、看護師、理学療法士、作業療法士若しくは言語聴覚士、管理栄養士、介護支援専門員又は相談支援専門員等であって当該患者に関わる者が、電子情報処理組織を使用する方法その他の情報通信の技術を利用する方法を用いて記録した当該患者に係る診療情報等を活用した上で、計画的な歯科医学的管理を行った場合に、在宅歯科医療情報連携加算として、月1回に限り、100点を所定点数に加算する。	
【注の見直し】	注8 区分番号B000-4に掲げる歯科疾患管理料、区分番号B000-4-2に掲げる小児口腔機能管理料、区分番号B000-4-3に掲げる口腔機能管理料、区分番号B000-6に掲げる周術期等口腔機能管理料（Ⅰ）、区分番号B000-7に掲げる周術期等口腔機能管理料（Ⅱ）、区分番号B000-8に掲げる周術期等口腔機能管理料（Ⅲ）、区分番号B000-9に掲げる周術期等口腔機能管理料（Ⅳ）、区分番号B000-11に掲げる回復期等口腔機能管理料、区分番号B002に掲げる歯科特定疾患療養管理料、区分番号C001-5に掲げる在宅患者訪問口腔リハビリテーション指導管理料、区分番号C001-6に掲げる小児在宅患者訪問口腔リハビリテーション指導管理料又は区分番号N002に掲げる歯科矯正管理料は、別に算定できない。 C001-4 削除	注7 区分番号B000-4に掲げる歯科疾患管理料、区分番号B000-4-2に掲げる小児口腔機能管理料、区分番号B000-4-3に掲げる口腔機能管理料、区分番号B000-6に掲げる周術期等口腔機能管理料（Ⅰ）、区分番号B000-7に掲げる周術期等口腔機能管理料（Ⅱ）、区分番号B000-8に掲げる周術期等口腔機能管理料（Ⅲ）、区分番号B002に掲げる歯科特定疾患療養管理料、区分番号C001-5に掲げる在宅患者訪問口腔リハビリテーション指導管理料、区分番号C001-6に掲げる小児在宅患者訪問口腔リハビリテーション指導管理料又は区分番号N002に掲げる歯科矯正管理料は、別に算定できない。
C001-4-2 在宅患者歯科治療時医療管理料（1日につき）	**C001-4-2 在宅患者歯科治療時医療管理料（1日につき）** 45点	
【注の見直し】	注1 別に厚生労働大臣が定める施設基準に適合しているものとして地方厚生局長等に届け出た保険医療機関において、全身的な管理が必要な患者に対し、第8部処置（区分番号I009、I009-2及びI010に掲げるものを除く。）、第9部手術又は第12部歯冠修復及び欠損補綴（区分番号M001からM003まで、M003-3又はM003-4に掲げるものに限る。）を行うに当たって、必要な医療管理を行った場合（当該処置、手術又は歯冠修復及び欠損補綴を全身麻酔下で行った場合を除く。）に算定する。 注2 第3部の通則第5号により医科点数表の例によることとされる医科点数表の区分番号D220に掲げる呼吸心拍監視、新生児心拍・呼吸監視、カルジオスコープ（ハートスコープ）、カルジオタコスコープを算定した日は、当該管理料は算定できない。	注1 別に厚生労働大臣が定める施設基準に適合しているものとして地方厚生局長等に届け出た保険医療機関において、全身的な管理が必要な患者に対し、第8部処置（区分番号I009、I009-2及びI010に掲げるものを除く。）、第9部手術又は第12部歯冠修復及び欠損補綴（区分番号M001からM003まで又はM003-3に掲げるもの（全身麻酔下で行うものを除く。）に限る。）を行うに当たって、必要な医療管理を行った場合に算定する。
【注の見直し】	注3 在宅患者歯科治療時医療管理料を算定した月において、区分番号B000-6に掲げる周術期等口腔機能管理料（Ⅰ）、区分番号B000-7に掲げる周術期等口腔機能管理料（Ⅱ）、区分番号B000-8に掲げる周術期等口腔機能管理料（Ⅲ）、区分番号B000-9に掲げる周術期等口腔機能管理料（Ⅳ）又は区分番号B000-11に掲げる回復期等口腔機能管理料は、別に算定できない。	注3 在宅患者歯科治療時医療管理料を算定した月において、区分番号B000-6に掲げる周術期等口腔機能管理料（Ⅰ）、区分番号B000-7に掲げる周術期等口腔機能管理料（Ⅱ）又は区分番号B000-8に掲げる周術期等口腔機能管理料（Ⅲ）は、別に算定できない。

項目	改正後	改正前
C001-5 在宅患者訪問口腔リハビリテーション指導管理料	**C001-5 在宅患者訪問口腔リハビリテーション指導管理料** 1　10歯未満　400点 2　10歯以上20歯未満　500点 3　20歯以上　600点 注1　当該保険医療機関の歯科医師が、区分番号C000に掲げる歯科訪問診療料を算定した患者であって、摂食機能障害又は口腔機能低下症を有し、継続的な歯科疾患の管理が必要なものに対して、当該患者又はその家族等の同意を得て、当該患者の口腔機能評価に基づく管理計画を作成し、20分以上必要な指導管理を行った場合に、月4回に限り算定する。	
【注の見直し】	注2　区分番号D002に掲げる歯周病検査、区分番号D002-5に掲げる歯周病部分的再評価検査、区分番号D002-6に掲げる口腔細菌定量検査、区分番号I011に掲げる歯周基本治療、区分番号I011-2に掲げる歯周病安定期治療、区分番号I011-2-3に掲げる歯周病重症化予防治療、区分番号I029-2に掲げる在宅等療養患者専門的口腔衛生処置、区分番号I030に掲げる機械的歯面清掃処置、区分番号I030-3に掲げる口腔バイオフィルム除去処置及び区分番号H001に掲げる摂食機能療法は所定点数に含まれ、別に算定できない。	注2　区分番号D002に掲げる歯周病検査、区分番号D002-5に掲げる歯周病部分的再評価検査、区分番号D002-6に掲げる口腔細菌定量検査、区分番号I011に掲げる歯周基本治療、区分番号I011-2に掲げる歯周病安定期治療、区分番号I011-2-3に掲げる歯周病重症化予防治療、区分番号I029-2に掲げる在宅等療養患者専門的口腔衛生処置、区分番号I030に掲げる機械的歯面清掃処置及び区分番号H001に掲げる摂食機能療法は所定点数に含まれ、別に算定できない。
	注3　在宅患者訪問口腔リハビリテーション指導管理料を算定した月において、区分番号B000-4に掲げる歯科疾患管理料、区分番号B000-4-3に掲げる口腔機能管理料、区分番号B002に掲げる歯科特定疾患療養管理料、区分番号C001-3に掲げる歯科疾患在宅療養管理料及び区分番号C001-6に掲げる小児在宅患者訪問口腔リハビリテーション指導管理料は別に算定できない。	
【注の見直し】	注4　区分番号B000-4-2に掲げる小児口腔機能管理料の注3に規定する施設基準に適合しているものとして地方厚生局長等に届け出た診療所である保険医療機関の歯科医師が当該指導管理を実施した場合は、口腔管理体制強化加算として、75点を所定点数に加算する。	注4　かかりつけ歯科医機能強化型歯科診療所の歯科医師が当該指導管理を実施した場合は、かかりつけ歯科医機能強化型歯科診療所加算として、75点を所定点数に加算する。
【注の見直し】	注5　在宅療養支援歯科診療所1、在宅療養支援歯科診療所2又は在宅療養支援歯科病院の歯科医師が、当該指導管理を実施した場合は、在宅療養支援歯科診療所加算1、在宅療養支援歯科診療所加算2又は在宅療養支援歯科病院加算として、それぞれ145点、80点又は145点を所定点数に加算する。ただし、注4に規定する加算を算定している場合は、算定できない。	注5　在宅療養支援歯科診療所1又は在宅療養支援歯科診療所2の歯科医師が、当該指導管理を実施した場合は、在宅療養支援歯科診療所加算1又は在宅療養支援歯科診療所加算2として、それぞれ145点又は80点を所定点数に加算する。ただし、注4に規定する加算を算定している場合は、算定できない。
【注の削除】	（削る）	注6　当該保険医療機関の歯科医師が、他の保険医療機関に入院している患者に対して、当該患者の入院している他の保険医療機関の栄養サポートチーム等の構成員として診療を行い、その結果を踏まえて注1に規定する口腔機能評価に基づく管理を行った場合は、栄養サポートチーム等連携加算1として、80点を所定点数に加算する。
【注の削除】	（削る）	注7　当該保険医療機関の歯科医師が、介護保険法第8条第25項に規定する介護保険施設

項　　目	改　正　後	改　正　前
		等に入所している患者に対して、当該患者の入所している施設で行われる食事観察等に参加し、その結果を踏まえて注1に規定する口腔機能評価に基づく管理を行った場合は、栄養サポートチーム等連携加算2として、80点を所定点数に加算する。
【注の追加】	注6　他の保険医療機関を退院した患者であって継続的な歯科疾患の管理が必要なものに対して、当該他の保険医療機関の歯科医師から患者の退院時に受けた情報提供及び当該患者の歯科疾患の状況等を踏まえて管理計画を作成した場合は、在宅歯科医療連携加算1として100点を所定点数に加算する。	(新設)
【注の追加】	注7　他の保険医療機関を退院した患者又は介護保険法第8条第25項に規定する介護保険施設等に入所している患者若しくは同法第8条第2項に規定する訪問介護等の利用者であって、継続的な歯科疾患の管理が必要なものに対して、医師、看護師、介護支援専門員等からの情報提供及び当該患者の歯科疾患の状況等を踏まえて管理計画を作成した場合は、在宅歯科医療連携加算2として100点を所定点数に加算する。	(新設)
【注の追加】	注8　別に厚生労働大臣が定める施設基準に適合しているものとして地方厚生局長等に届け出た歯科訪問診療を実施している保険医療機関の歯科医師が、在宅での療養を行っている患者であって通院が困難なものの同意を得て、当該保険医療機関と連携する他の保険医療機関の保険医、他の保険医療機関の保険医である歯科医師等、訪問薬剤管理指導を実施している保険薬局の保険薬剤師、訪問看護ステーションの保健師、助産師、看護師、理学療法士、作業療法士若しくは言語聴覚士、管理栄養士、介護支援専門員又は相談支援専門員等であって当該患者に関わる者が、電子情報処理組織を使用する方法その他の情報通信の技術を利用する方法を用いて記録した当該患者に係る診療情報等を活用した上で、計画的な歯科医学的管理を行った場合に、在宅歯科医療情報連携加算として、月1回に限り、100点を所定点数に加算する。	(新設)
C001-6 小児在宅患者訪問口腔リハビリテーション指導管理料	**C001-6 小児在宅患者訪問口腔リハビリテーション指導管理料**　600点 注1　当該保険医療機関の歯科医師が、区分番号C000に掲げる歯科訪問診療料を算定した18歳未満の患者であって、継続的な歯科疾患の管理が必要なもの又は18歳に達した日前に当該管理料を算定した患者であって、同日以後も継続的な歯科疾患の管理が必要なものに対して、当該患者又はその家族の同意を得て、当該患者の口腔機能評価に基づく管理計画を作成し、20分以上必要な指導管理を行った場合に、月4回に限り算定する。	
【法の見直し】	注2　区分番号D002に掲げる歯周病検査、区分番号D002-5に掲げる歯周病部分的再評価検査、区分番号D002-6に掲げる口腔細菌定量検査、区分番号H001に掲げる摂食機能療法、区分番号I011に掲げる歯周基本治療、区分番号I011-2に掲げる歯周病	注2　区分番号D002に掲げる歯周病検査、区分番号D002-5に掲げる歯周病部分的再評価検査、区分番号D002-6に掲げる口腔細菌定量検査、区分番号H001に掲げる摂食機能療法、区分番号I011に掲げる歯周基本治療、区分番号I011-2に掲げる歯周病

項　目	改　正　後	改　正　前
	安定期治療、区分番号Ｉ011-2-3に掲げる歯周病重症化予防治療、区分番号Ｉ029-2に掲げる在宅等療養患者専門的口腔衛生処置、区分番号Ｉ030に掲げる機械的歯面清掃処置及び区分番号Ｉ030-3に掲げる口腔バイオフィルム除去処置は所定点数に含まれ、別に算定できない。	安定期治療、区分番号Ｉ011-2-3に掲げる歯周病重症化予防治療、区分番号Ｉ029-2に掲げる在宅等療養患者専門的口腔衛生処置及び区分番号Ｉ030に掲げる機械的歯面清掃処置は所定点数に含まれ、別に算定できない。
	注３　小児在宅患者訪問口腔リハビリテーション指導管理料を算定した月において、区分番号Ｂ000-4に掲げる歯科疾患管理料、区分番号Ｂ000-4-2に掲げる小児口腔機能管理料、区分番号Ｂ002に掲げる歯科特定疾患療養管理料、区分番号Ｃ001-3に掲げる歯科疾患在宅療養管理料及び区分番号Ｃ001-5に掲げる在宅患者訪問口腔リハビリテーション指導管理料は別に算定できない。	
【注の見直し】	注４　区分番号Ｂ000-4-2に掲げる小児口腔機能管理料の注３に規定する施設基準に適合しているものとして地方厚生局長等に届け出た診療所である保険医療機関の歯科医師が当該指導管理を実施した場合は、口腔管理体制強化加算として、75点を所定点数に加算する。	注４　かかりつけ歯科医機能強化型歯科診療所の歯科医師が当該指導管理を実施した場合は、かかりつけ歯科医機能強化型歯科診療所加算として、75点を所定点数に加算する。
【注の見直し】	注５　在宅療養支援歯科診療所１、在宅療養支援歯科診療所２又は在宅療養支援歯科病院の歯科医師が、当該指導管理を実施した場合は、在宅療養支援歯科診療所加算１、在宅療養支援歯科診療所加算２又は在宅療養支援歯科病院加算として、それぞれ145点、80点又は145点を所定点数に加算する。ただし、注４に規定する加算を算定している場合は、算定できない。	注５　在宅療養支援歯科診療所１又は在宅療養支援歯科診療所２の歯科医師が、当該指導管理を実施した場合は、在宅療養支援歯科診療所加算１又は在宅療養支援歯科診療所加算２として、それぞれ145点又は80点を加算する。ただし、注４に規定する加算を算定している場合は、算定できない。
【注の削除】	（削る）	注６　当該保険医療機関の歯科医師が、他の保険医療機関に入院している患者に対して、当該患者の入院している他の保険医療機関の栄養サポートチーム等の構成員として診療を行い、その結果を踏まえて注１に規定する口腔機能評価に基づく管理を行った場合は、小児栄養サポートチーム等連携加算１として、80点を所定点数に加算する。
【注の削除】	（削る）	注７　当該保険医療機関の歯科医師が、児童福祉法第42条に規定する障害児入所施設等に入所している患者に対して、当該患者の入所している施設で行われる食事観察等に参加し、その結果を踏まえて注１に規定する口腔機能評価に基づく管理を行った場合は、小児栄養サポートチーム等連携加算２として、80点を所定点数に加算する。
【注の追加】	注６　他の保険医療機関を退院した患者であって継続的な歯科疾患の管理が必要なものに対して、当該他の保険医療機関の歯科医師から患者の退院時に受けた情報提供及び当該患者の歯科疾患の状況等を踏まえて管理計画を作成した場合は、小児在宅歯科医療連携加算１として100点を所定点数に加算する。	（新設）
【注の追加】	注７　他の保険医療機関を退院した患者又は児童福祉法第42条に規定する障害児入所施設等に入所している患者であって、継続的な歯科疾患の管理が必要なものに対して、医師、看護師、相談支援専門員等からの情報提供及び当該患者の歯科疾患の状況等を踏まえて管理計画を作成した場合は、小児在宅歯科医療連携加算２として100点を所定	（新設）

項　　　目	改　正　後	改　正　前
	点数に加算する。	
【注の追加】	注8　別に厚生労働大臣が定める施設基準に適合しているものとして地方厚生局長等に届け出た歯科訪問診療を実施している保険医療機関の歯科医師が、在宅での療養を行っている患者であって通院が困難なものの同意を得て、当該保険医療機関と連携する他の保険医療機関の保険医、他の保険医療機関の保険医である歯科医師等、訪問薬剤管理指導を実施している保険薬局の保険薬剤師、訪問看護ステーションの保健師、助産師、看護師、理学療法士、作業療法士若しくは言語聴覚士、管理栄養士、介護支援専門員又は相談支援専門員等であって当該患者に関わる者が、電子情報処理組織を使用する方法その他の情報通信の技術を利用する方法を用いて記録した当該患者に係る診療情報等を活用した上で、計画的な歯科医学的管理を行った場合に、在宅歯科医療情報連携加算として、月1回に限り、100点を所定点数に加算する。	（新設）
【新設】	**C001-7 在宅歯科栄養サポートチーム等連携指導料** 1　在宅歯科栄養サポートチーム等連携指導料1　100点 2　在宅歯科栄養サポートチーム等連携指導料2　100点 3　在宅歯科栄養サポートチーム等連携指導料3　100点 注1　1については、当該保険医療機関の歯科医師が、他の保険医療機関に入院している患者であって、区分番号C001-3に掲げる歯科疾患在宅療養管理料、区分番号C001-5に掲げる在宅患者訪問口腔リハビリテーション指導管理料又は区分番号C001-6に掲げる小児在宅患者訪問口腔リハビリテーション指導管理料を算定しているものに対して、当該患者の入院している他の保険医療機関の栄養サポートチーム等の構成員として診療を行い、その結果を踏まえて口腔機能評価に基づく管理を行った場合に、月1回に限り算定する。 注2　2については、当該保険医療機関の歯科医師が、介護保険法第8条第25項に規定する介護保険施設等に入所している患者であって、区分番号C001-3に掲げる歯科疾患在宅療養管理料又は区分番号C001-5に掲げる在宅患者訪問口腔リハビリテーション指導管理料を算定しているものに対して、当該患者の入所している施設で行われる食事観察等に参加し、その結果を踏まえて口腔機能評価に基づく管理を行った場合に、月1回に限り算定する。 注3　3については、当該保険医療機関の歯科医師が、児童福祉法第42条に規定する障害児入所施設等に入所している患者であって、区分番号C001-6に掲げる小児在宅患者訪問口腔リハビリテーション指導管理料を算定しているものに対して、当該患者の入所している施設で行われる食事観察等に参加し、その結果を踏まえて口腔機能評価に基づく管理を行った場合に、月1回に限り算定する。	（新設）
	C002 救急搬送診療料　1,300点 注1　患者を救急用の自動車で保険医療機関に	

項　　　目	改　　正　　後	改　　正　　前
	搬送する際、診療上の必要から当該自動車に同乗して診療を行った場合に算定する。 注2　注1に規定する場合であって、当該診療に要した時間が30分を超えた場合には、長時間加算として、700点を所定点数に加算する。 注3　注1に規定する場合であって、別に厚生労働大臣が定める施設基準に適合しているものとして地方厚生局長等に届け出た保険医療機関が、重篤な患者に対して当該診療を行った場合には、重症患者搬送加算として、1,800点を所定点数に加算する。 **C003 在宅患者訪問薬剤管理指導料** 1　単一建物診療患者が1人の場合　650点 2　単一建物診療患者が2人以上9人以下の場合　320点 3　1及び2以外の場合　290点 注1　在宅で療養を行っている患者であって通院が困難なものに対して、診療に基づき計画的な医学管理を継続して行い、かつ、薬剤師が訪問して薬学的管理指導を行った場合に、単一建物診療患者（当該患者が居住する建物に居住する者のうち、当該保険医療機関の薬剤師が訪問し薬学的管理指導を行っているものをいう。）の人数に従い、患者1人につき月4回（末期の悪性腫瘍の患者及び中心静脈栄養法の対象患者については、週2回かつ月8回）に限り算定する。この場合において、1から3までを合わせて薬剤師1人につき週40回に限り算定できる。 注2　麻薬の投薬が行われている患者に対して、麻薬の使用に関し、その服用及び保管の状況、副作用の有無等について患者に確認し、必要な薬学的管理指導を行った場合は、1回につき100点を所定点数に加算する。 注3　在宅患者訪問薬剤管理指導に要した交通費は、患家の負担とする。 注4　6歳未満の乳幼児に対して、薬剤師が訪問して薬学的管理指導を行った場合には、乳幼児加算として、100点を所定点数に加算する。 **C004 退院前在宅療養指導管理料**　120点 注1　入院中の患者が在宅療養に備えて一時的に外泊するに当たり、当該在宅療養に関する指導管理を行った場合に月1回に限り算定する。 注2　6歳未満の乳幼児に対して在宅療養に関する指導管理を行った場合は、乳幼児加算として、200点を所定点数に加算する。	
C005 在宅悪性腫瘍等患者指導管理料 【名称の見直し】 【注の見直し】	**C005 在宅麻薬等注射指導管理料** 1,500点 注1　悪性腫瘍の患者であって、入院中の患者以外の末期の患者に対して、在宅における麻薬等の注射に関する指導管理を行った場合に月1回に限り算定する。 注2　退院した患者に対して退院の日から1月以内に行った指導管理の費用は算定できない。 注3　入院中の患者に対して退院時に指導管理を行った場合は、当該退院の日に所定点数	**C005 在宅悪性腫瘍等患者指導管理料** 1,500点 注1　在宅における鎮痛療法又は悪性腫瘍の化学療法を行っている入院中の患者以外の末期の患者に対して、当該療法に関する指導管理を行った場合に月1回に限り算定する。

項　　目	改　　正　　後	改　　正　　前
	を算定し、退院の日の歯科医学的管理に要する費用は、所定点数に含まれる。	
【新設】	**C005-2 在宅腫瘍化学療法注射指導管理料** 1,500点 注　悪性腫瘍の患者であって、入院中の患者以外の患者に対して、在宅における抗悪性腫瘍剤等の注射に関する指導管理を行った場合に月1回に限り算定する。	（新設）
C005-3 在宅悪性腫瘍患者共同指導管理料 【区分の見直し】 【注の見直し】	**C005-3 在宅悪性腫瘍患者共同指導管理料** 1,500点 注1　別に厚生労働大臣が定める保険医療機関の保険医が、他の保険医療機関において区分番号C005に掲げる在宅麻薬等注射指導管理料又は区分番号C005-2に掲げる在宅腫瘍化学療法注射指導管理料を算定する指導管理を受けている患者に対し、当該他の保険医療機関と連携して、同一日に当該患者に対する麻薬等又は抗悪性腫瘍剤等の注射に関する指導管理を行った場合に算定する。 注2　退院した患者に対して退院の日から1月以内に行った指導管理の費用は算定できない。 注3　入院中の患者に対して退院時に指導管理を行った場合は、当該退院の日に所定点数を算定し、退院の日の歯科医学的管理に要する費用は、所定点数に含まれる。	**C005-2 在宅悪性腫瘍患者共同指導管理料** 1,500点 注1　別に厚生労働大臣が定める保険医療機関の保険医が、他の保険医療機関において区分番号C005に掲げる在宅悪性腫瘍等患者指導管理料を算定する指導管理を受けている患者に対し、当該他の保険医療機関と連携して、同一日に当該患者に対する悪性腫瘍の鎮痛療法又は化学療法に関する指導管理を行った場合に算定する。
	C006 削除 **C007 在宅患者連携指導料** 900点 注1　歯科訪問診療を実施している保険医療機関の歯科医師が、在宅での療養を行っている患者であって通院が困難なものに対して、当該患者又はその家族等の同意を得て、訪問診療を実施している保険医療機関（診療所及び許可病床数が200床未満の病院に限る。）、訪問薬剤管理指導を実施している保険薬局又は訪問看護ステーションと文書等により情報共有を行うとともに、共有された情報を踏まえて療養上必要な指導を行った場合に、月1回に限り算定する。 注2　1回目の歯科訪問診療料を算定する日に行った指導又は当該歯科訪問診療の日から1月以内に行った指導の費用は、1回目の歯科訪問診療料に含まれる。 注3　当該保険医療機関を退院した患者に対して退院の日から起算して1月以内に行った指導の費用は、第1章第2部第1節に掲げる入院基本料に含まれる。 注4　区分番号B009に掲げる診療情報提供料（Ⅰ）を算定している患者については算定できない。 **C008 在宅患者緊急時等カンファレンス料** 200点 注　歯科訪問診療を実施している保険医療機関の歯科医師又はその指示を受けた歯科衛生士が、在宅での療養を行っている患者であって通院が困難なものの状態の急変等に伴い、当該歯科医師の求め又は当該患者の在宅療養を担う保険医療機関の医師の求めにより、訪問診療を実施している保険医療機関の医師、訪問薬剤管理指導を実施している保険薬局の保険薬剤師、訪問看護ステーションの保健師、助産師、看護師、理学療法士、作業療法士若	

項　　目	改　　正　　後	改　　正　　前
	しくは言語聴覚士、介護支援専門員又は相談支援専門員と共同でカンファレンスを行い又はカンファレンスに参加し、それらの者と共同で療養上必要な指導を行った場合に、月2回に限り算定する。	

第2章　第3部　検　査

項　　　目	改　　正　　後	改　　正　　前
通　則	1　検査の費用は、第1節の各区分の所定点数により算定する。ただし、検査に当たって患者に対し薬剤を施用した場合は、特に規定する場合を除き、第1節及び第2節の各区分の所定点数を合算した点数により算定する。 2　第1節に掲げられていない検査であって特殊なものの費用は、同節に掲げられている検査のうちで最も近似する検査の各区分の所定点数により算定する。 3　対称器官に係る検査の各区分の所定点数は、特に規定する場合を除き、両側の器官の検査料に係る点数とする。 4　保険医療機関が、患者の人体から排出され、又は採取された検体について、当該保険医療機関以外の施設に臨床検査技師等に関する法律第2条に規定する検査を委託する場合における検査に要する費用については、別に厚生労働大臣が定めるところにより算定する。 5　第3部に掲げる検査料以外の検査料の算定は、医科点数表の例による。	
第1節　検　査　料 **D002-6 口腔細菌定量検査（1回につき）** 【点数の見直し】	**（歯科一般検査）** **D000 電気的根管長測定検査**　30点 注　2根管以上の歯に対して実施した場合は、2根管目からは1根管を増すごとに15点を所定点数に加算する。 **D001 細菌簡易培養検査**　60点 注　感染根管処置後の根管貼薬処置期間中に行った場合に算定する。 **D002 歯周病検査** 1　歯周基本検査 イ　1歯以上10歯未満　50点 ロ　10歯以上20歯未満　110点 ハ　20歯以上　200点 2　歯周精密検査 イ　1歯以上10歯未満　100点 ロ　10歯以上20歯未満　220点 ハ　20歯以上　400点 3　混合歯列期歯周病検査　80点 注　同一の患者につき1月以内に歯周病検査を算定する検査を2回以上行った場合は、第2回目以後の検査については所定点数の100分の50に相当する点数により算定する。 D002-2 削除 D002-3 削除 D002-4 削除 **D002-5 歯周病部分的再評価検査（1歯につき）**　15点 注　区分番号J063に掲げる歯周外科手術を行った部位に対して、歯周病の治癒の状態を評価することを目的として実施した場合に、手術後1回に限り算定する。 **D002-6 口腔細菌定量検査（1回につき）**	 **D002-6 口腔細菌定量検査（1回につき）** 130点

項　　　目	改　　正　　後	改　　正　　前
【項目の見直し】	1　口腔細菌定量検査１　130点 2　口腔細菌定量検査２　65点	（新設） （新設）
【注の見直し】	注１　１について、別に厚生労働大臣が定める施設基準に適合しているものとして地方厚生局長等に届け出た保険医療機関において、口腔細菌定量検査を行った場合に、月２回に限り算定する。	注１　別に厚生労働大臣が定める施設基準に適合しているものとして地方厚生局長等に届け出た保険医療機関において、口腔細菌定量検査を行った場合に、月２回に限り算定する。
【注の見直し】	注２　１について、同一の患者につき１月以内に口腔細菌定量検査を２回以上行った場合は、第２回目以後の検査については所定点数の100分の50に相当する点数により算定する。	注２　同一の患者につき１月以内に口腔細菌定量検査を２回以上行った場合は、第２回目以後の検査については所定点数の100分の50に相当する点数により算定する。
【注の追加】	注３　２について、別に厚生労働大臣が定める施設基準に適合しているものとして地方厚生局長等に届け出た保険医療機関において、歯の喪失や加齢等により口腔機能の低下を来している患者に対して口腔細菌定量検査を行った場合（口腔細菌定量検査１を算定する場合を除く。）に、３月に１回に限り算定する。	（新設）
	注４　区分番号Ｄ002に掲げる歯周病検査又は区分番号Ｄ002-5に掲げる歯周病部分的再評価検査を算定した月は、別に算定できない。 Ｄ003 削除 Ｄ003-2 削除 Ｄ004 削除 Ｄ005 削除 Ｄ006 削除 Ｄ007 削除 Ｄ008 削除 **Ｄ009 顎運動関連検査（１装置につき１回）**　380点 注　顎運動関連検査は、下顎運動路描記法（ＭＭＧ）、ゴシックアーチ描記法若しくはパントグラフ描記法により検査を行った場合又はチェックバイト検査を実施した場合に算定する。 **Ｄ010 歯冠補綴時色調採得検査（１枚につき）**　10点 注　前歯部に対し、区分番号Ｍ011に掲げるレジン前装金属冠、区分番号Ｍ011-2に掲げるレジン前装チタン冠、区分番号Ｍ015の２に掲げる硬質レジンジャケット冠又は区分番号Ｍ015-2に掲げるＣＡＤ／ＣＡＭ冠を製作する場合において、硬質レジン部の色調を決定することを目的として、色調見本とともに当該歯冠補綴を行う部位の口腔内写真を撮影した場合に算定する。 **Ｄ011 有床義歯咀嚼機能検査（１口腔につき）** 1　有床義歯咀嚼機能検査１（１回につき） イ　下顎運動測定と咀嚼能力測定を併せて行う場合　560点 ロ　咀嚼能力測定のみを行う場合　140点 2　有床義歯咀嚼機能検査２（１回につき） イ　下顎運動測定と咬合圧測定を併せて行う場合　550点 ロ　咬合圧測定のみを行う場合　130点 注１　別に厚生労働大臣が定める施設基準に適合しているものとして地方厚生局長等に届け出た保険医療機関において、咀嚼機能検査を行った場合に算定する。 注２　有床義歯等を新製する場合において、新製有床義歯等の装着日前及び当該装着日以後のそれぞれについて、当該検査を実施し	注３

項　　　目	改　　正　　後	改　　正　　前
	た場合に算定する。 注3　新製有床義歯等の装着日前に2回以上行った場合は、第1回目の検査を行ったときに限り算定する。 注4　新製有床義歯等の装着日以後に行った場合は、新製有床義歯等の装着日の属する月から起算して6月以内を限度として、月1回に限り算定する。 注5　2については、1を算定した月は算定できない。	
D011-2 咀嚼能力検査（1回につき）		
【項目の見直し】	**D011-2 咀嚼能力検査（1回につき）** 1　咀嚼能力検査1　140点 2　咀嚼能力検査2　140点	**D011-2 咀嚼能力検査（1回につき）**　140点 （新設） （新設）
【注の見直し】	注1　1について、別に厚生労働大臣が定める施設基準に適合しているものとして地方厚生局長等に届け出た保険医療機関において、歯の喪失や加齢等により口腔機能の低下を来している患者に対して、咀嚼能力測定を行った場合は、3月に1回に限り算定する。	注1　別に厚生労働大臣が定める施設基準に適合しているものとして地方厚生局長等に届け出た保険医療機関において、咀嚼能力測定を行った場合に6月に1回に限り算定する。
【注の追加】	注2　2について、別に厚生労働大臣が定める施設基準に適合しているものとして地方厚生局長等に届け出た保険医療機関において、顎変形症に係る手術を実施する患者に対して、咀嚼能力測定を行った場合は、手術前は1回に限り、手術後は6月に1回に限り算定する。	（新設）
	注3　区分番号D011に掲げる有床義歯咀嚼機能検査を算定した月は、別に算定できない。	注2
【注の見直し】	注4　当該検査を算定した月から起算して3月以内（顎変形症に係る手術後の患者にあっては、6月以内）に行う区分番号D011-3に掲げる咬合圧検査は、別に算定できない。	注3　当該検査を算定した月から起算して6月以内に行う区分番号D011-3に掲げる咬合圧検査は、別に算定できない。
【注の追加】	注5　1及び2は同時に算定できない。	（新設）
D011-3 咬合圧検査（1回につき）		
【項目の見直し】	**D011-3 咬合圧検査（1回につき）** 1　咬合圧検査1　130点 2　咬合圧検査2　130点	**D011-3 咬合圧検査（1回につき）**　130点 （新設） （新設）
【注の見直し】	注1　1について、別に厚生労働大臣が定める施設基準に適合しているものとして地方厚生局長等に届け出た保険医療機関において、歯の喪失や加齢等により口腔機能の低下を来している患者に対して、咬合圧測定を行った場合は、3月に1回に限り算定する。	注1　別に厚生労働大臣が定める施設基準に適合しているものとして地方厚生局長等に届け出た保険医療機関において、咬合圧測定を行った場合に、6月に1回に限り算定する。
【注の追加】	注2　2について、別に厚生労働大臣が定める施設基準に適合しているものとして地方厚生局長等に届け出た保険医療機関において、顎変形症に係る手術を実施する患者に対して、咬合圧測定を行った場合は、手術前は1回に限り、手術後は6月に1回に限り算定する。	（新設）
	注3　区分番号D011に掲げる有床義歯咀嚼機能検査を算定した月は、別に算定できない。	注2
【注の見直し】	注4　当該検査を算定した月から起算して3月以内（顎変形症に係る手術後の患者にあっては、6月以内）に行う区分番号D011-2に掲げる咀嚼能力検査は、別に算定できない。	注3　当該検査を算定した月から起算して6月以内に行う区分番号D011-2に掲げる咀嚼能力検査は、別に算定できない。

項　　目	改　正　後	改　正　前
【注の追加】	注5　1及び2は同時に算定できない。 **D011-4 小児口唇閉鎖力検査（1回につき）** 100点 注　小児口唇閉鎖力測定を行った場合は、3月に1回に限り算定する。 **D012 舌圧検査（1回につき）**　140点 注1　舌圧測定を行った場合は、3月に1回に限り算定する。 注2　注1の規定にかかわらず、区分番号I017-1-3に掲げる舌接触補助床又は区分番号M025に掲げる口蓋補綴、顎補綴を装着する患者若しくはJ109に掲げる広範囲顎骨支持型装置埋入手術の対象となる患者に対して舌圧測定を行った場合は、月2回に限り算定する。 **D013 精密触覚機能検査**　460点 注　別に厚生労働大臣が定める施設基準に適合しているものとして地方厚生局長等に届け出た保険医療機関において、当該検査を行った場合に月1回に限り算定する。 **D014　睡眠時歯科筋電図検査（一連につき）** 580点 注　別に厚生労働大臣が定める施設基準に適合しているものとして地方厚生局長等に届け出た保険医療機関において、睡眠時筋電図検査を行った場合に算定する。	（新設）
第2節　薬　剤　料	**D100 薬剤** 薬価が15円を超える場合は、薬価から15円を控除した額を10円で除して得た点数につき1点未満の端数を切り上げて得た点数に1点を加算して得た点数とする。 注1　薬価が15円以下である場合は、算定できない。 注2　使用薬剤の薬価は、別に厚生労働大臣が定める。	

第２章　第４部　画像診断

項　　　目	改　　正　　後	改　　正　　前
通　則	１　画像診断の費用は、第１節の各区分の所定点数により、又は第１節、第２節及び第４節の各区分の所定点数を合算した点数により算定する。 ２　同一の部位につき、同時に２以上のエックス線撮影を行った場合における第１節の診断料（区分番号Ｅ000に掲げる写真診断（３に係るものに限る。）を除く。）は、第１の診断については第１節の各区分の所定点数により、第２の診断以後の診断については、同節の各区分の所定点数の100分の50に相当する点数により算定する。 ３　同一の部位につき、同時に２枚以上同一の方法により、撮影を行った場合における第２節の撮影料（区分番号Ｅ100に掲げる歯、歯周組織、顎骨、口腔軟組織（３に係るものに限る。）を除く。）は、特に規定する場合を除き、第１枚目の撮影については第２節の各区分の所定点数により、第２枚目から第５枚目までの撮影については同節の各区分の所定点数の100分の50に相当する点数により算定し、第６枚目以後の撮影については算定できない。 ４　入院中の患者以外の患者について、緊急のために、保険医療機関が表示する診療時間以外の時間、休日又は深夜において、当該保険医療機関内において撮影及び画像診断を行った場合は、時間外緊急院内画像診断加算として、１日につき110点を所定点数に加算する。 ５　撮影した画像を電子化して管理及び保存した場合においては、電子画像管理加算として、第１号から第３号までにより算定した点数に、一連の撮影について次の点数を加算する。ただし、この場合においては、フィルムの費用は算定できない。 イ　歯科エックス線撮影の場合（１回につき）　10点 ロ　歯科パノラマ断層撮影の場合　95点 ハ　歯科用３次元エックス線断層撮影の場合　120点 ニ　歯科部分パノラマ断層撮影の場合（１口腔１回につき）　10点 ホ　その他の場合　60点 ６　区分番号Ｅ000に掲げる写真診断（１のイ、２のロ及び３に係るものを除く。）及び区分番号Ｅ200に掲げる基本的エックス線診断料については、別に厚生労働大臣が定める施設基準に適合しているものとして地方厚生局長等に届け出た保険医療機関において画像診断を専ら担当する常勤の歯科医師が、画像診断を行い、その結果を文書により報告した場合は、歯科画像診断管理加算１として月１回に限り70点を所定点数に加算する。ただし、歯科画像診断管理加算２を算定する場合はこの限りでない。 ７　区分番号Ｅ000に掲げる写真診断（３に係るものに限る。）又は通則第11号により医科点数表の区分番号Ｅ203に掲げるコンピューター断層診断の例によることとされる画像診	

項目	改正後	改正前
	断については、別に厚生労働大臣が定める施設基準に適合しているものとして地方厚生局長等に届け出た保険医療機関において画像診断を専ら担当する常勤の歯科医師が、画像診断を行い、その結果を文書により報告した場合は、歯科画像診断管理加算２として、月１回に限り180点を所定点数に加算する。 8　遠隔画像診断による画像診断（区分番号Ｅ000に掲げる写真診断（１のイ、２のロ及び３に係るものを除く。）又は区分番号Ｅ200に掲げる基本的エックス線診断料に限る。）を行った場合については、別に厚生労働大臣が定める施設基準に適合しているものとして地方厚生局長等に届け出た保険医療機関間で行われた場合に限り算定する。この場合において、受信側の保険医療機関が通則第６号の届出を行った保険医療機関であり、当該保険医療機関において画像診断を専ら担当する常勤の歯科医師が、画像診断を行い、その結果を送信側の保険医療機関に文書等により報告した場合は、月１回に限り歯科画像診断管理加算１を算定する。ただし、歯科画像診断管理加算２を算定する場合は、この限りでない。 9　遠隔画像診断による画像診断（区分番号Ｅ000に掲げる写真診断（３に係るものに限る。）又は通則第11号により医科点数表の区分番号Ｅ203に掲げるコンピューター断層診断の例によることとされる画像診断に限る。）を前号に規定する保険医療機関間で行った場合であって、受信側の保険医療機関が通則第７号の届出を行った保険医療機関であり、当該保険医療機関において画像診断を専ら担当する常勤の歯科医師が、画像診断を行い、その結果を送信側の保険医療機関に文書等により報告した場合は、月１回に限り歯科画像診断管理加算２を算定する。 10　特定機能病院である保険医療機関における入院中の患者に係る診断料及び撮影料は、第３節の所定点数及び当該所定点数に含まれない各項目の所定点数により算定する。 11　第４部に掲げる画像診断料以外の画像診断料の算定は、医科点数表の例による。	
第１節　診　断　料	**Ｅ000 写真診断** 1　単純撮影 　イ　歯科エックス線撮影 　　(1)　全顎撮影の場合　160点 　　(2)　全顎撮影以外の場合（１枚につき）　20点 　ロ　その他の場合　85点 2　特殊撮影 　イ　歯科パノラマ断層撮影　125点 　ロ　歯科部分パノラマ断層撮影（１口腔１回につき）　20点 　ハ　イ及びロ以外の場合（一連につき）　96点 3　歯科用３次元エックス線断層撮影　450点 4　造影剤使用撮影　72点 注１　一連の症状を確認するため、同一部位に対して撮影を行った場合における２枚目以降の撮影に係る写真診断（２のイ及びハ並びに３に係るものを除く。）の費用については、各区分の所定点数の100分の50に相当する点数により算定する。	

項　　　目	改　　正　　後	改　　正　　前
	注２　３については、撮影の回数にかかわらず、月１回に限り算定する。	
第２節　撮　影　料	**Ｅ100 歯、歯周組織、顎骨、口腔軟組織** １　単純撮影 イ　歯科エックス線撮影 (1)　全顎撮影の場合 ①　アナログ撮影　250点 ②　デジタル撮影　252点 (2)　全顎撮影以外の場合（１枚につき） ①　アナログ撮影　25点 ②　デジタル撮影　28点 ロ　その他の場合 (1)　アナログ撮影　65点 (2)　デジタル撮影　68点 ２　特殊撮影 イ　歯科パノラマ断層撮影の場合 (1)　アナログ撮影　180点 (2)　デジタル撮影　182点 ロ　歯科部分パノラマ断層撮影の場合（１口腔１回につき）　28点 ハ　イ及びロ以外の場合（一連につき） (1)　アナログ撮影　264点 (2)　デジタル撮影　266点 ３　歯科用３次元エックス線断層撮影（一連につき）　600点 ４　造影剤使用撮影 イ　アナログ撮影　148点 ロ　デジタル撮影　150点 注１　１のイについて、咬翼法撮影又は咬合法撮影を行った場合には、10点を所定点数に加算する。 注２　新生児（生後28日未満の者をいう。以下この表において同じ。）、３歳未満の乳幼児（新生児を除く。）又は３歳以上６歳未満の幼児に対して撮影を行った場合は、新生児加算、乳幼児加算又は幼児加算として、当該撮影の所定点数にそれぞれ所定点数の100分の80、100分の50又は100分の30に相当する点数を加算する。 注３　３について、同一月に２回以上行った場合は、当該月の２回目以降の撮影については、所定点数にかかわらず、一連につき所定点数の100分の80に相当する点数により算定する。 注４　３について、造影剤を使用した場合は、500点を所定点数に加算する。この場合において、造影剤注入手技料及び麻酔料は、加算点数に含まれる。 **Ｅ101 造影剤注入手技**　120点	
第３節　基本的エックス線診断料 **Ｅ200 基本的エックス線診断料（１日につき）**	**Ｅ200 基本的エックス線診断料（１日につき）** １　入院の日から起算して４週間以内の期間　55点 ２　入院の日から起算して４週間を超えた期間　40点 注１　特定機能病院である保険医療機関におい	

項　　目	改　正　後	改　正　前
【注の見直し】	て、入院中の患者に対して行ったエックス線診断について算定する。 注２　次に掲げるエックス線診断の費用は、所定点数に含まれる。 イ　区分番号Ｅ000に掲げる写真診断の１に掲げるもの ロ　区分番号Ｅ100に掲げる歯、歯周組織、顎骨、口腔軟組織の１に掲げるもの 注３　療養病棟に入院している患者及び区分番号Ａ216に掲げるＨＩＶ感染者療養環境特別加算、区分番号Ａ216-2に掲げる特定感染症患者療養環境特別加算若しくは区分番号Ａ217に掲げる重症者等療養環境特別加算又は第１章第２部第３節に掲げる特定入院料を算定している患者については適用しない。	注３　療養病棟に入院している患者及び区分番号Ａ216に掲げるＨＩＶ感染者療養環境特別加算若しくは区分番号Ａ217に掲げる重症者等療養環境特別加算又は第１章第２部第３節に掲げる特定入院料を算定している患者については適用しない。
第４節　フィルム及び造影剤料	**Ｅ300 フィルム** 材料価格を10円で除して得た点数 注１　６歳未満の乳幼児に対して撮影を行った場合は、材料価格に1.1を乗じて得た額を10円で除して得た点数とする。 注２　使用したフィルムの材料価格は、別に厚生労働大臣が定める。 **Ｅ301 造影剤** 薬価が15円を超える場合は、薬価から15円を控除した額を10円で除して得た点数につき１点未満の端数を切り上げて得た点数に１点を加算して得た点数とする。 注１　薬価が15円以下である場合は算定できない。 注２　使用した造影剤の薬価は、別に厚生労働大臣が定める。	

第2章　第5部　投　薬

項　目	改　正　後	改　正　前
通　則	1　投薬の費用は、第1節から第3節までの各区分の所定点数を合算した点数により算定する。ただし、処方箋を交付した場合は、第5節の所定点数のみにより算定する。 2　投薬に当たって、別に厚生労働大臣が定める保険医療材料（以下この部において「特定保険医療材料」という。）を支給した場合は、前号により算定した点数及び第4節の所定点数により算定する。 3　薬剤師が常時勤務する保険医療機関において投薬を行った場合（処方箋を交付した場合を除く。）は、前2号により算定した点数及び第6節の所定点数を合算した点数により算定する。 4　入院中の患者以外の患者に対して、うがい薬のみを投薬した場合には、区分番号F000に掲げる調剤料、区分番号F100に掲げる処方料、区分番号F200に掲げる薬剤、区分番号F400に掲げる処方箋料及び区分番号F500に掲げる調剤技術基本料は、算定しない。	
第1節　調　剤　料	**F000 調剤料** 1　入院中の患者以外の患者に対して投薬を行った場合 イ　内服薬、浸煎薬及び屯服薬（1回の処方に係る調剤につき）　11点 ロ　外用薬（1回の処方に係る調剤につき）　8点 2　入院中の患者に対して投薬を行った場合（1日につき）　7点 注　麻薬、向精神薬、覚醒剤原料又は毒薬を調剤した場合は、麻薬等加算として、1に係る場合は1処方につき1点を、2に係る場合は1日につき1点をそれぞれ所定点数に加算する。	
第2節　処　方　料 **F100 処方料**	**F100 処方料** 1　7種類以上の内服薬の投薬（臨時の投薬であって、投薬期間が2週間以内のものを除く。）を行った場合　29点 2　1以外の場合　42点 注1　入院中の患者以外の患者に対する1回の処方について算定する。 注2　麻薬、向精神薬、覚醒剤原料又は毒薬を処方した場合は、麻薬等加算として、1処方につき1点を所定点数に加算する。 注3　入院中の患者に対する処方を行った場合は、当該処方の費用は、第1章第2部第1節に掲げる入院基本料に含まれる。 注4　3歳未満の乳幼児に対して処方を行った場合は、乳幼児加算として、1処方につき3点を所定点数に加算する。	
【注の削除】	（削る）	注5　診療所又は許可病床数が200床未満の病院である保険医療機関において、入院中の

項目	改正後	改正前
		患者以外の患者（別に厚生労働大臣が定める疾患を主病とするものに限る。）に対して処方を行った場合は、特定疾患処方管理加算１として、月２回に限り１処方につき18点を所定点数に加算する。
【注の見直し】	注５　診療所又は許可病床数が200床未満の病院である保険医療機関において、入院中の患者以外の患者（別に厚生労働大臣が定める疾患を主病とするものに限る。）に対して薬剤の処方期間が28日以上の処方を行った場合は、特定疾患処方管理加算として、月１回に限り、１処方につき56点を所定点数に加算する。	注６　診療所又は許可病床数が200床未満の病院である保険医療機関において、入院中の患者以外の患者（別に厚生労働大臣が定める疾患を主病とするものに限る。）に対して薬剤の処方期間が28日以上の処方を行った場合は、特定疾患処方管理加算２として、月１回に限り１処方につき66点を所定点数に加算する。ただし、この場合において、同一月に特定疾患処方管理加算１は算定できない。
	注６　別に厚生労働大臣が定める施設基準に適合しているものとして地方厚生局長等に届け出た保険医療機関（許可病床数が200床以上の病院に限る。）において、治療の開始に当たり投薬の必要性、危険性等について文書により説明を行った上で抗悪性腫瘍剤を処方した場合は、抗悪性腫瘍剤処方管理加算として、月１回に限り１処方につき70点を所定点数に加算する。	注７
【注の見直し】	注７　別に厚生労働大臣が定める施設基準に適合しているものとして地方厚生局長等に届け出た保険医療機関において投薬を行った場合には、外来後発医薬品使用体制加算として、当該基準に係る区分に従い、１処方につき次に掲げる点数をそれぞれ所定点数に加算する。 イ　外来後発医薬品使用体制加算１　８点 ロ　外来後発医薬品使用体制加算２　７点 ハ　外来後発医薬品使用体制加算３　５点	注８　別に厚生労働大臣が定める施設基準に適合しているものとして地方厚生局長等に届け出た保険医療機関において投薬を行った場合には、外来後発医薬品使用体制加算として、当該基準に係る区分に従い、１処方につき次に掲げる点数をそれぞれ所定点数に加算する。 イ　外来後発医薬品使用体制加算１　５点 ロ　外来後発医薬品使用体制加算２　４点 ハ　外来後発医薬品使用体制加算３　２点
【注の削除】	（削る）	注９　注８の規定にかかわらず、別に厚生労働大臣が定める施設基準を満たす保険医療機関において投薬を行った場合には、外来後発医薬品使用体制加算として、注８に規定する基準に係る区分に従い、１処方につき次に掲げる点数をそれぞれ所定点数に加算する。 イ　外来後発医薬品使用体制加算１　７点 ロ　外来後発医薬品使用体制加算２　６点 ハ　外来後発医薬品使用体制加算３　４点
第３節　薬剤料	**F 200　薬剤** 薬剤料は、次の各区分ごとに所定単位につき、使用薬剤の薬価が15円以下である場合は１点とし、15円を超える場合は10円又はその端数を増すごとに１点を所定点数に加算する。 使用薬剤　　単位 内服薬及び浸煎薬　　１剤１日分 屯服薬　　１回分 外用薬　　１調剤 注１　特別入院基本料等を算定している病棟を有する病院に入院している患者であって入院期間が１年を超えるものに対する同一月の投薬に係る薬剤料と注射に係る薬剤料とを合算して得た点数（以下この表において「合算薬剤料」という。）が、220点にその月における当該患者の入院日数を乗じて得た点数を超える場合（悪性新生物その他の	

項　　　目	改　　正　　後	改　　正　　前
	特定の疾患に罹患している患者に対して投薬又は注射を行った場合を除く。）は、当該合算薬剤料は、所定点数にかかわらず、220点にその月における当該患者の入院日数を乗じて得た点数により算定する。 注２　１処方につき７種類以上の内服薬の投薬（臨時の投薬であって、投薬期間が２週間以内のものを除く。）を行った場合は、所定点数の100分の90に相当する点数により算定する。 注３　健康保険法第85条第１項及び高齢者医療確保法第74条第１項に規定する入院時食事療養費に係る食事療養若しくは健康保険法第85条の２第１項及び高齢者医療確保法第75条第１項に規定する入院時生活療養費に係る生活療養を受けている患者又は入院中の患者以外の患者に対して投与されたビタミン剤については、当該患者の疾患又は症状の原因がビタミンの欠乏又は代謝異常であることが明らかであり、かつ、必要なビタミンを食事により摂取することが困難である場合その他これに準ずる場合であって、歯科医師が当該ビタミン剤の投与が有効であると判断したときを除き、これを算定しない。 注４　使用薬剤の薬価は、別に厚生労働大臣が定める。	
第４節　特定保険医療材料料	**F 300 特定保険医療材料** 材料価格を10円で除して得た点数 注　支給した特定保険医療材料の材料価格は、別に厚生労働大臣が定める。	
第５節　処方箋料 **F 400 処方箋料**	**F 400 処方箋料**	
【点数の見直し】	１　７種類以上の内服薬の投薬（臨時の投薬であって、投薬期間が２週間以内のものを除く。）を行った場合　32点 ２　１以外の場合　60点 注１　保険薬局において調剤を受けるために処方箋を交付した場合に、交付１回につき算定する。 注２　３歳未満の乳幼児に対して処方を行った場合は、乳幼児加算として、処方箋の交付１回につき３点を所定点数に加算する。	１　７種類以上の内服薬の投薬（臨時の投薬であって、投薬期間が２週間以内のものを除く。）を行った場合　40点 ２　１以外の場合　68点
【注の削除】	（削る）	注３　診療所又は許可病床数が200床未満の病院である保険医療機関において、入院中の患者以外の患者（別に厚生労働大臣が定める疾患を主病とするものに限る。）に対して処方箋を交付した場合は、特定疾患処方管理加算１として、月２回に限り処方箋の交付１回につき18点を所定点数に加算する。
【注の見直し】	注３　診療所又は許可病床数が200床未満の病院である保険医療機関において、入院中の患者以外の患者（別に厚生労働大臣が定める疾患を主病とするものに限る。）に対して薬剤の処方期間が28日以上の処方（リフィル処方箋の複数回の使用による合計の処方期間が28日以上の処方を含む。）を行っ	注４　診療所又は許可病床数が200床未満の病院である保険医療機関において、入院中の患者以外の患者（別に厚生労働大臣が定める疾患を主病とするものに限る。）に対して薬剤の処方期間が28日以上の処方を行った場合は、特定疾患処方管理加算２として、月１回に限り１処方につき66点を所定

項目	改正後	改正前
	た場合は、特定疾患処方管理加算として、月１回に限り、１処方につき56点を所定点数に加算する。	点数に加算する。ただし、この場合において、同一月に注３の加算は算定できない。
	注４　別に厚生労働大臣が定める施設基準に適合しているものとして地方厚生局長等に届け出た保険医療機関（許可病床数が200床以上の病院に限る。）において、治療の開始に当たり投薬の必要性、危険性等について文書により説明を行った上で抗悪性腫瘍剤に係る処方箋を交付した場合は、抗悪性腫瘍剤処方管理加算として、月１回に限り、処方箋の交付１回につき70点を所定点数に加算する。	注５
【注の見直し】	注５　別に厚生労働大臣が定める施設基準を満たす保険医療機関において、薬剤の一般的名称を記載する処方箋を交付した場合は、当該処方箋の内容に応じ、次に掲げる点数を処方箋の交付１回につきそれぞれ所定点数に加算する。 イ　一般名処方加算１　10点 ロ　一般名処方加算２　８点	注６　薬剤の一般的名称を記載する処方箋を交付した場合は、当該処方箋の内容に応じ、次に掲げる点数を処方箋の交付１回につきそれぞれ所定点数に加算する。 イ　一般名処方加算１　７点 ロ　一般名処方加算２　５点
【注の削除】	（削る）	注７　注６の規定にかかわらず、別に厚生労働大臣が定める施設基準を満たす保険医療機関において、薬剤の一般的名称を記載する処方箋を交付した場合は、当該処方箋の内容に応じ、次に掲げる点数を処方箋の交付１回につきそれぞれ所定点数に加算する。 イ　一般名処方加算１　９点 ロ　一般名処方加算２　７点
【注の追加】	注６　１及び２について、直近３月に処方箋を交付した回数が一定以上である保険医療機関が、別表第三調剤報酬点数表区分番号00調剤基本料に掲げる特別調剤基本料Ａを算定する薬局であって、当該保険医療機関から集中的に処方箋を受け付けているものと不動産取引等その他の特別な関係を有する場合は、１又は２の所定点数に代えて、それぞれ29点又は42点を算定する。	（新設）
第６節　調剤技術基本料	**Ｆ500 調剤技術基本料** １　入院中の患者に投薬を行った場合　42点 ２　その他の患者に投薬を行った場合　14点 注１　薬剤師が常時勤務する保険医療機関において投薬を行った場合（処方箋を交付した場合を除く。）に算定する。 注２　同一の患者につき同一月内に調剤技術基本料を算定すべき投薬を２回以上行った場合においては、調剤技術基本料は月１回に限り算定する。 注３　１において、調剤を院内製剤の上行った場合は、院内製剤加算として、10点を所定点数に加算する。 注４　区分番号Ｂ008に掲げる薬剤管理指導料又は区分番号Ｃ003に掲げる在宅患者訪問薬剤管理指導料を算定している患者については、算定できない。	

第2章　第6部　注　射

項　目	改　正　後	改　正　前
通　則		
	1　注射の費用は、第1節及び第2節の各区分の所定点数を合算した点数により算定する。 2　注射に当たって、別に厚生労働大臣が定める保険医療材料（以下この部において「特定保険医療材料」という。）を使用した場合は、前号により算定した点数及び第3節の所定点数を合算した点数により算定する。 3　生物学的製剤注射を行った場合は、生物学的製剤注射加算として、15点を前2号により算定した点数に加算する。 4　精密持続点滴注射を行った場合は、精密持続点滴注射加算として、1日につき80点を前3号により算定した点数に加算する。 5　注射に当たって、麻薬を使用した場合は、麻薬注射加算として、5点を前各号により算定した点数に加算する。 6　区分番号G001に掲げる静脈内注射、G002に掲げる動脈注射、G004に掲げる点滴注射、G005に掲げる中心静脈注射又はG006に掲げる植込型カテーテルによる中心静脈注射について、別に厚生労働大臣が定める施設基準に適合しているものとして地方厚生局長等に届け出た保険医療機関において、入院中の患者以外の患者（悪性腫瘍を主病とする患者を除く。）に対して、治療の開始に当たり注射の必要性、危険性等について文書により説明を行った上で化学療法を行った場合は、当該基準に係る区分に従い、次に掲げる点数を、それぞれ1日につき前各号により算定した点数に加算する。 イ　外来化学療法加算1 (1)　15歳未満の患者の場合　670点 (2)　15歳以上の患者の場合　450点 ロ　外来化学療法加算2 (1)　15歳未満の患者の場合　640点 (2)　15歳以上の患者の場合　370点	
【通則の見直し】	7　入院中の患者以外の患者に対する注射に当たって、当該患者に対し、バイオ後続品に係る説明を行い、バイオ後続品を使用した場合は、バイオ後続品導入初期加算として、当該バイオ後続品の初回の使用日の属する月から起算して3月を限度として、月1回に限り150点を所定点数に加算する。 8　第1節に掲げられていない注射であって簡単なものの費用は、第2節の各区分の所定点数のみにより算定し、特殊なものの費用は、第1節に掲げられている注射のうちで最も近似する注射の各区分の所定点数により算定する。 9　注射に伴って行った反応試験の費用は、第1節の各区分の所定点数に含まれる。	7　前号に規定する場合であって、当該患者に対し、バイオ後続品に係る説明を行い、バイオ後続品を使用した場合は、バイオ後続品導入初期加算として、当該バイオ後続品の初回の使用日の属する月から起算して3月を限度として、月1回に限り150点を更に所定点数に加算する。
第1節　注射料 **通則**	注射料は、第1款及び第2款の各区分の所定点数を合算した点数により算定する。	
第1款　注射実施料		

項　　目	改　正　後	改　正　前
G000 皮内、皮下及び筋肉内注射（1回につき） 【点数の見直し】	**G000 皮内、皮下及び筋肉内注射（1回につき）** 25点 注　入院中の患者以外の患者に対して行った場合に算定する。	**G000 皮内、皮下及び筋肉内注射（1回につき）** 22点
G001 静脈内注射（1回につき） 【点数の見直し】	**G001 静脈内注射（1回につき）** 37点 注1　入院中の患者以外の患者に対して行った場合に算定する。	**G001 静脈内注射（1回につき）** 34点
【注の見直し】	注2　6歳未満の乳幼児に対して行った場合は、乳幼児加算として、52点を所定点数に加算する。	注2　6歳未満の乳幼児に対して行った場合は、乳幼児加算として、48点を所定点数に加算する。
【注の見直し】	注3　区分番号C005に掲げる在宅麻薬等注射指導管理料、区分番号C005-2に掲げる在宅腫瘍化学療法注射指導管理料又は区分番号C005-3に掲げる在宅悪性腫瘍患者共同指導管理料を算定している患者について、区分番号C000に掲げる歯科訪問診療料を算定する日に併せて行った静脈内注射の費用は算定しない。 **G002 動脈注射（1日につき）** 1　内臓の場合 155点 2　その他の場合 45点 **G003 抗悪性腫瘍剤局所持続注入（1日につき）** 165点 注　皮下植込型カテーテルアクセス等を用いて抗悪性腫瘍剤を動脈内又は静脈内に局所持続注入した場合に算定する。	注3　区分番号C005に掲げる在宅悪性腫瘍等患者指導管理料又は区分番号C005-2に掲げる在宅悪性腫瘍患者共同指導管理料を算定している患者について、区分番号C000に掲げる歯科訪問診療料を算定する日に併せて行った静脈内注射の費用は算定しない。
G004 点滴注射（1日につき） 【点数の見直し】	**G004 点滴注射（1日につき）** 1　6歳未満の乳幼児に対するもの（1日分の注射量が100mL以上の場合） 105点 2　1に掲げる者以外の者に対するもの（1日分の注射量が500mL以上の場合） 102点 3　その他の場合（入院中の患者以外の患者に限る。） 53点 注1　点滴に係る管理に要する費用は、所定点数に含まれる。	1　6歳未満の乳幼児に対するもの（1日分の注射量が100mL以上の場合） 101点 2　1に掲げる者以外の者に対するもの（1日分の注射量が500mL以上の場合） 99点 3　その他の場合（入院中の患者以外の患者に限る。） 50点
【注の見直し】	注2　6歳未満の乳幼児に対して行った場合は、乳幼児加算として、48点を所定点数に加算する。 注3　血漿成分製剤の注射を行う場合であって、1回目の注射に当たって、患者に対して注射の必要性、危険性等について文書による説明を行ったときは、血漿成分製剤加算として、当該注射を行った日に限り、50点を所定点数に加算する。	注2　6歳未満の乳幼児に対して行った場合は、乳幼児加算として、46点を所定点数に加算する。
【注の見直し】	注4　区分番号C005に掲げる在宅麻薬等注射指導管理料、区分番号C005-2に掲げる在宅腫瘍化学療法注射指導管理料又は区分番号C005-3に掲げる在宅悪性腫瘍患者共同指導管理料を算定している患者について、区分番号C000に掲げる歯科訪問診療料を算定する日に併せて行った点滴注射の費用は算定しない。	注4　区分番号C005に掲げる在宅悪性腫瘍等患者指導管理料又は区分番号C005-2に掲げる在宅悪性腫瘍患者共同指導管理料を算定している患者について、区分番号C000に掲げる歯科訪問診療料を算定する日に併せて行った点滴注射の費用は算定しない。
G005 中心静脈注射（1日につき）	**G005 中心静脈注射（1日につき）** 140点 注1　血漿成分製剤の注射を行う場合であって、1回目の注射に当たって、患者に対して注射の必要性、危険性等について文書による説明を行ったときは、血漿成分製剤加	

項　　目	改　正　後	改　正　前
	算として、当該注射を行った日に限り、50点を所定点数に加算する。 注２　中心静脈注射の費用を算定した患者については、同一日に行われた区分番号Ｇ004に掲げる点滴注射の費用は算定しない。 注３　６歳未満の乳幼児に対して行った場合は、乳幼児加算として、50点を所定点数に加算する。	
【注の見直し】	注４　区分番号Ｃ005に掲げる在宅麻薬等注射指導管理料、区分番号Ｃ005-2に掲げる在宅腫瘍化学療法注射指導管理料又は区分番号Ｃ005-3に掲げる在宅悪性腫瘍患者共同指導管理料を算定している患者について、区分番号Ｃ000に掲げる歯科訪問診療料を算定する日に併せて行った中心静脈注射の費用は算定しない。	注４　区分番号Ｃ005に掲げる在宅悪性腫瘍等患者指導管理料又は区分番号Ｃ005-2に掲げる在宅悪性腫瘍患者共同指導管理料を算定している患者について、区分番号Ｃ000に掲げる歯科訪問診療料を算定する日に併せて行った中心静脈注射の費用は算定しない。
	Ｇ005-2 中心静脈注射用カテーテル挿入　1,400点 注１　カテーテルの挿入に伴う検査及び画像診断の費用は、所定点数に含まれる。 注２　６歳未満の乳幼児に対して行った場合は、乳幼児加算として、500点を所定点数に加算する。 注３　別に厚生労働大臣が定める患者に対して静脈切開法を用いて行った場合は、静脈切開法加算として、2,000点を所定点数に加算する。 **Ｇ005-3 末梢留置型中心静脈注射用カテーテル挿入**　700点 注１　カテーテルの挿入に伴う検査及び画像診断の費用は、所定点数に含まれる。 注２　６歳未満の乳幼児に対して行った場合は、乳幼児加算として、500点を所定点数に加算する。	
Ｇ006　植込型カテーテルによる中心静脈注射（１日につき）	**Ｇ006　植込型カテーテルによる中心静脈注射（１日につき）**　125点	
【注の見直し】	注１　区分番号Ｃ005に掲げる在宅麻薬等注射指導管理料、区分番号Ｃ005-2に掲げる在宅腫瘍化学療法注射指導管理料又は区分番号Ｃ005-3に掲げる在宅悪性腫瘍患者共同指導管理料を算定している患者について、区分番号Ｃ000に掲げる歯科訪問診療料を算定する日に併せて行った植込型カテーテルによる中心静脈注射の費用は算定しない。 注２　６歳未満の乳幼児に対して行った場合は、乳幼児加算として、50点を所定点数に加算する。	注１　区分番号Ｃ005に掲げる在宅悪性腫瘍等患者指導管理料又は区分番号Ｃ005-2に掲げる在宅悪性腫瘍患者共同指導管理料を算定している患者について、区分番号Ｃ000に掲げる歯科訪問診療料を算定する日に併せて行った植込型カテーテルによる中心静脈注射の費用は算定しない。
	Ｇ007 関節腔内注射　80点	
Ｇ008 滑液嚢穿刺後の注入 【点数の見直し】	**Ｇ008 滑液嚢穿刺後の注入**　100点	**Ｇ008 滑液嚢穿刺後の注入**　80点
第２款　無菌製剤処理料	**Ｇ020 無菌製剤処理料** １　無菌製剤処理料１（悪性腫瘍に対して用いる薬剤が注射される一部の患者） イ　閉鎖式接続器具を使用した場合　180点 ロ　イ以外の場合　45点 ２　無菌製剤処理料２（１以外のもの）　40点	

項　　目	改　正　後	改　正　前
	注　別に厚生労働大臣が定める施設基準に適合しているものとして地方厚生局長等に届け出た保険医療機関において、皮内注射、皮下注射、筋肉内注射、動脈注射、抗悪性腫瘍剤局所持続注入、点滴注射、中心静脈注射又は植込型カテーテルによる中心静脈注射を行う際に、別に厚生労働大臣が定める患者に対して使用する薬剤について、必要があって無菌製剤処理が行われた場合は、当該患者に係る区分に従い1日につき所定点数を算定する。	
第2節　薬　剤　料	**G100 薬剤** 1　薬価が1回分使用量につき15円以下である場合　1点 2　薬価が1回分使用量につき15円を超える場合 　薬価から15円を控除した額を10円で除して得た点数につき1点未満の端数を切り上げて得た点数に1点を加算して得た点数 注1　特別入院基本料等を算定している病棟を有する病院に入院している患者であって入院期間が1年を超えるものに対する合算薬剤料が、220点にその月における当該患者の入院日数を乗じて得た点数を超える場合（悪性新生物その他の特定の疾患に罹患している患者に対して投薬又は注射を行った場合を除く。）は、当該合算薬剤料は所定点数にかかわらず220点にその月における当該患者の入院日数を乗じて得た点数により算定する。 注2　健康保険法第85条第1項及び高齢者医療確保法第74条第1項に規定する入院時食事療養費に係る食事療養又は健康保険法第85条の2第1項及び高齢者医療確保法第75条第1項に規定する入院時生活療養費に係る生活療養の食事の提供たる療養を受けている患者又は入院中の患者以外の患者に対して投与されたビタミン剤については、当該患者の疾患又は症状の原因がビタミンの欠乏又は代謝異常であることが明らかであり、かつ、必要なビタミンを食事により摂取することが困難である場合その他これに準ずる場合であって、歯科医師が当該ビタミン剤の注射が有効であると判断したときを除き、これを算定しない。 注3　使用薬剤の薬価は、別に厚生労働大臣が定める。	
第3節　特定保険医療材料料	**G200 特定保険医療材料** 　材料価格を10円で除して得た点数 注　使用した特定保険医療材料の材料価格は、別に厚生労働大臣が定める。	

第2章　第7部　リハビリテーション

項　　目	改　正　後	改　正　前
通　則	1　リハビリテーションの費用は、特に規定する場合を除き、疾病、部位又は部位数にかかわらず、1日につき第1節の各区分の所定点数により算定する。 2　リハビリテーションに当たって薬剤を使用した場合は、前号により算定した点数及び第2節の所定点数を合算した点数により算定する。 3　第1節に掲げられていないリハビリテーションであって特殊なものの費用は、同節に掲げられているリハビリテーションのうちで最も近似するリハビリテーションの各区分の所定点数により算定する。 4　脳血管疾患等リハビリテーション料又は廃用症候群リハビリテーション料については、患者の疾患等を勘案し、適当な区分1つに限り算定できる。この場合、患者の疾患、状態等を総合的に勘案し、治療上有効であると医学的に判断される場合であって、患者1人につき1日6単位（別に厚生労働大臣が定める患者については1日9単位）に限り算定できるものとする。	
第1節　リハビリテーション料 **H000 脳血管疾患等リハビリテーション料** 【項目の見直し】	**H000 脳血管疾患等リハビリテーション料** 1　脳血管疾患等リハビリテーション料（Ⅰ）（1単位） イ　理学療法士による場合　245点 ロ　作業療法士による場合　245点 ハ　言語聴覚士による場合　245点 ニ　歯科医師による場合　245点 2　脳血管疾患等リハビリテーション料（Ⅱ）（1単位） イ　理学療法士による場合　200点 ロ　作業療法士による場合　200点 ハ　言語聴覚士による場合　200点 ニ　歯科医師による場合　200点 3　脳血管疾患等リハビリテーション料（Ⅲ）（1単位） イ　理学療法士による場合　100点 ロ　作業療法士による場合　100点 ハ　言語聴覚士による場合　100点 ニ　歯科医師による場合　100点 ホ　イからニまで以外の場合　100点 注1　別に厚生労働大臣が定める施設基準に適合しているものとして地方厚生局長等に届け出た保険医療機関において、別に厚生労働大臣が定める患者に対して個別療法であるリハビリテーションを行った場合に、当該基準に係る区分に従って、それぞれ発症、手術若しくは急性増悪又は最初に診断された日から180日を限度として所定点数を算定する。ただし、別に厚生労働大臣が定める患者について、治療を継続することにより状態の改善が期待できると医学的に	1　脳血管疾患等リハビリテーション料（Ⅰ）（1単位）　245点 （新設） （新設） （新設） （新設） 2　脳血管疾患等リハビリテーション料（Ⅱ）（1単位）　200点 （新設） （新設） （新設） （新設） 3　脳血管疾患等リハビリテーション料（Ⅲ）（1単位）　100点 （新設） （新設） （新設） （新設） （新設）

項　　目	改　正　後	改　正　前
	判断される場合その他の別に厚生労働大臣が定める場合には、180日を超えて所定点数を算定することができる。	
【注の見直し】	注２　注１本文に規定する別に厚生労働大臣が定める患者であって入院中のものに対してリハビリテーションを行った場合は、それぞれ発症、手術又は急性増悪から30日を限度として、早期リハビリテーション加算として、１単位につき25点を所定点数に加算する。	注２　注１本文に規定する別に厚生労働大臣が定める患者であって入院中のものに対してリハビリテーションを行った場合は、それぞれ発症、手術又は急性増悪から30日を限度として、早期リハビリテーション加算として、１単位につき30点を所定点数に加算する。
	注３　別に厚生労働大臣が定める施設基準に適合しているものとして地方厚生局長等に届け出た保険医療機関において、注１本文に規定する別に厚生労働大臣が定める患者であって入院中のものに対してリハビリテーションを行った場合は、それぞれ発症、手術又は急性増悪から14日を限度として、初期加算として、１単位につき45点を更に所定点数に加算する。	
【注の追加】	注４　別に厚生労働大臣が定める施設基準に適合しているものとして地方厚生局長等に届け出た保険医療機関において、注１本文に規定する別に厚生労働大臣が定める患者（入院中のものに限る。）であって、リハビリテーションを実施する日において別に厚生労働大臣が定める患者であるものに対してリハビリテーションを行った場合は、発症、手術又は急性増悪から14日を限度として、急性期リハビリテーション加算として、１単位につき50点を更に所定点数に加算する。	（新設）
	注５　注１本文の規定にかかわらず、注１本文に規定する別に厚生労働大臣が定める患者であって、要介護被保険者等以外のものに対して、必要があってそれぞれ発症、手術若しくは急性増悪又は最初に診断された日から180日を超えてリハビリテーションを行った場合は、１月13単位に限り、算定できるものとする。	注４
【注の見直し】	注６　注１本文の規定にかかわらず、注１本文に規定する別に厚生労働大臣が定める患者であって、入院中の要介護被保険者等に対して、必要があってそれぞれ発症、手術若しくは急性増悪又は最初に診断された日から180日を超えてリハビリテーションを行った場合は、１月13単位に限り、注１に規定する施設基準に係る区分に従い、次に掲げる点数を算定できるものとする。 イ　脳血管疾患等リハビリテーション料（Ⅰ）（１単位） ⑴　理学療法士による場合　147点 ⑵　作業療法士による場合　147点 ⑶　言語聴覚士による場合　147点 ⑷　歯科医師による場合　147点 ロ　脳血管疾患等リハビリテーション料（Ⅱ）（１単位） ⑴　理学療法士による場合　120点 ⑵　作業療法士による場合　120点 ⑶　言語聴覚士による場合　120点 ⑷　歯科医師による場合　120点 ハ　脳血管疾患等リハビリテーション料（Ⅲ）（１単位） ⑴　理学療法士による場合　60点 ⑵　作業療法士による場合　60点 ⑶　言語聴覚士による場合　60点	注５　注１本文の規定にかかわらず、注１本文に規定する別に厚生労働大臣が定める患者であって、入院中の要介護被保険者等に対して、必要があってそれぞれ発症、手術若しくは急性増悪又は最初に診断された日から180日を超えてリハビリテーションを行った場合は、１月13単位に限り、注１に規定する施設基準に係る区分に従い、次に掲げる点数を算定できるものとする。 イ　脳血管疾患等リハビリテーション料（Ⅰ）（１単位）　147点 （新設） （新設） （新設） （新設） ロ　脳血管疾患等リハビリテーション料（Ⅱ）（１単位）　120点 （新設） （新設） （新設） （新設） ハ　脳血管疾患等リハビリテーション料（Ⅲ）（１単位）　60点 （新設） （新設） （新設）

項目	改正後	改正前
	(4) 歯科医師による場合 60点 (5) (1)から(4)まで以外の場合 60点 H000-2 削除	（新設） （新設）
H000-3 廃用症候群リハビリテーション料		
【項目の見直し】	**H000-3 廃用症候群リハビリテーション料** 1 廃用症候群リハビリテーション料（Ⅰ）（1単位） イ 理学療法士による場合 180点 ロ 作業療法士による場合 180点 ハ 言語聴覚士による場合 180点 ニ 歯科医師による場合 180点 2 廃用症候群リハビリテーション料（Ⅱ）（1単位） イ 理学療法士による場合 146点 ロ 作業療法士による場合 146点 ハ 言語聴覚士による場合 146点 ニ 歯科医師による場合 146点 3 廃用症候群リハビリテーション料（Ⅲ）（1単位） イ 理学療法士による場合 77点 ロ 作業療法士による場合 77点 ハ 言語聴覚士による場合 77点 ニ 歯科医師による場合 77点 ホ イからニまで以外の場合 77点 注1 別に厚生労働大臣が定める基準に適合している保険医療機関において、急性疾患等に伴う安静による廃用症候群の患者であって、一定程度以上の基本動作能力、応用動作能力、言語聴覚能力及び日常生活能力の低下を来しているものに対して個別療法であるリハビリテーションを行った場合に、当該基準に係る区分に従って、それぞれ廃用症候群の診断又は急性増悪から120日を限度として所定点数を算定する。ただし、別に厚生労働大臣が定める患者について、治療を継続することにより状態の改善が期待できると医学的に判断される場合その他の別に厚生労働大臣が定める場合には、120日を超えて所定点数を算定することができる。	1 廃用症候群リハビリテーション料（Ⅰ）（1単位） 180点 （新設） （新設） （新設） （新設） 2 廃用症候群リハビリテーション料（Ⅱ）（1単位） 146点 （新設） （新設） （新設） （新設） 3 廃用症候群リハビリテーション料（Ⅲ）（1単位） 77点 （新設） （新設） （新設） （新設） （新設）
【注の見直し】	注2 注1本文に規定する患者であって入院中のものに対してリハビリテーションを行った場合は、当該患者の廃用症候群に係る急性疾患等の発症、手術若しくは急性増悪又は当該患者の廃用症候群の急性増悪から30日を限度として、早期リハビリテーション加算として、1単位につき25点を所定点数に加算する。 注3 別に厚生労働大臣が定める施設基準を満たす保険医療機関において、注1本文に規定する患者であって入院中のものに対してリハビリテーションを行った場合は、当該患者の廃用症候群に係る急性疾患等の発症、手術若しくは急性増悪又は当該患者の廃用症候群の急性増悪から14日を限度として、初期加算として、1単位につき45点を更に所定点数に加算する。	注2 注1本文に規定する患者であって入院中のものに対してリハビリテーションを行った場合は、当該患者の廃用症候群に係る急性疾患等の発症、手術若しくは急性増悪又は当該患者の廃用症候群の急性増悪から30日を限度として、早期リハビリテーション加算として、1単位につき30点を所定点数に加算する。
【注の追加】	注4 別に厚生労働大臣が定める施設基準に適合しているものとして地方厚生局長等に届け出た保険医療機関において、注1本文に規定する患者（入院中のものに限る。）であって、リハビリテーションを実施する日において別に厚生労働大臣が定める患者であるものに対してリハビリテーションを行	（新設）

項目	改正後	改正前
	った場合は、当該患者の廃用症候群に係る急性疾患等の発症、手術若しくは急性増悪又は当該患者の廃用症候群の急性増悪から14日を限度として、急性期リハビリテーション加算として、1単位につき50点を更に所定点数に加算する。	
	注5　注1本文の規定にかかわらず、注1本文に規定する患者であって、要介護被保険者等以外のものに対して、必要があってそれぞれ廃用症候群の診断又は急性増悪から120日を超えてリハビリテーションを行った場合は、1月13単位に限り算定できるものとする。	注4
【注の見直し】	注6　注1本文の規定にかかわらず、注1本文に規定する患者であって、入院中の要介護被保険者等に対して、必要があってそれぞれ廃用症候群の診断又は急性増悪から120日を超えてリハビリテーションを行った場合は、1月13単位に限り、注1に規定する施設基準に係る区分に従い、次に掲げる点数を算定できるものとする。 イ　廃用症候群リハビリテーション料（Ⅰ）（1単位） (1)　理学療法士による場合　108点 (2)　作業療法士による場合　108点 (3)　言語聴覚士による場合　108点 (4)　歯科医師による場合　108点 ロ　廃用症候群リハビリテーション料（Ⅱ）（1単位） (1)　理学療法士による場合　88点 (2)　作業療法士による場合　88点 (3)　言語聴覚士による場合　88点 (4)　歯科医師による場合　88点 ハ　廃用症候群リハビリテーション料（Ⅲ）（1単位） (1)　理学療法士による場合　46点 (2)　作業療法士による場合　46点 (3)　言語聴覚士による場合　46点 (4)　歯科医師による場合　46点 (5)　(1)から(4)まで以外の場合　46点	注5　注1本文の規定にかかわらず、注1本文に規定する患者であって、入院中の要介護被保険者等に対して、必要があってそれぞれ廃用症候群の診断又は急性増悪から120日を超えてリハビリテーションを行った場合は、1月13単位に限り、注1に規定する施設基準に係る区分に従い、次に掲げる点数を算定できるものとする。 イ　廃用症候群リハビリテーション料（Ⅰ）（1単位）　108点 （新設） （新設） （新設） （新設） ロ　廃用症候群リハビリテーション料（Ⅱ）（1単位）　88点 （新設） （新設） （新設） （新設） ハ　廃用症候群リハビリテーション料（Ⅲ）（1単位）　46点 （新設） （新設） （新設） （新設） （新設）
H001 摂食機能療法（1日につき）	**H001 摂食機能療法（1日につき）** 1　30分以上の場合　185点 2　30分未満の場合　130点 注1　1については、摂食機能障害を有する患者に対して、1月に4回に限り算定する。ただし、治療開始日から起算して3月以内の患者については、1日につき算定できる。 注2　2については、脳卒中の患者であって、摂食機能障害を有するものに対して、脳卒中の発症から14日以内に限り、1日につき算定できる。 注3　別に厚生労働大臣が定める施設基準に適合しているものとして地方厚生局長等に届け出た保険医療機関において、摂食機能又は嚥下機能の回復に必要な指導管理を行った場合は、摂食嚥下機能回復体制加算として、当該基準に係る区分に従い、患者（ハについては、療養病棟入院料1又は療養病棟入院料2を現に算定しているものに限る。）1人につき週1回に限り次に掲げる点数を所定点数に加算する。 イ　摂食嚥下機能回復体制加算1　210点	

項　　目	改　正　後	改　正　前
	ロ　摂食嚥下機能回復体制加算２　190点 ハ　摂食嚥下機能回復体制加算３　120点	
【注の見直し】	注４　治療開始日から起算して３月を超えた場合においては、摂食機能療法と区分番号H001-2に掲げる歯科口腔リハビリテーション料１（２及び３に限る。）を合わせて月６回に限り算定する。	注４　治療開始日から起算して３月を超えた場合に、区分番号H001-2に掲げる歯科口腔リハビリテーション料１（２及び３に限る。）を算定した月は、摂食機能療法は算定できない。
H001-2 歯科口腔リハビリテーション料１（１口腔につき）	**H001-2 歯科口腔リハビリテーション料１（１口腔につき）** １　有床義歯の場合 イ　ロ以外の場合　104点 ロ　困難な場合　124点 ２　舌接触補助床の場合　194点 ３　その他の場合　189点 注１　１については、有床義歯を装着している患者に対して、月１回に限り算定する。 注２　２については、区分番号Ｉ017-1-3に掲げる舌接触補助床を装着している患者に対して、月４回に限り算定する。	
【注の追加】	注３　３については、区分番号M025に掲げる口蓋補綴、顎補綴により算定した装置を装着している患者に対して、月４回に限り算定する。	（新設）
	注４　２及び３について、区分番号H001に掲げる摂食機能療法を算定した日は、歯科口腔リハビリテーション料１は算定できない。	注３
【注の見直し】	注５　２及び３について、区分番号H001に掲げる摂食機能療法の治療開始日から起算して３月を超えた場合においては、当該摂食機能療法と歯科口腔リハビリテーション料１を合わせて月６回に限り算定する。	注４　２及び３について、区分番号H001に掲げる摂食機能療法の治療開始日から起算して３月を超えた場合において、当該摂食機能療法を算定した月は、歯科口腔リハビリテーション料１は算定できない。
【注の削除】	（削る）	注５　３については、区分番号M025に掲げる口蓋補綴、顎補綴により算定した装置を装着している患者に対して、月４回に限り算定する。
	H001-3 歯科口腔リハビリテーション料２（１口腔につき）　54点 注　別に厚生労働大臣が定める施設基準に適合するものとして地方厚生局長等に届け出た保険医療機関において、顎関節治療用装置を装着している患者に対して、月１回に限り算定する。	
【新設】	**H001-4 歯科口腔リハビリテーション料３（１口腔につき）** １　口腔機能の発達不全を有する18歳未満の患者の場合　50点 ２　口腔機能の低下を来している患者の場合　50点 注１　１については、区分番号B000-4-2に掲げる小児口腔機能管理料又は区分番号C001-3に掲げる歯科疾患在宅療養管理料を算定する患者に対して、口腔機能の獲得を目的として、療養上必要な指導及び訓練を行った場合に、月２回に限り算定する。 注２　２については、区分番号B000-4-3に掲げる口腔機能管理料又は区分番号C001-3に掲げる歯科疾患在宅療養管理料を算定する患者に対して、口腔機能の回復又は維持を目的として、療養上必要な指導及び訓練を行った場合に、月２回に限り算定する。 注３　区分番号H001に掲げる摂食機能療法を	（新設）

項　目	改　正　後	改　正　前
	算定した日は、歯科口腔リハビリテーション料３は算定できない。 **H002 障害児（者）リハビリテーション料（1単位）** 1　６歳未満の患者の場合　225点 2　６歳以上18歳未満の患者の場合　195点 3　18歳以上の患者の場合　155点 注　別に厚生労働大臣が定める施設基準に適合しているものとして地方厚生局長等に届け出た保険医療機関において、別に厚生労働大臣が定める患者に対して、個別療法であるリハビリテーションを行った場合に、患者１人につき１日６単位まで算定する。 **H003 がん患者リハビリテーション料（1単位）**　205点 注　別に厚生労働大臣が定める施設基準に適合しているものとして地方厚生局長等に届け出た保険医療機関において、別に厚生労働大臣が定める患者であって、がんの治療のために入院しているものに対して、個別療法であるリハビリテーションを行った場合に、患者１人につき１日６単位まで算定する。 **H008 集団コミュニケーション療法料（1単位）**　50点 注　別に厚生労働大臣が定める施設基準に適合しているものとして地方厚生局長等に届け出た保険医療機関において、別に厚生労働大臣が定める患者に対して、集団コミュニケーション療法である言語聴覚療法を行った場合に、患者１人につき１日３単位まで算定する。	
第２節　薬　剤　料	**H100 薬剤** 薬価が15円を超える場合は、薬価から15円を控除した額を10円で除して得た点数につき１点未満の端数を切り上げて得た点数に１点を加算して得た点数とする。 注１　薬価が15円以下である場合は、算定できない。 注２　使用薬剤の薬価は、別に厚生労働大臣が定める。	

第2章　第8部　処　置

項　目	改　正　後	改　正　前
通　則		
	1　処置の費用は、第1節の各区分の所定点数により算定する。	
【通則の見直し】	2　処置に当たって、第2節に掲げる医療機器等、薬剤又は別に厚生労働大臣が定める保険医療材料（以下この部において「特定保険医療材料」という。）を使用した場合（別に厚生労働大臣が定める薬剤（以下この部において「特定薬剤」という。）にあっては、120点以上の処置若しくは特に規定する処置に使用した場合又は特定保険医療材料にあっては、特に規定する処置に使用した場合を除く。）は、前号により算定した点数及び第2節から第5節までの所定点数を合算した点数により算定する。	2　処置に当たって、第2節に掲げる医療機器等、別に厚生労働大臣が定める薬剤（以下この部において「特定薬剤」という。）又は別に厚生労働大臣が定める保険医療材料（以下この部において「特定保険医療材料」という。）を使用した場合（特定薬剤にあっては、120点以上の処置若しくは特に規定する処置に使用した場合又は特定保険医療材料にあっては、特に規定する処置に使用した場合を除く。）は、前号により算定した点数及び第2節、第3節又は第4節の所定点数を合算した点数により算定する。
【通則の見直し】	3　第1節に掲げられていない処置であって簡単なものの費用は、薬剤又は特定保険医療材料を使用したときに限り、第3節、第4節又は第5節の所定点数のみにより算定する。	3　第1節に掲げられていない処置であって簡単なものの費用は、特定薬剤又は特定保険医療材料を使用したときに限り、第3節又は第4節の所定点数のみにより算定する。
	4　第1節に掲げられていない処置であって特殊なものの費用は、同節に掲げられている処置のうちで最も近似する処置の各区分の所定点数により算定する。 5　6歳未満の乳幼児又は著しく歯科診療が困難な者に対して、処置を行った場合は、全身麻酔下で行った場合を除き、次に掲げる点数を、それぞれ当該処置の所定点数に加算する。ただし、通則第8号又は第9号に掲げる加算を算定する場合は、この限りでない。 イ　処置（区分番号Ｉ005（1及び2に限る。）に掲げる抜髄、区分番号Ｉ006（1及び2に限る。）に掲げる感染根管処置、区分番号Ｉ017に掲げる口腔内装置、区分番号Ｉ017-1-2に掲げる睡眠時無呼吸症候群に対する口腔内装置、区分番号Ｉ017-1-3に掲げる舌接触補助床及び区分番号Ｉ017-1-4に掲げる術後即時顎補綴装置を除く。）を行った場合 所定点数の100分の50に相当する点数 ロ　区分番号Ｉ005（1及び2に限る。）に掲げる抜髄又は区分番号Ｉ006（1及び2に限る。）に掲げる感染根管処置を行った場合 所定点数の100分の30に相当する点数 6　緊急のために休日に処置を行った場合又は処置の開始時間が保険医療機関の表示する診療時間以外の時間若しくは深夜である場合は、次に掲げる点数を、それぞれ所定点数に加算した点数により算定する。 イ　処置の所定点数が1,000点以上の場合であって、別に厚生労働大臣が定める施設基準に適合しているものとして地方厚生局長等に届け出た保険医療機関において行われる場合 (1)　休日加算1 所定点数の100分の160に相当する点数 (2)　時間外加算1（入院中の患者以外の患者に対して行われる場合に限る。） 所定点数の100分の80に相当する点数 (3)　深夜加算1	

項　目	改　正　後	改　正　前
	所定点数の100分の160に相当する点数 (4) (1)から(3)までにかかわらず、区分番号A000に掲げる初診料の注7のただし書に規定する保険医療機関において、入院中の患者以外の患者に対して、処置の開始時間が同注のただし書に規定する時間である処置を行った場合 所定点数の100分の80に相当する点数 ロ　処置の所定点数が150点以上の場合であって、入院中の患者以外の患者に対し行われる場合（イに該当する場合を除く。） (1) 休日加算2 所定点数の100分の80に相当する点数 (2) 時間外加算2 所定点数の100分の40に相当する点数 (3) 深夜加算2 所定点数の100分の80に相当する点数 (4) (1)から(3)までにかかわらず、区分番号A000に掲げる初診料の注7のただし書に規定する保険医療機関において、処置の開始時間が同注のただし書に規定する時間である処置を行った場合 所定点数の100分の40に相当する点数	
【通則の見直し】	7　120点以上の処置又は特に規定する処置の所定点数は、当該処置に当たって、表面麻酔、浸潤麻酔又は簡単な伝達麻酔を行った場合の費用を含む。ただし、区分番号I004の1に掲げる生活歯髄切断又は区分番号I005に掲げる抜髄を行う場合の当該麻酔に当たって使用した薬剤の薬価は、別に厚生労働大臣の定めるところにより算定できる。	7　120点以上の処置又は特に規定する処置の所定点数は、当該処置に当たって、表面麻酔、浸潤麻酔又は簡単な伝達麻酔を行った場合の費用を含む。
【通則の見直し】	8　区分番号C000に掲げる歯科訪問診療料を算定する患者であって、同注8に規定する歯科診療特別対応加算1、歯科診療特別対応加算2又は歯科診療特別対応加算3を算定しないものに対して、歯科訪問診療時に処置を行った場合は、次に掲げる点数を、それぞれ当該処置の所定点数に加算する。 イ　区分番号I005（3に限る。）に掲げる抜髄又は区分番号I006（3に限る。）に掲げる感染根管処置を行った場合 所定点数の100分の50に相当する点数 ロ　区分番号I005（1及び2に限る。）に掲げる抜髄又は区分番号I006（1及び2に限る。）に掲げる感染根管処置を行った場合 所定点数の100分の30に相当する点数	8　区分番号C000に掲げる歯科訪問診療料を算定する患者であって、同注6に規定する加算を算定しないものに対して、歯科訪問診療時に処置を行った場合は、次に掲げる点数を、それぞれ当該処置の所定点数に加算する。
【通則の見直し】	9　区分番号C000に掲げる歯科訪問診療料及び同注8に規定する歯科診療特別対応加算1、歯科診療特別対応加算2又は歯科診療特別対応加算3を算定する患者に対して、歯科訪問診療時に処置を行った場合は、次に掲げる点数を、それぞれ当該処置の所定点数に加算する。 イ　処置（区分番号I005（1及び2に限る。）に掲げる抜髄、区分番号I006（1及び2に限る。）に掲げる感染根管処置、区分番号I017に掲げる口腔内装置、区分番号I017-1-2に掲げる睡眠時無呼吸症候群に対する口腔内装置、区分番号I017-1-3に掲げる舌接触補助床及び区分番号I017-1-4に掲げる術後即時顎補綴装置を除く。）を行った場合 所定点数の100分の50に相当する点数 ロ　区分番号I005（1及び2に限る。）に掲	9　区分番号C000に掲げる歯科訪問診療料及び同注6に規定する加算を算定する患者に対して、歯科訪問診療時に処置を行った場合は、次に掲げる点数を、それぞれ当該処置の所定点数に加算する。

項　　目	改　正　後	改　正　前
	げる抜髄又は区分番号Ｉ006（1及び2に限る。）に掲げる感染根管処置を行った場合 所定点数の100分の30に相当する点数	
第1節　処　置　料	**（歯の疾患の処置）** **Ｉ000 う蝕処置（1歯1回につき）**　18点 注　貼薬、仮封及び特定薬剤の費用並びに特定保険医療材料料は、所定点数に含まれる。 **Ｉ000-2 咬合調整** 1　1歯以上10歯未満　40点 2　10歯以上　60点 **Ｉ000-3 残根削合（1歯1回につき）**　18点 注　貼薬、仮封及び特定薬剤の費用並びに特定保険医療材料料は、所定点数に含まれる。	
Ｉ001 歯髄保護処置（1歯につき） 【点数の見直し】	**Ｉ001 歯髄保護処置（1歯につき）** 1　歯髄温存療法　200点 2　直接歯髄保護処置　154点 3　間接歯髄保護処置　38点 注1　歯髄温存療法を行った場合の経過観察中の区分番号Ｉ000に掲げるう蝕処置の費用は、所定点数に含まれる。 注2　特定薬剤の費用及び特定保険医療材料料は、所定点数に含まれる。 **Ｉ001-2 象牙質レジンコーティング（1歯につき）**　46点 注　区分番号M001の1に掲げる生活歯歯冠形成を行った場合、当該補綴に係る補綴物の歯冠形成から装着までの一連の行為につき1回に限り算定する。 **Ｉ002 知覚過敏処置（1口腔1回につき）** 1　3歯まで　46点 2　4歯以上　56点 注　特定薬剤の費用は、所定点数に含まれる。 **Ｉ002-2 う蝕薬物塗布処置（1口腔1回につき）** 1　3歯まで　46点 2　4歯以上　56点 注　特定薬剤の費用は、所定点数に含まれる。 **Ｉ003 初期う蝕早期充填処置（1歯につき）**　134点 注　小窩裂溝の清掃、歯面の前処理及び填塞の費用は、所定点数に含まれる。	1　歯髄温存療法　190点 2　直接歯髄保護処置　152点 3　間接歯髄保護処置　36点
Ｉ004 歯髄切断（1歯につき） 【点数の見直し】 【注の見直し】	**Ｉ004 歯髄切断（1歯につき）** 1　生活歯髄切断　233点 2　失活歯髄切断　72点 注1　永久歯の歯根完成期以前及び乳歯の歯髄につき、1の生活歯髄切断を行った場合は、42点を所定点数に加算する。 注2　歯髄保護処置の費用は、所定点数に含まれる。	1　生活歯髄切断　230点 2　失活歯髄切断　70点 注1　永久歯の歯根完成期以前及び乳歯の歯髄につき、1の生活歯髄切断を行った場合は、40点を所定点数に加算する。
Ｉ005 抜髄（1歯につき） 【点数の見直し】	**Ｉ005 抜髄（1歯につき）** 1　単根管　234点 2　2根管　426点 3　3根管以上　600点 注1　区分番号Ｉ001の1に掲げる歯髄温存療法を行った日から起算して3月以内に当該処置を行った場合は、その区分に従い、42	1　単根管　232点 2　2根管　424点 3　3根管以上　598点

項　　　目	改　　正　　後	改　　正　　前
	点、234点又は408点を算定する。 注２　区分番号Ｉ001の２に掲げる直接歯髄保護処置を行った日から起算して１月以内に当該処置を行った場合は、その区分に従い、80点、272点又は446点を算定する。	
【注の見直し】	注３　麻酔（通則第７号に規定する麻酔に限る。）の費用（麻酔に当たって使用した薬剤の薬価を除く。）及び特定薬剤の費用は、所定点数に含まれる。	注３　麻酔（通則第７号に規定する麻酔に限る。）及び特定薬剤の費用は、所定点数に含まれる。
Ｉ006 感染根管処置（１歯につき） 【点数の見直し】	**Ｉ006 感染根管処置（１歯につき）** １　単根管　160点 ２　２根管　310点 ３　３根管以上　450点 注　特定薬剤の費用は、所定点数に含まれる。	１　単根管　158点 ２　２根管　308点 ３　３根管以上　448点
Ｉ007 根管貼薬処置（１歯１回につき） 【点数の見直し】	**Ｉ007 根管貼薬処置（１歯１回につき）** １　単根管　33点 ２　２根管　41点 ３　３根管以上　57点 注　特定薬剤の費用は、所定点数に含まれる。 **Ｉ008 根管充填（１歯につき）** １　単根管　72点 ２　２根管　94点 ３　３根管以上　122点 注　特定薬剤の費用は、所定点数に含まれる。	１　単根管　32点 ２　２根管　40点 ３　３根管以上　56点
Ｉ008-2 加圧根管充填処置（１歯につき） 【点数の見直し】	**Ｉ008-2 加圧根管充填処置（１歯につき）** １　単根管　139点 ２　２根管　168点 ３　３根管以上　213点 注１　区分番号M000-2に掲げるクラウン・ブリッジ維持管理料の注１により当該管理料を算定する旨を地方厚生局長等に届け出た保険医療機関において算定する。 注２　特定薬剤の費用は、所定点数に含まれる。 注３　３については、別に厚生労働大臣が定める施設基準に適合しているものとして地方厚生局長等に届け出た保険医療機関において、歯科用３次元エックス線断層撮影装置及び手術用顕微鏡を用いて根管治療を行った場合に、手術用顕微鏡加算として、400点を所定点数に加算する。なお、第４部に掲げる歯科用３次元エックス線断層撮影の費用は別に算定できる。ただし、区分番号Ｉ021に掲げる根管内異物除去の注に規定する手術用顕微鏡加算を算定している場合は、算定できない。	１　単根管　138点 ２　２根管　166点 ３　３根管以上　210点
【注の見直し】	注４　３については、歯科用３次元エックス線断層撮影装置を用いて根管治療を行った場合であって、Ｎｉ－Ｔｉロータリーファイルを用いて根管治療を行った場合に、Ｎｉ－Ｔｉロータリーファイル加算として、150点を所定点数に加算する。なお、第４部に掲げる歯科用３次元エックス線断層撮影の費用は別に算定できる。	注４　注３に規定する場合であって、Ｎｉ－Ｔｉロータリーファイルを用いて根管治療を行った場合は、Ｎｉ－Ｔｉロータリーファイル加算として、150点を更に所定点数に加算する。
	（外科後処置） **Ｉ009 外科後処置** １　口腔内外科後処置（１口腔１回につき）　22点	

項　　　目	改　正　後	改　正　前
	2　口腔外外科後処置（1回につき）　22点 **I 009-2 創傷処置** 1　100平方センチメートル未満　52点 2　100平方センチメートル以上500平方センチメートル未満　60点 3　500平方センチメートル以上　90点 注　1については、入院中の患者以外の患者及び手術後の患者（入院中の患者に限る。）についてのみ算定する。ただし、手術後の患者（入院中の患者に限る。）については手術日から起算して14日を限度として算定する。 **I 009-3 歯科ドレーン法（ドレナージ）（1日につき）**　50点 **I 009-4 上顎洞洗浄（片側）**　55点 **I 009-5 口腔内分泌物吸引（1日につき）**　48点	
【新設】	**I 009-6 摘便**　100点	（新設）
【新設】	**I 009-7 ハイフローセラピー（1日につき）** 1　15歳未満の患者の場合　282点 2　15歳以上の患者の場合　192点	（新設）
【新設】	**I 009-8 経管栄養・薬剤投与用カテーテル交換法**　200点 注　区分番号Ｉ009-2に掲げる創傷処置、区分番号Ｊ084に掲げる創傷処理の費用は所定点数に含まれるものとする。	（新設）
【新設】	**I 009-9 留置カテーテル設置**　40点	（新設）
【新設】	**I 009-10 超音波ネブライザ（1日につき）**　24点	（新設）
I 011 歯周基本治療	**（歯周組織の処置）** **I 010 歯周病処置（1口腔1回につき）**　14点 注　特定薬剤を用いて行った場合に算定する。 **I 011 歯周基本治療** 1　スケーリング（3分の1顎につき）　72点 2　スケーリング・ルートプレーニング（1歯につき） イ　前歯　60点 ロ　小臼歯　64点 ハ　大臼歯　72点 注1　1については、同時に3分の1顎を超えて行った場合は、3分の1顎を増すごとに、38点を所定点数に加算する。 注2　同一部位に2回以上同一の区分に係る歯周基本治療を行った場合、2回目以降の費用は、所定点数（1については、注1の加算を含む。）の100分の50に相当する点数により算定する。 注3　区分番号Ｉ011-2に掲げる歯周病安定期治療又は区分番号Ｉ011-2-3に掲げる歯周病重症化予防治療を開始した日以降は、算定できない。 注4　麻酔及び特定薬剤の費用は、所定点数に含まれる。 注5　区分番号Ｄ002の3に掲げる混合歯列期歯周病検査に基づく歯周基本治療については、1により算定する。	
【注の削除】	（削る）	注6　区分番号Ｄ002-6に掲げる口腔細菌定量検査に基づく歯周基本治療については、1により算定する。
I 011-2 歯周病安定期治療	**I 011-2 歯周病安定期治療** 1　1歯以上10歯未満　200点 2　10歯以上20歯未満　250点 3　20歯以上　350点	

項目	改正後	改正前
	注1 一連の歯周病治療終了後、一時的に病状が安定した状態にある患者に対し、歯周組織の状態を維持するためのプラークコントロール、スケーリング、スケーリング・ルートプレーニング、咬合調整、機械的歯面清掃等の継続的な治療（以下この表において「歯周病安定期治療」という。）を開始した場合は、それぞれの区分に従い月1回に限り算定する。	
【注の見直し】	注2 2回目以降の歯周病安定期治療の算定は、前回実施月の翌月の初日から起算して2月を経過した日以降に行う。ただし、一連の歯周病治療において歯周外科手術を実施した場合等の歯周病安定期治療の治療間隔の短縮が必要とされる場合又は区分番号B000-4-2に掲げる小児口腔機能管理料の注3に規定する施設基準に適合しているものとして地方厚生局長等に届け出た診療所である保険医療機関において歯周病安定期治療を開始した場合は、この限りでない。	注2 2回目以降の歯周病安定期治療の算定は、前回実施月の翌月の初日から起算して2月を経過した日以降に行う。ただし、一連の歯周病治療において歯周外科手術を実施した場合等の歯周病安定期治療の治療間隔の短縮が必要とされる場合又はかかりつけ歯科医機能強化型歯科診療所において歯周病安定期治療を開始した場合は、この限りでない。
【注の見直し】	注3 区分番号B000-4-2に掲げる小児口腔機能管理料の注3に規定する施設基準に適合しているものとして地方厚生局長等に届け出た診療所である保険医療機関において歯周病安定期治療を開始した場合は、口腔管理体制強化加算として、120点を所定点数に加算する。	注3 かかりつけ歯科医機能強化型歯科診療所において歯周病安定期治療を開始した場合は、かかりつけ歯科医機能強化型歯科診療所加算として、120点を所定点数に加算する。
【注の追加】	注4 歯周病の重症化するおそれのある患者に対して歯周病安定期治療を実施した場合は、歯周病ハイリスク患者加算として、80点を所定点数に加算する。	（新設）
	注5 歯周病安定期治療を開始した後、病状の変化により歯周外科手術を実施した場合は、歯周精密検査により再び病状が安定し継続的な治療が必要であると判断されるまでの間は、歯周病安定期治療は算定できない。	注4
	注6 歯周病安定期治療を開始した日以降に歯周外科手術を実施した場合は、所定点数の100分の50に相当する点数により算定する。	注5
	注7 歯周病重症化予防治療を算定した月は算定できない。	注6
	I 011-2-2 削除	
I 011-2-3 歯周病重症化予防治療	**I 011-2-3 歯周病重症化予防治療** 1 1歯以上10歯未満 150点 2 10歯以上20歯未満 200点 3 20歯以上 300点 注1 2回目以降の区分番号D002に掲げる歯周病検査終了後、一時的に病状が改善傾向にある患者に対し、重症化予防を目的として、スケーリング、機械的歯面清掃等の継続的な治療を開始した場合は、それぞれの区分に従い月1回に限り算定する。	
【注の見直し】	注2 2回目以降の歯周病重症化予防治療の算定は、前回実施月の翌月の初日から起算して2月を経過した日以降に行う。ただし、区分番号B000-4-2に掲げる小児口腔機能管理料の注3に規定する施設基準に適合しているものとして地方厚生局長等に届け出た診療所である保険医療機関において、区分番号I 011-2に掲げる歯周病安定期治療を算定した患者について、一連の治療終了後の再評価の結果に基づき、当該患者に対	注2 2回目以降の歯周病重症化予防治療の算定は、前回実施月の翌月の初日から起算して2月を経過した日以降に行う。

項　　目	改　正　後	改　正　前
	して、歯周病重症化予防治療を開始した場合は、この限りでない。 注３　歯周病安定期治療を算定した月は算定できない。 Ｉ011-3 削除	
	（その他の処置） **Ｉ014 暫間固定** １　簡単なもの　200点 ２　困難なもの　500点 **Ｉ014-2 暫間固定装置修理**　70点 **Ｉ015 口唇プロテクター**　290点 **Ｉ016 線副子（１顎につき）**　650点	
Ｉ017 口腔内装置（１装置につき）	**Ｉ017 口腔内装置（１装置につき）** １　口腔内装置１　1,500点 ２　口腔内装置２　800点 ３　口腔内装置３　650点	
【注の見直し】	注　顎関節治療用装置、歯ぎしりに対する口腔内装置、口腔粘膜等の保護のための口腔内装置、外傷歯の保護のための口腔内装置又はその他口腔内装置を製作した場合に当該製作方法に係る区分に従い、それぞれ所定点数を算定する。 **Ｉ017-1-2 睡眠時無呼吸症候群に対する口腔内装置（１装置につき）** １　睡眠時無呼吸症候群に対する口腔内装置１　3,000点 ２　睡眠時無呼吸症候群に対する口腔内装置２　2,000点 注　睡眠時無呼吸症候群に対する口腔内装置を製作した場合に、当該製作方法に係る区分に従い、それぞれ所定点数を算定する。 **Ｉ017-1-3 舌接触補助床（１装置につき）** １　新たに製作した場合　2,500点 ２　旧義歯を用いた場合　1,000点 **Ｉ017-1-4 術後即時顎補綴装置（１顎につき）**　2,500点	注　顎関節治療用装置、歯ぎしりに対する口腔内装置又はその他口腔内装置を製作した場合に当該製作方法に係る区分に従い、それぞれ所定点数を算定する。
Ｉ017-2 口腔内装置調整・修理（１口腔につき）	**Ｉ017-2 口腔内装置調整・修理（１口腔につき）** １　口腔内装置調整	
【項目の見直し】	イ　口腔内装置調整１　120点 ロ　口腔内装置調整２　120点 ハ　口腔内装置調整３　220点 ２　口腔内装置修理　234点 注１　１のイについては、新たに製作した区分番号Ｉ017-1-2に掲げる睡眠時無呼吸症候群に対する口腔内装置の装着時又は装着後１月以内に製作を行った保険医療機関において適合を図るための調整を行った場合に、１回に限り算定する。	イ　睡眠時無呼吸症候群に対する口腔内装置の場合　120点 ロ　歯ぎしりに対する口腔内装置の場合　120点 ハ　イ及びロ以外の場合　220点
【注の見直し】	注２　１のロについては、区分番号Ｉ017に掲げる口腔内装置の注に規定する歯ぎしりに対する口腔内装置、口腔粘膜等の保護のための口腔内装置又は外傷歯の保護のための口腔内装置の調整を行った場合に算定する。 注３　１のハについては、区分番号Ｉ017に掲げる口腔内装置の注に規定する顎関節治療用装置又は区分番号Ｉ017-1-4に掲げる術	注２　１のロについては、区分番号Ｉ017に掲げる口腔内装置の注に規定する歯ぎしりに対する口腔内装置の調整を行った場合に算定する。

項　　目	改　正　後	改　正　前
	後即時顎補綴装置の調整を行った場合に算定する。 注4　同一の患者について1月以内に口腔内装置調整を2回以上行った場合は、第1回の調整を行ったときに算定する。 注5　2については、同一の患者について1月以内に口腔内装置修理を2回以上行った場合は、第1回の修理を行ったときに算定する。 **I 017-3 顎外固定** 1　簡単なもの　600点 2　困難なもの　1,500点 **I 018 歯周治療用装置** 1　冠形態のもの（1歯につき）　50点 2　床義歯形態のもの（1装置につき）　750点 注1　区分番号D002に掲げる歯周病検査（2に限る。）を実施した患者に対して算定する。 注2　印象採得、特定保険医療材料等の費用は、所定点数に含まれる。 **I 019 歯冠修復物又は補綴物の除去（1歯につき）** 1　簡単なもの　20点 2　困難なもの　48点 3　著しく困難なもの　80点 **I 020 暫間固定装置の除去（1装置につき）**　30点 **I 021 根管内異物除去（1歯につき）**　150点 注　別に厚生労働大臣が定める施設基準に適合しているものとして地方厚生局長等に届け出た保険医療機関において、歯科用3次元エックス線断層撮影装置及び手術用顕微鏡を用いて根管内異物除去を行った場合に、手術用顕微鏡加算として、400点を所定点数に加算する。なお、第4部に掲げる歯科用3次元エックス線断層撮影の費用は別に算定できる。 **I 022 有床義歯床下粘膜調整処置（1顎1回につき）**　110点 **I 023 心身医学療法** 1　入院中の患者　150点 2　入院中の患者以外の患者 イ　初診時　110点 ロ　再診時　80点 注1　区分番号A000に掲げる初診料を算定する初診の日において心身医学療法を行った場合は、診療に要した時間が30分を超えたときに限り算定する。 注2　入院中の患者については、入院の日から起算して4週間以内の場合にあっては週2回、入院の日から起算して4週間を超える場合にあっては週1回に限り算定する。 注3　入院中の患者以外の患者については、初診日から起算して4週間以内の場合にあっては週2回、初診日から起算して4週間を超える場合にあっては週1回に限り算定する。 注4　20歳未満の患者に対して心身医学療法を行った場合は、所定点数に所定点数の100分の100に相当する点数を加算する。 **I 024 鼻腔栄養（1日につき）**　60点 **I 025 酸素吸入（1日につき）**　65点 注1　使用した精製水の費用は、所定点数に含まれる。 注2　人工呼吸と同時に行った酸素吸入の費用は、人工呼吸の所定点数に含まれる。	

項　　目	改　正　後	改　正　前
	I 026 高気圧酸素治療（1日につき） 3,000点	
I 027 人工呼吸	**I 027 人工呼吸**	
【点数の見直し】	1　30分までの場合　302点 2　30分を超えて5時間までの場合 302点に30分又はその端数を増すごとに50点を加算して得た点数 3　5時間を超えた場合（1日につき） イ　14日目まで　950点 ロ　15日目以降　815点 注1　使用した精製水の費用及び人工呼吸と同時に行う呼吸心拍監視、経皮的動脈血酸素飽和度測定若しくは非観血的連続血圧測定又は酸素吸入の費用は、所定点数に含まれる。 注2　気管内挿管が行われている患者に対して、意識状態に係る評価を行った場合は、覚醒試験加算として、当該治療の開始日から起算して14日を限度として、1日につき100点を所定点数に加算する。 注3　注2の場合において、当該患者に対して人工呼吸器からの離脱のために必要な評価を行った場合は、離脱試験加算として、1日につき60点を更に所定点数に加算する。 I 028 削除	1　30分までの場合　242点 2　30分を超えて5時間までの場合 242点に30分又はその端数を増すごとに50点を加算して得た点数
I 029 周術期等専門的口腔衛生処置（1口腔につき）	**I 029 周術期等専門的口腔衛生処置（1口腔につき）** 1　周術期等専門的口腔衛生処置1　100点 2　周術期等専門的口腔衛生処置2　110点	
【注の見直し】	注1　1について、区分番号B000-6に掲げる周術期等口腔機能管理料（Ⅰ）又は区分番号B000-7に掲げる周術期等口腔機能管理料（Ⅱ）を算定した患者に対して、歯科医師の指示を受けた歯科衛生士が専門的口腔清掃を行った場合に、区分番号B000-6に掲げる周術期等口腔機能管理料（Ⅰ）又は区分番号B000-7に掲げる周術期等口腔機能管理料（Ⅱ）を算定した日の属する月において、術前1回、術後1回に限り算定する。	注1　1について、区分番号B000-6に掲げる周術期等口腔機能管理料（Ⅰ）又は区分番号B000-7に掲げる周術期等口腔機能管理料（Ⅱ）を算定した入院中の患者に対して、歯科医師の指示を受けた歯科衛生士が専門的口腔清掃を行った場合に、区分番号B000-6に掲げる周術期等口腔機能管理料（Ⅰ）又は区分番号B000-7に掲げる周術期等口腔機能管理料（Ⅱ）を算定した日の属する月において、術前1回、術後1回に限り算定する。
【注の見直し】	注2　1について、区分番号B000-8に掲げる周術期等口腔機能管理料（Ⅲ）又は区分番号B000-9に掲げる周術期等口腔機能管理料（Ⅳ）を算定した患者に対して、歯科医師の指示を受けた歯科衛生士が専門的口腔清掃を行った場合に、区分番号B000-8に掲げる周術期等口腔機能管理料（Ⅲ）又は区分番号B000-9に掲げる周術期等口腔機能管理料（Ⅳ）を算定した日の属する月において、月2回に限り算定する。	注2　1について区分番号B000-8に掲げる周術期等口腔機能管理料（Ⅲ）を算定した患者に対して、歯科医師の指示を受けた歯科衛生士が専門的口腔清掃を行った場合に、区分番号B000-8に掲げる周術期等口腔機能管理料（Ⅲ）を算定した日の属する月において、月2回に限り算定する。
【注の追加】	注3　1について、注2の規定にかかわらず、区分番号B000-8に掲げる周術期等口腔機能管理料（Ⅲ）又は区分番号B000-9に掲げる周術期等口腔機能管理料（Ⅳ）を算定した緩和ケアを実施している患者に対して、歯科医師の指示を受けた歯科衛生士が専門的口腔清掃を行った場合に、区分番号B000-8に掲げる周術期等口腔機能管理料（Ⅲ）又は区分番号B000-9に掲げる周術期等口腔機能管理料（Ⅳ）を算定した日の属する月において、月4回に限り算定する。	（新設）
【注の見直し】	注4　2については、区分番号B000-5に掲げ	注3　2については、区分番号B000-5に掲げ

項目	改正後	改正前
	る周術期等口腔機能管理計画策定料の注１に規定する管理計画に基づき、口腔機能の管理を行っている患者（がん等に係る放射線治療又は化学療法を実施する患者に限る。）に対して、歯科医師又は歯科医師の指示を受けた歯科衛生士が口腔粘膜に対する処置を行い、口腔粘膜保護材を使用した場合に、月１回に限り算定する。	る周術期等口腔機能管理計画策定料の注１に規定する管理計画に基づき、口腔機能の管理を行っている患者（がん等に係る放射線治療又は化学療法を実施する患者に限る。）に対して、歯科医師又は歯科医師の指示を受けた歯科衛生士が口腔粘膜に対する処置を行い、口腔粘膜保護材を使用した場合に、一連の周術期等口腔機能管理を通じて１回に限り算定する。
	注５　２について、１を算定した日は別に算定できない。	注４
【注の見直し】	注６　周術期等専門的口腔衛生処置１又は周術期等専門的口腔衛生処置２を算定した日の属する月において、区分番号Ｉ029-1-2に掲げる回復期等専門的口腔衛生処置、区分番号Ｉ029-2に掲げる在宅等療養患者専門的口腔衛生処置、区分番号Ｉ030に掲げる機械的歯面清掃処置、区分番号Ｉ030-2に掲げる非経口摂取患者口腔粘膜処置及び区分番号Ｉ030-3に掲げる口腔バイオフィルム除去処置は、別に算定できない。	注５　周術期等専門的口腔衛生処置１又は周術期等専門的口腔衛生処置２を算定した日の属する月において、区分番号Ｉ029-2に掲げる在宅等療養患者専門的口腔衛生処置、区分番号Ｉ030に掲げる機械的歯面清掃処置及び区分番号Ｉ030-2に掲げる非経口摂取患者口腔粘膜処置は、別に算定できない。
【新設】	**Ｉ029-1-2　回復期等専門的口腔衛生処置（１口腔につき）**　100点 注１　区分番号Ｂ000-11に掲げる回復期等口腔機能管理料を算定した入院中の患者に対して、歯科医師の指示を受けた歯科衛生士が専門的口腔清掃を行った場合に、回復期等口腔機能管理料を算定した日の属する月において、月２回に限り算定する。 注２　回復期等専門的口腔衛生処置を算定した日の属する月において、区分番号Ｉ029に掲げる周術期等専門的口腔衛生処置、区分番号Ｉ029-2に掲げる在宅等療養患者専門的口腔衛生処置、区分番号Ｉ030に掲げる機械的歯面清掃処置、区分番号Ｉ030-2に掲げる非経口摂取患者口腔粘膜処置及び区分番号Ｉ030-3に掲げる口腔バイオフィルム除去処置は、別に算定できない。	（新設）
Ｉ029-2　在宅等療養患者専門的口腔衛生処置（１口腔につき）	**Ｉ029-2　在宅等療養患者専門的口腔衛生処置（１口腔につき）**　130点 注１　区分番号Ｃ001-3に掲げる歯科疾患在宅療養管理料を算定した患者に対して、歯科医師の指示を受けた歯科衛生士が専門的口腔清掃処置を行った場合に、月１回に限り算定する。 注２　区分番号Ｃ001に掲げる訪問歯科衛生指導料を算定した日は算定できない。	
【注の見直し】	注３　在宅等療養患者専門的口腔衛生処置を算定した日の属する月において、区分番号Ｉ030に掲げる機械的歯面清掃処置、区分番号Ｉ030-2に掲げる非経口摂取患者口腔粘膜処置及び区分番号Ｉ030-3に掲げる口腔バイオフィルム除去処置は、別に算定できない。 **Ｉ029-3　口腔粘膜処置（１口腔につき）**　30点 注　別に厚生労働大臣が定める施設基準に適合しているものとして地方厚生局長等に届け出た保険医療機関において、レーザー照射により当該処置を行った場合に算定する。ただし、２回目以降の口腔粘膜処置の算定は、前回算定日から起算して１月経過した日以降に行った場合に限り、月１回に限り算定する。	注３　在宅等療養患者専門的口腔衛生処置を算定した日の属する月において、区分番号Ｉ030に掲げる機械的歯面清掃処置及び区分番号Ｉ030-2に掲げる非経口摂取患者口腔粘膜処置は、別に算定できない。

項　　　目	改　正　後	改　正　前
Ｉ030 機械的歯面清掃処置（１口腔につき）	**Ｉ030 機械的歯面清掃処置（１口腔につき）** 72点	
【注の見直し】	注１　区分番号Ｂ000-4に掲げる歯科疾患管理料、区分番号Ｂ000-8に掲げる周術期等口腔機能管理料（Ⅲ）、区分番号Ｂ000-9に掲げる周術期等口腔機能管理料（Ⅳ）、区分番号Ｂ000-11に掲げる回復期等口腔機能管理料、区分番号Ｂ002に掲げる歯科特定疾患療養管理料又は区分番号Ｃ001-3に掲げる歯科疾患在宅療養管理料を算定した患者のうち、主治の歯科医師又はその指示を受けた歯科衛生士が、歯科疾患の管理を行っているもの（区分番号Ｉ029に掲げる周術期等専門的口腔衛生処置、区分番号Ｉ029-1-2に掲げる回復期等専門的口腔衛生処置、区分番号Ｃ001に掲げる訪問歯科衛生指導料又は区分番号Ｎ002に掲げる歯科矯正管理料を算定しているものを除く。）に対して機械的歯面清掃を行った場合は、２月に１回に限り算定する。ただし、区分番号Ａ000に掲げる初診料の注６、区分番号Ａ002に掲げる再診料の注４若しくは区分番号Ｃ000に掲げる歯科訪問診療料の注８に規定する歯科診療特別対応加算１、歯科診療特別対応加算２又は歯科診療特別対応加算３を算定する患者、区分番号Ｂ000-12に掲げる根面う蝕管理料の注２に規定する加算を算定する患者であって特に機械的歯面清掃が必要と認められる患者、区分番号Ｂ000-13に掲げるエナメル質初期う蝕管理料の注２に規定する加算を算定する患者、妊婦又は他の保険医療機関（歯科診療を行う保険医療機関を除く。）から文書による診療情報の提供を受けた糖尿病患者については月１回に限り算定する。	注１　区分番号Ｂ000-4に掲げる歯科疾患管理料、区分番号Ｂ002に掲げる歯科特定疾患療養管理料又は区分番号Ｃ001-3に掲げる歯科疾患在宅療養管理料を算定した患者のうち、主治の歯科医師又はその指示を受けた歯科衛生士が、歯科疾患の管理を行っているもの（区分番号Ｉ029に掲げる周術期等専門的口腔衛生処置、区分番号Ｃ001に掲げる訪問歯科衛生指導料又は区分番号Ｎ002に掲げる歯科矯正管理料を算定しているものを除く。）に対して機械的歯面清掃を行った場合は、２月に１回に限り算定する。ただし、区分番号Ａ000に掲げる初診料の注６、区分番号Ａ002に掲げる再診料の注４若しくは区分番号Ｃ000に掲げる歯科訪問診療料の注６に規定する加算を算定する患者、妊婦又は他の保険医療機関（歯科診療を行う保険医療機関を除く。）から文書による診療情報の提供を受けた糖尿病患者については月１回に限り算定する。
【注の見直し】	注２　区分番号Ｉ011-2に掲げる歯周病安定期治療、区分番号Ｉ011-2-3に掲げる歯周病重症化予防治療、区分番号Ｉ029-2に掲げる在宅等療養患者専門的口腔衛生処置、区分番号Ｉ030-2に掲げる非経口摂取患者口腔粘膜処置又は区分番号Ｉ030-3に掲げる口腔バイオフィルム除去処置を算定した月は算定できない。	注２　区分番号Ｂ000-4に掲げる歯科疾患管理料の注10に規定する加算、区分番号Ｉ011-2に掲げる歯周病安定期治療、区分番号Ｉ011-2-3に掲げる歯周病重症化予防治療、区分番号Ｉ029-2に掲げる在宅等療養患者専門的口腔衛生処置又は区分番号Ｉ030-2に掲げる非経口摂取患者口腔粘膜処置を算定した月は算定できない。
Ｉ030-2 非経口摂取患者口腔粘膜処置（１口腔につき）	**Ｉ030-2 非経口摂取患者口腔粘膜処置（１口腔につき）** 110点 注１　経口摂取が困難な患者に対して、歯科医師又はその指示を受けた歯科衛生士が口腔粘膜処置等を行った場合に、月２回に限り算定する。	
【注の見直し】	注２　非経口摂取患者口腔粘膜処置を算定した月において、区分番号Ｉ010に掲げる歯周病処置、区分番号Ｉ011に掲げる歯周基本治療、区分番号Ｉ011-2に掲げる歯周病安定期治療、区分番号Ｉ011-2-3に掲げる歯周病重症化予防治療、区分番号Ｉ029に掲げる周術期等専門的口腔衛生処置、区分番号Ｉ029-1-2に掲げる回復期等専門的口腔衛生処置、区分番号Ｉ029-2に掲げる在宅等療養患者専門的口腔衛生処置、区分番号Ｉ030に掲げる機械的歯面清掃処置及び区	注２　非経口摂取患者口腔粘膜処置を算定した月において、区分番号Ｉ010に掲げる歯周病処置、区分番号Ｉ011に掲げる歯周基本治療、区分番号Ｉ011-2に掲げる歯周病安定期治療、区分番号Ｉ011-2-3に掲げる歯周病重症化予防治療、区分番号Ｉ029に掲げる周術期等専門的口腔衛生処置、区分番号Ｉ029-2に掲げる在宅等療養患者専門的口腔衛生処置及び区分番号Ｉ030に掲げる機械的歯面清掃処置は別に算定できない。

項　　　目	改　正　後	改　正　前
	分番号Ｉ030-3に掲げる口腔バイオフィルム除去処置は別に算定できない。	
【新設】	**Ｉ030-3 口腔バイオフィルム除去処置（１口腔につき）** 110点 注１　口腔バイオフィルムの除去が必要な患者に対して、歯科医師又はその指示を受けた歯科衛生士が口腔バイオフィルムの除去を行った場合に、月２回に限り算定する。 注２　口腔バイオフィルム除去処置を算定した月において、区分番号Ｉ010に掲げる歯周病処置、区分番号Ｉ011に掲げる歯周基本治療、区分番号Ｉ011-2に掲げる歯周病安定期治療、区分番号Ｉ011-2-3に掲げる歯周病重症化予防治療、区分番号Ｉ029に掲げる周術期等専門的口腔衛生処置、区分番号Ｉ029-1-2に掲げる回復期等専門的口腔衛生処置、区分番号Ｉ029-2に掲げる在宅等療養患者専門的口腔衛生処置、区分番号Ｉ030に掲げる機械的歯面清掃処置及び区分番号Ｉ030-2に掲げる非経口摂取患者口腔粘膜処置は別に算定できない。	（新設）
Ｉ031 フッ化物歯面塗布処置（１口腔につき）		
	Ｉ031 フッ化物歯面塗布処置（１口腔につき） １　う蝕多発傾向者の場合 110点	
【点数の見直し】	２　初期の根面う蝕に罹患している患者の場合 80点 ３　エナメル質初期う蝕に罹患している患者の場合 100点	２　初期の根面う蝕に罹患している患者の場合 110点 ３　エナメル質初期う蝕に罹患している患者の場合 130点
【注の見直し】	注１　１については、区分番号Ｂ000-4に掲げる歯科疾患管理料、区分番号Ｂ002に掲げる歯科特定疾患療養管理料又は区分番号Ｃ000に掲げる歯科訪問診療料を算定したう蝕多発傾向者に対して、主治の歯科医師又はその指示を受けた歯科衛生士が、フッ化物歯面塗布処置を行った場合に、月１回に限り算定する。ただし、２回目以降のフッ化物歯面塗布処置の算定は、前回実施月の翌月の初日から起算して２月を経過した日以降に行った場合に限り、月１回に限り算定する。	注１　１については、区分番号Ｂ000-4に掲げる歯科疾患管理料又は区分番号Ｂ002に掲げる歯科特定疾患療養管理料を算定したう蝕多発傾向者に対して、主治の歯科医師又はその指示を受けた歯科衛生士が、フッ化物歯面塗布処置を行った場合に、月１回に限り算定する。ただし、２回目以降のフッ化物歯面塗布処置の算定は、前回実施月の翌月の初日から起算して２月を経過した日以降に行った場合に限り、月１回に限り算定する。
【注の見直し】	注２　２については、区分番号Ｂ000-12に掲げる根面う蝕管理料を算定した患者に対して、主治の歯科医師又はその指示を受けた歯科衛生士が、フッ化物歯面塗布処置を行った場合に、月１回に限り算定する。ただし、２回目以降のフッ化物歯面塗布処置の算定は、前回実施月の翌月の初日から起算して２月を経過した日以降に行った場合に限り、月１回に限り算定する。	注２　２については、区分番号Ｃ000に掲げる歯科訪問診療料を算定し、初期の根面う蝕に罹患している在宅等で療養を行う患者又は区分番号Ｂ000-4に掲げる歯科疾患管理料（注10に規定するエナメル質初期う蝕管理加算を算定した場合を除く。）を算定し、初期の根面う蝕に罹患している65歳以上の患者に対して、主治の歯科医師又はその指示を受けた歯科衛生士が、フッ化物歯面塗布処置を行った場合に、月１回に限り算定する。ただし、２回目以降のフッ化物歯面塗布処置の算定は、前回実施月の翌月の初日から起算して２月を経過した日以降に行った場合に限り、月１回に限り算定する。
【注の見直し】	注３　３については、区分番号Ｂ000-13に掲げるエナメル質初期う蝕管理料を算定した患者に対して、主治の歯科医師又はその指示を受けた歯科衛生士が、フッ化物歯面塗布処置を行った場合に月１回に限り算定する。ただし、２回目以降のフッ化物歯面塗布処置（エナメル質初期う蝕管理料の注２に規定する加算を算定する患者に対して実施する場合を除く。）の算定は、前回実施	注３　３については、区分番号Ｂ000-4に掲げる歯科疾患管理料（注10に規定するエナメル質初期う蝕管理加算を算定した場合を除く。）を算定したエナメル質初期う蝕に罹患している患者に対して、主治の歯科医師又はその指示を受けた歯科衛生士が、フッ化物歯面塗布処置を行った場合に月１回に限り算定する。ただし、２回目以降のフッ化物歯面塗布処置の算定は、前回実施月の

項目	改正後	改正前
【新設】	月の翌月の初日から起算して２月を経過した日以降に行った場合に限り、月１回に限り算定する。 **Ｉ032 口腔リンパ管腫局所注入**　1,020点 注１　６歳未満の乳幼児の場合は、乳幼児加算として、55点を加算する。 注２　当該処置に当たって使用した薬剤の費用は別に算定できる。	翌月の初日から起算して２月を経過した日以降に行った場合に限り、月１回に限り算定する。 （新設）
第２節　処置医療機器等加算	Ｉ080 削除 Ｉ081 削除 **Ｉ082 酸素加算** 注１　区分番号Ｉ025からＩ027までに掲げる処置に当たって酸素を使用した場合は、その価格を10円で除して得た点数（窒素を使用した場合は、その価格を10円で除して得た点数を合算した点数）を加算する。 注２　酸素及び窒素の価格は、別に厚生労働大臣が定める。	
【節の新設】	**第３節　薬剤料** **Ｉ090 薬剤** 薬価が15円を超える場合は、薬価から15円を控除した額を10円で除して得た点数につき１点未満の端数を切り上げて得た点数に１点を加算して得た点数とする。	（新設）
第４節　特定薬剤料	**Ｉ100 特定薬剤** 薬価が15円を超える場合は、薬価から15円を控除した額を10円で除して得た点数につき１点未満の端数を切り上げて得た点数に１点を加算して得た点数とする。 注１　薬価が15円以下である場合は、算定できない。 注２　使用薬剤の薬価は、別に厚生労働大臣が定める。	
第５節　特定保険医療材料料	**Ｉ200 特定保険医療材料** 材料価格を10円で除して得た点数 注　使用した特定保険医療材料の材料価格は、別に厚生労働大臣が定める。	

第2章　第9部　手　術

項　　　目	改　　正　　後	改　　正　　前
通　則	1　手術の費用は、第１節若しくは第２節の各区分の所定点数のみにより、又は第１節及び第２節の各区分の所定点数を合算した点数により算定する。 2　手術に当たって、第３節に掲げる医療機器等、薬剤（別に厚生労働大臣が定めるものを除く。）又は別に厚生労働大臣が定める保険医療材料（以下この部において「特定保険医療材料」という。）を使用した場合（別に厚生労働大臣が定める薬剤（以下この部において「特定薬剤」という。）にあっては、120点以上の手術又は特に規定する手術に使用した場合を除く。）は、前号により算定した点数及び第３節から第６節までの所定点数を合算した点数により算定する。 3　第１節に掲げられていない手術であって特殊なものの費用は、同節に掲げられている手術のうちで最も近似する手術の各区分の所定点数により算定する。 4　区分番号Ｊ018、Ｊ032、Ｊ039、Ｊ060、Ｊ069、Ｊ070-2、Ｊ076、Ｊ096及びＪ104-2（注に規定する加算を算定する場合に限る。）に掲げる手術については、別に厚生労働大臣が定める施設基準を満たす保険医療機関において行われる場合に限り算定する。 5　６歳未満の乳幼児又は著しく歯科診療が困難な者に対して手術を行った場合は、全身麻酔下で行った場合を除き、次に掲げる点数を、それぞれ当該手術の所定点数に加算する。ただし、区分番号Ｊ100-2の注１に規定する加算、通則第14号又は第15号に掲げる加算を算定する場合は、この限りでない。 イ　手術（区分番号Ｊ013（１及び２に限る。）に掲げる口腔内消炎手術を除く。）を行った場合 所定点数の100分の50に相当する点数 ロ　区分番号Ｊ013（１及び２に限る。）に掲げる口腔内消炎手術を行った場合 所定点数の100分の30に相当する点数 6　全身麻酔下で極低出生体重児、新生児又は３歳未満の乳幼児（極低出生体重児及び新生児を除く。）に対して手術を行った場合は、当該手術の所定点数にそれぞれ所定点数の100分の400、100分の300又は100分の100に相当する点数を加算する。 7　区分番号Ｊ016、Ｊ018、Ｊ021の２、Ｊ031、Ｊ032、Ｊ035、Ｊ039の２及び３、Ｊ042、Ｊ057並びにＪ060に掲げる手術については、頸部郭清術と併せて行った場合は、所定点数に片側は4,000点を、両側は6,000点を加算する。 8　ＨＩＶ抗体陽性の患者に対して、入院を必要とする観血的手術を行った場合は、当該手術の所定点数に4,000点を加算する。 9　緊急のために休日に手術を行った場合又は手術の開始時間が保険医療機関の表示する診療時間以外の時間若しくは深夜である場合において、当該手術の所定点数が150点以上のときは、次に掲げる点数を、それぞれ所定点	

項目	改正後	改正前
【通則の見直し】	数に加算する。 イ　別に厚生労働大臣が定める施設基準に適合しているものとして地方厚生局長等に届け出た保険医療機関において行われる場合 (1)　休日加算１ 所定点数の100分の160に相当する点数 (2)　時間外加算１（入院中の患者以外の患者に対し行われる場合に限る。） 所定点数の100分の80に相当する点数 (3)　深夜加算１ 所定点数の100分の160に相当する点数 (4)　(1)から(3)までにかかわらず、区分番号Ａ000に掲げる初診料の注７のただし書に規定する保険医療機関において、入院中の患者以外の患者に対して、手術の開始時間が同注のただし書に規定する時間である手術を行った場合 所定点数の100分の80に相当する点数 ロ　イ以外の保険医療機関において行われる場合 (1)　休日加算２ 所定点数の100分の80に相当する点数 (2)　時間外加算２（入院中の患者以外の患者に対し行われる場合に限る。） 所定点数の100分の40に相当する点数 (3)　深夜加算２ 所定点数の100分の80に相当する点数 (4)　(1)から(3)までにかかわらず、区分番号Ａ000に掲げる初診料の注７のただし書に規定する保険医療機関において、入院中の患者以外の患者に対して、手術の開始時間が同注のただし書に規定する時間である手術を行った場合 所定点数の100分の40に相当する点数 10　メチシリン耐性黄色ブドウ球菌（ＭＲＳＡ）感染症患者（感染症法の規定に基づき都道府県知事に対して医師の届出が義務づけられるものに限る。）、Ｂ型肝炎感染患者（HBs又はHBe抗原陽性の者に限る。）若しくはＣ型肝炎感染患者又は結核患者に対して、医科点数表の区分番号Ｌ008に掲げるマスク又は気管内挿管による閉鎖循環式全身麻酔、医科点数表の区分番号Ｌ002に掲げる硬膜外麻酔又は医科点数表の区分番号Ｌ004に掲げる脊椎麻酔を伴う手術を行った場合は、所定点数に1,000点を加算する。 11　手術の所定点数は、当該手術に当たって、表面麻酔、浸潤麻酔又は簡単な伝達麻酔を行った場合の費用を含む。ただし、麻酔に当たって使用した薬剤の薬価は、別に厚生労働大臣の定めるところにより算定できる。 12　対称器官に係る手術の各区分の所定点数は、特に規定する場合を除き、片側の器官の手術料に係る点数とする。 13　同一手術野又は同一病巣につき、２以上の手術を同時に行った場合における費用の算定は、主たる手術の所定点数のみにより算定する。ただし、神経移植術、骨移植術、植皮術、動脈（皮）弁術、筋（皮）弁術、遊離皮弁術（顕微鏡下血管柄付きのもの）、複合組織移植術、自家遊離複合組織移植術（顕微鏡下血管柄付きのもの）又は粘膜移植術と他の手術とを同時に行った場合は、それぞれの所定点数を合算して算定する。ただし、別に厚生労働大臣が定める場合は、別に厚生労働大	(4)　(1)から(3)までにかかわらず、区分番号Ａ000に掲げる初診料の注７のただし書に規定する保険医療機関において、入院中の患者以外の患者に対して、手術の開始時間が同注のただし書に規定する時間である手術を行った 所定点数の100分の80に相当する点数

項　　　目	改　　正　　後	改　　正　　前
【通則の見直し】	臣が定めるところにより算定する。 14　区分番号C000に掲げる歯科訪問診療料を算定する患者であって、同注8に規定する歯科診療特別対応加算1、歯科診療特別対応加算2又は歯科診療特別対応加算3を算定しないものに対して、歯科訪問診療時に手術を行った場合は、次に掲げる点数をそれぞれ当該手術の所定点数に加算する。 イ　区分番号J000（1、2及び3に限る。）に掲げる抜歯手術を行った場合（注1の加算を算定した場合を除く。） 所定点数の100分の50に相当する点数 ロ　区分番号J013（2に限る。）に掲げる口腔内消炎手術を行った場合 所定点数の100分の30に相当する点数	14　区分番号C000に掲げる歯科訪問診療料を算定する患者であって、同注6に規定する歯科診療特別対応加算を算定しないものに対して、歯科訪問診療時に手術を行った場合は、次に掲げる点数をそれぞれ当該手術の所定点数に加算する。
【通則の見直し】	15　区分番号C000に掲げる歯科訪問診療料及び同注8に規定する歯科診療特別対応加算1、歯科診療特別対応加算2又は歯科診療特別対応加算3を算定する患者に対して、歯科訪問診療時に手術を行った場合は、次に掲げる点数を、それぞれ当該手術の所定点数に加算する。 イ　区分番号J013（1及び2に限る。）に掲げる口腔内消炎手術以外の手術を行った場合 所定点数の100分の50に相当する点数 ロ　区分番号J013（1及び2に限る。）に掲げる口腔内消炎手術を行った場合 所定点数の100分の30に相当する点数 16　区分番号B000-6に掲げる周術期等口腔機能管理料（Ⅰ）又はB000-7に掲げる周術期等口腔機能管理料（Ⅱ）を算定した患者に対して、算定後1月以内に悪性腫瘍手術を全身麻酔下で実施した場合は、周術期口腔機能管理後手術加算として、200点をそれぞれ所定点数に加算する。 17　別に厚生労働大臣が定める施設基準に適合しているものとして地方厚生局長等に届け出た保険医療機関において、手術の前後に必要な栄養管理を行った場合であって、医科点数表の区分番号L008に掲げるマスク又は気管内挿管による閉鎖循環式全身麻酔を伴う手術を行った場合は、周術期栄養管理実施加算として、270点を所定点数に加算する。この場合において、当該加算は医科点数表の第2章第10部の通則第20号の例により算定する。	15　区分番号C000に掲げる歯科訪問診療料及び同注6に規定する歯科診療特別対応加算を算定する患者に対して、歯科訪問診療時に手術を行った場合は、次に掲げる点数を、それぞれ当該手術の所定点数に加算する。
第1節　手　術　料	**J000 抜歯手術（1歯につき）** 1　乳歯　130点 2　前歯　160点 3　臼歯　270点 4　埋伏歯　1,080点 注1　2又は3については、歯根肥大、骨の癒着歯等に対する骨の開さく又は歯根分離術を行った場合に限り、難抜歯加算として、230点を所定点数に加算する。 注2　4については、完全埋伏歯（骨性）又は水平埋伏智歯に限り算定する。 注3　4については、下顎完全埋伏智歯（骨性）又は下顎水平埋伏智歯の場合は、130点を所定点数に加算する。 注4　抜歯と同時に行う歯槽骨の整形等の費用は、所定点数に含まれる。	

項　　目	改　正　後	改　正　前
	J 000-2 歯根分割掻爬術　260点 **J 000-3 上顎洞陥入歯等除去術** 1　抜歯窩から行う場合　470点 2　犬歯窩開さくにより行う場合　2,000点 **J 001 ヘミセクション（分割抜歯）**　470点 **J 002 抜歯窩再掻爬手術**　130点 **J 003 歯根嚢胞摘出手術** 1　歯冠大のもの　800点 2　拇指頭大のもの　1,350点 3　鶏卵大のもの　2,040点 **J 004 歯根端切除手術（1歯につき）** 1　2以外の場合　1,350点 2　歯科用3次元エックス線断層撮影装置及び手術用顕微鏡を用いた場合　2,000点 注1　第4部に掲げる歯科用3次元エックス線断層撮影の費用は別に算定できる。 注2　歯根端閉鎖の費用は、所定点数に含まれる。 注3　2については、別に厚生労働大臣が定める施設基準に適合しているものとして地方厚生局長等に届け出た保険医療機関において、当該手術を実施した場合に算定する。 **J 004-2 歯の再植術**　1,300点 注　外傷性脱臼歯の再植術に限り算定する。 **J 004-3 歯の移植手術**　1,300点 注　自家移植を行った場合に限り算定する。 J 005 削除 **J 006 歯槽骨整形手術、骨瘤除去手術**　110点 **J 007 顎骨切断端形成術**　4,400点 **J 008 歯肉、歯槽部腫瘍手術（エプーリスを含む。）** 1　軟組織に限局するもの　600点 2　硬組織に及ぶもの　1,300点 **J 009 浮動歯肉切除術** 1　3分の1顎程度　400点 2　2分の1顎程度　800点 3　全顎　1,600点 **J 010 顎堤形成術** 1　簡単なもの（1顎につき）　3,000点 2　困難なもの（2分の1顎未満）　4,000点 3　困難なもの（2分の1顎以上）　6,500点 **J 011 上顎結節形成術** 1　簡単なもの　2,000点 2　困難なもの　3,000点 注　両側同時に行った場合は、所定点数の100分の50に相当する点数を所定点数に加算する。 **J 012 おとがい神経移動術**　1,300点 注　両側同時に行った場合は、所定点数の100分の50に相当する点数を所定点数に加算する。 **J 013 口腔内消炎手術** 1　智歯周囲炎の歯肉弁切除等　120点 2　歯肉膿瘍等　180点 3　骨膜下膿瘍、口蓋膿瘍等　230点 4　顎炎又は顎骨骨髄炎等 イ　3分の1顎未満の範囲のもの　750点 ロ　3分の1顎以上の範囲のもの　2,600点 ハ　全顎にわたるもの　5,700点 **J 014 口腔底膿瘍切開術**　700点 **J 015 口腔底腫瘍摘出術**　7,210点 **J 015-2 口腔底迷入下顎智歯除去術**　5,230点 **J 016 口腔底悪性腫瘍手術**　29,360点 **J 017 舌腫瘍摘出術** 1　粘液嚢胞摘出術　1,220点 2　その他のもの　2,940点	

項　　目	改　正　後		改　正　前	
	J 017-2 甲状舌管嚢胞摘出術	10,050点		
	J 018 舌悪性腫瘍手術			
	1　切除	26,410点		
	2　亜全摘	84,080点		
	J 019 口蓋腫瘍摘出術			
	1　口蓋粘膜に限局するもの	520点		
	2　口蓋骨に及ぶもの	8,050点		
	J 020 口蓋混合腫瘍摘出術	5,600点		
	J 021 口蓋悪性腫瘍手術			
	1　切除（単純）	5,600点		
	2　切除（広汎）	18,000点		
	J 022 顎・口蓋裂形成手術			
	1　軟口蓋のみのもの	15,770点		
	2　硬口蓋に及ぶもの	24,170点		
	3　顎裂を伴うもの			
	イ　片側	25,170点		
	ロ　両側	31,940点		
	J 023 歯槽部骨皮質切離術（コルチコトミー）			
	1　6歯未満の場合	1,700点		
	2　6歯以上の場合	3,400点		
	J 024 口唇裂形成手術（片側）			
	1　口唇のみの場合	13,180点		
	2　口唇裂鼻形成を伴う場合	18,810点		
	3　鼻腔底形成を伴う場合	24,350点		
	J 024-2 口唇裂形成手術（両側）			
	1　口唇のみの場合	18,810点		
	2　口唇裂鼻形成を伴う場合	23,790点		
	3　鼻腔底形成を伴う場合	36,620点		
	J 024-3 軟口蓋形成手術	9,700点		
	J 024-4 鼻咽腔閉鎖術	23,790点		
	J 025 削除			
	J 026 舌繋瘢痕性短縮矯正術	2,650点		
	J 027 頬、口唇、舌小帯形成術	630点		
	J 028 舌形成手術（巨舌症手術）	9,100点		
	J 029 削除			
	J 030 口唇腫瘍摘出術			
	1　粘液嚢胞摘出術	1,020点		
	2　その他のもの	3,050点		
	J 031 口唇悪性腫瘍手術	33,010点		
	J 032 口腔、顎、顔面悪性腫瘍切除術	121,740点		
	J 033 頬腫瘍摘出術			
	1　粘液嚢胞摘出術	910点		
	2　その他のもの	5,250点		
	J 034 頬粘膜腫瘍摘出術	4,460点		
	J 035 頬粘膜悪性腫瘍手術	26,310点		
	J 035-2 口腔粘膜血管腫凝固術（一連につき）	2,000点		
	注　別に厚生労働大臣が定める施設基準に適合しているものとして地方厚生局長等に届け出た保険医療機関において、レーザー照射により当該手術を実施した場合に算定する。			
	J 036 術後性上顎嚢胞摘出術			
	1　上顎に限局するもの	6,660点		
	2　篩骨蜂巣に及ぶもの	14,500点		
	J 037 上顎洞口腔瘻閉鎖術			
	1　簡単なもの	150点		
	2　困難なもの	1,000点		
	3　著しく困難なもの	5,800点		
	J 038 上顎骨切除術	15,310点		
J 039 上顎骨悪性腫瘍手術				
	J 039 上顎骨悪性腫瘍手術			
【点数の見直し】	1　掻爬	10,530点	1　掻爬	9,160点
	2　切除	34,420点		

項　　目	改　正　後	改　正　前
	3　全摘　68,480点 **J 040 下顎骨部分切除術**　16,780点 **J 041 下顎骨離断術**　32,560点 **J 042 下顎骨悪性腫瘍手術** 1　切除　40,360点 2　切断（おとがい部を含むもの）　79,270点 3　切断（その他のもの）　64,590点 **J 043 顎骨腫瘍摘出術（歯根嚢胞を除く。）** 1　長径３センチメートル未満　2,820点 2　長径３センチメートル以上　13,390点 **J 044 顎骨嚢胞開窓術**　2,040点 **J 044-2 埋伏歯開窓術**　2,820点 **J 045 口蓋隆起形成術**　2,040点 **J 046 下顎隆起形成術**　1,700点 注　両側同時に行った場合は、所定点数の100分の50に相当する点数を所定点数に加算する。 **J 047 腐骨除去手術** 1　歯槽部に限局するもの　600点 2　顎骨に及ぶもの イ　片側の３分の１未満の範囲のもの　1,300点 ロ　片側の３分の１以上の範囲のもの　3,420点 注　２のイについて、骨吸収抑制薬関連顎骨壊死又は放射線性顎骨壊死に対して当該手術を行った場合は、1,000点を所定点数に加算する。 **J 048 口腔外消炎手術** 1　骨膜下膿瘍、皮下膿瘍、蜂窩織炎等 イ　２センチメートル未満のもの　180点 ロ　２センチメートル以上５センチメートル未満のもの　300点 ハ　５センチメートル以上のもの　750点 2　顎炎又は顎骨骨髄炎 イ　３分の１顎以上の範囲のもの　2,600点 ロ　全顎にわたるもの　5,700点 **J 049 外歯瘻手術**　1,500点 **J 050 歯性扁桃周囲膿瘍切開手術**　870点 **J 051 がま腫切開術**　820点 **J 052 がま腫摘出術**　7,140点	
J 053 唾石摘出術（一連につき） 【点数の見直し】	**J 053 唾石摘出術（一連につき）** 1　表在性のもの　720点 2　深在性のもの　4,330点 3　腺体内に存在するもの　6,550点 注　２及び３について内視鏡を用いた場合は、1,000点を所定点数に加算する。 **J 054 舌下腺腫瘍摘出術**　7,180点 **J 055 顎下腺摘出術**　10,210点 **J 056 顎下腺腫瘍摘出術**　9,640点 **J 057 顎下腺悪性腫瘍手術**　33,010点 J 058 削除 **J 059 耳下腺腫瘍摘出術** 1　耳下腺浅葉摘出術　27,210点 2　耳下腺深葉摘出術　34,210点 **J 060 耳下腺悪性腫瘍手術** 1　切除　33,010点 2　全摘　44,020点 **J 061 唾液腺膿瘍切開術**　900点 **J 062 唾液腺管形成手術**　13,630点	2　深在性のもの　3,770点
J 063 歯周外科手術	**J 063 歯周外科手術** 1　歯周ポケット掻爬術　80点	

項目	改正後	改正前
【項目の見直し】	2　新付着手術　160点 3　歯肉切除手術　320点 4　歯肉剥離掻爬手術　630点 5　歯周組織再生誘導手術 イ　1次手術（吸収性又は非吸収性膜の固定を伴うもの）　840点 ロ　2次手術（非吸収性膜の除去）　380点 6　歯肉歯槽粘膜形成手術 イ　歯肉弁根尖側移動術　770点 ロ　歯肉弁歯冠側移動術　770点 ハ　歯肉弁側方移動術　770点 ニ　遊離歯肉移植術　770点 ホ　口腔前庭拡張術　2,820点 ヘ　結合組織移植術　840点 注1　4及び5については、当該手術と同時に歯槽骨欠損部に骨代用物質を挿入した場合は、110点を所定点数に加算する。 注2　5については、別に厚生労働大臣が定める施設基準に適合しているものとして地方厚生局長等に届け出た保険医療機関において、根分岐部病変又は垂直性の骨欠損を有する歯に対して行った場合に、算定する。	（新設）
【注の見直し】	注3　区分番号Ｉ011-2に掲げる歯周病安定期治療を開始した日以降に実施する場合（6については、歯周病治療を目的として実施する場合に限る。）は、所定点数（注1の加算を含む。）の100分の50に相当する点数により算定する。 注4　簡単な暫間固定及び特定薬剤の費用は、所定点数に含まれる。 注5　別に厚生労働大臣が定める施設基準に適合しているものとして地方厚生局長等に届け出た保険医療機関において、4又は5について、レーザー照射により当該手術の対象歯の歯根面の歯石除去等を行った場合は、手術時歯根面レーザー応用加算として、60点を所定点数に加算する。	注3　区分番号Ｉ011-2に掲げる歯周病安定期治療を開始した日以降に実施する場合は、所定点数（注1の加算を含む。）の100分の50に相当する点数により算定する。
【注の見直し】	注6　1から5まで及び6のイからハまでについては1歯につき算定し、6のニからヘまでについては手術野ごとに算定する。 **Ｊ063-2 骨移植術（軟骨移植術を含む。）** 1　自家骨移植 イ　簡単なもの　1,780点 ロ　困難なもの　16,830点 2　同種骨移植（生体）　28,660点 3　同種骨移植（非生体） イ　同種骨移植（特殊なもの）　39,720点 ロ　その他の場合　21,050点 注　骨提供者に係る組織適合性試験の費用は、所定点数に含まれる。 **Ｊ063-3 骨（軟骨）組織採取術** 1　腸骨翼　3,150点 2　その他のもの　4,510点 注　2については、口腔内から組織採取を行った場合を除く。 Ｊ064 削除 **Ｊ065 歯槽骨骨折非観血的整復術** 1　1歯又は2歯にわたるもの　680点 2　3歯以上にわたるもの　1,300点 **Ｊ066 歯槽骨骨折観血的整復術** 1　1歯又は2歯にわたるもの　1,300点 2　3歯以上にわたるもの　2,700点	注6　1から5まで及び6のイからハまでについては1歯につき算定し、6のニ及びホは手術野ごとに算定する。
Ｊ067 上顎骨折非観血的整復術 【点数の見直し】	**Ｊ067 上顎骨折非観血的整復術**　1,800点	**Ｊ067 上顎骨折非観血的整復術**　1,570点

項　　　目	改　正　後	改　正　前
	J 068 上顎骨折観血的手術　16,400点 **J 069 上顎骨形成術** 1　単純な場合　27,880点 2　複雑な場合及び2次的再建の場合　45,510点 3　骨移動を伴う場合　72,900点 注1　1について、上顎骨を複数に分割した場合は、5,000点を所定点数に加算する。 注2　3については、別に厚生労働大臣が定める施設基準に適合しているものとして地方厚生局長等に届け出た保険医療機関において、先天異常の患者に対して行われる場合に限り算定する。 **J 070 頬骨骨折観血的整復術**　18,100点 **J 070-2 頬骨変形治癒骨折矯正術**　38,610点 **J 071 下顎骨折非観血的整復術**　1,240点 注　連続した歯に対して三内式線副子以上の結紮法を行った場合は、650点を所定点数に加算する。 **J 072 下顎骨折観血的手術** 1　片側　13,000点 2　両側　27,320点 **J 072-2 下顎関節突起骨折観血的手術** 1　片側　28,210点 2　両側　47,020点 **J 073 口腔内軟組織異物（人工物）除去術** 1　簡単なもの　30点 2　困難なもの イ　浅在性のもの　680点 ロ　深在性のもの　1,290点 3　著しく困難なもの　4,400点 **J 074 顎骨内異物（挿入物を含む。）除去術** 1　簡単なもの イ　手術範囲が顎骨の2分の1顎程度未満の場合　850点 ロ　手術範囲が全顎にわたる場合　1,680点 2　困難なもの イ　手術範囲が顎骨の3分の2顎程度未満の場合　2,900点 ロ　手術範囲が全顎にわたる場合　4,180点 **J 075 下顎骨形成術** 1　おとがい形成の場合　8,710点 2　短縮又は伸長の場合　30,790点 3　再建の場合　51,120点 4　骨移動を伴う場合　54,210点 注1　2については、両側を同時に行った場合は、3,000点を所定点数に加算する。 注2　4については、別に厚生労働大臣が定める施設基準に適合しているものとして地方厚生局長等に届け出た保険医療機関において、先天異常の患者に対して行われる場合に限り算定する。 **J 075-2 下顎骨延長術** 1　片側　30,790点 2　両側　47,550点 **J 076 顔面多発骨折観血的手術**　39,700点 **J 077 顎関節脱臼非観血的整復術**　410点 **J 078 顎関節脱臼観血的手術**　26,210点 **J 079 顎関節形成術**　40,870点	
J 080 顎関節授動術 【点数の見直し】	**J 080 顎関節授動術** 1　徒手的授動術 イ　単独の場合　440点 ロ　パンピングを併用した場合　990点 ハ　関節腔洗浄療法を併用した場合　2,760点	ハ　関節腔洗浄療法を併用した場合　2,400点

項目	改正後	改正前
	2　顎関節鏡下授動術　12,090点 3　開放授動術　25,100点 **J 080-2 顎関節人工関節全置換術**　59,260点 注　別に厚生労働大臣が定める施設基準に適合しているものとして地方厚生局長等に届け出た保険医療機関において、行われる場合に限り算定する。 **J 081 顎関節円板整位術** 1　顎関節鏡下円板整位術　22,100点 2　開放円板整位術　27,300点 **J 082 歯科インプラント摘出術（1個につき）** 1　人工歯根タイプ　460点 2　ブレードタイプ　1,250点 3　骨膜下インプラント　1,700点 注　骨の開さくを行った場合は、所定点数の100分の50に相当する点数を所定点数に加算する。 **J 083 顎骨インプラント摘出術** 1　2分の1顎未満の範囲のもの　2,040点 2　2分の1顎以上の範囲のもの　6,270点	2　顎関節鏡下授動術　10,520点
J 084 創傷処理	**J 084 創傷処理** 1　筋肉、臓器に達するもの（長径5センチメートル未満）　1,400点 2　筋肉、臓器に達するもの（長径5センチメートル以上10センチメートル未満）　1,880点 3　筋肉、臓器に達するもの（長径10センチメートル以上） イ　頭頸部のもの（長径20センチメートル以上のものに限る。）　9,630点	
【点数の見直し】	ロ　その他のもの　3,090点 4　筋肉、臓器に達しないもの（長径5センチメートル未満）　530点 5　筋肉、臓器に達しないもの（長径5センチメートル以上10センチメートル未満）　950点 6　筋肉、臓器に達しないもの（長径10センチメートル以上）　1,480点 注1　切、刺、割創又は挫創の手術について切除、結紮又は縫合を行う場合に限り算定する。 注2　真皮縫合を伴う縫合閉鎖を行った場合は、露出部の創傷に限り460点を所定点数に加算する。 注3　汚染された挫創に対して区分番号J 085に掲げるデブリードマンを行った場合は、当初の1回に限り100点を所定点数に加算する。	ロ　その他のもの　2,690点
J 084-2 小児創傷処理（6歳未満）	**J 084-2 小児創傷処理（6歳未満）** 1　筋肉、臓器に達するもの（長径2.5センチメートル未満）　1,400点 2　筋肉、臓器に達するもの（長径2.5センチメートル以上5センチメートル未満）　1,540点	
【点数の見直し】	3　筋肉、臓器に達するもの（長径5センチメートル以上10センチメートル未満）　2,860点 4　筋肉、臓器に達するもの（長径10センチメートル以上）　4,410点 5　筋肉、臓器に達しないもの（長径2.5センチメートル未満）　500点 6　筋肉、臓器に達しないもの（長径2.5センチメートル以上5センチメートル未満）　560点 7　筋肉、臓器に達しないもの（長径5センチ	3　筋肉、臓器に達するもの（長径5センチメートル以上10センチメートル未満）　2,490点 4　筋肉、臓器に達するもの（長径10センチメートル以上）　3,840点

項目	改正後	改正前
	メートル以上10センチメートル未満）　1,060点 8　筋肉、臓器に達しないもの（長径10センチメートル以上）　1,950点 注1　切、刺、割創又は挫創の手術について切除、結紮又は縫合を行う場合に限り算定する。 注2　真皮縫合を伴う縫合閉鎖を行った場合は、露出部の創傷に限り460点を所定点数に加算する。 注3　汚染された挫創に対して区分番号Ｊ085に掲げるデブリードマンを行った場合は、当初の１回に限り100点を所定点数に加算する。	
Ｊ085 デブリードマン 【点数の見直し】	**Ｊ085 デブリードマン** 1　100平方センチメートル未満　<u>1,620点</u> 2　100平方センチメートル以上3,000平方センチメートル未満　4,820点 注1　当初の１回に限り算定する。 注2　骨、腱又は筋肉の露出を伴う損傷については、深部デブリードマン加算として、1,000点を所定点数に加算する。 **Ｊ086 上顎洞開窓術**　1,300点 **Ｊ086-2 内視鏡下上顎洞開窓術**　3,600点	1　100平方センチメートル未満　<u>1,410点</u>
Ｊ087 上顎洞根治手術 【点数の見直し】	**Ｊ087 上顎洞根治手術**　<u>9,180点</u> **Ｊ087-2 上顎洞炎術後後出血止血法**　6,660点 **Ｊ088 リンパ節摘出術** 1　長径３センチメートル未満　1,200点 2　長径３センチメートル以上　2,880点 **Ｊ089 分層植皮術** 1　25平方センチメートル未満　3,520点 2　25平方センチメートル以上100平方センチメートル未満　6,270点 3　100平方センチメートル以上200平方センチメートル未満　9,000点 4　200平方センチメートル以上　25,820点 **Ｊ089-2 全層植皮術** 1　25平方センチメートル未満　10,000点 2　25平方センチメートル以上100平方センチメートル未満　12,500点 3　100平方センチメートル以上200平方センチメートル未満　28,210点 4　200平方センチメートル以上　40,290点 注　広範囲皮膚欠損の患者に対して行う場合は、頭頸部、左上肢、左下肢、右上肢、右下肢、腹部又は背部のそれぞれの部位ごとに所定点数を算定する。 **Ｊ090 皮膚移植術（生体・培養）**　6,110点 注1　生体皮膚又は培養皮膚移植を行った場合に算定する。 注2　生体皮膚を移植した場合は、生体皮膚の摘出のために要した提供者の療養上の費用として、この表に掲げる所定点数により算定した点数を加算する。 **Ｊ090-2 皮膚移植術（死体）** 1　200平方センチメートル未満　8,000点 2　200平方センチメートル以上500平方センチメートル未満　16,000点 3　500平方センチメートル以上1,000平方センチメートル未満　32,000点 4　1,000平方センチメートル以上3,000平方センチメートル未満　80,000点	**Ｊ087 上顎洞根治手術**　<u>7,990点</u>

項　　目	改　正　後	改　正　前
J 091 皮弁作成術、移動術、切断術、遷延皮弁術		
	J 091 皮弁作成術、移動術、切断術、遷延皮弁術	
【点数の見直し】	1　25平方センチメートル未満　5,180点	1　25平方センチメートル未満　4,510点
	2　25平方センチメートル以上100平方センチメートル未満　13,720点 3　100平方センチメートル以上　22,310点 **J 092 動脈（皮）弁術、筋（皮）弁術**　41,120点 **J 093 遊離皮弁術（顕微鏡下血管柄付きのもの）**　105,800点 J 094 削除 **J 095 複合組織移植術**　19,420点 **J 096 自家遊離複合組織移植術（顕微鏡下血管柄付きのもの）**　131,310点 **J 097 粘膜移植術** 1　4平方センチメートル未満　6,510点 2　4平方センチメートル以上　7,820点 **J 098 血管結紮術**　4,500点 **J 099 動脈形成術、吻合術**　21,700点 **J 099-2 抗悪性腫瘍剤動脈、静脈又は腹腔内持続注入用植込型カテーテル設置**　16,640点 注　使用したカテーテル、カテーテルアクセス等の材料の費用は、所定点数に含まれる。 **J 100 血管移植術、バイパス移植術** 1　頭、頸部動脈　61,660点 2　その他の動脈　30,290点 **J 100-2 中心静脈注射用植込型カテーテル設置**　10,800点 注1　6歳未満の乳幼児の場合は、300点を所定点数に加算する。 注2　使用したカテーテル、カテーテルアクセス等の材料の費用は、所定点数に含まれる。 **J 101 神経移植術**　23,520点 **J 101-2 神経再生誘導術**　21,590点 **J 102 交感神経節切除術**　26,030点 **J 103 過長茎状突起切除術**　6,440点 **J 104 皮膚腫瘍冷凍凝固摘出術（一連につき）** 1　直径3センチメートル未満の良性皮膚腫瘍　1,280点 2　長径3センチメートル未満の悪性皮膚腫瘍　2,050点 3　長径3センチメートル以上6センチメートル未満の良性又は悪性皮膚腫瘍　3,230点 4　長径6センチメートル以上の良性又は悪性皮膚腫瘍　4,160点 注　口腔領域の腫瘍に限り算定する。	
J 104-2 皮膚悪性腫瘍切除術		
	J 104-2 皮膚悪性腫瘍切除術 1　広汎切除　28,210点 2　単純切除　11,000点	
【注の見直し】	注　放射性同位元素及び色素を用いたセンチネルリンパ節生検（悪性黒色腫等に係るものに限る。）を併せて行った場合は、皮膚悪性腫瘍センチネルリンパ節生検加算として、5,000点を所定点数に加算する。ただし、当該手術に用いた色素の費用は、算定できない。 **J 105 瘢痕拘縮形成手術**　12,660点 **J 106 気管切開術**　3,450点 **J 107 気管切開孔閉鎖術**　1,250点 **J 108 顔面神経麻痺形成手術**	注　放射性同位元素及び色素を用いたセンチネルリンパ節生検（悪性黒色腫等に係るものに限る。）を併せて行った場合は、センチネルリンパ節加算として、5,000点を所定点数に加算する。ただし、当該手術に用いた色素の費用は、算定できない。

項目	改正後	改正前
	1　静的なもの　19,110点 2　動的なもの　64,350点 **J 109 広範囲顎骨支持型装置埋入手術（1顎一連につき）** 1　1回法によるもの　14,500点 2　2回法によるもの イ　1次手術　11,500点 ロ　2次手術　4,500点 注1　別に厚生労働大臣が定める施設基準に適合しているものとして地方厚生局長等に届け出た保険医療機関において行われる場合に限り算定する。 注2　1及び2のイについては、3分の2顎以上の範囲にわたる場合は、4,000点を所定点数に加算する。 **J 110 広範囲顎骨支持型装置掻爬術（1顎につき）**　1,800点 注　区分番号J 109に掲げる広範囲顎骨支持型装置埋入手術に係る施設基準に適合しているものとして地方厚生局長等に届け出た保険医療機関において、区分番号M025-2に掲げる広範囲顎骨支持型補綴に係る補綴物を装着した患者に対し、当該手術を行った場合に1回に限り算定する。	
【新設】	**J 111 頭頸部悪性腫瘍光線力学療法**　22,100点 注　別に厚生労働大臣が定める施設基準に適合しているものとして地方厚生局長等に届け出た保険医療機関において、頭頸部悪性腫瘍の患者に対して、光線力学療法を実施した場合に算定する。	（新設）
第2節　輸　血　料	**J 200 輸血** 注　医科点数表の区分番号K 920に掲げる輸血の例により算定する。 **J 200-2 輸血管理料** 注　医科点数表の区分番号K 920-2に掲げる輸血管理料の例により算定する。	
第3節　手術医療機器等加算	J 200-3 削除 **J 200-4 上顎洞手術用内視鏡加算**　1,000点 注　区分番号J 087及びJ 087-2に掲げる手術に当たって、内視鏡を使用した場合に加算する。 **J 200-4-2 レーザー機器加算** 1　レーザー機器加算1　50点 2　レーザー機器加算2　100点 3　レーザー機器加算3　200点 注1　別に厚生労働大臣が定める施設基準に適合しているものとして地方厚生局長等に届け出た保険医療機関において、レーザー照射により手術を行った場合に算定する。 注2　1については、区分番号J 008（1に限る。）、J 009（1及び2に限る。）、J 017（1に限る。）、J 019（1に限る。）、J 027、J 030（1に限る。）、J 033（1に限る。）及びJ 051に掲げる手術に当たって、レーザー手術装置を使用した場合に算定する。 注3　2については、区分番号J 008（2に限る。）、J 009（3に限る。）及びJ 017（2	

項　目	改　正　後	改　正　前
	に限る。）に掲げる手術に当たって、レーザー手術装置を使用した場合に算定する。 注４　３については、区分番号Ｊ015、Ｊ019（２に限る。）、Ｊ020、Ｊ030（２に限る。）、Ｊ033（２に限る。）、Ｊ034、Ｊ052及びＪ054に掲げる手術に当たって、レーザー手術装置を使用した場合に算定する。 **Ｊ200-4-3 超音波切削機器加算**　1,000点 注　区分番号Ｊ069、Ｊ075及びＪ075-2に掲げる手術に当たって、超音波切削機器を使用した場合に加算する。 **Ｊ200-4-4 口腔粘膜蛍光観察評価加算**　200点 注　区分番号Ｊ018に掲げる手術に当たって、口腔粘膜蛍光観察機器を使用した場合に加算する。 **Ｊ200-5 画像等手術支援加算** １　ナビゲーションによるもの　2,000点 ２　実物大臓器立体モデルによるもの　2,000点 ３　患者適合型手術支援ガイドによるもの　2,000点 注１　１については、区分番号Ｊ086からＪ087-2まで及びＪ109に掲げる手術に当たって、ナビゲーションによる支援を行った場合に算定する。 注２　２については、区分番号Ｊ019の２、Ｊ038からＪ043まで、Ｊ068からＪ070-2まで、Ｊ072及びＪ075からＪ076までに掲げる手術に当たって、実物大臓器立体モデルによる支援を行った場合に算定する。 注３　３については、区分番号Ｊ040からＪ042まで及び区分番号Ｊ075に掲げる手術に当たって、患者適合型手術支援ガイドによる支援を行った場合に算定する。 **Ｊ200-6 切開創局所陰圧閉鎖処置機器加算**　5,190点	
第４節　薬　剤　料	**Ｊ201 薬剤** 薬価が15円を超える場合は、薬価から15円を控除した額を10円で除して得た点数につき１点未満の端数を切り上げて得た点数に１点を加算して得た点数とする。	
第５節　特定薬剤料	**Ｊ300 特定薬剤** 薬価が15円を超える場合は、薬価から15円を控除した額を10円で除して得た点数につき１点未満の端数を切り上げて得た点数に１点を加算して得た点数とする。 注１　薬価が15円以下である場合は、算定できない。 注２　使用薬剤の薬価は、別に厚生労働大臣が定める。	
第６節　特定保険医療材料料	**Ｊ400 特定保険医療材料** 材料価格を10円で除して得た点数 注　使用した特定保険医療材料の材料価格は、別に厚生労働大臣が定める。	

第2章　第10部　麻　酔

項　　　目	改　　正　　後	改　　正　　前
通　則	1　麻酔の費用は、第1節及び第2節の各区分の所定点数を合算した点数により算定する。ただし、麻酔に当たって別に厚生労働大臣が定める保険医療材料（以下この部において「特定保険医療材料」という。）を使用した場合は、第1節及び第2節の各区分の所定点数に第3節の所定点数を合算した点数により算定する。 2　6歳未満の乳幼児又は著しく歯科診療が困難な者に対して麻酔を行った場合は、全身麻酔の場合を除き、当該麻酔の所定点数に所定点数の100分の50に相当する点数を加算する。 3　未熟児、新生児（未熟児を除く。）、乳児又は1歳以上3歳未満の幼児に対して全身麻酔を行った場合は、未熟児加算、新生児加算、乳児加算又は幼児加算として、当該麻酔の所定点数にそれぞれ所定点数の100分の200、100分の200、100分の50又は100分の20に相当する点数を加算する。 4　入院中の患者以外の患者に対し、緊急のために、休日に処置及び手術を行った場合又はその開始時間が保険医療機関の表示する診療時間以外の時間若しくは深夜である処置及び手術を行った場合の麻酔料は、それぞれ所定点数の100分の80又は100分の40若しくは100分の80に相当する点数を加算した点数により算定し、入院中の患者に対し、緊急のために、休日に処置若しくは手術を行った場合又はその開始時間が深夜である処置若しくは手術を行った場合の麻酔料は、それぞれ所定点数の100分の80に相当する点数を加算した点数により算定する。ただし、区分番号A000に掲げる初診料の注7のただし書に規定する保険医療機関にあっては、入院中の患者以外の患者に対し、その開始時間が同注のただし書に規定する時間である処置及び手術を行った場合は、所定点数の100分の40に相当する点数を加算する。 5　第10部に掲げる麻酔料以外の麻酔料の算定は、医科点数表の例による。	
第1節　麻　酔　料	**K000 伝達麻酔（下顎孔又は眼窩下孔に行うもの）**　42点 **K001 浸潤麻酔**　30点 **K002 吸入鎮静法（30分まで）**　70点 注1　実施時間が30分を超えた場合は、30分又はその端数を増すごとに、所定点数に10点を加算する。 注2　酸素を使用した場合は、その価格を10円で除して得た点数（酸素と併せて窒素を使用した場合は、それぞれの価格を10円で除して得た点数を合算した点数）を加算する。酸素及び窒素の価格は、別に厚生労働大臣が定める。 **K003 静脈内鎮静法**　600点 注　区分番号K002に掲げる吸入鎮静法は、別に算定できない。	

項　　目	改　正　後	改　正　前
	K004 歯科麻酔管理料 750点 注1　別に厚生労働大臣が定める施設基準に適合しているものとして地方厚生局長等に届け出た保険医療機関において、当該保険医療機関の麻酔に従事する歯科医師（地方厚生局長等に届け出た者に限る。）が行った場合に算定する。 注2　区分番号Ｊ018の２、Ｊ093及びＪ096に掲げる手術に当たって、医科点数表の区分番号Ｌ008に掲げるマスク又は気管内挿管による閉鎖循環式全身麻酔の実施時間が８時間を超えた場合は、長時間麻酔管理加算として、5,500点を所定点数に加算する。 注3　別に厚生労働大臣が定める施設基準に適合しているものとして地方厚生局長等に届け出た保険医療機関に入院している患者に対して、当該保険医療機関の薬剤師が、病棟等において薬剤関連業務を実施している薬剤師等と連携して、周術期に必要な薬学的管理を行った場合は、周術期薬剤管理加算として、75点を所定点数に加算する。	
第２節　薬　剤　料	**K100 薬剤** 薬価が15円を超える場合は、薬価から15円を控除した額を10円で除して得た点数につき１点未満の端数を切り上げて得た点数に１点を加算して得た点数とする。 注1　薬価が15円以下である場合は、算定できない。 注2　使用薬剤の薬価は、別に厚生労働大臣が定める。	
第３節　特定保険医療材料料	**K200 特定保険医療材料** 材料価格を10円で除して得た点数 注　使用した特定保険医療材料の材料価格は、別に厚生労働大臣が定める。	

第２章　第11部　放射線治療

項　　　目	改　　正　　後	改　　正　　前
通　則	１　放射線治療の費用は、第１節の各区分の所定点数により算定する。ただし、放射線治療に当たって、別に厚生労働大臣が定める保険医療材料（以下この部において「特定保険医療材料」という。）を使用した場合は、第１節の所定点数に第２節の所定点数を合算した点数により算定する。 ２　第１節に掲げられていない放射線治療であって特殊なものの費用は、同節に掲げられている放射線治療のうちで最も近似する放射線治療の所定点数により算定する。 ３　新生児、３歳未満の乳幼児（新生児を除く。）、３歳以上６歳未満の幼児又は６歳以上15歳未満の小児に対して放射線治療（区分番号Ｌ000からＬ003までに掲げる放射線治療に限る。）を行った場合は、小児放射線治療加算として、当該放射線治療の所定点数にそれぞれ所定点数の100分の80、100分の50、100分の30又は100分の20に相当する点数を加算する。	
第１節　放射線治療管理・実施料	**Ｌ000 放射線治療管理料（分布図の作成１回につき）** １　１門照射、対向２門照射又は外部照射を行った場合　2,700点 ２　非対向２門照射、３門照射又は腔内照射を行った場合　3,100点 ３　４門以上の照射、運動照射、原体照射又は組織内照射を行った場合　4,000点 ４　強度変調放射線治療（ＩＭＲＴ）による体外照射を行った場合　5,000点 注１　線量分布図を作成し、区分番号Ｌ001に掲げる体外照射、区分番号Ｌ003の１に掲げる外部照射、区分番号Ｌ003の２に掲げる腔内照射又は区分番号Ｌ003の３に掲げる組織内照射による治療を行った場合に、分布図の作成１回につき１回、一連につき２回に限り算定する。 注２　別に厚生労働大臣が定める施設基準に適合しているものとして地方厚生局長等に届け出た保険医療機関において、患者に対して、放射線治療を専ら担当する常勤の歯科医師が策定した照射計画に基づく歯科医学的管理（区分番号Ｌ001の２に掲げる高エネルギー放射線治療及び区分番号Ｌ001の３に掲げる強度変調放射線治療（ＩＭＲＴ）に係るものに限る。）を行った場合は、放射線治療専任加算として、330点を所定点数に加算する。 注３　注２に規定する別に厚生労働大臣が定める施設基準に適合しているものとして地方厚生局長等に届け出た保険医療機関において、放射線治療を必要とする悪性腫瘍の入院中の患者以外の患者に対して、放射線治療（区分番号Ｌ001の２に掲げる高エネル	

項　　　目	改　　正　　後	改　　正　　前
	ギー放射線治療及び区分番号Ｌ001の３に掲げる強度変調放射線治療（ＩＭＲＴ）に係るものに限る。）を実施した場合に、外来放射線治療加算として、患者１人１日につき１回に限り100点を所定点数に加算する。 **Ｌ001 体外照射** １　エックス線表在治療 イ　１回目　110点 ロ　２回目　33点 ２　高エネルギー放射線治療 イ　１回目 ⑴　１門照射又は対向２門照射を行った場合　840点 ⑵　非対向２門照射又は３門照射を行った場合　1,320点 ⑶　４門以上の照射、運動照射又は原体照射を行った場合　1,800点 ロ　２回目 ⑴　１門照射又は対向２門照射を行った場合　420点 ⑵　非対向２門照射又は３門照射を行った場合　660点 ⑶　４門以上の照射、運動照射又は原体照射を行った場合　900点 ３　強度変調放射線治療（ＩＭＲＴ）　3,000点 注１　２については、別に厚生労働大臣が定める施設基準に適合しているものとして地方厚生局長等に届け出た保険医療機関以外の保険医療機関において行われる場合は、所定点数の100分の70に相当する点数により算定する。 注２　３については、別に厚生労働大臣が定める施設基準に適合しているものとして地方厚生局長等に届け出た保険医療機関において、別に厚生労働大臣が定める患者に対して、放射線治療を実施した場合に算定する。 注３　疾病、部位又は部位数にかかわらず、１回につき算定する。 注４　術中照射療法を行った場合は、術中照射療法加算として、患者１人につき１日を限度として、5,000点を所定点数に加算する。 注５　体外照射用固定器具を使用した場合は、体外照射用固定器具加算として、1,000点を所定点数に加算する。 注６　別に厚生労働大臣が定める施設基準に適合しているものとして地方厚生局長等に届け出た保険医療機関において、放射線治療を専ら担当する常勤の歯科医師が画像誘導放射線治療（ＩＧＲＴ）による体外照射を行った場合（２のイの⑶若しくはロの⑶又は３に係るものに限る。）には、画像誘導放射線治療加算として、患者１人１日につき１回に限り、いずれかを所定点数に加算する。 イ　骨構造の位置情報によるもの　300点 ロ　腫瘍の位置情報によるもの　450点 **Ｌ001-2 直線加速器による放射線治療（一連につき）** １　定位放射線治療の場合　63,000点 ２　１以外の場合　8,000点 **Ｌ001-3 ホウ素中性子捕捉療法（一連につき）** 187,500点 注１　別に厚生労働大臣が定める施設基準に適	

項目	改正後	改正前
	合しているものとして地方厚生局長等に届け出た保険医療機関において、別に厚生労働大臣が定める患者に対して行われる場合に限り算定する。 注2　ホウ素中性子捕捉療法の適応判定体制に関する別に厚生労働大臣が定める施設基準に適合しているものとして地方厚生局長等に届け出た保険医療機関において、ホウ素中性子捕捉療法の適応判定に係る検討が実施された場合には、ホウ素中性子捕捉療法適応判定加算として、40,000点を所定点数に加算する。 注3　別に厚生労働大臣が定める施設基準に適合しているものとして地方厚生局長等に届け出た保険医療機関において、ホウ素中性子捕捉療法に関する専門の知識を有する歯科医師又は医師が策定した照射計画に基づく医学的管理を行った場合には、ホウ素中性子捕捉療法医学管理加算として、10,000点を所定点数に加算する。 注4　体外照射用固定器具を使用した場合は、体外照射用固定器具加算として、1,000点を所定点数に加算する。 **L002 電磁波温熱療法（一連につき）** 1　深在性悪性腫瘍に対するもの　9,000点 2　浅在性悪性腫瘍に対するもの　6,000点 **L003 密封小線源治療（一連につき）** 1　外部照射　80点 2　腔内照射 イ　高線量率イリジウム照射を行った場合又は新型コバルト小線源治療装置を用いた場合　12,000点 ロ　その他の場合　5,000点 3　組織内照射 イ　高線量率イリジウム照射を行った場合又は新型コバルト小線源治療装置を用いた場合　23,000点 ロ　その他の場合　19,000点 4　放射性粒子照射（本数に関係なく）　8,000点 注1　疾病、部位又は部位数にかかわらず、一連につき算定する。 注2　使用した高線量率イリジウムの費用として、購入価格を50円で除して得た点数を加算する。 注3　使用した低線量率イリジウムの費用として、購入価格を10円で除して得た点数を加算する。 注4　使用した放射性粒子の費用として、購入価格を10円で除して得た点数を加算する。 注5　使用したコバルトの費用として、購入価格を1,000円で除して得た点数を加算する。 注6　別に厚生労働大臣が定める施設基準に適合しているものとして地方厚生局長等に届け出た保険医療機関において、放射線治療を専ら担当する常勤の歯科医師が画像誘導密封小線源治療（ＩＧＢＴ）（2のイに係るものに限る。）を行った場合には、画像誘導密封小線源治療加算として、一連につき1,200点を所定点数に加算する。 **L004 血液照射**　110点	

項　　目	改　正　後	改　正　前
第２節　特定保険医療材料料	**L 200 特定保険医療材料** 材料価格を10円で除して得た点数 注　使用した特定保険医療材料の材料価格は、別に厚生労働大臣が定める。	

第２章　第12部　歯冠修復及び欠損補綴

項　　　目	改　　正　　後	改　　正　　前
通　則		
	1　歯冠修復及び欠損補綴の費用は、特に規定する場合を除き、第１節の各区分の所定点数、第２節に掲げる医療機器等及び第３節に掲げる特定保険医療材料（別に厚生労働大臣が定める保険医療材料をいう。以下この部において同じ。）の所定点数を合算した点数により算定する。 2　歯冠修復の費用は、歯冠修復に付随して行った仮封、裏装及び隔壁の費用を含む。 3　第12部に掲げられていない歯冠修復及び欠損補綴であって特殊なものの費用は、第12部に掲げられている歯冠修復及び欠損補綴のうちで最も近似する歯冠修復及び欠損補綴の各区分の所定点数により算定する。 4　６歳未満の乳幼児又は著しく歯科診療が困難な者に対して、第12部に掲げる歯冠修復及び欠損補綴を行った場合は、全身麻酔下で行った場合を除き、次に掲げる点数を、それぞれ当該歯冠修復及び欠損補綴の所定点数に加算する。ただし、通則第６号又は第７号に掲げる加算を算定する場合は、この限りでない。 イ　区分番号M003（２のロ及びハに限る。）に掲げる印象採得、区分番号M003-3に掲げる咬合印象、区分番号M006（２のロに限る。）に掲げる咬合採得又は区分番号M030に掲げる有床義歯内面適合法を行った場合 所定点数の100分の70に相当する点数 ロ　歯冠修復及び欠損補綴（区分番号M000からM000-3まで、M003（２のロ及びハに限る。）、M003-3、M006（２のロに限る。）、M010からM010-3まで、M010-4（１に限る。）、M011、M011-2、M015からM015-3まで、M017からM021-2まで、M021-3（２に限る。）、M022、M023、M025からM026まで及びM030を除く。）を行った場合 所定点数の100分の50に相当する点数 5　歯冠修復及び欠損補綴料には、製作技工に要する費用及び製作管理に要する費用が含まれ、その割合は、製作技工に要する費用がおおむね100分の70、製作管理に要する費用がおおむね100分の30である。	
【通則の見直し】	6　区分番号C000に掲げる歯科訪問診療料を算定する患者であって、同注８に規定する歯科診療特別対応加算１、歯科診療特別対応加算２又は歯科診療特別対応加算３を算定しないものに対して、歯科訪問診療時に第12部に掲げる歯冠修復及び欠損補綴を行った場合は、次に掲げる点数を、それぞれ当該歯冠修復及び欠損補綴の所定点数に加算する。 イ　区分番号M003（２のロ及びハに限る。）に掲げる印象採得、区分番号M003-3に掲げる咬合印象、区分番号M006（２のロに限る。）に掲げる咬合採得又は区分番号M030に掲げる有床義歯内面適合法を行った場合 所定点数の100分の70に相当する点数	6　区分番号C000に掲げる歯科訪問診療料を算定する患者であって、同注６に規定する加算を算定しないものに対して、歯科訪問診療時に第12部に掲げる歯冠修復及び欠損補綴を行った場合は、次に掲げる点数を、それぞれ当該歯冠修復及び欠損補綴の所定点数に加算する。

項　　目	改　正　後	改　正　前
	ロ　区分番号M021-3（１に限る。）及び区分番号M029に掲げる有床義歯修理を行った場合 所定点数の100分の50に相当する点数	
【通則の見直し】	7　区分番号Ｃ000に掲げる歯科訪問診療料及び同注８に規定する歯科診療特別対応加算１、歯科診療特別対応加算２又は歯科診療特別対応加算３を算定する患者に対して、歯科訪問診療時に第12部に掲げる歯冠修復及び欠損補綴を行った場合は、次に掲げる点数を、それぞれ当該歯冠修復及び欠損補綴の所定点数に加算する。 イ　区分番号M003（２のロ及びハに限る。）に掲げる印象採得、区分番号M003-3に掲げる咬合印象、区分番号M006（２のロに限る。）に掲げる咬合採得又は区分番号M030に掲げる有床義歯内面適合法を行った場合 所定点数の100分の70に相当する点数 ロ　区分番号M009に掲げる充填を行った場合 所定点数の100分の60に相当する点数 ハ　歯冠修復及び欠損補綴（区分番号M000からM000-3まで、M003（２のロ及びハに限る。）、M003-3、M003-4、M006（２のロに限る。）、M009からM010-3まで、M010-4（１に限る。）、M011、M011-2、M015からM015-3まで、M017からM021-2まで、M021-3（２に限る。）、M022、M023、M025からM026まで及びM030を除く。）を行った場合 所定点数の100分の50に相当する点数	7　区分番号Ｃ000に掲げる歯科訪問診療料及び同注６に規定する加算を算定する患者に対して、歯科訪問診療時に第12部に掲げる歯冠修復及び欠損補綴を行った場合は、次に掲げる点数を、それぞれ当該歯冠修復及び欠損補綴の所定点数に加算する。 （新設） ロ　歯冠修復及び欠損補綴（区分番号M000からM000-3まで、M003（２のロ及びハに限る。）、M003-3、M006（２のロに限る。）、M010からM010-3まで、M010-4（１に限る。）、M011、M011-2、M015からM015-3まで、M017からM021-2まで、M021-3（２に限る。）、M022、M023、M025からM026まで及びM030を除く。）を行った場合 所定点数の100分の50に相当する点数
【通則の見直し】	8　区分番号M000-2に掲げるクラウン・ブリッジ維持管理料について地方厚生局長等へ届け出た保険医療機関以外の保険医療機関において、歯冠補綴物（区分番号M010の２に掲げる４分の３冠（前歯）、区分番号M010の３に掲げる５分の４冠（小臼歯）、区分番号M010の４に掲げる全部金属冠（小臼歯及び大臼歯）及び区分番号M011に掲げるレジン前装金属冠を除く。区分番号M000-2において同じ。）又はブリッジ（接着ブリッジを含む。以下同じ。）を製作し、当該補綴物を装着する場合の検査並びに歯冠修復及び欠損補綴の費用は、所定点数の100分の70に相当する点数により算定する。 9　歯冠修復及び欠損補綴物の製作に係る一連の診療行為における歯肉圧排、歯肉整形、研磨、特定薬剤等の費用は、それぞれの点数に含まれ、別に算定できない。	8　区分番号M000-2に掲げるクラウン・ブリッジ維持管理料について地方厚生局長等へ届け出た保険医療機関以外の保険医療機関において、歯冠補綴物又はブリッジ（接着ブリッジを含む。以下同じ。）を製作し、当該補綴物を装着する場合の検査並びに歯冠修復及び欠損補綴の費用は、所定点数の100分の70に相当する点数により算定する。
第１節　歯冠修復及び欠損補綴料	**（歯冠修復及び欠損補綴診療料）** **M000　補綴時診断料（１装置につき）** 1　補綴時診断（新製の場合）　90点 2　補綴時診断（１以外の場合）　70点 注１　当該診断料は、病名、症状、治療内容、製作を予定する部位、欠損補綴物の名称、欠損補綴物に使用する材料、設計、治療期間等について、患者に対し、説明を行った場合に算定する。 注２　１については、欠損補綴物を新たに製作	

項目	改正後	改正前
	する場合に算定する。 注３　２については、区分番号M029に掲げる有床義歯修理又は区分番号M030に掲げる有床義歯内面適合法を実施した場合に算定する。 注４　保険医療材料料は、所定点数に含まれる。 **M000-2 クラウン・ブリッジ維持管理料（１装置につき）** １　歯冠補綴物　100点 ２　支台歯とポンティックの数の合計が５歯以下の場合　330点 ３　支台歯とポンティックの数の合計が６歯以上の場合　440点 注１　クラウン・ブリッジ維持管理料を保険医療機関単位で算定する旨を地方厚生局長等に届け出た保険医療機関において、歯冠補綴物又はブリッジを製作し、当該補綴物を装着した患者に対して、当該維持管理の内容に係る情報を文書により提供した場合に算定する。 注２　当該所定点数には、注１の歯冠補綴物又はブリッジを保険医療機関において装着した日から起算して２年以内に、当該保険医療機関が当該補綴部位に係る新たな歯冠補綴物又はブリッジを製作し、当該補綴物を装着した場合の補綴関連検査並びに歯冠修復及び欠損補綴の費用が含まれる。 注３　当該保険医療機関において歯冠補綴物又はブリッジを装着した日から起算して２年以内に行った次に掲げる診療に係る費用は、別に算定できない。 イ　当該歯冠補綴物又はブリッジを装着した歯に対して行った充填 ロ　当該歯冠補綴物又はブリッジが離脱した場合の装着 注４　通則第４号に掲げる加算を算定する場合又は区分番号C000に掲げる歯科訪問診療料を算定した場合は、算定できない。 **M000-3 広範囲顎骨支持型補綴診断料（１口腔につき）**　1,800点 注１　当該診断料は、区分番号J109に掲げる広範囲顎骨支持型装置埋入手術の施設基準に適合しているものとして地方厚生局長等に届け出た保険医療機関において、当該手術及び区分番号M025-2に掲げる広範囲顎骨支持型補綴を行うに当たって、病名、症状、治療内容、治療部位及び治療に使用する材料等について、患者に対し説明を行った場合に算定する。 注２　同一患者につき、当該診断料を算定すべき診断を２回以上行った場合は、１回目の診断を行ったときに限り算定する。 注３　保険医療材料料は、所定点数に含まれる。 注４　当該補綴以外の欠損補綴の診断を同時に行った場合は、区分番号M000に掲げる補綴時診断料は、所定点数に含まれ別に算定できない。	
M001 歯冠形成（１歯につき）	**M001 歯冠形成（１歯につき）** １　生活歯歯冠形成 イ　金属冠　306点 ロ　非金属冠　306点	

項　　　目	改　　正　　後	改　　正　　前
	ハ　既製冠　120点 2　失活歯歯冠形成 イ　金属冠　166点 ロ　非金属冠　166点 ハ　既製冠　114点 3　窩洞形成 イ　単純なもの　60点 ロ　複雑なもの　86点 注1　1のイ及びロ、2のイ及びロ並びに3のロについて、ブリッジの支台歯として歯冠形成を行った場合は、ブリッジ支台歯形成加算として1歯につき20点を所定点数に加算する。 注2　1のイについて、前歯の4分の3冠、前歯のレジン前装金属冠及びレジン前装チタン冠のための支台歯の歯冠形成は、490点を所定点数に加算する。	
【注の見直し】	注3　1のイについて、臼歯のレジン前装金属冠のための歯冠形成は、340点を所定点数に加算する。	注3　1のイについて、臼歯のレジン前装金属冠のための歯冠形成は、490点を所定点数に加算する。
	注4　1のイについて、接着冠のための支台歯の歯冠形成は、接着冠形成加算として、490点を所定点数に加算する。 注5　1のロについて、ＣＡＤ／ＣＡＭ冠又は高強度硬質レジンブリッジのための支台歯の歯冠形成は、490点を所定点数に加算する。 注6　2のイについて、前歯の4分の3冠、前歯のレジン前装金属冠又はレジン前装チタン冠のための支台歯の歯冠形成は、470点を所定点数に加算する。	
【注の見直し】	注7　2のイについて、臼歯のレジン前装金属冠のための支台歯の歯冠形成は、300点を所定点数に加算する。	注7　2のイについて、臼歯のレジン前装金属冠のための支台歯の歯冠形成は、470点を所定点数に加算する。
	注8　2のロについて、ＣＡＤ／ＣＡＭ冠又は高強度硬質レジンブリッジのための支台歯の歯冠形成は、470点を所定点数に加算する。 注9　3について、別に厚生労働大臣が定める施設基準に適合しているものとして地方厚生局長等に届け出た保険医療機関において、レーザー照射により無痛的に窩洞形成を行った場合は、う蝕歯無痛的窩洞形成加算として、40点を所定点数に加算する。	
【注の追加】	注10　3について、ＣＡＤ／ＣＡＭインレーのための窩洞形成は、150点を所定点数に加算する。	（新設）
	注11　麻酔、薬剤等の費用及び保険医療材料料は、所定点数に含まれる。	注10
	M001-2 う蝕歯即時充填形成（1歯につき）　128点 注1　別に厚生労働大臣が定める施設基準に適合しているものとして地方厚生局長等に届け出た保険医療機関において、レーザー照射により無痛的にう蝕歯即時充填形成を行った場合は、う蝕歯無痛的窩洞形成加算として、40点を所定点数に加算する。 注2　麻酔、歯髄保護処置、特定薬剤、窩洞形成等の費用は、所定点数に含まれる。	
M001-3 う蝕歯インレー修復形成（1歯につき）		
	M001-3 う蝕歯インレー修復形成（1歯につき）　120点	
【注の追加】	注1　ＣＡＤ／ＣＡＭインレーのための窩洞形成は、150点を所定点数に加算する。	（新設）

項目	改正後	改正前
	注2　麻酔、歯髄保護処置、特定薬剤、窩洞形成等の費用は、所定点数に含まれる。	注
M002 支台築造（1歯につき）	**M002 支台築造（1歯につき）**	
【点数の見直し】	1　間接法 イ　メタルコアを用いた場合 (1)　大臼歯　181点 (2)　小臼歯及び前歯　155点 ロ　ファイバーポストを用いた場合 (1)　大臼歯　211点 (2)　小臼歯及び前歯　180点 2　直接法 イ　ファイバーポストを用いた場合 (1)　大臼歯　174点 (2)　小臼歯及び前歯　148点 ロ　その他の場合　126点 注1　窩洞形成、装着等の費用は、所定点数に含まれる。 注2　保険医療材料（築造物の材料を除く。）、薬剤等の費用は、所定点数に含まれる。 **M002-2 支台築造印象（1歯につき）**　50点 注　保険医療材料料は、所定点数に含まれる。	1　間接法 イ　メタルコアを用いた場合 (1)　大臼歯　176点 (2)　小臼歯及び前歯　150点 ロ　ファイバーポストを用いた場合 (1)　大臼歯　196点 (2)　小臼歯及び前歯　170点
M003 印象採得	**M003 印象採得** 1　歯冠修復（1個につき） イ　単純印象　32点 ロ　連合印象　64点 2　欠損補綴（1装置につき） イ　単純印象 (1)　簡単なもの　42点 (2)　困難なもの　72点 ロ　連合印象　230点 ハ　特殊印象　272点 ニ　ブリッジ (1)　支台歯とポンティックの数の合計が5歯以下の場合　282点 (2)　支台歯とポンティックの数の合計が6歯以上の場合　334点 ホ　口蓋補綴、顎補綴 (1)　印象採得が困難なもの　222点 (2)　印象採得が著しく困難なもの　402点 3　口腔内装置等（1装置につき）　42点	
【注の追加】	注1　1について、別に厚生労働大臣が定める施設基準に適合しているものとして地方厚生局長等に届け出た保険医療機関において、区分番号M011に掲げるレジン前装金属冠、区分番号M011-2に掲げるレジン前装チタン冠又は区分番号M015-2に掲げるＣＡＤ／ＣＡＭ冠を製作することを目的として、前歯部の印象採得を行うに当たって、歯科医師が歯科技工士とともに対面で色調採得及び口腔内の確認等を行い、当該補綴物の製作に活用した場合には、歯科技工士連携加算1として、50点を所定点数に加算する。ただし、同時に2以上の補綴物の製作を目的とした印象採得を行った場合であっても、歯科技工士連携加算1は1回として算定する。	（新設）
【注の追加】	注2　1について、別に厚生労働大臣が定める施設基準に適合しているものとして地方厚生局長等に届け出た保険医療機関において、区分番号M011に掲げるレジン前装金属冠、区分番号M011-2に掲げるレジン前装チタン冠又は区分番号M015-2に掲げる	（新設）

項　　　　目	改　　正　　後	改　　正　　前
	CAD／CAM冠を製作することを目的として、前歯部の印象採得を行うに当たって、歯科医師が歯科技工士とともに情報通信機器を用いて色調採得及び口腔内の確認等を行い、当該補綴物の製作に活用した場合には、歯科技工士連携加算2として、70点を所定点数に加算する。ただし、同時に2以上の補綴物の製作を目的とした印象採得を行った場合であっても、歯科技工士連携加算2は1回として算定する。	
【注の追加】	注3　注1に規定する加算を算定した場合には、当該補綴物について、注2に規定する加算並びに区分番号M006に掲げる咬合採得の注1及び注2並びに区分番号M007に掲げる仮床試適の注1及び注2に規定する歯科技工士連携加算1及び歯科技工士連携加算2は別に算定できない。	（新設）
【注の追加】	注4　注2に規定する加算を算定した場合には、当該補綴物について、注1に規定する加算並びに区分番号M006に掲げる咬合採得の注1及び注2並びに区分番号M007に掲げる仮床試適の注1及び注2に規定する歯科技工士連携加算1及び歯科技工士連携加算2は別に算定できない。	（新設）
	注5　保険医療材料料は、所定点数に含まれる。	注
	M003-2 テンポラリークラウン（1歯につき） 34点 注1　テンポラリークラウンは、前歯部において、区分番号M001に掲げる歯冠形成のうち、レジン前装金属冠、レジン前装チタン冠、硬質レジンジャケット冠若しくはCAD／CAM冠に係る費用を算定した歯又はレジン前装金属冠、レジン前装チタン冠、硬質レジンジャケット冠若しくはCAD／CAM冠の歯冠形成を行うことを予定している歯について、当該歯に係る処置等を開始した日から当該補綴物を装着するまでの期間において、1歯につき1回に限り算定する。 注2　テンポラリークラウンの製作及び装着に係る保険医療材料等一連の費用は、所定点数に含まれる。 **M003-3 咬合印象** 140点	
【新設】	**M003-4 光学印象（1歯につき）** 100点 注1　別に厚生労働大臣が定める施設基準に適合しているものとして地方厚生局長等に届け出た保険医療機関において、区分番号M015-3に掲げるCAD／CAMインレーを製作する場合であって、デジタル印象採得装置を用いて、印象採得及び咬合採得を行った場合に算定する。 注2　区分番号M003に掲げる印象採得、M003-3に掲げる咬合印象及びM006に掲げる咬合採得は別に算定できない。 注3　別に厚生労働大臣が定める施設基準に適合しているものとして地方厚生局長等に届け出た保険医療機関において、区分番号M015-3に掲げるCAD／CAMインレーを製作することを目的として、光学印象を行うに当たって、歯科医師が歯科技工士とともに対面で口腔内の確認等を行い、当該修復物の製作に活用した場合には、光学印象歯科技工士連携加算として、50点を所定点数に加算する。ただし、同時に2以上の修	（新設）

項　　　目	改　　正　　後	改　　正　　前
	復物の製作を目的とした光学印象を行った場合であっても、光学印象歯科技工士連携加算は１回として算定する。	
M004 リテイナー 【名称の見直し】	**M004 リテーナー** 1　支台歯とポンティックの数の合計が５歯以下の場合　100点 2　支台歯とポンティックの数の合計が６歯以上の場合　300点 3　広範囲顎骨支持型補綴（ブリッジ形態のもの）の場合　300点 注　3については、保険医療材料料（別に厚生労働大臣が定める特定保険医療材料を除く。）は、所定点数に含まれる。 **M005 装着** 1　歯冠修復（１個につき）　45点 2　欠損補綴（１装置につき） イ　ブリッジ (1)　支台歯とポンティックの数の合計が５歯以下の場合　150点 (2)　支台歯とポンティックの数の合計が６歯以上の場合　300点 ロ　有床義歯 (1)　少数歯欠損　60点 (2)　多数歯欠損　120点 (3)　総義歯　230点 ハ　有床義歯修理 (1)　少数歯欠損　30点 (2)　多数歯欠損　60点 (3)　総義歯　115点 ニ　口蓋補綴、顎補綴 (1)　印象採得が困難なもの　150点 (2)　印象採得が著しく困難なもの　300点 3　口腔内装置等の装着の場合（１装置につき）　30点 注１　区分番号M015-2に掲げるＣＡＤ／ＣＡＭ冠、区分番号M015-3に掲げるＣＡＤ／ＣＡＭインレー又は区分番号M017－２に掲げる高強度硬質レジンブリッジを装着する際に、歯質に対する接着性を向上させることを目的に内面処理を行った場合は、内面処理加算１として、それぞれについて45点、45点又は90点を所定点数に加算する。 注２　接着ブリッジを装着する際に、歯質に対する接着性を向上させることを目的に内面処理を行った場合は、内面処理加算２として、区分番号M010-3に掲げる接着冠ごとに45点を所定点数に加算する。 注３　2のイについて、支台装置ごとの装着に係る費用は、所定点数に含まれる。 **M005-2 仮着（ブリッジ）（１装置につき）** 1　支台歯とポンティックの数の合計が５歯以下の場合　40点 2　支台歯とポンティックの数の合計が６歯以上の場合　80点	M004 リテイナー
M006 咬合採得	**M006 咬合採得** 1　歯冠修復（１個につき）　18点 2　欠損補綴（１装置につき） イ　ブリッジ (1)　支台歯とポンティックの数の合計が５歯以下の場合　76点 (2)　支台歯とポンティックの数の合計が６歯以上の場合　150点 ロ　有床義歯	

項　　　目	改　　正　　後	改　　正　　前
	(1)　少数歯欠損　57点 (2)　多数歯欠損　187点 (3)　総義歯　283点	
【注の追加】	注１　２のイ(2)並びにロ(2)及び(3)について、別に厚生労働大臣が定める施設基準に適合しているものとして地方厚生局長等に届け出た保険医療機関において、ブリッジ又は有床義歯を製作することを目的として、咬合採得を行うに当たって、歯科医師が歯科技工士とともに対面で咬合状態の確認等を行い、当該補綴物の製作に活用した場合には、歯科技工士連携加算１として、50点を所定点数に加算する。	（新設）
【注の追加】	注２　２のイ(2)並びにロ(2)及び(3)について、別に厚生労働大臣が定める施設基準に適合しているものとして地方厚生局長等に届け出た保険医療機関において、ブリッジ又は有床義歯を製作することを目的として、咬合採得を行うに当たって、歯科医師が歯科技工士とともに情報通信機器を用いて咬合状態の確認等を行い、当該補綴物の製作に活用した場合には、歯科技工士連携加算２として、70点を所定点数に加算する。	（新設）
【注の追加】	注３　注１に規定する加算を算定した場合には、当該補綴物について、注２に規定する加算並びに区分番号M003に掲げる印象採得の注１及び注２並びに区分番号M007に掲げる仮床試適の注１及び注２に規定する歯科技工士連携加算１及び歯科技工士連携加算２は別に算定できない。	（新設）
【注の追加】	注４　注２に規定する加算を算定した場合には、当該補綴物について、注１に規定する加算並びに区分番号M003に掲げる印象採得の注１及び注２並びに区分番号M007に掲げる仮床試適の注１及び注２に規定する歯科技工士連携加算１及び歯科技工士連携加算２は別に算定できない。	（新設）
	注５　保険医療材料料は、所定点数に含まれる。	注
M007 仮床試適（１床につき）		
	M007 仮床試適（１床につき） １　少数歯欠損　40点 ２　多数歯欠損　100点 ３　総義歯　190点	
【項目の追加】	４　その他の場合　272点	（新設）
【注の追加】	注１　２及び３について、別に厚生労働大臣が定める施設基準に適合しているものとして地方厚生局長等に届け出た保険医療機関において、有床義歯等を製作することを目的として、仮床試適を行うに当たって、歯科医師が歯科技工士とともに対面で床の適合状況の確認等を行い、当該補綴物の製作に活用した場合には、歯科技工士連携加算１として、50点を所定点数に加算する。	（新設）
【注の追加】	注２　２及び３について、別に厚生労働大臣が定める施設基準に適合しているものとして地方厚生局長等に届け出た保険医療機関において、有床義歯等を製作することを目的として、仮床試適を行うに当たって、歯科医師が歯科技工士とともに情報通信機器を用いて床の適合状況の確認等を行い、当該補綴物の製作に活用した場合には、歯科技工士連携加算２として、70点を所定点数に加算する。	（新設）

項　　目	改　　正　　後	改　　正　　前
【注の追加】	注3　注1に規定する加算を算定した場合には、当該補綴物について、注2に規定する加算並びに区分番号M003に掲げる印象採得の注1及び注2並びに区分番号M006に掲げる咬合採得の注1及び注2に規定する歯科技工士連携加算1及び歯科技工士連携加算2は別に算定できない。	（新設）
【注の追加】	注4　注2に規定する加算を算定した場合には、当該補綴物について、注1に規定する加算並びに区分番号M003に掲げる印象採得の注1及び注2並びに区分番号M006に掲げる咬合採得の注1及び注2に規定する歯科技工士連携加算1及び歯科技工士連携加算2は別に算定できない。	（新設）
	注5　保険医療材料料は、所定点数に含まれる。	注
	M008 ブリッジの試適 1　支台歯とポンティックの数の合計が5歯以下の場合　40点 2　支台歯とポンティックの数の合計が6歯以上の場合　80点	
	（歯冠修復） **M009 充填（1歯につき）** 1　充填1 イ　単純なもの　106点 ロ　複雑なもの　158点 2　充填2 イ　単純なもの　59点 ロ　複雑なもの　107点 注1　歯質に対する接着性を付与又は向上させるために歯面処理を行う場合は1により、それ以外は2により算定する。 注2　1の歯面処理に係る費用は、所定点数に含まれる。	
M010 金属歯冠修復（1個につき）		
【点数の見直し】	**M010 金属歯冠修復（1個につき）** 1　インレー イ　単純なもの　192点 ロ　複雑なもの　287点 2　4分の3冠（前歯）　372点 3　5分の4冠（小臼歯）　312点 4　全部金属冠（小臼歯及び大臼歯）　459点 注　3については、大臼歯の生活歯をブリッジの支台に用いる場合であっても算定できる。 **M010-2 チタン冠（1歯につき）**　1,200点 **M010-3 接着冠（1歯につき）** 1　前歯　370点 2　臼歯　310点 注　接着ブリッジのための接着冠に用いる場合に算定する。	1　インレー イ　単純なもの　190点 ロ　複雑なもの　284点 2　4分の3冠（前歯）　370点 3　5分の4冠（小臼歯）　310点 4　全部金属冠（小臼歯及び大臼歯）　454点
M010-4 根面被覆（1歯につき）		
【点数の見直し】	**M010-4 根面被覆（1歯につき）** 1　根面板によるもの　195点 2　レジン充填によるもの　106点	1　根面板によるもの　190点
M011 レジン前装金属冠（1歯につき）		
【点数の見直し】 【項目の見直し】	**M011 レジン前装金属冠（1歯につき）** 1　前歯 イ　ブリッジの支台歯の場合　1,174点 ロ　イ以外の場合　1,170点 2　小臼歯　1,100点	1　前歯　1,174点 （新設） （新設） 2　小臼歯　1,174点
	M011-2 レジン前装チタン冠（1歯につき）	

項　目	改　正　後	改　正　前
	1,800点 M012 削除 M013 削除 M014 削除 **M015 非金属歯冠修復（１個につき）** １　レジンインレー イ　単純なもの　128点 ロ　複雑なもの　180点 ２　硬質レジンジャケット冠　768点	
M015-2 ＣＡＤ／ＣＡＭ冠（１歯につき） 【点数の見直し】	**M015-2 ＣＡＤ／ＣＡＭ冠（１歯につき）**	**M015-2 ＣＡＤ／ＣＡＭ冠（１歯につき）** 1,200点
【項目の見直し】	１　２以外の場合　1,200点 ２　エンドクラウンの場合　1,450点	（新設） （新設）
【注の見直し】	注１　１については、別に厚生労働大臣が定める施設基準に適合しているものとして地方厚生局長等に届け出た保険医療機関において、歯冠補綴物の設計・製作に要するコンピュータ支援設計・製造ユニット（歯科用ＣＡＤ／ＣＡＭ装置）を用いて、歯冠補綴物（全部被覆冠に限り、エンドクラウンを除く。）を設計・製作し、装着した場合に限り算定する。	注　別に厚生労働大臣が定める施設基準に適合しているものとして地方厚生局長等に届け出た保険医療機関において、歯冠補綴物の設計・製作に要するコンピュータ支援設計・製造ユニット（歯科用ＣＡＤ／ＣＡＭ装置）を用いて、歯冠補綴物（全部被覆冠に限る。）を設計・製作し、装着した場合に限り算定する。
【注の追加】	注２　２については、別に厚生労働大臣が定める施設基準に適合しているものとして地方厚生局長等に届け出た保険医療機関において、歯冠補綴物の設計・製作に要するコンピュータ支援設計・製造ユニット（歯科用ＣＡＤ／ＣＡＭ装置）を用いて、エンドクラウンを設計・製作し、装着した場合に限り算定する。	（新設）
【注の追加】	注３　２については、区分番号M002に掲げる支台築造及び区分番号M002-2に掲げる支台築造印象は、所定点数に含まれ別に算定できない。	（新設）
	M015-3 ＣＡＤ／ＣＡＭインレー（１歯につき）　750点 注　別に厚生労働大臣が定める施設基準に適合しているものとして地方厚生局長等に届け出た保険医療機関において、歯冠補綴物の設計・製作に要するコンピュータ支援設計・製造ユニット（歯科用ＣＡＤ／ＣＡＭ装置）を用いて、臼歯に対して歯冠修復物（全部被覆冠を除く。）を設計・製作し、装着した場合に限り算定する。 **M016 乳歯冠（１歯につき）** １　乳歯金属冠の場合　200点 ２　１以外の場合　390点 **M016-2 小児保隙装置**　600点 注１　クラウンループ又はバンドループを装着した場合に限り算定する。 注２　保険医療材料料は、所定点数に含まれる。 **M016-3 既製金属冠（１歯につき）**　200点	
M017-2 高強度硬質レジ	**（欠損補綴）** **M017 ポンティック（１歯につき）**　434点 注　レジン前装金属ポンティックを製作した場合は、その部位に応じて次に掲げる点数を所定点数に加算する。 イ　前歯部の場合　746点 ロ　小臼歯部の場合　200点 ハ　大臼歯部の場合　60点	

項　　目	改　正　後	改　正　前
M017-2 高強度硬質レジンブリッジ（1装置につき） 【点数の見直し】	**M017-2 高強度硬質レジンブリッジ（1装置につき）** 2,800点 注　高強度硬質レジン及びグラスファイバーを用いてブリッジを製作し、装着した場合に限り算定する。	**M017-2 高強度硬質レジンブリッジ（1装置につき）** 2,600点
M018 有床義歯 【点数の見直し】	**M018 有床義歯** 1　局部義歯（1床につき） イ　1歯から4歯まで　624点 ロ　5歯から8歯まで　767点 ハ　9歯から11歯まで　1,042点 ニ　12歯から14歯まで　1,502点 2　総義歯（1顎につき）　2,420点	イ　1歯から4歯まで　594点 ロ　5歯から8歯まで　732点 ハ　9歯から11歯まで　972点 ニ　12歯から14歯まで　1,402点 2　総義歯（1顎につき）　2,184点
M019 熱可塑性樹脂有床義歯 【点数の見直し】	**M019 熱可塑性樹脂有床義歯** 1　局部義歯（1床につき） イ　1歯から4歯まで　624点 ロ　5歯から8歯まで　767点 ハ　9歯から11歯まで　1,042点 ニ　12歯から14歯まで　1,502点 2　総義歯（1顎につき）　2,500点	イ　1歯から4歯まで　630点 ロ　5歯から8歯まで　852点 ハ　9歯から11歯まで　1,064点 ニ　12歯から14歯まで　1,678点 2　総義歯（1顎につき）　2,682点
M020 鋳造鉤（1個につき） 【点数の見直し】	**M020 鋳造鉤（1個につき）** 1　双子鉤　260点 2　二腕鉤　240点	1　双子鉤　255点 2　二腕鉤　235点
M021 線鉤（1個につき） 【点数の見直し】	**M021 線鉤（1個につき）** 1　双子鉤　227点 2　二腕鉤（レストつき）　159点 3　レストのないもの　134点	1　双子鉤　224点 2　二腕鉤（レストつき）　156点 3　レストのないもの　132点
M021-2 コンビネーション鉤（1個につき） 【点数の見直し】	**M021-2 コンビネーション鉤（1個につき）** 246点	**M021-2 コンビネーション鉤（1個につき）** 236点
M021-3 磁性アタッチメント（1個につき） 【点数の見直し】	**M021-3 磁性アタッチメント（1個につき）** 1　磁石構造体を用いる場合　460点 2　キーパー付き根面板を用いる場合　550点 注　有床義歯（区分番号M018に掲げる有床義歯又は区分番号M019に掲げる熱可塑性樹脂有床義歯に限り、区分番号M030の2に掲げる軟質材料を用いる場合において義歯床用軟質裏装材を使用して床裏装を行った場合に係る有床義歯を除く。）に対して、磁性アタッチメントを装着した場合に限り算定する。 **M022 間接支台装置（1個につき）** 111点 注　保険医療材料料は、所定点数に含まれる。 **M023 バー（1個につき）** 1　鋳造バー　458点 2　屈曲バー　268点 注　鋳造バー又は屈曲バーに保持装置を装着した場合は、62点を所定点数に加算する。ただし、保険医療材料料は、所定点数に含まれる。 M024 削除 **M025 口蓋補綴、顎補綴（1顎につき）** 1　印象採得が困難なもの　1,500点 2　印象採得が著しく困難なもの　4,000点 注1　義歯を装着した口蓋補綴又は顎補綴は、	1　磁石構造体を用いる場合　260点 2　キーパー付き根面板を用いる場合　350点

項　　目	改　正　後	改　正　前
	所定点数に区分番号M018に掲げる有床義歯から区分番号M023に掲げるバー及び区分番号M026に掲げる補綴隙の所定点数を加算した点数とする。 注２　保険医療材料料は、所定点数に含まれる。	
M025-2 広範囲顎骨支持型補綴 【点数の見直し】	**M025-2 広範囲顎骨支持型補綴** １　ブリッジ形態のもの（３分の１顎につき）　25,000点 ２　床義歯形態のもの（１顎につき）20,000点 注１　区分番号Ｊ109に掲げる広範囲顎骨支持型装置埋入手術に係る施設基準に適合しているものとして地方厚生局長等に届け出た保険医療機関において、当該補綴に係る補綴物の印象採得から装着までの一連の行為を行う場合に、補綴治療を着手した日において算定する。 注２　区分番号Ｊ109に掲げる広範囲顎骨支持型装置埋入手術の実施範囲が３分の１顎未満である場合は、１の所定点数の100分の50に相当する点数により算定する。 注３　保険医療材料料（別に厚生労働大臣が定める特定保険医療材料を除く。）は、所定点数に含まれる。	１　ブリッジ形態のもの（３分の１顎につき）　20,000点 ２　床義歯形態のもの（１顎につき）15,000点
	（その他の技術） **M026 補綴隙（１個につき）**　65点 注　保険医療材料料は、所定点数に含まれるものとする。 M027 削除 M028 削除	
M029 有床義歯修理（１床につき） 【注の見直し】 【注の見直し】	**（修　理）** **M029 有床義歯修理（１床につき）**　260点 注１　新たに製作した有床義歯を装着した日から起算して６月以内に当該有床義歯の修理を行った場合は、所定点数の100分の50に相当する点数により算定する。 注２　保険医療材料料（人工歯料を除く。）は、所定点数に含まれる。 注３　別に厚生労働大臣が定める施設基準に適合しているものとして地方厚生局長等に届け出た保険医療機関において、患者の求めに応じて、破損した有床義歯を預かった当日に修理を行い、当該義歯を装着した場合は、歯科技工加算１として、１床につき55点を所定点数に加算する。 注４　別に厚生労働大臣が定める施設基準に適合しているものとして地方厚生局長等に届け出た保険医療機関において、患者の求めに応じて、破損した有床義歯を預かって修理を行い、預かった日の翌日に当該義歯を装着した場合は、歯科技工加算２として、１床につき35点を所定点数に加算する。	注３　別に厚生労働大臣が定める施設基準に適合しているものとして地方厚生局長等に届け出た保険医療機関において、患者の求めに応じて、破損した有床義歯を預かった当日に修理を行い、当該義歯を装着した場合は、歯科技工加算１として、１床につき50点を所定点数に加算する。 注４　別に厚生労働大臣が定める施設基準に適合しているものとして地方厚生局長等に届け出た保険医療機関において、患者の求めに応じて、破損した有床義歯を預かって修理を行い、預かった日の翌日に当該義歯を装着した場合は、歯科技工加算２として、１床につき30点を所定点数に加算する。
M030 有床義歯内面適合法	**M030 有床義歯内面適合法** １　硬質材料を用いる場合 イ　局部義歯（１床につき） (1)　１歯から４歯まで　216点 (2)　５歯から８歯まで　268点	

項目	改正後	改正前
	(3) 9歯から11歯まで 370点 (4) 12歯から14歯まで 572点 ロ 総義歯（1顎につき） 790点 2 軟質材料を用いる場合（1顎につき） 1,200点 注1 2については、下顎総義歯又は区分番号M025に掲げる口蓋補綴、顎補綴に限る。 注2 新たに製作した有床義歯を装着した日から起算して6月以内に当該有床義歯の有床義歯内面適合法を行った場合は、所定点数の100分の50に相当する点数により算定する。 注3 1については、保険医療材料料（人工歯料を除く。）は、所定点数に含まれる。	
【注の見直し】	注4 2については、別に厚生労働大臣が定める施設基準に適合しているものとして地方厚生局長等に届け出た保険医療機関において、患者の求めに応じて、有床義歯を預かった当日に間接法により有床義歯内面適合法を行い、当該義歯を装着した場合は、歯科技工加算1として、1顎につき55点を所定点数に加算する。	注4 2については、別に厚生労働大臣が定める施設基準に適合しているものとして地方厚生局長等に届け出た保険医療機関において、患者の求めに応じて、有床義歯を預かった当日に間接法により有床義歯内面適合法を行い、当該義歯を装着した場合は、歯科技工加算1として、1顎につき50点を所定点数に加算する。
【注の見直し】	注5 2については、別に厚生労働大臣が定める施設基準に適合しているものとして地方厚生局長等に届け出た保険医療機関において、患者の求めに応じて、有床義歯を預かって、間接法により有床義歯内面適合法を行い、預かった日の翌日に当該義歯を装着した場合は、歯科技工加算2として、1顎につき35点を所定点数に加算する。 M031 削除 M032 削除 M033 削除 **M034 歯冠補綴物修理（1歯につき）** 70点 注 保険医療材料料（人工歯料を除く。）は、所定点数に含まれる。 M035 削除 M036 削除 M037 削除 M038 削除 M039 削除 M040 削除 **M041 広範囲顎骨支持型補綴物修理（1装置につき）** 1,200点 注 保険医療材料料（別に厚生労働大臣が定める特定保険医療材料を除く。）は、所定点数に含まれる。	注5 2については、別に厚生労働大臣が定める施設基準に適合しているものとして地方厚生局長等に届け出た保険医療機関において、患者の求めに応じて、有床義歯を預かって、間接法により有床義歯内面適合法を行い、預かった日の翌日に当該義歯を装着した場合は、歯科技工加算2として、1顎につき30点を所定点数に加算する。
第2節 削除	第2節 削除	
第3節 特定保険医療材料料	**M100 特定保険医療材料** 材料価格を10円で除して得た点数 注 使用した特定保険医療材料の材料価格は、別に厚生労働大臣が定める。	

第２章　第13部　歯科矯正

項　　目	改　正　後	改　正　前
通　則	１　歯科矯正の費用は、特に規定する場合を除き、第１節の各区分の所定点数及び第２節に掲げる特定保険医療材料（別に厚生労働大臣が定める保険医療材料をいう。以下この部において同じ。）の所定点数を合算した点数により算定する。 ２　第13部に掲げられていない歯科矯正であって特殊なものの費用は、第13部に掲げられている歯科矯正のうちで最も近似する歯科矯正の各区分の所定点数により算定する。	
第１節　歯科矯正料	**N000 歯科矯正診断料**　1,500点 注１　別に厚生労働大臣が定める施設基準に適合しているものとして地方厚生局長等に届け出た保険医療機関において、治療計画書を作成し、患者に対し文書により提供した場合に算定する。 注２　歯科矯正診断料は、歯科矯正を開始するとき、動的処置を開始するとき、マルチブラケット法を開始するとき、保定を開始するとき及び顎切除等の手術を実施するときに、それぞれ１回に限り算定する。 注３　保険医療材料料は、所定点数に含まれる。	
N001 顎口腔機能診断料 【注の見直し】	**N001 顎口腔機能診断料**　2,300点 注１　別に厚生労働大臣が定める施設基準に適合しているものとして地方厚生局長等に届け出た保険医療機関において、顎変形症に係る顎口腔機能診断を行い、治療計画書を顎離断等の手術を担当する保険医療機関と連携して作成し、患者に対し文書により提供した場合に算定する。 注２　顎口腔機能診断料は、歯科矯正を開始するとき、動的処置を開始するとき、マルチブラケット法を開始するとき、顎離断等の手術を開始するとき及び保定を開始するときに、それぞれ１回に限り算定する。 注３　区分番号N000に掲げる歯科矯正診断料の費用及び保険医療材料料は、所定点数に含まれる。	注３　区分番号N000に掲げる歯科矯正診断の費用及び保険医療材料料は、所定点数に含まれる。
【新設】	**N001-2 歯科矯正相談料** １　歯科矯正相談料１　420点 ２　歯科矯正相談料２　420点 注１　１については、区分番号N000に掲げる歯科矯正診断料の注１又は区分番号N001に掲げる顎口腔機能診断料の注１に規定する施設基準に適合しているものとして地方厚生局長等に届け出た保険医療機関において、第13部に掲げる歯科矯正の適応となる咬合異常又は顎変形症が疑われる患者に対し、歯・歯列の状態、咬合状態又は顎骨の形態等の分析及び診断を行い、当該患者に対し、診断結果等を文書により提供した場合に、年度に１回に限り算定する。 注２　２については、区分番号N000に掲げる歯科矯正診断料の注１又は区分番号N001	（新設）

項　　　目	改　　正　　後	改　　正　　前
	に掲げる顎口腔機能診断料の注１に規定する施設基準に適合しているものとして地方厚生局長等に届け出た保険医療機関以外の保険医療機関において、第13部に掲げる歯科矯正の適応となる咬合異常又は顎変形症が疑われる患者に対し、歯・歯列の状態、咬合状態又は顎骨の形態等の分析及び診断を行い、当該患者に対し、診断結果等を文書により提供した場合に、年度に１回に限り算定する。 注３　区分番号Ｅ000の１に掲げる単純撮影若しくは２に掲げる特殊撮影又は区分番号Ｅ100の１に掲げる単純撮影若しくは２に掲げる特殊撮影は別に算定できる。 注４　保険医療材料料は、所定点数に含まれる。	
Ｎ002 歯科矯正管理料	**Ｎ002 歯科矯正管理料**　240点 注１　区分番号Ｎ000に掲げる歯科矯正診断料の注１又は区分番号Ｎ001に掲げる顎口腔機能診断料の注１に規定する治療計画書に基づき、計画的な歯科矯正管理を継続して行った場合であって、当該保険医療機関において動的治療が開始された患者に対し、療養上必要な指導を行うとともに経過模型による歯の移動等の管理を行った上で、具体的な指導管理の内容について文書により提供したときに、区分番号Ａ000に掲げる初診料を算定した日の属する月の翌月以降月１回に限り算定する。	
【注の見直し】	注２　区分番号Ｂ000-4に掲げる歯科疾患管理料、区分番号Ｂ000-4-2に掲げる小児口腔機能管理料、区分番号Ｂ000-4-3に掲げる口腔機能管理料、区分番号Ｂ000-6に掲げる周術期等口腔機能管理料（Ⅰ）、区分番号Ｂ000-7に掲げる周術期等口腔機能管理料（Ⅱ）、区分番号Ｂ000-8に掲げる周術期等口腔機能管理料（Ⅲ）、区分番号Ｂ000-9に掲げる周術期等口腔機能管理料（Ⅳ）、区分番号Ｂ000-11に掲げる回復期等口腔機能管理料又は区分番号Ｃ001-3に掲げる歯科疾患在宅療養管理料を算定している患者に対して行った歯科矯正管理の費用は、別に算定できない。 注３　保険医療材料料は、所定点数に含まれる。 **Ｎ003 歯科矯正セファログラム（一連につき）**　300点 注　保険医療材料料は、所定点数に含まれる。 **Ｎ004 模型調製（１組につき）** １　平行模型　500点 ２　予測模型　300点 注１　１については、歯科矯正を開始するとき、動的処置を開始するとき、マルチブラケット法を開始するとき、顎離断等の手術を開始するとき及び保定を開始するときに、それぞれ１回に限り算定する。 注２　１について、顎態模型を調製した場合は、200点を所定点数に加算する。 注３　２については、予測歯１歯につき60点を所定点数に加算する。 注４　印象採得料、咬合採得料及び保険医療材料料は、所定点数に含まれる。 **Ｎ005 動的処置（１口腔１回につき）** １　動的処置の開始の日又はマルチブラケット	注２　区分番号Ｂ000-4に掲げる歯科疾患管理料、区分番号Ｂ000-4-2に掲げる小児口腔機能管理料、区分番号Ｂ000-4-3に掲げる口腔機能管理料、区分番号Ｂ000-6に掲げる周術期等口腔機能管理料（Ⅰ）、区分番号Ｂ000-7に掲げる周術期等口腔機能管理料（Ⅱ）、区分番号Ｂ000-8に掲げる周術期等口腔機能管理料（Ⅲ）又は区分番号Ｃ001-3に掲げる歯科疾患在宅療養管理料を算定している患者に対して行った歯科矯正管理の費用は、別に算定できない。

項　　目	改　正　後	改　正　前
	法の開始の日から起算して２年以内に行った場合 イ　同一月内の第１回目　250点 ロ　同一月内の第２回目以降　100点 ２　動的処置の開始の日又はマルチブラケット法の開始の日から起算して２年を超えた後に行った場合 イ　同一月内の第１回目　200点 ロ　同一月内の第２回目以降　100点 注　保険医療材料料は、所定点数に含まれる。 **N006 印象採得（１装置につき）** １　マルチブラケット装置　40点 ２　その他の装置 イ　印象採得が簡単なもの　143点 ロ　印象採得が困難なもの　265点 ハ　印象採得が著しく困難なもの　400点 注　保険医療材料料は、所定点数に含まれる。 **N007 咬合採得（１装置につき）** １　簡単なもの　70点 ２　困難なもの　140点 ３　構成咬合　400点 注　保険医療材料料は、所定点数に含まれる。 **N008 装着** １　装置（１装置につき） イ　可撤式装置　300点 ロ　固定式装置　400点 ２　帯環（１個につき）　80点 ３　ダイレクトボンドブラケット（１個につき）　100点 注１　１のイについて、矯正装置に必要なフォースシステムを行い、力系に関するチャートを作成し、患者に対してその内容について説明した場合は、400点を所定点数に加算する。 注２　１のロについては、固定式装置の帯環及びダイレクトボンドブラケットの装着料を除く。 注３　１のロについて、矯正装置に必要なフォースシステムを行い、力系に関するチャートを作成し、患者に対してその内容について説明した場合は、400点を所定点数に加算する。 注４　３について、エナメルエッチング及びブラケットボンドに係る費用は、所定点数に含まれる。 **N008-2 植立（１本につき）**　500点 **N009 撤去** １　帯環（１個につき）　30点 ２　ダイレクトボンドブラケット（１個につき）　60点 ３　歯科矯正用アンカースクリュー（１本につき）　100点 注　保険医療材料料は、所定点数に含まれる。 **N010 セパレイティング（１箇所につき）**　40点 注　保険医療材料料は、所定点数に含まれる。 **N011 結紮（１顎１回につき）**　50点 注　結紮線の除去の費用及び保険医療材料料は、所定点数に含まれる。	
	（矯正装置） **N012 床装置（１装置につき）** １　簡単なもの　1,500点 ２　複雑なもの　2,000点 **N012-2 スライディングプレート（１装置につき）**　1,500点	

項　　目	改　正　後	改　正　前
	注　保険医療材料料は、所定点数に含まれる。 **N013 リトラクター（1装置につき）**　2,000点 注　スライディングプレートを製作した場合は、1,500点（保険医療材料料を含む。）を所定点数に加算する。ただし、この場合において、区分番号N012-2に掲げるスライディングプレートは別に算定できない。 **N014 プロトラクター（1装置につき）** 2,000点 **N014-2 牽引装置（1歯につき）**　500点 注1　区分番号J044-2に掲げる埋伏歯開窓術を行った歯に対し牽引装置を装着した場合に算定する。 注2　区分番号N022に掲げるダイレクトボンドブラケットは所定点数に含まれ別に算定できない。 注3　保険医療材料料は、所定点数に含まれる。 **N015 拡大装置（1装置につき）**　2,500点 注　スケレトンタイプの場合は、500点を所定点数に加算する。 **N016 アクチバトール（FKO）（1装置につき）**　3,000点 **N017 リンガルアーチ（1装置につき）** 1　簡単なもの　1,500点 2　複雑なもの　2,500点 **N018 マルチブラケット装置（1装置につき）** 1　ステップⅠ 　イ　3装置目までの場合　600点 　ロ　4装置目以降の場合　250点 2　ステップⅡ 　イ　2装置目までの場合　800点 　ロ　3装置目以降の場合　250点 3　ステップⅢ 　イ　2装置目までの場合　1,000点 　ロ　3装置目以降の場合　300点 4　ステップⅣ 　イ　2装置目までの場合　1,200点 　ロ　3装置目以降の場合　300点 注　装着料は、ステップⅠ、ステップⅡ、ステップⅢ及びステップⅣのそれぞれ最初の1装置に限り算定する。 **N019 保定装置（1装置につき）** 1　プレートタイプリテーナー　1,500点 2　メタルリテーナー　6,000点 3　スプリングリテーナー　1,500点 4　リンガルアーチ　1,500点 5　リンガルバー　2,500点 6　ツースポジショナー　3,000点 7　フィクスドリテーナー　1,000点 注1　1について、人工歯を使用して製作した場合の費用は、所定点数に含まれる。 注2　2について、鉤等の費用及び人工歯を使用して製作した場合の費用は、所定点数に含まれる。 **N020 鉤（1個につき）** 1　簡単なもの　90点 2　複雑なもの　160点 注　メタルリテーナーに使用した場合を除く。 **N021 帯環（1個につき）**　200点 注　帯環製作のろう着の費用は、所定点数に含まれる。 **N022 ダイレクトボンドブラケット（1個につき）**　200点 **N023 フック（1個につき）**　70点	

項　　目	改　正　後	改　正　前
	注　ろう着の費用及び保険医療材料料は、所定点数に含まれる。 **N024 弾線（1本につき）** 160点 **N025 トルキングアーチ（1本につき）** 350点 **N026 附加装置（1箇所につき）** 1　パワーチェイン 20点 2　コイルスプリング 20点 3　ピグテイル 20点 4　アップライトスプリング 40点 5　エラスティクス 20点 6　超弾性コイルスプリング 60点 注　保険医療材料料は、所定点数に含まれる。 **N027 矯正用ろう着（1箇所につき）** 60点 注　保険医療材料料は、所定点数に含まれる。 **N028 床装置修理（1装置につき）** 234点 注　保険医療材料料（人工歯料を除く。）は、所定点数に含まれる。	
第2節　特定保険医療材料料	**N100 特定保険医療材料** 材料価格を10円で除して得た点数 注　特定保険医療材料の材料価格は、別に厚生労働大臣が定める。	

第２章　第14部　病理診断

項　　目	改　正　後	改　正　前
通　則	１　病理診断の費用は、各区分の所定点数により算定する。 ２　第14部に掲げる病理診断・判断料以外の病理診断の費用の算定は、医科点数表の例による。 **O000 口腔病理診断料（歯科診療に係るものに限る。）** １　組織診断料　520点 ２　細胞診断料　200点 注１　１については、病理診断を専ら担当する歯科医師又は医師が勤務する病院又は病理診断を専ら担当する常勤の歯科医師若しくは医師が勤務する診療所である保険医療機関において、医科点数表の区分番号Ｎ000に掲げる病理組織標本作製、医科点数表の区分番号Ｎ001に掲げる電子顕微鏡病理組織標本作製、医科点数表の区分番号Ｎ002に掲げる免疫染色（免疫抗体法）病理組織標本作製若しくは医科点数表の区分番号Ｎ003に掲げる術中迅速病理組織標本作製により作製された組織標本（医科点数表の区分番号Ｎ000に掲げる病理組織標本作製又は医科点数表の区分番号Ｎ002に掲げる免疫染色（免疫抗体法）病理組織標本作製により作製された組織標本のデジタル病理画像を含む。）に基づく診断を行った場合又は当該保険医療機関以外の保険医療機関で作製された組織標本（当該保険医療機関以外の保険医療機関で医科点数表の区分番号Ｎ000に掲げる病理組織標本作製又は医科点数表の区分番号Ｎ002に掲げる免疫染色（免疫抗体法）病理組織標本作製により作製された組織標本のデジタル病理画像を含む。）に基づく診断を行った場合に、これらの診断の別又は回数にかかわらず、月１回に限り算定する。 注２　２については、病理診断を専ら担当する歯科医師又は医師が勤務する病院又は病理診断を専ら担当する常勤の歯科医師若しくは医師が勤務する診療所である保険医療機関において、医科点数表の区分番号Ｎ003-2に掲げる迅速細胞診、医科点数表の区分番号Ｎ004に掲げる細胞診の２により作製された標本に基づく診断を行った場合又は当該保険医療機関以外の保険医療機関で作製された標本に基づく診断を行った場合に、これらの診断の別又は回数にかかわらず、月１回に限り算定する。 注３　当該保険医療機関以外の保険医療機関で作製された標本に基づき診断を行った場合は、医科点数表の区分番号Ｎ000からＮ004までに掲げる病理標本作製料は別に算定できない。 注４　口腔病理診断管理に関する別に厚生労働大臣が定める施設基準に適合しているものとして地方厚生局長等に届け出た保険医療機関において、口腔病理診断を専ら担当する常勤の歯科医師又は医師が病理診断を行い、その結果を文書により報告した場合	

項　　　目	改　　正　　後	改　　正　　前
	は、当該基準に係る区分に従い、次に掲げる点数を所定点数に加算する。 イ　口腔病理診断管理加算１ (1)　組織診断を行った場合　120点 (2)　細胞診断を行った場合　60点 ロ　口腔病理診断管理加算２ (1)　組織診断を行った場合　320点 (2)　細胞診断を行った場合　160点 注５　１については、別に厚生労働大臣が定める施設基準に適合しているものとして地方厚生局長等に届け出た保険医療機関において、悪性腫瘍に係る手術の検体から医科点数表の区分番号Ｎ000に掲げる病理組織標本作製の１又は医科点数表の区分番号Ｎ002に掲げる免疫染色（免疫抗体法）病理組織標本作製により作製された組織標本に基づく診断を行った場合は、悪性腫瘍病理組織標本加算として、150点を所定点数に加算する。 **Ｏ001 口腔病理判断料（歯科診療に係るものに限る。）**　130点 注１　行われた病理標本作製の種類又は回数にかかわらず、月１回に限り算定する。 注２　区分番号Ｏ000に掲げる口腔病理診断料を算定した場合は、算定できない。	

第２章　第15部　その他【新設】

項　目	改　正　後	改　正　前
通　則	1　処遇の費用は、第１節若しくは第２節の各区分の所定点数のみにより、又は第１節及び第２節の各区分の所定点数を合算した点数により算定する。 2　処遇改善に当たって、歯科診療及び歯科診療以外の診療を併せて行う保険医療機関にあっては、歯科診療及び歯科診療以外の診療につき、それぞれ別に第２節（入院ベースアップ評価料を除く。）の各区分に掲げるベースアップ評価料を算定する。	
第１節　看護職員処遇改善評価料	**P000　看護職員処遇改善評価料** 注　医科点数表の区分番号O000に掲げる看護職員処遇改善評価料の注に規定する別に厚生労働大臣が定める施設基準に適合しているものとして地方厚生局長等に届け出た保険医療機関に入院している患者であって、第１章第２部第１節の入院基本料（特別入院基本料等を含む。）、同部第３節の特定入院料又は同部第４節の短期滞在手術等基本料（短期滞在手術等基本料１を除く。）を算定しているものについて、医科点数表の区分番号O000に掲げる看護職員処遇改善評価料の例により算定する。	〔改正前の第１章第２部入院料等A500より移動〕
第２節　ベースアップ評価料	**P100　歯科外来・在宅ベースアップ評価料（Ⅰ）（１日につき）** 1　初診時　10点 2　再診時等　２点 3　歯科訪問診療時 　イ　同一建物居住者以外の場合　41点 　ロ　同一建物居住者の場合　10点 注１　１については、主として歯科医療に従事する職員（医師及び歯科医師を除く。以下この節において同じ。）の賃金の改善を図る体制につき別に厚生労働大臣が定める施設基準に適合しているものとして地方厚生局長等に届け出た保険医療機関において、入院中の患者以外の患者に対して初診を行った場合に、所定点数を算定する。 注２　２については、主として歯科医療に従事する職員の賃金の改善を図る体制につき別に厚生労働大臣が定める施設基準に適合しているものとして地方厚生局長等に届け出た保険医療機関において、入院中の患者以外の患者に対して再診又は短期滞在手術等基本料１を算定すべき手術又は検査を行った場合に、所定点数を算定する。 注３　３のイについては、主として歯科医療に従事する職員の賃金の改善を図る体制につき別に厚生労働大臣が定める施設基準に適合しているものとして地方厚生局長等に届	

項　　目	改　正　後	改　正　前
	け出た保険医療機関において、在宅等において療養を行っている患者（当該患者と同一の建物に居住する他の患者に対して当該保険医療機関が同一日に歯科訪問診療を行う場合の当該患者（以下この区分番号において「同一建物居住者」という。）を除く。）であって通院が困難なものに対して、当該患者が居住する建物の屋内において、次のいずれかに該当する歯科訪問診療を行った場合に算定する。 イ　患者の求めに応じた歯科訪問診療 ロ　歯科訪問診療に基づき継続的な歯科診療が必要と認められた患者に対する当該患者の同意を得た歯科訪問診療 注４　３のロについては、主として歯科医療に従事する職員の賃金の改善を図る体制につき別に厚生労働大臣が定める施設基準に適合しているものとして地方厚生局長等に届け出た保険医療機関において、在宅等において療養を行っている患者（同一建物居住者に限る。）であって通院が困難なものに対して、当該患者が居住する建物の屋内において、当該保険医療機関が、次のいずれかに該当する歯科訪問診療を行った場合に算定する。 イ　患者の求めに応じた歯科訪問診療 ロ　歯科訪問診療に基づき継続的な歯科診療が必要と認められた患者に対する当該患者の同意を得た歯科訪問診療 **Ｐ101　歯科外来・在宅ベースアップ評価料（Ⅱ）（１日につき）** １　歯科外来・在宅ベースアップ評価料（Ⅱ）１ イ　初診又は歯科訪問診療を行った場合　８点 ロ　再診時等　１点 ２　歯科外来・在宅ベースアップ評価料（Ⅱ）２ イ　初診又は歯科訪問診療を行った場合　16点 ロ　再診時等　２点 ３　歯科外来・在宅ベースアップ評価料（Ⅱ）３ イ　初診又は歯科訪問診療を行った場合　24点 ロ　再診時等　３点 ４　歯科外来・在宅ベースアップ評価料（Ⅱ）４ イ　初診又は歯科訪問診療を行った場合　32点 ロ　再診時等　４点 ５　歯科外来・在宅ベースアップ評価料（Ⅱ）５ イ　初診又は歯科訪問診療を行った場合　40点 ロ　再診時等　５点 ６　歯科外来・在宅ベースアップ評価料（Ⅱ）６ イ　初診又は歯科訪問診療を行った場合　48点 ロ　再診時等　６点 ７　歯科外来・在宅ベースアップ評価料（Ⅱ）７ イ　初診又は歯科訪問診療を行った場合　56点	

項　　　　目	改　　正　　後	改　　正　　前
	ロ　再診時等　7点 8　歯科外来・在宅ベースアップ評価料（Ⅱ） 8 イ　初診又は歯科訪問診療を行った場合　64点 ロ　再診時等　8点 注1　主として歯科医療に従事する職員の賃金の改善を図る体制につき別に厚生労働大臣が定める施設基準に適合しているものとして地方厚生局長等に届け出た保険医療機関において、入院中の患者以外の患者に対して診療を行った場合に、当該基準に係る区分に従い、それぞれ所定点数を算定する。 注2　1のイ、2のイ、3のイ、4のイ、5のイ、6のイ、7のイ又は8のイについては、歯科外来・在宅ベースアップ評価料（Ⅰ）の1又は3を算定する患者に対して診療を行った場合に算定する。 注3　1のロ、2のロ、3のロ、4のロ、5のロ、6のロ、7のロ又は8のロについては、歯科外来・在宅ベースアップ評価料（Ⅰ）の2を算定する患者に対して診療を行った場合に算定する。 **P102　入院ベースアップ評価料（1日につき）** 1　入院ベースアップ評価料1　1点 2　入院ベースアップ評価料2　2点 3　入院ベースアップ評価料3　3点 4　入院ベースアップ評価料4　4点 5　入院ベースアップ評価料5　5点 6　入院ベースアップ評価料6　6点 7　入院ベースアップ評価料7　7点 8　入院ベースアップ評価料8　8点 9　入院ベースアップ評価料9　9点 10　入院ベースアップ評価料10　10点 11　入院ベースアップ評価料11　11点 12　入院ベースアップ評価料12　12点 13　入院ベースアップ評価料13　13点 14　入院ベースアップ評価料14　14点 15　入院ベースアップ評価料15　15点 16　入院ベースアップ評価料16　16点 17　入院ベースアップ評価料17　17点 18　入院ベースアップ評価料18　18点 19　入院ベースアップ評価料19　19点 20　入院ベースアップ評価料20　20点 21　入院ベースアップ評価料21　21点 22　入院ベースアップ評価料22　22点 23　入院ベースアップ評価料23　23点 24　入院ベースアップ評価料24　24点 25　入院ベースアップ評価料25　25点 26　入院ベースアップ評価料26　26点 27　入院ベースアップ評価料27　27点 28　入院ベースアップ評価料28　28点 29　入院ベースアップ評価料29　29点 30　入院ベースアップ評価料30　30点 31　入院ベースアップ評価料31　31点 32　入院ベースアップ評価料32　32点 33　入院ベースアップ評価料33　33点 34　入院ベースアップ評価料34　34点 35　入院ベースアップ評価料35　35点 36　入院ベースアップ評価料36　36点 37　入院ベースアップ評価料37　37点 38　入院ベースアップ評価料38　38点 39　入院ベースアップ評価料39　39点 40　入院ベースアップ評価料40　40点 41　入院ベースアップ評価料41　41点	

項　　目	改　　正　　後	改　　正　　前
	42　入院ベースアップ評価料42　42点 43　入院ベースアップ評価料43　43点 44　入院ベースアップ評価料44　44点 45　入院ベースアップ評価料45　45点 46　入院ベースアップ評価料46　46点 47　入院ベースアップ評価料47　47点 48　入院ベースアップ評価料48　48点 49　入院ベースアップ評価料49　49点 50　入院ベースアップ評価料50　50点 51　入院ベースアップ評価料51　51点 52　入院ベースアップ評価料52　52点 53　入院ベースアップ評価料53　53点 54　入院ベースアップ評価料54　54点 55　入院ベースアップ評価料55　55点 56　入院ベースアップ評価料56　56点 57　入院ベースアップ評価料57　57点 58　入院ベースアップ評価料58　58点 59　入院ベースアップ評価料59　59点 60　入院ベースアップ評価料60　60点 61　入院ベースアップ評価料61　61点 62　入院ベースアップ評価料62　62点 63　入院ベースアップ評価料63　63点 64　入院ベースアップ評価料64　64点 65　入院ベースアップ評価料65　65点 66　入院ベースアップ評価料66　66点 67　入院ベースアップ評価料67　67点 68　入院ベースアップ評価料68　68点 69　入院ベースアップ評価料69　69点 70　入院ベースアップ評価料70　70点 71　入院ベースアップ評価料71　71点 72　入院ベースアップ評価料72　72点 73　入院ベースアップ評価料73　73点 74　入院ベースアップ評価料74　74点 75　入院ベースアップ評価料75　75点 76　入院ベースアップ評価料76　76点 77　入院ベースアップ評価料77　77点 78　入院ベースアップ評価料78　78点 79　入院ベースアップ評価料79　79点 80　入院ベースアップ評価料80　80点 81　入院ベースアップ評価料81　81点 82　入院ベースアップ評価料82　82点 83　入院ベースアップ評価料83　83点 84　入院ベースアップ評価料84　84点 85　入院ベースアップ評価料85　85点 86　入院ベースアップ評価料86　86点 87　入院ベースアップ評価料87　87点 88　入院ベースアップ評価料88　88点 89　入院ベースアップ評価料89　89点 90　入院ベースアップ評価料90　90点 91　入院ベースアップ評価料91　91点 92　入院ベースアップ評価料92　92点 93　入院ベースアップ評価料93　93点 94　入院ベースアップ評価料94　94点 95　入院ベースアップ評価料95　95点 96　入院ベースアップ評価料96　96点 97　入院ベースアップ評価料97　97点 98　入院ベースアップ評価料98　98点 99　入院ベースアップ評価料99　99点 100　入院ベースアップ評価料100　100点 101　入院ベースアップ評価料101　101点 102　入院ベースアップ評価料102　102点 103　入院ベースアップ評価料103　103点 104　入院ベースアップ評価料104　104点 105　入院ベースアップ評価料105　105点 106　入院ベースアップ評価料106　106点	

項目	改正後	改正前
	107　入院ベースアップ評価料107　107点 108　入院ベースアップ評価料108　108点 109　入院ベースアップ評価料109　109点 110　入院ベースアップ評価料110　110点 111　入院ベースアップ評価料111　111点 112　入院ベースアップ評価料112　112点 113　入院ベースアップ評価料113　113点 114　入院ベースアップ評価料114　114点 115　入院ベースアップ評価料115　115点 116　入院ベースアップ評価料116　116点 117　入院ベースアップ評価料117　117点 118　入院ベースアップ評価料118　118点 119　入院ベースアップ評価料119　119点 120　入院ベースアップ評価料120　120点 121　入院ベースアップ評価料121　121点 122　入院ベースアップ評価料122　122点 123　入院ベースアップ評価料123　123点 124　入院ベースアップ評価料124　124点 125　入院ベースアップ評価料125　125点 126　入院ベースアップ評価料126　126点 127　入院ベースアップ評価料127　127点 128　入院ベースアップ評価料128　128点 129　入院ベースアップ評価料129　129点 130　入院ベースアップ評価料130　130点 131　入院ベースアップ評価料131　131点 132　入院ベースアップ評価料132　132点 133　入院ベースアップ評価料133　133点 134　入院ベースアップ評価料134　134点 135　入院ベースアップ評価料135　135点 136　入院ベースアップ評価料136　136点 137　入院ベースアップ評価料137　137点 138　入院ベースアップ評価料138　138点 139　入院ベースアップ評価料139　139点 140　入院ベースアップ評価料140　140点 141　入院ベースアップ評価料141　141点 142　入院ベースアップ評価料142　142点 143　入院ベースアップ評価料143　143点 144　入院ベースアップ評価料144　144点 145　入院ベースアップ評価料145　145点 146　入院ベースアップ評価料146　146点 147　入院ベースアップ評価料147　147点 148　入院ベースアップ評価料148　148点 149　入院ベースアップ評価料149　149点 150　入院ベースアップ評価料150　150点 151　入院ベースアップ評価料151　151点 152　入院ベースアップ評価料152　152点 153　入院ベースアップ評価料153　153点 154　入院ベースアップ評価料154　154点 155　入院ベースアップ評価料155　155点 156　入院ベースアップ評価料156　156点 157　入院ベースアップ評価料157　157点 158　入院ベースアップ評価料158　158点 159　入院ベースアップ評価料159　159点 160　入院ベースアップ評価料160　160点 161　入院ベースアップ評価料161　161点 162　入院ベースアップ評価料162　162点 163　入院ベースアップ評価料163　163点 164　入院ベースアップ評価料164　164点 165　入院ベースアップ評価料165　165点 注　主として歯科医療に従事する職員の賃金の改善を図る体制につき別に厚生労働大臣が定める施設基準に適合しているものとして地方厚生局長等に届け出た保険医療機関に入院している患者であって、第１章第２部第１節の入院基本料（特別入院基本料等を含む。）、同	

項　目	改　正　後	改　正　前
	部第３節の特定入院料又は同部第４節の短期滞在手術等基本料（短期滞在手術等基本料１を除く。）を算定しているものについて、当該基準に係る区分に従い、それぞれ所定点数を算定する。	

〈参考〉医科点数表の改正(抄)

第2章　特掲診療料　第1部　医学管理等

項　　目	改　正　後	改　正　前
	B001 特定疾患治療管理料 3　悪性腫瘍特異物質治療管理料 イ　尿中ＢＴＡに係るもの　220点 ロ　その他のもの (1)　1項目の場合　360点 (2)　2項目以上の場合　400点 注1　イについては、悪性腫瘍の患者に対して、尿中ＢＴＡに係る検査を行い、その結果に基づいて計画的な治療管理を行った場合に、月1回に限り第1回の検査及び治療管理を行ったときに算定する。 注2　ロについては、悪性腫瘍の患者に対して、区分番号Ｄ009に掲げる腫瘍マーカーに係る検査（注1に規定する検査を除く。）のうち1又は2以上の項目を行い、その結果に基づいて計画的な治療管理を行った場合に、月1回に限り第1回の検査及び治療管理を行ったときに算定する。 注3　注2に規定する悪性腫瘍特異物質治療管理に係る腫瘍マーカーの検査を行った場合は、1回目の悪性腫瘍特異物質治療管理料を算定すべき月に限り、150点をロの所定点数に加算する。ただし、当該月の前月に腫瘍マーカーの所定点数を算定している場合は、この限りでない。 注4　注1に規定する検査及び治療管理並びに注2に規定する検査及び治療管理を同一月に行った場合にあっては、ロの所定点数のみにより算定する。 注5　腫瘍マーカーの検査に要する費用は所定点数に含まれるものとする。 注6　注1及び注2に規定されていない腫瘍マーカーの検査及び計画的な治療管理であって特殊なものに要する費用は、注1又は注2に掲げられている腫瘍マーカーの検査及び治療管理のうち、最も近似するものの所定点数により算定する。 **B001-4 手術前医学管理料**　1,192点 注5　第3部検査及び第4部画像診断のうち次に掲げるもの（手術を行う前1週間以内に行ったものに限る。）は、所定点数に含まれるものとする。ただし、当該期間において同一の検査又は画像診断を2回以上行った場合の第2回目以降のものについては、別に算定することができる。 イ　尿中一般物質定性半定量検査 ロ　血液形態・機能検査 末梢血液像（自動機械法）、末梢血液像（鏡検法）及び末梢血液一般検査 ハ　出血・凝固検査 出血時間、プロトロンビン時間（ＰＴ）及び活性化部分トロンボプラスチン時間（ＡＰＴＴ） ニ　血液化学検査 総ビリルビン、直接ビリルビン又は抱合型ビリルビン、総蛋白、アルブミン（ＢＣＰ改良法・ＢＣＧ法）、尿素窒素、	

項　　　目	改　　正　　後	改　　正　　前
	クレアチニン、尿酸、アルカリホスファターゼ（ＡＬＰ）、コリンエステラーゼ（ＣｈＥ）、γ-グルタミルトランスフェラーゼ（γ－ＧＴ）、中性脂肪、ナトリウム及びクロール、カリウム、カルシウム、マグネシウム、クレアチン、グルコース、乳酸デヒドロゲナーゼ（ＬＤ）、アミラーゼ、ロイシンアミノペプチダーゼ（ＬＡＰ）、クレアチンキナーゼ（ＣＫ）、アルドラーゼ、遊離コレステロール、鉄（Fe）、血中ケトン体・糖・クロール検査（試験紙法・アンプル法・固定化酵素電極によるもの）、不飽和鉄結合能（ＵＩＢＣ）（比色法）、総鉄結合能（ＴＩＢＣ）（比色法）、リン脂質、ＨＤＬ－コレステロール、ＬＤＬ－コレステロール、無機リン及びリン酸、総コレステロール、アスパラギン酸アミノトランスフェラーゼ（ＡＳＴ）、アラニンアミノトランスフェラーゼ（ＡＬＴ）並びにイオン化カルシウム ホ　感染症免疫学的検査 梅毒血清反応（ＳＴＳ）定性、抗ストレプトリジンＯ（ＡＳＯ）定性、抗ストレプトリジンＯ（ＡＳＯ）半定量、抗ストレプトリジンＯ（ＡＳＯ）定量、抗ストレプトキナーゼ（ＡＳＫ）定性、抗ストレプトキナーゼ（ＡＳＫ）半定量、梅毒トレポネーマ抗体定性、ＨＩＶ－１抗体、肺炎球菌抗原定性（尿・髄液）、ヘモフィルス・インフルエンザｂ型（Ｈｉｂ）抗原定性（尿・髄液）、単純ヘルペスウイルス抗原定性、ＲＳウイルス抗原定性及び淋菌抗原定性 ヘ　肝炎ウイルス関連検査 HBs抗原定性・半定量及びＨＣＶ抗体定性・定量 ト　血漿蛋白免疫学的検査 Ｃ反応性蛋白（ＣＲＰ）定性及びＣ反応性蛋白（ＣＲＰ） チ　心電図検査 区分番号Ｄ208の１に掲げるもの リ　写真診断 区分番号Ｅ001の１のイに掲げるもの ヌ　撮影 区分番号Ｅ002の１に掲げるもの **Ｂ001-5 手術後医学管理料（１日につき）** 注３　第３部検査のうち次に掲げるもの（当該手術に係る手術料を算定した日の翌日から起算して３日以内に行ったものに限る。）は、所定点数に含まれるものとする。 イ　尿中一般物質定性半定量検査 ロ　尿中特殊物質定性定量検査 尿蛋白及び尿グルコース ハ　血液形態・機能検査 赤血球沈降速度（ＥＳＲ）、末梢血液像（自動機械法）、末梢血液像（鏡検法）及び末梢血液一般検査 ニ　血液化学検査 総ビリルビン、直接ビリルビン又は抱合型ビリルビン、総蛋白、アルブミン（ＢＣＰ改良法・ＢＣＧ法）、尿素窒素、クレアチニン、尿酸、アルカリホスファターゼ（ＡＬＰ）、コリンエステラーゼ（ＣｈＥ）、γ-グルタミルトランスフェ	

項目	改正後	改正前
	ラーゼ（γ－ＧＴ）、中性脂肪、ナトリウム及びクロール、カリウム、カルシウム、マグネシウム、クレアチン、グルコース、乳酸デヒドロゲナーゼ（ＬＤ）、アミラーゼ、ロイシンアミノペプチダーゼ（ＬＡＰ）、クレアチンキナーゼ（ＣＫ）、アルドラーゼ、遊離コレステロール、鉄（Fe）、血中ケトン体・糖・クロール検査（試験紙法・アンプル法・固定化酵素電極によるもの）、不飽和鉄結合能（ＵＩＢＣ）（比色法）、総鉄結合能（ＴＩＢＣ）（比色法）、リン脂質、ＨＤＬ－コレステロール、ＬＤＬ－コレステロール、無機リン及びリン酸、総コレステロール、アスパラギン酸アミノトランスフェラーゼ（ＡＳＴ）、アラニンアミノトランスフェラーゼ（ＡＬＴ）、イオン化カルシウム並びに血液ガス分析 ホ　心電図検査 ヘ　呼吸心拍監視 ト　経皮的動脈血酸素飽和度測定 チ　終末呼気炭酸ガス濃度測定 リ　中心静脈圧測定 ヌ　動脈血採取	

第２章　特掲診療料　第13部　病理診断

項　　　目	改　　正　　後	改　　正　　前
通則	１　病理診断の費用は、第１節及び第２節の各区分の所定点数を合算した点数により算定する。ただし、病理診断に当たって患者から検体を穿刺し又は採取した場合は、第１節及び第２節並びに第３部第４節の各区分の所定点数を合算した点数により算定する。 ２　病理診断に当たって患者に対し薬剤を施用した場合は、特に規定する場合を除き、前号により算定した点数及び第３部第５節の所定点数を合算した点数により算定する。 ３　病理診断に当たって、別に厚生労働大臣が定める保険医療材料（以下この部において「特定保険医療材料」という。）を使用した場合は、前２号により算定した点数及び第３部第６節の所定点数を合算した点数により算定する。 ４　第１節又は第２節に掲げられていない病理診断であって特殊なものの費用は、第１節又は第２節に掲げられている病理診断のうちで最も近似する病理診断の各区分の所定点数により算定する。 ５　対称器官に係る病理標本作製料の各区分の所定点数は、両側の器官の病理標本作製料に係る点数とする。 ６　保険医療機関が、患者の人体から排出され、又は採取された検体について、当該保険医療機関以外の施設に臨床検査技師等に関する法律第２条に規定する病理学的検査を委託する場合における病理診断に要する費用については、第３部検査の通則第６号に規定する別に厚生労働大臣が定めるところにより算定する。ただし、区分番号Ｎ006に掲げる病理診断料については、別に厚生労働大臣が定める施設基準に適合しているものとして地方厚生局長等に届け出た保険医療機関間において行うときに限り算定する。 ７　保険医療機関間のデジタル病理画像（病理標本に係るデジタル画像のことをいう。以下この表において同じ。）の送受信及び受信側の保険医療機関における当該デジタル病理画像の観察により、区分番号Ｎ003に掲げる術中迅速病理組織標本作製又は区分番号Ｎ003-2に掲げる迅速細胞診を行う場合には、別に厚生労働大臣が定める施設基準に適合しているものとして地方厚生局長等に届け出た保険医療機関間において行うときに限り算定する。	
第１節　病理標本作製料	**通則** １　病理標本作製に当たって、３臓器以上の標本作製を行った場合は、３臓器を限度として算定する。 ２　リンパ節については、所属リンパ節ごとに１臓器として数えるが、複数の所属リンパ節が１臓器について存在する場合は、当該複数の所属リンパ節を１臓器として数える。	

項　　　目	改　正　後	改　正　前
	N000 病理組織標本作製 1　組織切片によるもの（1臓器につき）　860点 2　セルブロック法によるもの（1部位につき）　860点 **N001 電子顕微鏡病理組織標本作製（1臓器につき）**　2,000点 **N002 免疫染色（免疫抗体法）病理組織標本作製** 1　エストロジェンレセプター　720点 2　プロジェステロンレセプター　690点 3　ＨＥＲ２タンパク　690点 4　ＥＧＦＲタンパク　690点 5　ＣＣＲ４タンパク　10,000点 6　ＡＬＫ融合タンパク　2,700点 7　ＣＤ30　400点 8　その他（1臓器につき）　400点 注1　1及び2の病理組織標本作製を同一月に実施した場合は、180点を主たる病理組織標本作製の所定点数に加算する。 注2　8について、確定診断のために4種類以上の抗体を用いた免疫染色が必要な患者に対して、標本作製を実施した場合には、1,200点を所定点数に加算する。 **N003 術中迅速病理組織標本作製（1手術につき）**　1,990点 **N003-2 迅速細胞診** 1　手術中の場合（1手術につき）　450点 2　検査中の場合（1検査につき）　450点	
N004 細胞診（1部位につき）	**N004 細胞診（1部位につき）** 1　婦人科材料等によるもの　150点 2　穿刺吸引細胞診、体腔洗浄等によるもの　190点	
【点数の見直し】	注1　1について、固定保存液に回収した検体から標本を作製して、診断を行った場合には、婦人科材料等液状化検体細胞診加算として、45点を所定点数に加算する。 注2　2について、過去に穿刺し又は採取し、固定保存液に回収した検体から標本を作製して、診断を行った場合には、液状化検体細胞診加算として、85点を所定点数に加算する。 **N005 ＨＥＲ２遺伝子標本作製** 1　単独の場合　2,700点 2　区分番号N002に掲げる免疫染色（免疫抗体法）病理組織標本作製の3による病理標本作製を併せて行った場合　3,050点 **N005-2 ＡＬＫ融合遺伝子標本作製**　6,520点 **N005-3 ＰＤ-Ｌ１タンパク免疫染色（免疫抗体法）病理組織標本作製**　2,700点	注1　1について、固定保存液に回収した検体から標本を作製して、診断を行った場合には、婦人科材料等液状化検体細胞診加算として、36点を所定点数に加算する。
【新設】	**N005-4 ミスマッチ修復タンパク免疫染色（免疫抗体法）病理組織標本作製**　2,700点 注　別に厚生労働大臣が定める施設基準に適合しているものとして地方厚生局長等に届け出た保険医療機関において、ミスマッチ修復タンパク免疫染色（免疫抗体法）病理組織標本作製を実施し、その結果について患者又はその家族等に対し遺伝カウンセリングを行った場合には、遺伝カウンセリング加算として、患者1人につき月1回に限り、1,000点を所定点数に加算する。	（新設）
【新設】	**N005-5 ＢＲＡＦ Ｖ600Ｅ変異タンパク免疫染色（免疫抗体法）病理組織標本作製**　1,600点	（新設）

項　　　目	改　　正　　後	改　　正　　前
第２節　病理診断・判断料	**N006 病理診断料** １　組織診断料　520点 ２　細胞診断料　200点 注１　１については、病理診断を専ら担当する医師が勤務する病院又は病理診断を専ら担当する常勤の医師が勤務する診療所である保険医療機関において、区分番号N000に掲げる病理組織標本作製、区分番号N001に掲げる電子顕微鏡病理組織標本作製、区分番号N002に掲げる免疫染色（免疫抗体法）病理組織標本作製若しくは区分番号N003に掲げる術中迅速病理組織標本作製により作製された組織標本（区分番号N000に掲げる病理組織標本作製又は区分番号N002に掲げる免疫染色（免疫抗体法）病理組織標本作製により作製された組織標本のデジタル病理画像を含む。）に基づく診断を行った場合又は当該保険医療機関以外の保険医療機関で作製された組織標本（当該保険医療機関以外の保険医療機関で区分番号N000に掲げる病理組織標本作製又は区分番号N002に掲げる免疫染色（免疫抗体法）病理組織標本作製により作製された組織標本のデジタル病理画像を含む。）に基づく診断を行った場合に、これらの診断の別又は回数にかかわらず、月１回に限り算定する。 注２　２については、病理診断を専ら担当する医師が勤務する病院又は病理診断を専ら担当する常勤の医師が勤務する診療所である保険医療機関において、区分番号N003-2に掲げる迅速細胞診若しくは区分番号N004に掲げる細胞診の２により作製された標本に基づく診断を行った場合又は当該保険医療機関以外の保険医療機関で作製された標本に基づく診断を行った場合に、これらの診断の別又は回数にかかわらず、月１回に限り算定する。 注３　当該保険医療機関以外の保険医療機関で作製された標本に基づき診断を行った場合は、区分番号N000からN004までに掲げる病理標本作製料は、別に算定できない。 注４　病理診断管理に関する別に厚生労働大臣が定める施設基準に適合しているものとして地方厚生局長等に届け出た保険医療機関において、病理診断を専ら担当する常勤の医師が病理診断を行い、その結果を文書により報告した場合には、当該基準に係る区分に従い、次に掲げる点数を所定点数に加算する。 イ　病理診断管理加算１ (1)　組織診断を行った場合　120点 (2)　細胞診断を行った場合　60点 ロ　病理診断管理加算２ (1)　組織診断を行った場合　320点 (2)　細胞診断を行った場合　160点 注５　１については、別に厚生労働大臣が定める施設基準に適合しているものとして地方厚生局長等に届け出た保険医療機関において、悪性腫瘍に係る手術の検体から区分番号N000に掲げる病理組織標本作製の１又は区分番号N002に掲げる免疫染色（免疫	

項　　　目	改　　正　　後	改　　正　　前
	抗体法）病理組織標本作製により作製された組織標本に基づく診断を行った場合は、悪性腫瘍病理組織標本加算として、150点を所定点数に加算する。 **N007 病理判断料**　130点 注1　行われた病理標本作製の種類又は回数にかかわらず、月1回に限り算定する。 注2　区分番号N006に掲げる病理診断料を算定した場合には、算定しない。	

第２章　特掲診療料　第14部　その他【新設】

項　　　目	改　　正　　後	改　　正　　前
	O000 看護職員処遇改善評価料（１日につき）	
	1　看護職員処遇改善評価料１　1点	
	2　看護職員処遇改善評価料２　2点	
	3　看護職員処遇改善評価料３　3点	
	4　看護職員処遇改善評価料４　4点	
	5　看護職員処遇改善評価料５　5点	
	6　看護職員処遇改善評価料６　6点	
	7　看護職員処遇改善評価料７　7点	
	8　看護職員処遇改善評価料８　8点	
	9　看護職員処遇改善評価料９　9点	
	10　看護職員処遇改善評価料10　10点	
	11　看護職員処遇改善評価料11　11点	
	12　看護職員処遇改善評価料12　12点	
	13　看護職員処遇改善評価料13　13点	
	14　看護職員処遇改善評価料14　14点	
	15　看護職員処遇改善評価料15　15点	
	16　看護職員処遇改善評価料16　16点	
	17　看護職員処遇改善評価料17　17点	
	18　看護職員処遇改善評価料18　18点	
	19　看護職員処遇改善評価料19　19点	
	20　看護職員処遇改善評価料20　20点	
	21　看護職員処遇改善評価料21　21点	
	22　看護職員処遇改善評価料22　22点	
	23　看護職員処遇改善評価料23　23点	
	24　看護職員処遇改善評価料24　24点	
	25　看護職員処遇改善評価料25　25点	
	26　看護職員処遇改善評価料26　26点	
	27　看護職員処遇改善評価料27　27点	
	28　看護職員処遇改善評価料28　28点	
	29　看護職員処遇改善評価料29　29点	
	30　看護職員処遇改善評価料30　30点	
	31　看護職員処遇改善評価料31　31点	
	32　看護職員処遇改善評価料32　32点	
	33　看護職員処遇改善評価料33　33点	
	34　看護職員処遇改善評価料34　34点	
	35　看護職員処遇改善評価料35　35点	
	36　看護職員処遇改善評価料36　36点	
	37　看護職員処遇改善評価料37　37点	
	38　看護職員処遇改善評価料38　38点	
	39　看護職員処遇改善評価料39　39点	
	40　看護職員処遇改善評価料40　40点	
	41　看護職員処遇改善評価料41　41点	
	42　看護職員処遇改善評価料42　42点	
	43　看護職員処遇改善評価料43　43点	
	44　看護職員処遇改善評価料44　44点	
	45　看護職員処遇改善評価料45　45点	
	46　看護職員処遇改善評価料46　46点	
	47　看護職員処遇改善評価料47　47点	
	48　看護職員処遇改善評価料48　48点	
	49　看護職員処遇改善評価料49　49点	
	50　看護職員処遇改善評価料50　50点	
	51　看護職員処遇改善評価料51　51点	
	52　看護職員処遇改善評価料52　52点	
	53　看護職員処遇改善評価料53　53点	
	54　看護職員処遇改善評価料54　54点	
	55　看護職員処遇改善評価料55　55点	
	56　看護職員処遇改善評価料56　56点	
	57　看護職員処遇改善評価料57　57点	
	58　看護職員処遇改善評価料58　58点	
	59　看護職員処遇改善評価料59　59点	
	60　看護職員処遇改善評価料60　60点	

項目	改正後	改正前
	61 看護職員処遇改善評価料61 61点 62 看護職員処遇改善評価料62 62点 63 看護職員処遇改善評価料63 63点 64 看護職員処遇改善評価料64 64点 65 看護職員処遇改善評価料65 65点 66 看護職員処遇改善評価料66 66点 67 看護職員処遇改善評価料67 67点 68 看護職員処遇改善評価料68 68点 69 看護職員処遇改善評価料69 69点 70 看護職員処遇改善評価料70 70点 71 看護職員処遇改善評価料71 71点 72 看護職員処遇改善評価料72 72点 73 看護職員処遇改善評価料73 73点 74 看護職員処遇改善評価料74 74点 75 看護職員処遇改善評価料75 75点 76 看護職員処遇改善評価料76 76点 77 看護職員処遇改善評価料77 77点 78 看護職員処遇改善評価料78 78点 79 看護職員処遇改善評価料79 79点 80 看護職員処遇改善評価料80 80点 81 看護職員処遇改善評価料81 81点 82 看護職員処遇改善評価料82 82点 83 看護職員処遇改善評価料83 83点 84 看護職員処遇改善評価料84 84点 85 看護職員処遇改善評価料85 85点 86 看護職員処遇改善評価料86 86点 87 看護職員処遇改善評価料87 87点 88 看護職員処遇改善評価料88 88点 89 看護職員処遇改善評価料89 89点 90 看護職員処遇改善評価料90 90点 91 看護職員処遇改善評価料91 91点 92 看護職員処遇改善評価料92 92点 93 看護職員処遇改善評価料93 93点 94 看護職員処遇改善評価料94 94点 95 看護職員処遇改善評価料95 95点 96 看護職員処遇改善評価料96 96点 97 看護職員処遇改善評価料97 97点 98 看護職員処遇改善評価料98 98点 99 看護職員処遇改善評価料99 99点 100 看護職員処遇改善評価料100 100点 101 看護職員処遇改善評価料101 101点 102 看護職員処遇改善評価料102 102点 103 看護職員処遇改善評価料103 103点 104 看護職員処遇改善評価料104 104点 105 看護職員処遇改善評価料105 105点 106 看護職員処遇改善評価料106 106点 107 看護職員処遇改善評価料107 107点 108 看護職員処遇改善評価料108 108点 109 看護職員処遇改善評価料109 109点 110 看護職員処遇改善評価料110 110点 111 看護職員処遇改善評価料111 111点 112 看護職員処遇改善評価料112 112点 113 看護職員処遇改善評価料113 113点 114 看護職員処遇改善評価料114 114点 115 看護職員処遇改善評価料115 115点 116 看護職員処遇改善評価料116 116点 117 看護職員処遇改善評価料117 117点 118 看護職員処遇改善評価料118 118点 119 看護職員処遇改善評価料119 119点 120 看護職員処遇改善評価料120 120点 121 看護職員処遇改善評価料121 121点 122 看護職員処遇改善評価料122 122点 123 看護職員処遇改善評価料123 123点 124 看護職員処遇改善評価料124 124点 125 看護職員処遇改善評価料125 125点	

項目	改正後	改正前
	126　看護職員処遇改善評価料126　126点 127　看護職員処遇改善評価料127　127点 128　看護職員処遇改善評価料128　128点 129　看護職員処遇改善評価料129　129点 130　看護職員処遇改善評価料130　130点 131　看護職員処遇改善評価料131　131点 132　看護職員処遇改善評価料132　132点 133　看護職員処遇改善評価料133　133点 134　看護職員処遇改善評価料134　134点 135　看護職員処遇改善評価料135　135点 136　看護職員処遇改善評価料136　136点 137　看護職員処遇改善評価料137　137点 138　看護職員処遇改善評価料138　138点 139　看護職員処遇改善評価料139　139点 140　看護職員処遇改善評価料140　140点 141　看護職員処遇改善評価料141　141点 142　看護職員処遇改善評価料142　142点 143　看護職員処遇改善評価料143　143点 144　看護職員処遇改善評価料144　144点 145　看護職員処遇改善評価料145　145点 146　看護職員処遇改善評価料146　150点 147　看護職員処遇改善評価料147　160点 148　看護職員処遇改善評価料148　170点 149　看護職員処遇改善評価料149　180点 150　看護職員処遇改善評価料150　190点 151　看護職員処遇改善評価料151　200点 152　看護職員処遇改善評価料152　210点 153　看護職員処遇改善評価料153　220点 154　看護職員処遇改善評価料154　230点 155　看護職員処遇改善評価料155　240点 156　看護職員処遇改善評価料156　250点 157　看護職員処遇改善評価料157　260点 158　看護職員処遇改善評価料158　270点 159　看護職員処遇改善評価料159　280点 160　看護職員処遇改善評価料160　290点 161　看護職員処遇改善評価料161　300点 162　看護職員処遇改善評価料162　310点 163　看護職員処遇改善評価料163　320点 164　看護職員処遇改善評価料164　330点 165　看護職員処遇改善評価料165　340点 注　看護職員の処遇の改善を図る体制その他の事項につき別に厚生労働大臣が定める施設基準に適合しているものとして地方厚生局長等に届け出た保険医療機関に入院している患者であって、第１章第２部第１節の入院基本料（特別入院基本料等を含む。）、同部第３節の特定入院料又は同部第４節の短期滞在手術等基本料（短期滞在手術等基本料１を除く。）を算定しているものについて、当該基準に係る区分に従い、それぞれ所定点数を算定する。	

Ⅱ　療養担当規則等

(1)①保険医療機関及び保険医療養担当規則（昭和32年４月30日厚生省令第15号）

【令和６年６月１日施行】

改　　正　　後	改　　正　　前
（掲示） **第２条の６**　（略） ２　保険医療機関は、原則として、前項の厚生労働大臣が定める事項をウェブサイトに掲載しなければならない。	**（掲示）** **第２条の６**　（略） （新設）
（食事療養） **第５条の３**　（略） ２～４　（略） ５　保険医療機関は、原則として、前項の療養の内容及び費用に関する事項をウェブサイトに掲載しなければならない。	**（食事療養）** **第５条の３**　（略） ２～４　（略） （新設）
（生活療養） **第５条の３の２**　（略） ２～４　（略） ５　保険医療機関は、原則として、前項の療養の内容及び費用に関する事項をウェブサイトに掲載しなければならない。	**（生活療養）** **第５条の３の２**　（略） ２～４　（略） （新設）
（保険外併用療養費に係る療養の基準等） **第５条の４**　（略） ２　（略） ３　保険医療機関は、原則として、前項の療養の内容及び費用に関する事項をウェブサイトに掲載しなければならない。	**（保険外併用療養費に係る療養の基準等）** **第５条の４**　（略） ２　（略） （新設）

〔(1)①に係る経過措置〕

改正省令附則第２条　この省令の施行の日から令和７年５月31日までの間、第１条の規定による改正後の療担規則（以下「新療担規則」という。）第２条の６第２項の規定の適用については、同項中「保険医療機関は、原則として、前項の厚生労働大臣が定める事項をウェブサイトに掲載しなければならない。」とあるのは「削除」と、新療担規則第５条の３第５項、第５条の３の２第５項及び第５条の４第３項の規定の適用については、これらの規定中「保険医療機関は、原則として、前項の療養の内容及び費用に関する事項をウェブサイトに掲載しなければならない。」とあるのは「削除」とする。

(1)②保険医療機関及び保険医療養担当規則（昭和32年４月30日厚生省令第15号）

【令和６年10月１日施行】

改　　正　　後	改　　正　　前
（一部負担金等の受領） **第５条**　（略） ２　保険医療機関は、食事療養に関し、当該療養に要する費用の範囲内において法第85条第２項又は第110条第３項の規定により算定した費用の額を超える金額の支払を、生活療養に関し、当該療養に要する費用の範囲内において法第85条の２第２項又は第110条第３項の規定により算定した費用の額を超える金額の支払を、法第63条第２項第三号に規定する評価療養（以下「評価療養」という。）、同項第四号に規定する患者申出療養（以下「患者申出療養」という。）又は同項第五号に規定する選定療養（以下「選定療養」という。）に関し、当該療養に要する費用の範囲内において法第86条第２項又は第110条第３項の規定により算定した費用の額を超える金額の支払を受けることができる。ただし、厚生労働大臣が定める療養に関しては、厚生労働大臣が定める額の支払を受けるものとする。 ３　（略）	**（一部負担金等の受領）** **第５条**　（略） ２　保険医療機関は、食事療養に関し、当該療養に要する費用の範囲内において法第85条第２項又は第110条第３項の規定により算定した費用の額を超える金額の支払を、生活療養に関し、当該療養に要する費用の範囲内において法第85条の２第２項又は第110条第３項の規定により算定した費用の額を超える金額の支払を、法第63条第２項第三号に規定する評価療養（以下「評価療養」という。）、同項第四号に規定する患者申出療養（以下「患者申出療養」という。）又は同項第五号に規定する選定療養（以下「選定療養」という。）に関し、当該療養に要する費用の範囲内において法第86条第２項又は第110条第３項の規定により算定した費用の額を超える金額の支払を受けることができる。 ３　（略）

様式第二号（第二十三条関係）

処　方　箋

（この処方箋は、どの保険薬局でも有効です。）

公費負担者番号		保険者番号	
公費負担医療の受給者番号		被保険者証・被保険者手帳の記号・番号	・　（枝番）

患者			
氏　名		保険医療機関の所在地及び名称	
生年月日	明 大 昭 平 令　年　月　日　男・女	電　話　番　号	
		保　険　医　氏　名	㊞
区　分	被保険者　被扶養者	都道府県番号　点数表番号　医療機関コード	
交付年月日	令和　年　月　日	処方箋の使用期間	令和　年　月　日　（特に記載のある場合を除き、交付の日を含めて４日以内に保険薬局に提出すること。）

処方

変更不可（医療上必要）	患者希望	（個々の処方薬について、医療上の必要性があるため、後発医薬品（ジェネリック医薬品）への変更に差し支えがあると判断した場合には、「変更不可」欄に「レ」又は「×」を記載し、「保険医署名」欄に署名又は記名・押印すること。また、患者の希望を踏まえ、先発医薬品を処方した場合には、「患者希望」欄に「レ」又は「×」を記載すること。）
		リフィル可　□　（　　回）

備考

保険医署名　（「変更不可」欄に「レ」又は「×」を記載した場合は、署名又は記名・押印すること。）

保険薬局が調剤時に残薬を確認した場合の対応（特に指示がある場合は「レ」又は「×」を記載すること。）
□保険医療機関へ疑義照会した上で調剤　　□保険医療機関へ情報提供

調剤実施回数（調剤回数に応じて、□に「レ」又は「×」を記載するとともに、調剤日及び次回調剤予定日を記載すること。）
□１回目調剤日（　年　月　日）　□２回目調剤日（　年　月　日）　□３回目調剤日（　年　月　日）
次回調剤予定日（　年　月　日）　次回調剤予定日（　年　月　日）

調剤済年月日	令和　年　月　日	公費負担者番号	
保険薬局の所在地及び名称保険薬剤師氏名	㊞	公費負担医療の受給者番号	

備考　１．「処方」欄には、薬名、分量、用法及び用量を記載すること。
２．この用紙は、Ａ列５番を標準とすること。
３．療養の給付及び公費負担医療に関する費用の請求に関する命令（昭和51年厚生省令第36号）第１条の公費負担医療については、「保険医療機関」とあるのは「公費負担医療の担当医療機関」と、「保険医氏名」とあるのは「公費負担医療の担当医氏名」と読み替えるものとすること。

様式第二号の二（第二十三条関係）

処　方　箋

（この処方箋は、どの保険薬局でも有効です。）

分割指示に係る処方箋　__分割の__回目

公費負担者番号		保険者番号	
公費負担医療の受給者番号		被保険者証・被保険者手帳の記号・番号	・　（枝番）

患者	氏名			保険医療機関の所在地及び名称
	生年月日	明大昭平令　年　月　日	男・女	電話番号 保険医氏名　印
	区分	被保険者	被扶養者	都道府県番号　点数表番号　医療機関コード

交付年月日	令和　年　月　日	処方箋の使用期間	令和　年　月　日	特に記載のある場合を除き、交付の日を含めて４日以内に保険薬局に提出すること。

処方	変更不可（医療上必要）	患者希望	個々の処方薬について、医療上の必要性があるため、後発医薬品（ジェネリック医薬品）への変更に差し支えがあると判断した場合には、「変更不可」欄に「レ」又は「×」を記載し、「保険医署名」欄に署名又は記名・押印すること。また、患者の希望を踏まえ、先発医薬品を処方した場合には、「患者希望」欄に「レ」又は「×」を記載すること。

備考	保険医署名（「変更不可」欄に「レ」又は「×」を記載した場合は、署名又は記名・押印すること。）
	保険薬局が調剤時に残薬を確認した場合の対応（特に指示がある場合は「レ」又は「×」を記載すること。） □保険医療機関へ疑義照会した上で調剤　□保険医療機関へ情報提供

調剤済年月日	令和　年　月　日	公費負担者番号	
保険薬局の所在地及び名称 保険薬剤師氏名	印	公費負担医療の受給者番号	

備考　１．「処方」欄には、薬名、分量、用法及び用量を記載すること。

２．この用紙は、Ａ列５番を標準とすること。

３．療養の給付及び公費負担医療に関する費用の請求に関する命令（昭和51年厚生省令第36号）第１条の公費負担医療については、「保険医療機関」とあるのは「公費負担医療の担当医療機関」と、「保険医氏名」とあるのは「公費負担医療の担当医氏名」と読み替えるものとすること。

様式第二号の二

分割指示に係る処方箋（別紙）

（発行保険医療機関情報）
処方箋発行医療機関の保険薬局からの連絡先

電話番号＿＿＿＿＿＿＿＿＿＿　　ＦＡＸ番号＿＿＿＿＿＿＿＿＿＿

その他の連絡先＿＿＿＿＿＿＿＿＿＿

（受付保険薬局情報）

１回目を受け付けた保険薬局

名称＿＿＿＿＿＿＿＿＿＿

所在地＿＿＿＿＿＿＿＿＿＿

保険薬剤師氏名＿＿＿＿＿＿＿＿＿＿㊞

調剤年月日＿＿＿＿＿＿＿＿＿＿

２回目を受け付けた保険薬局

名称＿＿＿＿＿＿＿＿＿＿

所在地＿＿＿＿＿＿＿＿＿＿

保険薬剤師氏名＿＿＿＿＿＿＿＿＿＿㊞

調剤年月日＿＿＿＿＿＿＿＿＿＿

３回目を受け付けた保険薬局

名称＿＿＿＿＿＿＿＿＿＿

所在地＿＿＿＿＿＿＿＿＿＿

保険薬剤師氏名＿＿＿＿＿＿＿＿＿＿㊞

調剤年月日＿＿＿＿＿＿＿＿＿＿

(2)①高齢者の医療の確保に関する法律の規定による療養の給付等の取扱い及び担当に関する基準（昭和58年1月20日厚生省告示第14号）

【令和6年6月1日適用】

改　正　後	改　正　前
（掲示） **第2条の6**　（略） 2　保険医療機関は、原則として、前項の厚生労働大臣が定める事項をウェブサイトに掲載しなければならない。	**（掲示）** **第2条の6**　（略） （新設）
（食事療養） **第5条の3**　（略） 2～4　（略） 5　保険医療機関は、原則として、前項の療養の内容及び費用に関する事項をウェブサイトに掲載しなければならない。	**（食事療養）** **第5条の3**　（略） 2～4　（略） （新設）
（生活療養） **第5条の3の2**　（略） 2～4　（略） 5　保険医療機関は、原則として、前項の療養の内容及び費用に関する事項をウェブサイトに掲載しなければならない。	**（生活療養）** **第5条の3の2**　（略） 2～4　（略） （新設）
（保険外併用療養費に係る療養の基準等） **第5条の4**　（略） 2　（略） 3　保険医療機関は、原則として、前項の療養の内容及び費用に関する事項をウェブサイトに掲載しなければならない。	**（保険外併用療養費に係る療養の基準等）** **第5条の4**　（略） 2　（略） （新設）
（掲示） **第25条の4**　保険薬局は、その薬局内の見やすい場所に、第26条の6第2項に規定する事項のほか、別に厚生労働大臣が定める事項を掲示しなければならない。 2　保険薬局は、原則として、前項の厚生労働大臣が定める事項をウェブサイトに掲載しなければならない。	**（掲示）** **第25条の4**　保険薬局は、その薬局内の見やすい場所に、別に厚生労働大臣が定める事項を掲示しなければならない。 （新設）
（保険外併用療養費に係る療養の基準等） **第26条の6**　保険薬局は、評価療養、患者申出療養又は選定療養に関して第26条の4第2項の規定による支払を受けようとする場合において、当該療養を行うに当たり、その種類及び内容に応じて厚生労働大臣の定める基準に従わなければならないほか、あらかじめ、患者に対しその内容及び費用に関して説明を行い、その同意を得なければならない。 2　保険薬局は、その薬局内の見やすい場所に、前項の療養の内容及び費用に関する事項を掲示しなければならない。 3　保険薬局は、原則として、前項の療養の内容及び費用に関する事項をウェブサイトに掲載しなければならない。	（新設）

〔(4)①に係る経過措置〕

改正告示附則第2条　この告示の適用の日から令和7年5月31日までの間、第1条の規定による改正後の療担基準（以下「新療担基準」という。）第2条の6第2項の規定の適用については、同項中「保険医療機関は、原則として、前項の厚生労働大臣が定める事項をウェブサイトに掲載しなければならない。」とあるのは「削除」と、新療担基準第5条の3第5項、第5条の3の2第5項及び第5条の4第3項の規定の適用については、これらの規定中「保険医療機関は、原則として、前項の療養の内容及び費用に関する事項をウェブサイトに掲載しなければならない。」とあるのは「削除」と、新療担基準第25条の4第2項の規定の適用については、同項中「保険薬局は、原則として、前項の厚生労働大臣が定める事項をウェブサイトに掲載しなければならない。」とあるのは「削除」と、新療担基準第26条の6第3項の規定の適用については、同項中「保険薬局は、原則として、前項の療養の内容及び費用に関する事項をウェブサイトに掲載しなければならない。」とあるのは「削除」とする。

(2)②高齢者の医療の確保に関する法律の規定による療養の給付等の取扱い及び担当に関する基準（昭和58年１月20日厚生省告示第14号）

【令和６年10月１日適用】

改　正　後	改　正　前
（一部負担金の受領等） **第５条**　（略） ２　保険医療機関は、法第64条第２項第一号に規定する食事療養（以下「食事療養」という。）に関し、当該療養に要する費用の範囲内において法第74条第２項の規定により算定した費用の額を超える金額の支払を、法第64条第２項第二号に規定する生活療養（以下「生活療養」という。）に関し、当該療養に要する費用の範囲内において法第75条第２項の規定により算定した費用の額を超える金額の支払を、法第64条第２項第三号に規定する評価療養（以下「評価療養」という。）、同項第四号に規定する患者申出療養（以下「患者申出療養」という。）又は同項第五号に規定する選定療養（以下「選定療養」という。）に関し、当該療養に要する費用の範囲内において法第76条第２項に規定する保険外併用療養費算定額を超える金額の支払を受けることができる。ただし、厚生労働大臣が定める療養に関しては、厚生労働大臣が定める額の支払を受けるものとする。	（一部負担金の受領等） **第５条**　（略） ２　保険医療機関は、法第64条第２項第一号に規定する食事療養（以下「食事療養」という。）に関し、当該療養に要する費用の範囲内において法第74条第２項の規定により算定した費用の額を超える金額の支払を、法第64条第２項第二号に規定する生活療養（以下「生活療養」という。）に関し、当該療養に要する費用の範囲内において法第75条第２項の規定により算定した費用の額を超える金額の支払を、法第64条第２項第三号に規定する評価療養（以下「評価療養」という。）、同項第四号に規定する患者申出療養（以下「患者申出療養」という。）又は同項第五号に規定する選定療養（以下「選定療養」という。）に関し、当該療養に要する費用の範囲内において法第76条第２項に規定する保険外併用療養費算定額を超える金額の支払を受けることができる。
（一部負担金の受領等） **第26条の４**　（略） ２　保険薬局は、評価療養、患者申出療養又は選定療養に関し、当該療養に要する費用の範囲内において法第76条第２項に規定する保険外併用療養費算定額を超える金額の支払を受けることができる。ただし、厚生労働大臣が定める療養に関しては、厚生労働大臣が定める額の支払を受けるものとする。	（一部負担金の受領等） **第26条の４**　（略） ２　保険薬局は、評価療養、患者申出療養又は選定療養に関し、当該療養に要する費用の範囲内において法第76条第２項に規定する保険外併用療養費算定額を超える金額の支払を受けることができる。

(3)①厚生労働大臣の定める評価療養、患者申出療養及び選定療養

（平成18年９月12日厚生労働省告示第495号）

【令和６年６月１日適用】

改　正　後	改　正　前
第１条　健康保険法（大正11年法律第70号）第63条第２項第三号及び高齢者の医療の確保に関する法律（昭和57年法律第80号。以下「高齢者医療確保法」という。）第64条第２項第三号に規定する評価療養は、次の各号に掲げるものとする。 一〜四　（略） 五　医薬品医療機器等法第23条の２の５第１項又は第23条の２の17第１項の規定による承認を受けた者が製造販売した当該承認に係る医療機器又は体外診断用医薬品（別に厚生労働大臣が定めるものを除く。）の使用又は支給（別に厚生労働大臣が定める施設基準に適合する病院若しくは診療所又は薬局において保険適用を希望した日から起算して240日以内（当該医療機器又は体外診断用医薬品を活用する技術の評価に当たって、当該技術と類似する他の技術の評価、当該医療機器又は体外診断用医薬品を用いた医療の提供の方法その他の当該医療機器又は体外診断用医薬品を活用する技術に関連する事項と一体的な検討が必要と認められる技術（以下「評価に当たって他の事項と一体的な検討を要する技術」という。）を活用した医療機器又は体外診断用医薬品の使用又は支給にあっては、保険適用を希望した日から起算して２年以内）に行われるものに限り、第八号に掲げるプログラム医療機器の使用又は支給を除く。） 五の二　医薬品医療機器等法第23条の25第１項又は第23条の37第１項の規定による承認を受けた者が製造販売した当該承認に係る再生医療等製品（別に厚生労働大臣が定めるものを除く。）の使用又は支給（別に厚生労働大臣	**第１条**　健康保険法（大正11年法律第70号）第63条第２項第三号及び高齢者の医療の確保に関する法律（昭和57年法律第80号。以下「高齢者医療確保法」という。）第64条第２項第三号に規定する評価療養は、次の各号に掲げるものとする。 一〜四　（略） 五　医薬品医療機器等法第23条の２の５第１項又は第23条の２の17第１項の規定による承認を受けた者が製造販売した当該承認に係る医療機器又は体外診断用医薬品（別に厚生労働大臣が定めるものを除く。）の使用又は支給（別に厚生労働大臣が定める施設基準に適合する病院若しくは診療所又は薬局において保険適用を希望した日から起算して240日以内に行われるものに限る。） 五の二　医薬品医療機器等法第23条の25第１項又は第23条の37第１項の規定による承認を受けた者が製造販売した当該承認に係る再生医療等製品（別に厚生労働大臣が定めるものを除く。）の使用又は支給（別に厚生労働大臣

が定める施設基準に適合する病院若しくは診療所又は薬局において保険適用を希望した日から起算して240日以内（評価に当たって他の事項と一体的な検討を要する技術を活用した再生医療等製品の使用又は支給にあっては、保険適用を希望した日から起算して２年以内）に行われるものに限る。）	が定める施設基準に適合する病院若しくは診療所又は薬局において保険適用を希望した日から起算して240日以内に行われるものに限る。）
六〜七の二　（略）	六〜七の二　（略）
八　医薬品医療機器等法第23条の２の５第１項又は第23条の２の17第１項の規定による承認を受けた者が製造販売した当該承認に係るプログラム医療機器の使用又は支給（次の各号に掲げるプログラム医療機器の区分に応じ、それぞれ当該各号に掲げる条件及び期間の範囲内で行われるものに限る。） イ　医薬品医療機器等法第23条の２の５第１項若しくは第23条の２の17第１項の規定による承認（医薬品医療機器等法第23条の２の５第１項又は第23条の２の17第１項の規定による承認を受けた後に、改めて承認を受ける場合（使用目的、効果又は使用方法が変更される場合に限る。）における当該承認に限る。以下「医療機器承認」という。）又は同法第23条の２の５第15項（第23条の２の17第５項において準用する場合を含む。）の規定により承認を受けた事項の一部を変更しようとする場合（使用目的、効果又は使用方法を変更しようとする場合に限る。）における承認（以下「医療機器一部変更承認」という。）を受けようとする、又は受けた者が製造販売した当該医療機器承認若しくは医療機器一部変更承認に係るプログラム医療機器（保険適用を希望するものに限る。）であって、評価療養としてその使用又は支給を行うことが適当と認められるものとして厚生労働大臣が定めるもの　⑴の条件及び⑵の期間 ⑴　別に厚生労働大臣が定める施設基準に適合する病院若しくは診療所又は薬局において、別に厚生労働大臣が定める条件 ⑵　保険適用を希望した日から起算して240日が経過するまでの間（評価に当たって他の事項と一体的な検討を要する技術を活用したプログラム医療機器にあっては、保険適用を希望した日から起算して２年が経過するまでの間）であって別に厚生労働大臣が定める期間 ロ　現に保険適用されているプログラム医療機器のうち、使用成績を踏まえた再評価（当該プログラム医療機器における保険適用されていない範囲における使用又は支給に係る有効性に関するものに限る。）に係る申請を行い、又は行おうとするものであって、評価療養としてその使用又は支給を行うことが適当と認められるものとして厚生労働大臣が定めるもの　⑴の条件及び⑵の期間 ⑴　別に厚生労働大臣が定める条件 ⑵　当該申請を行った日から起算して240日が経過するまでの間（評価に当たって他の事項と一体的な検討を要する技術を活用したプログラム医療機器にあっては、保険適用を希望した日から起算して２年が経過するまでの間）であって別に厚生労働大臣が定める期間	（新設）
第２条　健康保険法第63条第２項第五号及び高齢者医療確保法第64条第２項第五号に規定する選定療養は、次の各号に掲げるものとする。	**第２条**　健康保険法第63条第２項第五号及び高齢者医療確保法第64条第２項第五号に規定する選定療養は、次の各号に掲げるものとする。
一〜十一　（略）	一〜十一　（略）
十二　主として患者が操作等を行うプログラム医療機器であって、保険適用期間の終了後において患者の希望に基づき使用することが適当と認められるものの使用	（新設）
十三　間歇スキャン式持続血糖測定器の使用（診療報酬の算定方法に掲げる療養としての使用を除く。）	（新設）
十四　医療上必要があると認められない、患者の都合による精子の凍結又は融解	（新設）

⑶②厚生労働大臣の定める評価療養、患者申出療養及び選定療養

（平成18年９月12日厚生労働省告示第495号）

【令和６年10月１日適用】

改　正　後	改　正　前
第２条　健康保険法第63条第２項第五号及び高齢者医療確保法第64条第２項第五号に規定する選定療養は、次の各号に掲げるものとする。 一～十四　（略） 十五　保険薬局及び保険薬剤師療養担当規則（昭和32年厚生省令第16号。以下「薬担規則」という。）第７条の２に規定する後発医薬品のある薬担規則第７条の２に規定する新医薬品等（昭和42年９月30日以前の薬事法の規定による製造の承認（以下この号において「旧承認」という。）に係る医薬品であって、当該医薬品とその有効成分、分量、用法、用量、効能及び効果が同一性を有するものとして、医薬品、医療機器等の品質、有効性及び安全性の確保等に関する法律（昭和35年法律第145号）第14条又は第19条の２の規定による製造販売の承認（旧承認を含む。）がなされたものがあるものを含む。）であって別に厚生労働大臣が定めるものの処方等又は調剤に係る療養（別に厚生労働大臣が定める場合を除く。）	**第２条**　健康保険法第63条第２項第五号及び高齢者医療確保法第64条第２項第五号に規定する選定療養は、次の各号に掲げるものとする。 一～十四　（略） （新設）

⑷保険外併用療養費に係る療養についての費用の額の算定方法

（平成18年９月12日厚生労働省告示第496号）

【令和６年10月１日適用】

改　正　後	改　正　前
別表第２	別表第２

改正後：

（略）	（略）
厚生労働大臣の定める評価療養、患者申出療養及び選定療養（平成18年厚生労働省告示第495号）第２条第十五号に規定する後発医薬品のある新医薬品等（下〔右〕欄において単に「先発医薬品」という。）の処方等又は調剤に係る療養	上〔左〕欄の療養に係る所定点数から当該療養に係る診療報酬の算定方法別表第一区分番号Ｆ200に掲げる薬剤その他の診療報酬の算定方法に掲げる厚生労働大臣が定める区分に定める点数を控除した点数に、当該療養に係る医薬品の薬価から、先発医薬品の薬価から当該先発医薬品の後発医薬品の薬価を控除して得た価格に４分の１を乗じて得た価格を控除して得た価格を用いて当該各区分の例により算定した点数を加えた点数

改正前：

（略）	（略）
（新設）	（新設）

(5)入院時食事療養費に係る食事療養及び入院時生活療養費に係る生活療養の費用の額の算定に関する基準 （平成18年３月６日厚生労働省告示第99号）

【令和６年６月１日適用】

改　正　後	改　正　前
別表 **食事療養及び生活療養の費用額算定表** **第一　食事療養** １　入院時食事療養（Ｉ）（１食につき） (1)　(2)以外の食事療養を行う場合　670円 (2)　流動食のみを提供する場合　605円 注（略） ２　入院時食事療養（Ⅱ）（１食につき） (1)　(2)以外の食事療養を行う場合　536円 (2)　流動食のみを提供する場合　490円 注　（略） **第二　生活療養** １　入院時生活療養（Ｉ） (1)　健康保険法第63条第２項第二号イ及び高齢者の医療の確保に関する法律第64条第２項第二号イに掲げる療養（以下「食事の提供たる療養」という。）（１食につき） イ　ロ以外の食事の提供たる療養を行う場合　584円 ロ　流動食のみを提供する場合　530円 (2)　（略） 注　（略） ２　入院時生活療養（Ⅱ） (1)　食事の提供たる療養（１食につき）　450円 (2)　（略） 注　（略）	別表 **食事療養及び生活療養の費用額算定表** **第一　食事療養** １　入院時食事療養（Ｉ）（１食につき） (1)　(2)以外の食事療養を行う場合　640円 (2)　流動食のみを提供する場合　575円 注（略） ２　入院時食事療養（Ⅱ）（１食につき） (1)　(2)以外の食事療養を行う場合　506円 (2)　流動食のみを提供する場合　460円 注　（略） **第二　生活療養** １　入院時生活療養（Ｉ） (1)　健康保険法第63条第２項第二号イ及び高齢者の医療の確保に関する法律第64条第２項第二号イに掲げる療養（以下「食事の提供たる療養」という。）（１食につき） イ　ロ以外の食事の提供たる療養を行う場合　554円 ロ　流動食のみを提供する場合　500円 (2)　（略） 注　（略） ２　入院時生活療養（Ⅱ） (1)　食事の提供たる療養（１食につき）　420円 (2)　（略） 注　（略）

第3部

関係省令・告示

保険医療機関及び保険薬局の指定並びに保険医及び保険薬剤師の登録に関する省令

（昭和32年厚生省令第13号）

〔健康保険法施行規則及び保険医療機関及び保険薬局の指定並びに保険医及び保険薬剤師の登録に関する省令の一部を改正する省令（令和６年３月５日厚生労働省令第34号）第２条による改正〕

【令和６年６月１日施行】

改　正　後	改　正　前
（公示） **第五条**　令第一条の規定による公示は、地方厚生局等が当該地方厚生局等の掲示場に掲示すること及び当該地方厚生局等のウェブサイトに掲載することによつて行うものとする。	（公示） **第五条**　令第一条の規定による公示は、地方厚生局等の掲示場に掲示することによつて行うものとする。
（公示） **第二十一条**　令第六条の規定による公示は、地方厚生局等が当該地方厚生局等の掲示場に掲示すること及び当該地方厚生局等のウェブサイトに掲載することによつて行うものとする。	（公示） **第二十一条**　令第六条の規定による公示は、地方厚生局等の掲示場に掲示することによつて行うものとする。

療担規則及び薬担規則並びに療担基準に基づき厚生労働大臣が定める掲示事項等

（平成18年厚生労働省告示第107号）

○令和６年３月５日厚生労働省告示第56号

保険医療機関及び保険医療養担当規則（昭和32年厚生省令第15号）第19条第１項本文及び第21条第九号ただし書並びに高齢者の医療の確保に関する法律の規定による療養の給付等の取扱い及び担当に関する基準（昭和58年厚生省告示第14号）第19条第１項本文の規定に基づき、療担規則及び薬担規則並びに療担基準に基づき厚生労働大臣が定める掲示事項等の一部を改正する告示を次のように定める。

①【令和６年４月１日適用】

改正後	改正前
第三　療担規則第５条の４第１項及び療担基準第５条の４第１項の選定療養に関して支払を受けようとする場合の厚生労働大臣の定める基準 一　（略） 二　特別の療養環境の提供に関する基準 (一)　（略） (二)　特別の療養環境に係る病床数は、当該保険医療機関の有する病床（健康保険法（大正11年法律第70号）第63条第３項第一号の指定に係る病床に限る。以下この号において同じ。）の数の５割以下でなければならないものとする。ただし、厚生労働大臣が次に掲げる要件を満たすものとして承認した保険医療機関にあっては、当該承認に係る病床割合以下とする。 イ～ト　（略） (三)　（略） 三～十　（略）	**第三　療担規則第５条の４第１項及び療担基準第５条の４第１項の選定療養に関して支払を受けようとする場合の厚生労働大臣の定める基準** 一　（略） 二　特別の療養環境の提供に関する基準 (一)　（略） (二)　特別の療養環境に係る病床数は、当該保険医療機関の有する病床（健康保険法（大正11年法律第70号）第63条第３項第一号の指定に係る病床（健康保険法等の一部を改正する法律（平成18年法律第83号）附則第130条の２第１項の規定によりなおその効力を有するものとされた同法第26条の規定による改正前の介護保険法（平成９年法律第123号）第48条第１項第三号に規定する指定介護療養施設サービスを行う同法第８条第26項に規定する療養病床等を除く。）に限る。以下この号において同じ。）の数の５割以下でなければならないものとする。ただし、厚生労働大臣が次に掲げる要件を満たすものとして承認した保険医療機関にあっては、当該承認に係る病床割合以下とする。 イ～ト　（略） (三)　（略） 三～十　（略）
第六　療担規則第19条第１項本文及び療担基準第19条第１項本文の厚生労働大臣の定める保険医の使用医薬品 使用薬剤の薬価（薬価基準）（平成20年厚生労働省告示第60号）の別表に収載されている医薬品（令和６年10月１日以降においては別表第１に収載されている医薬品を、令和７年４月１日以降においては別表第２に収載されている医薬品を除く。）並びに投薬又は注射の適否に関する反応試験に用いる医薬品、焼セッコウ及び別表第３に収載されている医薬品	**第六　療担規則第19条第１項本文及び療担基準第19条第１項本文の厚生労働大臣の定める保険医の使用医薬品** 使用薬剤の薬価（薬価基準）（平成20年厚生労働省告示第60号）の別表に収載されている医薬品（令和５年10月１日以降においては別表第１に収載されている医薬品を、令和６年４月１日以降においては別表第２に収載されている医薬品を除く。）並びに投薬又は注射の適否に関する反応試験に用いる医薬品、焼セッコウ及び別表第３に収載されている医薬品

別表第１から別表第３までを次のように改める。〔略〕

療担規則及び薬担規則並びに療担基準に基づき厚生労働大臣が定める掲示事項等

（平成18年厚生労働省告示第107号）

②【令和６年６月１日適用】

改　正　後	改　正　前
第三　療担規則第５条の４第１項及び療担基準第５条の４第１項の選定療養に関して支払を受けようとする場合の厚生労働大臣の定める基準	**第三　療担規則第５条の４第１項及び療担基準第５条の４第１項の選定療養に関して支払を受けようとする場合の厚生労働大臣の定める基準**
一・二（略）	一・二（略）
三　予約に基づく診察	三　予約に基づく診察
㈠～㈢　（略）	㈠～㈢　（略）
㈣　原則として、予約診察を行う日時及び予約料をウェブサイトに掲載しなければならないものとする。	（新設）
四～六　（略）	四～六　（略）
七　金属床による総義歯の提供に関する基準	七　金属床による総義歯の提供に関する基準
㈠～㈢　（略）	㈠～㈢　（略）
㈣　原則として、金属床による総義歯に係る費用徴収その他必要な事項をウェブサイトに掲載しなければならないものとする。	（新設）
八　う蝕に罹患している患者の指導管理に関する基準	八　う蝕に罹患している患者の指導管理に関する基準
㈠・㈡　（略）	㈠・㈡　（略）
㈢　原則として、当該指導管理に係る費用徴収その他必要な事項をウェブサイトに掲載しなければならないものとする。	（新設）
九　前歯部の金属歯冠修復に使用する金合金又は白金加金の支給に関する基準	九　前歯部の金属歯冠修復に使用する金合金又は白金加金の支給に関する基準
㈠・㈡　（略）	㈠・㈡　（略）
㈢　原則として、当該金属歯冠修復指導管理に係る費用徴収その他必要な事項をウェブサイトに掲載しなければならないものとする。	（新設）
十　白内障に罹患している患者に対する水晶体再建に使用する眼鏡装用率の軽減効果を有する多焦点眼内レンズの支給に関する基準	十　白内障に罹患している患者に対する水晶体再建に使用する眼鏡装用率の軽減効果を有する多焦点眼内レンズの支給に関する基準
㈠～㈢　（略）	㈠～㈢　（略）
㈣　原則として、眼鏡装用率の軽減効果を有する多焦点眼内レンズの支給に係る特別の料金その他必要な事項をウェブサイトに掲載しなければならないものとする。	（新設）
第十の二　療担規則第20条第三号ロ及び療担基準第20条第四号ロの厚生労働大臣が定める医薬品	**第十の二　療担規則第20条第三号ロ及び療担基準第20条第四号ロの厚生労働大臣が定める医薬品**
第十第二号に規定する医薬品及び貼付剤	第十第二号に規定する医薬品及び湿布薬
第十一　療担規則第21条第九号ただし書の矯正に係る厚生労働大臣が定める場合	**第十一　療担規則第21条第九号ただし書の矯正に係る厚生労働大臣が定める場合**
一　（略）	一　（略）
二　歯科点数表の第２章第13部区分番号Ｎ０００に掲げる歯科矯正診断料の規定により別に厚生労働大臣が定める施設基準に適合しているものとして地方厚生局長等に届け出た保険医療機関において行うゴールデンハー症候群（鰓弓異常症を含む。）、鎖骨頭蓋骨異形成、トリーチャ・コリンズ症候群、ピエール・ロバン症候群、ダウン症候群、ラッセル・シルバー症候群、ターナー症候群、ベックウィズ・ウイーデマン症候群、顔面半側萎縮症、先天性ミオパチー、筋ジストロフィー、脊髄性筋萎縮症、顔面半側肥大症、エリス・ヴァンクレベルド症候群、軟骨形成不全症、外胚葉異形成症、神経線維症、基底細胞母斑症候群、ヌーナン症候群、マルファン症候群、プラダー・ウィリー症候群、顔面裂（横顔裂、斜顔裂及び正中顔裂を含む。）、大理石骨病、色素失調症、口腔・顔面・指趾症候群、メビウス症候群、歌舞伎症候群、クリッペル・トレノネー・ウェーバー症候群、ウイリアムズ症候群、ビンダー症候群、スティッ	二　歯科点数表の第２章第13部区分番号Ｎ０００に掲げる歯科矯正診断料の規定により別に厚生労働大臣が定める施設基準に適合しているものとして地方厚生局長等に届け出た保険医療機関において行うゴールデンハー症候群（鰓弓異常症を含む。）、鎖骨頭蓋骨異形成、トリーチャ・コリンズ症候群、ピエール・ロバン症候群、ダウン症候群、ラッセル・シルバー症候群、ターナー症候群、ベックウィズ・ウイーデマン症候群、顔面半側萎縮症、先天性ミオパチー、筋ジストロフィー、脊髄性筋萎縮症、顔面半側肥大症、エリス・ヴァンクレベルド症候群、軟骨形成不全症、外胚葉異形成症、神経線維症、基底細胞母斑症候群、ヌーナン症候群、マルファン症候群、プラダー・ウィリー症候群、顔面裂（横顔裂、斜顔裂及び正中顔裂を含む。）、大理石骨病、色素失調症、口腔・顔面・指趾症候群、メビウス症候群、歌舞伎症候群、クリッペル・トレノネー・ウェーバー症候群、ウイリアムズ症候群、ビンダー症候群、スティッ

改　　正　　後	改　　正　　前
クラー症候群、小舌症、頭蓋骨癒合症（クルーゾン症候群及び尖頭合指症を含む。）、骨形成不全症、フリーマン・シェルドン症候群、ルビンスタイン・ティビ症候群、染色体欠失症候群、ラーセン症候群、濃化異骨症、６歯以上の先天性部分無歯症、CHARGE症候群、マーシャル症候群、成長ホルモン分泌不全性低身長症、ポリエックス症候群（XXX症候群、XXXX症候群及びXXXXX症候群を含む。）、リング18症候群、リンパ管腫、全前脳胞症、クラインフェルター症候群、偽性低アルドステロン症、ソトス症候群、線維性骨異形成症、スタージ・ウェーバ症候群、ケルビズム、偽性副甲状腺機能低下症、Ekman-Westborg-Julin症候群、常染色体重複症候群、グリコサミノグリカン代謝障害（ムコ多糖症）、巨大静脈奇形（頸部口腔咽頭びまん性病変）、毛髪・鼻・指節症候群（Tricho-Rhino-Phalangeal症候群）、クリッペル・ファイル症候群（先天性頸椎癒合症）、アラジール症候群、高IgE症候群、エーラス・ダンロス症候群若しくはガードナー症候群（家族性大腸ポリポージス）若しくはその他顎・口腔の先天異常に起因した咬合異常又は３歯以上の永久歯萌出不全に起因した咬合異常における療養であって歯科矯正の必要が認められる場合 三　（略）	クラー症候群、小舌症、頭蓋骨癒合症（クルーゾン症候群及び尖頭合指症を含む。）、骨形成不全症、フリーマン・シェルドン症候群、ルビンスタイン・ティビ症候群、染色体欠失症候群、ラーセン症候群、濃化異骨症、６歯以上の先天性部分無歯症、CHARGE症候群、マーシャル症候群、成長ホルモン分泌不全性低身長症、ポリエックス症候群（XXX症候群、XXXX症候群及びXXXXX症候群を含む。）、リング18症候群、リンパ管腫、全前脳胞症、クラインフェルター症候群、偽性低アルドステロン症、ソトス症候群、線維性骨異形成症、スタージ・ウェーバ症候群、ケルビズム、偽性副甲状腺機能低下症、Ekman-Westborg-Julin症候群、常染色体重複症候群若しくはグリコサミノグリカン代謝障害（ムコ多糖症）、巨大静脈奇形（頸部口腔咽頭びまん性病変）、毛髪・鼻・指節症候群（Tricho-Rhino-Phalangeal症候群）若しくはその他顎・口腔の先天異常に起因した咬合異常又は３歯以上の永久歯萌出不全に起因した咬合異常における療養であって歯科矯正の必要が認められる場合 三　（略）
第十二　療担基準第 20 条第四号ハの処方箋の交付に係る厚生労働大臣が定める場合 一〜四　（略） 五　血友病の患者に使用する医薬品（血友病患者における出血傾向の抑制の効能又は効果を有するものに限る。） 六〜十三　（略）	**第十二　療担基準第 20 条第四号ロの処方箋の交付に係る厚生労働大臣が定める場合** 一〜四　（略） 五　血友病の治療に係る血液凝固因子製剤及び血液凝固因子抗体迂回活性複合体の支給を目的とする処方箋を交付する場合 六〜十三　（略）

基本診療料の施設基準等（抄）（平成20年厚生労働省告示第62号）

【令和６年６月１日適用】

第一　届出の通則

一　保険医療機関（健康保険法（大正十一年法律第七十号）第六十三条第三項第一号に規定する保険医療機関をいう。以下同じ。）は、第二から第十までに規定する施設基準に従い、適正に届出を行わなければならないこと。

二　保険医療機関は、届出を行った後に、当該届出に係る内容と異なる事情が生じた場合には、速やかに届出の内容の変更を行わなければならないこと。

三　届出の内容又は届出の変更の内容が第二から第十までに規定する施設基準に適合しない場合には、当該届出又は届出の変更は無効であること。

四　届出については、届出を行う保険医療機関の所在地を管轄する地方厚生局長又は地方厚生支局長（以下「地方厚生局長等」という。）に対して行うこと。ただし、当該所在地を管轄する地方厚生局又は地方厚生支局の分室がある場合には、当該分室を経由して行うこととする。

第二　施設基準の通則

一　地方厚生局長等に対して当該届出を行う前六月間において当該届出に係る事項に関し、不正又は不当な届出（法令の規定に基づくものに限る。）を行ったことがないこと。

二　地方厚生局長等に対して当該届出を行う前六月間において療担規則及び薬担規則並びに療担基準に基づき厚生労働大臣が定める掲示事項等（平成十八年厚生労働省告示第百七号）第三に規定する基準に違反したことがなく、かつ現に違反していないこと。

三　地方厚生局長等に対して当該届出を行う前六月間において、健康保険法第七十八条第一項及び高齢者の医療の確保に関する法律（昭和五十七年法律第八十号。以下「高齢者医療確保法」という。）第七十二条第一項の規定に基づく検査等の結果、診療内容又は診療報酬の請求に関し、不正又は不当な行為が認められたことがないこと。

四　地方厚生局長等に対して当該届出を行う時点において、厚生労働大臣の定める入院患者数の基準及び医師等の員数の基準並びに入院基本料の算定方法（平成十八年厚生労働省告示第百四号）に規定する入院患者数の基準に該当する保険医療機関又は医師等の員数の基準に該当する保険医療機関でないこと。

第三　初・再診料の施設基準等

一　医科初診料の注７及び注８、医科再診料の注６、外来診療料の注９並びに歯科初診料の注７の時間外加算等に係る厚生労働大臣が定める時間

当該地域において一般の保険医療機関がおおむね診療応需の態勢を解除した後、翌日に診療応需の態勢を再開するまでの時間（深夜（午後十時から午前六時までの時間をいう。）及び休日を除く。）

三の七　医療情報取得加算の施設基準

(1)　療養の給付及び公費負担医療に関する費用の請求に関する命令（昭和五十一年厚生省令第三十六号）第一条に規定する電子情報処理組織の使用による請求を行っていること。

(2)　健康保険法第三条第十三項に規定する電子資格確認を行う体制を有していること。

(3)　(2)の体制に関する事項及び質の高い診療を実施するための十分な情報を取得し、及び活用して診療を行うことについて、当該保険医療機関の見やすい場所に掲示していること。

(4)　(3)の掲示事項について、原則として、ウェブサイトに掲載していること。

三の八　医療ＤＸ推進体制整備加算の施設基準

(1)　療養の給付及び公費負担医療に関する費用の請求に関する命令第一条に規定する電子情報処理組織の使用による請求を行っていること。

(2)　健康保険法第三条第十三項に規定する電子資格確認を行う体制を有していること。

(3)　医師又は歯科医師が、健康保険法第三条第十三項に規定する電子資格確認を利用して取得した診療情報を、診療を行う診察室、手術室又は処置室等において、閲覧又は活用できる体制を有していること。

(4)　電磁的記録をもって作成された処方箋を発行する体制を有していること。

(5)　電磁的方法により診療情報を共有し、活用する体制を有していること。

(6)　健康保険法第三条第十三項に規定する電子資格確認に係る実績を一定程度有していること。

(7)　医療ＤＸ推進の体制に関する事項及び質の高い診療を実施するための十分な情報を取得し、及び活用して診療を行うことについて、当該保険医療機関の見やすい場所に掲載していること。

(8)　(7)の掲示事項について、原則として、ウェブサイトに掲載していること。

六　明細書発行体制等加算の施設基準

(1)　療養の給付及び公費負担医療に関する費用の請求に関する命令第一条に規定する電子情報処理組織の使用による請求又は同令附則第三条の二に規定する光ディスク等を用いた請求を行っていること。

(2)　保険医療機関及び保険医療養担当規則（昭和三十二年厚生省令第十五号。以下「療担規則」という。）第五条の二第二項及び第五条の二の二第一項に規定する明細書並びに高齢者の医療の確保に関する法律の規定による療養の給付等の取扱い及び担当に関する基準（昭和五十八年厚生省告示第十四号。以下「療担基準」という。）第五条の二第二項及び第五条の二の二第一項に規定する明細書を患者に無償で交付していること。ただし、保険医療機関及び保険医療養担当規則及び保険薬局及び保険薬剤師療養担当規則の一部を改正する省令（平成二十八年厚生労働省令第二十七号）附則第三条又は高齢者の医療の確保に関する法律の規定による療養の給付等の取扱い及び担当に関する基準の一部を改正する件（平成二十八年厚生労働省告示第五十号）附則第二条に規定する正当な理由に該当する場合は、療担規則第五条の二の二第一項及び療担基準第五条の二の二第一項に規定する明細書を無償で交付することを要しない。

(3)　(2)の体制に関する事項について、当該保険医療機関の見やすい場所に掲示していること。

(4)　(3)の掲示事項について、原則として、ウェブサイトに掲載していること。

八の三　診療報酬の算定方法別表第二歯科診療報酬点数表（以下「歯科点数表」という。）第一章第一部初・再診料第一節初診料の注１に規定する施設基準

(1)　歯科外来診療における院内感染防止対策につき十分な体制が整備されていること。
(2)　歯科外来診療における院内感染防止対策につき十分な機器を有していること。
(3)　歯科外来診療における院内感染防止対策に係る研修を受けた常勤の歯科医師が一名以上配置されていること。
(4)　歯科外来診療の院内感染防止対策に係る院内掲示を行っていること。
(5)　(4)の掲示事項について、原則として、ウェブサイトに掲載していること。

八の四　歯科点数表の初診料の注16及び再診料の注12に規定する施設基準

情報通信機器を用いた歯科診療を行うにつき十分な体制が整備されていること。

九　地域歯科診療支援病院歯科初診料の施設基準

(1)　看護職員が二名以上配置されていること。
(2)　歯科衛生士が一名以上配置されていること。
(3)　歯科外来診療における院内感染防止対策につき十分な体制が整備されていること。
(4)　歯科外来診療における院内感染防止対策につき十分な機器を有していること。
(5)　歯科外来診療における院内感染防止対策に係る研修を受けた常勤の歯科医師が一名以上配置されていること。
(6)　歯科外来診療の院内感染防止対策に係る院内掲示を行っていること。
(7)　(6)の掲示事項について、原則として、ウェブサイトに掲載していること。
(8)　次のイ、ロ又はハのいずれかに該当すること。
イ　常勤の歯科医師が二名以上配置され、次のいずれかに該当すること。
①　歯科医療を担当する病院である保険医療機関における当該歯科医療についての紹介率（別の保険医療機関から文書により紹介等された患者（当該病院と特別の関係にある保険医療機関等から紹介等された患者を除く。）の数を初診患者（当該保険医療機関が表示する診療時間以外の時間、休日又は深夜に受診した六歳未満の初診患者を除く。）の総数で除して得た数をいう。以下同じ。）が百分の三十以上であること。
②　歯科医療を担当する病院である保険医療機関における当該歯科医療についての紹介率が百分の二十以上であって、別表第一に掲げる手術の一年間の実施件数の総数が三十件以上であること。
③　歯科医療を担当する病院である保険医療機関において、歯科医療を担当する他の保険医療機関において歯科点数表の初診料の注６若しくは再診料の注４に規定する歯科診療特別対応加算１、歯科診療特別対応加算２若しくは歯科診療特別対応加算３又は歯科点数表の歯科訪問診療料を算定した患者であって、当該他の保険医療機関から文書により診療情報の提供を受けて当該保険医療機関の外来診療部門において歯科医療を行ったものの月平均患者数が五人以上であること。
④　歯科医療を担当する病院である保険医療機関において、歯科点数表の初診料の注６又は再診料の注４に規定する歯科診療特別対応加算１、歯科診療特別対応加算２若しくは歯科診療特別対応加算３を算定した患者の月平均患者数が三十人以上であること。
ロ　次のいずれにも該当すること。
①　常勤の歯科医師が一名以上配置されていること。
②　歯科医療を担当する病院である保険医療機関において、歯科点数表の周術期等口腔機能管理計画策定料、周術期等口腔機能管理料（Ⅰ）、周術期等口腔機能管理料（Ⅱ）、周術期等口腔機能管理料（Ⅲ）又は周術期等口腔機能管理料（Ⅳ）のいずれかを算定した患者の月平均患者数が二十人以上であること。
ハ　次のいずれにも該当すること。
①　常勤の歯科医師が一名以上配置されていること。
②　歯科医療を担当する病院である保険医療機関において、歯科点数表の回復期等口腔機能管理計画策定料又は回復期等口腔機能管理料のいずれかを算定した患者の月平均患者数が十人以上であること。
(9)　当該地域において、歯科医療を担当する別の保険医療機関との連携体制が確保されていること。

十　歯科外来診療医療安全対策加算の施設基準

(1)　歯科外来診療医療安全対策加算１の施設基準
イ　歯科医療を担当する保険医療機関（歯科点数表の地域歯科診療支援病院歯科初診料に係る施設基準に適合するものとして地方厚生局長等に届け出た保険医療機関を除く。）であること。
ロ　歯科外来診療における医療安全対策に係る研修を受けた常勤の歯科医師が一名以上配置されていること。
ハ　歯科医師が複数名配置されていること、又は歯科医師及び歯科衛生士がそれぞれ一名以上配置されていること。
ニ　医療安全管理者が配置されていること。ただし、病院である医科歯科併設の保険医療機関（歯科診療及び歯科診療以外の診療を併せて行う保険医療機関をいう。以下同じ。）にあっては、歯科の外来診療部門に医療安全管理者が配置されていること。
ホ　緊急時の対応を行うにつき必要な体制が整備されていること。
ヘ　医療安全対策につき十分な体制が整備されていること。
ト　歯科診療に係る医療安全対策に係る院内掲示を行っていること。
チ　トの掲示事項について、原則としてウェブサイトに掲載していること。
(2)　歯科外来診療医療安全対策加算２の施設基準
イ　歯科点数表の地域歯科診療支援病院歯科初診料に係る施設基準に適合するものとして地方厚生局長等に届け出た保険医療機関であること。
ロ　歯科外来診療における医療安全対策に係る研修を受けた常勤の歯科医師が一名以上配置されていること。
ハ　歯科医師が複数名配置されていること、又は歯科医師が一名以上配置されており、かつ、歯科衛生士若しくは看護職員が一名以上配置されていること。
ニ　歯科の外来診療部門に医療安全管理者が配置されていること。
ホ　緊急時の対応を行うにつき必要な体制が整備されていること。
ヘ　医療安全対策につき十分な体制が整備されていること。

ト　歯科診療に係る医療安全対策に係る院内掲示を行っていること。
チ　トの掲示事項について、原則としてウェブサイトに掲載していること。

十の二　歯科外来診療感染対策加算の施設基準

(1)　歯科外来診療感染対策加算１の施設基準
イ　歯科医療を担当する保険医療機関（歯科点数表の地域歯科診療支援病院歯科初診料に係る施設基準に適合するものとして地方厚生局長等に届け出た保険医療機関を除く。）であること。
ロ　歯科点数表の初診料の注１に規定する施設基準に適合するものとして地方厚生局長等に届け出た保険医療機関であること。
ハ　歯科医師が複数名配置されていること、又は歯科医師が一名以上配置されており、かつ、歯科衛生士若しくは院内感染防止対策に係る研修を受けた者が一名以上配置されていること。
ニ　院内感染管理者が配置されていること。ただし、病院である医科歯科併設の保険医療機関にあっては、歯科の外来診療部門に院内感染管理者が配置されていること。
ホ　歯科外来診療における院内感染防止対策につき十分な体制が整備されていること。

(2)　歯科外来診療感染対策加算２の施設基準
イ　歯科医療を担当する保険医療機関（歯科点数表の地域歯科診療支援病院歯科初診料に係る施設基準に適合するものとして地方厚生局長等に届け出た保険医療機関を除く。）であること。
ロ　歯科点数表の初診料の注１に規定する施設基準に適合するものとして地方厚生局長等に届け出た保険医療機関であること。
ハ　歯科医師が複数名配置されていること、又は歯科医師及び歯科衛生士がそれぞれ一名以上配置されていること。
ニ　院内感染管理者が配置されていること。ただし、病院である医科歯科併設の保険医療機関にあっては、歯科の外来診療部門に院内感染管理者が配置されていること。
ホ　歯科外来診療における院内感染防止対策につき十分な体制が整備されていること。
ヘ　感染症の予防及び感染症の患者に対する医療に関する法律（平成十年法律第百十四号。以下「感染症法」という。）第６条第７項に規定する新型インフルエンザ等感染症、同条第８項に規定する指定感染症又は同条第９項に規定する新感染症（以下この号において「新型インフルエンザ等感染症等」という。）の患者又はそれらの疑似症患者に対して歯科外来診療が可能な体制を確保していること。
ト　新型インフルエンザ等感染症等に係る事業継続計画を策定していること。ただし、病院である医科歯科併設の保険医療機関にあっては、歯科外来部門の事業継続計画を策定していること。
チ　歯科外来診療を円滑に実施できるよう、新型インフルエンザ等感染症等に係る医科診療を担当する他の保険医療機関との連携体制（医科歯科併設の保険医療機関にあっては、当該保険医療機関の医科診療科との連携体制）が整備されていること。
リ　当該地域において歯科医療を担当する別の保険医療機関から新型インフルエンザ等感染症等の患者又はそれらの疑似症患者を受け入れるため、当該別の保険医療機関との連携体制を確保していること。

(3)　歯科外来診療感染対策加算３の施設基準
イ　歯科点数表の地域歯科診療支援病院歯科初診料に係る施設基準に適合するものとして地方厚生局長等に届け出た保険医療機関であること。
ロ　歯科医師が複数名配置されていること、又は歯科医師が一名以上配置されており、かつ、歯科衛生士若しくは看護職員が一名以上配置されていること。
ハ　歯科の外来診療部門に院内感染管理者が配置されていること。
ニ　歯科外来診療における院内感染防止対策につき十分な体制が整備されていること。

(4)　歯科外来診療感染対策加算４の施設基準
イ　歯科点数表の地域歯科診療支援病院歯科初診料に係る施設基準に適合するものとして地方厚生局長等に届け出た保険医療機関であること。
ロ　歯科医師が複数名配置されていること、又は歯科医師が一名以上配置されており、かつ、歯科衛生士若しくは看護職員が一名以上配置されていること。
ハ　歯科の外来診療部門に院内感染管理者を配置していること。
ニ　歯科外来診療における院内感染防止対策につき十分な体制が整備されていること。
ホ　新型インフルエンザ等感染症等の患者又はそれらの疑似症患者に対して歯科外来診療が可能な体制を確保していること。
ヘ　新型インフルエンザ等感染症等に係る歯科外来部門の事業継続計画を策定していること。
ト　当該地域において歯科医療を担当する別の保険医療機関から新型インフルエンザ等感染症等の患者又はそれらの疑似症患者を受け入れるため、当該別の保険医療機関との連携体制を確保していること。

十一　歯科診療特別対応連携加算の施設基準

(1)　次のいずれかに該当すること。
イ　歯科点数表の地域歯科診療支援病院歯科初診料に係る施設基準に適合するものとして地方厚生局長等に届け出た保険医療機関であること。
ロ　歯科医療を担当する保険医療機関であり、かつ、当該保険医療機関における歯科点数表の初診料の注６若しくは再診料の注４に規定する歯科診療特別対応加算１を算定した外来患者又は著しく歯科診療が困難な者であって初診料の注６若しくは再診料の注４に規定する歯科診療特別対応加算２若しくは歯科診療特別対応加算３を算定した外来患者の月平均患者数が十人以上であること。
(2)　歯科診療で特別な対応が必要である患者にとって安心で安全な歯科医療の提供を行うにつき十分な機器等を有していること。
(3)　緊急時に円滑な対応ができるよう医科診療を担当する他の保険医療機関（病院に限る。）との連携体制（歯科診療及び歯科診療以外の診療を併せて行う病院である保険医療機関にあっては、当該保険医療機関の医科診療科との連携体制）が整備されていること。
(4)　歯科診療を担当する他の保険医療機関との連携体制が整備されていること。

第四　入院診療計画、院内感染防止対策、医療安全管理体制、褥瘡対策、栄養管理体制、意思決定支援及び身体的拘束最小化の基準

一　入院診療計画の基準

(1)　医師、看護師等の共同により策定された入院診療計画であること。

(2)　病名、症状、推定される入院期間、予定される検査及び手術の内容並びにその日程、その他入院に関し必要な事項が記載された総合的な入院診療計画であること。

(3)　患者が入院した日から起算して七日以内に、当該患者に対し、当該入院診療計画が文書により交付され、説明がなされるものであること。

二　院内感染防止対策の基準

(1)　メチシリン耐性黄色ブドウ球菌等の感染を防止するにつき十分な設備を有していること。

(2)　メチシリン耐性黄色ブドウ球菌等の感染を防止するにつき十分な体制が整備されていること。

三　医療安全管理体制の基準

医療安全管理体制が整備されていること。

四　褥瘡対策の基準

(1)　適切な褥瘡対策の診療計画の作成、実施及び評価の体制がとられていること。

(2)　褥瘡対策を行うにつき適切な設備を有していること。

六　医科点数表第一章第二部入院料等通則第８号及び歯科点数表第一章第二部入院料等通則第７号に掲げる厚生労働大臣が定める基準

当該保険医療機関内に非常勤の管理栄養士又は常勤の栄養士が一名以上配置されていること。

八　身体的拘束最小化の基準

身体的拘束の最小化を行うにつき十分な体制が整備されていること。

第四の二　歯科点数表第一章第二部入院料等通則第６号ただし書に規定する基準

一　第四の一から四まで及び八のいずれにも該当するものであること。

二　次の栄養管理体制に関する基準のいずれにも該当するものであること。

(1)　当該保険医療機関内に管理栄養士が一名以上配置されていること。

(2)　入院患者の栄養管理につき十分な体制が整備されていること。

第八　入院基本料等加算の施設基準等

六　臨床研修病院入院診療加算の施設基準

(2)　単独型又は管理型の施設基準

次のいずれかに該当すること。

イ　次のいずれにも該当する病院である単独型臨床研修施設（歯科医師法第十六条の二第一項に規定する臨床研修に関する省令（平成十七年厚生労働省令第百三号）第三条第一号に規定する単独型臨床研修施設をいう。）又は病院である管理型臨床研修施設（同条第二号に規定する管理型臨床研修施設をいう。）であること。

①　診療録管理体制加算に係る届出を行っている保険医療機関であること。

②　研修歯科医の診療録の記載について指導歯科医が指導及び確認をする体制がとられていること。

③　その他臨床研修を行うにつき十分な体制が整備されていること。

ロ　次のいずれにも該当する単独型相当大学病院（歯科医師法（昭和二十三年法律第二百二号）第十六条の二第一項に規定する歯学若しくは医学を履修する課程を置く大学に附属する病院（歯科医業を行わないものを除く。）のうち、単独で又は歯科医師法第十六条の二第一項に規定する臨床研修に関する省令第三条第一号に規定する研修協力施設と共同して臨床研修を行う病院をいう。以下同じ。）又は管理型相当大学病院（歯科医師法第十六条の二第一項に規定する歯学若しくは医学を履修する課程を置く大学に附属する病院（歯科医業を行わないものを除く。）のうち、他の施設と共同して臨床研修を行う病院（単独型相当大学病院を除く。）であって、当該臨床研修の管理を行うものをいう。以下同じ。）であること。

①　診療録管理体制加算に係る届出を行っている保険医療機関であること。

②　研修歯科医の診療録の記載について指導歯科医が指導及び確認をする体制がとられていること。

③　その他臨床研修を行うにつき十分な体制が整備されていること。

(3)　協力型の施設基準

次のいずれかに該当すること。

イ　次のいずれにも該当する協力型臨床研修病院（医師法第十六条の二第一項に規定する臨床研修に関する省令第三条第二号に規定する協力型臨床研修病院をいう。）であること。

①　診療録管理体制加算に係る届出を行っている保険医療機関であること。

②　研修医の診療録の記載について指導医が指導及び確認をする体制がとられていること。

③　その他臨床研修を行うにつき十分な体制が整備されていること。

ロ　次のいずれにも該当する協力型相当大学病院（医学を履修する課程を置く大学に附属する病院のうち、他の病院と共同して臨床研修を行う病院（基幹型相当大学病院を除く。）をいう。）であること。

①　診療録管理体制加算に係る届出を行っている保険医療機関であること。

②　研修医の診療録の記載について指導医が指導及び確認をする体制がとられていること。

③　その他臨床研修を行うにつき十分な体制が整備されていること。

ハ　次のいずれにも該当する病院である協力型（Ｉ）臨床研修施設（歯科医師法第十六条の二第一項に規定する臨床研修に関する省令第三条第三号に規定する協力型（Ｉ）臨床研修施設をいう。）であること。

①　診療録管理体制加算に係る届出を行っている保険医療機関であること。

②　研修歯科医の診療録の記載について指導歯科医が指導及び確認をする体制がとられていること。

③　その他臨床研修を行うにつき十分な体制が整備されていること。

ニ　次のいずれにも該当する協力型（Ｉ）相当大学病院（歯科医師法第十六条の二第一項に規定する歯学若しくは医学を履修する課程を置く大学に附属する病院（歯科医業を行わないものを除く。）のうち、他の施設と共同して三月以上の臨床研修を行う病院（単独型相当大学病院及び管理型相当大学病院を除く。）をいう。）であること。

①　診療録管理体制加算に係る届出を行っている保険医療機関であること。

②　研修歯科医の診療録の記載について指導歯科医が指導及び確認をする体制がとられていること。

③　その他臨床研修を行うにつき十分な体制が整備されていること。

三十五の四　病棟薬剤業務実施加算の施設基準

(1)　病棟薬剤業務実施加算１の施設基準

イ　病棟ごとに専任の薬剤師が配置されていること。

ロ　薬剤師が実施する病棟における薬剤関連業務につき、病院勤務医等の負担軽減及び薬物療法の有効性、安全性に資するために十分な時間が確保されていること。

ハ　医薬品情報の収集及び伝達を行うための専用施設を有すること。

ニ　当該保険医療機関における医薬品の使用に係る状況を把握するとともに、医薬品の安全性に係る重要な情報を把握した際に、速やかに必要な措置を講じる体制を有していること。

ホ　薬剤管理指導料の施設基準に係る届出を行っている保険医療機関であること。

三十六　地域歯科診療支援病院入院加算の施設基準

(1)　地域歯科診療支援病院歯科初診料の施設基準に係る届出を行っていること。

(2)　当該地域において、歯科診療を担当する別の保険医療機関との連携体制が確保されていること。

第十一　経過措置

七　令和六年三月三十一日において現に入院基本料又は特定入院料に係る届出を行っている病棟又は病室については、令和七年五月三十一日までの間に限り、第四の八に定める基準に該当するものとみなす。

三十二　令和六年三月三十一日において現に歯科外来診療環境体制加算１に係る届出を行っている保険医療機関については、令和七年五月三十一日までの間に限り、第三の十の(1)のニ、ヘ及びト並びに十の二の(1)のニ並びに(2)のニからリまでに該当するものとみなす。

三十三　令和六年三月三十一日において現に歯科外来診療環境体制加算２に係る届出を行っている保険医療機関については、令和七年五月三十一日までの間に限り、第三の十の(2)のニ及びト並びに十の二の(3)のハ並びに(4)のハからトまでに該当するものとみなす。

三十四　令和七年五月三十一日までの間に限り、第三の三の七の(4)中「(3)の掲示事項について、原則として、ウェブサイトに掲載していること。」とあるのは「削除」と、第三の三の八の(8)中「(7)の掲示事項について、原則として、ウェブサイトに掲載していること。」とあるのは「削除」と、第三の六の(4)中「(3)の掲示事項について、原則として、ウェブサイトに掲載していること。」とあるのは「削除」と、第三の八の三の(5)中「(4)の掲示事項について、原則として、ウェブサイトに掲載していること。」とあるのは「削除」と、第三の九の(7)中「(6)の掲示事項について、原則として、ウェブサイトに掲載していること。」とあるのは「削除」と、第三の十の(1)のチ及び(2)のチ中「トの掲示事項について、原則としてウェブサイトに掲載していること。」とあるのは「削除」〔中略〕とする。

別表第一　地域歯科診療支援病院歯科初診料に係る手術

Ｊ０１３　　口腔内消炎手術（顎炎又は顎骨骨髄炎等に限る。）
Ｊ０１６　　口腔底悪性腫瘍手術
Ｊ０１８　　舌悪性腫瘍手術
Ｊ０３１　　口唇悪性腫瘍手術
Ｊ０３２　　口腔、顎、顔面悪性腫瘍切除術
Ｊ０３５　　頬粘膜悪性腫瘍手術
Ｊ０３６　　術後性上顎嚢胞摘出術
Ｊ０３９　　上顎骨悪性腫瘍手術
Ｊ０４２　　下顎骨悪性腫瘍手術
Ｊ０４３　　顎骨腫瘍摘出術
Ｊ０６６　　歯槽骨骨折観血的整復術
Ｊ０６８　　上顎骨折観血的手術
Ｊ０６９　　上顎骨形成術
Ｊ０７０　　頬骨骨折観血的整復術
Ｊ０７２　　下顎骨折観血的手術
Ｊ０７２―２　　下顎関節突起骨折観血的手術
Ｊ０７５　　下顎骨形成術
Ｊ０７６　　顔面多発骨折観血的手術
Ｊ０８７　　上顎洞根治手術

別表第六の二　厚生労働大臣が定める地域

一　北海道江差町、上ノ国町、厚沢部町、乙部町及び奥尻町の地域
二　北海道日高町、平取町、新冠町、浦河町、様似町、えりも町及び新ひだか町の地域
三　北海道稚内市、猿払村、浜頓別町、中頓別町、枝幸町、豊富町、礼文町、利尻町、利尻富士町及び幌延町の地域
四　北海道根室市、別海町、中標津町、標津町及び羅臼町の地域
五　青森県五所川原市、つがる市、鰺ヶ沢町、深浦町、鶴田町及び中泊町の地域
六　青森県むつ市、大間町、東通村、風間浦村及び佐井村の地域
七　岩手県花巻市、北上市、遠野市及び西和賀町の地域
八　岩手県大船渡市、陸前高田市及び住田町の地域
九　岩手県宮古市、山田町、岩泉町及び田野畑村の地域
十　岩手県久慈市、普代村、野田村及び洋野町の地域
十一　秋田県大仙市、仙北市、美郷町、横手市、湯沢市、羽後町及び東成瀬村の地域
十二　山形県新庄市、金山町、最上町、舟形町、真室川町、大蔵村、鮭川村及び戸沢村の地域
十三　東京都大島町、利島村、新島村、神津島村、三宅村、御蔵島村、八丈町、青ヶ島村及び小笠原村の地域
十四　新潟県十日町市、魚沼市、南魚沼市、湯沢町及び津南町の地域
十五　新潟県佐渡市の地域
十六　石川県輪島市、珠洲市、穴水町及び能登町の地域
十七　福井県大野市及び勝山市の地域
十八　山梨県市川三郷町、早川町、身延町、南部町及び富士川町の地域
十九　長野県木曽郡の地域
二十　長野県大町市及び北安曇野郡の地域
二十一　岐阜県高山市、飛騨市、下呂市及び白川村の地域
二十二　愛知県新城市、設楽町、東栄町及び豊根村の地域
二十三　滋賀県長浜市及び米原市の地域
二十四　滋賀県高島市の地域
二十五　兵庫県豊岡市、養父市、朝来市、香美町及び新温泉町の地域
二十六　奈良県五條市、吉野町、大淀町、下市町、黒滝村、天川村、野迫川村、十津川村、下北山村、上北山村、川上村及び東吉野村の地域
二十七　島根県雲南市、奥出雲町及び飯南町の地域
二十八　島根県海士町、西ノ島町、知夫村及び隠岐の島町の地域
二十九　香川県小豆郡の地域
三十　長崎県五島市の地域
三十一　長崎県小値賀町及び新上五島町の地域
三十二　長崎県壱岐市の地域

三十三　長崎県対馬市の地域
三十四　鹿児島県西之表市及び熊毛郡の地域
三十五　鹿児島県奄美市及び大島郡の地域
三十六　沖縄県宮古島市及び多良間村の地域
三十七　沖縄県石垣市、竹富町及び与那国町の地域

上記のほか、離島振興法第二条第一項の規定により離島振興対策実施地域として指定された離島の地域、奄美群島振興開発特別措置法第一条に規定する奄美群島の地域、小笠原諸島振興開発特別措置法第四条第一項に規定する小笠原諸島の地域及び沖縄振興特別措置法第三条第三号に規定する離島の地域に該当する地域

改正告示附則（抄）

（経過措置）

第２条　この告示の適用の日から令和６年９月30日までの間、第２条の規定による改正後の基本診療料の施設基準等第三の三の八の(6)中「健康保険法第三条第十三項に規定する電子資格確認に係る実績を一定程度有していること。」とあるのは、「削除」とする。

特掲診療料の施設基準等（抄）　（平成20年厚生労働省告示第63号）

【令和６年６月１日適用】

第一　届出の通則

一　保険医療機関（健康保険法（大正十一年法律第七十号）第六十三条第三項第一号に規定する保険医療機関をいう。以下同じ。）及び保険薬局（同号に規定する保険薬局をいう。以下同じ。）（以下「保険医療機関等」という。）は、第二から第十五までに規定する施設基準に従い、適正に届出を行わなければならないこと。

二　保険医療機関等は、届出を行った後に、当該届出に係る内容と異なる事情が生じた場合には、速やかに届出の内容の変更を行わなければならないこと。

三　届出の内容又は届出の変更の内容が第二から第十五までに規定する施設基準に適合しない場合は、当該届出又は届出の変更は無効であること。

四　届出については、届出を行う保険医療機関等の所在地を管轄する地方厚生局長又は地方厚生支局長（以下「地方厚生局長等」という。）に対して行うこと。ただし、当該所在地を管轄する地方厚生局又は地方厚生支局の分室がある場合には、当該分室を経由して行うこと。

第二　施設基準の通則

一　地方厚生局長等に対して当該届出を行う前六月間において当該届出に係る事項に関し、不正又は不当な届出（法令の規定に基づくものに限る。）を行ったことがないこと。

二　地方厚生局長等に対して当該届出を行う前六月間において療担規則及び薬担規則並びに療担基準に基づき厚生労働大臣が定める掲示事項等（平成十八年厚生労働省告示第百七号）第三に規定する基準に違反したことがなく、かつ現に違反していないこと。

三　地方厚生局長等に対して当該届出を行う前六月間において、健康保険法第七十八条第一項及び高齢者の医療の確保に関する法律（昭和五十七年法律第八十号）第七十二条第一項の規定に基づく検査等の結果、診療内容又は診療報酬の請求に関し、不正又は不当な行為が認められたことがないこと。

四　地方厚生局長等に対して当該届出を行う時点において、厚生労働大臣の定める入院患者数の基準及び医師等の員数の基準並びに入院基本料の算定方法（平成十八年厚生労働省告示第百四号）に規定する入院患者数の基準に該当する保険医療機関又は医師等の員数の基準に該当する保険医療機関でないこと。

第三　医学管理等

二　特定疾患治療管理料に規定する施設基準等

(2)　特定薬剤治療管理料１の対象患者

別表第二の一に掲げる患者

(6)の２　外来栄養食事指導料及び入院栄養食事指導料の対象患者

疾病治療の直接手段として、医師の発行する食事箋に基づき提供された適切な栄養量及び内容を有する別表第三に掲げる特別食を必要とする患者、がん患者、摂食機能若しくは嚥下機能が低下した患者又は低栄養状態にある患者

(11)　がん性疼痛緩和指導管理料の施設基準

当該保険医療機関内に緩和ケアを担当する医師（歯科医療を担当する保険医療機関にあっては、医師又は歯科医師）（緩和ケアに係る研修を受けたものに限る。）が配置されていること。

(11)の２　がん性疼痛緩和指導管理料の注２に規定する施設基準

がん患者に対するがん性疼痛の症状緩和を目的とした放射線治療及び神経ブロックを実施する体制及び実績を有していること。

(12)　がん患者指導管理料の施設基準等

イ　がん患者指導管理料のイの施設基準

①　がん患者に対して指導管理を行うにつき十分な体制が整備されていること。

②　当該保険医療機関において、適切な意思決定支援に関する指針を定めていること。

ロ　がん患者指導管理料のロからニまでの施設基準

イの①を満たすものであること。

(13)　外来緩和ケア管理料の施設基準等

イ　外来緩和ケア管理料の注１に規定する施設基準

①　緩和ケア診療を行うにつき十分な体制が整備されていること。

②　当該体制において、身体症状の緩和を担当する医師、精神症状の緩和を担当する医師、緩和ケアに関する相当の経験を有する看護師及び薬剤師が適切に配置されていること。

四の六　外来リハビリテーション診療料の施設基準

(1)　理学療法士、作業療法士等が適切に配置されていること。

(2)　リハビリテーションを適切に実施するための十分な体制が確保されていること。

四の七　外来放射線照射診療料の施設基準

(1)　放射線治療を行うにつき必要な医師、看護師及び診療放射線技師等が適切に配置されていること。

(2)　緊急時における放射線治療を担当する医師との連絡体制等放射線治療を適切に実施するための十分な体制が確保されていること。

四の八の四　外来腫瘍化学療法診療料の施設基準等

(1)　外来腫瘍化学療法診療料１の施設基準

イ　外来化学療法及び当該外来化学療法に伴う副作用等に係る検査又は投薬等を行うにつき十分な体制が整備されていること。

ロ　外来化学療法を行うにつき必要な機器及び十分な専用施設を有していること。

ハ　外来化学療法の評価に係る委員会を設置していること。

ニ　当該保険医療機関内に外来化学療法を担当する医師（歯科医療を担当する保険医療機関にあっては、医師又は歯科医師）であって、緩和ケアに関する適切な研修を受けたものが配置されていること。

ホ　がん患者に対して指導管理を行うにつき十分な体制が整備されていること。

(2)　外来腫瘍化学療法診療料２の施設基準

イ　外来化学療法及び当該外来化学療法に伴う副作用等に係る検査又は投薬等を行うにつき必要な体制が整備されていること。

ロ　(1)のロを満たすものであること。

(3)　外来腫瘍化学療法診療料３の施設基準

イ　外来化学療法及び当該外来化学療法に伴う副作用等に係る検査又は投薬等を行う体制が整備されていること。

ロ　外来化学療法及び当該外来化学療法に伴う副作用等に係る検査又は投薬等を行うにつき十分な体制が整備されている他の保険医療機関との連携体制が確保されていること。

ハ　(1)のロを満たすものであること。

(4)　外来腫瘍化学療法診療料の注１に規定する厚生労働大臣が定める外来化学療法

診療報酬の算定方法別表第一医科診療報酬点数表（以下「医科点数表」という。）第二章第六部注射に掲げる

診療に係る費用のうち次に掲げるものについて、入院中の患者以外の患者に対して、抗悪性腫瘍剤の投与を行う化学療法
イ　区分番号Ｇ００１に掲げる静脈内注射
ロ　区分番号Ｇ００２に掲げる動脈注射
ハ　区分番号Ｇ００３に掲げる抗悪性腫瘍剤局所持続注入
ニ　区分番号Ｇ００３―３に掲げる肝動脈塞栓を伴う抗悪性腫瘍剤肝動脈内注入
ホ　区分番号Ｇ００４に掲げる点滴注射
ヘ　区分番号Ｇ００５に掲げる中心静脈注射
ト　区分番号Ｇ００６に掲げる植込型カテーテルによる中心静脈注射
(5)　外来腫瘍化学療法診療料の注８に規定する連携充実加算の施設基準
イ　化学療法を実施している患者の栄養管理を行うにつき必要な体制が整備されていること。
ロ　他の保険医療機関及び保険薬局との連携体制が確保されていること。
(6)　外来腫瘍化学療法診療料の注９に規定するがん薬物療法体制充実加算の施設基準
化学療法を実施している患者の薬学的管理を行うにつき必要な体制が整備されていること。

五の一の二　療養・就労両立支援指導料の施設基準等
(1)　療養・就労両立支援指導料の注１に規定する疾患
別表第三の一の二に掲げる疾患
(2)　療養・就労両立支援指導料の注３に規定する相談支援加算の施設基準
患者の就労と療養に係る支援を行うにつき十分な体制が整備されていること。
(3)　療養・就労両立支援指導料の注５に規定する施設基準
情報通信機器を用いた診療を行うにつき十分な体制が整備されていること。

五の二　開放型病院共同指導料（Ⅰ）の施設基準
(1)　病院であること。
(2)　当該病院が当該病院の存する地域の全ての医師又は歯科医師の利用のために開放されていること。
(3)　(2)の目的のための専用の病床が適切に備えられていること。

六の二　退院時共同指導料１及び退院時共同指導料２を二回算定できる疾病等の患者
別表第三の一の三に掲げる患者

六の二の二　退院時共同指導料１の注２に規定する別に厚生労働大臣が定める特別な管理を要する状態等にある患者
別表第八に掲げる者

六の二の三　小児口腔機能管理料の注３に規定する口腔管理体制強化加算の施設基準
(1)　保険医療機関である歯科診療所であること。
(2)　歯科医師が複数名配置されていること又は歯科医師及び歯科衛生士がそれぞれ一名以上配置されていること。
(3)　歯科疾患の重症化予防に関する継続的な管理の実績があること。
(4)　口腔機能管理に関する実績があること。
(5)　次のいずれかに該当すること。
イ　歯科訪問診療料を算定していること。
ロ　在宅療養支援歯科診療所１、在宅療養支援歯科診療所２又は在宅療養支援歯科病院との連携の実績があること。
ハ　在宅歯科医療に係る連携体制が確保されていること。
(6)　歯科疾患の継続管理等に係る適切な研修を受けた常勤の歯科医師が一名以上配置されていること。
(7)　緊急時の対応を行うにつき必要な体制が整備されていること。
(8)　当該地域において、保険医療機関、介護・福祉施設等と連携していること。
(9)　医療安全対策につき十分な体制が整備されていること。

六の二の四　歯科治療時医療管理料の施設基準
(1)　当該療養を行うにつき、十分な経験を有する常勤の歯科医師により、治療前、治療中及び治療後における当該患者の全身状態を管理する体制が整備されていること。
(2)　歯科医師が複数名配置されていること又は歯科医師が一名以上かつ歯科衛生士若しくは看護師が一名以上配置されていること。
(3)　当該患者の全身状態の管理を行うにつき十分な装置・器具を有していること。
(4)　緊急時に円滑な対応ができるよう、別の保険医療機関との連携体制（病院である医科歯科併設の保険医療機関（歯科診療及び歯科診療以外の診療を併せて行う保険医療機関をいう。以下同じ。）にあっては、当該保険医療機関の医科診療科との連携体制）が確保されていること。

六の二の五　小児口腔機能管理料の注５、口腔機能管理料の注５及び歯科特定疾患療養管理料の注５に規定する施設基準
情報通信機器を用いた歯科診療を行うにつき十分な体制が整備されていること。

六の二の六　歯科遠隔連携診療料の施設基準等
(1)　歯科遠隔連携診療料の施設基準
情報通信機器を用いた歯科診療を行うにつき十分な体制が整備されていること。
(2)　歯科遠隔連携診療料の対象患者
次のいずれかに該当すること。
イ　口腔領域の悪性新生物の術後の経過観察等の専門的な医療を必要とする患者
ロ　口腔軟組織の疾患（難治性のものに限る。）又は薬剤関連顎骨壊死の経過観察等の専門的な医療を必要とする患者

六の三　在宅療養支援歯科診療所の施設基準
(1)　在宅療養支援歯科診療所１の施設基準
イ　保険医療機関である歯科診療所であって、歯科訪問診療１、歯科訪問診療２又は歯科訪問診療３を算定していること。
ロ　高齢者の口腔機能管理に係る研修を受けた常勤の歯科医師が一名以上配置されていること。
ハ　歯科衛生士が一名以上配置されていること。
ニ　当該保険医療機関が歯科訪問診療を行う患者に対し、患家の求めに応じて、迅速な歯科訪問診療が可能な体制を確保し、歯科訪問診療を担う担当歯科医の氏名、診療可能日等を、文書により患家に提供していること。
ホ　在宅歯科診療に係る後方支援の機能を有する別の保険医療機関との連携体制が確保されていること。
ヘ　定期的に、在宅患者等の口腔機能管理を行っている患者数等を地方厚生局長等に報告していること。
ト　当該地域において、保険医療機関、介護・福祉施設等との十分な連携の実績があること。
チ　主として歯科訪問診療を実施する診療所にあっては、次のいずれにも該当するものであること。
①　当該診療所で行われる歯科訪問診療の患者のうち、六割以上が歯科訪問診療１を実施していること。
②　在宅歯科医療を担当する常勤の歯科医師が配置されていること。
③　直近一年間に五つ以上の病院又は診療所から、文書による紹介を受けて歯科訪問診療を開始した実績があること。
④　在宅歯科医療を行うにつき十分な機器を有していること。

⑤　歯科訪問診療における処置等の実施について相当の実績を有すること。

(2)　在宅療養支援歯科診療所２の施設基準

イ　(1)のイからヘまで及びチに該当するものであること。

ロ　当該地域において、保険医療機関、介護・福祉施設等との必要な連携の実績があること。

六の四　在宅療養支援歯科病院の施設基準

(1)　保険医療機関である歯科診療を行う病院であって、歯科訪問診療１、歯科訪問診療２又は歯科訪問診療３を算定していること。

(2)　高齢者の口腔機能管理に係る研修を受けた常勤の歯科医師が一名以上配置されていること。

(3)　歯科衛生士が一名以上配置されていること。

(4)　在宅歯科診療に係る後方支援の機能を有していること。

(5)　定期的に、在宅患者等の口腔機能管理を行っている患者数等を地方厚生局長等に報告していること。

(6)　当該地域において、保険医療機関、介護・福祉施設等との十分な連携の実績があること。

九の二　がん治療連携計画策定料の施設基準

(1)　がん治療連携計画策定料の注１に規定する施設基準

イ　がん診療の拠点となる病院又はそれに準じる病院であること。

ロ　当該地域において当該病院からの退院後の治療を担う複数の保険医療機関を記載した地域連携診療計画をあらかじめ作成し、地方厚生局長等に届け出ていること。

(2)　がん治療連携計画策定料の注５に規定する施設基準

情報通信機器を用いた診療を行うにつき十分な体制が整備されていること。

九の三　がん治療連携指導料の施設基準

(1)　地域連携診療計画において連携する保険医療機関として定められている保険医療機関であって、当該地域連携診療計画をがん治療連携計画策定料を算定する病院と共有するとともに、あらかじめ地方厚生局長等に届け出ていること。

(2)　がん治療連携計画策定料を算定する病院の紹介を受けて、当該地域連携診療計画の対象となる患者に対して、当該地域連携診療計画に基づいた治療を行うことができる体制が整備されていること。

九の四　がん治療連携管理料の施設基準

がん診療の拠点となる病院であること。

九の七の四　こころの連携指導料（Ⅰ）の施設基準

孤独・孤立の状況等を踏まえ、精神科又は心療内科への紹介が必要であると認められる患者に対する診療を行うにつき必要な体制が整備されていること。

十　薬剤管理指導料の施設基準等

(1)　薬剤管理指導料の施設基準

イ　当該保険医療機関内に薬剤管理指導を行うにつき必要な薬剤師が配置されていること。

ロ　薬剤管理指導を行うにつき必要な医薬品情報の収集及び伝達を行うための専用施設を有していること。

ハ　入院中の患者に対し、患者ごとに適切な薬学的管理（副作用に関する状況の把握を含む。）を行い、薬剤師による服薬指導を行っていること。

(2)　薬剤管理指導料の対象患者

別表第三の三に掲げる医薬品が投薬又は注射されている患者

十の二の三　診療情報提供料（Ⅰ）の検査・画像情報提供加算及び電子的診療情報評価料の施設基準

(1)　他の保険医療機関等と連携し、患者の医療情報に関する電子的な送受が可能なネットワークを構築していること。

(2)　他の保険医療機関と標準的な方法により安全に情報の共有を行う体制が具備されていること。

十の二の四　連携強化診療情報提供料の施設基準等

(1)　連携強化診療情報提供料の注１に規定する施設基準

当該保険医療機関の敷地内において喫煙が禁止されていること。

(2)　連携強化診療情報提供料の注１に規定する他の保険医療機関の基準

次のいずれかに係る届出を行っていること。

イ　区分番号Ａ００１の注12に規定する地域包括診療加算

ロ　区分番号Ｂ００１―２―９に掲げる地域包括診療料

ハ　区分番号Ｂ００１―２―11に掲げる小児かかりつけ診療料

ニ　区分番号Ｃ００２に掲げる在宅時医学総合管理料（在宅療養支援診療所（医科点数表区分番号Ｂ００４に掲げる退院時共同指導料１に規定する在宅療養支援診療所をいう。以下同じ。）又は在宅療養支援病院（区分番号Ｃ０００に掲げる往診料の注１に規定する在宅療養支援病院をいう。以下同じ。）に限る。）

ホ　区分番号Ｃ００２―２に掲げる施設入居時等医学総合管理料（在宅療養支援診療所又は在宅療養支援病院に限る。）

(5)　連携強化診療情報提供料の注５に規定する施設基準（診療報酬の算定方法別表第二歯科診療報酬点数表（以下「歯科点数表」という。）においては注３）

当該保険医療機関内に妊娠中の患者の診療を行うにつき十分な体制が整備されていること。

十の二の五　医療機器安全管理料の施設基準

(1)　臨床工学技士が配置されている保険医療機関において、生命維持管理装置を用いて治療を行う場合の施設基準

イ　当該保険医療機関内に生命維持管理装置等の医療機器の管理及び保守点検を行う常勤の臨床工学技士が一名以上配置されていること。

ロ　生命維持管理装置等の医療機器の安全管理につき十分な体制が整備されていること。

(2)　放射線治療機器の保守管理、精度管理等の体制が整えられている保険医療機関において、放射線治療計画を策定する場合の施設基準

イ　当該保険医療機関内に放射線治療を専ら担当する常勤の医師又は歯科医師（放射線治療について、相当の経験を有するものに限る。）が一名以上配置されていること。

ロ　当該治療を行うにつき必要な体制が整備されていること。

ハ　当該治療を行うにつき十分な機器及び施設を有していること。

十の二の六　がんゲノムプロファイリング評価提供料の施設基準

がんゲノムプロファイリング検査に係る届出を行っている保険医療機関であること。

十一　歯科特定疾患療養管理料に規定する疾患

分類表に規定する疾病のうち別表第四に掲げる疾病

第四　在宅医療

一の五の三　在宅患者訪問診療料（Ⅰ）の注13（在宅患者訪問診療料（Ⅱ）の注６の規定により準用する場合を含む。）、在宅がん医療総合診療料の注８及び歯科訪問診療料の注20に規定する別に厚生労働大臣が定める施設基準

(1)　療養の給付及び公費負担医療に関する費用の請求に関する命令（昭和五十一年厚生省令第三十六号）第一条に規定する電子情報処理組織の使用による請求を行っていること。

(2)　健康保険法第三条第十三項に規定する電子資格確認を行う体制を有していること。
(3)　電磁的記録をもって作成された処方箋を発行する体制を有していること。
(4)　電磁的方法により診療情報を共有し、活用する体制を有していること。
(5)　医療ＤＸ推進の体制に関する事項及び質の高い診療を実施するための十分な情報を取得し、及び活用して診療を行うことについて、当該保険医療機関の見やすい場所に掲示していること。
(6)　(5)の掲示事項について、原則として、ウェブサイトに掲載していること。

一の六の二　在宅時医学総合管理料の注15（施設入居時等医学総合管理料の注５の規定により準用する場合を含む。）、在宅がん医療総合診療料の注９、歯科疾患在宅療養管理料の注７、在宅患者訪問口腔リハビリテーション指導管理料の注８及び小児在宅患者訪問口腔リハビリテーション指導管理料の注８に規定する施設基準

(1)　在宅での療養を行っている患者であって通院が困難なものの診療情報等について、電子情報処理組織を使用する方法その他の情報通信の技術を利用する方法を用いて常時確認できる体制を有し、関係機関と平時からの連携体制を構築していること。
(2)　診療情報等を活用した上で計画的な医学管理を行うにつき十分な体制が整備されていること。
(3)　(1)に規定する連携体制を構築している医療機関であることについて、当該保険医療機関の見やすい場所に掲示していること。
(4)　(3)の掲示事項について、原則として、ウェブサイトに掲載していること。

一の七　歯科訪問診療料の注９に規定する時間

保険医療機関において専ら診療に従事している一部の時間

一の八　歯科訪問診療料の注15に規定する基準

歯科医療を担当する保険医療機関であって、主として歯科訪問診療を実施する診療所以外の診療所であるものとして、地方厚生局長等に届け出たものであること。

二の二　救急搬送診療料の注４に規定する施設基準

重症患者の搬送を行うにつき十分な体制が整備されていること。

六の五　在宅悪性腫瘍患者共同指導管理料に規定する厚生労働大臣が定める保険医療機関の保険医

緩和ケアに関する研修を受けた医師

七　地域医療連携体制加算の施設基準

(1)　診療所であること。
(2)　夜間、休日等における緊急時の体制を継続的に確保するため、歯科点数表区分番号Ａ０００に掲げる初診料の注２の届出を行っている病院である保険医療機関及びその他の歯科の保険医療機関との連携による地域医療支援体制を備えていること。

七の二　在宅歯科医療推進加算の施設基準

(1)　歯科医療を担当する診療所である保険医療機関であること。
(2)　当該診療所で行われる歯科訪問診療の延べ患者数が月平均五人以上であって、そのうち六割以上の患者が歯科訪問診療１を算定していること。

八　在宅患者歯科治療時医療管理料の施設基準

(1)　当該療養を行うにつき、十分な経験を有する常勤の歯科医師により、治療前、治療中及び治療後における当該患者の全身状態を管理する体制が整備されていること。
(2)　歯科医師が複数名配置されていること又は歯科医師が一名以上かつ歯科衛生士若しくは看護師が一名以上配置されていること。
(3)　当該患者の全身状態の管理を行うにつき十分な装置・器具を有していること。
(4)　緊急時に円滑な対応ができるよう、別の保険医療機関との連携体制（病院である医科歯科併設の保険医療機関にあっては、当該保険医療機関の医科診療科との連携体制）が確保されていること。

第五　検査

三の一の三の三　がんゲノムプロファイリング検査の施設基準

当該検査を行うにつき十分な体制が整備されていること。

十五の三　口腔細菌定量検査の施設基準

(1)　当該検査を行うにつき十分な体制が整備されていること。
(2)　当該検査を行うにつき十分な機器を有していること。

十六　有床義歯咀嚼機能検査の施設基準

(1)　当該検査を行うにつき十分な体制が整備されていること。
(2)　当該検査を行うにつき十分な機器を有していること。

十七　咀嚼能力検査の施設基準

(1)　当該検査を行うにつき十分な体制が整備されていること。
(2)　当該検査を行うにつき十分な機器を有していること。

十八　咬合圧検査の施設基準

(1)　当該検査を行うにつき十分な体制が整備されていること。
(2)　当該検査を行うにつき十分な機器を有していること。

十九　精密触覚機能検査の施設基準

(1)　当該検査に係る研修を受けた歯科医師が一名以上配置されていること。
(2)　当該検査を行うにつき十分な機器を有していること。

二十　睡眠時歯科筋電図検査の施設基準

(1)　当該検査を行うにつき十分な体制が整備されていること。
(2)　当該検査を行うにつき十分な機器を有していること。

第六　画像診断

六　歯科画像診断管理加算１の施設基準

(1)　歯科点数表区分番号Ａ０００に掲げる初診料の注２の届出を行っている病院である保険医療機関であること。
(2)　当該保険医療機関内に画像診断を専ら担当する常勤の歯科医師が配置されていること。
(3)　画像診断管理を行うにつき十分な体制が整備されていること。

六の二　歯科画像診断管理加算２の施設基準

(1)　歯科点数表区分番号Ａ０００に掲げる初診料の注２の届出を行っている病院である保険医療機関であること。
(2)　当該保険医療機関内に画像診断を専ら担当する常勤の歯科医師が配置されていること。
(3)　当該保険医療機関における歯科用３次元エックス線断層撮影及びコンピューター断層診断（歯科診療に係るものに限る。）について、(2)に規定する歯科医師の指示の下に画像情報等の管理を行っていること。
(4)　当該保険医療機関における歯科用３次元エックス線断層撮影及びコンピューター断層診断（歯科診療に係るものに限る。）のうち、少なくとも八割以上のものの読影結果が、(2)に規定する歯科医師により遅くとも撮影日の翌診療日までに主治の歯科医師に報告されていること。
(5)　画像診断管理を行うにつき十分な体制が整備されていること。

七　遠隔画像診断による写真診断（歯科診療に係るものに限る。）、基本的エックス線診断料（歯科診療に係るものに限る。）及びコンピューター断層診断（歯科診療に係るものに限る。）の施設基準

(1)　送信側

離島等に所在する保険医療機関その他の保険医療機関であって、画像の撮影及び送受信を行うにつき十分な機器及び施設を有していること。

(2)　受信側

イ　当該保険医療機関内に画像診断を専ら担当する常勤の歯科医師が配置されており、高度の医療を提供するものと認められる病院であること。

ロ　遠隔画像診断を行うにつき十分な体制が整備されていること。

第七　投薬

一の二　処方料及び処方箋料の特定疾患処方管理加算に規定する疾患

(2)　歯科点数表の処方料及び処方箋料の特定疾患処方管理加算に規定する疾患

分類表に規定する疾病のうち別表第四に掲げる疾病

二　処方料及び処方箋料に規定する抗悪性腫瘍剤処方管理加算の施設基準

抗悪性腫瘍剤処方管理を行うにつき必要な体制が整備されていること。

四　外来後発医薬品使用体制加算の施設基準

(1)　外来後発医薬品使用体制加算１の施設基準

イ　保険薬局及び保険薬剤師療養担当規則（昭和三十二年厚生省令第十六号。以下「薬担規則」という。）第七条の二に規定する後発医薬品（以下単に「後発医薬品」という。）の使用を促進するための体制が整備されている診療所であること。

ロ　当該保険医療機関において調剤した後発医薬品のある薬担規則第七条の二に規定する新医薬品（以下「先発医薬品」という。）及び後発医薬品を合算した薬剤の使用薬剤の薬価（薬価基準）（平成二十年厚生労働省告示第六十号）別表に規定する規格単位ごとに数えた数量（以下「規格単位数量」という。）に占める後発医薬品の規格単位数量の割合が九割以上であること。

ハ　当該保険医療機関において調剤した薬剤の規格単位数量に占める後発医薬品のある先発医薬品及び後発医薬品を合算した規格単位数量の割合が五割以上であること。

ニ　医薬品の供給が不足した場合に、医薬品の処方等の変更等に関して適切な対応ができる体制が整備されていること。

ホ　後発医薬品の使用に積極的に取り組んでいる旨並びにニの体制に関する事項並びに医薬品の供給状況によって投与する薬剤を変更する可能性があること及び変更する場合には患者に十分に説明することについて、当該保険医療機関の見やすい場所に掲示していること。

ヘ　ホの掲示事項について、原則として、ウェブサイトに掲載していること。

(2)　外来後発医薬品使用体制加算２の施設基準

イ　後発医薬品の使用を促進するための体制が整備されている診療所であること。

ロ　当該保険医療機関において調剤した後発医薬品のある先発医薬品及び後発医薬品を合算した規格単位数量に占める後発医薬品の規格単位数量の割合が八割五分以上であること。

ハ　当該保険医療機関において調剤した薬剤の規格単位数量に占める後発医薬品のある先発医薬品及び後発医薬品を合算した規格単位数量の割合が五割以上であること。

ニ　(1)のニからヘまでの要件を満たしていること。

(3)　外来後発医薬品使用体制加算３の施設基準

イ　後発医薬品の使用を促進するための体制が整備されている診療所であること。

ロ　当該保険医療機関において調剤した後発医薬品のある先発医薬品及び後発医薬品を合算した規格単位数量に占める後発医薬品の規格単位数量の割合が七割五分以上であること。

ハ　当該保険医療機関において調剤した薬剤の規格単位数量に占める後発医薬品のある先発医薬品及び後発医薬品を合算した規格単位数量の割合が五割以上であること。

ニ　(1)のニからヘまでの要件を満たしていること。

五　医科点数表区分番号Ｆ４００に掲げる処方箋料の注６及び歯科点数表区分番号Ｆ４００に掲げる処方箋料の注５に規定する一般名処方加算の施設基準

(1)　薬剤の一般的名称を記載する処方箋を交付する場合には、医薬品の供給状況等を踏まえつつ、一般名処方の趣旨を患者に十分に説明することについて、当該保険医療機関の見やすい場所に掲示していること。

(2)　(1)の掲示事項について、原則として、ウェブサイトに掲載していること。

第八　注射

一　外来化学療法加算の施設基準

(1)　外来化学療法を行う体制がそれぞれの加算に応じて整備されていること。

(2)　外来化学療法を行うにつき必要な機器及び十分な専用施設を有していること。

二　中心静脈注射用カテーテル挿入の注３に規定する対象患者

別表第九の二の二に掲げる者

三　無菌製剤処理料の施設基準等

(1)　無菌製剤処理料の施設基準

イ　無菌製剤処理を行うにつき十分な施設を有していること。

ロ　無菌製剤処理を行うにつき必要な体制が整備されていること。

(2)　無菌製剤処理料の対象患者

イ　無菌製剤処理料１の対象患者

悪性腫瘍に対して用いる薬剤であって細胞毒性を有するものに関し、皮内注射、皮下注射、筋肉内注射、動脈注射、抗悪性腫瘍剤局所持続注入、肝動脈塞栓を伴う抗悪性腫瘍剤肝動脈内注入、点滴注射又は脳脊髄腔注射が行われる患者

ロ　無菌製剤処理料２の対象患者

動脈注射若しくは点滴注射が行われる入院中の患者であって次の①から③までに掲げるもの又は中心静脈注射若しくは植込型カテーテルによる中心静脈注射が行われる患者

①　無菌治療室管理加算を算定する患者

②　ＨＩＶ感染者療養環境特別加算を算定する患者

③　①又は②に準ずる患者

第九　リハビリテーション

一　心大血管疾患リハビリテーション料、脳血管疾患等リハビリテーション料、廃用症候群リハビリテーション料、運動器リハビリテーション料及び呼吸器リハビリテーション料の施設基準等

(1)　医科点数表第二章第七部リハビリテーション通則第４号に規定する患者

別表第九の三に掲げる患者

(2)　心大血管疾患リハビリテーション料、脳血管疾患等リハビリテーション料、廃用症候群リハビリテーション料、運動器リハビリテーション料及び呼吸器リハビリテーション料の施設基準

イ　心大血管疾患リハビリテーション料、脳血管疾患等リハビリテーション料、廃用症候群リハビリテーショ

ン料、運動器リハビリテーション料又は呼吸器リハビリテーション料を担当する専任の常勤医師がそれぞれ適切に配置されていること。

ロ　心大血管疾患リハビリテーション料、脳血管疾患等リハビリテーション料、廃用症候群リハビリテーション料、運動器リハビリテーション料又は呼吸器リハビリテーション料を担当する常勤の看護師、理学療法士、作業療法士又は言語聴覚士がそれぞれ適切に配置されていること。

ハ　心大血管疾患リハビリテーション料、脳血管疾患等リハビリテーション料、廃用症候群リハビリテーション料、運動器リハビリテーション料又は呼吸器リハビリテーション料を行うにつきそれぞれ十分な施設を有していること。

ニ　心大血管疾患リハビリテーション料、脳血管疾患等リハビリテーション料、廃用症候群リハビリテーション料、運動器リハビリテーション料又は呼吸器リハビリテーション料を行うにつきそれぞれ必要な器械・器具が具備されていること。

ホ　脳血管疾患等リハビリテーション料、廃用症候群リハビリテーション料及び運動器リハビリテーション料を行う保険医療機関においては、指定居宅サービス等の事業の人員、設備及び運営に関する基準（平成十一年厚生省令第三十七号）第百十一条第一項に規定する指定通所リハビリテーション事業所、同令第七十六条第一項に規定する指定訪問リハビリテーション事業所等とのリハビリテーションに係る連携を行うにつき必要な体制が整備されていること。

ヘ　他の保険医療機関とのリハビリテーションに係る連携を行うにつき必要な体制が整備されていること。

(4)　脳血管疾患等リハビリテーション料の対象患者

別表第九の五に掲げる患者

(7)　心大血管疾患リハビリテーション料、脳血管疾患等リハビリテーション料、廃用症候群リハビリテーション料、運動器リハビリテーション料及び呼吸器リハビリテーション料に規定する算定日数の上限の除外対象患者

別表第九の八に掲げる患者

(8)　心大血管疾患リハビリテーション料、脳血管疾患等リハビリテーション料、廃用症候群リハビリテーション料、運動器リハビリテーション料及び呼吸器リハビリテーション料に規定する別に厚生労働大臣が定める場合

別表第九の九に掲げる場合

(9)　心大血管疾患リハビリテーション料、脳血管疾患等リハビリテーション料、廃用症候群リハビリテーション料、運動器リハビリテーション料及び呼吸器リハビリテーション料に規定する初期加算及び急性期リハビリテーション加算の施設基準

当該保険医療機関内にリハビリテーション科の常勤医師が配置されていること。

(10)　心大血管疾患リハビリテーション料、脳血管疾患等リハビリテーション料、廃用症候群リハビリテーション料、運動器リハビリテーション料及び呼吸器リハビリテーション料に規定する急性期リハビリテーション加算の対象となる患者

別表第九の十に掲げる患者

一の二　摂食機能療法の注３に規定する施設基準

(1)　摂食嚥下機能回復体制加算１の施設基準

イ　摂食機能又は嚥下機能の回復のために必要な指導管理を行うにつき十分な体制が整備されていること。

ロ　摂食機能又は嚥下機能に係る療養についての実績等を地方厚生局長等に報告していること。

ハ　摂食機能又は嚥下機能に係る療養について相当の実績を有していること。

(2)　摂食嚥下機能回復体制加算２の施設基準

(1)のイ及びロを満たすものであること。

(3)　摂食嚥下機能回復体制加算３の施設基準

イ　摂食機能又は嚥下機能の回復のために必要な指導管理を行うにつき必要な体制が整備されていること。

ロ　(1)のロを満たすものであること。

ハ　療養病棟入院料１又は２を算定する病棟を有する病院であること。

ニ　摂食機能又は嚥下機能に係る療養について相当の実績を有していること。

三　障害児（者）リハビリテーション料の施設基準等

(1)　障害児（者）リハビリテーション料の施設基準

イ　児童福祉法第四十二条第二号に規定する医療型障害児入所施設（主として肢体不自由のある児童又は重症心身障害児を入所させるものに限る。）若しくは同法第六条の二の二第三項に規定する指定発達支援医療機関又は保険医療機関であって当該保険医療機関においてリハビリテーションを実施している患者のうち、おおむね八割以上が別表第十の二に該当する患者（加齢に伴って生ずる心身の変化に起因する疾病の者を除く。）であること。

ロ　当該保険医療機関内に障害児（者）リハビリテーションを担当する専任の常勤医師が一名以上配置されていること。

ハ　当該保険医療機関内に障害児（者）リハビリテーションを担当する専従の常勤看護師、常勤理学療法士又は常勤作業療法士が適切に配置されていること。

ニ　言語聴覚療法を行う場合にあっては、ハに加え、常勤の言語聴覚士が適切に配置されていること。

ホ　障害児（者）リハビリテーションを行うにつき十分な専用施設を有していること。

ヘ　障害児（者）リハビリテーションを行うにつき必要な器械・器具が具備されていること。

(2)　障害児（者）リハビリテーション料の対象患者

別表第十の二に掲げる患者

三の二　がん患者リハビリテーション料の施設基準等

(1)　がん患者リハビリテーション料の施設基準

イ　当該保険医療機関内にがん患者に対するリハビリテーションを行うにつき十分な経験を有する専任の常勤医師が一名以上配置されていること。

ロ　当該保険医療機関内にがん患者に対するリハビリテーションを行うにつき十分な経験を有する専従の常勤理学療法士、常勤作業療法士又は常勤言語聴覚士が二名以上配置されていること。

ハ　当該患者について、リハビリテーション総合計画評価料に規定するリハビリテーション計画を月一回以上作成していること。

ニ　がん患者に対するリハビリテーションを行うにつき十分な専用施設を有していること。

ホ　がん患者に対するリハビリテーションを行うにつき必要な器械・器具が具備されていること。

(2)　がん患者リハビリテーション料の対象患者

別表第十の二の二に掲げる患者

四　集団コミュニケーション療法料の施設基準等

(1)　集団コミュニケーション療法料の施設基準

イ　脳血管疾患等リハビリテーション料(Ⅰ)、脳血管疾患等リハビリテーション料(Ⅱ)若しくは脳血管疾患等リハビリテーション料(Ⅲ)又は障害児（者）リハビリテーション料の届出を行っている施設であること。

ロ　当該保険医療機関内に集団コミュニケーション療法である言語聴覚療法を担当する専任の常勤医師が一名以上配置されていること。

ハ　当該保険医療機関内に集団コミュニケーション療法である言語聴覚療法を担当する専従の言語聴覚士が適切に配置されていること。

ニ　患者数は、言語聴覚士の数に対し適切なものであること。

ホ　集団コミュニケーション療法である言語聴覚療法を行うにつき十分な専用施設を有していること。

ヘ　集団コミュニケーション療法である言語聴覚療法を行うにつき必要な器械・器具が具備されていること。

(2)　集団コミュニケーション療法の対象患者

別表第十の二の三に掲げる患者

五　歯科口腔リハビリテーション料２の施設基準

(1)　歯科又は歯科口腔外科を担当する歯科医師として相当の経験を有する歯科医師が一名以上配置されていること。

(2)　当該療養を行うにつき十分な機器を有していること又は十分な機器を有している病院との連携が確保されていること。

第十一　処置

一　医科点数表第二章第九部処置通則に規定する施設基準

(1)　休日加算１、時間外加算１及び深夜加算１の施設基準

イ　休日、保険医療機関の表示する診療時間以外の時間及び深夜の処置に対応するための十分な体制が整備されていること。

ロ　急性期医療に係る実績を相当程度有している病院であること。

ハ　病院勤務医の負担の軽減及び処遇の改善に資する体制が整備されていること。

二の四　手術用顕微鏡加算の施設基準

当該処置を行うにつき十分な体制が整備されていること。

二の五　口腔粘膜処置の施設基準

(1)　当該処置を行うにつき十分な体制が整備されていること。

(2)　当該処置を行うにつき十分な機器を有していること。

三　歯科点数表第二章第八部処置に規定する特定薬剤

使用薬剤の薬価（薬価基準）別表第四部歯科用薬剤外用薬(1)に掲げる薬剤及び別表第十一に掲げる薬剤

第十二　手術

二　医科点数表第二章第十部手術通則第５号及び第６号並びに歯科点数表第二章第九部手術通則第４号に掲げる手術の施設基準

(1)　緊急事態に対応するための体制その他当該療養を行うにつき必要な体制が整備されていること。

(2)　当該保険医療機関内に当該療養を行うにつき必要な医師が配置されていること。

(3)　当該手術の一年間の実施件数を当該保険医療機関の見やすい場所に掲示していること。

(4)　(3)の掲示事項について、原則として、ウェブサイトに掲載していること。

(5)　手術を受ける全ての患者に対して、それぞれの患者が受ける手術の内容が文書により交付され、説明がなされていること。

二の二　手術の休日加算１、時間外加算１及び深夜加算１の施設基準

(1)　休日、保険医療機関の表示する診療時間以外の時間及び深夜の手術に対応するための十分な体制が整備されていること。

(2)　急性期医療に係る実績を相当程度有している病院であること。

(3)　病院勤務医の負担の軽減及び処遇の改善に資する体制が整備されていること。

二の七　医科点数表第二章第十部手術通則第20号及び歯科点数表第二章第九部手術通則第17号に規定する周術期栄養管理実施加算の施設基準

(1)　当該保険医療機関内に周術期の栄養管理を行うにつき十分な経験を有する専任の常勤の管理栄養士が配置されていること。

(2)　総合入院体制加算又は急性期充実体制加算に係る届出を行っている保険医療機関であること。

三　手術の所定点数に含まれる薬剤

外皮用消毒剤に係る薬剤

三の二の二　輸血管理料の施設基準

(1)　輸血管理料Ⅰの施設基準

イ　当該保険医療機関内に臨床検査技師が常時一名以上配置されていること。

ロ　輸血管理を行うにつき十分な体制が整備されていること。

(2)　輸血管理料Ⅱの施設基準

輸血管理を行うにつき十分な体制が整備されていること。

(3)　輸血適正使用加算の施設基準

輸血製剤が適正に使用されていること。

(4)　貯血式自己血輸血管理体制加算の施設基準

貯血式自己血輸血管理を行うにつき十分な体制が整備されていること。

三の二の七　歯根端切除手術の注３に規定する別に厚生労働大臣が定める施設基準

当該手術を行うにつき十分な体制が整備されていること。

三の二の八　口腔粘膜血管腫凝固術の施設基準

(1)　当該手術を行うにつき十分な体制が整備されていること。

(2)　当該手術を行うにつき十分な機器を有していること。

三の三　歯周組織再生誘導手術の施設基準

歯科又は歯科口腔外科を担当する歯科医師として相当の経験を有する歯科医師が一名以上配置されていること。

三の四　手術時歯根面レーザー応用加算の施設基準

当該療養を行うにつき十分な体制が整備されていること。

三の五　歯科点数表第二章第九部手術に掲げる上顎骨形成術（骨移動を伴う場合に限る。）及び下顎骨形成術（骨移動を伴う場合に限る。）の施設基準

(1)　緊急事態に対応するための体制その他当該療養を行うにつき必要な体制が整備されていること。

(2)　当該療養を行うにつき十分な専用施設を有している病院であること。

(3)　当該保険医療機関内に当該療養を行うにつき必要な歯科医師及び看護師が配置されていること。

三の六　広範囲顎骨支持型装置埋入手術の施設基準

(1)　歯科又は歯科口腔外科を担当する歯科医師として相当の経験を有する常勤の歯科医師が二名以上配置されていること。

(2)　当該療養を行うにつき十分な体制が整備されていること。

(3)　当該療養を行うにつき十分な機器及び施設を有していること。

三の七　レーザー機器加算の施設基準

(1)　当該療養を行うにつき十分な体制が整備されていること。

(2)　当該療養を行うにつき十分な機器を有していること。

三の八　歯科点数表第二章第九部手術に掲げる顎関節人工関節全置換術の施設基準

(1)　緊急事態に対応するための体制その他当該療養を行うにつき必要な体制が整備されていること。

(2)　当該療養を行うにつき十分な専用施設を有している病院であること。

(3)　当該保険医療機関内に当該療養を行うにつき必要な歯科医師及び看護師が配置されていること。

三の九　歯科点数表第二章第九部手術に掲げる頭頸部悪性腫瘍光線力学療法の施設基準

(1)　当該保険医療機関内に当該療養を行うにつき必要な歯科医師及び看護師が配置されていること。

(2)　当該療養を行うにつき十分な体制が整備されていること。

(3)　当該療養を行うにつき十分な機器を有していること。

四　歯科点数表第二章第九部手術に規定する特定薬剤

使用薬剤の薬価（薬価基準）別表第四部歯科用薬剤外用薬(1)に掲げる薬剤及び別表第十一に掲げる薬剤

第十二の二　麻酔

三の二　周術期薬剤管理加算の施設基準

(1)　当該保険医療機関内に周術期の薬学的管理を行うにつき必要な専任の薬剤師が配置されていること。

(2)　病棟薬剤業務実施加算１に係る届出を行っている保険医療機関であること。

四　歯科麻酔管理料の施設基準

(1)　常勤の麻酔に従事する歯科医師が配置されていること。

(2)　麻酔管理を行うにつき十分な体制が整備されていること。

第十三　放射線治療

一　放射線治療専任加算の施設基準

(1)　当該保険医療機関内に放射線治療を専ら担当する常勤の医師又は歯科医師（放射線治療について、相当の経験を有するものに限る。）が一名以上配置されていること。

(2)　当該治療を行うにつき必要な体制が整備されていること。

(3)　当該治療を行うにつき十分な機器及び施設を有していること。

二　高エネルギー放射線治療の施設基準

当該治療を行うにつき必要な体制が整備されていること。

二の三　強度変調放射線治療（ＩＭＲＴ）の施設基準等

(1)　強度変調放射線治療（ＩＭＲＴ）の施設基準

イ　当該保険医療機関内に放射線治療を専ら担当する常勤の医師又は歯科医師が二名以上配置されており、うち一名以上は放射線治療について相当の経験を有するものであること。

ロ　当該治療を行うにつき必要な体制が整備されていること。

ハ　当該治療を行うにつき十分な機器及び施設を有していること。

(2)　強度変調放射線治療（ＩＭＲＴ）の対象患者

別表第十一の三に掲げる患者

二の四　画像誘導放射線治療加算の施設基準

(1)　当該保険医療機関内に放射線治療を専ら担当する常勤の医師又は歯科医師（放射線治療について、相当の経験を有するものに限る。）が一名以上配置されていること。

(2)　当該治療を行うにつき必要な体制が整備されていること。

(3)　当該治療を行うにつき十分な機器及び施設を有していること。

六の二　ホウ素中性子捕捉療法の施設基準

(1)　当該保険医療機関内に当該療法を行うにつき必要な医師が配置されていること。

(2)　当該療法を行うにつき必要な体制が整備されていること。

(3)　当該療法を行うにつき十分な機器及び施設を有していること。

六の三　ホウ素中性子捕捉療法適応判定加算の施設基準

(1)　当該保険医療機関内に当該療法の適応判定を行うにつき必要な医師が配置されていること。

(2)　当該療法の適応判定を行うにつき必要な体制が整備されていること。

六の四　ホウ素中性子捕捉療法医学管理加算の施設基準

(1)　当該保険医療機関内に当該医学管理を行うにつき必要な医師が配置されていること。

(2)　当該医学管理を行うにつき必要な体制が整備されていること。

(3)　当該医学管理を行うにつき必要な機器を有していること。

七　画像誘導密封小線源治療加算の施設基準

(1)　当該保険医療機関内に放射線治療を専ら担当する常勤の医師又は歯科医師（放射線治療について、相当の経験を有するものに限る。）が一名以上配置されていること。

(2)　当該治療を行うにつき必要な体制が整備されていること。

(3)　当該治療を行うにつき十分な機器及び施設を有していること。

第十三の二　歯冠修復及び欠損補綴

一　う蝕歯無痛的窩洞形成加算の施設基準

当該療養を行うにつき十分な体制が整備されていること。

一の二　ＣＡＤ／ＣＡＭ冠及びＣＡＤ／ＣＡＭインレーの施設基準

(1)　当該療養を行うにつき十分な体制が整備されていること。

(2)　当該療養を行うにつき十分な機器及び設備を有していること又は十分な機器及び設備を有している歯科技工所との連携が確保されていること。

一の三　光学印象の施設基準

(1)　当該療養を行うにつき十分な体制が整備されていること。

(2)　当該療養を行うにつき十分な機器を有していること。

二　有床義歯修理及び有床義歯内面適合法の歯科技工加算１及び２の施設基準

(1)　歯科技工士を配置していること。

(2)　歯科技工室及び歯科技工に必要な機器を整備していること。

(3)　患者の求めに応じて、迅速に有床義歯を修理する体制が整備されている旨を院内掲示していること。

(4)　(3)の掲示事項について、原則として、ウェブサイトに掲載していること。

二の二　印象採得、咬合採得及び仮床試適の歯科技工士連携加算１及び２並びに光学印象の光学印象歯科技工士連携加算の施設基準

(1)　歯科技工士連携加算１及び光学印象歯科技工士連携加算の施設基準

歯科技工士を配置していること又は他の歯科技工所との連携が確保されていること。

(2)　歯科技工士連携加算２の施設基準

イ　歯科技工士を配置していること又は他の歯科技工所との連携が確保されていること。

ロ　情報通信機器を用いた歯科診療を行うにつき十分な体制が整備されていること。

三　リテーナー、広範囲顎骨支持型補綴及び広範囲顎骨支持型補綴物修理に規定する特定保険医療材料

特定保険医療材料及びその材料価格（材料価格基準）（平成二十年厚生労働省告示第六十一号）の別表のⅥに掲げる特定保険医療材料のうち別表第十三に掲げる特定保険医療材料

第十四　歯科矯正

一　歯科矯正診断料の施設基準

(1)　当該療養を行うにつき十分な経験を有する専任の歯

科医師が一名以上配置されていること。

(2) 常勤の歯科医師が一名以上配置されていること。

(3) 当該療養を行うにつき必要な機器及び十分な専用施設を有していること。

(4) 当該療養につき顎切除等の手術を担当する別の保険医療機関との間の連絡体制が整備されていること。

二 顎口腔機能診断料（顎変形症（顎離断等の手術を必要とするものに限る。）の手術前後における歯科矯正に係るもの）の施設基準

(1) 障害者の日常生活及び社会生活を総合的に支援するための法律施行規則（平成十八年厚生労働省令第十九号）第三十六条第一号及び第二号に規定する医療について、障害者総合支援法第五十四条第二項に規定する都道府県知事の指定を受けた医療機関（歯科矯正に関する医療を担当するものに限る。）であること。

(2) 当該療養を行うにつき十分な専用施設を有していること。

(3) 当該療養につき顎離断等の手術を担当する別の保険医療機関との間の連携体制が整備されていること。

第十四の二 病理診断

一 保険医療機関間の連携による病理診断の施設基準

(1) 標本の送付側

離島等に所在する保険医療機関その他の保険医療機関であって、病理標本の作製につき十分な体制が整備されていること。

(2) 標本の受取側

次のいずれにも該当するものであること。

イ 病理診断管理加算又は口腔病理診断管理加算に係る届出を行っている施設であること。

ロ 病理診断を行うにつき十分な体制が整備された医療機関であること。

ハ 衛生検査所（臨床検査技師等に関する法律（昭和三十三年法律第七十六号）第二十条の三第一項に規定する衛生検査所をいう。以下同じ。）で作製され、送付された病理標本のうち、同一の者が開設する衛生検査所で作製された病理標本が一定割合以下であること。

二 保険医療機関間の連携におけるデジタル病理画像による術中迅速病理組織標本作製及び迅速細胞診の施設基準

(1) 送信側

離島等に所在する保険医療機関その他の保険医療機関であって、病理標本の作製を行うにつき十分な体制が整備されていること。

(2) 受信側

当該保険医療機関内に病理診断を担当する常勤の医師又は歯科医師が配置されており、病理診断を行うにつき十分な体制が整備された病院であること。

二の二 病理標本のデジタル病理画像による病理診断の施設基準

(1) 病理診断管理加算又は口腔病理診断管理加算に係る届出を行っている施設であること。

(2) デジタル病理画像の管理を行うにつき十分な体制が整備されていること。

二の三 ミスマッチ修復タンパク免疫染色（免疫抗体法）病理組織標本作製の注に規定する病理診断の遺伝カウンセリング加算の施設基準

(1) 当該保険医療機関内に遺伝カウンセリングを要する治療に係る十分な経験を有する常勤の医師が配置されていること。

(2) 当該遺伝カウンセリングを行うにつき十分な体制が整備されていること。

三 病理診断管理加算の施設基準

(1) 病理診断管理加算１の施設基準

イ 当該保険医療機関内に病理診断を専ら担当する常勤の医師が一名以上配置されていること。

ロ 病理診断管理を行うにつき十分な体制が整備された保険医療機関であること。

(2) 病理診断管理加算２の施設基準

イ 当該保険医療機関内に病理診断を専ら担当する常勤の医師が二名以上配置されていること。

ロ 病理診断管理を行うにつき十分な体制が整備された病院であること。

三の二 悪性腫瘍病理組織標本加算の施設基準

(1) 当該保険医療機関内に病理診断を専ら担当する医師が一名以上配置されていること。

(2) 病理診断管理を行うにつき十分な体制が整備された保険医療機関であること。

四 口腔病理診断管理加算の施設基準

(1) 口腔病理診断管理加算１の施設基準

イ 当該保険医療機関内に口腔病理診断を専ら担当する常勤の歯科医師又は医師が一名以上配置されていること。

ロ 口腔病理診断管理を行うにつき十分な体制が整備された保険医療機関であること。

(2) 口腔病理診断管理加算２の施設基準

イ 当該保険医療機関内に口腔病理診断を専ら担当する常勤の歯科医師又は医師が二名以上配置されていること。

ロ 口腔病理診断管理を行うにつき十分な体制が整備された病院であること。

第十四の三 その他

一 看護職員処遇改善評価料の施設基準

(1) 次のいずれかに該当すること。

イ 救急医療管理加算に係る届出を行っている保険医療機関であって、救急搬送に係る実績を一定程度有しているものであること。

ロ 都道府県が定める救急医療に関する計画に基づいて運営される救命救急センターその他の急性期医療を提供するにつき十分な体制が整備されている保険医療機関であること。

(2) それぞれの評価料に対応する数（当該保険医療機関の保健師、助産師、看護師及び准看護師（以下「看護職員等」という。）の数を入院患者の数で除して得た数をいう。）を算出していること。

(3) 看護職員等の処遇の改善に係る計画を作成していること。

(4) (3)の計画に基づく看護職員等の処遇の改善に係る状況について、定期的に地方厚生局長等に報告すること。

三 歯科外来・在宅ベースアップ評価料(Ⅰ)の施設基準

(1) 外来医療又は在宅医療を実施している保険医療機関であること。

(2) 主として歯科医療に従事する職員（医師及び歯科医師を除く。この号において「対象職員」という。）が勤務していること。

(3) 対象職員の賃金の改善を実施するにつき必要な体制が整備されていること。

五 歯科外来・在宅ベースアップ評価料(Ⅱ)の施設基準

(1) 医科点数表又は歯科点数表第一章第二部第一節の入院基本料（特別入院基本料等を含む。）、同部第三節の特定入院料又は同部第四節の短期滞在手術等基本料（短期滞在手術等基本料１を除く。）を算定していない保険医療機関であること。

(2) 歯科外来・在宅ベースアップ評価料(Ⅰ)の届出を行っている保険医療機関であること。

(3) 外来・在宅ベースアップ評価料(Ⅰ)及び歯科外来・在宅ベースアップ評価料(Ⅰ)により算定する見込みの点数を合算した点数に十円を乗じて得た額が、主として歯科医療に従事する職員（医師及び歯科医師を除く。この号において「対象職員」という。）の給与総額の一分二厘未満であること。

(4)　当該保険医療機関内における常勤の対象職員の数が、二以上であること。ただし、基本診療料の施設基準等別表第六の二に掲げる地域に所在する保険医療機関にあっては、この限りでない。

(5)　主として保険診療等から収入を得る保険医療機関であること。

(6)　対象職員の賃金の改善を行うにつき十分な体制が整備されていること。

六　入院ベースアップ評価料の施設基準

(1)　医科点数表又は歯科点数表第一章第二部第一節の入院基本料（特別入院基本料等を含む。）、同部第三節の特定入院料又は同部第四節の短期滞在手術等基本料（短期滞在手術等基本料１を除く。）算定している保険医療機関であること。

(2)　外来・在宅ベースアップ評価料（Ⅰ）又は歯科外来・在宅ベースアップ評価料（Ⅰ）の届出を行っている保険医療機関であること。

(3)　外来・在宅ベースアップ評価料（Ⅰ）及び歯科外来・在宅ベースアップ評価料（Ⅰ）により算定する見込みの点数を合算した点数に十円を乗じて得た額が、主として医療又は歯科医療に従事する職員（医師及び歯科医師を除く。この号において「対象職員」という。）の給与総額の二分三厘未満であること。

(4)　主として保険診療等から収入を得る保険医療機関であること。

(5)　対象職員の賃金の改善を行うにつき十分な体制が整備されていること。

第十七　経過措置

二　令和六年三月三十一日において現にかかりつけ歯科医機能強化型歯科診療所に係る届出を行っている保険医療機関については、令和七年五月三十一日までの間に限り、第三の六の二の三の(4)に該当するものとみなす。

九　令和七年五月三十一日までの間に限り、〔中略〕第四の一の六の二の(4)、〔中略〕第十二の二の(4)、第十三の二の二の(4)〔中略〕中「(3)の掲示事項について、原則として、ウェブサイトに掲載していること。」とあるのは「削除」と、第四の一の五の三の(6)中「(5)の掲示事項について、原則として、ウェブサイトに掲載していること。」とあるのは「削除」と、〔中略〕第七の四の(1)のヘ中「ホの掲示事項について、原則として、ウェブサイトに掲載していること。」とあるのは「削除」と、第七の五の(2)中「(1)の掲示事項について、原則として、ウェブサイトに掲載していること。」とあるのは「削除」とする。

別表第二　特定疾患治療管理料に規定する疾患等

一　特定薬剤治療管理料１の対象患者

(1)　テオフィリン製剤を投与している患者
(2)　不整脈用剤を投与している患者
(3)　ハロペリドール製剤又はブロムペリドール製剤を投与している患者
(4)　リチウム製剤を投与している患者
(5)　免疫抑制剤を投与している患者
(6)　サリチル酸系製剤を投与している若年性関節リウマチ、リウマチ熱又は関節リウマチの患者
(7)　メトトレキサートを投与している悪性腫瘍の患者
(8)　アミノ配糖体抗生物質、グリコペプチド系抗生物質又はトリアゾール系抗真菌剤を投与している入院中の患者
(9)　イマチニブを投与している患者
(10)　シロリムス製剤を投与している患者
(11)　スニチニブを投与している患者
(12)　治療抵抗性統合失調症治療薬を投与している患者
(13)　ブスルファンを投与している患者
(14)　(1)から(13)までに掲げる患者に準ずるもの

別表第三　外来栄養食事指導料、入院栄養食事指導料、集団栄養食事指導料及び在宅患者訪問栄養食事指導料に規定する特別食

腎臓食
肝臓食
糖尿食
胃潰瘍食
貧血食
膵臓食
脂質異常症食
痛風食
てんかん食
フェニールケトン尿症食
楓糖尿症食
ホモシスチン尿症食
尿素サイクル異常症食
メチルマロン酸血症食
プロピオン酸血症食
極長鎖アシル―ＣｏＡ脱水素酵素欠損症食
糖原病食
ガラクトース血症食
治療乳
無菌食
小児食物アレルギー食（外来栄養食事指導料及び入院栄養食事指導料に限る。）
特別な場合の検査食（単なる流動食及び軟食を除く。）

別表第三の一の二　療養・就労両立支援指導料の注１に規定する疾患

悪性新生物
脳梗塞、脳出血、くも膜下出血その他の急性発症した脳血管疾患
肝疾患（経過が慢性なものに限る。）
心疾患
糖尿病
若年性認知症
難病の患者に対する医療等に関する法律第五条第一項に規定する指定難病（同法第七条第四項に規定する医療受給者証を交付されている患者（同条第一項各号に規定する特定医療費の支給認定に係る基準を満たすものとして診断を受けたものを含む。）に係るものに限る。）その他これに準ずる疾患

別表第三の一の三　退院時共同指導料１及び退院時共同指導料２を二回算定できる疾病等の患者並びに頻回訪問加算に規定する状態等にある患者

一　末期の悪性腫瘍の患者（在宅がん医療総合診療料を算定している患者を除く。）

二　(1)であって、(2)又は(3)の状態である患者

(1)　在宅自己腹膜灌流指導管理、在宅血液透析指導管理、在宅酸素療法指導管理、在宅中心静脈栄養法指導管理、在宅成分栄養経管栄養法指導管理、在宅人工呼吸指導管理、在宅麻薬等注射指導管理、在宅腫瘍化学療法注射指導管理、在宅強心剤持続投与指導管理、在宅自己疼痛管理指導管理、在宅肺高血圧症患者指導管理又は在宅気管切開患者指導管理を受けている状態にある者
(2)　ドレーンチューブ又は留置カテーテルを使用している状態
(3)　人工肛門又は人工膀胱を設置している状態

三　在宅での療養を行っている患者であって、高度な指導管理を必要とするもの

別表第三の三　薬剤管理指導料の対象患者並びに服薬管理指導料及びかかりつけ薬剤師指導料に規定する医薬品

抗悪性腫瘍剤
免疫抑制剤
不整脈用剤
抗てんかん剤
血液凝固阻止剤（内服薬に限る。）
ジギタリス製剤
テオフィリン製剤
カリウム製剤（注射薬に限る。）
精神神経用剤
糖尿病用剤
膵臓ホルモン剤
抗ＨＩＶ薬

別表第四　歯科特定疾患療養管理料並びに処方料及び処方箋料に規定する疾患

口腔領域の悪性新生物（エナメル上皮腫を含む。）
顎・口腔の先天異常
舌痛症（心因性によるものを含む。）
口腔軟組織の疾患（難治性のものに限る。）
口腔領域のシェーグレン症候群
尋常性天疱瘡又は類天疱瘡
口腔乾燥症（放射線治療又は化学療法を原因とするものに限る。）
睡眠時無呼吸症候群（口腔内装置治療を要するものに限る。）
骨吸収抑制薬関連顎骨壊死（骨露出を伴うものに限る。）又は放射線性顎骨壊死
三叉神経ニューロパチー

別表第八　退院時共同指導料１の注２に規定する特別な管理を要する状態等にある患者並びに退院後訪問指導料、在宅患者訪問看護・指導料及び同一建物居住者訪問看護・指導料に規定する状態等にある患者

一　在宅麻薬等注射指導管理、在宅腫瘍化学療法注射指導管理又は在宅強心剤持続投与指導管理若しくは在宅気管切開患者指導管理を受けている状態にある者又は気管カニューレ若しくは留置カテーテルを使用している状態にある者
二　在宅自己腹膜灌流指導管理、在宅血液透析指導管理、在宅酸素療法指導管理、在宅中心静脈栄養法指導管理、在宅成分栄養経管栄養法指導管理、在宅自己導尿指導管理、在宅人工呼吸指導管理、在宅持続陽圧呼吸療法指導管理、在宅自己疼痛管理指導管理又は在宅肺高血圧症患者指導管理を受けている状態にある者
三　人工肛門又は人工膀胱を設置している状態にある者
四　真皮を越える褥瘡の状態にある者
五　在宅患者訪問点滴注射管理指導料を算定している者

別表第九の二の二　中心静脈注射用カテーテル挿入の注３に規定する患者

三歳未満の乳幼児であって次の疾患である者
先天性小腸閉鎖症
鎖肛
ヒルシュスプルング病
短腸症候群

別表第九の三　医科点数表第二章第七部リハビリテーション通則第４号に規定する患者

回復期リハビリテーション病棟入院料又は特定機能病院リハビリテーション病棟入院料を算定する患者（運動器リハビリテーション料を算定するものを除く。）
脳血管疾患等の患者のうち発症後六十日以内のもの
入院中の患者であって、その入院する病棟等において早期歩行、ＡＤＬの自立等を目的として心大血管疾患リハビリテーション料（Ｉ）、脳血管疾患等リハビリテーション料（Ｉ）、廃用症候群リハビリテーション料（Ｉ）、運動器リハビリテーション料（Ｉ）又は呼吸器リハビリテーション料（Ｉ）を算定するもの

別表第九の五　脳血管疾患等リハビリテーション料の対象患者

一　脳梗塞、脳出血、くも膜下出血その他の急性発症した脳血管疾患又はその手術後の患者
二　脳腫瘍、脳膿瘍、脊髄損傷、脊髄腫瘍その他の急性発症した中枢神経疾患又はその手術後の患者
三　多発性神経炎、多発性硬化症、末梢神経障害その他の神経疾患の患者
四　パーキンソン病、脊髄小脳変性症その他の慢性の神経筋疾患の患者
五　失語症、失認及び失行症並びに高次脳機能障害の患者
六　難聴や人工内耳植込手術等に伴う聴覚・言語機能の障害を有する患者
七　顎・口腔の先天異常に伴う構音障害を有する患者
八　舌悪性腫瘍等の手術による構音障害を有する患者
九　リハビリテーションを要する状態の患者であって、一定程度以上の基本動作能力、応用動作能力、言語聴覚能力及び日常生活能力の低下を来しているもの（心大血管疾患リハビリテーション料、廃用症候群リハビリテーション料、運動器リハビリテーション料、呼吸器リハビリテーション料、障害児（者）リハビリテーション料又はがん患者リハビリテーション料の対象患者に該当するものを除く。）

別表第九の八　心大血管疾患リハビリテーション料、脳血管疾患等リハビリテーション料、廃用症候群リハビリテーション料、運動器リハビリテーション料及び呼吸器リハビリテーション料に規定する算定日数の上限の除外対象患者

一　失語症、失認及び失行症の患者
高次脳機能障害の患者
重度の頸髄損傷の患者
頭部外傷及び多部位外傷の患者
慢性閉塞性肺疾患（ＣＯＰＤ）の患者
心筋梗塞の患者
狭心症の患者
軸索断裂の状態にある末梢神経損傷（発症後一年以内のものに限る。）の患者
外傷性の肩関節腱板損傷（受傷後百八十日以内のものに限る。）の患者
回復期リハビリテーション病棟入院料又は特定機能病院リハビリテーション病棟入院料を算定する患者
回復期リハビリテーション病棟又は特定機能病院リハビリテーション病棟において在棟中に回復期リハビリテーション病棟入院料又は特定機能病院リハビリテーション病棟入院料を算定した患者であって、当該病棟を退棟した日から起算して三月以内の患者（保険医療機関に入院中の患者、介護老人保健施設又は介護医療院に入所する患者を除く。）
難病患者リハビリテーション料に規定する患者（先天性又は進行性の神経・筋疾患の者を除く。）
障害児（者）リハビリテーション料に規定する患者（加齢に伴って生ずる心身の変化に起因する疾病の者に限る。）
その他別表第九の四から別表第九の七までに規定する患者又は廃用症候群リハビリテーション料に規定する患者であって、リハビリテーションを継続して行うことが必要であると医学的に認められるもの
二　先天性又は進行性の神経・筋疾患の患者
障害児（者）リハビリテーション料に規定する患者（加齢に伴って生ずる心身の変化に起因する疾病の者を除く。）

別表第九の九　心大血管疾患リハビリテーション料、脳血管疾患等リハビリテーション料、廃用症候群リハビリテーション料、運動器リハビリテーション料及び呼吸器リハビリテーション料に規定する別に厚生労働大臣が定める場合

一　別表第九の八第一号に規定する患者については、治療を継続することにより状態の改善が期待できると医学的に判断される場合
二　別表第九の八第二号に規定する患者については、患者の疾患、状態等を総合的に勘案し、治療上有効であると医学

的に判断される場合

別表第九の十　心大血管疾患リハビリテーション料、脳血管疾患等リハビリテーション料、廃用症候群リハビリテーション料、運動器リハビリテーション料及び呼吸器リハビリテーション料に規定する急性期リハビリテーション加算の対象となる患者

一　相当程度以上の日常生活能力の低下を来している患者

二　重度認知症の状態にあり、日常生活を送る上で介助が必要な患者

三　特別な管理を要する処置等を実施している患者

四　リハビリテーションを実施する上で感染対策が特に必要な感染症並びにそれらの疑似症患者

別表第十の二　障害児（者）リハビリテーション料の対象患者

脳性麻痺の患者

胎生期若しくは乳幼児期に生じた脳又は脊髄の奇形及び障害の患者

顎・口腔の先天異常の患者

先天性の体幹四肢の奇形又は変形の患者

先天性神経代謝異常症、大脳白質変性症の患者

先天性又は進行性の神経筋疾患の患者

神経障害による麻痺及び後遺症の患者

言語障害、聴覚障害又は認知障害を伴う自閉症等の発達障害の患者

別表第十の二の二　がん患者リハビリテーション料の対象患者

一　がん患者であって、がんの治療のために入院している間に手術、化学療法（骨髄抑制が見込まれるものに限る。）、放射線治療若しくは造血幹細胞移植が行われる予定のもの又は行われたもの

二　緩和ケアを目的とした治療を行っている進行がん又は末期がんの患者であって、症状の増悪により入院している間に在宅復帰を目的としたリハビリテーションが必要なもの

別表第十の二の三　集団コミュニケーション療法料の対象患者

別表第九の五若しくは別表第十の二に掲げる患者又は廃用症候群リハビリテーション料に規定する患者であって、言語・聴覚機能の障害を有するもの

別表第十一

一　歯科点数表第二章第八部処置に規定する特定薬剤

オルテクサー口腔用

歯科用（口腔用）アフタゾロン

テラ・コートリル軟膏

デキサメタゾン口腔用

二　歯科点数表第二章第九部手術に規定する特定薬剤

オルテクサー口腔用

アクリノール

歯科用（口腔用）アフタゾロン

テラ・コートリル軟膏

デキサメタゾン口腔用

生理食塩水

別表第十一の三　強度変調放射線治療（ＩＭＲＴ）の対象患者

限局性の固形悪性腫瘍の患者

別表第十三　リテーナー、広範囲顎骨支持型補綴及び広範囲顎骨支持型補綴物修理に規定する特定保険医療材料

一　リテーナー（広範囲顎骨支持型補綴（ブリッジ形態のもの）の場合に限る。）に規定する特定保険医療材料

スクリュー

アバットメント

シリンダー

二　広範囲顎骨支持型補綴及び広範囲顎骨支持型補綴物修理に規定する特定保険医療材料

スクリュー

アバットメント

アタッチメント

シリンダー

特定保険医療材料及びその材料価格（材料価格基準）（抄）

（平成20年厚生労働省告示第61号）

〔特定保険医療材料及びその材料価格（材料価格基準）の一部を改正する告示（令和６年３月５日厚生労働省告示第61号）第１条による改正〕

【令和６年４月１日適用】

改正後

別表

Ⅰ～Ⅴ （略）

Ⅵ 歯科点数表の第２章第12部に規定する特定保険医療材料及びその材料価格

	品　名	単　位	材料価格
001	（略）		
002	歯科鋳造用14カラット金合金 インレー用（ＪＩＳ適合品）	1 g	7,641円
003	歯科鋳造用14カラット金合金 鉤用（ＪＩＳ適合品）	1 g	7,624円
004	歯科用14カラット金合金鉤用線（金58.33%以上）	1 g	7,774円
005	歯科用14カラット合金用金ろう（ＪＩＳ適合品）	1 g	7,601円
006	歯科鋳造用金銀パラジウム合金（金12%以上 ＪＩＳ適合品）	1 g	2,909円
007～009	（略）		
010	歯科用金銀パラジウム合金ろう（金15%以上 ＪＩＳ適合品）	1 g	3,740円
011	歯科鋳造用銀合金 第１種（銀60%以上インジウム５%未満 ＪＩＳ適合品）	1 g	159円
012	歯科鋳造用銀合金 第２種（銀60%以上インジウム５%以上 ＪＩＳ適合品）	1 g	192円
013	歯科用銀ろう（ＪＩＳ適合品）	1 g	274円
014～069	（略）		

Ⅶ～Ⅸ （略）

改正前

別表

Ⅰ～Ⅴ （略）

Ⅵ 歯科点数表の第２章第12部に規定する特定保険医療材料及びその材料価格

	品　名	単　位	材料価格
001	（略）		
002	歯科鋳造用14カラット金合金 インレー用（ＪＩＳ適合品）	1 g	7,358円
003	歯科鋳造用14カラット金合金 鉤用（ＪＩＳ適合品）	1 g	7,341円
004	歯科用14カラット金合金鉤用線（金58.33%以上）	1 g	7,491円
005	歯科用14カラット合金用金ろう（ＪＩＳ適合品）	1 g	7,318円
006	歯科鋳造用金銀パラジウム合金（金12%以上 ＪＩＳ適合品）	1 g	3,037円
007～009	（略）		
010	歯科用金銀パラジウム合金ろう（金15%以上 ＪＩＳ適合品）	1 g	3,807円
011	歯科鋳造用銀合金 第１種（銀60%以上インジウム５%未満 ＪＩＳ適合品）	1 g	158円
012	歯科鋳造用銀合金 第２種（銀60%以上インジウム５%以上 ＪＩＳ適合品）	1 g	191円
013	歯科用銀ろう（ＪＩＳ適合品）	1 g	273円
014～069	（略）		

Ⅶ～Ⅸ （略）

〔経過措置〕

改正告示附則第２条第１項 令和６年３月31日以前に行われた療養に関する費用の額の算定については、第１条の規定による改正後の特定保険医療材料及びその材料価格（材料価格基準）別表Ⅵの002から006まで及び010から013までの規定にかかわらず、なお従前の例による。

特定保険医療材料及びその材料価格（材料価格基準）（抄）

（平成20年厚生労働省告示第61号）

〔特定保険医療材料及びその材料価格（材料価格基準）の一部を改正する告示（令和６年３月５日厚生労働省告示第61号）第２条による改正〕

【令和６年６月１日適用】

別表

Ⅲ　医科点数表の第２章第４部及び別表第二歯科診療報酬点数表（以下「歯科点数表」という。）の第２章第４部に規定するフィルム及びその材料価格

規　格	1枚当たり材料価格
001　半切	120円
002　大角	115円
003　大四ツ切	76円
004　四ツ切	62円
005　六ツ切	48円
006　八ツ切	46円
007　カビネ	38円
008　30 cm×35 cm	87円
009　24 cm×30 cm	68円
010　18 cm×24 cm	46円
011　標準型（３cm×４cm）	29円
012　咬合型（5.7 cm×7.6 cm、5.5 cm×7.5 cm又は5.4 cm×７cm）	27円
013　咬翼型（4.1 cm×３cm又は2.1 cm×3.5 cm）	40円
014　オルソパントモ型	
20.3 cm×30.5 cm	103円
15 cm×30 cm	120円
015　小児型	
2.2 cm×3.5 cm	31円
2.4 cm×３cm	23円
016　間接撮影用フィルム	
10 cm×10 cm	29円
７cm×７cm	22円
６cm×６cm	15円
017　オデルカ用フィルム	
10 cm×10 cm	33円
７cm×７cm	22円
018　マンモグラフィー用フィルム	
24 cm×30 cm	135円
20.3 cm×25.4 cm	135円
18 cm×24 cm	121円
019　画像記録用フィルム	
(1)　半切	226円
(2)　大角	188円
(3)　大四ツ切	186円
(4)　Ｂ４	149円
(5)　四ツ切	135円
(6)　六ツ切	115円
(7)　24 cm×30 cm	145円

Ⅳ　歯科点数表の第２章第６部に規定する特定保険医療材料及びその材料価格

001　削除

002　中心静脈用カテーテル

⑴　中心静脈カテーテル

①　標準型

ア　シングルルーメン　1,790円

イ　マルチルーメン　7,210円

②　抗血栓性型　2,290円

③　極細型　7,490円

④　カフ付き　20,000円

⑤　酸素飽和度測定機能付き　35,100円

⑥　抗菌型　9,730円

⑵　末梢留置型中心静脈カテーテル

①　標準型

ア　シングルルーメン　1,700円

イ　マルチルーメン　7,320円

②　特殊型

ア　シングルルーメン　13,400円

イ　マルチルーメン　20,900円

Ⅴ　歯科点数表の第２章第５部及び第８部から第11部までに規定する特定保険医療材料及びその材料価格

001　人工骨

⑴　汎用型

①　非吸収型

ア　顆粒・フィラー　1g当たり6,390円

イ　多孔体　1mL当たり12,400円

ウ　形状賦形型　1mL当たり14,600円

②　吸収型

ア　顆粒・フィラー　1g当たり12,000円

イ　多孔体

i　一般型　1mL当たり14,000円

ii　蛋白質配合型　1mL当たり14,800円

ウ　綿形状　0.1g当たり14,400円

002　カスタムメイド人工関節及びカスタムメイド人工骨

⑴　カスタムメイド人工関節　保険医療機関における購入価格による。

⑵　カスタムメイド人工骨

①　カスタムメイド人工骨（S）　762,000円

②　カスタムメイド人工骨（M）　830,000円

003　合成吸収性骨片接合材料

⑴　スクリュー

①　頭蓋・顎・顔面・小骨用　33,000円

⑵　ストレートプレート　38,200円

⑶　その他のプレート　54,200円

⑷　ワッシャー　16,700円

⑸　ピン

①　一般用　39,500円

004　固定用内副子（スクリュー）

⑴　その他のスクリュー

① 標準型

ア 小型スクリュー（頭蓋骨・顔面・上下顎骨用） 2,930円

005 固定用内副子（プレート）

⑴ その他のプレート

① 標準

ア 指骨、頭蓋骨、顔面骨、上下顎骨用

i ストレート型・異形型 11,700円

ii メッシュ型 55,600円

イ 下顎骨・骨盤再建用 62,300円

ウ 下顎骨用 773,000円

エ 人工顎関節用 115,000円

② 特殊

ア 骨延長用 116,000円

イ スクリュー非使用型 176,000円

006 固定釘

⑴ 平面型 16,100円

⑵ 立体特殊型 30,700円

007 固定用金属線

⑴ 金属線

① ワイヤー 1㎝当たり16円

② ケーブル 40,700円

008 固定用金属ピン

⑴ 一般用

① 標準型 505円

009 削除

010 鼻孔プロテーゼ 3,850円

011 皮膚欠損用創傷被覆材

⑴ 真皮に至る創傷用 1㎠当たり6円

⑵ 皮下組織に至る創傷用

① 標準型 1㎠当たり10円

② 異形型 1g当たり35円

⑶ 筋・骨に至る創傷用 1㎠当たり25円

012 真皮欠損用グラフト 1㎠当たり452円

013 非固着性シリコンガーゼ

⑴ 平坦部位用 142円

⑵ 凹凸部位用 309円

014 栄養カテーテル

⑴ 経鼻用

① 一般用 183円

② 乳幼児用

ア 一般型 94円

イ 非ＤＥＨＰ型 147円

③ 経腸栄養用 1,600円

④ 特殊型 2,110円

015 気管内チューブ

⑴ カフあり

① カフ上部吸引機能あり 2,610円

② カフ上部吸引機能なし 569円

⑵ カフなし 606円

016　胃管カテーテル
　⑴　シングルルーメン　88円
　⑵　ダブルルーメン
　　①　標準型　447円
　　②　特殊型　1,510円
017　吸引留置カテーテル
　⑴　能動吸引型
　　①　創部用（ドレーンチューブ）
　　　ア　軟質型　4,360円
　　　イ　硬質型　4,060円
　⑵　受動吸引型
　　①　フィルム・チューブドレーン
　　　ア　フィルム型　264円
　　　イ　チューブ型　897円
018　膀胱留置用ディスポーザブルカテーテル
　⑴　２管一般(Ⅰ)　233円
　⑵　２管一般(Ⅱ)
　　①　標準型　561円
　　②　閉鎖式導尿システム　862円
　⑶　２管一般(Ⅲ)
　　①　標準型　1,650円
　　②　閉鎖式導尿システム　2,030円
　⑷　特定(Ⅰ)　741円
　⑸　特定(Ⅱ)　2,060円
　⑹　圧迫止血　4,610円
019　人工血管
　⑴　永久留置型
　　①　小血管用
　　　ア　標準型
　　　　ⅰ　外部サポートあり　1㎝当たり 2,560円
　　　　ⅱ　外部サポートなし　1㎝当たり 1,870円
020　輸血用血液フィルター（微小凝集塊除去用）　2,500円
021　輸血用血液フィルター（赤血球製剤用白血球除去用）　2,850円
022　輸血用血液フィルター（血小板製剤用白血球除去用）　3,340円
023　歯周組織再生材料　1歯1枚当たり 9,420円
024　インプラント体
　⑴　標準型(Ⅰ)　20,200円
　⑵　標準型(Ⅱ)　35,000円
　⑶　標準型(Ⅲ)　23,700円
　⑷　特殊型　58,200円
025　暫間装着体
　⑴　暫間装着体(Ⅰ)　6,200円
　⑵　暫間装着体(Ⅱ)　3,610円
　⑶　暫間装着体(Ⅲ)　3,540円
　⑷　暫間装着体(Ⅳ)　1,260円
026　スクリュー　2,800円
027　アバットメント
　⑴　アバットメント(Ⅰ)　14,100円

(2) アバットメント(Ⅱ) 13,700円
(3) アバットメント(Ⅲ) 26,100円
(4) アバットメント(Ⅳ) 16,200円

028 アタッチメント
(1) アタッチメント(Ⅰ) 3,420円
(2) アタッチメント(Ⅱ) 13,800円
(3) アタッチメント(Ⅲ) 3,400円

029 シリンダー 7,090円

030 気管切開後留置用チューブ
(1) 一般型
① カフ付き気管切開チューブ
ア カフ上部吸引機能あり
i 一重管 4,020円
ii 二重管 5,690円
イ カフ上部吸引機能なし
i 一重管 3,800円
ii 二重管 6,080円
② カフなし気管切開チューブ 4,080円
(2) 輪状甲状膜切開チューブ 2,030円
(3) 保持用気管切開チューブ 6,140円

031 神経再生誘導材 406,000円

032 組織代用人工繊維布
(1) 臓器欠損補強用 1㎠当たり 167円

033 口腔粘膜保護材 1mL当たり 766円

034 人工顎関節用材料 1,110,000円

035 デンプン由来吸収性局所止血材
(1) 標準型 1g当たり 12,700円
(2) 織布型 1㎠当たり 48円

036 半導体レーザー用プローブ 229,000円

037 レーザー光照射用ニードルカテーテル 1,990円

Ⅵ 歯科点数表の第2章第12部に規定する特定保険医療材料及びその材料価格

品名	単位	材料価格
001 削除		
002 歯科鋳造用14カラット金合金 インレー用（ＪＩＳ適合品）	1g	7,641円
003 歯科鋳造用14カラット金合金 鉤用（ＪＩＳ適合品）	1g	7,624円
004 歯科用14カラット金合金鉤用線（金58.33％以上）	1g	7,774円
005 歯科用14カラット合金用金ろう（ＪＩＳ適合品）	1g	7,601円
006 歯科鋳造用金銀パラジウム合金（金12％以上 ＪＩＳ適合品）	1g	2,909円
007 削除		
008 削除		
009 削除		
010 歯科用金銀パラジウム合金ろう（金15％以上 ＪＩＳ適合品）	1g	3,740円
011 歯科鋳造用銀合金 第1種（銀60％以上インジウム5％未満 ＪＩＳ適合品）	1g	159円
012 歯科鋳造用銀合金 第2種（銀60％以上インジウム5％以上 ＪＩＳ適合品）	1g	192円
013 歯科用銀ろう（ＪＩＳ適合品）	1g	274円
014 削除		
015 削除		

016	削除		
017	削除		
018	削除		
019	削除		
020	歯科鋳造用コバルトクロム合金　鉤・バー用	1 g	25 円
021	歯科用コバルトクロム合金線　鉤用（ＪＩＳ適合品）	1 cm	10 円
022	歯科用コバルトクロム合金線　バー用（ＪＩＳ適合品）	1 cm	52 円
023	歯科用ステンレス鋼線　鉤用（ＪＩＳ適合品）	1 cm	4 円
024	歯科用ステンレス鋼線　バー用（ＪＩＳ適合品）	1 cm	4 円
025	削除		
026	削除		
027	陶歯　前歯用（真空焼成歯）	6 本 1 組	1,870 円
028	陶歯　臼歯用（真空焼成歯）	8 本 1 組	1,010 円
029	削除		
030	削除		
031	レジン歯　前歯用（ＪＩＳ適合品）	6 本 1 組	241 円
032	レジン歯　臼歯用（ＪＩＳ適合品）	8 本 1 組	235 円
033	スルフォン樹脂レジン歯　前歯用	6 本 1 組	620 円
034	スルフォン樹脂レジン歯　臼歯用	8 本 1 組	866 円
035	硬質レジン歯　前歯用	6 本 1 組	582 円
036	硬質レジン歯　臼歯用	8 本 1 組	733 円
037	歯冠用加熱重合レジン（粉末　ＪＩＳ適合品）	1 g	12 円
038	歯冠用加熱重合レジン（液　ＪＩＳ適合品）	1 mL	4 円
039	歯冠用加熱重合硬質レジン	1 g	26 円
040	歯冠用光重合硬質レジン	1 g	595 円
041	義歯床用アクリリック樹脂（粉末　ＪＩＳ適合品）	1 g	5 円
042	義歯床用アクリリック樹脂（液　ＪＩＳ適合品）	1 mL	3 円
043	義歯床用アクリリック即時硬化樹脂（粉末）	1 g	28 円
044	義歯床用アクリリック即時硬化樹脂（液）	1 mL	18 円
045	義歯床用熱可塑性樹脂	1 g	17 円
046	歯科用合着・接着材料Ⅰ		
	⑴　レジン系		
	①　標準型	1 g	461 円
	②　自動練和型	1 g	1,020 円
	⑵　グラスアイオノマー系		
	①　標準型	1 g	259 円
	②　自動練和型	1 g	312 円
047	歯科用合着・接着材料Ⅱ	1 g	103 円
048	歯科用合着・接着材料Ⅲ	1 g	23 円
049	歯科充填用材料　Ⅰ		
	⑴　複合レジン系	1 g	737 円
	⑵　グラスアイオノマー系		
	①　標準型	1 g	527 円
	②　自動練和型	1 g	575 円
050	歯科充填用材料　Ⅱ		
	⑴　複合レジン系	1 g	282 円
	⑵　グラスアイオノマー系		
	①　標準型	1 g	202 円
	②　自動練和型	1 g	419 円

	品名	単位	材料価格
051	削除		
052	複合レジン　築造用（硬化後フィラー60％以上）	1 g	280 円
053	金属小釘　ロック型	1 本	66 円
054	金属小釘　スクリュー型	1 本	50 円
055	金属小釘　スクリュー型（金メッキ）	1 本	111 円
056	乳歯金属冠	1 本	303 円
057	スクリューポスト　支台築造用	1 本	63 円
058	ＣＡＤ／ＣＡＭ冠用材料		
	⑴　ＣＡＤ／ＣＡＭ冠用材料⑴	1 個	1,810 円
	⑵　ＣＡＤ／ＣＡＭ冠用材料⑵	1 個	1,630 円
	⑶　ＣＡＤ／ＣＡＭ冠用材料⑶	1 個	3,160 円
	⑷　ＣＡＤ／ＣＡＭ冠用材料⑷	1 個	3,880 円
	⑸　ＣＡＤ／ＣＡＭ冠用材料⑸	1 個	6,150 円
059	ファイバーポスト　支台築造用	1 本	607 円
060	義歯床用軟質裏装材		
	⑴　シリコーン系	1 mL	208 円
	⑵　アクリル系		
	①　粉末	1 g	48 円
	②　液	1 mL	31 円
061	スクリュー	1 本	2,800 円
062	アバットメント		
	⑴　アバットメント⑴	1 個	14,100 円
	⑵　アバットメント⑵	1 個	13,700 円
	⑶　アバットメント⑶	1 個	26,100 円
	⑷　アバットメント⑷	1 個	16,200 円
063	アタッチメント		
	⑴　アタッチメント⑴	1 個	3,420 円
	⑵　アタッチメント⑵	1 個	13,800 円
	⑶　アタッチメント⑶	1 個	3,400 円
064	シリンダー	1 本	7,090 円
065	歯冠用高強度硬質レジン	1 g	1,970 円
066	歯冠用グラスファイバー		
	⑴　棒状	1 cm	1,340 円
	⑵　シート状	1 cm²	926 円
067	永久歯金属冠	1 本	294 円
068	純チタン２種	1 g	47 円
069	磁性アタッチメント		
	⑴　磁石構造体	1 個	7,770 円
	⑵　キーパー	1 個	2,330 円

Ⅶ　歯科点数表の第２章第 13 部に規定する特定保険医療材料及びその材料価格

	品名	単位	材料価格
001	歯科矯正用帯環　切歯用	1 個	161 円
002	歯科矯正用帯環　犬歯用及び臼歯用	1 個	163 円
003	帯環用ブラケット	1 個	147 円
004	ダイレクトボンド用ブラケット	1 個	299 円
005	チューブ	1 個	422 円
006	ＳＴロック	1 組	2,040 円
007	スクリュー　床用	1 個	757 円
008	スクリュー　スケルトン用	1 個	2,330 円

009	トラクションバンド	1個	323円
010	ネックストラップ	1個	209円
011	ヘッドギア　リトラクター用	1個	3,910円
012	ヘッドギア　プロトラクター用	1個	10,200円
013	チンキャップ　リトラクター用	1個	959円
014	チンキャップ　プロトラクター用	1個	2,040円
015	フェイスボウ	1個	764円
016	矯正用線（丸型）	1本	218円
017	矯正用線（角型）	1本	246円
018	矯正用線（特殊丸型）	1本	387円
019	矯正用線（特殊角型）	1本	452円
020	超弾性矯正用線（丸型及び角型）	1本	533円
021	削除		
022	削除		
023	歯科用コバルトクロム合金線　鉤用（ＪＩＳ適合品）	1㎝	10円
024	歯科用コバルトクロム合金線　バー用（ＪＩＳ適合品）	1㎝	52円
025	歯科鋳造用コバルトクロム合金　床用	1ｇ	29円
026	歯科用ステンレス鋼線　鉤用（ＪＩＳ適合品）	1㎝	4円
027	歯科用ステンレス鋼線　バー用（ＪＩＳ適合品）	1㎝	4円
028	陶歯　前歯用（真空焼成歯）	6本1組	1,870円
029	陶歯　臼歯用（真空焼成歯）	8本1組	1,010円
030	レジン歯　前歯用（ＪＩＳ適合品）	6本1組	241円
031	レジン歯　臼歯用（ＪＩＳ適合品）	8本1組	235円
032	義歯床用アクリリック樹脂（粉末　ＪＩＳ適合品）	1ｇ	5円
033	義歯床用アクリリック樹脂（液　ＪＩＳ適合品）	1mL	3円
034	歯科用合着・接着材料Ⅰ		
	⑴　レジン系		
	①　標準型	1ｇ	461円
	②　自動練和型	1ｇ	1,020円
	⑵　グラスアイオノマー系		
	①　標準型	1ｇ	259円
	②　自動練和型	1ｇ	312円
035	歯科用合着・接着材料Ⅱ	1ｇ	103円
036	歯科用合着・接着材料Ⅲ	1ｇ	23円
037	ダイレクトボンド用ボンディング材	1ｇ	703円
038	シリコン樹脂	1ｇ	16円
039	超弾性コイルスプリング	1個	420円
040	歯科矯正用アンカースクリュー	1本	3,780円

〔経過措置〕

改正告示附則第２条第２項　令和６年５月31日以前に行われた療養に関する費用の額の算定については、第２条の規定による改正後の特定保険医療材料及びその材料価格（材料価格基準）別表の規定にかかわらず、なお従前の例による。

第4部

関係通知

※「診療報酬の算定方法の一部改正に伴う実施上の留意事項について」（令和６年３月５日保医発0305第４号）では、主要な改定内容を容易に把握できるよう、網かけ・ハイライトの処理を行っています。

保医発 0305 第４号
令和６年３月５日

地方厚生（支）局医療課長
都道府県民生主管部（局）
国民健康保険主管課（部）長　　殿
都道府県後期高齢者医療主管部（局）
後期高齢者医療主管課（部）長

厚生労働省保険局医療課長
（公印省略）

厚生労働省保険局歯科医療管理官
（公印省略）

診療報酬の算定方法の一部改正に伴う実施上の留意事項について

標記については、本日、「診療報酬の算定方法の一部を改正する告示」（令和６年厚生労働省告示第 57 号）等が公布され、令和６年６月１日より適用されることとなったところであるが、実施に伴う留意事項は、医科診療報酬点数表については別添１、歯科診療報酬点数表については別添２及び調剤報酬点数表については別添３のとおりであるので、その取扱いに遺漏のないよう貴管下の保険医療機関等及び審査支払機関に対し、周知徹底を図られたい。

従前の「診療報酬の算定方法の一部改正に伴う実施上の留意事項について」（令和４年３月４日保医発 0304 第１号）は、令和６年５月 31 日限り廃止する。

別添２

歯科診療報酬点数表に関する事項

通則

1　１人の患者について療養の給付に要する費用は、第１章基本診療料及び第２章特掲診療料の規定に基づき算定された点数の総計に10円を乗じて得た額とする。

2　基本診療料には、簡単な診療行為が包括されており、消炎、鎮痛を目的とする理学療法、口腔軟組織の処置、単純な外科後処置、口角びらんの処置は、再診料にも包括されている。

3　特掲診療料には、特に規定する場合を除き、当該医療技術に伴い必要不可欠な衛生材料等の費用を含んでいる。

4　基本診療料に係る施設基準、届出等の取扱いは、「基本診療料の施設基準等の一部を改正する告示」（令和６年厚生労働省告示第 58 号）による改正後の「基本診療料の施設基準等」（平成20年厚生労働省告示第62号）に基づくものとし、その具体的な取扱いは別途通知する。

5　特掲診療料に係る施設基準、届出等の取扱いは、「特掲診療料の施設基準等の一部を改正する告示」（令和６年厚生労働省告示第 59 号）による改正後の「特掲診療料の施設基準等」（平成20年厚生労働省告示第63号）に基づくものとし、その具体的な取扱いは別途通知する。

6　基本診療料及び特掲診療料の算定に当たっては、「診療報酬請求書等の記載要領等について」（昭和51年８月７日保険発第82号）を踏まえて、必要な事項を診療報酬明細書に記載する。

7　署名又は記名・押印を要する文書については、自筆の署名（電子的な署名を含む。）がある場合には印は不要である。

8　文書による提供等をすることとされている個々の患者の診療に関する情報等を、電磁的方法によって、患者、他の保険医療機関、保険薬局、指定訪問看護事業者等に提供等する場合は、厚生労働省「医療情報システムの安全管理に関するガイドライン」を遵守し、安全な通信環境を確保するとともに、書面における署名又は記名・押印に代わり、本ガイドラインに定められた電子署名（厚生労働省の定める準拠性監査基準を満たす保健医療福祉分野PKI認証局の発行する電子証明書を用いた電子署名、認定認証事業者（電子署名及び認証業務に関する法律（平成 12 年法律第102号）第２条第３項に規定する特定認証業務を行う者をいう。）又は認証事業者（同条第２項に規定する認証業務を行う者（認定認証事業者を除く。）をいう。）の発行する電子証明書を用いた電子署名、電子署名等に係る地方公共団体情報システム機構の認証業務に関する法律（平成 14 年法律第 153 号）に基づき、平成 16 年１月 29 日から開始されている公的個人認証サービスを用いた電子署名等）を施すこと。

8　所定点数は、特に規定する場合を除き、注に規定する加算を含まない点数を指す。

9　区分番号は、「Ａ０００」初診料における「Ａ０００」を指す。なお、以下区分番号という記載は省略し、「Ａ０００」のみ記載する。

10　施設基準の取扱いに関する通知について、「基本診療料の施設基準等及びその届出に関する手続きの取扱いについて」（令和６年３月５日保医発 0305 第５号）を「基本診療料施設基準通知」、「特掲診療料の施設基準等及びその届出に関する手続きの取扱いについて」（令和６年３月５日保医発 0305 第６号）を「特掲診療料施設基準通知」という。

第１章　基本診療料

第１部　初・再診料

通則

1　「診療報酬の算定方法の一部を改正する告示」（令和６年厚生労働省告示第 57 号）による改正後の「診療報酬の算定方法」（平成 20 年厚生労働省告示第 59 号）の別表第一医科診療報酬点数表（以下「医科点数表」という。）の次の処置は、別表第二歯科診療報酬点数表においては基本診療料に含まれる。

イ　鼻処置

ロ　口腔、咽頭処置

ハ　喉頭処置

ニ　ネブライザ

ホ　熱傷処置

ヘ　皮膚科軟膏処置

ト　消炎鎮痛等処置

2　同一の保険医療機関（医科歯科併設の保険医療機関（歯科診療及び歯科診療以外の診療を併せて行う保険医療機関をいう。以下同じ。）を除く。）において、２以上の傷病に罹っている患者について、それぞれの傷病につき同時に初診又は再診を行った場合においても、初診料又は再診料は１回に限り算定する。

同一の保険医療機関において、２人以上の保険医（２以上の診療科にわたる場合も含む。）が初診又は再診を行った場合においても同様とする。

したがって、歯科診療においては、１口腔１初診として取り扱う。

3　歯科診療における診療科は、歯科、小児歯科、矯正歯科及び歯科口腔外科を同一とみなす。

4　医科歯科併設の保険医療機関において、医科診療により入院中の患者が歯若しくは口腔の疾患のため歯科診療により初診若しくは再診を受けたとき又は歯科診療に係る傷病により入院中の患者が医科診療により初診若しくは再診を受けたとき等、医科診療と歯科診療の両者にまたがる場合は、それぞれの診療科において初診料又は再診料を算定する。

ただし、同一の傷病又は互いに関連のある傷病により、医科と歯科を併せて受診した場合は、主たる診療科においてのみ初診料又は再診料を算定する。

5　医療法（昭和 23 年法律第 205 号）に規定する病床に入院（当該入院についてその理由等は問わない。）している期間中は、再診料（ただし、再診料の注５及び注６に規定する加算を除く。）は算定できない。また、入院中の患者が当該入院の原因となった傷病につき、診療を受けた診療科以外の診療科で、入院の原因となった傷病以外の傷病につき再診を受けた場合も、再診料は算定できない。この場合において、再診料（ただし、再診料の注５及び注６に規定する加算を除く。）以外の検査、治療等の請求は、診療報酬明細書は入院用を用いる。

ただし、歯科診療以外により入院中の患者が歯科診療により外来を受診した場合は、再診料を算定する。

6　算定回数が「週」単位又は「月」単位とされているものについては、特に定めのない限り、それぞれ日曜日から土曜日までの１週間又は月の初日から月の末日までの１か月を単位として算定する。

第１節　初診料

Ａ０００　初診料

(1)　初診料は、歯科外来診療における院内感染防止対策に係る体制等を整備しているものとして、地方厚生(支)局長に届け出た保険医療機関において、特に初診料が算定できない旨の規定がある場合を除き、患者の傷病について歯科医学的に初診といわれる診療行為があった場合に算定する。また、当該届出を行っていない保険医療機関においては、「注１」の後段に規定する初診料を算定する。なお、同一の保険医が別の保険医療機関において、同一の患者について診療を行った場合は、最初に診療を行った保険医療機関において初診料を算定する。

(2)　「注 16」の「特に情報通信機器を用いた歯科診療を行うことが必要と認められるもの」とは、感染症の予防及び感染症の患者に対する医療に関する法律（平成十年法律第百十四号。以下「感染症法」という。）第６条第７項に規定する新型インフルエンザ等感染症、同条第８項に規定する指定感染症又は同条第９項に規定する新感染症（以下この節において「新型インフルエンザ等感染症等」という。）の発生時であって、保険医療機関での対面での診療が困難な状況において、歯科診療を必要とする患者のことをいう。

(3)　「注 16」に規定する情報通信機器を用いた診療については、以下のアからキまでの取扱いとする。

ア　厚生労働省「歯科におけるオンライン診療の適切な実施に関する指針」（以下「歯科オンライン指針」という。）に沿って情報通信機器を用いた診療を行った場合に算定する。なお、この場合において、診療内容、診療日及び診療時間等の要点を診療録に記載すること。

イ　情報通信機器を用いた診療は、原則として、保険医療機関に所属する保険医が保険医療機関内で実施すること。なお、保険医療機関外で情報通信機器を用いた診療を実施する場合であっても、歯科オンライン指針に沿った適切な診療が行われるものであり、情報通信機器を用いた診療を実施した場所については、事後的に確認可能な場所であること。

ウ　情報通信機器を用いた診療を行う保険医療機関について、患者の急変時等の緊急時には、原則として、当該保険医療機関が必要な対応を行うこと。ただし、夜間や休日など、当該保険医療機関がやむを得ず対応できない場合については、患者が速やかに受診できる医療機関において対面診療を行えるよう、事前に受診可能な医療機関を患者に説明した上で、以下の内容について、診療録に記載しておくこと。

(イ) 当該患者に「かかりつけの歯科医師」がいる場合には、当該歯科医師が所属する保険医療機関名

(ロ) 当該患者に「かかりつけの歯科医師」がいない場合には、対面診療により診療できない理由、適切な医療機関としての紹介先の医療機関名、紹介方法及び患者の同意

エ　歯科オンライン指針において、「対面診療を適切に組み合わせて行うことが求められる」とされていることから、保険医療機関においては、対面診療を提供できる体制を有すること。また、「オンライン診療を行った歯科医師自身では対応困難な疾患・

病態の患者や緊急性がある場合については、オンライン診療を行った歯科医師がより適切な医療機関に自ら連絡して紹介することが求められる」とされていることから、患者の状況によって対応することが困難な場合には、ほかの保険医療機関と連携して対応できる体制を有すること。

オ　情報通信機器を用いた診療を行う際には、歯科オンライン指針に沿って診療を行い、歯科オンライン指針において示されている日本歯科医学会が作成した「歯科におけるオンライン診療に関する基本的な考え方」等を踏まえ、当該診療が歯科オンライン指針に沿った適切な診療であることを診療録に記載すること。また、処方を行う際には、歯科オンライン指針に沿って処方を行い、日本歯科医学会が作成した「歯科におけるオンライン診療に関する基本的な考え方」等を参考にし、当該処方が歯科オンライン指針に沿った適切な処方であることを診療録に記載すること。

カ　情報通信機器を用いた診療を行う際は、予約に基づく診察による特別の料金の徴収はできない。

キ　情報通信機器を用いた診療を行う際の情報通信機器の運用に要する費用については、療養の給付と直接関係ないサービス等の費用として別途徴収できる。

(4)　患者が違和を訴え診療を求めた場合は、診断の結果、疾病と認むべき徴候のない場合であっても初診料を算定する。

(5)　自他覚的症状がなく健康診断を目的とする受診により疾患が発見された患者について、当該保険医が特に治療の必要性を認め治療を開始した場合は、初診料は算定できない。ただし、当該治療（初診を除く。）は、医療保険給付対象として診療報酬を算定する。

(6)　(5)にかかわらず、健康診断で疾患が発見された患者について、疾患を発見した保険医以外の保険医（当該疾患を発見した保険医の属する保険医療機関の保険医を除く。）において治療を開始した場合は、初診料を算定する。

(7)　労災保険、健康診断、自費等（医療保険給付対象外）により入院外で傷病の治療中又は医療法に規定する病床に入院（当該入院についてその理由等は問わない。）中は、当該保険医療機関において医療保険給付の対象となる診療を受けた場合も、初診料は算定できない。

(8)　現に傷病について診療継続中の患者につき、新たに発生した他の傷病で初診を行った場合は、当該新たに発生した傷病について初診料は算定できない。

(9)　患者が任意に診療を中止し１月以上経過した後、再び同一の保険医療機関において診療を受ける場合は、その診療が同一病名又は同一症状によるものであっても、その際の診療は初診として取り扱う。この場合において、１月の期間の計算は、例えば、２月１0日～３月９日、９月15日～10月14日等と計算する。

(10)　Ｂ０００－４に掲げる歯科疾患管理料又はＣ００１－３に掲げる歯科疾患在宅療養管理料を算定した場合は、管理計画に基づく一連の治療が終了した日（患者が任意に診療を中止した場合も含む。）から起算して２月以内は再診として取り扱い、２月を超えた場合は初診として取り扱う。

(11)　(9)及び(10)にかかわらず、次に掲げる場合は、初診として取り扱わない。

イ　欠損補綴を前提とした抜歯で抜歯後印象採得まで１月以上経過した場合

ロ　歯周病等の慢性疾患である場合等であって、明らかに同一の疾病又は負傷に係る診

療が継続している場合

(12) 病院である保険医療機関において歯科、小児歯科、矯正歯科又は歯科口腔外科を標榜する診療科の初診患者のうち、別の保険医療機関等（特別の関係にある別の保険医療機関等を除く。）からの文書による紹介により当該診療科に来院した患者の数等に関する施設基準に適合しているものとして地方厚生（支）局長に届け出たものは、地域歯科診療支援病院歯科初診料を算定する。

(13) 乳幼児加算及び歯科診療特別対応加算

初診料を算定できない場合は、初診時における乳幼児加算又は歯科診療特別対応加算１、歯科診療特別対応加算２若しくは歯科診療特別対応加算３は算定できない。

(14) 乳幼児加算と乳幼児時間外加算、乳幼児休日加算及び乳幼児深夜加算は併せて算定できない。

(15) 歯科診療特別対応加算１、歯科診療特別対応加算２又は歯科診療特別対応加算３を算定した患者が６歳未満の乳幼児である場合は、乳幼児加算、乳幼児時間外加算、乳幼児休日加算又は乳幼児深夜加算を併せて算定する。

(16) 歯科診療特別対応加算

「注６」の「著しく歯科診療が困難な者」とは、次に掲げる状態又はこれらに準ずる状態をいう。なお、歯科診療特別対応加算１又は歯科診療特別対応加算２を算定した場合は、当該加算を算定した日の患者の状態（トに該当する患者の場合は病名）を診療録に記載する。

イ　脳性麻痺等で身体の不随意運動や緊張が強く体幹の安定が得られない状態

ロ　知的発達障害等により開口保持ができない状態や治療の目的が理解できず治療に協力が得られない状態

ハ　重症の呼吸器疾患等で頻繁に治療の中断が必要な状態

ニ　日常生活に支障を来すような症状・行動や意志疎通の困難さが頻繁に見られ歯科診療に際して家族等の援助を必要とする状態

ホ　人工呼吸器を使用している状態又は気管切開等を行っており歯科治療に際して管理が必要な状態

ヘ　強度行動障害の状態であって、日常生活に支障を来すような症状・行動が頻繁に見られ、歯科治療に協力が得られない状態

ト　次に掲げる感染症に罹患しており、標準予防策に加えて、空気感染対策、飛沫感染対策、接触感染対策など当該感染症の感染経路等の性質に応じて必要な感染対策を講じた上で歯科診療を行う必要がある状態

(ア)　狂犬病

(イ)　鳥インフルエンザ（特定鳥インフルエンザを除く。）

(ウ)　エムポックス

(エ)　重症熱性血小板減少症候群（病原体がフレボウイルス属ＳＦＴＳウイルスであるものに限る。）

(オ)　腎症候性出血熱

(カ)　ニパウイルス感染症

(キ)　ハンタウイルス肺症候群

(ク)　ヘンドラウイルス感染症
(ケ)　インフルエンザ（鳥インフルエンザ及び新型インフルエンザ等感染症を除く。）
(コ)　後天性免疫不全症候群（ニューモシスチス肺炎に限る。）
(サ)　麻しん
(シ)　メチシリン耐性黄色ブドウ球菌感染症
(ス)　ＲＳウイルス感染症
(セ)　カルバペネム耐性腸内細菌目細菌感染症
(ソ)　感染性胃腸炎（病原体がノロウイルスであるものに限る。）
(タ)　急性弛緩性麻痺（急性灰白髄炎を除く。病原体がエンテロウイルスによるものに限る。）
(チ)　新型コロナウイルス感染症
(ツ)　侵襲性髄膜炎菌感染症
(テ)　水痘
(ト)　先天性風しん症候群
(ナ)　バンコマイシン耐性黄色ブドウ球菌感染症
(ニ)　バンコマイシン耐性腸球菌感染症
(ヌ)　百日咳
(ネ)　風しん
(ノ)　ペニシリン耐性肺炎球菌感染症
(ハ)　無菌性髄膜炎（病原体がパルボウイルスB19によるものに限る。）
(ヒ)　薬剤耐性アシネトバクター感染症
(フ)　薬剤耐性緑膿菌感染症
(ヘ)　流行性耳下腺炎
(ホ)　感染症法第６条第３項に規定する二類感染症

(17)　「注６」に規定する歯科診療特別対応加算２（個室若しくは陰圧室において診療を行う必要性が特に高い患者に対して個室若しくは陰圧室において初診を行った場合を除く。）を算定するにあっては、「歯科治療環境に円滑に適応できるような技法」を用いた場合に算定する。また、「歯科治療環境に円滑に適応できるような技法」とは、歯科診療の開始に当たり、患者が歯科治療の環境に円滑に適応できるための方法として、Tell-Show-Do 法などの系統的脱感作法並びにそれに準拠した方法、オペラント法、モデリング法、TEACCH 法、遊戯療法、ボイスコントロール法等の患者の行動を調整する専門的技法をいう。なお、当該加算を算定した場合は、患者の状態及び用いた専門的技法の名称を診療録に記載する。

(18)　「注６」に規定する歯科診療特別対応加算２の「個室若しくは陰圧室において診療を行う必要性が特に高い患者」については、(16) のトに規定する感染症の患者であって、医学的に他者へ感染させるおそれがあると認められるものをいう。なお、当該加算を算定した場合は、当該患者の病名（(16) のトの（ア）から（ホ）までのいずれか）を診療録に記載する。

(19)　「注６」に規定する歯科診療特別対応加算３は、新型インフルエンザ等感染症等の患者に対して、感染対策を実施した上で歯科診療を行った場合に加算する。なお、当該加算を算定した場合は、病名を診療録に記載する。

(20)　「注６」に規定する歯科診療特別対応加算１、歯科診療特別対応加算２又は歯科診療特別対応加算３を算定する場合において、当該患者の診療に要した時間が１時間を超えた場合は、30分又はその端数を増すごとに、100点を更に所定点数に加算する。

(21)　「注７」及び「注８」の医科と共通の項目は、医科点数表の第１章第１部第１節区分番号Ａ０００に掲げる初診料の例により算定する。

(22)　「注９」に規定する歯科外来診療医療安全対策加算１及び歯科外来診療医療安全対策加算２は、歯科診療の特性を踏まえ、患者にとってより安全で安心できる歯科外来診療の医療安全対策に係る取組を評価したものであり、別に厚生労働大臣が定める施設基準に適合しているものとして地方厚生(支)局長に届け出た保険医療機関において、外来診療に係る初診を行った場合に加算する。

(23)　「注 10」に規定する歯科外来診療感染対策加算１及び歯科外来診療感染対策加算３は、歯科診療の特性を踏まえ、患者にとってより安全で安心できる歯科外来診療の感染対策に係る取組を評価したものであり、別に厚生労働大臣が定める施設基準に適合しているものとして地方厚生(支)局長に届け出た保険医療機関において、外来診療に係る初診を行った場合に加算する。

(24)　「注 10」に規定する歯科外来診療感染対策加算２及び歯科外来診療感染対策加算４は、新型インフルエンザ等感染症等の患者に対応可能な歯科外来診療の体制整備に係る取組を評価したものであり、別に厚生労働大臣が定める施設基準に適合しているものとして地方厚生(支)局長に届け出た保険医療機関において、外来診療に係る初診を行った場合に加算する。

(25)　「注 11」に規定する歯科診療特別対応連携加算は、別に厚生労働大臣が定める施設基準に適合しているものとして地方厚生(支)局長に届け出た保険医療機関の外来部門において、歯科診療所である保険医療機関（別に厚生労働大臣が定める歯科診療特別対応連携加算に係る施設基準に適合しているものとして地方厚生(支)局長に届け出た保険医療機関を除く。）で「注６」若しくはＡ００２に掲げる再診料の注４に規定する歯科診療特別対応加算１を算定した患者又は「注６」若しくはＡ００２に掲げる再診料の「注４」の「著しく歯科診療が困難な者」であって歯科診療特別対応加算２若しくは歯科診療特別対応加算３を算定した患者について、当該保険医療機関から診療情報提供料に定める様式に基づいた診療情報提供を受けた上で初診を行い、当該歯科診療特別対応加算を算定した場合に算定する。

(26)　「注 12」に規定する歯科診療特別対応地域支援加算は、歯科診療所である保険医療機関（別に厚生労働大臣が定める歯科診療特別対応連携加算に係る施設基準に適合しているものとして地方厚生(支)局長に届け出た保険医療機関を除く。）において、別に厚生労働大臣が定める歯科診療特別対応連携加算に係る施設基準に適合しているものとして地方厚生(支)局長に届け出た保険医療機関において、「注６」若しくはＡ００２に掲げる再診料の注４に規定する歯科診療特別対応加算１を算定した患者又は「注６」若しくはＡ００２に掲げる再診料の「注４」の「著しく歯科診療が困難な者」であって歯科診療特別対応加算２若しくは歯科診療特別対応加算３を算定した患者について、当該保険医療機関から診療情報提供料に定める様式に基づいた診療情報提供を受けた上で初診を行い、当該歯科診療特別対応加算を算定した場合に算定する。

(27) 医療情報取得加算

ア 「注 14」に規定する医療情報取得加算は、オンライン資格確認を導入している保険医療機関において、初診時に患者の薬剤情報や特定健診情報等の診療情報を活用して質の高い診療を実施する体制を評価するものであり、別に厚生労働大臣が定める施設基準を満たす保険医療機関を受診した患者に対して十分な情報を取得した上で初診を行った場合に、医療情報取得加算１として、月１回に限り３点を所定点数に加算する。ただし、健康保険法第３条第 13 項に規定する電子資格確認により当該患者に係る診療情報を取得等した場合又は他の保険医療機関から当該患者に係る診療情報の提供を受けた場合にあっては、医療情報取得加算２として、月１回に限り１点を所定点数に加算する。

イ 医療情報取得加算を算定する保険医療機関においては、以下の事項について院内に掲示するとともに、原則として、ウェブサイトに掲載し、必要に応じて患者に対して説明する。

(イ) オンライン資格確認を行う体制を有していること。

(ロ) 当該保険医療機関を受診した患者に対し、受診歴、薬剤情報、特定健診情報その他必要な診療情報を取得・活用して診療を行うこと。

ウ 初診時の標準的な問診票の項目は別紙様式５に定めるとおりであり、医療情報取得加算を算定する保険医療機関は、患者に対する初診時問診票の項目について、別紙様式５を参考とする。

(28) 医療ＤＸ推進体制整備加算

「注 15」に規定する医療ＤＸ推進整備体制加算は、オンライン資格確認により取得した診療情報・薬剤情報等を実際の診療に活用できる体制を有するとともに、電子処方箋及び電子カルテ情報共有サービスを導入するなど、質の高い医療を提供するため医療ＤＸに対応する体制を評価するものであり、別に厚生労働大臣が定める施設基準に適合しているものとして地方厚生（支）局長に届け出た保険医療機関を受診した患者に対して初診を行った場合に、月１回に限り６点を所定点数に加算する。

第２節　再診料

Ａ００２　再診料

(１) 再診料は、歯科外来診療における院内感染防止対策に係る体制等を整備しているものとして、地方厚生(支)局長に届け出た保険医療機関において、再診の都度（同日において２以上の再診があってもその都度）算定する。また、当該届出を行っていない保険医療機関においては、「注１」の後段に規定する再診料を算定する。ただし、２以上の傷病について同時に再診を行った場合は、１日につき１回に限り算定する。

(２) 「注 12」の「特に情報通信機器を用いた歯科診療を行うことが必要と認められるもの」とは、以下に掲げる患者のことをいう。

イ 新型インフルエンザ等感染症等の発生時であって、保険医療機関での対面での診療が困難な状況において、歯科診療を必要とする患者

ロ　Ｂ０００－４－２に掲げる小児口腔機能管理料の「注５」又はＢ０００－４－３に掲げる口腔機能管理料の「注５」に規定する患者

ハ　Ｂ００２に掲げる歯科特定疾患療養管理料の（２）のロ及びトに規定する患者

（３）　「注 12」に規定する情報通信機器を用いた再診については、（２）を除き、「Ａ０００」初診料の（３）の取扱いと同様である。

（４）　Ａ傷病について診療継続中の患者が、Ｂ傷病に罹り、Ｂ傷病について初診があった場合は、再診料を算定する。

（５）　歯冠修復又は欠損補綴において、一連の行為のために同日に２以上の再診を行った場合の再診料は、１回の算定とする。

（６）　電話等による再診

イ　当該保険医療機関で初診を受けた患者について、再診以後、当該患者又はその看護に当たっている者から直接又は間接（電話又はリアルタイムでの画像を介したコミュニケーション（以下「ビデオ通話」という。）による場合を含む。）に、治療上の意見を求められ必要な指示をした場合は、再診料を算定する。

ロ　電話又はビデオ通話による再診（聴覚障害者である患者に係る再診に限り、ファクシミリ又は電子メール等によるものを含む。）は、患者の病状の変化に応じ療養について歯科医師の指示を受ける必要がある場合であって、当該患者又はその看護に当たっている者からの歯科医学的な意見の求めに対し治療上必要な適切な指示をした場合に限り算定する。ただし、電話又はビデオ通話による指示等が、同日における初診又は再診に附随する一連の行為とみなされる場合、時間おきに病状の報告を受ける内容のものである場合等は、再診料を算定できない。また、ファクシミリ又は電子メール等による再診は、再診の求めに速やかに応じた場合に限り算定するものとし、この場合において、診療録に当該ファクシミリ等の送受信の時刻を記載するとともに、当該ファクシミリ等の写しを添付する。

ハ　乳幼児の看護に当たっている者から電話等によって治療上の意見を求められ指示した場合は、乳幼児加算を算定する。

ニ　時間外加算を算定すべき時間、休日又は深夜に患者又はその看護に当たっている者から電話等によって治療上の意見を求められ指示した場合は、時間外加算、休日加算又は深夜加算を算定する。

（７）　その他初診料と共通の項目は、Ａ０００に掲げる初診料と同様であり、医科と共通の項目は、医科点数表の第１章第１部第２節Ａ００１に掲げる再診料の例により算定する。

（８）　「注４」の「著しく歯科診療が困難な者」とは、次に掲げる状態又はこれらに準ずる状態をいう。なお、歯科診療特別対応加算１又は歯科診療特別対応加算２を算定した場合は、当該加算を算定した日の患者の状態（トに該当する患者の場合は病名）を診療録に記載する。

イ　脳性麻痺等で身体の不随意運動や緊張が強く体幹の安定が得られない状態

ロ　知的発達障害等により開口保持ができない状態や治療の目的が理解できず治療に協力が得られない状態

ハ　重症の呼吸器疾患等で頻繁に治療の中断が必要な状態

ニ　日常生活に支障を来たすような症状・行動や意志疎通の困難さが頻繁に見られ歯科

診療に際して家族等の援助を必要とする状態

ホ　人工呼吸器を使用している状態又は気管切開等を行っており歯科治療に際して管理が必要な状態

ヘ　強度行動障害の状態であって、日常生活に支障を来すような症状・行動が頻繁に見られ、歯科治療に協力が得られない状態

ト　次に掲げる感染症に罹患しており、標準予防策に加えて、空気感染対策、飛沫感染対策、接触感染対策など当該感染症の感染経路等の性質に応じて必要な感染対策を講じた上で歯科診療を行う必要がある状態

(ア)　狂犬病

(イ)　鳥インフルエンザ（特定鳥インフルエンザを除く。）

(ウ)　エムポックス

(エ)　重症熱性血小板減少症候群（病原体がフレボウイルス属ＳＦＴＳウイルスであるものに限る。）

(オ)　腎症候性出血熱

(カ)　ニパウイルス感染症

(キ)　ハンタウイルス肺症候群

(ク)　ヘンドラウイルス感染症

(ケ)　インフルエンザ（鳥インフルエンザ及び新型インフルエンザ等感染症を除く。）

(コ)　後天性免疫不全症候群（ニューモシスチス肺炎に限る。）

(サ)　麻しん

(シ)　メチシリン耐性黄色ブドウ球菌感染症

(ス)　ＲＳウイルス感染症

(セ)　カルバペネム耐性腸内細菌目細菌感染症

(ソ)　感染性胃腸炎（病原体がノロウイルスであるものに限る。）

(タ)　急性弛緩性麻痺（急性灰白髄炎を除く。病原体がエンテロウイルスによるものに限る。）

(チ)　新型コロナウイルス感染症

(ツ)　侵襲性髄膜炎菌感染症

(テ)　水痘

(ト)　先天性風しん症候群

(ナ)　バンコマイシン耐性黄色ブドウ球菌感染症

(ニ)　バンコマイシン耐性腸球菌感染症

(ヌ)　百日咳

(ネ)　風しん

(ノ)　ペニシリン耐性肺炎球菌感染症

(ハ)　無菌性髄膜炎（病原体がパルボウイルスB19によるものに限る。）

(ヒ)　薬剤耐性アシネトバクター感染症

(フ)　薬剤耐性緑膿菌感染症

(ヘ)　流行性耳下腺炎

　（ホ）　感染症法第６条第３項に規定する二類感染症

(9)　「注４」に規定する歯科診療特別対応加算２（個室若しくは陰圧室において診療を行う必要性が特に高い患者に対して個室若しくは陰圧室において初診を行った場合を除く。）を算定するにあっては、「歯科治療環境に円滑に適応できるような技法」を用いた場合に算定する。また、「歯科治療環境に円滑に適応できるような技法」とは、歯科診療の開始に当たり、患者が歯科治療の環境に円滑に適応できるための方法として、Tell-Show-Do 法などの系統的脱感作法並びにそれに準拠した方法、オペラント法、モデリング法、TEACCH 法、遊戯療法、ボイスコントロール法等の患者の行動を調整する専門的技法をいう。なお、当該加算を算定した場合は、患者の状態及び用いた専門的技法の名称を診療録に記載する。

(10)　「注４」に規定する歯科診療特別対応加算２の「個室若しくは陰圧室において診療を行う必要性が特に高い患者」については、（８）のトに規定する感染症の患者であって、医学的に他者へ感染させるおそれがあると認められるものをいう。なお、当該加算を算定した場合は、当該患者の病名（（８）のトの（ア）から（ホ）までのいずれか））を診療録に記載する。

(11)　「注４」に規定する歯科診療特別対応加算３は、新型インフルエンザ等感染症等の患者に対して、感染対策を実施した上で歯科診療を行った場合に加算する。なお、当該加算を算定した場合は、病名を診療録に記載する。

(12)　「注４」に規定する歯科診療特別対応加算１、歯科診療特別対応加算２又は歯科診療特別対応加算３を算定する場合において、当該患者に対する診療時間が１時間を超えた場合は、30 分又はその端数を増すごとに、100 点を更に所定点数に加算する。

(13)　「注８」に規定する歯科外来診療医療安全対策加算１及び歯科外来診療医療安全対策加算２は、歯科診療の特性を踏まえ、患者にとってより安全で安心できる歯科外来診療の医療安全対策に係る取組を評価したものであり、別に厚生労働大臣が定める施設基準に適合しているものとして地方厚生(支)局長に届け出た保険医療機関において、外来診療に係る再診を行った場合に加算する。

(14)　「注９」に規定する歯科外来診療感染対策加算１及び歯科外来診療感染対策加算３は、歯科診療の特性を踏まえ、患者にとってより安全で安心できる歯科外来診療の感染対策に係る取組を評価したものであり、別に厚生労働大臣が定める施設基準に適合しているものとして地方厚生(支)局長に届け出た保険医療機関において、外来診療に係る再診を行った場合に加算する。

(15)　「注９」に規定する歯科外来診療感染対策加算２及び歯科外来診療感染対策加算４は、新型インフルエンザ等感染症等の患者に対応可能な歯科外来診療の体制整備に係る取組を評価したものであり、別に厚生労働大臣が定める施設基準に適合しているものとして地方厚生(支)局長に届け出た保険医療機関において、外来診療に係る再診を行った場合に加算する。

(16)　医療情報取得加算

ア　「注 11」に規定する医療情報取得加算は、オンライン資格確認を導入している保険医療機関において、再診時に患者の薬剤情報や特定健診情報等の診療情報を活用して質の高い診療を実施する体制を評価するものであり、別に厚生労働大臣が定める施設基準を満たす保険医療機関を受診した患者に対して十分な情報を取得した上で再診を行った場合に、医療情報取得加算３として、３月に１回に限り２点を所定点数に加算する。ただし、健康保険法第３条第 13 項に規定する電子資格確認により当該患者に係る診療情報を取得等した場合又は他の保険医療機関から当該患者に係る診療情報の提供を受けた場合にあっては、医療情報取得加算４として、３月に１回に限り１点を所定点数に加算する。

イ　医療情報取得加算の算定に当たっては、他院における処方を含めた薬剤情報や必要に応じて健診情報等を問診等により確認する。

第２部　入院料等

第１節　入院基本料

医科と共通の項目について、医科点数表の第１章第２部第１節に掲げる入院基本料の例により算定する。

第２節　入院基本料等加算

１　医科と共通の項目について、医科点数表の第１章第２部第２節に掲げる入院基本料等加算の例により算定する（Ａ２０４－２に掲げる臨床研修病院入院診療加算を除く。）。

ただし、総合入院体制加算は、医科歯科併設の病院にあって医科について算定する場合に限り、歯科疾患について入院する患者についても同様とする。

２　地域歯科診療支援病院入院加算は、在宅歯科医療又は障害者歯科医療を後方支援する地域歯科診療支援病院の機能を評価したものであり、別の保険医療機関においてＣ０００に掲げる歯科訪問診療料又はＡ０００に掲げる初診料の「注６」若しくはＡ００２に掲げる再診料の注４に規定する歯科診療特別対応加算１、歯科診療特別対応加算２若しくは歯科診療特別対応加算３を算定した患者であって、当該別の保険医療機関による歯科診療が困難であると判断されたものについて、当該別の保険医療機関からの診療情報提供料に定める様式に基づいた診療情報提供を受け、入院させた場合に入院初日１回に限り算定する。ただし、入院の月又はその前月に当該別の保険医療機関において、Ｂ０００－４に掲げる歯科疾患管理料、Ｃ００１－３に掲げる歯科疾患在宅療養管理料、Ｃ００１－５に掲げる在宅患者訪問口腔リハビリテーション指導管理料又はＣ００１－６に掲げる小児在宅患者訪問口腔リハビリテーション指導管理料を算定した場合に限る。

Ａ２０４－２　臨床研修病院入院診療加算

（１）　研修歯科医が、当該保険医療機関の研修プログラムに位置づけられた臨床研修施設及び研修協力施設において、実際に臨床研修を実施している場合に、入院初日に限り算定する。なお、ここでいう入院初日とは、医科点数表第１章第２部通則５に規定する起算日のことをいい、入院期間が通算される再入院の初日は算定できない。

（２）　(1)において研修を実施している場合とは、単独型臨床研修施設においては実際に研修歯科医が研修を実施している期間及び研修歯科医が研修協力施設において研修を実施している期間、管理型臨床研修施設においては実際に研修歯科医が実施している期間及び研修歯科医が協力型臨床研修施設又は研修協力施設において研修を実施している期間、協力型臨床研修施設においては実際に研修歯科医が研修を実施している期間をいう。

（3） 研修歯科医の診療録の記載に係る指導及び確認は、速やかに行うこととし、診療録は指導の内容が分かるように指導歯科医自らが記載を行い、署名する。

第3節　特定入院料

1　医科と共通の項目について、医科点数表の第1章第2部第3節に掲げる特定入院料の例により算定する。

2　「通則5」の特定入院料に含まれる費用の範囲に、歯科点数表の第2章第8部第1節I017に掲げる口腔内装置、I017－1－2に掲げる睡眠時無呼吸症候群に対する口腔内装置及びI017－1－3に掲げる舌接触補助床、第2章第 12 部に掲げる歯冠修復及び欠損補綴及び第13部に掲げる歯科矯正は含まれない。

第4節　短期滞在手術等基本料

A400　短期滞在手術等基本料

医科点数表のA400に掲げる短期滞在手術等基本料の例により算定する。

第2章　特掲診療料

通則

算定回数が「週」単位又は「月」単位とされているものについては、特に定めのない限り、それぞれ日曜日から土曜日までの1週間又は月の初日から月の末日までの1か月を単位として算定する。

第1部　医学管理等

B000－4　歯科疾患管理料

（1） 歯科疾患管理料は、継続的管理を必要とする歯科疾患を有する患者（有床義歯に係る治療のみを行う患者を除く。）に対して、口腔を一単位（以下「1口腔単位」という。）としてとらえ、患者との協働により行う口腔管理に加えて、病状が改善した歯科疾患等の再発防止及び重症化予防を評価したものである。

（2） 1回目の歯科疾患管理料は、患者等の同意を得た上で管理計画を作成し、その内容について説明した場合に算定する。また、診療録には説明した内容の要点を記載する。なお、「注1」に規定する管理計画は、患者の歯科治療及び口腔管理を行う上で必要な基本状況（全身の状態、基礎疾患の有無、服薬状況、喫煙状況を含む生活習慣の状況等）、口腔の状態（歯科疾患、口腔衛生状態、口腔機能の状態等）、必要に応じて実施した検査結果等の要点、治療方針の概要等、歯科疾患の継続的管理を行う上で必要となる情報をいい、当該患者の状態に応じた口腔管理を行うに当たって、必要な事項等を診療録に記載する。なお、100 分の 80 に相当する点数により算定する場合において、「注8」から「注 10」までに規定する加算は、100 分の 80 に相当する点数にそれぞれの点数を加算する。

（3） 2回目以降の歯科疾患管理料は、管理計画に基づく継続的な口腔管理等を行った場合に算定し、診療録にその要点を記載する。なお、当該管理に当たって、管理計画に変更があった場合（「注8」及び「注 10」に規定する加算に係る管理計画も含む。）は、変更の内容を診療録に記載する。また、1回目に患者の主訴に関する管理を開始し、2

回目以降にその他の疾患も含めた管理を行う場合や新たな検査を実施する場合は、検査結果も含め管理計画の変更点を患者等に対して説明する。この場合において、当該月より改めて１口腔単位での管理を開始する。

(４)　歯周病に罹患している患者の管理を行う場合は、歯周病検査の結果を踏まえた治療方針等を含んだ管理計画を作成する。ただし、初診時に歯周病の急性症状を呈する患者であって、歯周病検査の実施が困難である場合は、急性症状寛解後の歯科疾患管理料算定時までに実施する。なお、急性症状が寛解せず歯周病検査が実施できない場合は、症状の要点を診療録に記載する。

(５)　「注１」に規定する管理計画について、口腔機能低下症又は口腔機能発達不全症の患者に対して口腔機能の回復若しくは維持・向上又は獲得を目的とした管理を行う場合は、口腔機能の検査の結果を踏まえた治療方針を含むものとすること。

(６)　「注５」は、「注３」に規定する患者を除き、初診日から入院している患者（歯科診療に限る。）について、退院後に歯科疾患の継続的管理が必要な場合の取扱いを定めたものをいい、入院前に外来において歯科診療を行った場合（外来の歯科診療を行った日と入院日が同日である場合に限る。）も歯科疾患管理料を算定する。

(７)　Ｂ０００－６に掲げる周術期等口腔機能管理料(Ⅰ)、Ｂ０００－７に掲げる周術期等口腔機能管理料(Ⅱ)、Ｂ０００－８に掲げる周術期等口腔機能管理料(Ⅲ)、Ｂ０００－９に掲げる周術期等口腔機能管理料(Ⅳ)、Ｂ０００－１１に掲げる回復期等口腔機能管理料、Ｂ００２に掲げる歯科特定疾患療養管理料、Ｃ００１－３に掲げる歯科疾患在宅療養管理料、Ｃ００１－５に掲げる在宅患者訪問口腔リハビリテーション指導管理料、Ｃ００１－６に掲げる小児在宅患者訪問口腔リハビリテーション指導管理料又はＮ００２に掲げる歯科矯正管理料を算定した患者は、周術期等口腔機能管理料等を算定した日の属する月の翌月以降から歯科疾患管理料を算定できる。この場合において、管理計画を作成して患者等に説明する。

(８)　Ｂ０１３に掲げる新製有床義歯管理料若しくはＨ００１－２に掲げる歯科口腔リハビリテーション料１（「１　有床義歯の場合」に限る。）を算定している患者（有床義歯に係る治療のみを行う患者を除く。）に対して当該歯科疾患管理を行った場合は歯科疾患管理料を算定できる。なお、口腔粘膜疾患等（「特掲診療料の施設基準等」の別表第四歯科特定疾患療養管理料に規定する疾患に掲げる疾患を除く。）を有している患者であって、現に当該歯科疾患に係る治療（有床義歯を原因とする疾患に係る治療を除く。）又は管理を行っている場合についても当該管理料は算定できる。

(９)　再診が電話等により行われた場合は、歯科疾患管理料は算定できない。

(10)　「注８」に規定するう蝕多発傾向者とは、継続的な指導管理が必要な者であって、う蝕多発傾向者の判定基準の左欄の年齢に応じて右欄の歯冠修復終了歯を有するものをいう。

（う蝕多発傾向者の判定基準）

年　齢	歯冠修復終了歯	

	乳　　歯	永　久　歯
0〜4歳	1歯以上	—
5〜7歳	2歯以上　又　は　1歯以上	
8〜11歳	2歯以上　又　は　2歯以上	
12〜15歳	—	2歯以上

(11) う蝕多発傾向者の判定基準において、(10)にかかわらず次の場合はそれぞれに規定するところにより取り扱う。

イ　フッ化ジアンミン銀塗布歯は歯冠修復終了歯には含まないが、5歳未満の患者の初期う蝕で、歯冠修復の実施が患者の非協力等により物理的に困難と判断される場合に限り、当該未処置う蝕歯にフッ化ジアンミン銀を塗布した場合、歯冠修復終了乳歯として取り扱う。

ロ　Ｉ００３に掲げる初期う蝕早期充填処置を行った場合は、歯冠修復終了歯として取り扱う。

(12) 「注8」のフッ化物洗口指導による指導管理に係る加算は、次の取扱いとする。

イ　主治の歯科医師又はその指示を受けた歯科衛生士が、家族等に対しフッ化物洗口に係る指導を行い文書により提供を行った場合に算定する。

ロ　フッ化物洗口に用いる薬液とは、毎日法又は週1回法に用いられる洗口用のフッ化ナトリウム溶液をいう。

ハ　フッ化物洗口に係る指導に当たっては、歯科医師が行った場合は次の(イ)から(ハ)までの内容を含め患者に対し説明を行い、指導内容等を文書により提供した場合に算定する。

(イ)　洗口の方法（薬液の量やうがいの方法）及び頻度

(ロ)　洗口に関する注意事項

(ハ)　薬液の取扱い及びその保管方法

ニ　歯科医師の指示を受けた歯科衛生士が指導を行った場合は、歯科医師は診療録に指示内容を記載し、歯科衛生士はハに規定する(イ)から(ハ)までの内容を含め患者に対し説明を行い、その内容を文書により提供した場合に算定する。なお、当該指導を行った歯科衛生士は業務に関する記録を作成する。

(13) 「注1」の規定による管理計画に基づき、当該患者等に対し、その内容を文書により提供した場合は「注9」の文書提供加算を算定する。その場合においては、患者等に提供した文書の写しを診療録に添付し、その文書の内容以外に療養上必要な管理事項がある場合は、その要点を診療録に記載する。ただし、患者等に提供する文書の様式は、初回は「別紙様式1」又はこれに準じた様式とし、2回目以降は、「別紙様式2」又はこれに準じた様式とする。

(14) 歯科疾患管理料を算定する保険医療機関は、歯科疾患管理料の趣旨及び内容について、院内掲示により患者に対して情報提供を行うよう努める。

(15)　「注 10」の総合医療管理加算は、糖尿病の患者、骨吸収抑制薬投与中の患者、感染性心内膜炎のハイリスク患者、関節リウマチの患者、血液凝固阻止剤若しくは抗血症板剤投与中の患者、認知症の患者、神経難病の患者、ＨＩＶ感染症の患者又はＡ０００に掲げる初診料の（16）のト若しくは（19）に規定する感染症の患者若しくは当該感染症を疑う患者であって、別の医科の保険医療機関の当該疾患の担当医から歯科治療を行うに当たり、診療情報提供料に定める様式に基づいた文書により患者の全身状態や服薬状況等についての必要な診療情報の提供を受け、適切な総合医療管理を実施した場合に算定する。なお、算定に当たっては当該疾患の担当医からの情報提供に関する内容及び担当医の保険医療機関名等について診療録に記載又は提供文書の写しを添付する。

(16)　「注 11」の長期管理加算は、歯科疾患の重症化予防に資する長期にわたる継続的な口腔管理等を評価したものである。当該加算を初めて算定する場合にあっては、当該患者の治療経過及び口腔の状態を踏まえ、今後の口腔管理に当たって特に留意すべき事項を患者等に説明し、診療録には、説明した内容の要点を記載する。

(17)　Ｎ００１－２に掲げる歯科矯正相談料を算定し、第 13 部歯科矯正に掲げる歯科矯正の適応と評価されない患者であって、咬合異常以外の歯科疾患について継続的管理が必要な患者については、歯科矯正相談料を算定した日に歯科疾患管理料を算定できる。

Ｂ０００－４－２　小児口腔機能管理料

(１)　小児口腔機能管理料とは、18 歳未満の口腔機能の発達不全を認める患者に対して、正常な口腔機能の獲得を目的として行う医学管理を評価したものをいい、関係学会の診断基準により口腔機能発達不全症と診断されている患者のうち、評価項目において３項目以上に該当する小児に対して、管理計画に基づき継続的な管理を実施する場合に当該管理料を算定する。当該管理を行うに当たっては、関係学会より示されている「口腔機能発達不全症に関する基本的な考え方」（令和６年３月日本歯科医学会）を参考とすること。

(２)　当該管理料を算定するに当たっては、口腔機能の評価及び一連の口腔機能の管理計画を策定し、患者等に対して説明するとともに、当該管理計画に係る情報を文書により提供し、提供した文書の写しを診療録に添付する。また、当該管理を行った場合においては、管理内容を診療録に記載し、又は管理に係る記録を文書により作成している場合においては、当該記録若しくはその写しを診療録に添付すること。

(３)　患者の成長発達に伴う口腔内等の状況変化の確認を目的として、患者の状態に応じて口腔外又は口腔内カラー写真撮影を行うこと。写真撮影は、当該管理料の初回算定日には必ず実施し、その後は少なくとも当該管理料を３回算定するに当たり１回以上行うものとし、診療録に添付又はデジタル撮影した画像を電子媒体に保存・管理する。

(４)　「注３」に規定する口腔管理体制強化加算の施設基準の届出を行っている保険医療機関において、医学管理を行った場合（情報通信機器を用いて行った場合を含む。）は、「注３」に規定する加算を算定する。

(５)　「注５」に規定する情報通信機器を用いた医学管理については、歯科オンライン指針に沿って診療を行った場合に算定する。当該管理を行うに当たっては、関係学会より示されている「歯科におけるオンライン診療に関する基本的な考え方」（令和６年３月日本歯科医学会）を参考とすること。

Ｂ０００－４－３　口腔機能管理料

（１）　口腔機能管理料とは、50 歳以上の歯の喪失や加齢、これら以外の全身的な疾患等により口腔機能の低下を認める患者に対して、口腔機能の回復又は維持・向上を目的として行う医学管理を評価したものをいい、関係学会の診断基準により口腔機能低下症と診断されている患者のうち、咀嚼機能低下（Ｄ０１１－２に掲げる咀嚼能力検査を算定した患者に限る。）、咬合力低下（Ｄ０１１－３に掲げる咬合圧検査を算定した患者に限る。）又は低舌圧（Ｄ０１２に掲げる舌圧検査を算定した患者に限る。）のいずれかに該当するものに対して、管理計画に基づき継続的な管理を実施する場合に当該管理料を算定する。当該管理を行うに当たっては、関係学会より示されている「口腔機能低下症に関する基本的な考え方」（令和６年３月日本歯科医学会）を参考とすること。

（２）　当該管理料を算定するに当たっては、口腔機能の評価及び一連の口腔機能の管理計画を策定し、当該管理計画に係る情報を文書により提供し、提供した文書の写しを診療録に添付する。また、当該管理を行った場合においては、管理内容を診療録に記載し、又は管理に係る記録を文書により作成している場合においては、当該記録若しくはその写しを診療録に添付すること。

（３）　Ｂ０００－４－２に掲げる小児口腔機能管理料の注３に規定する口腔管理体制強化加算の施設基準の届出を行っている保険医療機関において、医学管理を行った場合（情報通信機器を用いて行った場合を含む。）は、「注３」に規定する加算を算定する。

（４）　「注５」に規定する情報通信機器を用いた医学管理については、歯科オンライン指針に沿って診療を行った場合に算定する。当該管理を行うに当たっては、関係学会より示されている「歯科におけるオンライン診療に関する基本的な考え方」（令和６年３月日本歯科医学会）を参考とすること。

Ｂ０００－５　周術期等口腔機能管理計画策定料

（１）　周術期等口腔機能管理計画策定料は、がん等に係る手術（歯科疾患に係る手術については、入院期間が２日を超えるものに限る。）、放射線治療、化学療法、集中治療室での治療若しくはその後の一連の治療又は緩和ケアにおける一連の治療（以下「周術期等」という。）において、患者の口腔機能を管理するため、歯科診療を実施している保険医療機関において、手術等を実施する保険医療機関からの文書（以下「依頼文書」という。）による依頼に基づき、患者の同意を得た上で、周術期等の口腔機能の評価及び一連の口腔機能の管理計画を策定し、当該管理計画に係る情報を文書（以下「管理計画書」という。）により提供するとともに、周術期等の口腔機能の管理を行う保険医療機関に当該患者に係る管理計画書を提供した場合に当該手術等に係る一連の治療を通じて１回に限り算定する。なお、当該管理計画書の内容又はその写しを診療録に記載又は添付する。

（２）　（１)の規定にかかわらず、歯科診療を実施している保険医療機関において手術等を実施する場合であって、当該同一の保険医療機関で管理計画書を策定する場合は、依頼文書は要しない。また、管理計画書を策定する保険医療機関と管理を行う保険医療機関が同一の場合は、当該保険医療機関内での管理計画書の提供は要しない。

（３）　「注１」に規定する管理計画書とは、①基礎疾患の状態・生活習慣、②主病の手術等の予定（又は実績）、③口腔内の状態等（現症及び手術等によって予測される（又は生じた）変化等）、④周術期等の口腔機能の管理において実施する内容、⑤主病の手術等に係る患者の日常的なセルフケアに関する指導方針、⑥その他必要な内容、⑦保険医療機関名及び当該管理を行う歯科医師の氏名等の情報を記載したものをいう。

（４）　「注２」について、全身麻酔による手術を行うにあたって、顎離断等の手術の外科的侵襲、薬剤投与等による免疫力低下により生じる病巣感染や術後合併症等のリスクが高いと考えられる全身的な疾患を有する患者については、所定点数により算定する。

（５）　周術期等の口腔機能の管理計画の策定を適切に行うため、定期的に周術期等の口腔機能の管理等に関する講習会や研修会等に参加し、必要な知識の習得に努める。

Ｂ０００－６　周術期等口腔機能管理料(Ⅰ)、Ｂ０００－７　周術期等口腔機能管理料(Ⅱ)

（１）　周術期等口腔機能管理料(Ⅰ)及び周術期等口腔機能管理料(Ⅱ)における口腔機能管理は、患者の口腔衛生状態や口腔内の状態等の把握、手術（歯科疾患に係る手術については、入院期間が２日を超えるものに限る。）に係る主病及びその治療に関連する口腔機能の変化に伴う日常的な指導等を評価し、歯科疾患を有する患者や口腔衛生状態不良の患者における口腔内細菌による合併症（手術部位感染や病巣感染）、手術の外科的侵襲や薬剤投与等による免疫力低下により生じる病巣感染、人工呼吸管理時の気管内挿管による誤嚥性肺炎等の術後合併症や脳卒中により生じた摂食機能障害による誤嚥性肺炎や術後の栄養障害の予防等を目的に、例えば次に掲げるような手術において実施する。

イ　頭頸部領域、呼吸器領域、消化器領域等の悪性腫瘍の手術

ロ　心臓血管外科手術

ハ　人工股関節置換術等の整形外科手術

ニ　臓器移植手術

ホ　造血幹細胞移植

ヘ　脳卒中に対する手術

（２）　緊急手術において、手術後早期に口腔機能管理の依頼を受けた場合においても周術期等口腔機能管理計画策定料及び周術期等口腔機能管理料を算定できる。この場合においては、周術期等口腔機能管理料(Ⅰ)又は周術期等口腔機能管理料(Ⅱ)の「１　手術前」は算定できない。

（３）　周術期等の口腔機能の管理を実施した場合は、①口腔内の状態の評価、②具体的な実施内容や指導内容、③その他必要な内容を記載した管理報告書を作成し、患者に提供する。ただし、次の場合は、それぞれの管理内容がまとめて記載された管理報告書（追記する形式等をいう。）により作成しても差し支えない。

イ　同月に同一の保険医療機関において、手術前に周術期等口腔機能管理料(Ⅰ)、周術期等口腔機能管理料(Ⅲ)又は周術期等口腔機能管理料(Ⅳ)を算定した患者に対して、手術前の周術期等口腔機能管理料(Ⅱ)を算定する場合。この場合において、周術期等口腔機能管理料(Ⅱ)に係る管理を実施した際に管理報告書を提供する。

ロ　同月に同一の保険医療機関において、手術後に周術期等口腔機能管理料(Ⅰ)又は周術期等口腔機能管理料(Ⅱ)を合計して３回以上算定する場合。この場合において、手

術後の１回目の周術期等口腔機能管理料に係る管理を実施した際及び当該月に予定する最後の周術期等口腔機能管理料に係る管理を実施した際に管理報告書を提供する。

（４） 患者の状態等に変化が生じた場合は、必要な管理計画の修正を行い、管理報告書にその内容を記載の上、患者に提供する。

（５） 周術期等口腔機能管理料(Ⅰ)及び周術期等口腔機能管理料(Ⅱ)は、Ｂ０００－５に掲げる周術期等口腔機能管理計画策定料に規定する管理計画書に基づき、次の区分に応じて、歯科医師による周術期等における口腔機能の管理を行った場合に算定する。なお、当該管理報告書の内容又はその写しを診療録に記載又は添付する。

		手術を行った（又は予定する）保険医療機関	
		同一の保険医療機関（病院）	他の保険医療機関（病院）
患者の状況	入院外	周術期等口腔機能管理料(Ⅰ) ※同一の医科歯科併設病院で外来又は在宅で治療中の患者 ※同一の歯科病院で外来又は在宅で治療中の患者 （備考欄ロ）	周術期等口腔機能管理料(Ⅰ) ※他の病院で外来又は在宅で治療中の患者 （備考欄イ）
	入院中	周術期等口腔機能管理料(Ⅱ) ※同一の医科歯科併設の病院に入院中の患者 ※同一の歯科病院に入院中の患者 （備考欄ニ）	周術期等口腔機能管理料(Ⅰ) ※他の医科病院に入院中の患者に対して、歯科訪問診療に併せて管理を行う場合 （備考欄ハ）

［備考］

イ　歯科病院（歯科診療のみの診療を行う病院をいう。以下同じ。）、医科歯科併設の病院（歯科診療科に限る。）又は歯科診療所に属する歯科医師が、他の保険医療機関（病院に限る。）において口腔機能管理を必要とする手術（以下この区分において「管理を要する手術」という。）を行った（手術を予定する場合を含む。以下同じ。）入院中の患者以外の患者の口腔機能の管理を行う場合

ロ　歯科病院又は医科歯科併設の病院（歯科診療科に限る。）に属する歯科医師が、同一の保険医療機関において、管理を要する手術を行った入院中の患者以外の患者の口腔機能の管理を行う場合

ハ　歯科病院、医科歯科併設の病院（歯科診療科に限る。）又は歯科診療所に属する歯科医師が、他の医科病院（歯科診療を行う保険医療機関を除く。）において、管理を要する手術を行った入院中の患者の口腔機能の管理を行う場合

ニ　歯科病院又は医科歯科併設の病院（歯科診療科に限る。）に属する歯科医師が、同一の保険医療機関において、管理を要する手術を行った入院中の患者の口腔機能の管理を行う場合

(6)　(5)の規定に関わらず、歯科診療所の歯科医師が医科歯科併設の病院に入院中の患者に対して、歯科訪問診療を行い当該管理を行う場合は、周術期等口腔機能管理料(Ⅰ)により算定する。ただし、入院中の保険医療機関において周術期等口腔機能管理料(Ⅱ)を算定する月は算定できない。

(7)　管理計画書を策定した保険医療機関と周術期等に関する口腔機能管理を実施する保険医療機関が異なる場合は、周術期等口腔機能管理料(Ⅰ)及び周術期等口腔機能管理料(Ⅱ)を算定する際、管理計画書又はその写しを診療録に添付するとともに、当該管理計画書の内容以外に必要な管理事項がある場合は、その要点を診療録に記載する。

(8)　Ｂ０００－４に掲げる歯科疾患管理料、Ｂ０００－４－２に掲げる小児口腔機能管理料、Ｂ０００－４－３に掲げる口腔機能管理料、Ｂ０００－１１に掲げる回復期等口腔機能管理料、Ｂ００２に掲げる歯科特定疾患療養管理料、Ｂ００４－６－２に掲げる歯科治療時医療管理料、Ｂ００６－３－２に掲げるがん治療連携指導料、Ｃ００１－３に掲げる歯科疾患在宅療養管理料、Ｃ００１－４－２に掲げる在宅患者歯科治療時医療管理料、Ｃ００１－５に掲げる在宅患者訪問口腔リハビリテーション指導管理料、Ｃ００１－６に掲げる小児在宅患者訪問口腔リハビリテーション指導管理料及びＮ００２に掲げる歯科矯正管理料を算定している同月において、周術期等口腔機能管理料(Ⅰ)及び周術期等口腔機能管理料(Ⅱ)は、別に算定できない。ただし、同月であっても、手術前に上記管理料を算定し、手術後において口腔機能管理を行う場合は、周術期等口腔機能管理料(Ⅰ)及び周術期等口腔機能管理料(Ⅱ)を算定できる。

(9)　周術期等の口腔機能の管理を行うに当たっては、一連の管理中においては患者の主治の医師と連携し、また、入院中においては主治の医師や日常の療養上の世話を行う看護師等との間で実施内容や注意事項等の情報の共有に努める。

(10)　周術期等の口腔機能の管理を行うに当たっては、手術前後や放射線治療等の患者の口腔機能の管理を適切に行うため、定期的に周術期等の口腔機能の管理に関する講習会や研修会等に参加し、必要な知識の習得に努める。

Ｂ０００－８　周術期等口腔機能管理料(Ⅲ)、Ｂ０００－９　周術期等口腔機能管理料(Ⅳ)

(1)　周術期等口腔機能管理料(Ⅲ)は、他の保険医療機関又は同一の保険医療機関に入院中の患者以外の患者であって、がん等に係る放射線治療若しくは化学療法を実施している患者（予定している患者を含む。）、集中治療室での治療若しくはその後の一連の治療を実施している患者又は緩和ケアの対象となる患者に対して、歯科医師による必要な口腔機能の管理を行った場合に算定する。

(2)　周術期等口腔機能管理料(Ⅳ)は、他の保険医療機関又は同一の保険医療機関に入院中の患者であって、がん等に係る放射線治療若しくは化学療法を実施している患者（予定している患者を含む。）、集中治療室での治療若しくはその後の一連の治療を実施して

いる患者又は緩和ケアの対象となる患者に対して、歯科医師による必要な口腔機能の管理を行った場合に算定する。

(3) 周術期等口腔機能管理料(Ⅲ)及び周術期等口腔機能管理料(Ⅳ)を算定する場合は、Ｂ０００－５に掲げる周術期等口腔機能管理計画策定料に規定する管理計画書に基づき、口腔機能の管理を行い、管理報告書（①口腔内の状態の評価、②具体的な実施内容や指導内容、③その他必要な内容を含むもの。）を作成し患者に提供する。ただし、患者の状態に大きな変化がない場合は、少なくとも前回の管理報告書の提供日から起算して３月を超える日までに１回以上提供する。なお、管理報告書の内容又はその写しを診療録に記載又は添付する。

(4) 放射線治療等を実施する患者に対して、周術期等口腔機能管理料(Ⅳ)を算定する場合は、Ｂ０００－５に掲げる周術期等口腔機能管理計画策定料を算定した日の属する月から起算して３月以内においては月２回に限り算定する。

(5) がん等に係る手術を実施する患者について、一連の治療において手術の前後に放射線治療又は化学療法を実施する場合は、周術期等口腔機能管理料(Ⅰ)又は周術期等口腔機能管理料(Ⅱ)の「１　手術前」若しくは「２　手術後」と周術期等口腔機能管理料(Ⅲ)又は周術期等口腔機能管理料(Ⅳ)を同一月に算定して差し支えない。

(6) 「注２」の長期管理加算は、長期にわたる継続的な周術期等における口腔管理等を評価したものである。当該加算を初めて算定する場合にあっては、当該患者の治療経過及び口腔の状態を踏まえ、今後の口腔管理に当たって特に注意すべき事項を患者等に説明し、診療録には、説明した内容の要点を記載する。

(7) 「注２」の長期管理加算は、長期にわたる継続的な周術期等における口腔管理等を評価したものである。当該加算を初めて算定する場合にあっては、当該患者の治療経過及び口腔の状態を踏まえ、今後の口腔管理に当たって特に注意すべき事項を患者等に説明し、診療録には、説明した内容の要点を記載する。

(8) 「注２」の長期管理加算を算定するにあたって、他の保険医療機関でＢ０００－５に掲げる周術期等口腔機能管理計画策定料を算定している患者については、当該他の保険医療機関で周術期等口腔機能管理計画策定料を算定した日の属する月から起算する。

(9) 一連の治療において、同一月に周術期等口腔機能管理料(Ⅲ)及び周術期等口腔機能管理料(Ⅳ)を算定して差し支えない。

(10) その他周術期等口腔機能管理料(Ⅲ)及び周術期等口腔機能管理料(Ⅳ)に係る周術期等口腔機能管理料(Ⅰ)及び周術期等口腔機能管理料(Ⅱ)と共通の項目は、Ｂ０００－６に掲げる周術期等口腔機能管理料(Ⅰ)及びＢ０００－７に掲げる周術期等口腔機能管理料(Ⅱ)の例により算定する。

Ｂ０００－１０　回復期等口腔機能管理計画策定料

(1) 回復期等口腔機能管理計画策定料は、医科点数表のＡ１０１に掲げる療養病棟、医科点数表のＡ３０８に掲げる回復期リハビリテーション病棟又は医科点数表のＡ３０８－３に掲げる地域包括ケア病棟に入院している患者に対して、ＡＤＬの向上等を目的として、リハビリテーションや栄養管理（以下、リハビリテーション等とする。）に係る医療関係職種等と連携し、患者の口腔機能を管理するため、歯科診療を実施している保険医療機関において、リハビリテーション等を実施する保険医療機関からの文書（以下

「依頼文書」という。）による依頼に基づき、患者の同意を得た上で、回復期等の口腔機能の評価及び一連の口腔機能の管理計画を策定し、当該管理計画に係る情報を文書（以下「管理計画書」という。）により提供するとともに、回復期等の口腔機能の管理を行う保険医療機関に当該患者に係る管理計画書を提供した場合に当該リハビリテーション等に係る一連の治療を通じて１回に限り算定する。なお、当該管理計画書の内容又はその写しを診療録に記載又は添付する。

（２） (1)の規定にかかわらず、歯科診療を実施している保険医療機関においてリハビリテーション等を実施する場合であって、当該同一の保険医療機関で管理計画書を策定する場合は、依頼文書は要しない。また、管理計画書を策定する保険医療機関と管理を行う保険医療機関が同一の場合は、当該保険医療機関内での管理計画書の提供は要しない。

（３） 「注１」に規定する管理計画書とは、①基礎疾患の状態・生活習慣、②口腔内の状態及び口腔機能の状態等、③回復期等の口腔機能の管理において実施する内容、④リハビリテーション等に係る患者の日常的なセルフケアに関する指導方針、⑤その他必要な内容、⑥保険医療機関名及び当該管理を行う歯科医師の氏名等の情報を記載したものをいう。

（４） 回復期等の口腔機能の管理計画の策定を適切に行うため、定期的に回復期等の多職種連携等に関する講習会や研修会等に参加し、必要な知識の習得に努める。

Ｂ０００－１１　回復期等口腔機能管理料

（１） 回復期等口腔機能管理料は、療養病棟、回復期リハビリテーション病棟又は地域包括ケア病棟に入院している患者であって、Ｂ０００－１０に掲げる回復期等口腔機能管理計画策定料に規定する管理計画書に基づき、歯科医師による必要な口腔機能の管理を行い、管理報告書を作成し患者に提供した場合に算定する。

（２） 口腔機能の管理を実施した場合は、①口腔内の状態及び摂食・嚥下機能等の状態の評価、②具体的な実施内容や指導内容、③その他必要な内容を記載した管理報告書を作成し、患者に提供する。ただし、患者の状態に大きな変化がない場合は、少なくとも前回の管理報告書の提供日から起算して３月を超える日までに１回以上提供する。なお、管理報告書の内容又はその写しを診療録に記載又は添付する。

（３） 患者の状態等に変化が生じた場合は、必要な管理計画の修正を行い、管理報告書のその内容を記載の上、患者に提供する。

（４） 回復期等の口腔機能の管理を行うに当たっては、一連の管理中においては患者の主治の医師や日常の療養上の世話を行う看護師等との間で実施内容や注意事項等の情報の共有に努める。

Ｂ０００－１２　根面う蝕管理料

（１） 注１に規定する初期の根面う蝕とは、露出した歯の根面に生じ、変色を認めるがう窩はない又はあってもごく小さい、表面が硬く、滑沢で光沢がある初期のう蝕をいう。

（２） 根面う蝕管理料は、Ｂ０００－４に掲げる歯科疾患管理料若しくはＢ００２に掲げる歯科特定疾患療養管理料を算定した患者（65 歳以上のものに限る。）又はＣ０００に掲げる歯科訪問診療料を算定した患者であって、初期の根面う蝕を有するものに対して、当該う蝕の進行抑制を目的として実施する管理等をいい、患者等の同意を得て管理等の内容について、説明を行った場合に算定する。なお、当該管理を行った場合は、患者等に対し、説明した内容の要点を診療録に記載する。当該管理を行うに当たっては、関係学会より示されている「初期根面う蝕の管理に関する基本的な考え方」（令和６年３月日本歯科医学会）を参考とすること。

（３） 根面う蝕管理料を算定した日に機械的歯面清掃処置又はフッ化物歯面塗布処置を行った場合は、それぞれＩ０３０に掲げる機械的歯面清掃処置又はＩ０３１に掲げるフッ化物歯面塗布処置を別に算定する。

（４） Ｂ０００－４－２に掲げる小児口腔機能管理料の注３に規定する口腔管理体制強化加算の施設基準の届出を行っている保険医療機関において、根面う蝕管理を行った場合は、「注２」に規定する加算を算定する。

Ｂ０００－１３　エナメル質初期う蝕管理料

（１） 注１に規定するエナメル質初期う蝕とは、エナメル質に限局した表面が粗造な白濁等の脱灰病変をいう。

（２） エナメル質初期う蝕管理料は、Ｂ０００－４に掲げる歯科疾患管理料又はＢ００２に掲げる歯科特定疾患療養管理料を算定した患者であって、エナメル質初期う蝕を有する患者に対して、当該病変の治癒又は重症化予防を目的として実施する管理等をいい、患者等の同意を得て管理等の内容について説明を行った場合に算定する。なお、当該管理を行った場合は、患者等に対し、説明した内容の要点を診療録に記載する。当該管理を行うに当たっては、関係学会より示されている「エナメル質初期う蝕に関する基本的な考え方」（平成 28 年３月日本歯科医学会）を参考とすること。

（３） エナメル質初期う蝕管理料を算定した日に機械的歯面清掃処置又はフッ化物歯面塗布処置を行った場合は、それぞれＩ０３０に掲げる機械的歯面清掃処置又はＩ０３１に掲げるフッ化物歯面塗布処置を別に算定する。

（４） Ｂ０００－４－２に掲げる小児口腔機能管理料の注３に規定する口腔管理体制強化加算の施設基準の届出を行っている保険医療機関において、エナメル質初期う蝕管理を行った場合は、「注２」に規定する加算を算定する。

Ｂ００１－２　歯科衛生実地指導料

（１） 「１　歯科衛生実地指導料１」は、歯科疾患に罹患している患者であって、歯科衛生士による実地指導が必要なものに対して、主治の歯科医師の指示を受けた歯科衛生士が、歯及び歯肉等口腔状況の説明及び次のイ又はロの必要な事項について 15 分以上実施した場合に算定する。なお、う蝕又は歯周病に罹患している患者については必ずイを実施するものであること。

イ　プラークチャート等を用いたプラークの付着状況の指摘及び患者自身によるブラッシングを観察した上でのプラーク除去方法の指導

ロ　その他、患者の状態に応じて必要な事項

（２） 「２　歯科衛生実地指導料２」は、歯科疾患に罹患している患者のうち、Ａ０００に掲げる初診料の「注６」又はＡ００２に掲げる再診料の注４に規定する歯科診療特別対応加算１、歯科診療特別対応加算２又は歯科診療特別対応加算３を算定している患者であって、歯科衛生士による実地指導が必要なものに対して、主治の歯科医師の指示を受けた歯科衛生士が、歯及び歯肉等口腔状況の説明及び次のイ又はロの必要な事項について 15 分以上実施した場合又は 15 分以上の実地指導を行うことが困難な場合に

あっては月２回の実地指導を合わせて 15 分以上行った場合に算定する。なお、う蝕又は歯周病に罹患している患者については必ずイを実施するものであること。

イ　プラークチャート等を用いたプラークの付着状況の指摘及び患者自身によるブラッシングを観察した上でのプラーク除去方法の指導

ロ　その他、患者の状態に応じて必要な事項

(３)　「注１」及び「注２」に規定する文書とは、(1)及び(2)に掲げる指導等の内容、口腔衛生状態（う蝕又は歯周病に罹患している患者はプラークの付着状況を含む。）、指導の実施時刻（開始時刻及び終了時刻）、保険医療機関名並びに主治の歯科医師の氏名及び当該指導を行った歯科衛生士の氏名が記載されたものをいう。

(４)　患者に対する当該指導の内容の情報提供は、「１　歯科衛生実地指導料１」を算定する場合は当該指導の初回時に行い、「２　歯科衛生実地指導料２」を算定する場合は実地指導の合計が 15 分以上となったとき（当該指導回数が１回又は２回の場合に限る。）に行う。このほか、患者自身によるプラークコントロールの状況や指導の内容に変化があったとき又は指導による改善が認められないとき等に必要に応じて行うこととするが、この場合においても６月に１回以上は当該指導の内容を文書により提供する。

(５)　主治の歯科医師は、歯科衛生士に患者の療養上必要な指示を十分に行うとともに、歯科衛生士に行った指示内容等の要点を診療録に記載する。

(６)　当該指導を行った歯科衛生士は、主治の歯科医師に報告するとともに患者に提供した文書の写しを提出し、業務に関する記録を作成する。

(７)　主治の歯科医師は、歯科衛生士から提出を受けた患者に提供した文書の写しを診療録に添付する。

(８)　歯科衛生実地指導料を算定した保険医療機関は、毎年８月１日現在で名称、常勤非常勤ごとの歯科衛生士数等を地方厚生(支)局長に報告する。

(９)　「注３」に規定する口腔機能指導加算は、主治の歯科医師の指示を受けた歯科衛生士が以下のいずれかに該当する指導を行った場合に算定する。

ア　口腔機能の発達不全を認める患者に対して行う正常な口腔機能の獲得を目的とした実地指導

イ　口腔機能の低下を認める患者に対して行う口腔機能の回復又は維持・向上を目的とした実地指導

(10)　「注３」に規定する口腔機能指導加算を算定した場合は、「注１」及び「注２」に規定する文書に当該指導の内容を記載するとともに、主治の歯科医師は、歯科衛生士に行った口腔機能に係る指示内容等の要点を診療録に記載する。

(11)　Ｈ００１―４に掲げる歯科口腔リハビリテーション料３を算定した日において、「注３」に規定する口腔機能に係る指導を実施する場合であって、その指導内容が歯科口腔リハビリテーション料３で行う指導・訓練の内容と重複する場合は、当該加算は算定できない。

Ｂ００１－３　歯周病患者画像活用指導料

(１)　Ｂ０００－４に掲げる歯科疾患管理料、Ｂ０００－６に掲げる周術期等口腔機能管理料(Ⅰ)、Ｂ０００－７に掲げる周術期等口腔機能管理料(Ⅱ)、Ｂ０００－８に掲げる周術期等口腔機能管理料(Ⅲ)、区分番号Ｂ０００－９に掲げる周術期等口腔機能管理料(Ⅳ)、

区分番号Ｂ０００－１１に掲げる回復期等口腔機能管理料、Ｂ００２に掲げる歯科特定疾患療養管理料、Ｃ００１－３に掲げる歯科疾患在宅療養管理料、Ｃ００１－５に掲げる在宅患者訪問口腔リハビリテーション指導管理料又はＣ００１－６に掲げる小児在宅患者訪問口腔リハビリテーション指導管理料のいずれかの管理料を算定した患者であって歯周病に罹患しているものに対し、プラークコントロールの動機付けを目的として、口腔内カラー写真を用いて療養上必要な指導及び説明を行った場合に算定する。

（２）　写真撮影に係る費用は所定点数に含まれ、別に算定できない。

（３）　撮影した口腔内カラー写真は、診療録に添付又はデジタル撮影した画像を電子媒体に保存して管理する。

Ｂ００２　歯科特定疾患療養管理料

（１）　歯科特定疾患療養管理料は、別に厚生労働大臣が定める疾患に掲げる疾患を主病とする患者に対して、治療計画に基づき、服薬、栄養等の療養上の指導を行った場合に月２回に限り算定する。なお、当該管理を行った場合は、症状及び管理内容の要点を診療録に記載する。

（２）　別に厚生労働大臣が定める疾患に掲げる疾患のうち、顎・口腔の先天異常、舌痛症（心因性によるものを含む。）、口腔軟組織の疾患（難治性のものに限る。）、口腔乾燥症（放射線治療又は化学療法を原因とするものに限る。）、睡眠時無呼吸症候群（口腔内装置治療を要するものに限る。）、骨吸収抑制薬関連顎骨壊死（骨露出を伴うものに限る。）又は放射線性顎骨壊死若しくは三叉神経ニューロパチーとはそれぞれ次の疾患をいう。

イ　顎・口腔の先天異常とは、後継永久歯がなく、かつ、著しい言語障害及び咀嚼障害を伴う先天性無歯症又は唇顎口蓋裂（単独又は複合的に発症している症例を含む。以下この表において同じ。）をいう。

ロ　舌痛症とは、ハンター舌炎、メラー舌炎、プランマー・ヴィンソン症候群又はペラグラであって舌の疼痛を伴うもの及び心因性によるものをいう。

ハ　口腔軟組織の疾患（難治性のものに限る。）とは、口腔の帯状疱疹、再生不良性貧血による歯肉出血、原発性血小板減少性紫斑病による歯肉出血、血友病における歯肉出血、口腔のダリェー病、口腔のベーチェット病、口腔の結核、口腔の後天性免疫不全症候群、口腔の扁平苔癬又は口腔の白板症をいう。

ニ　口腔乾燥症（放射線治療又は化学療法を原因とするものに限る。）とは、口腔領域以外の悪性腫瘍等の治療のため行われた放射線治療又は化学療法を原因とするものをいう。

ホ　睡眠時無呼吸症候群（口腔内装置治療を要するものに限る。）とは、口腔内装置治療が有効であると診断され、医科保険医療機関又は医科歯科併設の医療機関の担当科の医師からの診療情報提供（診療情報提供料の様式に準ずるもの）に基づき、口腔内装置治療を必要とするものをいう。

ヘ　骨吸収抑制薬関連顎骨壊死（骨露出を伴うものに限る。）又は放射線性顎骨壊死とはビスフォスホネート製剤若しくは抗ＲＡＮＫＬ抗体製剤等の骨吸収抑制薬の投与又はがん等に係る放射線治療を原因とする顎骨壊死をいう。

ト　三叉神経ニューロパチーとは、三叉神経に何らかの原因で機能障害が生じる神経症状（三叉神経痛を含む。）をいう。

（３）　「注２」の共同療養指導計画加算は、患者の主治医（「注１」に規定する別に厚生労働大臣が定める疾患に係るものに限る。）と共同で、歯科診療に関する総合的な口腔の療養指導計画を策定し、当該患者にその内容を文書により提供した場合に、患者１人につき１回に限り算定する。なお、患者の症状に変化が生じる等の理由により当該計画の見直しが必要となり、改めてその内容を文書により提供した場合は再度算定する。

また、共同療養指導計画加算を算定した場合は、患者に提供した療養指導計画に係る文書の写しを診療録に添付するとともに、共同療養指導計画の策定に関わった患者の主治医（「注１」に規定する別に厚生労働大臣が定める疾患に係るものに限る。）の保険医療機関名及び氏名を診療録に記載する。

（４）　「注５」の「特に情報通信機器を用いた歯科診療を行うことが必要と認められるもの」とは、（２）のロ及びトに規定する患者のことをいう。

（５）　「注５」に規定する情報通信機器を用いた医学管理については、歯科オンライン指針に沿って診療を行った場合に算定する。当該管理を行うに当たっては、関係学会より示されている「歯科におけるオンライン診療に関する基本的な考え方」（令和６年３月日本歯科医学会）を参考とすること。

（６）　診察に基づき計画的な診療計画を立てている場合であって、必要やむを得ない場合に限り、看護に当たっている患者の家族等を通して療養上の指導を行ったときは、歯科特定疾患療養管理料を算定する。

（７）　歯科特定疾患療養管理料は、別に厚生労働大臣が定める疾患を主病とする者に対し、実際に主病を中心とした療養上必要な指導が行われていない場合又は実態的に主病の口腔領域における症状に対する治療が当該保険医療機関では行われていない場合は算定できない。

（８）　主病とは、当該患者の全身的な医学管理が必要となる主たる特定疾患をいい、対診又は依頼により検査のみを行っている保険医療機関は算定できない。

（９）　再診が電話等により行われた場合は、歯科特定疾患療養管理料は算定できない。

Ｂ００３　特定薬剤治療管理料

（１）　アミノ配糖体抗生物質、グリコペプチド系抗生物質等を数日間以上投与している入院中の患者について、投与薬剤の血中濃度を測定し、その測定結果をもとに投与量を精密に管理した場合、月１回に限り算定する。

（２）　特定薬剤治療管理料を算定するグリコペプチド系抗生物質とは、バンコマイシン及びテイコプラニンをいう。

（３）　薬剤の血中濃度、治療計画の要点を診療録に記載又は添付する。

（４）　「注４」に規定する加算は、入院中の患者であって、バンコマイシンを数日間以上投与しているものに対して、バンコマイシンの安定した血中至適濃度を得るため頻回の測定が行われる初回月に限り、初回月加算（バンコマイシンを投与した場合）として「注４」に規定する加算を算定し、「注５」に規定する加算は別に算定できない。

（５）　「注５」に規定する初回月加算とは、投与中の薬剤の安定した血中至適濃度を得るため頻回の測定が行われる初回月に限り算定できるものであり、薬剤を変更した場合は算定できない。

（6）　特殊な薬物血中濃度の測定及び計画的な治療管理のうち、特に本項を準用する必要のあるものは、その都度当局に内議し、最も近似する測定及び治療管理として準用が通知された算定方法により算定する。

Ｂ００４　悪性腫瘍特異物質治療管理料

悪性腫瘍特異物質治療管理は、悪性腫瘍と既に確定診断がされた患者に対し行った腫瘍マーカー検査に基づき実施するが、腫瘍マーカー及び悪性腫瘍特異物質治療管理料を算定する場合は、医科点数表のＢ００１の３に掲げる悪性腫瘍特異物質治療管理料及び医科点数表のＤ００９に掲げる腫瘍マーカーの例により算定する。

Ｂ００４－１－２　がん性疼痛緩和指導管理料

（1）　がん性疼痛緩和指導管理料は、歯科医師ががん性疼痛の症状緩和を目的として麻薬を投与しているがん患者に対して、ＷＨＯ方式のがん性疼痛の治療法（World Guidelines for pharmacological and radiotherapeutic management of cancer pain in adults and adolescents 2018）に従って副作用対策等を含めた計画的な治療管理を継続して行い、療養上必要な指導を行った場合に、月１回に限り、当該薬剤に関する指導を行い、当該薬剤を処方した日に算定する。なお、当該指導は、当該薬剤の効果及び副作用に関する説明、疼痛時に追加する臨時の薬剤の使用方法に関する説明を含める。

（2）　がん性疼痛緩和指導管理料は、緩和ケアの経験を有する歯科医師（緩和ケアに係る研修を受けた者に限る。）が当該指導管理を行った場合に算定する。

（3）　がん性疼痛緩和指導管理料を算定する場合は、麻薬の処方前の疼痛の程度（疼痛の強さ、部位、性状、頻度等）、麻薬の処方後の効果判定、副作用の有無、治療計画及び指導内容の要点を診療録に記載する。

（4）　「注２」に規定する難治性がん性疼痛緩和指導管理加算は、がん疼痛の症状緩和を目的とした放射線治療及び神経ブロック等の療法について、患者又はその家族等が十分に理解し、納得した上で治療方針を選択できるように文書を用いて説明を行った場合に、患者１人につき１回に限り算定する。

（5）　「注２」に規定する難治性がん性疼痛緩和指導管理加算を算定する場合は、説明内容の要点を診療録に記載する。

Ｂ００４－１－３　がん患者指導管理料

医科点数表のＢ００１の 23 に掲げるがん患者指導管理料の例により算定するとともに、当該区分中「医師」又は「医科点数表」とあるのはそれぞれ「歯科医師」又は「歯科点数表」に読み替えて適用する。

Ｂ００４－１－４　入院栄養食事指導料

（1）　入院栄養食事指導料は、入院中の患者であって、別に厚生労働大臣が定める特別食が必要と認めた者又は次のいずれかに該当する者に対し、歯科医師と医師との連携により、管理栄養士が初回にあっては概ね 30 分以上、２回目にあっては概ね 20 分以上、療養のため必要な栄養の指導を行った場合に入院中２回に限り算定する。ただし、１週間に１回に限り算定する。

イ　がん患者

ロ　摂食機能又は嚥下機能が低下した患者

ハ　低栄養状態にある患者

（２）　入院栄養食事指導料１は、当該保険医療機関の管理栄養士が当該保険医療機関の歯科医師と医師との連携により、指導を行った場合に算定する。

また、入院栄養食事指導料２は、有床診療所において、当該診療所以外（公益社団法人日本栄養士会若しくは都道府県栄養士会が設置し、運営する「栄養ケア・ステーション」又は他の保険医療機関に限る。）の管理栄養士が当該診療所の歯科医師と医師との連携により、対面による指導を行った場合に算定する。

（３）　摂食機能又は嚥下機能が低下した患者とは、歯科医師及び連携した医師が、硬さ、付着性、凝集性などに配慮した嚥下調整食（日本摂食嚥下リハビリテーション学会の分類に基づく。）に相当する食事を要すると判断した患者をいう。

（４）　低栄養状態にある患者とは、次のいずれかを満たす患者をいう。

イ　血中アルブミンが3.0ｇ/ｄＬ以下である患者

ロ　歯科医師及び連携した医師が栄養管理により低栄養状態の改善を要すると判断した患者

（５）　歯科医師は、診療録に連携した医師の氏名及び連携内容の要点を記載する。また、管理栄養士は、患者ごとに栄養指導記録を作成するとともに、当該栄養指導記録に指導を行った献立又は食事計画の例についての総カロリー、栄養素別の計算及び指導内容の要点を記載する。

（６）　その他入院栄養食事指導料の医科と共通の項目は、医科点数表のＢ００１の 10 に掲げる入院栄養食事指導料の例により算定する。

Ｂ００４－１－５　外来緩和ケア管理料

医科点数表のＢ００１の 24 に掲げる外来緩和ケア管理料の例により算定する。

Ｂ００４－１－６　外来リハビリテーション診療料

医科点数表のＢ００１－２－７に掲げる外来リハビリテーション診療料の例により算定する。

Ｂ００４－１－７　外来放射線照射診療料

医科点数表のＢ００１－２－８に掲げる外来放射線照射診療料の例により算定する。

Ｂ００４－１－８　外来腫瘍化学療法診療料

医科点数表のＢ００１－２－12 に掲げる外来腫瘍化学療法診療料の例により算定するとともに、当該区分中「医師」とあるのは「歯科医師」に読み替えて適用する。なお、管理栄養士と連携を図る場合は、歯科医師と医師との連携により行う。

Ｂ００４－２　手術前医学管理料

医科点数表のＢ００１－４に掲げる手術前医学管理料の例により算定する。

Ｂ００４－３　手術後医学管理料

医科点数表のＢ００１－５に掲げる手術後医学管理料の例により算定する。

Ｂ００４－６－２　歯科治療時医療管理料

（１）　歯科治療時医療管理料は、高血圧性疾患、虚血性心疾患、不整脈、心不全、脳血管障害、喘息、慢性気管支炎、糖尿病、甲状腺機能低下症、甲状腺機能亢進症、副腎皮質機能不全、てんかん、慢性腎臓病（腎代替療法を行う患者に限る。）の患者、人工呼吸器を装着している患者、在宅酸素療法を行っている患者又はＡ０００に掲げる初診料の（16）のト若しくは（19）に規定する感染症の患者に対して、歯科治療時における患者の全身状態の変化等を把握するため、患者の血圧、脈拍、経皮的動脈血酸素飽和度を経時的に監視し、必要な医療管理を行った場合に算定する。

（２） 歯科治療時医療管理料を算定する保険医療機関は、全身状態の把握、管理等に必要な機器、機材等が整備されていること。

（３） 管理内容及び患者の全身状態の要点を診療録に記載する。

Ｂ００４－９　介護支援等連携指導料

（１） 介護支援等連携指導料とは、入院の原因となった疾患・障害や入院時に行った患者の心身の状況等の総合的な評価の結果を踏まえ、退院後に介護サービス又は障害福祉サービス、地域相談支援若しくは障害児通所支援（以下この区分において「介護等サービス」という。）を導入することが適当であると考えられ、また、本人も導入を望んでいる患者が、退院後により適切な介護等サービスを受けられるよう、入院中から居宅介護支援事業者等の介護支援専門員（ケアマネジャー）又は指定特定相談支援事業者若しくは指定障害児相談支援事業者（以下この区分において「指定特定相談支援事業者等」という。）の相談支援専門員と連携し退院後のケアプラン又はサービス等利用計画若しくは障害児支援利用計画（以下この区分において「ケアプラン等」という。）の作成につなげることを評価するものである。

（２） 介護支援等連携指導料は、歯科医師又は歯科医師の指示を受けた看護師、歯科衛生士、社会福祉士、薬剤師、言語聴覚士、その他、退院後に導入が望ましい介護等サービスから考え適切な医療関係職種が、患者が入院前にケアプラン作成を担当していた介護支援専門員若しくは相談支援専門員又は退院後のケアプラン等の作成を行うため患者が選択した居宅介護支援事業者、介護予防支援事業者、介護保険施設等の介護支援専門員若しくは指定特定相談支援事業者等の相談支援専門員と共同して、患者に対し、患者の心身の状況等を踏まえ導入が望ましいと考えられる介護等サービスや、当該地域において提供可能な介護等サービス等の情報を提供した場合に入院中２回に限り算定する。

（３） ここでいう介護保険施設等とは、介護保険の給付が行われる保健医療サービス又は福祉サービスを提供する施設であって、次の施設をいうものとする。

イ　介護老人福祉施設（介護保険法第８条第 22 項に規定する地域密着型介護老人福祉施設及び同条第 27 項に規定する介護老人福祉施設のことをいう。）

ロ　介護保険法第８条第 28 項に規定する介護老人保健施設

ハ　介護保険法第８条第 29 項に規定する介護医療院

ニ　特定施設（介護保険法第８条第 11 項に規定する特定施設、同条第 21 項に規定する地域密着型特定施設及び同法第８条の２第９項に規定する介護予防特定施設入居者生活介護を提供する施設のことをいい、指定居宅サービス等の事業の人員、設備及び運営に関する基準(平成 11 年厚生省令第 37 号)第 192 条の２に規定する外部サービス利用型指定特定施設入居者生活介護を受けている患者が入居する施設を含む。）

ホ　認知症対応型グループホーム（介護保険法第８条第 20 項に規定する認知症対応型共同生活介護及び同法第８条の２第 15 項に規定する介護予防認知症対応型共同生活介護を提供する施設のことをいう。）

ヘ　小規模多機能居宅介護事業所（介護保険法第８条第 19 項に規定する小規模多機能型居宅介護及び同法第８条の２第 14 項に規定する介護予防小規模多機能型居宅介護を提供する施設のことをいう。）

ト　複合型サービス事業所（介護保険法第８条第 23 項に規定する複合型サービスを提供する施設のことをいう。）

（4） 初回の指導とは、入院の原因となった疾患が比較的落ち着いた段階で、退院後の生活を見越し、当該地域で導入可能な介護等サービス等の情報について、患者や医療関係者と情報共有することで、患者がより適切な療養場所を選択することに資するものをいい、２回目の指導とは、実際の退院を前に、最終的なケアプラン等作成のための指導を行う等の指導を想定したものをいう。

（5） 介護支援等連携指導料の算定に当たっては、行った指導の内容等について、要点を診療録等に記載する。

（6） 介護支援等連携指導料を算定するに当たり共同指導を行う介護支援専門員又は相談支援専門員は、介護等サービスの導入を希望する患者の選択によるものであり、患者が選択した場合は、当該保険医療機関に併設する居宅介護事業所等の介護支援専門員又は指定特定相談支援事業者等の相談支援専門員であっても介護支援等連携指導料の算定を妨げるものではない。

（7） 同日にＢ０１５に掲げる退院時共同指導料２の「注３」に規定する加算を算定すべき介護支援専門員又は相談支援専門員を含めた共同指導を行った場合は、介護支援等連携指導料あるいは退院時共同指導料２の「注３」に規定する加算の両方を算定することはできない。

（8） 当該共同指導は、ビデオ通話が可能な機器を用いて実施しても差し支えない。この場合において、患者の個人情報を当該ビデオ通話の画面上で共有する際は、患者の同意を得ていること。また、保険医療機関の電子カルテなどを含む医療情報システムと共通のネットワーク上の端末において共同指導を実施する場合には、厚生労働省「医療情報システムの安全管理に関するガイドライン」に対応していること。

Ｂ００５　開放型病院共同指導料(I)

医科点数表のＢ００２に掲げる開放型病院共同指導料(I)の例により算定する。

Ｂ００６　開放型病院共同指導料(II)

医科点数表のＢ００３に掲げる開放型病院共同指導料(II)の例により算定する。

Ｂ００６－３　がん治療連携計画策定料、Ｂ００６－３－２　がん治療連携指導料

医科点数表のＢ００５－６に掲げるがん治療連携計画策定料及び医科点数表のＢ００５－６－２に掲げるがん治療連携指導料の例により算定する。

Ｂ００６－３－３　がん治療連携管理料

医科点数表のＢ００５－６－３に掲げるがん治療連携管理料の例により算定する。

Ｂ００６－３－４　療養・就労両立支援指導料

医科点数表のＢ００１－９に掲げる療養・就労両立支援指導料の例により算定する。

Ｂ００６－３－５　こころの連携指導料(I)

医科点数表のＢ００５－12 に掲げるこころの連携指導料(I)の例により算定する。

Ｂ００６－４　歯科遠隔連携診療料

(１)　対面診療を行っている入院中の患者以外の患者であって、専門的な歯科診療を必要とする、口腔領域の悪性新生物の術後の患者、難治性の口腔軟組織の疾患又は薬剤関連顎骨壊死の経過観察中等の患者に対して、症状の確認等を行うことを目的として、患者の同意を得て、当該患者の疾患等に関する専門的な診療を行っている他の保険医療機関の歯科医師に事前に診療情報提供を行った上で、当該患者の来院時に、ビデオ通話が可能な情報通信機器を用いて、当該他の保険医療機関の歯科医師と連携して診療を行った場合に、３月に１回に限り算定する。

(２)　歯科遠隔連携診療料の算定に当たっては、患者に対面診療を行っている保険医療機関の歯科医師が、他の保険医療機関の歯科医師に診療情報の提供を行い、当該歯科医師と連携して診療を行うことについて、あらかじめ患者に説明し同意を得る。

(３)　他の保険医療機関の歯科医師と連携して診療を行った際には、患者に対面診療を行っている保険医療機関の歯科医師は、当該診療の内容、診療を行った日、診療時間等の要点を診療録に記載する。

(４)　連携して診療を行う他の保険医療機関の歯科医師は、歯科オンライン指針に沿って診療を行う。また、当該他の保険医療機関内において診療を行う。

(５)　当該連携診療を行うに当たって、当該保険医療機関の歯科医師及び連携して診療を行う他の保険医療機関の歯科医師は、関係学会より示されている「歯科遠隔連携診療に関する基本的な考え方」（令和６年３月日本歯科医学会）を参考とすること。

(６)　事前の診療情報提供については、Ｂ００９に掲げる診療情報提供料（Ⅰ）は別に算定できない。

(７)　当該診療報酬の請求については、対面による診療を行っている保険医療機関が行うものとし、当該診療報酬の分配は相互の合議に委ねる。

Ｂ００７　退院前訪問指導料

医科点数表のＢ００７に掲げる退院前訪問指導料の例により算定する。

Ｂ００８　薬剤管理指導料

医科点数表のＢ００８に掲げる薬剤管理指導料の例により算定する。

Ｂ００８－２　薬剤総合評価調整管理料

医科点数表のＢ００８－２に掲げる薬剤総合評価調整管理料の例により算定する。

Ｂ００９　診療情報提供料(Ⅰ)

医科点数表のＢ００９に掲げる診療情報提供料(Ⅰ)の例により算定するとともに、当該区分中「別紙様式12から別紙様式12の４まで」とあるのは「別紙様式12から別紙様式12の３まで及び歯科点数表別紙様式３の２」に読み替えて適用する。なお、(16)、(19)及び(20)は以下に読み替えて適用する。

(16)　「注９」に掲げる「保育所」又は「学校」に対する診療情報提供においては、小児慢性特定疾病医療支援の対象である患者又は障害児である患者について、患者の状態に合わせた配慮が必要であって、当該患者が通園又は通学する学校等の学校歯科医等に対して、当該学校等において当該患者（18歳に達する日以後最初の３月31日以前の患者をいう）が生活するに当たり必要な診療情報を提供した場合に算定する。

(19)　「注９」に掲げる「学校歯科医等」とは、当該学校等の学校歯科医、嘱託歯科医又は当該学校等が口腔管理について助言や指導を得るために委嘱する歯科医師をいう。

(20)　「注９」については、当該保険医療機関の主治医と学校歯科医等が同一の場合は算定できない。

Ｂ００９－２　電子的診療情報評価料

医科点数表のＢ００９－２に掲げる電子的診療情報評価料の例により算定する。

Ｂ０１０　診療情報提供料(Ⅱ)

医科点数表のＢ０１０に掲げる診療情報提供料(Ⅱ)の例により算定する。

Ｂ０１１　診療情報等連携共有料

(１)　診療情報等連携共有料は、医科の保険医療機関又は保険薬局と歯科の保険医療機関の間で診療情報や服用薬の情報等を共有することにより、質の高い診療が効率的に行われることを評価するものである。

(２)　「１　診療情報等連携共有料１」は、慢性疾患を有する患者又は歯科診療を行う上で特に全身的な管理の必要性を認め検査結果、診療情報又は服用薬の情報等（以下この区分において「診療情報等」という。）を確認する必要がある患者において、当該患者の同意を得て、別の保険医療機関又は保険薬局に当該患者の診療情報等の提供を文書等（電話、ファクシミリ又は電子メール等によるものを含む。）により求めた場合に算定する。

(３)　「１　診療情報等連携共有料１」において、当該別の保険医療機関又は保険薬局に対して、文書で診療情報等を求めるに当たっては、次の事項を記載した文書を患者又は当該別の保険医療機関若しくは保険薬局に交付する。また、交付した文書の写しを診療録に添付すること。

イ　患者の氏名、生年月日、連絡先

ロ　診療情報等の提供依頼目的（必要に応じて、傷病名、治療方針等を記載すること。）

ハ　診療情報等の提供を求める保険医療機関名

ニ　診療情報等の提供を求める内容（検査結果、投薬内容等）

ホ　診療情報等の提供を依頼する保険医療機関名又は保険薬局名及び担当医名又は薬剤師名

なお、文書以外の手段で診療情報等を求めるに当たっては、交付した文書の写しを診療録に添付することに代えて、求めた内容を診療録に記載する。

(４)　「１　診療情報等連携共有料１」は、保険医療機関又は保険薬局ごとに患者１人につき、診療情報等の提供を求めた日の属する月から起算して３月に１回に限り算定する。

(５)　「２　診療情報等連携共有料２」は、別の保険医療機関（歯科診療を行うものを除く。）からの求めに応じ、患者の同意を得て、当該患者に関する治療状況、治療計画及び投薬内容等の診療情報を提供した場合に、提供する保険医療機関ごとに３月に１回限り算定する。

(６)　「２　診療情報等連携共有料２」において、診療情報を提供するに当たっては、次の事項を記載した文書を作成し、患者又は提供する保険医療機関に交付する。また、交付した文書の写しを診療録に添付すること。

イ　患者の氏名、生年月日、連絡先

ロ　診療情報の提供先保険医療機関名

ハ　提供する診療情報の内容（治療状況、治療計画、投薬内容等）
ニ　診療情報を提供する保険医療機関名及び担当歯科医師名

(7)　診療情報等連携共有料を算定するに当たっては、保険医療機関又は保険薬局と連携を図り、必要に応じて問い合わせに対応できる体制（窓口の設置など）を確保していること。

(8)　Ｂ００９に掲げる診療情報提供料(I)により紹介した月から起算して３月以内に、同一の保険医療機関に対して当該患者の診療情報等の提供を求めた場合及び診療情報を提供した場合において、診療情報等連携共有料は別に算定できない。

Ｂ０１１－２　連携強化診療情報提供料

医科点数表のＢ０１１に掲げる連携強化診療情報提供料の例により算定する。

Ｂ０１１－３　薬剤情報提供料

医科点数表のＢ０１１－３に掲げる薬剤情報提供料の例により算定する。

Ｂ０１１－４　退院時薬剤情報管理指導料

医科点数表のＢ０１４に掲げる退院時薬剤情報管理指導料の例により算定する。

Ｂ０１１－５　がんゲノムプロファイリング評価提供料

医科点数表のＢ０１１－５に掲げるがんゲノムプロファイリング評価提供料の例により算定する。

Ｂ０１１－６　栄養情報連携料

(1)　栄養情報連携料は、退院後の栄養食事指導に関する内容（「注１」の場合に限る。）及び入院中の栄養管理に関する情報について、医療機関間の有機的連携の強化及び保健又は福祉関係機関等への栄養情報提供等の連携機能の評価を目的として設定されたものであり、両者が患者の栄養に関する情報（必要栄養量、摂取栄養量、食事形態（嚥下食コードを含む。）、禁止食品、栄養管理に係る経過等）を共有することにより、継続的な栄養管理の確保等を図るものである。

(2)「注１」は、当該保険医療機関の歯科医師と医師の連携により、当該保険医療機関の管理栄養士が栄養指導に加え、当該指導内容及び入院中の栄養管理に関する情報を別紙様式 12 の５又はこれに準ずる様式を用いて患者に退院の見通しが立った際に説明するとともに、これを他の保険医療機関、介護老人保健施設、介護医療院、特別養護老人ホーム又は障害者の日常生活及び社会生活を総合的に支援する法律第 34 条第１項に規定する指定障害者支援施設等若しくは児童福祉法第 42 条第１号に規定する福祉型障害児入所施設（以下この区分番号において「保険医療機関等」という。）の医師又は管理栄養士に情報提供し、共有した場合に、入院中１回に限り算定する。

(3)「注２」は、患者又はその家族等の同意を得た上で、当該保険医療機関の歯科医師と医師の連携により、当該保険医療機関の管理栄養士が入院中の栄養管理に関する情報を別紙様式 12 の５又はこれに準ずる様式を用いて、入院又は入所する先の他の保険医療機関等の管理栄養士に、対面又は電話、ビデオ通話が可能な情報通信機器等により説明の上、情報提供し、共有した場合に、入院中に１回に限り算定する。

(4)当該情報を提供する保険医療機関と特別の関係にある機関に情報提供が行われた場合は、算定できない。

(5)　栄養情報提供に当たっては、別紙様式 12 の５又はこれに準ずる様式を交付するとともに交付した文書の写しを診療録等に添付する。なお、診療情報を示す文書等が交付されている場合にあっては、当該文書等と併せて他の保険医療機関等に情報提供することが望ましい。

Ｂ０１２　傷病手当金意見書交付料

医科点数表のＢ０１２に掲げる傷病手当金意見書交付料の例により算定する。

Ｂ０１３　新製有床義歯管理料

(1)　新製有床義歯管理とは、新製有床義歯の生体との調和を主眼とした義歯の管理をいい、具体的には、当該有床義歯の形態、適合性、咬合関係等の調整及び患者に必要な義歯の取扱い等に係る指導をいう。

(2)　新製有床義歯管理料は、当該有床義歯を製作した保険医療機関において、新製した有床義歯の適合性等について検査を行い、併せて患者に対して、新製した有床義歯の取扱い等について必要な指導を行い、患者に対して当該有床義歯の管理に係る情報を文書により提供した場合に算定する。この場合において、当該文書の写しを診療録に添付し、当該文書の内容以外に療養上必要な管理事項がある場合は、診療録にその要点を記載する。

(3)　「２　困難な場合」とは、特に咬合の回復が困難な患者に対する義歯管理を評価したものをいい、総義歯又は９歯以上の局部義歯を装着した場合をいう。

(4)　「注１」に規定する文書とは、欠損の状態、指導内容等の要点、保険医療機関名及び担当歯科医師の氏名を記載したものをいう。

(5)　新製有床義歯管理料を算定した患者について、当該有床義歯の装着日の属する月から起算して６月以内の期間において、当該有床義歯の装着部位とは異なる部位に別の有床義歯の新製又は有床義歯の裏装を行った場合は、Ｈ００１－２に掲げる歯科口腔リハビリテーション料１の「１　有床義歯の場合」を算定し、新製有床義歯管理料は算定できない。

(6)　有床義歯の新製が予定されている月に旧義歯の修理を行い、Ｍ０２９に掲げる有床義歯修理を算定した場合は、「注２」の規定に関わらず、Ｈ００１－２に掲げる歯科口腔リハビリテーション料１の「１　有床義歯の場合」を算定し、新製した有床義歯の装着時に新製有床義歯管理料を算定して差し支えない。

(7)　有床義歯の新製が予定されている月に、やむを得ず旧義歯の調整が必要となり有床義歯の調整を行った場合はＨ００１－２に掲げる歯科口腔リハビリテーション料１の「１　有床義歯の場合」を算定し、新製した有床義歯の装着時は「注２」の規定に関わらず、新製有床義歯管理料を算定する。

(8)　有床義歯を新製した月と同月に、当該有床義歯とは別の欠損部位の有床義歯の修理又は床裏装を行った場合は、Ｍ０２９に掲げる有床義歯修理又はＭ０３０に掲げる有床義歯内面適合法（有床義歯床裏装）は別に算定する。この場合において、新製有床義歯管理料又はＨ００１－２に掲げる歯科口腔リハビリテーション料１の「１　有床義歯の場合」のいずれかにより算定する。

(9)　Ｉ０２２に掲げる有床義歯床下粘膜調整処置を行い、有床義歯の新製又は床裏装を予定している場合は、同月内であっても当該処置に併せてＨ００１－２に掲げる歯科口腔リハビリテーション料１の「１　有床義歯の場合」を算定して差し支えない。この場合において、Ｈ００１－２に掲げる歯科口腔リハビリテーション料１の「１　有床義歯の場合」を算定したときは、同月内に新製有床義歯管理料は算定できない。

(10)　新製有床義歯管理料を算定した患者について、当該管理料を算定した日の属する月から起算して６月を超えた期間において、必要があって当該有床義歯の装着部位に新たに製作した有床義歯を装着し調整又は指導を行った場合は、新製有床義歯管理料を算定する。

(11)　別の保険医療機関で製作した有床義歯の管理は、装着する日の属する月であってもＨ００１－２に掲げる歯科口腔リハビリテーション料１の「１　有床義歯の場合」により算定する。

(12)　再診が電話等により行われた場合は、新製有床義歯管理料は算定できない。

(13)　有床義歯に係る管理を行うに当たっては、「有床義歯の管理について」（平成 19 年 11 月日本歯科医学会）を参考とする。

Ｂ０１３－３　広範囲顎骨支持型補綴物管理料

（１）　広範囲顎骨支持型補綴物管理料とは、当該補綴物の調整に係る管理を評価したものをいい、Ｍ０２５－２に掲げる広範囲顎骨支持型補綴に係る補綴物の装着を行った日の属する月の翌月以降月１回に限り算定する。

（２）　「１　広範囲顎骨支持型補綴物管理料１」は、以下の要件をいずれも満たす場合に算定する。

ア　当該補綴物に係る適合性等の確認を行うこと。

イ　広範囲顎骨支持型装置周囲の組織等の管理を行うこと。

（３）　「２　広範囲顎骨支持型補綴物管理料２」は、（２）のア又はイのいずれかを満たす場合に算定する。

（４）　広範囲顎骨支持型補綴物管理料を算定する場合は、当該補綴物に係る調整部位、広範囲顎骨支持型装置周囲組織等の状況、確認内容及び管理内容等を診療録に記載する。

（５）　継続的管理を必要とする歯科疾患を有する患者に対する口腔管理や病状が改善した歯科疾患等の再発防止及び重症化予防に係る費用は所定点数に含まれ、Ｂ０００－４に掲げる歯科疾患管理料は別に算定できない。

（６）　別の保険医療機関で装着された当該補綴物の調整を行った場合は、装着を実施した保険医療機関名及び装着時期について、患者からの情報等を踏まえ診療録に記載する。

Ｂ０１４　退院時共同指導料１、Ｂ０１５　退院時共同指導料２

（１）　退院時共同指導料１又は退院時共同指導料２は、保険医療機関に入院中の患者について、地域において当該患者の退院後の在宅療養を担う保険医療機関（以下この区分において「在宅療養担当医療機関」という。）と連携する別の保険医療機関の歯科医師又はその指示を受けた歯科衛生士が、患者の同意を得て、退院後の在宅での療養を行う患者に対して、療養上必要な説明及び指導を、入院中の保険医療機関の歯科医師若しくは医師又は保健師、助産師、看護師、准看護師（以下この区分において「看護師等」という。）、薬剤師、管理栄養士、理学療法士、作業療法士、言語聴覚士若しくは社会福祉士と共同して行った上で、文書により情報提供した場合に、当該入院中１回に限り、それぞれの保険医療機関において算定する。ただし、「特掲診療料の施設基準等」別表第三の一の三に掲げる「退院時共同指導料１及び退院時共同指導料２を二回算定できる疾病等の患者」であって、当該入院中に２回算定する場合は、当該２回中１回はそれぞれの保険医療機関の歯科医師、医師、看護師又は准看護師が共同して指導すること。なお、当該患者の退院後の在宅療養において歯科医療を行う保険医療機関の歯科衛生士と当該患者が、入院中の保険医療機関の准看護師と共同して在宅での療養上必要な説明及び指導を行う場合は、歯科医療を担当する保険医療機関の歯科医師及び入院中の保険医療機関の医師又は看護師の指示を受けて行う。また、ここでいう入院とは、第１章第２部通則４に定める入院期間が通算される入院をいう。

(2)　退院時共同指導料は、患者の家族等退院後患者の看護を担当する者に対して指導を行った場合も算定できる。

(3)　行った指導の内容等について、要点を診療録等に記載し、又は患者若しくはその家族等に提供した文書の写しを診療録に添付する。

(4)　退院時共同指導料１の「１」は、在宅療養支援歯科診療所１、在宅療養支援歯科診療所２又は在宅療養支援歯科病院の歯科医師が当該患者に対して、在宅療養担当医療機関との連携により、患者又はその家族等の求めに対して迅速な歯科訪問診療が可能な体制を確保し、当該担当者及び当該担当者と直接連絡がとれる連絡先電話番号、診療可能日等並びに緊急時の注意事項等について、事前に患者又はその家族等に対して説明の上、文書により提供した場合に算定する。

(5)　退院時共同指導料１を算定した場合は、Ａ０００に掲げる初診料、Ａ００２に掲げる再診料及びＢ００５に掲げる開放型病院共同指導料(I)は別に算定できない。ただし、当該指導を行った日に歯科訪問診療を行った場合は、この限りでない。

(6)　退院時共同指導料は、退院後に在宅での療養を行う患者が算定の対象となり、他の保険医療機関、社会福祉施設、介護老人保健施設、介護老人福祉施設に入院若しくは入所する患者又は死亡退院した患者は、対象とはならない。ただし、退院時共同指導料２の「注４」は、本文の規定にかかわらず、退院後在宅で療養を行う患者に加え、退院後に介護老人保健施設、介護医療院、介護老人福祉施設（地域密着型介護老人福祉施設を含む。）、特定施設（地域密着型特定施設を含む。）又は障害者支援施設（生活介護を行う施設又は自立訓練（機能訓練）を行う施設に限る。）、福祉型障害児入所施設若しくは医療型障害児入所施設（以下この区分において「介護施設等」という。）に入所する患者も対象となる。なお、当該患者が当該保険医療機関に併設する介護施設等に入所する場合は算定することはできない。

(7)　退院時共同指導料１の「注２」に規定する加算は、当該患者が厚生労働大臣の定める特別な管理を必要とする者であった場合、１人の患者に対して入院中１回に限り算定する。ただし、厚生労働大臣が定める疾病等の患者は当該入院中２回に限り算定する。

(8)　退院時共同指導料２の「注１」は、退院後の在宅での療養上必要な説明及び指導を、当該患者が入院している保険医療機関の歯科医師又は看護師等、薬剤師、理学療法士、作業療法士、言語聴覚士若しくは社会福祉士と在宅療養担当医療機関の歯科医師又は医師若しくは当該歯科医師又は医師の指示を受けた看護師等、薬剤師、理学療法士、作業療法士、言語聴覚士若しくは社会福祉士又は在宅療養担当医療機関の医師の指示を受けた訪問看護ステーションの保健師、助産師、看護師、理学療法士、作業療法士若しくは言語聴覚士が共同して行った場合に算定する。なお、退院後に介護保険によるリハビリテーション（介護保険法第８条第５項に規定する訪問リハビリテーション、同法第８条第８項に規定する通所リハビリテーション、同法第８条の２第４項に規定する介護予防訪問リハビリテーション又は同法第８条の２第６項に規定する介護予防通所リハビリテーションをいう。）を利用予定の場合、在宅での療養上必要な説明及び指導について、当該患者が入院している医療機関の歯科医師等が、介護保険によるリハビリテーションを提供する事業所の医師、理学療法士、作業療法士又は言語聴覚士の参加を求めることが望ましい。

(９)　退院時共同指導料１の「注１」及び退院時共同指導料２の「注１」の共同指導は、ビデオ通話が可能な機器を用いて実施しても差し支えない。

(10)　退院時共同指導料２の「注３」に規定する加算は、退院後の在宅での療養上必要な説明及び指導を、当該患者が入院している保険医療機関の歯科医師又は看護師等が、在宅療養担当医療機関の医師、看護師等、歯科医師又はその指示を受けた歯科衛生士、保険薬局の薬剤師、訪問看護ステーションの看護師、理学療法士、作業療法士若しくは言語聴覚士、介護支援専門員又は相談支援専門員のいずれかのうち３者以上と共同して行った場合に算定する。

(11)　(10)における共同指導は、ビデオ通話が可能な機器を用いて共同指導した場合でも算定可能である。

(12)　退院時共同指導料２の「注３」に規定する指導と同日に行う「注２」に規定する指導に係る費用及びＢ００４－９に掲げる介護支援等連携指導料は、「注３」に規定する加算に含まれ別に算定できない。

(13)　退院時共同指導料２の「注４」は、当該保険医療機関の退院基準、退院後に必要とされる診療に加えて退院後の在宅又は介護施設等での療養上必要な指導を行うために必要な看護及び栄養管理の状況等の情報を当該患者及び家族に医科点数表の別紙様式 50 を参考に文書により説明し、これを当該患者の退院後の治療等を担う他の保険医療機関のほか訪問看護ステーション、介護施設等と共有する。

(14)　(２)及び(11)において、患者の個人情報を当該ビデオ通話の画面上で共有する際は、患者の同意を得ていること。また、保険医療機関の電子カルテなどを含む医療情報システムと共通のネットワーク上の端末において共同指導を実施する場合には、厚生労働省「医療情報システムの安全管理に関するガイドライン」に対応していること。

(15)　退院時共同指導料２については、入院中の保険医療機関の薬剤師が指導等を行った場合は、同一日にＢ０１１－４に掲げる退院時薬剤情報管理指導料は別に算定できない。

(16)　同一日に退院時共同指導料２とＢ０１１－４に掲げる退院時薬剤情報管理指導料を算定した場合は、診療報酬明細書の摘要欄に、共同指導を行った者の職種及び年月日を記載すること。

Ｂ０１７　肺血栓塞栓症予防管理料

(１)　肺血栓塞栓症予防管理料とは、肺血栓塞栓症を発症する危険性が高い患者に対して、肺血栓塞栓症の予防を目的とし、必要な医学管理を行った場合を評価するものをいう。

(２)　肺血栓塞栓症予防管理料は、病院（療養病棟を除く。）又は診療所（療養病床に係るものを除く。）に入院中の患者であって、肺血栓塞栓症を発症する危険性の高いものに対して、肺血栓塞栓症の予防を目的として、弾性ストッキング（患者の症状により弾性ストッキングが使用できないなどやむを得ない理由により使用する弾性包帯を含む。）又は間歇的空気圧迫装置を用いて計画的な医学管理を行った場合に、入院中1回に限り算定する。なお、当該管理料は、肺血栓塞栓症の予防を目的として弾性ストッキング又は間歇的空気圧迫装置を用いた場合に算定し、薬剤のみで予防管理を行った場合は算定できない。また、医科点数表の第1章第2部通則5に規定する入院期間が通算される再入院の場合も、それぞれの入院において入院中1回に限り算定する。

（3） 肺血栓塞栓症の予防を目的として使用される弾性ストッキング及び間歇的空気圧迫装置を用いた処置に要する費用は所定点数に含まれる。なお、肺血栓塞栓症の予防を目的として弾性ストッキングが複数使用される場合も、当該費用は所定点数に含まれる。また、同一の弾性ストッキングを複数の患者に使用してはならない。

（4） 肺血栓塞栓症の予防に係る計画的な医学管理を行うに当たっては、関係学会より示されている標準的な管理方法を踏まえ、医師との緊密な連携の下で行い、患者管理が適切になされるよう十分留意する。

Ｂ０１８　医療機器安全管理料

（1） 医療機器安全管理料とは、歯科医師の指示の下に、放射線治療機器の安全管理、保守点検及び安全使用のための精度管理を行う体制を評価したものをいい、当該保険医療機関において、患者に対して照射計画に基づく放射線治療が行われた場合は、一連の照射につき当該照射の初日に1回に限り算定する。

（2） 放射線治療機器とは、高エネルギー放射線治療装置（直線加速器）及び密封小線源治療機器をいう。

（3） 医療機器安全管理料を算定する当該保険医療機関は、医療機器の安全使用のための職員研修を計画的に実施するとともに、医療機器の保守点検に関する計画の策定、保守点検の適切な実施及び医療機器の安全使用のための情報収集等を適切に行う。

第2部　在宅医療

Ｃ０００　歯科訪問診療料

（1） 歯科訪問診療料は、在宅等において療養を行っており、疾病、傷病のため通院による歯科治療が困難な患者を対象としていることから、通院が容易な者に対して安易に算定できない。この場合において、療養中の当該患者の在宅等から屋外等への移動を伴わない屋内で診療を行った場合に限り算定する。なお、歯科訪問診療を実施するに当たっては、急性症状の発症時等に即応できる環境の整備が必要なことから、歯科訪問診療料は切削器具を常時携行した場合に算定する。また、この区分において、診療時間については、同一日に当該患者に対して複数回の歯科訪問診療を行った場合は、その合計した時間を診療に要した時間とし、診療時間が20分未満の場合については、歯科訪問診療２、歯科訪問診療３、歯科訪問診療４又は歯科訪問診療５についてはそれぞれ287点、217点、96点又は57点を算定する。なお、診療時間が20分未満の場合において、注8から注10まで及び注13、注18若しくは注20に規定する加算並びに注16に規定する減算は、歯科訪問診療２、歯科訪問診療３、歯科訪問診療４又は歯科訪問診療５についてはそれぞれ287点、217点、96点又は57点にそれぞれの点数を加算又は減算し、注14及び注17に規定する加算は算定できない。

		同一の建物に居住する患者数				
		1人のみ （歯科訪問診療1）	2人以上3人以下 （歯科訪問診療2）	4人以上9人以下 （歯科訪問診療3）	10人以上19人以下 （歯科訪問診療4）	20人以上 （歯科訪問診療5）
患者1人につき診療に要した時間	20分以上	1,100点	410点	310点	160点	95点
	20分未満		287点	217点	96点	57点

(2) 歯科訪問診療を実施する保険医療機関は、歯科訪問診療を開始する月の前月までに別に厚生労働大臣が定める基準（歯科訪問診療料の「注15」に規定する基準）を満たす旨を地方厚生（支）局長に届け出る。ただし、在宅療養支援歯科診療所1又は在宅療養支援歯科診療所2の届出を行っている場合は、この限りではない。

(3) 歯科訪問診療を行った後に、患者又はその家族等（以下この部において「患者等」という。）が単に薬剤を受け取りに保険医療機関に来た場合は、再診料は算定できない。

(4) 「注1」から「注5」までに規定する「在宅等」は、介護老人保健施設、特別養護老人ホーム等のほか、歯科、小児歯科、矯正歯科又は歯科口腔外科を標榜する保険医療機関以外の保険医療機関も含まれ、これらに入院する患者についても算定する。ただし、歯科、小児歯科、矯正歯科又は歯科口腔外科を標榜する保険医療機関に入院する患者について、当該保険医療機関の歯科医師が当該患者の入院する病院の歯科医師と連携のもとに周術期等口腔機能管理並びに回復期等口腔機能管理及びそれらに伴う治療行為を行う場合については歯科訪問診療料及びその他の特掲診療料を算定できる。

(5) 保険医療機関の歯科医師が、同一建物に居住する通院困難な患者1人のみに対し歯科訪問診療を行う場合は、「1　歯科訪問診療1」を算定する。

(6) 「2　歯科訪問診療2」は、「同一建物居住者」に対して保険医療機関の歯科医師が同日に3人以下の歯科訪問診療を行う場合に算定する。この場合において、診療時間が20分未満の場合については、287点を算定する。同一建物居住者とは、基本的には、建築基準法（昭和25年法律第201号）第2条第1号に掲げる建築物に居住する複数の者をいい、例えば次のような患者をいう。

イ　老人福祉法（昭和38年法律第133号）第20条の4に規定する養護老人ホーム、同法第20条の5に規定する特別養護老人ホーム、同法第20条の6に規定する軽費老人ホーム、同法第29条第1項に規定する有料老人ホーム、介護保険法第8条第29項に規定する介護医療院、高齢者の居住の安定確保に関する法律（平成13年4月6日法律第26号）第5条第1項に規定するサービス付き高齢者向け住宅、マンションなどの集合住宅等に入居又は入所している複数の患者

ロ　介護保険法第８条第９項に規定する短期入所生活介護、同条第 19 項に規定する小規模多機能型居宅介護（指定地域密着型サービスの事業の人員、設備及び運営に関する基準第63条第５項に規定する宿泊サービスに限る。）、同条第20項に規定する認知症対応型共同生活介護、同条第 23 項に規定する複合型サービス、同法第８条の２第７項に規定する介護予防短期入所生活介護、同条第 14 項に規定する介護予防小規模多機能型居宅介護（指定地域密着型介護予防サービスの事業の人員、設備及び運営並びに指定地域密着型介護予防サービスに係る介護予防のための効果的な支援の方法に関する基準（平成 18 年厚生労働省令第 36 号）第 44 条第５項に規定する宿泊サービスに限る。）、同法第８条の２第 15 項に規定する介護予防認知症対応型共同生活介護などのサービスを受けている複数の患者

(7)　「３　歯科訪問診療３」は、「同一建物居住者」に対して保険医療機関の歯科医師が同日に４人以上９人以下に対して歯科訪問診療を行う場合に算定する。この場合において、診療時間が20分未満のものについては、217点を算定する。

(8)　同居する同一世帯の複数の患者に対して診療を行った場合など、同一の患家において２人以上３人以下の患者の診療を行った場合には、(6)の規定に関わらず、１人は「１　歯科訪問診療１」を算定し、「１　歯科訪問診療１」を算定した患者以外の患者については「２　歯科訪問診療２」を算定する。また、「注13」に規定する歯科訪問診療補助加算の要件を満たす場合においても、「１　歯科訪問診療１」を算定した患者については施設基準に応じて「イの(1)同一建物居住者以外の場合」又は「ロの(1)同一建物居住者以外の場合」により算定し、「２　歯科訪問診療２」を算定した患者については施設基準に応じて「イの(2)同一建物居住者の場合」又は「ロの(2)同一建物居住者の場合」により算定する。

(9)　「２　歯科訪問診療２」又は「３　歯科訪問診療３」による歯科訪問診療を行う場合において、歯科訪問診療の治療中に患者の容体が急変し、医師の診察を要する場合等やむを得ず治療を中止した場合は、診療した時間が 20 分未満であっても「２　歯科訪問診療２」又は「３　歯科訪問診療３」の所定点数を算定する。なお、必要があって救急搬送を行った場合は、Ｃ００２に掲げる救急搬送診療料を算定しても差し支えない。

(10)　「４　歯科訪問診療４」は、「同一建物居住者」に対して保険医療機関の歯科医師が同日に10人以上19人以下に対して歯科訪問診療を行う場合に算定する。この場合において、診療時間が20分未満のものについては、96点を算定する。

(11)　「５　歯科訪問診療５」は、「同一建物居住者」に対して保険医療機関の歯科医師が同日に 20 人以上に対して歯科訪問診療を行う場合に算定する。この場合において、診療時間が20分未満のものについては、57点を算定する。

(12)　地域医療連携体制加算は、歯科訪問診療が必要な通院困難な患者等が安心して在宅療養等が行えるよう、複数の保険医療機関により夜間、休日及び診療を自ら行わない時間等における緊急時の歯科診療ができる連携体制が整備されているとともに歯科訪問診療料を算定する患者の同意を得て当該患者の診療に必要な情報を他の保険医療機関の保険医等に提供及び共有すること等により、緊急時の迅速、適切な連携体制が整備されていること等を評価するものである。

この場合において、緊急時は連携保険医療機関の歯科医師が対応に当たることがあ

り得る旨を患者等に説明するとともに、当該患者の病状、直近の診療内容等、緊急時の対応に必要な診療情報を連携保険医療機関に対し文書（電子メール、ファクシミリを含む。）により適宜提供する。

なお、この連携に係る診療情報提供に係る費用は、所定点数に含まれ別に算定できない。

(13) 地域医療連携体制加算の算定による複数の保険医療機関により休日夜間等における緊急時の歯科診療ができる連携体制の確保が必要な場合とは、歯科訪問診療において処置、手術等が必要で治療期間中に病状が急変する可能性がある場合等をいい、病状が急変する可能性がなくなった場合は、当該加算の算定を中止する。

(14) 地域医療連携体制加算を算定する保険医療機関は、患者等に「特掲診療料施設基準通知」の様式 21 の３又はこれに準じた様式の文書を必ず提供するとともに、当該文書の写しを診療録に添付する。

(15) 地域医療連携体制加算を算定する保険医療機関は、患者等の同意を得て、歯科訪問診療料の算定対象となる療養に必要な情報を連携保険医療機関に対してあらかじめ文書（「特掲診療料施設基準通知」の様式 21 の２又はこれに準じた様式の文書に限る。）をもって提供し、その写しを診療録に添付する。また、引き続き地域医療連携体制加算の算定による緊急時等の対応が必要であり、病態の変化が生じた場合は、改めて連携保険医療機関に対し情報提供を行う。なお、連携保険医療機関等の変更にともない患者に対し再度の情報提供を行った場合の費用は、第１回目に含まれ別に算定できない。

(16) 当該患者の病状急変時等に、連携保険医療機関の歯科医師が緊急に診療又は歯科訪問診療等を行った場合は、歯科初診料、歯科再診料、歯科訪問診療料等は診療又は歯科訪問診療等を行った歯科医師の保険医療機関が算定する。

この場合、当該患者の病状急変等に対応して、診療又は歯科訪問診療等を行ったこと及びその際の診療内容等を、地域医療連携体制加算を算定する保険医療機関の主治医に速やかに報告し、当該主治医は治療の要点を当該患者の診療録に記載する。

(17) 地域医療連携体制加算を算定する場合は、休日、夜間等における緊急時に対応し得るよう、できる限り患家に近隣の保険医療機関を連携保険医療機関とする。

(18) 地域医療連携体制加算に係る連携保険医療機関においては、主治医から提供された患者の療養に必要な情報が記載された文書を緊急時に十分に活用できる状態で保管し、自ら当該患者を診療し診療録を作成した場合は、当該文書を診療録に添付する。

(19) 地域医療連携体制加算は、１人の患者につき同一の初診で１回に限り算定する。

(20) 特定の被保険者の求めに応ずるのではなく、保険診療を行う目的をもって定期又は不定期に在宅等へ赴き、被保険者（患者）を診療する場合は、歯科訪問診療として取り扱うことは認められず、歯科訪問診療料及びその他の特掲診療料は算定できない。

(21) 歯科訪問診療料を算定する場合は、当該初診期間における第１回目の歯科訪問診療の際に、当該患者の病状に基づいた訪問診療の計画を定めるとともに、その計画の要点を診療録に記載すること。２回目以降に計画の変更を行う場合は、変更の要点を診療録に記載する。なお、２回以上の継続的な歯科訪問診療が予定される場合においては、次回の診療日までの間に計画書を作成し、当該計画書の写しを診療録に添付しても差し支えない。

(22)　「注８」の「著しく歯科診療が困難な者」とは、次に掲げる状態又はこれらに準ずる状態をいう。なお、歯科診療特別対応加算１又は歯科診療特別対応加算２を算定した場合は、当該加算を算定した日の患者の状態（トに該当する患者の場合は病名）を診療録に記載する。

イ　脳性麻痺等で身体の不随意運動や緊張が強く体幹の安定が得られない状態

ロ　知的発達障害等により開口保持ができない状態や治療の目的が理解できず治療に協力が得られない状態

ハ　重症の呼吸器疾患等で頻繁に治療の中断が必要な状態

ニ　日常生活に支障を来たすような症状・行動や意志疎通の困難さが頻繁に見られ歯科診療に際して家族等の援助を必要とする状態

ホ　人工呼吸器を使用している状態又は気管切開等を行っており歯科治療に際して管理が必要な状態

ヘ　強度行動障害の状態であって、日常生活に支障を来すような症状・行動が頻繁に見られ、歯科治療に協力が得られない状態

ト　次に掲げる感染症に罹患しており、標準予防策に加えて、空気感染対策、飛沫感染対策、接触感染対策など当該感染症の感染経路等の性質に応じて必要な感染対策を講じた上で歯科診療を行う必要がある状態

（ア）　狂犬病

（イ）　鳥インフルエンザ（特定鳥インフルエンザを除く。）

（ウ）　エムポックス

（エ）　重症熱性血小板減少症候群（病原体がフレボウイルス属ＳＦＴＳウイルスであるものに限る。）

（オ）　腎症候性出血熱

（カ）　ニパウイルス感染症

（キ）　ハンタウイルス肺症候群

（ク）　ヘンドラウイルス感染症

（ケ）　インフルエンザ（鳥インフルエンザ及び新型インフルエンザ等感染症を除く。）

（コ）　後天性免疫不全症候群（ニューモシスチス肺炎に限る。）

（サ）　麻しん

（シ）　メチシリン耐性黄色ブドウ球菌感染症

（ス）　ＲＳウイルス感染症

（セ）　カルバペネム耐性腸内細菌目細菌感染症

（ソ）　感染性胃腸炎（病原体がノロウイルスであるものに限る。）

（タ）　急性弛緩性麻痺（急性灰白髄炎を除く。病原体がエンテロウイルスによるものに限る。）

（チ）　新型コロナウイルス感染症

（ツ）　侵襲性髄膜炎菌感染症

（テ）　水痘

（ト）　先天性風しん症候群

(ナ) バンコマイシン耐性黄色ブドウ球菌感染症

(ニ) バンコマイシン耐性腸球菌感染症

(ヌ) 百日咳

(ネ) 風しん

(ノ) ペニシリン耐性肺炎球菌感染症

(ハ) 無菌性髄膜炎（病原体がパルボウイルスB19によるものに限る。）

(ヒ) 薬剤耐性アシネトバクター感染症

(フ) 薬剤耐性緑膿菌感染症

(ヘ) 流行性耳下腺炎

(ホ) 感染症法第６条第３項に規定する二類感染症

(23) 「注８」の「歯科治療環境に円滑に適応できるような技法」とは、歯科診療の開始に当たり、患者が歯科治療の環境に円滑に適応できるための方法として、Tell-Show-Do法などの系統的脱感作法並びにそれに準拠した方法、オペラント法、モデリング法、TEACCH 法、遊戯療法、ボイスコントロール法等の患者の行動を調整する専門的技法をいう。なお、歯科診療特別対応加算２を算定した日は、患者の状態及び用いた専門的技法の名称を診療録に記載する。

(24) 「注８」に規定する歯科診療特別対応加算３は、新型インフルエンザ等感染症等の患者に対して、感染対策を実施した上で歯科診療を行った場合に加算する。なお、当該加算を算定した場合は、病名を診療録に記載する。

(25) 歯科訪問診療料を算定した場合において、それぞれの患者の診療に要した時間が１時間を超えた場合は、「注７」の加算を算定する。

(26) 「注６」及び「注７」に規定する診療時間は、診療前の準備、診療後の片付けや患者の移動に要した時間及び併せて実施したＣ００１に掲げる訪問歯科衛生指導料又はＢ００１－２に掲げる歯科衛生実地指導料の算定の対象となる指導の時間を含まない。また、交通機関の都合その他診療の必要以外の事由によって患家に滞在又は宿泊した場合は、その患家滞在の時間は診療時間に算入しない。

(27) 歯科訪問診療を行った場合は、診療録に次の事項を記載する。ただし、ロに関しては、歯科訪問診療を開始した日に限り記載することとするが、変更が生じた場合は、その都度記載する。また、ハに関して、(9)の場合においては急変時の対応の要点を記載する。

イ　実施時刻（開始時刻と終了時刻）

ロ　訪問先名（記載例：自宅、○○マンション、介護老人保健施設××苑）

ハ　歯科訪問診療の際の患者の状態等（急変時の対応の要点を含む。）

(28) 疾病等のため通院による歯科治療が困難な場合以外の歯科訪問診療の必要性を認めない患者は、歯科訪問診療料及び歯科診療に係る費用は算定できない。

(29) 「注７」の加算は、患者それぞれについて算定し、複数の患者に対し訪問して歯科診療を行った場合の診療時間の合算はできない。

(30) 「注９」に規定する加算は、保険医療機関において、標榜時間内であって、入院中の患者以外の患者に対して診療に従事しているときに、患者又は現にその看護に当たっている者から緊急に求められて歯科訪問診療を行った場合に算定する。

(31)　「注９」に規定する「別に厚生労働大臣が定める時間」とは、保険医療機関において専ら診療に従事している時間であって、概ね午前９時から午後６時までの間とする。

(32)　「注９」に規定する加算の対象となる緊急な場合とは、患者又は現にその看護に当たっている者からの訴えにより、速やかに歯科訪問診療をしなければならないと判断した場合をいい、手術後の急変等が予想される場合をいう。

(33)　夜間（深夜の時間帯を除く。）とは概ね午後６時から翌日の午前６時まで、又は午後７時から翌日の午前７時までのように、12 時間を標準として各都道府県において統一的取扱いをすることとし、深夜の取扱いは、午後 10 時から午前６時までとする。ただし、これらの時間帯が標榜時間に含まれる場合、夜間歯科訪問診療加算及び深夜歯科訪問診療加算は算定できない。

(34)　保険医療機関の所在地と患家の所在地との距離が 16 キロメートルを超える歯科訪問診療は、当該保険医療機関からの歯科訪問診療を必要とする絶対的な理由がある場合に認められるものであって、この場合において、歯科訪問診療料の算定は、16 キロメートル以内の場合と同様に取り扱う。この絶対的に必要であるという根拠がなく、特に患家の希望により 16 キロメートルを超える歯科訪問診療をした場合の歯科訪問診療は保険診療としては算定できないことから、患者負担とする。この場合において、「保険医療機関の所在地と患家の所在地との距離が 16 キロメートルを超えた場合」とは、当該保険医療機関を中心とする半径 16 キロメートルの圏域の外側に患家が所在する場合をいう。

(35)　保険医療機関の所在地と患家の所在地との距離が 16 キロメートル以上の地域に居住する歯科医師に対して主治医が歯科訪問診療による対診を求めることができるのは、患家付近に他の歯科医師がいない、いても専門外である、旅行中で不在である等やむを得ない絶対的理由のある場合に限り認められる。

(36)　「注 12」に規定する交通費は実費とする。

(37)　その他、歯科訪問診療料の取扱いは、平成６年厚生省告示第 235 号による改正前の往診料に関する既往の通知が引き続き有効であるが、この場合において、当該通知中「往診」とあるのは「歯科訪問診療」と読み替えてこれを適用する。

(38)　「注 13」に規定する歯科訪問診療補助加算は、歯科訪問診療料を算定した日において、当該診療が必要な患者に対して、歯科訪問診療を実施する保険医療機関に属する歯科医師と当該保険医療機関に属する歯科衛生士が同行し、当該歯科医師の行う歯科訪問診療中は、歯科訪問診療の補助が適切に行える体制の上で、実際に当該歯科衛生士がＣ０００に掲げる歯科訪問診療料の算定の対象となる歯科訪問診療の時間を通じて、歯科訪問診療の補助を行った場合に算定する。また、施設基準に応じて、同一建物居住者以外の歯科訪問診療時は本区分の「イの(１)　同一建物居住者以外の場合」又は「ロの(１)　同一建物居住者以外の場合」により算定し、同一建物居住者の歯科訪問診療時は本区分の「イの(２)　同一建物居住者の場合」又は「ロの(２)　同一建物居住者の場合」により算定する。なお、当該加算を算定した場合は、診療録に診療の補助を行った歯科衛生士の氏名を記載する。

(39)　「注 14」に規定する在宅歯科医療推進加算は、在宅療養患者（(６)のイ（集合住宅にあっては、高齢者の居住の安定確保に関する法律第５条に該当する住宅に限る。）

に入居若しくは入所している患者又はロのサービスを受けている患者以外の患者をいう。以下同じ。）に対して「１　歯科訪問診療１」を算定した場合に所定点数に加算する。

(40)　在宅療養支援歯科診療所１又は在宅療養支援歯科診療所２以外の診療所であって、別に厚生労働大臣が定める基準を満たさないもの（主として歯科訪問診療を実施する診療所）が歯科訪問診療を実施した場合又は別に厚生労働大臣が定める基準を満たす旨を地方厚生(支)局長に届け出ていないものが歯科訪問診療を実施した場合は、「注15」に規定する歯科訪問診療料により算定する。

(41)　「２　歯科訪問診療２」、「３　歯科訪問診療３」、「４　歯科訪問診療４」、「５　歯科訪問診療５」、「注 15」又は「注 19」に規定する歯科訪問診療料を算定した場合であって、在宅療養患者以外の患者に対して歯科訪問診療を実施した場合は、歯科訪問診療を実施した日の属する月に、歯科訪問診療を行った日時及び訪問診療を行った歯科医師の氏名が記載された文書を患者若しくはその家族又は介護施設職員等の関係者のいずれかに提供するとともに、提供文書の写しを保険医療機関に保管する。なお、同一施設において、歯科訪問診療を実施した日の属する月に「２　歯科訪問診療２」、「３　歯科訪問診療３」、「４　歯科訪問診療４」、「５　歯科訪問診療５」、「注 15」又は「注 19」に規定する歯科訪問診療料を複数回算定した場合であって、患者又はその家族以外の介護施設職員等に当該文書を提供するときは、その提供先を明確にした上で、施設を単位として一覧表で作成しても差し支えない。

(42)　「注 15」に規定する歯科訪問診療料を算定した場合において、「注７」、「注８」、「注 10」、「注 18」若しくは「注 20」の加算は算定できる。

(43)　「注 16」について、「１　歯科訪問診療１」、「２　歯科訪問診療２」、「３　歯科訪問診療３」、「４　歯科訪問診療４」又は「５　歯科訪問診療５」を算定する場合において診療時間が 20 分未満の場合は、「注６」に規定する方法により算定した点数を所定点数とし、(１)の表に示す各区分の点数から 10 点を減算するものとする。

(44)　「注 17」に規定する歯科訪問診療移行加算は、在宅等療養患者であって、当該保険医療機関の外来（歯科診療を行うものに限る。）を継続的に受診していたものに対して「１　歯科訪問診療１」を算定した場合に所定点数に加算する。ただし、当該保険医療機関の外来を最後に受診した日（初診料又は再診料を算定した日）から起算して３年以内に歯科訪問診療を実施した場合に限る。

(45)　「注 18」に規定する通信画像情報活用加算は、Ｃ００１に掲げる訪問歯科衛生指導料を算定する日（Ｃ０００に掲げる歯科訪問診療料を算定する日を除く。）において、歯科衛生士等がリアルタイムで口腔内の画像（以下、「口腔内ビデオ画像」という。）を撮影できる装置を用いて、患者の口腔内の状態等を撮影し、当該保険医療機関において、歯科医師がリアルタイムで当該口腔内ビデオ画像により当該患者の口腔内を観察（ビデオ通話に準ずる方式）し、得られた情報を次回の歯科訪問診療に活用した場合に算定する。

(46)　「注 18」に規定する通信画像情報活用加算を算定する場合には、歯科医師は、当該患者の観察の内容、観察を行った日等の要点を診療録に記載する。

(47)　「注 18」に規定する通信画像情報活用加算は、直近の歯科訪問診療料を算定した日から当該加算を算定するまでの期間において、歯科衛生指導の実施時に当該保険医療機関の歯科医師が情報通信機器を用いて口腔内等の状態を観察した場合に算定できる。

(48) 「注 18」に規定する通信画像情報活用加算を算定する場合に、当該観察を行う際の情報通信機器の運用に要する費用については、療養の給付と直接関係ないサービス等の費用として別途徴収できる。

(49) 保険医療機関が、当該保険医療機関と特別の関係にある保険医療機関等を訪問し、歯科訪問診療を実施した場合は、「注 19」に規定する歯科訪問診療料により算定する。

(50) 「注 19」に規定する歯科訪問診療料を算定した場合において、「注７」、「注８」、「注 10」、「注 13」、「注 18」若しくは「注 20」の加算は算定できる。

(51) 「注 20」に規定する在宅医療ＤＸ情報活用加算は、在宅歯科医療における診療計画の作成において居宅同意取得型のオンライン資格確認等システム等、電子処方箋及び電子カルテ情報共有サービス等により取得された患者の診療情報や薬剤情報等（以下この項において「診療情報等」という。）を活用することで質の高い歯科医療を実施することを評価するものであり、別に厚生労働大臣が定める施設基準を満たす保険医療機関において当該診療情報等を踏まえて、計画的な医学管理の下に、訪問して歯科診療を行った場合は、在宅医療ＤＸ情報活用加算として、月１回に限り所定点数に８点を加算する。

(52) 在宅医療ＤＸ情報活用加算の算定に当たっては、初回の歯科訪問診療の場合には、歯科訪問診療に係る計画の作成において、あらかじめ、診療情報等を活用していない場合には算定できない。ただし、あらかじめ情報を取得している場合であって、初回の歯科訪問診療の際に患者の診療情報等を活用可能な場合には、初回の歯科訪問診療から算定できる。

(53) Ａ０００に掲げる初診料の「注 14」若しくはＡ００２に掲げる再診料の「注 11」に規定する医療情報取得加算又はＡ０００に掲げる初診料の「注 15」に規定する医療ＤＸ推進体制整備加算を算定した月は、在宅医療ＤＸ情報活用加算は算定できない。

(54) 歯科訪問診療料を算定する保険医療機関においては、歯科訪問診療を行っている保険医療機関である旨を院内掲示により患者に対して情報提供を行うよう努める。

Ｃ００１　訪問歯科衛生指導料

（１） 訪問歯科衛生指導料は、同一初診期間中にＣ０００に掲げる歯科訪問診療料を算定した患者等に対して、歯科訪問診療料を算定した日から起算して１月以内（ただし、歯科訪問診療を行う歯科医師により、状態が安定していると判断される場合は２月以内でも差し支えない。）において、当該患者に係る歯科訪問診療を行った歯科医師の指示を受けた当該保険医療機関に勤務（常勤又は非常勤）する歯科衛生士等が、療養上必要な実地指導を行った場合に算定し、単なる日常的口腔清掃等のみを行った場合は算定できない。

（２） 「注２」について、「注１」の規定にかかわらず、緩和ケアを実施する患者に対して、当該患者に係る歯科訪問診療を行った歯科医師の指示を受けた歯科衛生士等が療養上必要な実地指導を行った場合は、訪問歯科衛生指導料は月８回に限り算定出来る。

（３） 訪問歯科衛生指導料は、単一建物診療患者の人数に従い算定する。ここでいう単一建物診療患者の人数とは当該患者が居住する建築物に居住する者のうち、当該保険医療機関関の定める歯科訪問診療の計画に基づいて訪問歯科衛生指導を行い、同一月に訪問歯科衛生指導料を算定する者（当該保険医療機関と特別の関係にある保険医療機関において算定するものを含む。）の人数をいう。なお、ユニット数が３以下の認知症対応型共同生活介護事業所については、それぞれのユニットにおいて、病院については、それぞれの病棟において、訪問歯科衛生指導料を算定する人数を、単一建物診療患者の人数とみなすことができる。また、１つの患家に訪問歯科衛生指導料の対象となる同居する同一世帯の患者が２人以上いる場合は、患者ごとに「単一建物診療患者が１人の場合」を算定する。また、当該建築物において訪問歯科衛生指導を行う患者数が、当該建築物の戸数の 10％以下の場合又は当該建築物の戸数が 20 戸未満であって、訪問歯科衛生指導を行う患者が２人以下の場合には、それぞれ「単一建物診療患者が１人の場合」を算定すること。

(４)　「注３」に規定する複数名訪問歯科衛生指導加算は、次に掲げる状態又はこれらに準ずる状態である患者に対して当該保険医療機関の複数の歯科衛生士等が患家を訪問して訪問歯科衛生指導を行う場合に算定する。なお、複数名による訪問歯科衛生指導の必要性については、前回訪問時の状況等から判断する。

イ　脳性麻痺等で身体の不随意運動や緊張が強く体幹の安定が得られない状態

ロ　知的発達障害等により開口保持ができない状態や療養上必要な実地指導の目的が理解できず治療に協力が得られない状態

ハ　重症の呼吸器疾患等で頻繁に実地指導の中断が必要な状態

ニ　日常生活に支障を来たすような症状・行動や意志疎通の困難さが頻繁に見られ実地指導に際して家族等の援助を必要とする状態

ホ　人工呼吸器を使用している状態又は気管切開等を行っており実地指導に際して管理が必要な状態

ヘ　強度行動障害の状態であって、日常生活に支障を来すような症状・行動が頻繁に見られ、実地指導に協力が得られない状態

ト　暴力行為、著しい迷惑行為、器物破損行為等が認められる者

チ　利用者の身体的理由により１人の歯科衛生士等による実地指導が困難と認められる者

リ　その他利用者の状況等から判断して、イからチまでのいずれかに準ずると認められる者

(５)　訪問歯科衛生指導を行った時間とは、実際に指導を行った時間をいい、指導のための準備や患者の移動に要した時間等は含まない。

(６)　訪問歯科衛生指導料の算定を行った場合は、当該訪問指導で実施した指導内容、指導の実施時刻（開始時刻と終了時刻）、~~及び~~その他療養上必要な事項に関する情報及び患者等に実地指導を行った歯科衛生士等の氏名（複数名歯科衛生指導加算を算定する場合は、同行したすべての歯科衛生士等の氏名）が記載された文書を提供するとともに、その文書の写しを診療録に添付する。

(７)　訪問歯科衛生指導を行った場合は、歯科医師は診療録に次の事項を記載する。ただし、ハに関しては、訪問歯科衛生指導を開始した日に限り記載することとするが、変更が生じた場合は、その都度記載する。また、当該訪問歯科衛生指導が歯科訪問診療と併

せて行われた場合は、ハ及びニについて省略して差し支えない。

イ　歯科衛生士等に指示した内容

ロ　指導の実施時刻（開始時刻と終了時刻）

ハ　訪問先名（記載例：自宅、○○マンション、介護老人保健施設××苑）

ニ　訪問した日の患者の状態の要点等（複数名訪問歯科衛生指導加算を算定する場合は、複数名訪問歯科衛生指導を必要とする理由も含む。）

(8)　訪問歯科衛生指導を行った歯科衛生士等は、主治の歯科医師に報告するとともに患者に提供した文書の写しを提出し、業務に関する記録を作成する。

(9)　訪問歯科衛生指導料を算定する月においては、Ｂ００１－２に掲げる歯科衛生実地指導料は算定できない。

(10)　「注４」に規定する交通費は実費とする。

(11)　訪問歯科衛生指導料を算定した保険医療機関は、毎年８月１日現在で名称、開設者及び常勤、非常勤ごとの歯科衛生士数等を地方厚生(支)局長に報告する。

Ｃ００１－３　歯科疾患在宅療養管理料

(1)　歯科疾患在宅療養管理料とは、別に厚生労働大臣が定める施設基準に適合しているものとして地方厚生(支)局長に届け出た保険医療機関である在宅療養支援歯科診療所１、在宅療養支援歯科診療所２、在宅療養支援歯科病院又は歯科診療を行うその他の保険医療機関において、在宅等において療養を行っている通院困難な患者の歯科疾患の継続的な管理を行うことを評価するものをいい、患者等の同意を得た上で、患者等に対して、歯科疾患の状況及び当該患者の口腔機能の評価結果等を踏まえた管理計画の内容について説明した場合に算定する。なお、当該管理料を算定する場合は、Ｂ０００－４に掲げる歯科疾患管理料、Ｂ０００－４－２に掲げる小児口腔機能管理料、Ｂ０００－４－３に掲げる口腔機能管理料、Ｂ０００－６に掲げる周術期等口腔機能管理料(Ⅰ)、Ｂ０００－７に掲げる周術期等口腔機能管理料(Ⅱ)、Ｂ０００－８に掲げる周術期等口腔機能管理料(Ⅲ)、Ｂ０００－９に掲げる周術期等口腔機能管理料(Ⅳ)、Ｂ０００－１１に掲げる回復期等口腔機能管理料、Ｂ００２に掲げる歯科特定疾患療養管理料、Ｃ００１－５に掲げる在宅患者訪問口腔リハビリテーション指導管理料、Ｃ００１－６に掲げる小児在宅患者訪問口腔リハビリテーション指導管理料及びＮ００２に掲げる歯科矯正管理料は別に算定できない。

(2)　「注１」に規定する管理計画は、患者の歯科治療及び口腔管理を行う上で必要な全身の状態（基礎疾患の有無、服薬状況等）、口腔の状態（口腔衛生状態、口腔粘膜の状態、口腔乾燥の有無、歯科疾患、有床義歯の状況、咬合状態等）、口腔機能の状態（咀嚼の状態、摂食・嚥下の状況及び構音の状況、食形態等）、管理方法の概要及び必要に応じて実施した検査結果の要点等を含むものであり、当該患者の継続的な管理に当たって必要な事項等を診療録に記載又は管理計画書の写しを添付する。

(3)　歯の喪失や加齢、これら以外の全身的な疾患等により口腔機能の低下を認める在宅等療養患者（口腔衛生状態不良、口腔乾燥、咀嚼機能低下、舌口唇運動機能低下、咬合力低下、低舌圧又は嚥下機能低下の７項目のうち３項目以上が該当する患者）に対して、口腔機能の回復又は維持・向上を目的として医学管理を行う場合は当該管理料を算定する。なお、この場合において、Ｄ００２－６に掲げる口腔細菌定量検査、Ｄ０１１－２

に掲げる咀嚼能力検査若しくはＤ０１１－３に掲げる咬合圧検査又はＤ０１２に掲げる舌圧検査を別に算定できる。

(４)　「注１」に規定する管理計画は、当該管理を開始する時期、管理計画の内容に変更があったとき及びその他療養上必要な時期に策定することとするが、当該管理計画に変更がない場合はこの限りでない。

(５)　「注１」の規定による管理計画に基づき、当該患者等に対し、その内容を文書により提供した場合は「注３」の文書提供加算を算定する。その場合においては、患者等に提供した文書の写しを診療録に添付し、その文書の内容以外に療養上必要な管理事項がある場合は、その要点を診療録に記載する。ただし、患者等に提供する文書の様式は、「別紙様式３」又はこれに準じた様式とする。なお、診療日当日に患家において計画書を作成することが困難な場合においては、次回の診療日までの間に計画書を作成し、当該計画書の写しを診療録に添付しても差し支えない。

(６)　歯科疾患在宅療養管理料を算定した月は、患者等に対して、少なくとも１回以上の管理計画に基づく管理を行う。なお、当該管理を行った場合は、診療録にその要点を記載する。

(７)　「注４」の在宅総合医療管理加算は、糖尿病の患者、骨吸収抑制薬投与中の患者、感染性心内膜炎のハイリスク患者、関節リウマチの患者、血液凝固阻止剤若しくは抗血小板剤投与中の患者、認知症の患者、神経難病の患者、ＨＩＶ感染症の患者又はＡ０００に掲げる初診料の(16)のト若しくは(19)に規定する感染症の患者若しくは当該感染症を疑う患者であって、別の医科の保険医療機関の当該疾患の担当医から歯科治療を行うに当たり、診療情報提供料に定める様式に基づいた文書により患者の全身状態や服薬状況等についての必要な診療情報の提供を受け、適切な総合医療管理を実施した場合に算定する。なお、算定に当たっては当該疾患の担当医からの情報提供に関する内容及び担当医の保険医療機関名等について診療録に記載又は提供文書の写しを添付する。

(８)　「注５」に規定する在宅歯科医療連携加算１は、他の保険医療機関を退院した患者に対して、当該他の保険医療機関の歯科医師からの退院時の患者に関する文書等による情報提供に基づいて、患者等の同意を得た上で、歯科疾患の状況等を踏まえ管理計画を作成又は変更し、患者等に対してその内容について説明した場合に、当該管理計画の作成又は変更時において、１回に限り算定する。

(９)　「注６」に規定する在宅歯科医療連携加算２は、他の保険医療機関を退院した患者若しくは介護保険法第８条第 25 項に規定する介護保険施設等に入所している患者又は同法第８条第２項に規定する訪問介護若しくは同条第４項に規定する訪問看護等の利用者であって、継続的な歯科疾患の管理が必要な患者に対して、当該他の保険医療機関の医師、看護師等又は介護保険施設等の介護支援専門員等からの文書等による情報提供に基づいて、患者等の同意を得た上で、歯科疾患の状況等を踏まえ管理計画を作成又は変更し、患者等に対してその内容について説明した場合に、当該管理計画の作成又は変更時において、１回に限り算定する。なお、退院後の管理に係る管理計画を入院中に作成する場合にあっては、入院中の患者について算定して差し支えない。

(10)　「注５」に規定する在宅歯科医療連携加算１又は「注６」に規定する在宅歯科医療連携加算２を算定した場合は、情報提供に係る文書を診療録に添付する。なお、文書以外による情報提供の場合は、情報提供を受けた日時、情報提供の内容、情報提供を行った他の保険医療機関若しくは介護保険施設等の担当歯科医師名若しくは担当者名を診療録に記載する。

(11) 「注７」に規定する在宅歯科医療情報連携加算は、在宅での療養を行っている患者に対し、歯科訪問診療を行っている保険医療機関の歯科医師が、連携する他の保険医療機関等に所属する患者の医療・ケアに関わる医療関係職種及び介護関係職種等（以下「医療関係職種等」という。）によりＩＣＴを用いて記録された情報を取得及び活用し、計画的な医学管理を行った場合に算定できる。なお、算定に当たっては以下の要件をいずれも満たす必要があること。

ア　以下について、患者からの同意を得ていること。

(イ)　当該保険医療機関の歯科医師が、医療関係職種等によりＩＣＴを用いて記録された患者の医療・ケアに関わる情報を取得及び活用した上で、計画的な医学管理を行うこと。

(ロ)　歯科医師が診療を行った際の診療情報等についてＩＣＴを用いて記録し、医療関係職種等に共有すること。

イ　歯科訪問診療を行った日に当該保険医療機関の職員が、次回の歯科訪問診療の予定日及び当該患者の治療方針の変更の有無について、ＩＣＴを用いて医療関係職種等に共有できるように記録すること。また、当該患者の治療方針に変更があった場合には、歯科医師がその変更の概要について同様に記録すること。

ウ　歯科訪問診療を行った日に歯科医師が、患者の医療・ケアを行う際の留意点を医療関係職種等に共有することが必要と判断した場合において、当該留意点をＩＣＴを用いて医療関係職種等に共有できるように記録すること。

エ　当該保険医療機関の患者の医療・ケアに関わる者が、患者の人生の最終段階における医療・ケア及び病状の急変時の治療方針等についての希望を患者又はその家族等から取得した場合に、患者又はその家族等の同意を得た上でＩＣＴを用いて医療関係職種等に共有できるように記録すること。なお、医療関係職種等が当該情報を取得した場合も同様に記録することを促すよう努めること。

オ　歯科訪問診療を行う場合に、過去 90 日以内に記録された患者の医療・ケアに関する情報（当該保険医療機関及び当該保険医療機関と特別の関係にある保険医療機関等が記録した情報を除く。）をＩＣＴを用いて取得した数が１つ以上であること。なお、当該情報は当該保険医療機関において常に確認できる状態であること。

カ　医療関係職種等から患者の医療・ケアを行うに当たっての助言の求めがあった場合は、適切に対応すること。

(12) 歯科疾患在宅療養管理料は、Ｂ０１３に掲げる新製有床義歯管理料又はＨ００１－２に掲げる歯科口腔リハビリテーション料１（「１　有床義歯の場合」に限る。）を算定している患者に対しても、歯科疾患の状況、口腔機能の評価を踏まえた口腔機能管理を行った場合は算定できる。

(13) 再診が電話等により行われた場合は、歯科疾患在宅療養管理料は算定できない。

(14) 指定居宅サービスに要する費用の額の算定に関する基準別表の５のロ「歯科医師が行う場合」又は指定介護予防サービスに要する費用の額の算定に関する基準（平成 18 年

厚生労働省告示127号）別表４のロ「歯科医師が行う場合」を算定し、「注１」に規定する管理計画の内容を含む管理計画を策定している場合においては、当該管理料を算定したものとみなすことができる。なお、その場合においては、当該患者の継続的な管理に当たって必要な事項等を診療録に記載又は管理計画書の写しを診療録に添付するとともに、居宅療養管理指導費を算定した旨及び直近の算定日を診療報酬明細書の摘要欄に記載する。

Ｃ００１－４－２　在宅患者歯科治療時医療管理料

（１）　在宅患者歯科治療時医療管理料は、Ｃ０００に掲げる歯科訪問診療料を算定した日において、高血圧性疾患、虚血性心疾患、不整脈、心不全、脳血管障害、喘息、慢性気管支炎、糖尿病、甲状腺機能低下症、甲状腺機能亢進症、副腎皮質機能不全、てんかん若しくは慢性腎臓病（腎代替療法を行う患者に限る。）の患者、人工呼吸器を装着している患者、在宅酸素療法を行っている患者又はＡ０００に掲げる初診料の（16）のト若しくは（19）に規定する感染症の患者に対して、歯科治療時における患者の全身状態の変化等を把握するため、患者の血圧、脈拍、経皮的動脈血酸素飽和度を経時的に監視し、必要な医療管理を行った場合に算定する。

（２）　在宅患者歯科治療時医療管理料を算定する保険医療機関は、全身状態の把握、管理等に必要な機器、機材等を整備する。

（３）　管理内容及び患者の全身状態の要点を診療録に記載する。

Ｃ００１－５　在宅患者訪問口腔リハビリテーション指導管理料

（１）　在宅患者訪問口腔リハビリテーション指導管理料は、在宅等において療養を行っている通院困難な患者であって、口腔疾患及び摂食機能障害又は口腔機能低下症を有するものに対して、口腔機能の回復及び口腔疾患の重症化予防を目的として、当該患者の全身の状態、口腔内の状態及び口腔機能の状態等の評価をもとに作成した管理計画に基づき、プラークコントロール、機械的歯面清掃、スケーリング等を主体とした歯周基本治療若しくは口腔バイオフィルムの除去又は口腔機能低下症若しくは摂食機能障害に対する訓練を含む指導管理等を歯科医師が１回につき 20 分以上実施した場合に月４回に限り算定する。当該指導管理料は、患者等の同意を得た上で、患者等に対して、歯科疾患の状況及び当該患者の口腔機能の評価結果等を踏まえた管理計画の内容について説明した場合に算定する。

（２）　摂食機能障害を有する患者とは、Ｈ００１に掲げる摂食機能療法の対象となる患者であり、以下のいずれかに該当するものをいう。

イ　発達遅滞、顎切除及び舌切除の手術又は脳血管疾患等による後遺症により摂食機能に障害があるもの

ロ　内視鏡下嚥下機能検査又は嚥下造影によって他覚的に嚥下機能の低下が確認できるものであって、医学的に摂食機能療法の有効性が期待できるもの

（３）　当該指導管理は、その開始に当たって、全身の状態（基礎疾患の有無、服薬状況、肺炎の既往等）、口腔の状態（口腔衛生状態、口腔粘膜の状態、口腔乾燥の有無、歯科疾患、有床義歯の状況、咬合状態等）、口腔機能（咀嚼の状態、摂食・嚥下の状況及び構音の状況、食形態等）等のうち患者の状態に応じた口腔管理に当たって必要な評価及び歯周病検査（無歯顎者を除く。）を行い、当該計画の要点を診療録に記載又は

当該管理計画書の写しを診療録に添付する。２回目以降の管理計画については、変更があった場合にその要点を記載する。

(４)　歯の喪失や加齢、これら以外の全身的な疾患等により口腔機能の低下を認める在宅等療養患者（口腔衛生状態不良、口腔乾燥、咀嚼機能低下、舌口唇運動機能低下、咬合力低下、低舌圧又は嚥下機能低下の７項目のうち３項目以上が該当する患者）に対して、口腔機能の回復又は維持・向上を目的として医学管理を行う場合は当該管理料を算定する。なお、この場合において、Ｄ００２－６に掲げる口腔細菌定量検査、Ｄ０１１－２に掲げる咀嚼能力検査、Ｄ０１１－３に掲げる咬合圧検査又はＤ０１２に掲げる舌圧検査を別に算定できる。

(５)　Ｂ０００－４－２に掲げる小児口腔機能管理料の注３に規定する口腔管理体制強化加算の施設基準の届出を行っている保険医療機関において、当該指導管理を行った場合は、「注４」に規定する加算を算定する。

(６)　「注６」に規定する在宅歯科医療連携加算１は、他の保険医療機関を退院した患者に対して、当該他の保険医療機関の歯科医師からの退院時の患者に関する文書等による情報提供に基づいて、患者等の同意を得た上で、歯科疾患の状況等を踏まえ管理計画を作成又は変更し、患者等に対してその内容について説明した場合に、当該管理計画の作成又は変更時において、１回に限り算定する。

(７)　「注７」に規定する在宅歯科医療連携加算２は、他の保険医療機関を退院した患者若しくは介護保険法第８条第 25 項に規定する介護保険施設等に入所している患者又は同法第８条第２項に規定する訪問介護若しくは同条第４項に規定する訪問看護等の利用者であって、継続的な歯科疾患の管理が必要な患者に対して、当該他の保険医療機関の医師、看護師等又は介護保険施設等の介護支援専門員等からの文書等による情報提供に基づいて、患者等の同意を得た上で、歯科疾患の状況等を踏まえ管理計画を作成又は変更し、患者等に対してその内容について説明した場合に、当該管理計画の作成又は変更時において、１回に限り算定する。なお、退院後の管理に係る管理計画を入院中に作成する場合にあっては、入院中の患者について算定して差し支えない。

(８)　「注６」に規定する在宅歯科医療連携加算１又は「注７」に規定する在宅歯科医療連携加算２を算定した場合は、情報提供に係る文書を診療録に添付する。なお、文書以外による情報提供の場合は、情報提供を受けた日時、情報提供の内容、情報提供を行った他の保険医療機関名若しくは介護保険施設名等及び担当歯科医師名若しくは担当者名を診療録に記載する。

(９)　「注８」に規定する在宅歯科医療情報連携加算は、在宅での療養を行っている患者に対し、歯科訪問診療を行っている保険医療機関の歯科医師が、連携する他の保険医療機関等に所属する患者の医療・ケアに関わる医療関係職種等によりＩＣＴを用いて記録された情報を取得及び活用し、計画的な医学管理を行った場合に算定できる。なお、算定に当たっては以下の要件をいずれも満たす必要があること。

ア　以下について、患者からの同意を得ていること。

(イ)　当該保険医療機関の歯科医師が、医療関係職種等によりＩＣＴを用いて記録された患者の医療・ケアに関わる情報を取得及び活用した上で、計画的な医学管理を行うこと。

(ロ)　歯科医師が診療を行った際の診療情報等についてＩＣＴを用いて記録し、医療関係職種等に共有すること。

イ　歯科訪問診療を行った日に当該保険医療機関の職員が、次回の歯科訪問診療の予定日及び当該患者の治療方針の変更の有無について、ＩＣＴを用いて医療関係職種等に共有できるように記録すること。また、当該患者の治療方針に変更があった場合には、歯科医師がその変更の概要について同様に記録すること。

ウ　歯科訪問診療を行った日に歯科医師が、患者の医療・ケアを行う際の留意点を医療関係職種等に共有することが必要と判断した場合において、当該留意点をＩＣＴを用いて医療関係職種等に共有できるように記録すること。

エ　当該保険医療機関の患者の医療・ケアに関わる者が、患者の人生の最終段階における医療・ケア及び病状の急変時の治療方針等についての希望を患者又はその家族等から取得した場合に、患者又はその家族等の同意を得た上でＩＣＴを用いて医療関係職種等に共有できるように記録すること。なお、医療関係職種等が当該情報を取得した場合も同様に記録することを促すよう努めること。

オ　歯科訪問診療を行う場合に、過去 90 日以内に記録された患者の医療・ケアに関する情報（当該保険医療機関及び当該保険医療機関と特別の関係にある保険医療機関等が記録した情報を除く。）をＩＣＴを用いて取得した数が１つ以上であること。なお、当該情報は当該保険医療機関において常に確認できる状態であること。

カ　医療関係職種等から患者の医療・ケアを行うに当たっての助言の求めがあった場合は、適切に対応すること。

(10)　当該指導管理の実施に当たっては、必要に応じて当該患者の主治の医師又は介護・福祉関係者等と連携を図りながら実施すること。

(11)　当該指導管理の実施に当たっては、管理計画に基づいて、定期的な口腔機能評価（摂食機能評価を含む）をもとに、その効果判定を行う必要がある。なお、診療録に当該指導管理の実施時刻（開始時刻及び終了時刻）、指導管理の内容の要点等を記載する。

(12)　有歯顎者（口腔バイオフィルム感染症の患者を除く。）に対して、当該指導管理を行う場合においては、歯周病検査を１回以上実施すること。この場合において、歯周病検査は、歯周基本検査又は歯周精密検査に準じて実施するが、やむを得ず患者の状態等によりポケット深さの測定が困難な場合は、歯肉の発赤・腫脹の状態及び歯石の沈着の有無等により歯周組織の状態の評価を行う。

(13)　無歯顎者に対して当該管理を行う場合においては、口腔粘膜の発赤・腫脹の状態等を評価すること。

(14)　口腔バイオフィルム感染症の治療を行う場合においては、歯、歯周ポケット、及び義歯等のバイオフィルム並びに舌苔の付着状態等を評価し、口腔細菌定量検査を１回以上実施すること。

(15)　当該指導管理は、「注１」に規定する管理計画に基づき、必要に応じて摂食機能障害若しくは口腔機能低下症に対する訓練を含む指導管理等、プラークコントロール、機械的歯面清掃、スケーリング等を主体とした歯周基本治療又は口腔バイオフィルムの除去等を実施する。なお、１月に１回以上摂食機能障害又は口腔機能低下症に対する訓練を含む指導管理を実施すること。

(16) 当該指導管理における摂食機能障害に対する訓練等は、摂食機能評価の結果に基づいて、Ｈ００１に掲げる摂食機能療法に準じて実施する。また、摂食機能障害に対する指導管理の一部として、食事形態についての指導等を実施した場合は、当該指導管理料を算定する。

(17) 当該指導管理における口腔機能低下症に対する訓練等は、口腔機能評価の結果に基づいて、Ｂ０００－４－３に掲げる口腔機能管理料に準じて実施する。

(18) 当該指導管理を開始後、必要があって歯周ポケットに特定薬剤を使用した場合はＩ０１０に掲げる歯周病処置及び特定薬剤料を算定する。

(19) 当該指導管理料を算定した日以降に実施したＤ００２に掲げる歯周病検査、Ｄ００２－５に掲げる歯周病部分的再評価検査、Ｄ００２－６に掲げる口腔細菌定量検査、Ｈ００１に掲げる摂食機能療法（歯科訪問診療以外で実施されるものを除く）、Ｉ０１１に掲げる歯周基本治療、Ｉ０１１－２に掲げる歯周病安定期治療、Ｉ０１１－２－３に掲げる歯周病重症化予防治療、Ｉ０２９－２に掲げる在宅等療養患者専門的口腔衛生処置、Ｉ０３０に掲げる機械的歯面清掃処置及びＩ０３０－３に掲げる口腔バイオフィルム除去処置は、当該指導管理料に含まれ別に算定できない。

(20) 当該指導管理を開始する以前に、Ｄ００２に掲げる歯周病検査を含む歯周病の治療又はＤ００２－６に掲げる口腔細菌定量検査を含む口腔バイオフィルム感染症に対する治療を実施している場合においては、当該指導管理料は算定できない。ただし、歯周病の治療又は口腔バイオフィルム感染症に対する治療を開始後に摂食機能障害又は口腔機能低下症に対する訓練等が必要となった場合においては、当該指導管理料を算定できる。

Ｃ００１－６　小児在宅患者訪問口腔リハビリテーション指導管理料

（１） 小児在宅患者訪問口腔リハビリテーション指導管理料は、18 歳未満の在宅等において療養を行っている通院困難な患者又は 18 歳未満で当該管理料を算定し、18 歳以降においても継続的な管理が必要な患者であって、口腔機能の発達不全を認めるもの、口腔疾患又は摂食機能障害を有するものに対して、口腔衛生状態の改善、口腔機能の向上及び口腔疾患の重症化予防を目的として、当該患者の全身の状態、口腔内の状態及び口腔機能の状態等の評価をもとに作成した管理計画に基づき、口腔内清掃及び患者等に対する実地指導等を主体とした口腔管理又は摂食機能障害に対する訓練を含む指導管理等を歯科医師が１回につき 20 分以上実施した場合に月４回に限り算定する。当該指導管理料は、患者又はその家族等の同意を得た上で、これらの者に対して、歯科疾患の状況及び当該患者の口腔機能の評価結果等を踏まえた管理計画の内容について説明した場合に算定する。

（２） 当該指導管理は、その開始に当たって、全身の状態（基礎疾患の状況、食事摂取の状況、呼吸管理の方法等）、口腔の状態（口腔衛生状態、歯科疾患等）、口腔機能（口腔周囲筋の状態、摂食・嚥下の状況等）等のうち患者の状態に応じた口腔管理に当たって必要な評価を行い、当該計画の要点を診療録に記載又は当該管理計画書の写しを診療録に添付する。２回目以降の管理計画については、変更があった場合にその要点を記載する。

（３） 当該指導管理の実施に当たっては、必要に応じて当該患者の主治の医師又は介護・福祉関係者等と連携を図りながら実施すること。

(4) 当該指導管理の実施に当たっては、管理計画に基づいて、定期的な口腔機能評価（口腔衛生状態の評価及び摂食機能評価を含む）をもとに、その効果判定を行う必要がある。なお、診療録に当該指導管理の実施時刻（開始時刻と終了時刻）、指導管理の内容の要点等を記載する。

(5) Ｂ０００－４－２に掲げる小児口腔機能管理料の注３に規定する口腔管理体制強化加算の施設基準の届出を行っている保険医療機関において、当該指導管理を行った場合は、「注４」に規定する加算を算定する。

(6) 「注６」に規定する小児在宅歯科医療連携加算１は、他の保険医療機関を退院した患者に対して、当該他の保険医療機関の歯科医師からの退院時の患者に関する文書等による情報提供に基づいて、患者等の同意を得た上で、歯科疾患の状況等を踏まえ管理計画を作成又は変更し、患者等に対してその内容について説明した場合に、当該管理計画の作成又は変更時において、１回に限り算定する。

(7) 「注７」に規定する小児在宅歯科医療連携加算２は、他の保険医療機関を退院した患者又は児童福祉法第 42 条に規定する障害児入所施設等に入所している患者であって、継続的な歯科疾患の管理が必要な患者に対して、当該他の保険医療機関の医師、看護師等又は障害児入所施設等の相談支援専門員等からの文書等による情報提供に基づいて、患者等の同意を得た上で、歯科疾患の状況等を踏まえ管理計画を作成又は変更し、患者等に対してその内容について説明した場合に、当該管理計画の作成又は変更時において、１回に限り算定する。なお、退院後の管理に係る管理計画を入院中に作成する場合にあっては、入院中の患者について算定して差し支えない。

(8) 「注６」に規定する小児在宅歯科医療連携加算１又は「注７」に規定する小児在宅歯科医療連携加算２を算定した場合は、情報提供に係る文書を診療録に添付する。なお、文書以外による情報提供の場合は、情報提供を受けた日時、情報提供の内容、情報提供を行った他の保険医療機関名若しくは障害児入所施設名等及び担当歯科医師名若しくは担当者名を診療録に記載する。

(9) 「注８」に規定する在宅歯科医療情報連携加算は、在宅での療養を行っている患者に対し、歯科訪問診療を行っている保険医療機関の歯科医師が、連携する他の保険医療機関等に所属する患者の医療・ケアに関わる医療関係職種等によりＩＣＴを用いて記録された情報を取得及び活用し、計画的な医学管理を行った場合に算定できる。なお、算定に当たっては以下の要件をいずれも満たす必要があること。

ア 以下について、患者からの同意を得ていること。

(イ) 当該保険医療機関の歯科医師が、医療関係職種等によりＩＣＴを用いて記録された患者の医療・ケアに関わる情報を取得及び活用した上で、計画的な医学管理を行うこと。

(ロ) 歯科医師が診療を行った際の診療情報等についてＩＣＴを用いて記録し、医療関係職種等に共有すること。

イ 歯科訪問診療を行った日に当該保険医療機関の職員が、次回の歯科訪問診療の予定日及び当該患者の治療方針の変更の有無について、ＩＣＴを用いて医療関係職種等に共有できるように記録すること。また、当該患者の治療方針に変更があった場合には、歯科医師がその変更の概要について同様に記録すること。

ウ　歯科訪問診療を行った日に歯科医師が、患者の医療・ケアを行う際の留意点を医療関係職種等に共有することが必要と判断した場合において、当該留意点をＩＣＴを用いて医療関係職種等に共有できるように記録すること。

エ　当該保険医療機関の患者の医療・ケアに関わる者が、患者の人生の最終段階における医療・ケア及び病状の急変時の治療方針等についての希望を患者又はその家族等から取得した場合に、患者又はその家族等の同意を得た上でＩＣＴを用いて医療関係職種等に共有できるように記録すること。なお、医療関係職種等が当該情報を取得した場合も同様に記録することを促すよう努めること。

オ　歯科訪問診療を行う場合に、過去 90 日以内に記録された患者の医療・ケアに関する情報（当該保険医療機関及び当該保険医療機関と特別の関係にある保険医療機関等が記録した情報を除く。）をＩＣＴを用いて取得した数が１つ以上であること。なお、当該情報は当該保険医療機関において常に確認できる状態であること。

カ　医療関係職種等から患者の医療・ケアを行うに当たっての助言の求めがあった場合は、適切に対応すること。

(10)　当該指導管理における摂食機能障害に対する訓練等は、摂食機能評価の結果に基づいて、Ｈ００１に掲げる摂食機能療法に準じて実施する。また、摂食機能障害に対する指導管理の一部として、食事形態についての指導等を実施した場合は、当該指導管理料を算定する。

(11)　当該指導管理料を算定した日以降に実施したＤ００２に掲げる歯周病検査、Ｄ００２－５に掲げる歯周病部分的再評価検査、Ｄ００２－６に掲げる口腔細菌定量検査、Ｈ００１に掲げる摂食機能療法（歯科訪問診療以外で実施されるものを除く。）、Ｉ０１１に掲げる歯周基本治療、Ｉ０１１－２に掲げる歯周病安定期治療、Ｉ０１１－２－３に掲げる歯周病重症化予防治療、Ｉ０２９－２に掲げる在宅等療養患者専門的口腔衛生処置、Ｉ０３０に掲げる機械的歯面清掃処置及びＩ０３０－３に掲げる口腔バイオフィルム除去処置は、当該指導管理料に含まれ別に算定できない。

Ｃ００１－７　在宅歯科栄養サポートチーム等連携指導料

（１）　在宅歯科栄養サポートチーム等連携指導料１は、当該保険医療機関の歯科医師が、他の保険医療機関に入院している患者であって、Ｃ００１－３に掲げる歯科疾患在宅療養管理料、Ｃ００１－５に掲げる在宅患者訪問口腔リハビリテーション指導管理料又はＣ００１－６に掲げる小児在宅患者訪問口腔リハビリテーション指導管理料を算定しているものに対して、当該患者の入院している他の保険医療機関の栄養サポートチーム、口腔ケアチーム又は摂食嚥下チーム等の構成員としてカンファレンス及び回診等に参加し、それらの結果に基づいてカンファレンス等に参加した日から起算して２月以内に口腔機能等に係る指導を行った場合に、月に１回に限り算定する。

（２）　在宅歯科栄養サポートチーム等連携指導料２は、介護老人保健施設、介護医療院、特別養護老人ホーム、特定施設、養護老人ホーム、軽費老人ホーム、有料老人ホーム、認知症対応型グループホーム又はサービス付き高齢者向け住宅に入所している患者等であって、Ｃ００１－３に掲げる歯科疾患在宅療養管理料又はＣ００１－５に掲げる在宅患者訪問口腔リハビリテーション指導管理料を算定しているものに対して、当該保険医療機関の歯科医師が、当該患者の入所施設で行われた、経口による継続的な食事摂取を支援するための食事観察若しくは介護施設職員等への口腔管理に関する技術的助言・協力及び会議等に参加し、それらの結果に基づいて食事観察等に参加した日から起算して２月以内に口腔機能等に係る指導を行った場合に、月１回に限り算定する。

（3） 在宅歯科栄養サポートチーム等連携指導料３は、児童福祉法第 42 条に規定する障害児入所施設等に入所している患者であって、Ｃ００１－６に掲げる小児在宅患者訪問口腔リハビリテーション指導管理料を算定しているものに対して、当該保険医療機関の歯科医師が、当該患者の入所施設で行われた、経口による継続的な食事摂取を支援するための食事観察若しくは施設職員等への口腔管理に関する技術的助言・協力及び会議等に参加し、それらの結果に基づいて食事観察等に参加した日から起算して２月以内に口腔機能等に係る指導を行った場合に、月１回に限り算定する。

（4） 在宅歯科栄養サポートチーム等連携指導料の算定にあっては、（1）のカンファレンス及び回診等若しくは（2）並びに（3）の食事観察若しくは会議等の開催日、時間並びにこれらのカンファレンス等の内容の要点を診療録に記載又はこれらの内容がわかる文書の控えを添付する。なお、２回目以降については当該月にカンファレンス等に参加していない場合も算定できるが、少なくとも前回のカンファレンス等の参加日から起算して６月を超える日までに１回以上参加すること。

（5）（4）のカンファレンス等は、ビデオ通話が可能な機器を用いて参加することができる。ただし、この場合においても１回以上は対面で参加すること。

（6）（5）において、患者の個人情報を当該ビデオ通話の画面上で共有する際は、患者の同意を得ていること。また、保険医療機関の電子カルテなどを含む医療情報システムと共通のネットワーク上の端末においてカンファレンス等を実施する場合には、厚生労働省「医療情報システムの安全管理に関するガイドライン」に対応していること。

（7）当該指導を行う場合は、Ｃ００１－３に掲げる歯科疾患在宅療養管理料、Ｃ００１－５に掲げる在宅患者訪問口腔リハビリテーション指導管理料又はＣ００１－６小児在宅患者訪問口腔リハビリテーション指導管理料の注１に規定する管理計画について、当該指導に係る内容を踏まえたものとすること。

Ｃ００２　救急搬送診療料

医科点数表のＣ００４に掲げる救急搬送診療料の例により算定する。

Ｃ００３　在宅患者訪問薬剤管理指導料

医科点数表のＣ００８に掲げる在宅患者訪問薬剤管理指導料の例により算定する。

Ｃ００４　退院前在宅療養指導管理料

医科点数表のＣ１００に掲げる退院前在宅療養指導管理料の例により算定する。

Ｃ００５　在宅麻薬等注射指導管理料

医科点数表のＣ１０８に掲げる在宅麻薬等注射指導管理料の「１　悪性腫瘍の場合」の例により算定する。

Ｃ００５－２　在宅腫瘍化学療法注射指導管理料

医科点数表のＣ１０８－２に掲げる在宅腫瘍化学療法注射指導管理料の例により算定する。

Ｃ００５－３　在宅悪性腫瘍患者共同指導管理料

医科点数表のＣ１０８－４に掲げる在宅悪性腫瘍患者共同指導管理料の例により算定する。

Ｃ００７　在宅患者連携指導料

（１）　在宅患者連携指導料とは、在宅での療養を行っている患者の診療情報等を、当該患者の診療等を担う保険医療機関等の医療関係職種間で文書等により共有し、それぞれの職種が当該診療情報等を踏まえ診療等を行う取組を評価するものをいう。

例えば、在宅での療養を行っている一人の患者に対して、医科の保険医療機関の医師と歯科医師がそれぞれ訪問診療により当該患者の診療を担っている場合において、医師が訪問診療を行った際に得た当該患者の全身の状態に関する診療情報を歯科医師に対して文書等で提供し、歯科医師が当該患者の歯科訪問診療時に、その情報を踏まえた指導を行った場合に算定する。

（２）　在宅での療養を行っている患者であって通院が困難な者に対して、患者の同意を得て、月２回以上医療関係職種間で文書等（電子メール、ファクシミリでも可）により共有された情報を基に、指導等を行った場合に、月１回に限り算定する。なお、当該指導等を患者の家族に対して行った場合でも算定する。

（３）　単に医療関係職種間で当該患者に関する診療情報を交換したのみの場合や訪問看護や訪問薬剤指導を行うよう指示を行ったのみでは算定できない。

（４）　他職種から情報提供を受けた場合は、できる限り速やかに患者への指導等に反映させるよう留意する。また、当該患者の療養上の指導に関する留意点がある場合は、速やかに他職種に情報提供するよう努める。

（５）　他職種から受けた診療情報の内容及びその情報提供日並びにその診療情報を基に行った診療の内容又は指導等の内容の要点及び診療日を診療録に記載する。

Ｃ００８　在宅患者緊急時等カンファレンス料

（１）　在宅患者緊急時等カンファレンス料とは、在宅での療養を行っている患者の状態の急変や診療方針の変更等の際、当該患者に対する診療等を行う医療関係職種等が一堂に会す等、カンファレンスを行うことにより、より適切な治療方針を立てること及び当該カンファレンスの参加者の間で診療方針の変更等の的確な情報共有を可能とすることは、患者及びその家族が安心して療養生活を行う上で重要であることから、そのような取組を評価するものをいう。

（２）　在宅患者緊急時等カンファレンス料は、在宅での療養を行っている患者の病状が急変した場合や、診療方針の大幅な変更等の必要が生じた場合に、患家を訪問し、関係する医療関係職種等が共同でカンファレンスを行い、当該カンファレンスで共有した当該患者の診療情報を踏まえ、それぞれの職種が患者に対し療養上必要な指導を行った場合に月２回に限り算定する。なお、当該カンファレンスを行った日と異なる日に当該指導を行った場合でも算定するが、当該カンファレンスを行った日以降速やかに指導を行う。

（３）　当該カンファレンスは、１者以上が患家に赴きカンファレンスを行う場合には、その他の関係者はビデオ通話が可能な機器を用いて参加することができる。

（４）　(３)において、患者の個人情報を当該ビデオ通話の画面上で共有する際は、患者の同意を得ていること。また、保険医療機関の電子カルテなどを含む医療情報システムと共通のネットワーク上の端末においてカンファレンスを実施する場合には、厚生労働省「医療情報システムの安全管理に関するガイドライン」に対応していること。

(5) 在宅患者緊急時等カンファレンス料は、カンファレンスを行い、当該カンファレンスで共有した当該患者の診療情報を踏まえた療養上必要な指導を行った場合に、当該指導を行った日に算定することとし、Ａ０００に掲げる初診料、Ａ００２に掲げる再診料、Ｃ０００に掲げる歯科訪問診療料は併せて算定できない。

また、必要に応じ、カンファレンスを行った日以降に当該指導を行う必要がある場合は、カンファレンスを行った日以降できる限り速やかに指導を行う。なお、当該指導とは、Ｃ０００に掲げる歯科訪問診療料を算定する訪問診療とは異なるが、例えば、当該指導とは別に継続的に実施している訪問診療を当該指導を行った日と同日に行う場合は、当該指導を行った日において歯科訪問診療料を併せて算定することは可能である。

(6) 当該カンファレンスは、原則として患家で行うこととするが、患者又はその家族が患家以外の場所でのカンファレンスを希望する場合はこの限りでない。

(7) 在宅での療養を行っている患者の診療を担う歯科医師は、当該カンファレンスに参加した医療関係職種等の氏名、カンファレンスの要点、患者に行った指導の要点及びカンファレンスを行った日を診療録に記載する。

第３部　検　査

通則

1　検査に用いた薬剤料は別に算定するが、投薬及び注射の手技料は別に算定できない。

2　検査料の項に掲げられていない検査のうち、スタディモデル及び簡単な検査の費用は基本診療料に含まれ、算定できないが、特殊なものの費用はその都度当局に内議し、最も近似する検査として準用が通知された算定方法により算定する。なお、準用した場合は、特に定める場合を除き、準用された項目に係る注についても同時に準用される。また、腫瘍マーカーは、医科点数表のＤ００９に掲げる腫瘍マーカーの例により算定する。

3　各区分における検査の実施に当たっては、その検査結果を診療録へ記載又は検査結果が分かる記録を診療録に添付する。

4　第３部に規定する検査料以外の検査料の算定は、医科点数表の例により算定する。この場合において、薬剤及び特定保険医療材料の使用に当たっては、医科点数表の第２章第３部第５節に掲げる薬剤料及び第６節に掲げる特定保険医療材料料の例により算定する。

第１節　検査料

Ｄ０００　電気的根管長測定検査

電気的根管長測定検査とは、電気的抵抗を応用して根管長を測定するものをいい、１歯につき１回に限り所定点数を算定する。ただし、２以上の根管を有する歯にあっては、２根管目以上は１根管を増すごとに所定点数に 15 点を加算する。

Ｄ００１　細菌簡易培養検査

細菌簡易培養検査は、感染根管処置後の根管貼薬処置期間中に行った場合に、１歯１回につき算定する。なお、微生物学的検査判断料は、所定点数に含まれ別に算定できない。

Ｄ００２　歯周病検査

(1) 歯周病検査とは、歯周病の診断に必要なポケット深さの測定、プロービング時の出血の有無、歯の動揺度の検査、プラークの付着状況の検査及び歯肉の炎症状態の検査をいい、当該検査は、1口腔単位で実施する。また、2回目以降の歯周病検査は、歯周基本治療等の効果、治療の成否、治療に対する反応等を把握し、治癒の判断又は治療計画の修正及び歯周外科手術を実施した後に歯周組織の変化の比較検討等を目的として実施する。歯周病検査の実施は、「歯周病の治療に関する基本的な考え方」（令和2年3月日本歯科医学会）を参考とする。

(2) 歯周基本検査及び歯周精密検査は、当該検査を実施した歯数により算定する。ただし、残根歯（歯内療法、根面被覆、キーパー付き根面板を行って積極的に保存した残根を除く。）は歯数に数えない。

(3) 歯周基本検査は、1点以上のポケット深さの測定及び歯の動揺度検査を行った場合に算定する。

(4) 歯周精密検査は、4点以上のポケット深さの測定、プロービング時の出血の有無、歯の動揺度及びプラークチャートを用いてプラークの付着状況を検査した場合に算定する。

(5) 混合歯列期歯周病検査は、混合歯列期の患者に対して、歯肉の発赤・腫脹の状態及び歯石沈着の有無を確認し、プラークチャートを用いたプラークの付着状況及びプロービング時の出血の有無の検査を行った場合に算定する。なお、混合歯列期歯周病検査に基づく歯周基本治療は、Ｉ０１１に掲げる歯周基本治療の「1　スケーリング」により算定する。

(6) 混合歯列期の患者の歯周組織の状態及び歯年齢等により混合歯列期歯周病検査以外の歯周病検査を行う場合は、十分に必要性を考慮した上で行い、その算定に当たっては、永久歯の歯数に応じた歯周基本検査の各区分により算定する。なお、この場合において後継永久歯が先天性に欠如している乳歯については、永久歯の歯数に含めて差し支えない。

(7) 乳歯列期の患者の歯周病検査は、「3　混合歯列期歯周病検査」により算定する。

(8) 「注」に規定する第2回目以降の検査については、前回検査を実施した日から起算して1月以内に実施した場合に、所定点数の100分の50に相当する点数により算定する。

(9) 次の場合において、やむを得ず患者の状態等によりポケット深さの測定等が困難な場合は、歯肉の発赤・腫脹の状態及び歯石の沈着の有無等により歯周組織の状態の評価を行い、歯周基本治療を開始して差し支えない。

イ　在宅等において療養を行っている患者

ロ　歯科診療特別対応加算1、歯科診療特別対応加算2又は歯科診療特別対応加算3を算定している患者

この場合において、患者及び歯周組織の状態を診療録に記載すること。

Ｄ００２－５　歯周病部分的再評価検査

(1) 歯周病部分的再評価検査（以下「部分的再評価」という。）とは、歯周病治療を目的としてＪ０６３に掲げる歯周外科手術を行った部位に対して、歯周病の治癒の状態の評価を目的として実施する検査であり、4点以上のポケット深さの測定、プロービング時の出血の有無及び必要に応じて歯の動揺度及びプラークチャートを用いてプラークの付着状況を検査した場合に算定する。

（2） 部分的再評価は、手術後１回に限り算定する。

（3） Ｃ００１－５に掲げる在宅患者訪問口腔リハビリテーション指導管理料及びＩ０１１－２に掲げる歯周病安定期治療の算定期間中は算定できない。

（4） Ｄ００２に掲げる歯周病検査と同日に行う部分的再評価は、歯周病検査に含まれ別に算定できない。

Ｄ００２―６　口腔細菌定量検査

（1） 口腔細菌定量検査とは、舌の表面を擦過し採取されたもの又は舌の下部から採取された唾液を検体として、口腔細菌定量分析装置を用いて細菌数を定量的に測定することをいう。口腔細菌定量検査の実施は「口腔バイオフィルム感染症に関する基本的な考え方」（令和６年３月日本歯科医学会）及び「口腔機能低下症に関する基本的な考え方」（令和６年３月日本歯科医学会）を参考にすること。

（2） 「１　口腔細菌定量検査１」は、次のいずれかに該当する患者に対して口腔バイオフィルム感染症の診断を目的として実施した場合に算定できる。

イ　在宅等において療養を行っている患者

ロ　イ又はハ以外の患者であって、入院中のもの

ハ　Ａ０００に掲げる初診料の(16)のイ、ロ、ニ若しくはホの状態又はＡ００２に掲げる再診料の(８)のイ、ロ、ニ若しくはホの状態の患者

（3） 「注２」に規定する第２回目以降の検査については、前回検査を実施した日から起算して１月以内に実施した場合に、所定点数の 100 分の 50 に相当する点数により算定する。

（4） 「２　口腔細菌定量検査２」は、問診、口腔内所見又は他の検査所見から加齢等による口腔機能の低下が疑われる患者に対し、口腔機能低下症の診断を目的として実施した場合に算定する。

（5） 「２　口腔細菌定量検査２」は、口腔機能低下症の診断後の患者については、Ｂ０００－４に掲げる歯科疾患管理料、Ｂ０００－４－３に掲げる口腔機能管理料、Ｂ００２に掲げる歯科特定疾患療養管理料、Ｃ００１－３に掲げる歯科疾患在宅療養管理料又はＣ００１－５に掲げる在宅患者訪問口腔リハビリテーション指導管理料を算定し、継続的な口腔機能の管理を行っている場合に、３月に１回に限り算定する。

（6） 検査に係る費用は所定点数に含まれ別に算定できない。

Ｄ００９　顎運動関連検査

（1） 顎運動関連検査とは、顎運動に関する一連の検査を評価したものをいい、下顎運動路描記法（ＭＭＧ）、ゴシックアーチ描記法、パントグラフ描記法及びチェックバイト検査をいい、検査の種類及び回数にかかわらず、欠損補綴物１装置につき１回のみの算定とする。ただし、検査の種類・方法にかかわらず、１回の算定とすべき一連の顎運動関連検査の結果と同一の検査結果を活用して、複数の欠損補綴物を製作した場合も、１回の算定とする。なお、計画的に欠損補綴物を製作する場合は、必要性を十分考慮した上で実施する。

（2） 顎運動関連検査とは、当該検査を実施することにより支台歯とポンティックの数の合計が６歯以上のブリッジ、多数歯欠損に対する有床義歯の適切な製作が可能となる場合又は少数歯欠損において顎運動に係る検査を実施することにより適切な欠損補綴が可能

となる場合に行うものをいう。

（3） 下顎運動路描記法とは、歯の欠損を有する患者に対して、三次元的に下顎の運動路を描記可能な歯科用下顎運動路測定器を用いて、有床義歯製作時の下顎位を決定するために行うものをいう。

（4） ゴシックアーチ描記法とは、上顎に対する下顎の位置が不明確な患者に対して、咬合採得時の水平的顎位を決めるためにゴシックアーチトレーサーを用いて、口外法又は口内法で描記するものをいう。

（5） パントグラフ描記法とは、全調節性咬合器を使用する場合に下顎の前方運動と側方運動を水平面と矢状面において、それぞれ連続的な運動路として描記するものをいう。

（6） チェックバイト検査とは、下顎の偏心運動時の歯による下顎の誘導状態が不明確な患者に対して、顔弓（フェイスボウ）を使用して顎関節に対する上顎の位置関係を記録し、ワックス等の記録材を用いて咬頭嵌合位又は中心位の他に前方位及び側方位での上下顎関係を採得した上で、上下顎模型を付着した半調節性咬合器を使用して顆路傾斜度を測定するものをいう。

Ｄ０１０ 歯冠補綴時色調採得検査

（1） 「歯冠補綴時色調採得検査（１枚につき）」は、「注」に規定するレジン前装金属冠、レジン前装チタン冠、硬質レジンジャケット冠又はＣＡＤ／ＣＡＭ冠の製作に当たって、当該補綴物の色調を決定するための方法として、隣在歯等と色調見本を同時にカラー写真で撮影する方法で行う。なお、両側の隣在歯等にレジン前装金属冠等の歯冠補綴物が装着されている場合等、隣在歯等が色調比較可能な天然歯ではない場合においては算定できない。

（2） 歯冠補綴時色調採得検査は、色調の確認が可能である適切な倍率で口腔内カラー写真を撮影した場合において、歯冠補綴歯１歯につき、１枚に限り算定できる。

（3） 複数歯を同時に製作する場合において、同一画像内に当該歯、色調見本及び隣在歯等が入る場合は、歯冠補綴を行う歯数に関わらず、１枚として算定する。

（4） 歯冠補綴時色調採得検査は、Ｍ００３に掲げる印象採得又はＭ００８に掲げるブリッジの試適を行ったいずれかの日に算定する。

（5） 写真撮影に係る費用は所定点数に含まれ別に算定できない。

（6） 歯冠補綴時色調採得検査の費用は、Ｍ００３に掲げる印象採得の注１に規定する歯科技工士連携加算１及び注２に規定する歯科技工士連携加算２に含まれ、別に算定できない。

（7） 撮影した口腔内カラー写真は、歯科技工指示書及び診療録に添付する。なお、デジタル撮影した場合においては、当該画像を電子媒体に保存して管理しても差し支えない。また、この場合において、歯科技工指示書については、当該画像を保存した電子媒体を添付しても差し支えない。

Ｄ０１１ 有床義歯咀嚼機能検査

（1） 有床義歯咀嚼機能検査とは、Ｉ０１７－１－３に掲げる舌接触補助床、Ｍ０１８に掲げる有床義歯、Ｍ０１９に掲げる熱可塑性樹脂有床義歯、Ｍ０２５に掲げる口蓋補綴、顎補綴又はＭ０２５－２に掲げる広範囲顎骨支持型補綴（以下この区分番号、Ｄ０１１－２及びＤ０１１－３において「有床義歯等」という。）の装着時の下顎運動、咀嚼能力又は咬合圧を測定することにより、有床義歯等の装着による咀嚼機能の回復の程度等を客観的かつ総合的に評価し、有床義歯等の調整、指導及び管理を効果的に行うことを目的として行うものであり、有床義歯等を新製する場合において、新製有床義歯等の装着前及び装着後のそれぞれについて実施する。

(2) 「1のイ　下顎運動測定と咀嚼能力測定を併せて行う場合」とは、下顎運動測定と咀嚼能力測定を同日に実施するものをいい、「2のイ　下顎運動測定と咬合圧測定を併せて行う場合」とは、下顎運動測定と咬合圧測定を同日に実施するものをいう。

(3) 下顎運動測定とは、三次元的に下顎の運動路を描記可能な歯科用下顎運動測定器（非接触型）を用いて、咀嚼運動経路を測定する検査をいう。

(4) 咀嚼能力測定とは、グルコース分析装置（グルコース含有グミゼリー咀嚼時のグルコース溶出量を測定するもの）を用いて、咀嚼能率を測定する検査をいう。

(5) 咬合圧測定とは、歯科用咬合力計を用いて、咬合力及び咬合圧分布等を測定する検査をいう。

(6) 新製有床義歯等の装着前及び装着後のそれぞれにおいて当該検査を実施する場合は、装着前に「1　有床義歯咀嚼機能検査1」を算定した場合は装着後も「1　有床義歯咀嚼機能検査1」を、装着前に「2　有床義歯咀嚼機能検査2」を算定した場合は装着後も「2　有床義歯咀嚼機能検査2」を算定する。

(7) 新製有床義歯等の装着前の有床義歯咀嚼機能検査を2回以上実施した場合は、1回目の検査を行ったときに限り算定する。

(8) 新製有床義歯等の装着後の有床義歯咀嚼機能検査は、新製有床義歯等の装着日の属する月から起算して6月以内を限度として、月1回に限り算定する。なお、新製有床義歯等の装着前に「1のイ　下顎運動測定と咀嚼能力測定を併せて行う場合」又は「2のイ　下顎運動測定と咬合力測定を併せて行う場合」を実施した場合は、装着後必要に応じて「1のロ　咀嚼能力測定のみを行う場合」又は「2のロ　咬合圧測定のみを行う場合」を実施した後、「1のイ　下顎運動測定と咀嚼能力測定を併せて行う場合」又は「2のイ　下顎運動測定と咬合力測定を併せて行う場合」によって総合的な咀嚼機能の評価を行うことが望ましい。

(9) 有床義歯咀嚼機能検査は、当該患者が次のいずれかに該当する場合に限り算定する。

イ　Ｂ０１３に掲げる新製有床義歯管理料の「2　困難な場合」に準ずる場合

ロ　Ｉ０１７－１－３に掲げる舌接触補助床を装着する場合

ハ　Ｊ１０９に掲げる広範囲顎骨支持型装置埋入手術の(5)に準ずる場合

ニ　Ｍ０１８に掲げる有床義歯又はＭ０１９に掲げる熱可塑性樹脂有床義歯を装着する患者であって、左右第二大臼歯を含む臼歯が４歯以上欠損している場合（第三大臼歯は歯数に含めない。）

ホ　Ｍ０２５に掲げる口蓋補綴、顎補綴を装着する場合

(10) 新製有床義歯等の装着時又は有床義歯等の調整時に当該検査を行う場合は、Ｂ０１３に掲げる新製有床義歯管理料、Ｂ０１３－３に掲げる広範囲顎骨支持型補綴物管理料又はＨ００１－２に掲げる歯科口腔リハビリテーション料１と同日に算定できる。

(11) Ｉ０１７－１－３に掲げる舌接触補助床若しくはＭ０２５に掲げる口蓋補綴、顎補綴を装着する場合において、Ｈ００１－２に掲げる歯科口腔リハビリテーション料１の

「２　舌接触補助床の場合」若しくは「３　その他の場合」を算定している患者又はＪ１０９に掲げる広範囲顎骨支持型装置埋入手術の(５)に準ずる場合において、Ｂ０１３－３に掲げる広範囲顎骨支持型補綴物管理料を算定している患者について、咀嚼機能検査を行う必要がある場合については、当該患者の装着する装置を新製しない場合においても当該検査を算定できる。

(12) 検査に係る費用は所定点数に含まれ別に算定できない。

Ｄ０１１－２　咀嚼能力検査

(１) 咀嚼能力検査とは、グルコース分析装置（グルコース含有グミゼリー咀嚼時のグルコース溶出量を測定するもの）を用いて咀嚼能率を測定する検査をいう。

(２) 「１　咀嚼能力検査１」は、問診、口腔内所見又は他の検査所見から加齢等による口腔機能の低下が疑われる患者に対し、口腔機能低下症の診断を目的として実施した場合に算定する。

(３) 「１　咀嚼能力検査１」については、口腔機能低下症の診断後の患者については、Ｂ０００－４に掲げる歯科疾患管理料、Ｂ０００－４－３に掲げる口腔機能管理料、Ｂ００２に掲げる歯科特定疾患療養管理料、Ｃ００１－３に掲げる歯科疾患在宅療養管理料又はＣ００１－５に掲げる在宅患者訪問口腔リハビリテーション指導管理料を算定し、継続的な口腔機能の管理を行っている場合に、３月に１回に限り算定する。

(４) 「２　咀嚼能力検査２」は、顎変形症に係る手術を実施する患者に対し、咀嚼機能の管理を目的として実施した場合に、手術前は１回に限り、手術後は、６月に１回に限り算定する。

(５) 有床義歯等の調整を同日に行った場合は、Ｂ０１３－３に掲げる広範囲顎骨支持型補綴物管理料又はＨ００１－２に掲げる歯科口腔リハビリテーション料１を別に算定する。

(６) 検査に係る費用は所定点数に含まれ、別に算定できない。

Ｄ０１１－３　咬合圧検査

(１) 咬合圧検査とは、歯科用咬合力計を用いて、咬合力及び咬合圧の分布等を測定する検査をいう。

(２) 「１　咬合圧検査１」は、問診、口腔内所見又は他の検査所見から加齢等による口腔機能の低下が疑われる患者に対し、口腔機能低下症の診断を目的として実施した場合に算定する。

(３) 「１　咬合圧検査１」については、口腔機能低下症の診断後の患者については、Ｂ０００－４に掲げる歯科疾患管理料、Ｂ０００－４－３に掲げる口腔機能管理料、Ｂ００２に掲げる歯科特定疾患療養管理料、Ｃ００１－３に掲げる歯科疾患在宅療養管理料又はＣ００１－５に掲げる在宅患者訪問口腔リハビリテーション指導管理料を算定し、継続的な口腔機能の管理を行っている場合に、３月に１回に限り算定する。

(４) 「２　咬合圧検査２」は、顎変形症に係る手術を実施する患者に対し、咬合圧の管理を目的として実施した場合に、手術前は１回に限り、手術後は、６月に１回に限り算定する。

(５) 有床義歯等の調整を同日に行った場合は、Ｂ０１３－３に掲げる広範囲顎骨支持型補綴物管理料又はＨ００１－２に掲げる歯科口腔リハビリテーション料１を別に算定する。

(６) 検査に係る費用は所定点数に含まれ別に算定できない。

Ｄ０１１－４　小児口唇閉鎖力検査

（１）　小児口唇閉鎖力検査とは、口唇閉鎖力測定器を用いて、口唇閉鎖力を測定する検査をいう。

（２）　当該検査は、問診、口腔内所見又は他の検査所見から口腔機能の発達不全が疑われる患者に対し、口腔機能発達不全症の診断を目的として実施した場合に算定する。

（３）　当該検査については、口腔機能発達不全症の診断後の患者については、Ｂ０００－４に掲げる歯科疾患管理料、Ｂ０００－４－２に掲げる小児口腔機能管理料、Ｂ００２に掲げる歯科特定疾患療養管理料、Ｃ００１－３に掲げる歯科疾患在宅療養管理料又はＣ００１－６に掲げる小児在宅患者訪問口腔リハビリテーション指導管理料を算定し、継続的な口腔機能の管理を行っている場合に、３月に１回に限り算定する。

（４）　検査に係る費用は所定点数に含まれ別に算定できない。

Ｄ０１２　舌圧検査

（１）　舌圧検査とは、舌の運動機能を評価する目的で、舌を口蓋部に押し上げるときの圧力を舌圧計を用いて測定するものをいう。

（２）　当該検査は、次のいずれかに該当する場合に算定する。

イ　問診、口腔内所見又は他の検査所見から、加齢等による口腔機能の低下が疑われる患者に対し、口腔機能低下症の診断を目的として実施した場合

ロ　問診、口腔内所見又は他の検査所見から、口腔機能の発達不全が疑われる患者に対し、口腔機能発達不全症の診断を目的として実施した場合

（３）　当該検査については、口腔機能低下症又は口腔機能発達不全症の診断後の患者については、Ｂ０００－４に掲げる歯科疾患管理料、Ｂ０００－４－２に掲げる小児口腔機能管理料、Ｂ０００－４－３に掲げる口腔機能管理料、Ｂ００２に掲げる歯科特定疾患療養管理料、Ｃ００１－３に掲げる歯科疾患在宅療養管理料、Ｃ００１－５に掲げる在宅患者訪問口腔リハビリテーション指導管理料又はＣ００１－６に掲げる小児在宅患者訪問口腔リハビリテーション指導管理料を算定し、継続的な口腔機能の管理を行っている場合に、３月に１回に限り算定する。

（４）　（２）及び（３）以外に、「注２」に規定する患者に対して舌の運動機能を評価する目的で当該検査を行った場合は、月２回に限り算定する。なお、この場合において、Ｂ０１３－３に掲げる広範囲顎骨支持型補綴物管理料、Ｈ００１－２に掲げる歯科口腔リハビリテーション料１の「２　舌接触補助床の場合」若しくは「３　その他の場合」、Ｉ０１７－１－３に掲げる舌接触補助床、Ｍ０２５に掲げる口蓋補綴、顎補綴又はＭ０２５－２に掲げる広範囲顎骨支持型補綴と同日に算定して差し支えない。

（５）　有床義歯等の調整と同日に行った場合はＨ００１－２に掲げる歯科口腔リハビリテーション料１を別に算定する。

（６）　「注２」に規定する患者に対して、摂食機能療法と同日に当該検査を実施した場合は、Ｈ００１に掲げる摂食機能療法と別に当該検査を算定できる。

（７）　検査に係る費用は所定点数に含まれ別に算定できない。

Ｄ０１３　精密触覚機能検査

（１）　精密触覚機能検査は、口腔・顎・顔面領域の手術等に伴う神経障害や帯状疱疹や骨髄炎等に起因する神経障害によって生じる神経症状（感覚の異常）を呈する患者に対して、

当該検査に関する研修を受講したものが、Semmes-Weinstein monofilament set を用いて知覚機能（触覚）を定量的に測定した場合に１月に１回に限り算定する。なお、検査の実施に当たっては、「精密触覚機能検査の基本的な考え方」（平成 30 年３月日本歯科医学会）を遵守するとともに、検査結果は関係学会の定める様式又はこれに準ずる様式に記録し、診療録に添付すること。

（２） 当該検査に係る費用は所定点数に含まれ、別に算定できない。

Ｄ０１４　睡眠時歯科筋電図検査

睡眠時歯科筋電図検査は、問診又は口腔内所見等から歯ぎしりが強く疑われる患者に対し、診断を目的として、夜間睡眠時の筋活動を定量的に測定した場合に、一連につき１回に限り算定する。なお、検査の実施に当たっては、「筋電計による歯ぎしり検査実施に当たっての基本的な考え方」（令和２年３月日本歯科医学会）を遵守すること。

第４部　画像診断

通則

1　片側性の顎関節症で健側を対照として撮影する場合は、医科における耳・肘・膝等の対称器官と同様に、診断料、撮影料とも健側の撮影についても患側と同一部位の同時撮影を行った場合と同じ取扱いとする。

2　歯科用エックス線フィルムを使用した歯科エックス線撮影で「通則２」及び「通則３」に該当する場合は二等分法撮影に加え、必要があって埋伏歯に対し偏心投影を行った場合やう蝕歯に対し咬翼法撮影を行った場合等である。

3　全顎撮影の場合とは、歯科用エックス線フィルム 10 枚から 14 枚を用いて、全顎にわたり歯、歯槽骨等のエックス線撮影を行うものをいい、診断料及び撮影料は撮影枚数にかかわらず所定点数により算定する。この場合において、使用したフィルムは撮影枚数に応じ 14 枚を限度とする。なお、デジタル撮影の場合であっても全顎撮影は10回から14回行うものとし、撮影回数にかかわらず所定点数により算定するが、フィルム料は別に算定できない。

4　全顎撮影に複数日を要した場合であっても、一連の全顎撮影として３と同様の方法により算定する。

5　デジタル撮影とは、ＣＣＤセンサー、ｃＭＯＳセンサー又はイメージングプレート等を用いたデジタルラジオグラフによるものをいう。

6　歯科用３次元エックス線断層撮影とは、部位限定エックス線ＣＴ診断装置又はアーム型エックス線ＣＴ診断装置を用いて局所的な撮影を行い、歯科疾患を３次元的に確認する撮影をいう。

7　「通則４」に規定する時間外緊急院内画像診断加算

（１） 保険医療機関において、当該保険医療機関が表示する診療時間以外の時間、休日又は深夜に入院中の患者以外の患者に対して診療を行った際、歯科医師が緊急に画像診断を行う必要性を認め、当該保険医療機関において、当該保険医療機関に具備されている画像診断機器を用いて当該画像撮影及び診断を実施した場合に限り算定する。

（２） 画像診断の開始時間が診療時間以外の時間、休日又は深夜に該当する場合に当該加算を算定する。なお、時間外等の定義は、Ａ０００に掲げる初診料の時間外加算等における定義と同様である。

（３） 同一患者に同日に２回以上、時間外、休日又は深夜の診療を行い、その都度緊急の画像診断を行った場合（複数の区分にまたがる場合を含む。）においても１回に限り算定する。

（４） 入院中の患者に当該加算は算定できない。ただし、時間外、休日又は深夜に外来を受診した患者に対し、画像診断の結果入院の必要性を認めて、引き続き入院となった場合はこの限りではない。

（５） 時間外緊急院内画像診断加算は他の保険医療機関で撮影されたフィルム等を診断した場合は算定できない。

（６） 緊急に画像診断を要する場合とは、直ちに何らかの処置・手術等が必要な患者であって、通常の診察のみでは的確な診断が下せず、なおかつ通常の画像診断が整う時間まで画像診断の実施を見合わせることができないような重篤な場合をいう。

8 「通則５」に規定する電子画像管理加算

（１） 「通則５」に規定する画像を電子化して管理及び保存した場合とは、デジタル撮影した画像を電子媒体に保存して管理した場合をいい、フィルムへのプリントアウトを行った場合にも当該加算を算定するが、本加算を算定した場合は当該フィルムは算定できない。なお、フィルムを用いた通常のエックス線撮影を行い、当該フィルムをエックス線フィルムスキャナー等で電子媒体に保存して管理した場合は、電子画像管理加算は算定できない。

（２） 電子画像管理加算は、同一の部位につき、同時に２種類以上の撮影方法を使用した場合は一連の撮影とみなし、主たる撮影の所定点数のみ算定する。

（３） 電子画像管理加算は、他の保険医療機関で撮影したフィルム等についての診断のみを行った場合は算定できない。

9 歯科画像診断管理加算１は、病院である保険医療機関に勤務し専ら画像診断を担当する歯科医師が、歯科パノラマ断層撮影等の読影及び診断を行い、その結果を文書により当該病院の主治の歯科医師に提供した場合に月の最初の診断日に算定する。この場合において、提供された文書又はその写しを診療録に添付する。歯科画像診断管理加算２は、コンピューター断層撮影（ＣＴ撮影）、磁気共鳴コンピューター断層撮影（ＭＲＩ撮影）又は歯科用３次元エックス線断層撮影について、病院である保険医療機関に勤務し専ら画像診断を担当する歯科医師が読影及び診断を行い、その結果を文書により当該病院の主治の歯科医師に提供した場合に月の最初の診断日に算定する。なお、夜間又は休日に撮影された画像については、当該専ら画像診断を担当する歯科医師が、自宅等の当該保険医療機関以外の場所で、画像の読影及び送受信を行うにつき十分な装置・機器を用いた上で読影及び診断を行い、その結果を文書により当該患者の診療を担当する歯科医師に報告した場合も算定できる。その際には、患者の個人情報を含む医療情報の送受信に当たり、安全管理を確実に行った上で実施すること。また、当該保険医療機関以外の施設に読影又は診断を委託した場合は、これらの加算は算定できない（「通則８」又は「通則９」により算定する場合を除く。）。この場合において、提供された文書又はその写しを診療録に添付する。

10 歯科画像診断管理加算を算定した月にあっては、医科点数表の第２章第４部通則に規定する画像診断管理加算は算定できない。

11 遠隔画像診断を行った場合は、送信側の保険医療機関において撮影料、診断料及び歯科画像診断管理加算１又は歯科画像診断管理加算２（当該加算の算定要件を満たす場合に限る。）を算定する。受信側の保険医療機関における診断等に係る費用は受信側、送信側の保険医療機関間における相互の合議に委ねる。

12　遠隔画像診断を行った場合、歯科画像診断管理加算１は、受信側の病院である保険医療機関に勤務し専ら画像診断を担当する歯科医師が読影及び診断を行い、その結果を文書により送信側の保険医療機関において当該患者の診療を担当する歯科医師に提供した場合に、月の最初の診断日に算定する。遠隔画像診断を行った場合、歯科画像診断管理加算２は、送信側の保険医療機関において実施されるコンピューター断層撮影（ＣＴ撮影）、磁気共鳴コンピューター断層撮影（ＭＲＩ撮影）又は歯科用３次元エックス線断層撮影について、受信側の病院である保険医療機関に勤務し専ら画像診断を担当する歯科医師が読影及び診断を行い、その結果を文書により送信側の保険医療機関において当該患者の診療を担当する歯科医師に提供した場合に、月の最初の診断日に算定する。なお、夜間又は休日に撮影された画像については、受信側の保険医療機関において専ら画像診断を担当する歯科医師が、自宅等の当該保険医療機関以外の場所で、画像の読影及び送受信を行うにつき十分な装置・機器を用いた上で読影及び診断を行い、その結果を文書により当該患者の診療を担当する歯科医師に報告した場合も算定できる。その際には、患者の個人情報を含む医療情報の送受信に当たり、安全管理を確実に行った上で実施すること。また、受信側又は送信側の保険医療機関が受信側及び送信側の保険医療機関以外の施設に読影又は診断を委託した場合は、当該加算は算定できない。また、これらの加算を算定する場合は、提供された文書又はその写しを診療録に添付する。

13　画像診断のために使用した造影剤は、Ｅ３０１に掲げる造影剤により算定する。

14　エックス線写真撮影の際に失敗等により、再撮影をした場合は再撮影に要した費用は算定できない。再撮影に要した費用は、その理由が患者の故意又は重大な過失による場合を除き、当該保険医療機関の負担とする。

第１節　診断料

Ｅ０００　写真診断

（１）　歯科エックス線撮影とは、歯科用エックス線フィルムを用いて撮影した場合及び専用の装置を用いてデジタル映像化処理を行った場合をいう。

（２）　歯科用エックス線フィルムとは、標準型、小児型、咬合型及び咬翼型等であって、歯、歯槽骨等の撮影に用いるフィルムをいう。

（３）　単純撮影の「その他の場合」とはカビネ、オルソパントモ型等のフィルムを顎関節全体、顎全体等に用いて撮影した場合をいう。

（４）　パナグラフィー、スタタスエックス２による場合は、診断料は「１のロ　その他の場合」により、撮影料はＥ１００に掲げる歯、歯周組織、顎骨、口腔軟組織の「１のロ　その他の場合」により算定する。

（５）　単純撮影の「１のロ　その他の場合」により上下顎の全顎撮影を行った場合は、２枚目までは所定点数により算定し、３枚目及び４枚目は「通則２」及び「通則３」により算定する。

（６）　顎関節に対して選択的なパノラマ断層撮影ができる特殊装置により、顎関節疾患（発育異常、外傷、炎症、腫瘍、顎関節強直症、代謝異常、顎関節症）について、パノラマエックス線フィルム（オルソパントモ型フィルム）を使用して、咬頭嵌合位、最大開口位、安静位等の異なった下顎位で分割撮影を行った場合は、分割数にかかわらず、一連につき、診断料は「２のイ　歯科パノラマ断層撮影」により、撮影料はＥ１００に掲げる歯、歯周組織、顎骨、口腔軟組織の「２のイ　歯科パノラマ断層撮影」により算定する。

(７)　顎関節の機能診断（下顎頭の運動量とその経過を計量的に比較観察する方法）を目的とする一連の規格エックス線撮影の診断料は、「２のハ　イ及びロ以外の場合」により、撮影料はＥ１００に掲げる歯、歯周組織、顎骨、口腔軟組織の「２のハ　イ及びロ以外の場合」により算定する。

(８)　(７)の「規格エックス線撮影」は、特殊な顎関節規格撮影装置を用いて、主として各顎位（中心咬合位、安静咬合位、開口経過中の異音発生位、開口経過中の発痛位、最大開口位、後退位等）における顎関節を撮影し、異位相における関節窩と下顎頭との対応状況の変化をトレーシングペーパー上に描記したものを座標上に重ねて、下顎頭の運動量とその経過を計量的に比較し経過の観察を行うものをいう。症状の変化を描記したトレーシングペーパーは診療録に添付する。

(９)　顎関節疾患について、パノラマエックス線フィルムを使用し、パノラマ断層による分割撮影を行った場合は、顎関節を構成する骨の形態及び解剖学的な相対位置、下顎窩に対する下顎頭の位置、下顎頭の移動量等の所見を診療録に記載する。

(10)　他の保険医療機関において撮影したフィルムについての診断料は、撮影方法別及び撮影部位別に１回に限り算定する。したがって、同一方法により同一部位に対して撮影したエックス線フィルムの診断は、撮影した枚数にかかわらず１回に限り算定する。

(11)　「１　単純撮影」、「２のロ　歯科部分パノラマ断層撮影」及び「４　造影剤使用撮影」について、一連の症状を確認するため、同一部位に対して撮影を行った場合における、２枚目以降の撮影に係る写真診断は、各区分の所定点数の 100 分の 50 により算定する。なお、同一部位であっても一連の症状確認ではなく、前回撮影時の画像では診断困難な異なる疾患に対する診断を目的に撮影した場合においては、各区分の所定点数により算定する。

(12)　歯科用３次元エックス線断層撮影は、歯科用エックス線撮影又は歯科パノラマ断層撮影で診断が困難な場合であって、当該画像撮影の必要性が十分認められる次のいずれかを３次元的に確認する場合に算定する。

イ　埋伏智歯等、下顎管との位置関係

ロ　顎関節症等、顎関節の形態

ハ　顎裂等、顎骨の欠損形態

ニ　腫瘍等、病巣の広がり

ホ　その他、歯科用エックス線撮影若しくは歯科パノラマ断層撮影で確認できない位置関係、病巣の広がり又は複雑な解剖学的根管形態等を確認する特段の必要性が認められる場合

(13)　歯科用３次元エックス線断層撮影に係る診断料は、実施した撮影の回数にかかわらず、月１回の算定とし、初回の撮影を実施する日に算定する。

(14)　同月内において、入院及び外来の両方で、歯科用３次元エックス線断層撮影を実施した場合においては、入院又は外来の別にかかわらず、月１回に限り算定する。

(15)　当該医療機関以外の医療機関で撮影したフィルムについて診断を行った場合は、初診料を算定した日に限り、歯科用３次元エックス線断層撮影に係る診断料を算定する。

(16) 歯科部分パノラマ断層撮影とは、歯科エックス線撮影を行う場合で異常絞扼反射を有する患者であって、「１のイ　歯科エックス線撮影」が困難な場合に、歯科部分パノラマ断層撮影装置を用いて、エックス線の照射範囲を限定し局所的な撮影を行ったものをいい、単に歯科パノラマ断層撮影により撮影された画像を分割した場合は算定できない。

(17) 「２のイ　歯科パノラマ断層撮影」と「２のロ　歯科部分パノラマ断層撮影」を同時に行った場合の診断料及びＥ１００に掲げる歯、歯周組織、顎骨、口腔軟組織の撮影料は、主たる撮影の所定点数のみをそれぞれ算定する。ただし、(６)の規定により「２のイ　歯科パノラマ断層撮影」を算定する場合についてはこの限りではない。

(18) 写真診断を行った場合は、診断に係る必要な所見を診療録に記載する。

(19) その他は、医科点数表の第２章第４部第１節に掲げるエックス線診断料の例により算定する。

第２節　撮影料

Ｅ１００　歯、歯周組織、顎骨、口腔軟組織

(１) 第１節診断料のＥ０００に掲げる写真診断の(１)から(８)まで、(16)及び(17)は、本区分についても同様である。

(２) 歯科用３次元エックス線断層撮影は、疾患の種類等にかかわらず、所定点数のみにより算定する。

(３) 「注４」に規定する「３　歯科用３次元エックス線断層撮影」における「造影剤を使用した場合」とは、腔内注射等により造影剤使用撮影を行った場合をいう。

(４) 造影剤を使用しない歯科用３次元エックス線断層撮影を行い、引き続き造影剤を使用して撮影を行った場合は、所定点数及び造影剤の使用による加算点数のみにより算定する。

(５) 造影剤使用撮影とは、顎関節腔、上顎洞又は唾液腺に造影剤を注入して行った場合をいう。

Ｅ１０１　造影剤注入手技

造影剤注入手技は、顎関節腔、上顎洞又は唾液腺に造影剤の注入を行った場合に算定する。

第３節　基本的エックス線診断料

Ｅ２００　基本的エックス線診断料

医科点数表のＥ００４に掲げる基本的エックス線診断料の例により算定する。

第４節　フィルム及び造影剤料

Ｅ３００　フィルム

６歳未満の乳幼児に対して撮影を行う場合は、損耗量を考慮して材料価格に1.1を乗じて算定する。

＜画像診断の端数処理方法＞

(１) 小数点以下の端数がある場合は、第１節診断料と第２節撮影料及び第４節フィルム料のそれぞれについて端数処理を行い、合算した点数が請求点数となる。

(例) 同一部位に対し、同時にカビネ型２枚を使用して単純撮影（アナログ撮影）を行っ

た場合

診断料　　85 点　＋　85/2 点　＝　127.5 点　→　128 点

撮影料　　65 点　＋　65/2 点　＝　97.5 点　　→　98 点

カビネ２枚分のフィルム代　38 円　×　2/10　＝　7.6 点　→　8 点

請求点数　128 点　＋　98 点　＋　8 点　　＝　234 点

（２）　全顎撮影以外の歯科エックス線撮影（アナログ撮影）に限り、歯科用エックス線フィルム１枚を単位として第１節診断料、第２節撮影料及び第４節フィルム料を合算し、端数処理を行う。

（例）　１枚の場合

20 点（診断料）＋25 点（撮影料）＋（29 円/10）点（フィルム料）＝47.9 点→48 点

（例）　５枚の場合

48 点（１枚当たりの請求点数）×5 枚＝240 点

第５部　投　薬

通則

1　「通則４」については、うがい薬のみの投薬が治療を目的としないものである場合には算定しないことを明らかにしたものであり、治療を目的とする場合にあっては、この限りでない。なお、うがい薬とは、薬効分類上の含嗽剤をいう。

2　医科点数表の第２章第５部に掲げる投薬（Ｆ４００に掲げる処方箋料を除く。）の例により算定する。

第５節　処方箋料

Ｆ４００　処方箋料

（１）　同一の患者に対して、同一診療日に、一部の薬剤を院内において投薬し、他の薬剤を院外処方箋により投薬することは、原則として認められない。

万一緊急やむを得ない事態が生じこのような方法による投薬を行った場合は、当該診療報酬明細書の「摘要欄」に、その日付及び理由を記載する。なお、注射器、注射針又はその両者のみを処方箋により投与することは認められない。

（２）　(1)にいう「緊急やむを得ない事態」とは、常時院外処方箋による投薬を行っている患者に対して、患者の症状等から緊急に投薬の必要性を認めて臨時的に院内投薬を行った場合又は常時院内投薬を行っている患者に対して当該保険医療機関で常用していない薬剤を緊急かつ臨時的に院外処方箋により投薬した場合をいう。

（３）　同一患者に対し処方箋を交付した同日に抜歯直後等の必要から屯服薬を投与する場合、当該処方料は処方箋料に含まれる。

（４）　その他は、医科点数表のＦ４００に掲げる処方箋料（(8)から(10)までを除く。）の例により算定する。

第６部　注　射

通則

1　第１節に掲げられていない注射であって簡単な注射は、基本診療料に包括されているため、

第２節の薬剤料のみにより算定する。

２　第６部に掲げる注射以外の注射は、医科点数表の第２章第６部に掲げる通則の例により算定する。

第１節　注射料

医科点数表の第２章第６部第１節に掲げる注射料（医科点数表のＧ００３－３に掲げる肝動脈塞栓を伴う抗悪性腫瘍剤肝動脈内注入、医科点数表のＧ００５－４に掲げるカフ型緊急時ブラッドアクセス用留置カテーテル挿入、医科点数表のＧ００７に掲げる腱鞘内注射、医科点数表のＧ００８に掲げる骨髄内注射、医科点数表のＧ００９に掲げる脳脊髄腔注射、医科点数表のＧ０１１に掲げる気管内注入、医科点数表のＧ０１２に掲げる結膜下注射、医科点数表のＧ０１２－２に掲げる自家血清の眼球注射、医科点数表のＧ０１３に掲げる角膜内注射、医科点数表のＧ０１４に掲げる球後注射、医科点数表のＧ０１５に掲げるテノン氏嚢内注射、医科点数表のＧ０１６に掲げる硝子体内注射、医科点数表のＧ０１７に掲げる腋窩多汗症注射及び医科点数表のＧ０１８に掲げる外眼筋注射（ボツリヌス毒素によるもの）を除く。）の例により算定する。

第７部　リハビリテーション

通則

１　第１節リハビリテーション料に掲げられていないリハビリテーションのうち、簡単なものの費用は、算定できない。

２　各区分におけるリハビリテーションの実施に当たっては、特に定める場合を除き、全ての患者の機能訓練の内容の要点及び実施時刻（開始時刻及び終了時刻）を診療録等へ記載する。

３　顎関節疾患の治療にマイオモニターを使用した場合は、１回につき医科点数表のＨ００２に掲げる運動器リハビリテーション料の「３　運動器リハビリテーション料(Ⅲ)」の所定点数により算定する。なお、診療録にマイオモニターを用いた顎関節疾患の治療の実施時刻（開始時刻及び終了時刻）、治療内容等を記載する。

４　開口障害の治療に際して整形手術後に開口器等を使用して開口訓練を行った場合は、医科点数表のＨ００２に掲げる運動器リハビリテーション料の「２　運動器リハビリテーション料(Ⅱ)」の所定点数により１日につき１回に限り算定する。なお、診療録に開口障害の訓練の実施時刻（開始時刻及び終了時刻）、訓練内容、使用器具名等を記載する。また、顎骨骨折に対する観血的手術後又は悪性腫瘍に対する放射線治療後に生じた開口障害について、開口器等を使用して開口訓練を行ったときも同様の取扱いとする。

５　第７部に掲げるリハビリテーション以外のリハビリテーションは、医科点数表の第２章第７部リハビリテーションに掲げる「通則２」及び「通則３」の例により算定する。

第１節　リハビリテーション料

Ｈ０００　脳血管疾患等リハビリテーション料

脳血管疾患等リハビリテーション料は、医科点数表のＨ００１に掲げる脳血管疾患等リハビリテーション料の例により算定する。ただし、音声・構音障害を持つ患者に対して言語機能に係る訓練を行った場合に算定する。この場合において、当該区分中「医師」とあるのは「歯科医師」に読み替えて適用する。

Ｈ０００－３　廃用症候群リハビリテーション料

廃用症候群リハビリテーション料は、医科点数表のＨ００１－２に掲げる廃用症候群リハビリテーション料の例により算定する。ただし、音声・構音障害を持つ患者に対して言語機能に係る訓練を行った場合に算定する。この場合において、当該区分中「医師」とあるのは「歯科医師」に読み替えて適用する。

Ｈ００１　摂食機能療法

（1）　摂食機能療法は、摂食機能障害を有する患者に対して、個々の患者の症状に対応した診療計画書に基づき、医師又は歯科医師若しくは医師又は歯科医師の指示の下に言語聴覚士、看護師、准看護師、歯科衛生士、理学療法士又は作業療法士が１回につき 30 分以上訓練指導を行った場合に月４回に限り算定する。ただし、治療開始日から起算して３月以内の患者に限っては、１日につき算定する。なお、摂食機能障害者とは、次のいずれかに該当する患者をいう。

イ　発達遅滞、顎切除及び舌切除の手術又は脳卒中等による後遺症により摂食機能に障害があるもの

ロ　内視鏡下嚥下機能検査又は嚥下造影によって他覚的に嚥下機能の低下が確認できるものであって、医学的に摂食機能療法の有効性が期待できるもの

（2）　摂食機能療法の実施に当たっては、診療録に当該療法の実施時刻（開始時刻と終了時刻）、療法の内容の要点等を記載する。

（3）　医師又は歯科医師の指示の下に言語聴覚士、看護師、准看護師又は歯科衛生士が行う嚥下訓練は、摂食機能療法として算定する。

（4）　「2　30分未満の場合」については、脳卒中の発症後 14 日以内の患者に対し、15 分以上の摂食機能療法を行った場合に算定できる。なお、脳卒中の発症後 14 日以内の患者であっても、30 分以上の摂食機能療法を行った場合には「1　30 分以上の場合」を算定できる。

（5）　「注３」に掲げる摂食嚥下機能回復体制加算は、摂食機能及び嚥下機能の回復の支援に係る専門知識を有した多職種により構成されたチーム（以下「摂食嚥下支援チーム」という。）等による対応によって摂食機能又は嚥下機能の回復が見込まれる患者に対して、多職種が共同して必要な指導管理を行った場合に算定できる。

（6）　「注３」に掲げる摂食嚥下機能回復体制加算を算定する摂食機能療法を行うに当たっては、医師との緊密な連携の下で行い、患者管理が適切になされるよう十分留意する。

（7）　その他摂食機能療法の医科と共通の項目は、医科点数表のＨ００４に掲げる摂食機能療法の例により算定する。

Ｈ００１－２　歯科口腔リハビリテーション料１

（1）　「1　有床義歯の場合」とは、有床義歯による口腔機能の回復又は維持を主眼とした調整又は指導をいい、具体的には、有床義歯を装着している患者に対して、有床義歯の適合性や咬合関係等の検査を行い、患者に対して義歯の状態を説明した上で、義歯に係る調整又は指導を行った場合に、月１回に限り算定する。この場合において、調整部位又は指導内容等の要点を診療録に記載する。

(2)　「1のロ　困難な場合」とは、Ｂ０１３に掲げる新製有床義歯管理料の(3)に掲げる場合をいう。

(3)　Ｂ０１３に掲げる新製有床義歯管理料を算定した患者について、当該有床義歯の装着日の属する月の翌月以降の期間において、当該義歯を含めた有床義歯の調整又は指導は、「1　有床義歯の場合」により算定する。

(4)　Ｂ０１３に掲げる新製有床義歯管理料を算定した患者について、当該有床義歯の装着日の属する月から起算して6月以内の期間において、当該有床義歯の装着部位とは異なる部位に別の有床義歯の新製を行った場合は、「1　有床義歯の場合」を算定し、Ｂ０１３に掲げる新製有床義歯管理料は算定できない。

(5)　有床義歯の新製が予定されている月に旧義歯の修理を行い、Ｍ０２９に掲げる有床義歯修理を算定した場合は、Ｂ０１３に掲げる新製有床義歯管理料の「注2」の規定に関わらず、「1　有床義歯の場合」を算定し、新製した有床義歯の装着時にＢ０１３に掲げる新製有床義歯管理料を算定して差し支えない。

(6)　有床義歯の新製が予定されている月に、やむを得ず旧義歯の調整が必要となり有床義歯の調整を行った場合は「1　有床義歯の場合」を算定し、新製した有床義歯の装着時はＢ０１３に掲げる新製有床義歯管理料の「注2」の規定に関わらず、Ｂ０１３に掲げる新製有床義歯管理料を算定する。

(7)　有床義歯を新製した月と同月に、当該有床義歯とは別の欠損部位の有床義歯の修理又は床裏装を行った場合は、Ｍ０２９に掲げる有床義歯修理又はＭ０３０に掲げる有床義歯内面適合法（有床義歯床裏装）は別に算定する。この場合において、Ｂ０１３に掲げる新製有床義歯管理料又は「1　有床義歯の場合」のいずれかにより算定する。

(8)　Ｉ０２２に掲げる有床義歯床下粘膜調整処置を行い、有床義歯の新製又は床裏装を予定している場合は、同月内であっても当該処置に併せて「1　有床義歯の場合」を算定して差し支えない。この場合において、「1　有床義歯の場合」を算定したときは、同月内にＢ０１３に掲げる新製有床義歯管理料は算定できない。

(9)　別の保険医療機関で製作した有床義歯の調整又は指導は、装着する日の属する月であっても「1　有床義歯の場合」により算定する。

(10)　「2　舌接触補助床の場合」は、脳血管疾患、口腔腫瘍又は口腔機能低下症等の患者に対し、舌接触状態等を変化させて摂食・嚥下機能又は発音・構音機能の改善を図ることを目的にＩ０１７－１－３に掲げる舌接触補助床を装着した場合又は有床義歯形態の補助床を装着した場合に、当該装置の調整又は指導を行い、口腔機能の回復又は維持・向上を図った際に算定する。なお、同一初診期間中に「2　舌接触補助床の場合」の算定以降は「1　有床義歯の場合」を算定できない。この場合において、調整部位又は指導内容等の要点を診療録に記載する。

(11)　「3　その他の場合」は、Ｍ０２５に掲げる口蓋補綴、顎補綴により算定した、口蓋補綴装置、顎補綴装置、発音補助装置、発音補整装置、ホッツ床（哺乳床）又はオクルーザルランプを付与した口腔内装置を装着している場合に、当該装置の調整、患者又は患者の保護者に対する当該装置の使用方法等の指導、訓練又は修理を行い、口腔機能の回復又は向上を図った際に算定する。この場合において、調整部位又は指導内容等の要点を診療録に記載する。

(12) 歯科口腔リハビリテーション料１を算定した日において、Ｈ００１―３に掲げる歯科口腔リハビリテーション料３に係る口腔機能に係る指導・訓練を実施した場合は、歯科口腔リハビリテーション料３を別に算定して差し支えない。

(13) 有床義歯に係る調整又は指導を行うに当たっては、「有床義歯の管理について」（平成 19 年 11 月日本歯科医学会）を参考とする。

Ｈ００１－３　歯科口腔リハビリテーション料２

（１） 顎関節症を有する患者であって、Ｉ０１７に掲げる口腔内装置の「注」に規定する顎関節治療用装置を装着している患者に対して、療養上の指導又は訓練を行い、口腔機能の回復又は維持・向上を図った場合に算定する。なお、別の保険医療機関で製作した口腔内装置を装着している場合においても、当該リハビリテーション料により算定する。

（２） 当該装置の調整・修理を行う場合にあっては、Ｉ０１７－２に掲げる口腔内装置調整・修理により算定する。

（３） 実施内容等の要点を診療録に記載する。

Ｈ００１―４　歯科口腔リハビリテーション料３

（１） 「１　口腔機能の発達不全を有する 18 歳未満の患者の場合」は、正常な口腔機能の獲得を目的としてＢ０００－４－２に掲げる小児口腔機能管理料を算定する患者又はＣ００１－３に掲げる歯科疾患在宅療養管理料を算定する患者に対し、管理計画に基づき口腔機能に係る指導・訓練を行った場合に算定する。当該指導・訓練を行うに当たっては、関係学会より示されている「口腔機能発達不全症に関する基本的な考え方」（令和６年３月日本歯科医学会）を参考とすること。

（２） 「２　口腔機能の低下を来している患者の場合」は、口腔機能の回復又は維持・向上を目的としてＢ０００－４－３に掲げる口腔機能管理料又はＣ００１－３に掲げる歯科疾患在宅療養管理料を算定する患者に対し、管理計画に基づき口腔機能に係る指導・訓練を行った場合に算定する。当該指導・訓練を行うに当たっては、関係学会より示されている「口腔機能低下症に関する基本的な考え方」（令和６年３月日本歯科医学会）を参考とすること。

（３） 歯科口腔リハビリテーション料３を算定した日において、Ｈ００１―２に掲げる歯科口腔リハビリテーション料１に係る有床義歯、舌接触補助床又は口蓋補綴装置等に係る調整または指導を実施した場合は、歯科口腔リハビリテーション料１を別に算定して差し支えない。

（４） 歯科口腔リハビリテーション料３を算定した日において、Ｈ００１―３に掲げる歯科口腔リハビリテーション料２に係る顎関節症を有する患者への指導又は訓練を実施した場合は、歯科口腔リハビリテーション料２を別に算定して差し支えない。

（５） 指導・訓練内容等の要点を診療録に記載する。

Ｈ００２　障害児（者）リハビリテーション料

障害児（者）リハビリテーション料は、医科点数表のＨ００７に掲げる障害児（者）リハビリテーション料の例により算定する。ただし、音声・構音障害を持つ患者に対して言語機能に係る訓練を行った場合に限り算定する。

Ｈ００３　がん患者リハビリテーション料

（１） がん患者リハビリテーション料とは、別に厚生労働大臣が定める施設基準に適合しているものとして地方厚生(支)局長に届け出た保険医療機関において算定するものをいい、がんの種類や進行、がんに対して行う治療及びそれに伴って発生する副作用又は障害等について十分な配慮を行った上で、がんやがんの治療により生じた疼痛、筋力低下、障害等に対して、二次的障害を予防し、運動器の低下や生活機能の低下予防・改善することを目的として種々の運動療法、日常生活活動訓練、物理療法、応用的動作能力、社会的適応能力の回復等を組み合わせて個々の症例に応じて行った場合について算定する。

(2) がん患者リハビリテーションは、対象となる患者に対して、歯科医師の指導監督の下、がん患者リハビリテーションに関する適切な研修を修了した言語聴覚士が個別に 20 分以上のリハビリテーションを行った場合を1単位として、1日につき6単位に限り算定する。また、専任の歯科医師が、直接訓練を実施した場合にあっても、言語聴覚士が実施した場合と同様に算定する。

(3) がん患者リハビリテーション料の対象となる患者は、入院中のがん患者であって、次のいずれかに該当する者をいい、当該患者の主治医である歯科医師と連携する医師が個別にがん患者リハビリテーションが必要であると認める者である。

イ 当該入院中にがんの治療のための手術、骨髄抑制を来しうる化学療法、放射線治療若しくは造血幹細胞移植が行われる予定の患者又は行われた患者

ロ 在宅において緩和ケア主体で治療を行っている進行がん又は末期がんの患者であって、症状増悪のため一時的に入院加療を行っており、在宅復帰を目的としたリハビリテーションが必要な患者

(4) がん患者リハビリテーションを行う際は、歯科医師及び当該歯科医師と連携する医師の定期的な診察結果に基づき、歯科医師、医師、看護師、理学療法士、作業療法士、言語聴覚士、社会福祉士等の多職種が共同して医科点数表のＨ００３－２に掲げるリハビリテーション総合計画評価料の注に規定するリハビリテーション計画を作成していること。なお、がん患者リハビリテーションの開始時及びその後３か月に１回以上、患者又はその家族等に対して当該がん患者リハビリテーションの実施計画の内容を説明し、その要点を診療録に記載する。なお、がんのリハビリテーションに従事する者は、積極的にキャンサーボードに参加することが望ましい。

(5) がん患者リハビリテーション料を算定している患者に対して、Ｈ０００に掲げる脳血管疾患等リハビリテーション料、Ｈ０００－３に掲げる廃用症候群リハビリテーション料又はＨ００２に掲げる障害児（者）リハビリテーション料は別に算定できない。

Ｈ００８ 集団コミュニケーション療法料

集団コミュニケーション療法料は、医科点数表のＨ００８に掲げる集団コミュニケーション療法料の例により算定する。ただし、音声・構音障害を持つ患者に対して言語機能に係る訓練を行った場合に算定する。

第８部 処置

通則

1 処置の所定点数とは処置料の項に掲げられた点数及び注による加算の合計をいい、通則の加算点数は含まない。

2 通則の加算方法は処置料の所定点数に通則中の各加算を足し合わせたものの合計により算定

する。

3 処置の費用としては、第1節に規定してある所定点数によるほか、処置に使用した薬剤（特定薬剤にあっては、所定点数が 120 点以上の処置又は各区分の「注」に「特定薬剤料を含む。」と記載されている場合を除く。）の費用についても算定する。したがって、薬剤を使用して処置を行った場合は第3節の薬剤料（特定薬剤を使用して処置を行った場合は、120 点以上の処置又は特に規定する処置を除いて第4節の特定薬剤料）を、第1節の処置料と合算して算定する。この場合において、特定薬剤は別に厚生労働大臣が定めるものに限られる。

4 薬剤料、特定薬剤料又は特定保険医療材料料の算定の単位は1回に使用した総量の価格であって、注射液の1筒ごと等の特定単位はこだわらない。

5 第1節に掲げられていない処置のうちラバーダム防湿法、薬剤による歯周ポケット内洗浄及び簡単な処置の費用は基本診療料に含まれ算定できないが、特殊な処置の費用は、その都度当局に内議し、最も近似する処置として準用が通知された算定方法により算定する。

6 「通則5」による6歳未満の乳幼児又は著しく歯科診療が困難な者に対する加算は、第1節の所定点数の 100 分の 50 又は 100 分の 30 を加算する。

7 「通則5」又は「通則9」による著しく歯科診療が困難な者等に対する 100 分の 50 又は 100 分の 30 加算とは、開口の保持又は体位、姿勢の保持が必要な患者や頻繁な治療の中断を伴う患者等に対して、患者の状態に留意しながら治療を行った場合等に算定するものをいい、当該加算を算定した日の患者の治療時の状況を診療録に記載する。

8 「通則5」の加算において6歳未満の乳幼児であって著しく歯科診療が困難な者については、乳幼児に対する加算としての 100 分の 50 加算又は 100 分の 30 加算のみを算定する。

9 「通則6」の入院中の患者以外に対する処置の休日加算、時間外加算又は深夜加算は、医科点数表の例により算定する。

10 「通則6」の入院中の患者に対する処置の休日加算、時間外加算又は深夜加算は、医科点数表の例により算定する。

11 「通則6」の所定点数が 1,000 点以上又は 150 点以上とは、各区分に規定してある所定点数が 1,000 点以上又は 150 点以上という趣旨である。ただし、その処置・手術が全体として一体と考えられる場合は、個々の所定点数が 1,000 点又は 150 点に達しなくとも、それらの合算点数が 1,000 点以上又は 150 点以上のときは加算が認められる。

12 120 点以上の処置又は各区分の「注」に「麻酔料を含む。」と記載されている場合の処置の所定点数中に含まれる簡単な伝達麻酔とは、麻酔の部（第 10 部）に規定してある伝達麻酔以外の簡単な伝達麻酔（頤孔、後臼歯結節、大口蓋孔等）をいう。

なお、麻酔の部に規定してあるＫ００１に掲げる浸潤麻酔は、120 点以上の処置又は各区分の「注」に「麻酔料を含む。」と記載されている場合の処置の所定点数に含まれ別に算定できない。ただし、Ｉ００４の１に掲げる生活歯髄切断又はＩ００５に掲げる抜髄を行う場合の浸潤麻酔に当たって使用した薬剤の薬価についてはこの限りではない。

13 歯科訪問診療は通院困難な療養中の患者について実施されるが、消炎鎮痛、有床義歯の調整等の訪問診療で求められる診療の重要性及び困難性を考慮し、Ｃ０００に掲げる歯科訪問診療料を算定する患者であって、同注８に規定する歯科診療特別対応加算１、歯科診療特別対応加算２又は歯科診療特別対応加算３を算定しないものに対して行った第８部に掲げる処置、第９部に掲げる手術及び第 12 部に掲げる歯冠修復及び欠損補綴を行った場合は、次に掲げる点数をそれぞれ所定点数に加算する。

イ　Ｍ００３（２のロ及びハに限る。）に掲げる印象採得、Ｍ００３－３咬合印象、Ｍ００６（２のロに限る。）に掲げる咬合採得又はＭ０３０に掲げる有床義歯内面適合法

所定点数の100分の70に相当する点数

ロ　Ｉ００５（３に限る。）に掲げる抜髄、Ｉ００６（３に限る。）に掲げる感染根管処置、Ｊ０００（１、２及び３に限る。）に掲げる抜歯手術（注１による加算を算定した場合を除く。）、Ｍ０２１－３（１に限る。）に掲げる磁性アタッチメント又はＭ０２９に掲げる有床義歯修理

所定点数の100分の50に相当する点数

ハ　Ｉ００５（１及び２に限る。）に掲げる抜髄、Ｉ００６（１及び２に限る。）に掲げる感染根管処置、Ｊ０１３（２に限る。）に掲げる口腔内消炎手術

所定点数の100分の30に相当する点数

14　Ｉ００５に掲げる抜髄、Ｉ００６に掲げる感染根管処置、Ｉ００７に掲げる根管貼薬処置、Ｉ００８に掲げる根管充填及びＩ００８－２に掲げる加圧根管充填処置の一連の歯内療法において、高周波療法、イオン導入法、根管拡大、根管形成、歯肉圧排、根管充填剤（材）の除去、隔壁、歯髄結石除去、根管開拡及び特定薬剤等はそれぞれの所定点数に含まれ別に算定できない。

第１節　処置料

第１節の処置において、Ｉ０００に掲げるう蝕処置からＩ０２１に掲げる根管内異物除去の処置のために行ったＫ００１に掲げる浸潤麻酔等は、「通則７」に該当しない場合に限り、術野又は病巣単位ごとに算定する。

Ｉ０００　う蝕処置

（１）　う蝕処置は、１歯１回を単位として算定し、１回の処置歯数が２歯以上にわたる場合は、所定点数を歯数倍した点数により算定する。以下「１歯１回につき」等の規定のある場合の算定は、処置を行った歯数を乗じて算定する。

（２）　「う蝕処置」は、次の処置をいう。

イ　う蝕歯に行った軟化象牙質の除去又は暫間充填

ロ　歯根未完成の永久歯の歯内療法実施中に、根尖部の閉鎖状態の予後観察のために行った水酸化カルシウム系糊剤等による暫間根管充填に併せて行った暫間充填

ハ　歯髄保護処置又は歯冠修復物の脱落時の再装着等を行うに当たって軟化象牙質等の除去若しくは燐酸セメント若しくはカルボキシレートセメント等を用いた暫間充填

（３）　う蝕処置、Ｍ００１に掲げる歯冠形成、Ｍ００１－２に掲げるう蝕歯即時充填形成及びＭ００１－３に掲げるう蝕歯インレー修復形成等において、軟化象牙質の検査を行った場合は、それぞれの所定点数に含まれ別に算定できない。

（４）　Ｍ００２に掲げる支台築造又はＭ００２－２に掲げる支台築造印象と同日に行ったう蝕処置の費用は、それぞれの所定点数に含まれ、別に算定できない。

（５）　う蝕処置を算定する場合は、算定部位ごとに処置内容等を診療録に記載する。

Ｉ０００－２　咬合調整

（１）　次に掲げる場合に算定する。

イ　一次性咬合性外傷の場合
ロ　二次性咬合性外傷の場合
ハ　歯冠形態修正の場合
ニ　レスト製作の場合
ホ　第13部　歯科矯正に伴うディスキングの場合

(2)　(1)の「イ　一次性咬合性外傷の場合」とは、一次性咬合性外傷を有する場合であって、過度の咬合圧を受ける天然歯若しくは金属歯冠修復物等（他院で製作されたものに限る。）の過高部を削合した場合又は歯ぎしりの際の咬合干渉を削合した場合をいう。

(3)　イについては、「1　1歯以上10歯未満」又は「2　10歯以上」のうち、いずれかを1回算定する。ただし、前回算定した日から起算して6月以内は算定できない。

(4)　(1)の「ロ　二次性咬合性外傷の場合」とは、歯周炎に罹患した患者に対して、歯周炎の治療を目的として行われる場合をいう。

(5)　ロについては、「1　1歯以上10歯未満」又は「2　10歯以上」のうち、いずれかを1回算定する。ただし、前回算定した日から起算して6月以内は算定できない。

(6)　(1)の「ハ　歯冠形態修正の場合」とは、食物の流れを改善し歯周組織への為害作用を極力阻止する場合、又は舌、頬粘膜の咬傷を起こすような場合等の歯冠形態修正を行った場合に算定する。

(7)　ハについては、「1　1歯以上10歯未満」又は「2　10歯以上」のうち、いずれかを1回算定する。ただし、前回算定した日から起算して6月以内は算定できない。また、歯冠形態修正を行った場合は、診療録に歯冠形態の修正理由、歯冠形態の修正箇所等を記載する。

(8)　(1)の「ニ　レスト製作の場合」とは、新たな義歯の製作又は義歯修理（鉤等の追加）を行うに当たり、鉤歯と鉤歯の対合歯をレスト製作のために削除した場合をいい、新たな義歯の製作又は義歯修理の実施1回につき、「1　1歯以上10歯未満」又は「2　10歯以上」のうち、いずれか1回に限り算定する。ただし、修理を行った有床義歯に対して、再度、義歯修理を行う場合については、前回算定した日から起算して3月以内は算定できない。

(9)　(1)の「ホ　第13部　歯科矯正に伴うディスキングの場合」とは、本通知の第13部通則3に規定する顎変形症又は通則7に規定する別に厚生労働大臣が定める疾患に起因した咬合異常の歯科矯正を行う際に歯の隣接面の削除を行う場合をいい、歯数に応じ各区分により算定する。

(10)　歯髄切断、抜髄、感染根管処置等の一連の歯内治療又は抜歯手術に伴って、患歯の安静を目的として行う歯の削合に係る費用は、Ｉ００４に掲げる歯髄切断、Ｉ００５に掲げる抜髄、Ｉ００６に掲げる感染根管処置、Ｊ０００に掲げる抜歯手術等に含まれ別に算定できない。

(11)　咬合調整を算定する場合は、(1)のイからホまでのいずれに該当するかを診療報酬明細書の摘要欄に記載すること。

Ｉ０００－３　残根削合

治療の必要上、残根歯の削合を行う場合は、歯数に応じて算定する。

Ｉ００１　歯髄保護処置

（１）　歯髄保護処置とは、歯髄温存療法、直接歯髄保護処置及び間接歯髄保護処置をいう。

（２）　う窩の処置としての象牙質の削除を行うとともに、歯髄保護処置及び暫間充填を行った場合は、う蝕処置と歯髄保護処置の所定点数をそれぞれ算定する。

ただし、Ｍ００１－２に掲げるう蝕歯即時充填形成、Ｍ００１－３に掲げるう蝕歯インレー修復形成又はＩ００４に掲げる歯髄切断を行った場合は、歯髄保護処置の点数は算定できない。

（３）　同一歯に２箇所以上、例えば近心と遠心とにう窩が存在する場合に、それぞれの窩洞に歯髄保護処置を行った場合は、同日又は日を異にして行った場合であっても、１歯につき１回に限り所定点数を算定する。

（４）　歯髄温存療法とは、臨床的に健康な歯髄又は可逆性歯髄炎であって、感染象牙質を全て除去すれば、露髄を招き抜髄に至る可能性のある深在性のう蝕を対象とし、感染象牙質を残し、そこに水酸化カルシウム製剤などを貼付し、感染部の治癒を図り、３月以上の期間を要するものをいう。本区分は、当該処置を行った最初の日から起算して３月以上の期間内に２回程度の薬剤の貼付を行うことを含め、当該処置に係る一連の行為を包括的に評価し、当該処置を行った最初の日に算定する。

（５）　歯髄温存療法を行った場合は、当該処置を行った最初の日から起算して３月以上の経過観察を行った後に、歯冠修復等を実施する。なお、当該処置を行った場合は、処置内容及び経過観察期間等に係る事項について患者に対して説明するとともに、その要点を診療録に記載する。

（６）　直接歯髄保護処置を行った場合は、当該処置を行った最初の日から起算して１月以上の経過観察を行った後に歯冠修復等を実施する。なお、当該処置を行った場合は、処置内容及び経過観察期間等に係る事項について患者に対して説明するとともに、その要点について診療録に記載する。

Ｉ００１－２　象牙質レジンコーティング

象牙質レジンコーティングは、Ｍ００１に掲げる歯冠形成の「１　生活歯歯冠形成」を行った歯に対して、象牙細管の封鎖を目的として、歯科用シーリング・コーティング材を用いてコーティング処置を行った場合に、１歯につき１回に限り算定する。

Ｉ００２　知覚過敏処置

（１）　イオン導入法は、知覚過敏処置に含まれ別に算定できない。

（２）　歯冠形成後、知覚過敏が生じた有髄歯に対する知覚鈍麻剤の塗布は、歯冠形成、印象採得、咬合採得、仮着及び装着と同時に行う場合を除き「１　３歯まで」又は「２　４歯以上」の所定点数により算定する。ただし、補綴物の歯冠形成から装着までの治療期間中に、Ｉ００１－２に掲げる象牙質レジンコーティングを算定した場合は、当該期間中に知覚過敏処置は算定できない。

Ｉ００２－２　う蝕薬物塗布処置

う蝕に対して、軟化象牙質等を除去して充填等を行わず、フッ化ジアンミン銀の塗布を行った場合は、１口腔１回につき歯数に応じて「１　３歯まで」又は「２　４歯以上」により算定する。

Ｉ００３　初期う蝕早期充填処置

（1） 初期う蝕早期充填処置は、原則として幼若永久歯又は乳歯の小窩裂溝の初期う蝕に対して行った場合に算定する。この場合において、初期う蝕に罹患している小窩裂溝に対する清掃等を行った場合は、所定点数に含まれ別に算定できない。

（2） 初期う蝕早期充填処置は1歯につき1回に限り算定する。ただし、咬耗や歯ぎしり等による摩耗により、やむを得ず再度の充填処置が必要になった場合は、Ｂ０００－４に掲げる歯科疾患管理料又はＢ００２に掲げる歯科特定疾患療養管理料を算定している患者に限り、前回の初期う蝕早期充填処置を算定した日から起算して6月を経過した日以降についてはこの限りではない。

（3） 初期う蝕早期充填処置に要する特定保険医療材料料は、Ｍ００９に掲げる充填の「イ 単純なもの」の場合と同様とする。

Ｉ００４ 歯髄切断

（1） 生活歯髄切断のために用いた表面麻酔、浸潤麻酔、簡単な伝達麻酔、特定薬剤及び歯髄保護処置は、生活歯髄切断の所定点数に含まれ別に算定できない。ただし表面麻酔、浸潤麻酔又は簡単な伝達麻酔に用いた薬剤に係る薬剤料は別に算定する。

（2） 生活歯髄切断後に歯冠形成を行った場合は、Ｍ００１に掲げる歯冠形成の「1 生活歯歯冠形成」又は「3 窩洞形成」の各号により算定する。

（3） 同一歯について、Ｉ００５に掲げる抜髄を併せて行った場合は、Ｉ００５に掲げる抜髄の所定点数に当該歯髄切断は含まれ別に算定できない。

（4） 歯髄切断の後に抜髄となった場合は、Ｉ００５に掲げる抜髄の所定点数のみにより算定する。

Ｉ００５ 抜髄

（1） 抜髄は1歯につき1回に限り算定する。なお、麻酔及び薬剤は所定点数に含まれ別に算定できない。ただし表面麻酔、浸潤麻酔又は簡単な伝達麻酔に用いた薬剤に係る薬剤料は別に算定する。

（2） 抜髄は、抜髄を行った歯について、抜髄が完了した日において算定する。この場合において、失活抜髄の貼薬及び薬剤は、所定点数に含まれ別に算定できない。

（3） Ｉ００１に掲げる歯髄保護処置の「1 歯髄温存療法」を行った場合は、当該処置を行った最初の日から起算して3月以上の経過観察を行うが、やむを得ず経過観察中に抜髄を実施した場合は、「注1」に掲げる所定点数により算定する。

（4） Ｉ００１に掲げる歯髄保護処置の「2 直接歯髄保護処置」を行った場合は、1月以上の経過観察を行うが、やむを得ず早期に抜髄を実施した場合は、「注2」に掲げる所定点数により算定する。

Ｉ００６ 感染根管処置

（1） 抜歯を前提として急性症状の消退を図ることを目的とした根管拡大等は、根管数にかかわらず1歯につき1回に限り、「1 単根管」により算定する。なお、抜歯を前提とした根管拡大等に併せて行った消炎のための根管貼薬は、所定点数に含まれ別に算定できない。

（2） 感染根管処置は1歯につき1回に限り算定する。ただし、再度感染根管処置が必要になった場合において、Ｉ００８－２に掲げる加圧根管充填処置を行った患者に限り、前回の感染根管処置に係る歯冠修復が完了した日から起算して6月を経過した日以降については、この限りではない。

（３） (２)の場合、再度当該処置を行うに当たり、Ｄ０００に掲げる電気的根管長測定検査、Ｉ００８に掲げる根管充填処置及びＩ００８－２に掲げる加圧根管充填処置はそれぞれ必要に応じ算定する。

Ｉ００７　根管貼薬処置

（１） Ｉ００５に掲げる抜髄、Ｉ００６に掲げる感染根管処置又はＩ００８に掲げる根管充填と同時に行った根管貼薬は、それぞれの所定点数に含まれ別に算定できない。

（２） 抜歯を前提とした消炎のための根管拡大後の根管貼薬は、根管数にかかわらず１歯につき１回に限り、「１　単根管」により算定する。

Ｉ００８　根管充填

（１） 根管充填は１歯につき１回に限り算定する。

（２） 歯根未完成の永久歯の歯内療法実施中に、数月間根尖部の閉鎖状態の予後観察を行うために水酸化カルシウム系糊剤等により暫間的根管充填を行う場合は、１回に限り「１　単根管」、「２　２根管」又は「３　３根管以上」により算定する。ただし、Ｉ００８－２に掲げる加圧根管充填処置は算定できない。なお、併せて当該歯に暫間充填を行った場合は、Ｉ０００に掲げるう蝕処置により算定する。

Ｉ００８－２　加圧根管充填処置（１歯につき）

（１） Ｉ００８に掲げる根管充填に併せて加圧根管充填処置を行った場合は、１歯につき１回に限り、Ｉ００８に掲げる根管充填と本区分をそれぞれ算定する。

（２） 加圧根管充填処置とは、根管拡大及び根管形成が行われた根管に対して、ガッタパーチャポイント等を主体として根管充填材を加圧しながら緊密に根管充填を行うことをいう。なお、根管充填後に歯科エックス線撮影で緊密な根管充填が行われていることを確認する。

（３） 加圧根管充填処置を行った場合は、歯科エックス線撮影を行い、緊密な根管充填が行われていることを確認するが、妊娠中で同意が得られない場合においてはこの限りでない。ただし、この場合においては、その理由を診療録に記載すること。

（４） 樋状根の場合の加圧根管充填処置については、「３　３根管以上」として算定する。

（５） 異常絞扼反射を有する患者について、歯科エックス線撮影により緊密な根管充填の確認が困難な場合は、歯科部分パノラマ断層撮影を用いて撮影して差し支えない。

（６） 「注３」の手術用顕微鏡加算は、別に厚生労働大臣が定める施設基準に適合しているものとして地方厚生(支)局長に届け出た保険医療機関において、複雑な解剖学的根管形態を有する歯に対する歯科用３次元エックス線断層撮影装置を用いて得られた画像診断の結果を踏まえ、手術用顕微鏡を用いて根管治療を行い、加圧根管充填処置を行った場合に算定する。

（７） 「注４」に規定するＮｉ－Ｔｉロータリーファイル加算は、歯科用３次元エックス線断層撮影装置を用いて得られた画像診断の結果を踏まえ、Ｎｉ－Ｔｉロータリーファイルを装着した能動型機器を併用し、根管壁を回転切削することにより根管治療を行い、加圧根管充填処置を行った場合に算定する。

（８） Ｍ０００－２に掲げるクラウン・ブリッジ維持管理料の「注１」により当該管理料を算定する旨を地方厚生(支)局長に届け出ていない保険医療機関は、本処置は算定できない。

Ｉ００９　外科後処置

（１）　口腔内より口腔外に通ずる手術創に対する外科後処置として「１　口腔内外科後処置」及び「２　口腔外外科後処置」を行った場合も、いずれかを算定する。

（２）　外科後処置とは、蜂窩織炎や膿瘍形成等の術後に滲出液、血液等の貯留が予想される患者に対して、歯科治療上必要があってドレーン（Ｉ００９－３に掲げる歯科ドレーン法における持続的な吸引を行うものを除く。）を使用した処置をいう。なお、単純な外科後処置は、基本診療料に含まれる。

（３）　抜歯又は智歯歯肉弁切除等の術後、後出血を起こし簡単に止血（圧迫等により止血）できない場合の後出血処置は、創傷の大小に関係なく、６歳以上の場合はＪ０８４に掲げる創傷処理の「４　筋肉、臓器に達しないもの（長径５センチメートル未満）」により、６歳未満の場合はＪ０８４－２に掲げる小児創傷処理（６歳未満）の「６　筋肉、臓器に達しないもの（長径2.5センチメートル以上５センチメートル未満）」により、それぞれ算定する。なお、Ｊ０８４に掲げる創傷処理又はＪ０８４－２に掲げる小児創傷処理を算定した場合は、外科後処置はそれぞれの所定点数に含まれる。

（４）　手術当日に実施した外科後処置は、手術の所定点数に含まれる。ただし、後出血により手術当日に再度来院した場合であって、簡単に止血できない場合においては、（３）により算定する。

Ｉ００９－２　創傷処置

医科点数表のＪ０００に掲げる創傷処置の例により算定する。

Ｉ００９－３　歯科ドレーン法（ドレナージ）

（１）　蜂窩織炎や膿瘍形成等、術後に滲出液、血液等の貯留が予想される患者に対して、部位数、交換の有無にかかわらず、歯科治療上必要があって持続的（能動的）な吸引を行った場合は、１日につき算定し、その他の場合は、Ｉ００９に掲げる外科後処置により算定する。

（２）　ドレナージの部位の消毒等の処置料は所定点数に含まれ、Ｉ００９－２に掲げる創傷処置は別に算定できない。ただし、ドレーン抜去後に抜去部位の処置が必要な場合は、Ｉ００９－２に掲げる創傷処置の「１　100平方センチメートル未満」により手術後の患者に対するものとして算定する。

（３）　手術当日に実施した歯科ドレーン法は、手術の所定点数に含まれる。

Ｉ００９－４　上顎洞洗浄

上顎洞洗浄は、歯科疾患を原因とした上顎洞の炎症等であって、急性症状が軽減した慢性期において洞内に膿汁貯留がみられる疾患等に対し、歯科治療上必要があって洗浄を行った場合に算定する。

Ｉ００９－５　口腔内分泌物吸引

口腔内分泌物吸引は、歯科診療に係る全身麻酔後や気管切開後の呼吸困難な患者等、歯科疾患により入院中であり全身管理を行っているものに対し、ネラトンカテーテル及び吸引器を使用して、口腔内及びその周辺部位の唾液等の分泌物の吸引を行った場合に月２回に限り算定する。

Ｉ００９－７　ハイフローセラピー（１日につき）

ハイフローセラピーは、歯科疾患により入院中の患者であって、動脈血酸素分圧が 60mmHg以下又は経皮的動脈血酸素飽和度が90%以下の急性呼吸不全の患者に対して実施した場合に限り算定する。

Ｉ００９－８　経管栄養・薬剤投与用カテーテル交換法

経管栄養・薬剤投与用カテーテル交換法は、歯科疾患により入院中の患者に対し、胃瘻カテーテル又は経皮経食道胃管カテーテルについて、十分に安全管理に留意し、経管栄養・薬剤投与用カテーテル交換後の確認を画像診断又は内視鏡等を用いて行った場合に限り算定する。なお、その際行われる画像診断及び内視鏡等の費用は、当該点数の算定日にのみ、１回に限り算定する。

Ｉ００９－９　留置カテーテル設置

（１）　当該処置は、歯科疾患により入院中の患者に対し、留置カテーテルを設置した場合に算定する。

（２）　長期間にわたり、バルーンカテーテルを留置するための挿入手技料は、留置カテーテル設置により算定する。この場合、必要があってカテーテルを交換したときの挿入手技料も留置カテーテル設置により算定する。

（３）　留置カテーテル設置時に使用する注射用蒸留水又は生理食塩水等の費用は所定点数に含まれ別に算定できない。

Ｉ００９－１０　超音波ネブライザ

当該処置は、歯科疾患により入院中の患者に対し、超音波ネブライザを行った場合に算定する。酸素療法を併せて行った場合は「Ｉ０２５」酸素吸入の所定点数を合わせて算定できる。

Ｉ０１０　歯周病処置

（１）　歯周病処置は、歯周病の症状の改善を目的として、歯周ポケットに対して特定薬剤を使用した場合に、１口腔を単位として算定する。なお、歯周病処置を算定する場合は、使用薬剤名を診療録に記載すること。

（２）　歯周病処置を算定する歯周ポケットに対して特定薬剤を使用する場合は、用法用量に従い使用した場合に限り特定薬剤料として別に算定する。

（３）　歯周基本治療の後の歯周病検査の結果、期待された臨床症状の改善がみられず、かつポケット深さが４ミリメートル以上の部位に対して、十分な薬効が期待できる場合において、計画的に１月間特定薬剤を注入した場合は、本区分により算定する。なお、当該処置後、再度の歯周病検査の結果、臨床症状の改善はあるが、ポケット深さが４ミリメートル未満に改善されない場合であって、更に１月間継続して薬剤を使用した場合は同様に算定する。

（４）　歯周病による急性症状時に症状の緩解を目的として、歯周ポケットに対して薬剤を使用した場合は、本区分により算定する。

（５）　糖尿病を有する患者であって、ポケット深さが４ミリメートル以上の歯周病を有するものに対して、歯周基本治療と並行して計画的に１月間特定薬剤（歯科用抗生物質製剤に限る。）を使用した場合は、本区分により算定する。ただし、医科の保険医療機関又は医科歯科併設の保険医療機関の医師からの診療情報提供(診療情報提供料の様式に準ずるもの)に基づく場合に限る。

Ｉ０１１　歯周基本治療

（１）　歯周基本治療は、歯周病の炎症性因子の減少又は除去を目的とする処置をいい、歯周病検査等の結果に基づき必要があると認められる場合に実施する。歯周病検査が実施されていない場合は、算定できない。なお、歯周基本治療は、「歯周病の治療に関する基本的な考え方」（令和２年３月日本歯科医学会）を参考とする。

（２）　スケーリングとは、歯面に付着しているプラーク、歯石、その他の沈着物をスケーラー等で機械的に除去することをいう。

（３）　２回目以降のスケーリング及びスケーリング・ルートプレーニングは、歯周病検査の結果を踏まえ、その必要性、効果等を考慮した上で実施する。

（４）　「１　スケーリング」を実施した後、同一部位に対し、再度「１　スケーリング」を実施した場合は、所定点数（注１に規定する加算を含む。）の 100 分の 50 により算定する。また、「２　スケーリング・ルートプレーニング」を実施した後、同一部位に対し、再度「２　スケーリング・ルートプレーニング」を実施した場合は所定点数の 100 分の 50 により算定する。

（５）　Ｊ０６３に掲げる歯周外科手術と同時に行われた歯周基本治療は、歯周外科手術の所定点数に含まれ別に算定できない。

（６）　混合歯列期歯周病検査に基づく歯周基本治療は、「１　スケーリング」により算定する。また、混合歯列期の患者の混合歯列期歯周病検査以外の歯周病検査に基づく「２　スケーリング・ルートプレーニング」を行う場合は、十分に必要性を考慮した上で行うこと。

Ｉ０１１－２　歯周病安定期治療

（１）　歯周病安定期治療は、Ｂ０００－４に掲げる歯科疾患管理料又はＣ００１－３に掲げる歯科疾患在宅療養管理料を算定している患者であって、４ミリメートル以上の歯周ポケットを有するものに対して、一連の歯周基本治療等の終了後に、一時的に症状が安定した状態にある患者に対する処置等を評価したものである。なお、一時的に症状が安定した状態とは、歯周基本治療等の終了後の再評価のための検査結果において、歯周組織の多くの部分は健康であるが、一部分に病変の進行が停止し症状が安定していると考えられる４ミリメートル以上の歯周ポケットが認められる状態をいう。

（２）　Ｂ００２に掲げる歯科特定疾患療養管理料を算定している患者であって、当該管理料の「注１」に規定する治療計画に歯周病に関する管理計画が含まれ、（１）と同様の状態にある患者については、歯周病安定期治療を算定できる。

（３）　歯周病安定期治療は、歯周組織の状態を維持し、治癒させることを目的としてプラークコントロール、スケーリング、スケーリング・ルートプレーニング、咬合調整、機械的歯面清掃等を主体とした治療を実施した場合に１口腔につき月１回に限り算定する。なお、２回目以降の歯周病安定期治療の算定は、前回実施した月の翌月から起算して２月を経過した日以降に行う。ただし、歯周病安定期治療の治療間隔の短縮が必要とされる次の場合は、３月以内の間隔で実施した歯周病安定期治療は月１回に限り算定する。この場合において、実施する理由（「イ　歯周外科手術を実施した場合」を除く。）及び全身状態等を診療録に記載する。また、ロ、ハ及びニは、主治の医師からの文書を添付する。

イ　歯周外科手術を実施した場合
ロ　全身的な疾患の状態により歯周病の病状に大きく影響を与える場合
ハ　糖尿病の状態により、歯周病が重症化するおそれのある場合
ニ　全身的な疾患の状態により歯周外科手術が実施できない場合
ホ　侵襲性歯周炎の場合（侵襲性歯周炎とは、若年性歯周炎、急速進行性歯周炎又は特殊性歯周炎をいう。）

(4)　歯周病安定期治療は、その開始に当たって、歯周病検査を行い、症状が一時的に安定していることを確認した上で行い、歯周病検査の結果の要点や歯周病安定期治療の治療方針等について管理計画書を作成し、文書により患者又はその家族等に対して提供し、当該文書の写しを診療録に添付した場合に算定する。その他療養上必要な管理事項がある場合は、患者に説明し、その要点を診療録に記載する。

(5)　２回目以降の歯周病安定期治療において、継続的な管理を行うに当たっては、必要に応じて歯周病検査を行い症状が安定していることを確認する。また、必要に応じて文書を患者又はその家族等に提供する。

(6)　歯周病安定期治療を開始した日以降に実施したＩ０００－２に掲げる咬合調整（「ロ　二次性咬合性外傷の場合」として行った場合に限る。）、Ｉ０１０に掲げる歯周病処置、Ｉ０１１に掲げる歯周基本治療、Ｉ０２９－２に掲げる在宅等療養患者専門的口腔衛生処置、Ｉ０３０に掲げる機械的歯面清掃処置及びＩ０３０－３に掲げる口腔バイオフィルム除去処置は、別に算定できない。

(7)　歯周病安定期治療を開始後、病状の変化により歯周外科手術を実施した場合は、当該手術を実施した日以降は、歯周精密検査により再び病状が安定し継続的な管理が必要であると判断されるまでの間は歯周病安定期治療は算定できない。なお、歯周病安定期治療を実施後に行う歯周外科手術は、所定点数の100分の50により算定する。

(8)　歯周病安定期治療を開始した後、再評価のための歯周病検査の結果、ポケット深さが４ミリメートル未満となり、歯周病重症化予防治療に移行する場合、前回歯周病安定期治療を実施した月の翌月から起算して２月を経過した日以降に歯周病重症化予防治療を算定できる。なお、歯周病重症化予防治療から歯周病安定期治療に移行する場合も同様の取扱いとする。

(9)　歯周病安定期治療を開始後、病状の変化により必要があって歯周ポケットに対して特定薬剤を使用した場合及び暫間固定を実施した場合は、それぞれ算定する。

(10)　Ｂ０００－４－２に掲げる小児口腔機能管理料の注３に規定する口腔管理体制強化加算の施設基準の届出を行っている保険医療機関において、当該指導管理を行った場合は、「注３」に規定する加算を算定する。

(11)　注４に規定する歯周病ハイリスク患者加算は、糖尿病の病態によって歯周病の重症化を引き起こすおそれのある患者に対して、歯周病安定期治療を実施する場合に算定する。なお、算定に当たっては、主治の医師からの文書を診療録に添付する。

(12)　糖尿病に罹患している者の歯周病の管理を適切に行うため、定期的に糖尿病を踏まえた歯周病の管理等に関する講習会や研修会に参加し、必要な知識の習得に努める。

Ｉ０１１－２－３　歯周病重症化予防治療

(1)　歯周病重症化予防治療は、Ｂ０００－４に掲げる歯科疾患管理料又はＣ００１－３に

掲げる歯科疾患在宅療養管理料を算定している患者であって、２回目以降の歯周病検査の結果、ポケット深さが４ミリメートル未満の患者に対する処置等を評価したものである。歯周病重症化予防治療の対象となる患者とは、部分的な歯肉の炎症又はプロービング時の出血が認められる状態のものをいう。

(２)　Ｂ００２に掲げる歯科特定疾患療養管理料を算定している患者であって、当該管理料の「注１」に規定する治療計画に歯周病に関する管理計画が含まれ、(１)と同様の状態にある患者については、歯周病重症化予防治療を算定できる。

(３)　歯周病重症化予防治療は、歯周病の重症化予防を目的としてスケーリング、機械的歯面清掃処置等の継続的な治療を実施した場合に１口腔につき月１回に限り算定する。なお、２回目以降の歯周病重症化予防治療の算定は、前回実施した月の翌月から起算して２月を経過した日以降に行う。

(４)　歯周病重症化予防治療は、その開始に当たって、当該検査結果の要点や歯周病重症化予防治療の治療方針等について管理計画書を作成し、文書により患者又はその家族等に対して提供し、当該文書の写しを診療録に添付した場合に算定する。その他療養上必要な管理事項がある場合は、患者に説明し、その要点を診療録に記載する。

(５)　２回目以降の歯周病重症化予防治療において、継続的な管理を行うに当たっては、必要に応じて歯周病検査を行い症状が安定していることを確認する。また、必要に応じて文書を患者又はその家族等に提供する。

(６)　２回目の歯周病検査の結果、歯周病重症化予防治療を開始した後、再評価のための歯周病検査により４ミリメートル以上の歯周ポケットを認めた場合、必要に応じＩ０１１に掲げる歯周基本治療を行う。なお、歯周基本治療は、「歯周病の治療に関する基本的な考え方」(令和２年３月日本歯科医学会)を参考とする。

(７)　Ｉ０１１に掲げる歯周基本治療(「２　スケーリング・ルートプレーニング」を含む。)終了後、歯周病重症化予防治療を開始したのち、４ミリメートル以上の歯周ポケットを認めた場合、歯周病安定期治療を開始する。

(８)　歯周病安定期治療を開始した後、病状が改善し歯周病重症化予防治療を開始した場合であって、再評価のための歯周病検査により４ミリメートル以上の歯周ポケットを認めた場合、歯周病安定期治療を開始する。

(９)　歯周病重症化予防治療から歯周病安定期治療に移行する場合、前回歯周病重症化予防治療を実施した月の翌月から起算して２月を経過した日以降に歯周病安定期治療を実施できる。なお、歯周病安定期治療から歯周病重症化予防治療に移行する場合も同様の取扱いとする。

(10)　Ｂ０００－４－２に掲げる小児口腔機能管理料の注３に規定する口腔管理体制強化加算の施設基準の届出を行っている保険医療機関において、歯周病安定期治療を行っていた患者が病状の改善により歯周病重症化予防治療に移行する場合であって治療間隔の短縮が必要とされる場合は、３月以内の間隔で実施した歯周病重症化予防治療は月１回に限り算定する。

(11)　歯周病重症化予防治療を開始した日以降に実施したＣ００１－５に掲げる在宅患者訪問口腔リハビリテーション指導管理料、Ｃ００１－６に掲げる小児在宅患者訪問口腔リハビリテーション指導管理料、Ｉ０００－２に掲げる咬合調整(「ロ　二次性咬合性外傷の場合」として行った場合に限る。）、Ｉ０１０に掲げる歯周病処置、Ｉ０１１に掲げる歯周基本治療、Ｉ０２９－２に掲げる在宅等療養患者専門的口腔衛生処置、Ｉ０３０に掲げる機械的歯面清掃処置、Ｉ０３０－２に掲げる非経口摂取患者口腔粘膜処置及びＩ０３０－３に掲げる口腔バイオフィルム除去処置は、別に算定できない。ただし、(6)の場合は、この限りではない。

Ｉ０１４　暫間固定

(1)　暫間固定とは、歯の支持組織の負担を軽減し、歯槽骨の吸収を防止して、その再生治癒を促進させるため、暫間的に歯冠をレジン連続冠固定法、線結紮法（帯冠使用を含む。）又はエナメルボンドシステムにより連結固定することをいう。

(2)　「1　簡単なもの」とは、暫間固定を行う部位において、歯周外科手術を行った歯数が４歯未満の場合であって、固定源となる歯を歯数に含めない４歯未満の暫間固定をいう。

(3)　「1　簡単なもの」を算定する場合は、同日又は他日にかかわらず１顎に２箇所以上行っても１顎単位で算定する。

(4)　「2　困難なもの」とは、暫間固定を行う部位において、歯周外科手術を行った歯数が４歯以上の場合であって、固定源となる歯を歯数に含めない４歯以上の暫間固定をいう。なお、「2　困難なもの」を算定する場合は、暫間固定を行う部位ごとに算定する。

(5)　歯周外科手術の術前に暫間固定を行った場合は、暫間固定を行う歯数にかかわらず「1　簡単なもの」により算定する。なお、術前の期間中において、１顎につき１回に限り算定する。

(6)　歯周外科手術後に必要があって暫間固定を行う場合において、歯周外科手術を行った歯数が４歯未満の場合は「1　簡単なもの」により算定する。ただし、術後に暫間固定を行った後、再度当該処置を行う場合は、術後に暫間固定を行った日から起算して６月経過後、１顎につき、６月に１回に限り算定できる。

(7)　歯周外科手術後に必要があって暫間固定を行う場合において、歯周外科手術を行った歯数が４歯以上の場合は「2　困難なもの」により算定する。ただし、術後に暫間固定を行った後、再度当該処置を行う場合は、術後に暫間固定を行った日から起算して６月経過後、１箇所につき、６月に１回に限り算定できる。

(8)　歯周外科手術と同時に行った暫間固定の「2　困難なもの」は、所定点数により算定する。なお、歯周外科手術と同時に行った暫間固定の「1　簡単なもの」は、歯周外科手術の所定点数に含まれ別に算定できない。

	術前の暫間固定	術中の暫間固定	術後の暫間固定１回目	術後の暫間固定２回目以降

歯周外科手術歯数4歯未満	①簡単なもの ※術前の期間中、1顎につき　1回に限る。 （備考欄イ）	手術に含まれる	②簡単なもの （備考欄ロ）	③簡単なもの ※②の算定から6月経過後、1顎につき6月に1回に限り算定できる。 （備考欄ハ）
歯周外科手術歯数4歯以上		困難なもの	④困難なもの （備考欄ロ）	⑤困難なもの ※④の算定から6月経過後、6月に1回に限り算定できる。 （備考欄ニ）

［備考］

イ　歯周外科手術前の暫間固定（①）

固定した歯数にかかわらず「1　簡単なもの」により算定する。なお、術前の期間中において、1顎につき1回に限り算定する。

ロ　歯周外科手術後の暫間固定(術後の暫間固定1回目)（②、④）

歯周外科手術を行った歯数が4歯未満である場合は「1　簡単なもの」により算定し、歯周外科手術を行った歯数が4歯以上である場合は「2　困難なもの」により算定する。なお、当該暫間固定（術後の暫間固定1回目）は、術前の暫間固定の有無及び手術日から経過期間にかかわらず算定できる。

ハ　術後の暫間固定1回目から6月経過後の暫間固定（③）

歯周外科手術を行った歯数が4歯未満である場合は「1　簡単なもの」により算定し、1顎につき、前回暫間固定を算定した日から起算して6月に1回に限り算定できる。

ニ　術後の暫間固定1回目から6月経過後の暫間固定（⑤）

歯周外科手術を行った歯数が4歯以上である場合は「2　困難なもの」により算定し、1箇所につき、前回暫間固定を算定した日から起算して6月に1回に限り算定できる。

(9)　歯周外科手術を行わない場合は、暫間固定を行う歯数に関わらず「1　簡単なもの」により算定する。なお、再度当該処置を行う場合は、前回暫間固定を行った日から起算して6月経過後、1顎につき6月に1回に限り算定できる。

(10)　暫間固定に際して印象採得、咬合採得、装着を行った場合は、口腔内装置等と同様に算定する。

(11)　次の場合においては、「2　困難なもの」により算定する。

イ　外傷性による歯の脱臼を暫間固定した場合

ロ　Ｊ００４－２に掲げる歯の再植術を行い、脱臼歯を暫間固定した場合

ハ　両側下顎乳中切歯のみ萌出している患者であって、外傷により１歯のみ脱臼し、元の位置に整復固定した場合（双方の歯が脱臼している場合の整復固定は、歯科医学上認められない。）

ニ　Ｊ００４－３に掲げる歯の移植手術に際して暫間固定を行った場合

この場合においては、移植した歯１歯につき「2　困難なもの」により算定する。

(12)　暫間固定装置を装着するに当たり、印象採得を行った場合は１装置につきＭ００３に掲げる印象採得の「３　口腔内装置等」を、咬合採得を行った場合は、１装置につき装置の範囲に相当する歯数が８歯以下のときはＭ００６に掲げる咬合採得の「２のロの（１）　少数歯欠損」を、装置の範囲に相当する歯数が９歯以上のときはＭ００６に掲げる咬合採得の「２のロの(２)　多数歯欠損」又は装置の範囲に相当する歯数が全歯にわたる場合はＭ００６に掲げる咬合採得の「２のロの(３)　総義歯」の所定点数を、装着を行った場合は１装置につきＭ００５に掲げる装着の「３　口腔内装置等の装着の場合」の所定点数及び装着材料料を算定する。ただし、エナメルボンドシステムにより連結固定を行った場合は、Ｍ００５に掲げる装着及び装着材料料は別に算定できない。

(13)　(11)の「イ　外傷性による歯の脱臼を暫間固定した場合」を除き、エナメルボンドシステムにより暫間固定を行った場合の除去料は別に算定できない。

Ｉ０１４－２　暫間固定装置修理

（１）　暫間固定装置修理は、レジン連続冠固定法による暫間固定装置の修理を行った場合に算定する。

（２）　レジン連続冠固定法による暫間固定装置において、当該装置が破損し、修理を行った場合は、１装置につき算定する。

Ｉ０１６　線副子

線副子とは、三内式線副子程度以上のものをいう。なお、三内式線副子程度に至らないものは、それぞれの手術の所定点数に含まれる。

Ｉ０１７　口腔内装置

（１）　「注」に規定する口腔内装置は、次に掲げるいずれかの装置をいう。

イ　顎関節治療用装置

ロ　歯ぎしりに対する口腔内装置

ハ　顎間固定用に歯科用ベースプレートを用いた床

ニ　出血創の保護と圧迫止血を目的としてレジン等で製作した床

ホ　手術に当たり製作したサージカルガイドプレート

ヘ　腫瘍等による顎骨切除後、手術創（開放創）の保護等を目的として製作するオブチュレーター

ト　気管内挿管時の歯の保護等を目的として製作した口腔内装置

チ　不随意運動等による咬傷を繰り返す患者に対して、口腔粘膜等の保護を目的として

製作する口腔内装置

リ　放射線治療に用いる口腔内装置

ヌ　外傷歯の保護を目的として製作した口腔内装置

(2)　「1　口腔内装置1」とは、義歯床用アクリリック樹脂により製作された口腔内装置をいう。

(3)　「2　口腔内装置2」とは、熱可塑性樹脂シート等を歯科技工用成型器により吸引・加圧して製作又は作業模型に常温重合レジン等を圧接して製作された口腔内装置であり、咬合関係が付与されたものをいう。

(4)　「3　口腔内装置3」とは、熱可塑性樹脂シート等を歯科技工用成型器により吸引・加圧して製作又は作業模型に常温重合レジン等を圧接して製作された口腔内装置であり、咬合関係が付与されていないものをいう。

(5)　特に規定する場合を除き、印象採得を行った場合はＭ００３に掲げる印象採得の「3　口腔内装置等（1装置につき）」、装着を行う場合はＭ００５に掲げる装着の「3　口腔内装置等の装着の場合（1装置につき）」により算定する。また、「2　口腔内装置2」及び「3　口腔内装置3」を製作するに当たり、咬合採得は所定点数に含まれ算定できない。

(6)　(1)の「イ　顎関節治療用装置」を製作した場合は、「1　口腔内装置1」又は「2　口腔内装置2」のいずれか該当する項目により算定する。当該装置の装着後、咬合関係等を検査し、調整した場合は1口腔1回につきＩ０１７－２に掲げる口腔内装置調整・修理の「1のハ　口腔内装置調整3」により算定する。なお、咬合採得を行う場合は、Ｍ００６に掲げる咬合採得の「2のロの(2)　多数歯欠損」により算定する。

(7)　(1)の「ロ　歯ぎしりに対する口腔内装置」を製作した場合は、「1　口腔内装置1」、「2　口腔内装置2」又は「3　口腔内装置3」のいずれか該当する項目により算定する。当該装置の製作に際し印象採得を行った場合はＭ００３に掲げる印象採得の「3　口腔内装置等」を、咬合採得を行った場合はＭ００６に掲げる咬合採得の「2のロの(2)　多数歯欠損」（「1　口腔内装置1」の場合に限る。）を、装着を行った場合はＭ００５に掲げる装着の「2のニの(1)　印象採得が困難なもの」により算定する。

(8)　(1)の「ロ　歯ぎしりに対する口腔内装置」を「1　口腔内装置1」又は「2　口腔内装置2」により製作した場合において、装着後、咬合関係等を検査し、調整した場合は1口腔1回につきＩ０１７－２に掲げる口腔内装置調整・修理の「1のロ　口腔内装置調整2」により算定する。

(9)　(2)から(4)までにかかわらず、(1)の「ホ　手術に当たり製作したサージカルガイドプレート」について、顎変形症等の患者に対する手術を行うに当たり、顎位の決定を目的に製作したものについては1装置に限り、「1　口腔内装置1」の所定点数を算定する。この場合において、必要があって咬合採得を行った場合はＭ００６に掲げる咬合採得の「2のロの(2)　多数歯欠損」により算定する。また、同一手術において複数の装置を使用する場合については、2装置目からは、1装置につき「3　口腔内装置3」の所定点数により算定する。なお、顎変形症等の患者に対する手術における顎位の決定を目的とする場合以外については、(2)から(4)までにかかわらず、「3　口腔内装置3」により算定する。

(10)　(１)の「リ　放射線治療に用いる口腔内装置」とは、頭頸部領域における悪性腫瘍に対して、第11部に掲げる放射線治療（Ｌ００２に掲げる電磁波温熱療法を単独で行う場合及びＬ００４に掲げる血液照射を除く。）を行う際に、密封小線源の保持又は周囲の正常組織の防御を目的とする特別な装置をいう。当該装置を製作し装着した場合は、(２)から(４)までにかかわらず、「１　口腔内装置１」の所定点数を算定する。当該装置の製作に際し印象採得を行った場合はＭ００３に掲げる印象採得の「２　ホ(１)印象採得が困難なもの」により、装着を行った場合はＭ００５に掲げる装着の「２のニの(１)　印象採得が困難なもの」により算定する。Ｍ００６に掲げる咬合採得は所定点数に含まれ別に算定できない。

(11)　Ｉ０１７に掲げる口腔内装置の製作後に患者の都合等により診療を中止した場合の請求は、第 12 部歯冠修復及び欠損補綴の歯冠修復物又は欠損補綴物の製作後診療を中止した場合の請求と同様とする。

(12)　(１)の「ヘ　腫瘍等による顎骨切除後、手術創(開放創)の保護等を目的として製作するオブチュレーター」とは、腫瘍等の切除手術により上顎骨が大きく欠損し、口腔と上顎洞及び鼻腔が交通している場合において、手術創粘膜の保護、開放創の維持及び上顎洞等への食片流入防止等を目的として製作した装置のことをいう。当該装置を(４)に規定する製作材料及び製作方法により製作した場合は、(４)の規定に関わらず「２　口腔内装置２」により算定する。また、当該装置の製作に当たり印象採得を行った場合は、１装置につきＭ００３に掲げる印象採得の「２のロ　連合印象」により、咬合採得を行った場合はＭ００６に掲げる咬合採得の「２のロの(２)　多数歯欠損」により、装着を行った場合はＭ００５に掲げる装着の「２のニの(２)　印象採得が著しく困難なもの」により算定する。ただし、下顎骨の腫瘍等による顎骨切除後、手術創（開放創）の保護等を目的として製作した装置は、(１)の「ニ　出血創の保護と圧迫止血を目的としてレジン等で製作した床」により算定する。

(13)　(１)の「ヌ　外傷歯の保護を目的として製作した口腔内装置」とは、18 歳未満の患者であって、外傷歯に係る受傷から１年以内であり、暫間固定等を行った患者に対し、日常生活時又は運動時等における当該外傷歯の保護を目的に製作する装置をいう。当該装置を製作した場合は、(２)から(４)までにかかわらず、「２　口腔内装置２」により算定する。ただし、日常生活時の外傷歯の保護を目的とするものを製作し「２　口腔内装置２」を算定した場合に、「ロ　歯ぎしりに対する口腔内装置」について、「１　口腔内装置１」、「２　口腔内装置２」又は「３　口腔内装置３」は算定できない。

(14)　(２)から(４)までにかかわらず、(１)の「ハ　顎間固定用に歯科用ベースプレートを用いた床」、「ニ　出血創の保護と圧迫止血を目的としてレジン等で製作した床」、「ト　気管挿管時の歯の保護等を目的として製作した口腔内装置」又は「チ　不随意運動等による咬傷を繰り返す患者に対して、口腔粘膜等の保護を目的として製作する口腔内装置」を装着した場合はいずれも「３　口腔内装置３」の所定点数により算定する。

(15)　同一手術において、(１)の「ト　気管挿管時の歯の保護等を目的として製作した口腔内装置」を複数製作し、装着する場合は、１装置として算定する。

(16)　口腔内装置を算定する場合は、(１)のイからヌまでのいずれに該当するかを診療報酬明細書の摘要欄に記載すること。

(17)　(1)の「ヌ　外傷歯の保護を目的として製作した口腔内装置」を製作し、口腔内装置を算定する場合は、当該外傷歯の受傷日を診療録に記載すること。なお、他の保険医療機関で受傷後の処置及び暫間固定が行われた場合は、患者又はその家族等から聞きとった受傷時の状況等を診療録に記載すること。

(18)　(1)の「ヌ　外傷歯の保護を目的として製作した口腔内装置」について、当該外傷歯の受傷日から起算して1年を超えた場合は、算定出来ない。

(19)　(1)の「ヌ　外傷歯の保護を目的として製作した口腔内装置」について、日常生活時の外傷歯の保護を目的とするものと運動時の外傷歯の保護を目的とするものについて別の装置を必要とする場合には、それぞれ「口腔内装置２」を算定して差し支えない。

Ｉ０１７－１－２　睡眠時無呼吸症候群に対する口腔内装置

(１)　睡眠時無呼吸症候群に対する口腔内装置とは、上顎及び下顎に装着し１装置として使用するものであって、医科の保険医療機関又は医科歯科併設の保険医療機関の担当科医師からの診療情報提供(診療情報提供料の様式に準ずるもの)に基づく口腔内装置治療の依頼を受けた場合に限り算定する。確定診断が可能な医科歯科併設の病院である保険医療機関にあっては、院内での担当科医師からの情報提供に基づく院内紹介を受けた場合に限り算定する。

(２)　「１　睡眠時無呼吸症候群に対する口腔内装置１」とは、義歯床用アクリリック樹脂により製作された口腔内装置をいう。

(３)　「２　睡眠時無呼吸症候群に対する口腔内装置２」とは、熱可塑性樹脂シート等を歯科技工用成型器により吸引・加圧して製作又は作業模型に直接常温重合レジン等を圧接して製作されたベースプレートを用いた口腔内装置をいう。

(４)　睡眠時無呼吸症候群に対する口腔内装置の製作に当たり印象採得を行った場合は１装置につきＭ００３に掲げる印象採得の「２のロ　連合印象」により、咬合採得を行った場合はＭ００６に掲げる咬合採得の「２のロの(３)　総義歯」により、装着を行った場合はＭ００５に掲げる装着の「２のニの(２)　印象採得が著しく困難なもの」により算定する。

(５)　口腔内装置の装着時又は装着日から起算して１月以内に、適合を図るための調整等が必要となり、口腔内装置の調整を行った場合は、１口腔につきＩ０１７－２に掲げる口腔内装置等調整・修理の「１のイ　口腔内装置調整１」により算定する。

(６)　製作後に患者の都合等により診療を中止した場合の請求は、第 12 部歯冠修復及び欠損補綴の歯冠修復物又は欠損補綴物の製作後診療を中止した場合の請求と同様とする。

Ｉ０１７－１－３　舌接触補助床

(１)　舌接触補助床とは、脳血管疾患、口腔腫瘍又は口腔機能低下症等の患者であって、当該疾患による摂食機能障害又は発音・構音障害を有するものに対して、舌接触状態等を変化させて摂食・嚥下機能、発音・構音機能の改善を目的とするために装着する床又は有床義歯形態の補助床をいう。口腔機能低下症の患者については、関係学会の診断基準により口腔機能低下症と診断されている患者のうち、低舌圧（Ｄ０１２に掲げる舌圧検査を算定した患者に限る。）に該当するものに対して行った場合に算定できる。

(２)「２　旧義歯を用いた場合」とは、既に製作している有床義歯の形態修正等を行って製作した場合をいう。

(３) 舌接触補助床の製作に当たり印象採得を行った場合は１装置につきＭ００３に掲げる印象採得の「２のロ　連合印象」により、咬合採得を行った場合はＭ００６に掲げる咬合採得の「２のロの(２)　多数歯欠損」により、装着を行った場合はＭ００５に掲げる装着の「２のロの(２)　多数歯欠損」により算定する。なお、当該補助床は、人工歯、鉤及びバー等が含まれ、別に算定できない。

(４) 製作後に患者の都合等により診療を中止した場合の請求は、第 12 部歯冠修復及び欠損補綴の歯冠修復物又は欠損補綴物の製作後診療を中止した場合の請求と同様とする。

Ｉ０１７－１－４　術後即時顎補綴装置

(１) 術後即時顎補綴装置とは、腫瘍、顎骨嚢胞等による顎骨切除が予定されている患者に対して、術後早期の構音、咀嚼及び嚥下機能の回復を目的に、術前に印象採得等を行い、予定される切除範囲を削合した模型上で製作する装置のことをいう。当該装置の製作に当たり印象採得を行った場合は、１装置につきＭ００３に掲げる印象採得の「２のロ　連合印象」により、咬合採得を行った場合はＭ００６に掲げる咬合採得の「２のロの(２)　多数歯欠損」により、装着を行った場合はＭ００５に掲げる装着の「２のニの(２)　印象採得が著しく困難なもの」により算定する。なお、当該装置は、人工歯、鉤及びバー等が含まれ、別に算定できない。

(２) 術後即時顎補綴装置の装着後、適合を図るための調整等が必要となり、当該装置の調整を行った場合は、１装置１回につきＩ０１７－２に掲げる口腔内装置調整・修理の「１のハ　口腔内装置調整３」により算定する。なお、調整の際に用いる保険医療材料等の費用は、所定点数に含まれ別に算定できない。

(３) 製作後に患者の都合等により診療を中止した場合の請求は、第 12 部歯冠修復及び欠損補綴の歯冠修復物又は欠損補綴物の製作後診療を中止した場合の請求と同様とする。

Ｉ０１７－２　口腔内装置調整・修理

(１) Ｉ０１７－１－２に掲げる睡眠時無呼吸症候群に対する口腔内装置の装着を行った後、適合を図るための調整等が必要となり、口腔内装置の調整（装着時又は装着日から起算して１月以内に限る。）を行った場合は、１口腔につき１回に限り「１のイ　口腔内装置調整１」により算定する。

(２) Ｉ０１７に掲げる口腔内装置の「注」に規定する歯ぎしりに対する口腔内装置、口腔粘膜等の保護のための口腔内装置又は外傷歯の保護のための口腔内装置（「１　口腔内装置１」又は「２　口腔内装置２」により製作した場合に限る。）を装着後、咬合関係等の検査を行い、咬合面にレジンを添加又は削合により調整した場合は１口腔１回につき「１のロ　口腔内装置調整２」により算定する。なお、当該装置の調整は、月１回に限り算定する。

(３) Ｉ０１７に掲げる口腔内装置の「注」に規定する顎関節治療用装置を装着後、咬合関係等の検査を行い、咬合面にレジンを添加又は削合により調整した場合は１口腔１回につき「１のハ　口腔内装置調整３」により算定する。なお、当該装置の調整は、月１回に限り算定する。

(４) Ｉ０１７－１－４に掲げる術後即時顎補綴装置の装着後、レジンの添加又は削合により調整した場合は１口腔１回につき「１のハ　口腔内装置調整３」により算定する。なお、当該装置の調整は、月１回に限り算定する。

（５）　Ｉ０１７に掲げる口腔内装置の「注」に規定する顎関節治療用装置、歯ぎしりに対する口腔内装置（「１　口腔内装置１」により製作した場合に限る。）、口腔粘膜等の保護のための口腔内装置（「１　口腔内装置１」又は「２　口腔内装置２」により製作した場合に限る。）及び外傷歯の保護のための口腔内装置（「２　口腔内装置２」により製作した場合に限る。）、Ｉ０１７－１－２に掲げる睡眠時無呼吸症候群に対する口腔内装置並びにＩ０１７－１－４に掲げる術後即時顎補綴装置の修理を行った場合は、「２　口腔内装置修理」により算定する。なお、口腔内装置の調整と修理を同日に行った場合において、調整に係る費用は修理に係る費用に含まれ別に算定できない。また、装着と同月に行った修理に係る費用は算定できない。

（６）　Ｉ０１７－１－３に掲げる舌接触補助床の修理を行った場合は、「２ 口腔内装置修理」により算定する。なお、口腔内装置の調整と修理を同日に行った場合において、調整に係る費用は修理に係る費用に含まれ、Ｈ００１－２に掲げる歯科口腔リハビリテーション料１は別に算定できない。

（７）　「１　口腔内装置調整」及び「２　口腔内装置修理」において調整又は修理を行った場合は、診療録に調整又は修理の部位、方法等を記載する。

（８）　Ｉ０１７に掲げる口腔内装置の「注」に規定する顎関節治療用装置、歯ぎしりに対する口腔内装置（「１　口腔内装置１」により製作した場合に限る。）、口腔粘膜等の保護のための口腔内装置（「１　口腔内装置１」又は「２　口腔内装置２」により製作した場合に限る。）又は外傷歯の保護のための口腔内装置（「２　口腔内装置２」により製作した場合に限る。）について、同一初診期間に当該装置の製作を行っていない場合又は別の保険医療機関で製作している場合についても算定できる。

Ｉ０１７－３　顎外固定

（１）　「１　簡単なもの」とは、おとがい帽を用いて顎外固定を行った場合をいう。

（２）　「２　困難なもの」とは、顎骨骨折の際に即時重合レジン、ギプス包帯等で顎外固定を行った場合又は歯科領域における習慣性顎関節脱臼の処置に際して顎帯による牽引又は固定を行った場合をいう。

Ｉ０１８　歯周治療用装置

（１）　歯周治療用装置とは、重度の歯周病で長期の治療期間が予測される歯周病の患者に対して、治療中の咀嚼機能の回復及び残存歯への咬合の負担の軽減等を目的とするために装着する冠形態又は床義歯形態の装置をいう。

（２）　冠形態のものを連結してブリッジタイプの装置を製作した場合は、ポンティック部分は１歯につき「１　冠形態のもの」の所定点数により算定する。

（３）　歯周治療用装置は、印象採得、咬合採得、装着、調整指導、修理等の基本的な技術料及び床義歯型の床材料料等の基本的な保険医療材料料は所定点数に含まれ別に算定できない。なお、設計によって歯周治療用装置に付加される部分、すなわち人工歯、鉤及びバー等は別途算定する

（４）　Ｉ０１８に掲げる歯周治療用装置の製作後に患者の都合等により診療を中止した場合の請求は、第 12 部歯冠修復及び欠損補綴の歯冠修復物又は欠損補綴物の製作後診療を中止した場合の請求と同様とする。

Ｉ０１９　歯冠修復物又は補綴物の除去

（1）　歯冠修復物又は補綴物の除去において、除去を算定する歯冠修復物又は補綴物は、Ｍ００２に掲げる支台築造、Ｍ００９に掲げる充填、Ｍ０１０に掲げる金属歯冠修復、Ｍ０１０－２に掲げるチタン冠、Ｍ０１０－３に掲げる接着冠、Ｍ０１０－４に掲げる根面被覆、Ｍ０１１に掲げるレジン前装金属冠、Ｍ０１１－２に掲げるレジン前装チタン冠、Ｍ０１５に掲げる非金属歯冠修復、Ｍ０１５－２に掲げるＣＡＤ／ＣＡＭ冠、Ｍ０１５－３に掲げるＣＡＤ／ＣＡＭインレー、Ｍ０１６に掲げる乳歯金属冠、Ｍ０１６－２に掲げる小児保隙装置、Ｍ０１６－３に掲げる既製金属冠及びＭ０１７－２に掲げる高強度硬質レジンブリッジであり、仮封セメント、ストッピング、テンポラリークラウン、リテーナー等は含まれない。なお、同一歯について２個以上の歯冠修復物（支台築造を含む。）又は欠損補綴物の除去を一連に行った場合においては、主たる歯冠修復物（支台築造を含む。）又は欠損補綴物の除去に対する所定点数のみを算定する。

（2）　Ｍ０１６－２に掲げる小児保隙装置のループ部分を切断した場合は、ループ部分切断後の乳歯金属冠を継続して使用する場合に限り、「１　簡単なもの」により算定する。

（3）　燐酸セメントの除去料は算定できない。

（4）　鉤歯の抜歯又は鉤の破損等のため不適合となった鉤を連結部から切断又は除去した場合は、再製、修理又は床裏装を前提とした場合に、除去料を算定する。なお、鉤を切断又は除去した部位の状況によって、義歯調整を行うことにより当該義歯をそのまま使用できる場合においては所定点数を算定して差し支えない。

（5）　(1)に関わらず、磁気共鳴コンピューター断層撮影（ＭＲＩ撮影）の実施等に当たって、必要があって磁石構造体を除去した場合であって、再度義歯調整等を行うことにより当該義歯をそのまま使用できるときは、「１　簡単なもの」を算定して差し支えない。

（6）　「２　困難なもの」の「困難なもの」とは、全部金属冠、５分の４冠、４分の３冠、接着冠、レジン前装金属冠、メタルコア（(9)の場合を除く。）又は当該歯が急性の歯髄炎又は根尖性歯周炎に罹患している場合であって、患者が苦痛を訴えるため除去が困難な金属歯冠修復物の除去をいう。

（7）　「２　困難なもの」により算定するものは、(6)の他、次のものをいう。

イ　滑面板の撤去

ロ　整復装置の撤去（３分の１顎につき）

ハ　ポンティックの除去

ニ　歯冠修復物が連結して装着されている場合において、破損等のため連結部分を切断しなければ、一部の歯冠修復物を除去できないときの切断

ホ　歯間に嵌入した有床義歯の除去に際し、除去が著しく困難なため当該義歯を切断して除去を行った場合

ヘ　支台築造用のスクリューポスト又は金属小釘の除去

ト　高強度硬質レジンブリッジの支台装置及びポンティック（１歯につき）

チ　キーパー付き根面板（(10)の場合を除く。）の除去

（8）　(1)に関わらず、磁気共鳴コンピューター断層撮影（ＭＲＩ撮影）の実施等に当たって、必要があってキーパーを除去した場合であって、再度義歯調整等を行うことにより当該義歯をそのまま使用できるときは、「２　困難なもの」を算定して差し支えない。

(９)　「３　著しく困難なもの」の「著しく困難なもの」とは、Ｍ０１０－２に掲げるチタン冠、Ｍ０１１－２に掲げるレジン前装チタン冠若しくはメタルコア又は支台築造用レジンを含むファイバーポストであって歯根の長さの３分の１以上のポストを有するものをいう。

(10)　「３　著しく困難なもの」により算定するものは、(９)の他、次のものをいう。

イ　根管内ポストを有する鋳造体の歯冠部が破折し、ポストのみを根管内に残留する状態にある鋳造体

ロ　歯根の長さの３分の１以上のポストを有するキーパー付き根面板の除去

なお、同一歯について、キーパー及びキーパー付き根面板の除去を一連に行った場合においては、主たるものの除去に対する所定点数のみを算定する。

Ｉ０２１　根管内異物除去

(１)　当該費用を算定する異物とは、根管内で破折しているため除去が著しく困難なもの（リーマー等）をいう。

(２)　根管内異物除去は１歯につき１回に限り算定する。

(３)　当該保険医療機関における治療に基づく異物について除去を行った場合は、当該点数を算定できない。

(４)　手術用顕微鏡加算は、別に厚生労働大臣が定める施設基準に適合しているものとして地方厚生(支)局長に届け出た保険医療機関において、歯の根管内に残留する異物を歯科用３次元エックス線断層撮影装置を用いて得られた画像診断の結果を踏まえ、手術用顕微鏡を用いて除去を行った場合に算定する。なお，歯根の長さの根尖側２分の１以内に達しない残留異物を除去した場合は算定できない。

Ｉ０２２　有床義歯床下粘膜調整処置（１顎１回につき）

旧義歯が不適合で床裏装や再製が必要とされる場合に、床裏装や再製に着手した日より前において、有床義歯床下粘膜異常に対してそれを調整するために、旧義歯を調整しながら、粘膜調整材を用い有床義歯床下粘膜調整を行った場合は、当該義歯の調整を含めて、１顎１回につき算定する。なお、有床義歯床下粘膜調整処置を行い、有床義歯の新製又は床裏装を予定している場合は、同月内であっても当該処置に併せてＨ００１－２に掲げる歯科口腔リハビリテーション料１の「１　有床義歯の場合」を算定して差し支えない。この場合において、Ｈ００１－２に掲げる歯科口腔リハビリテーション料１の「１　有床義歯の場合」を算定したときは、同月内にＢ０１３に掲げる新製有床義歯管理料は算定できない。

Ｉ０２３　心身医学療法

(１)　「心身医学療法」とは、心因性疾患を有する歯科領域の患者について、確定診断が可能な医科の保険医療機関からの診療情報提供料の様式に基づく歯科口腔領域に係る心因性疾患の治療の依頼（医科歯科併設の保険医療機関であって心因性疾患を有する歯科領域の患者について、確定診断が可能な医科診療科が設置されている場合は、院内紹介に係る文書に基づく紹介）を受けて、確定診断が可能な医科保険医療機関と連携して治療計画を策定し、当該治療計画に基づき身体的傷病と心理・社会的要因との関連を明らかにするとともに、当該患者に対して心理的影響を与えることにより、症状の改善又は傷病からの回復を図る自律訓練法等をいう。

(２)　心身医学療法は、当該療法に習熟した歯科医師によって確定診断が可能な医科の保険

医療機関と連携して行われた場合に算定する。

(3) 初診時は診療時間が 30 分を超えた場合に限り算定する。この場合において、診療時間とは、歯科医師自らが患者に対して行う問診、理学的所見（視診、聴診、打診及び触診）及び当該心身医学療法に要する時間をいい、これら以外の診療に要する時間は含まない。

(4) 心身医学療法を行った場合は、確定診断が可能な医科の保険医療機関からの診療情報提供料の様式に基づく文書（医科歯科併設の保険医療機関であって心因性疾患を有する歯科領域の患者について、確定診断が可能な医科診療科が設置されている場合は、院内紹介に係る文書）を添付するとともに、治療の方法、内容、実施時刻（開始時刻と終了時刻）を診療録に記載する。

(5) 入院の日及び入院の期間の取扱いは、入院基本料の取扱いの例による。

(6) 入院精神療法、通院・在宅精神療法又は標準型精神分析療法を算定している患者について、心身医学療法は算定できない。

(7) 「注４」に規定する加算は、必要に応じて児童相談所等と連携し、保護者等へ適切な指導を行った上で、20 歳未満の患者に対して、心身医学療法を行った場合に、所定点数を加算する。

Ｉ０２４　鼻腔栄養（１日につき）

医科点数表のＪ１２０に掲げる鼻腔栄養の例により算定する。

Ｉ０２５　酸素吸入（１日につき）

医科点数表のＪ０２４に掲げる酸素吸入の例により算定する。

Ｉ０２６　高気圧酸素治療（１日につき）

(1) 高気圧酸素治療は、口腔・顎・顔面領域の慢性難治性骨髄炎に対して行う場合に、一連につき 30 回に限り算定する。

(2) ２絶対気圧以上の治療圧力が１時間に満たないものは、１日につきＩ０２５に掲げる酸素吸入により算定する。

(3) 高気圧酸素治療を行うに当たっては、関係学会より留意事項が示されているので、これらの留意事項を十分参考とする。

(4) 高気圧酸素療法と人工呼吸を同日に行った場合は、主たるものの所定点数のみにより算定する。

(5) 高気圧酸素治療に使用した酸素及び窒素は、Ｉ０８２に掲げる酸素加算により算定する。

Ｉ０２７　人工呼吸

(1) 高気圧酸素療法と人工呼吸を同日に行った場合は、主たるものの所定点数のみにより算定する。

(2) 人工呼吸と酸素吸入を併せて行った場合に使用した酸素及び窒素は、Ｉ０８２に掲げる酸素加算により算定する。

(3) その他人工呼吸の医科と共通の項目は、医科点数表のＪ０４５に掲げる人工呼吸の例により算定する。

Ｉ０２９　周術期等専門的口腔衛生処置

(1) 「１　周術期等専門的口腔衛生処置１」は、「注１」から「注３」までに規定する患者に対して、周術期等における口腔機能の管理を行う歯科医師の指示を受けた歯科衛生士が、当該患者の口腔の衛生状態にあわせて、口腔清掃用具等を用いて歯面、舌、口腔粘膜等の専門的な口腔清掃又は機械的歯面清掃を行った場合に算定する。

(2) 周術期等における口腔機能の管理を行う歯科医師は、「1 周術期等専門的口腔衛生処置1」に関し、歯科衛生士の氏名を診療録に記載する。なお、当該処置を行った歯科衛生士は、業務に関する記録を作成する。

(3) 「2 周術期等専門的口腔衛生処置2」は、「注4」に規定する患者に対して、歯科医師又は歯科医師の指示を受けた歯科衛生士が放射線治療又は化学療法の副作用として生じた口腔粘膜炎に対して、専門的な口腔清掃及び口腔粘膜保護材を使用して疼痛緩和を行った場合に算定する。なお、口腔粘膜保護材に係る特定保険医療材料料は別に算定する。

(4) 周術期等における口腔機能の管理を行う歯科医師は、「2 周術期等専門的口腔衛生処置2」に関し、診療録に口腔内の状態(口腔衛生の状況、口腔粘膜の状態等)及び治療内容等(歯科衛生士が行う場合は、歯科衛生士に指示した内容及び歯科衛生士の氏名)を記載する。なお、当該処置を行った歯科衛生士は、業務に関する記録を作成する。

(5) 「1 周術期等専門的口腔衛生処置1」について、「注2」の規定に関わらず、B000-8に掲げる周術期等口腔機能管理料(Ⅲ)又はB000-9に掲げる周術期等口腔機能管理料(Ⅳ)を算定した緩和ケアを実施している患者に対して、周術期等における口腔機能の管理を行う歯科医師の指示を受けた歯科衛生士が専門的な口腔清掃または機械的歯面清掃を行った場合は、B000-8に掲げる周術期等口腔機能管理料(Ⅲ)又はB000-9に掲げる周術期等口腔機能管理料(Ⅳ)を算定した日の属する月において、月4回に限り算定する。

(6) 「1 周術期等専門的口腔衛生処置1」を算定した日に、別に「2 周術期等専門的口腔衛生処置2」は算定できない。

(7) 一連の周術期等口腔機能管理において、歯科医師または歯科医師の指示を受けた歯科衛生士が、「2 周術期等専門的口腔衛生処置2」を月2回以上行った場合、当該処置は算定できないが、必要に応じて使用した口腔粘膜保護材に係る特定保険医療材料料は別に算定して差し支えない。

(8) I029-1-2に掲げる回復期等専門的口腔衛生処置、I029-2に掲げる在宅等療養患者専門的口腔衛生処置、I030に掲げる機械的歯面清掃処置、I030-2に掲げる非経口摂取患者口腔粘膜処置及びI030-3に掲げる口腔バイオフィルム除去処置を算定した日の属する月においては、周術期等専門的口腔衛生処置は別に算定できない。ただし、機械的歯面清掃処置を算定した日の属する月において、周術期等口腔機能管理を必要とする手術を実施した日以降に周術期等専門的口腔衛生処置を実施した場合は算定する。

I029-1-2 回復期等専門的口腔衛生処置

(1) 回復期等専門的口腔衛生処置は、「注1」に規定する患者に対して、回復期等における口腔機能の管理を行う歯科医師の指示を受けた歯科衛生士が、当該患者の口腔の衛生状態にあわせて、口腔清掃用具等を用いて歯面、舌、口腔粘膜等の専門的な口腔清掃又は機械的歯面清掃を行った場合に算定する。

(2) 回復期等における口腔機能の管理を行う歯科医師は、歯科衛生士の氏名を診療録に記載する。なお、当該処置を行った歯科衛生士は、業務に関する記録を作成する。

(3) Ｉ０２９に掲げる周術期等専門的口腔衛生処置、Ｉ０２９－２に掲げる在宅等療養患者専門的口腔衛生処置、Ｉ０３０に掲げる機械的歯面清掃処置、Ｉ０３０－２に掲げる非経口摂取患者口腔粘膜処置及びＩ０３０－３に掲げる口腔バイオフィルム除去処置を算定した日の属する月においては、回復期等専門的口腔衛生処置は別に算定できない。

Ｉ０２９－２ 在宅等療養患者専門的口腔衛生処置

(1) 在宅等療養患者専門的口腔衛生処置は、Ｃ００１－３に掲げる歯科疾患在宅療養管理料を算定している患者に対して、歯科訪問診療を行っている主治の歯科医師の指示を受けた歯科衛生士が、当該患者の口腔の衛生状態にあわせて、口腔清掃用具等を用いて歯面、舌、口腔粘膜等の専門的な口腔清掃、義歯清掃又は機械的歯面清掃を行った場合に算定する。

(2) 主治の歯科医師は、在宅等療養患者専門的口腔衛生処置に関し、歯科衛生士の氏名を診療録に記載する。なお、当該処置を行った歯科衛生士は、業務に関する記録を作成する。

(3) Ｉ０３０に掲げる機械的歯面清掃処置、Ｉ０３０－２に掲げる非経口摂取患者口腔粘膜処置及びＩ０３０－３に掲げる口腔バイオフィルム除去処置を算定した日の属する月においては、在宅等療養患者専門的口腔衛生処置は別に算定できない。

Ｉ０２９－３ 口腔粘膜処置

(1) 口腔粘膜処置は、別に厚生労働大臣が定める施設基準に適合しているものとして地方厚生(支)局長に届け出た保険医療機関において、再発性アフタ性口内炎の小アフタ型病変に対してレーザー照射を行った場合に１月につき１回に限り算定する。なお、当該処置の実施に当たっては「レーザー応用による再発性アフタ性口内炎治療に関する基本的な考え方」（平成30年３月日本歯科医学会）を参考にすること。

(2) 前回算定した日の属する月に前回照射した部位と異なる部位に生じた再発性アフタ性口内炎に対して当該処置を実施した場合の費用は、所定点数に含まれ、別に算定できない。

(3) レーザー照射を行った場合は、病変の部位及び大きさ等を診療録に記載すること。

Ｉ０３０ 機械的歯面清掃処置

(1) 機械的歯面清掃処置とは、歯科疾患に罹患している患者に対し、歯科医師又はその指示を受けた歯科衛生士が、歯科用の切削回転器具及び研磨用ペーストを用いて行う歯垢除去等をいい、Ｂ０００－４に掲げる歯科疾患管理料、Ｂ０００－８に掲げる周術期等口腔機能管理料（Ⅲ）、Ｂ０００－９に掲げる周術期等口腔機能管理料（Ⅳ）、Ｂ０００－１１に掲げる回復期等口腔機能管理料、Ｂ００２に掲げる歯科特定疾患療養管理料（当該管理料の「注１」に規定する治療計画に機械的歯面清掃処置を行うに当たって必要な管理計画が含まれている場合に限る。）又はＣ００１－３に掲げる歯科疾患在宅療養管理料を算定した患者に対して２月に１回に限り算定する。また、Ｉ０１１－２に掲げる歯周病安定期治療、Ｉ０１１－２－３に掲げる歯周病重症化予防治療、Ｉ０２９－２に掲げる在宅等療養患者専門的口腔衛生処置、Ｉ０３０－２に掲げる非経口摂取患者口腔粘膜処置又はＩ０３０－３に掲げる口腔バイオフィルム除去処置を算定した月は算定できない。

（２）「注２」の規定に関わらず、Ｉ０１１－２に掲げる歯周病安定期治療又はＩ０１１－２－３に掲げる歯周病重症化予防治療の開始日より前に実施した同月内の当該処置は算定して差し支えない。

（３）歯科診療特別対応加算１、歯科診療特別対応加算２若しくは歯科診療特別対応加算３、Ｂ０００－１２に掲げる根面う蝕管理料の注２に規定する口腔管理強化体制加算を算定する患者であって特に機械的歯面清掃が必要と認められる患者（多剤服用患者、唾液分泌量の低下が認められる患者等）、Ｂ０００－１３に掲げるエナメル質初期う蝕管理料の注２に規定する口腔管理強化体制加算を算定する患者、妊娠中の患者又は他の医療機関（歯科診療を行う保険医療機関を除く。）から文書による診療情報の提供を受けた糖尿病の患者については、月１回に限り算定する。

（４）妊娠中の患者に対して当該処置を行った場合は、診療録及び診療報酬明細書にその旨を記載する。

（５）糖尿病の患者に対して別の医科の保険医療機関の担当医からの情報提供に基づき当該処置を行った場合は、情報提供の内容及び担当医の保険医療機関名等について診療録に記載又は提供文書の写しを添付する。また、診療報酬明細書にその旨を記載する。

（６）主治の歯科医師の指示を受けた歯科衛生士が、患者に対して当該処置を行った場合は、主治の歯科医師は当該歯科衛生士の氏名を診療録に記載する。

Ｉ０３０－２　非経口摂取患者口腔粘膜処置

（１）非経口摂取患者口腔粘膜処置は、歯科医師又はその指示を受けた歯科衛生士が、口腔衛生状態の改善を目的として、口腔清掃用具等を用いて、口腔の剥離上皮膜の除去を行った場合に算定する。

（２）当該処置の対象患者は、経管栄養等を必要とする、経口摂取が困難又は可能であってもわずかであり、患者自身による口腔清掃が困難な療養中の患者であって、口腔内に剥離上皮膜の形成を伴うものをいう。

（３）主治の歯科医師の指示を受けた歯科衛生士が、患者に対して当該処置を行った場合は、主治の歯科医師は当該歯科衛生士の氏名を診療録に記載する。

（４）Ｉ０１０に掲げる歯周病処置、Ｉ０１１に掲げる歯周基本治療、Ｉ０１１－２に掲げる歯周病安定期治療、Ｉ０１１－２－３に掲げる歯周病重症化予防治療、Ｉ０２９に掲げる周術期等専門的口腔衛生処置、Ｉ０２９－１－２に掲げる回復期等専門的口腔衛生処置、Ｉ０２９－２に掲げる在宅等療養患者専門的口腔衛生処置、Ｉ０３０に掲げる機械的歯面清掃処置及びＩ０３０－３に掲げる口腔バイオフィルム除去処置を算定した月は算定できない。

Ｉ０３０－３　口腔バイオフィルム除去処置

（１）注１に規定する、口腔バイオフィルムの除去が必要な患者とは、関係学会の診断基準により口腔バイオフィルム感染症患者と診断されている患者をいう。当該患者に対して、歯科医師又はその指示を受けた歯科衛生士が、口腔バイオフィルムの除去を行った場合に算定する。当該処置を行うに当たっては、関係学会より示されている「口腔バイオフィルム感染症に関する基本的な考え方」（令和６年３月日本歯科医学会）を参考にすること。

（2） 主治の歯科医師の指示を受けた歯科衛生士が、患者に対して当該処置を行った場合は、主治の歯科医師は当該歯科衛生士の氏名を診療録に記載する。

（3） Ｉ０１０に掲げる歯周病処置、Ｉ０１１に掲げる歯周基本治療、Ｉ０１１－２に掲げる歯周病安定期治療、Ｉ０１１－２－３に掲げる歯周病重症化予防治療、Ｉ０２９に掲げる周術期等専門的口腔衛生処置、Ｉ０２９－１－２に掲げる回復期等専門的口腔衛生処置、Ｉ０２９－２に掲げる在宅等療養患者専門的口腔衛生処置、Ｉ０３０に掲げる機械的歯面清掃処置及びＩ０３０－２に掲げる非経口摂取患者口腔粘膜処置を算定した月は算定できない。

（4） 口腔バイオフィルム除去処置は、Ｃ００１－５に掲げる在宅患者訪問口腔リハビリテーション指導管理料又はＣ００１－６に掲げる小児在宅患者訪問口腔リハビリテーション指導管理料に含まれ、当該管理料を算定した月は別に算定出来ない。

Ｉ０３１　フッ化物歯面塗布処置（１口腔につき）

（1） １に規定するう蝕多発傾向者とは、Ｂ０００－４に掲げる歯科疾患管理料の(10)に掲げる判定基準を満たすものをいい、Ｂ０００－４に掲げる歯科疾患管理料又はＢ００２に掲げる歯科特定疾患療養管理料（当該管理料の「注１」に規定する治療計画にフッ化物歯面塗布処置を行うに当たって必要な管理計画が含まれている場合に限る。）又はＣ０００に掲げる歯科訪問診療料を算定した患者に対して算定する。なお、歯科疾患管理料の(11)についても準用する。

（2） 「２　初期の根面う蝕に罹患している患者の場合」は、Ｂ０００－１２に掲げる根面う蝕管理料を算定している患者に対して、フッ化物歯面塗布処置を行った場合に算定する。

（3） 「３　エナメル質初期う蝕に罹患している患者の場合」は、Ｂ０００－１３に掲げるエナメル質初期う蝕管理料を算定している患者に対して、当該病変部位の口腔内カラー写真の撮影を行い、フッ化物歯面塗布処置を行った場合に算定する。撮影した口腔内カラー写真は、診療録に添付又はデジタル撮影した画像を電子媒体に保存して管理する。なお、写真撮影に係る費用は所定点数に含まれ別に算定できない。また、２回目以降に「３　エナメル質初期う蝕に罹患している患者の場合」を算定する場合において、光学式う蝕検出装置を用いてエナメル質初期う蝕の部位の測定を行った場合は、口腔内カラー写真撮影に代えて差し支えない。この場合において、使用した光学式う蝕検出装置の名称と当該部位の測定値を診療録に記載又は添付する。

（4） フッ化物歯面塗布処置は、次の取扱いとする。

イ　フッ化物局所応用による指導管理に用いる局所応用フッ化物製剤とは、２％フッ化ナトリウム溶液、酸性フッ化リン酸溶液をいう。

ロ　フッ化物歯面塗布とは、綿球による歯面塗布法、トレー法及びイオン導入法等の通法に従い、主治の歯科医師又は歯科衛生士が行う局所応用をいう。

ハ　薬剤料は、当該加算の所定点数に含まれ別に算定できない。

ニ　フッ化物歯面塗布処置は、１口腔単位での継続的な処置を評価したものであり、エナメル質初期う蝕及び初期の根面う蝕を有する患者については、いずれかの主たる疾患に対してのみ算定できる。

（５） 主治の歯科医師の指示を受けた歯科衛生士が、患者に対してフッ化物歯面塗布処置を行った場合は、主治の歯科医師は当該歯科衛生士の氏名を診療録に記載する。なお、当該処置を行った歯科衛生士は、業務に関する記録を作成する。

Ｉ０３２ 口腔リンパ管腫局所注入

口腔領域のリンパ管腫にピシバニールを局所注入した場合に算定する。ただし薬剤料は別に算定する。

第２節 処置医療機器等加算

Ｉ０８２ 酸素加算

医科点数表のＪ２０１に掲げる酸素加算の例により算定する。

第４節 特定薬剤料

Ｉ１００ 特定薬剤

（１） １回の処置に特定薬剤を２種以上使用した場合であっても、使用した特定薬剤の合計価格から15円を控除した残りの額を10円で除して得た点数について１点未満の端数を切り上げて得た点数に１点を加算して特定薬剤料を算定する。

（２） 特定薬剤を使用した場合であっても、１回の処置又は手術に使用した特定薬剤の合計価格が15円以下の場合は、特定薬剤料は算定できない。

（３） (１)及び(２)でいう１回の処置とは、処置の部に掲げられている各区分の所定点数を算定する単位を１回とする。

（４） テトラサイクリン・プレステロン軟膏及びテラ・コートリル軟膏を抜歯窩に使用することは、軟膏の基剤が吸収されずに異物として残り治癒機転を妨げるので、歯科医学的に妥当ではない。

（５） 薬価基準第４部歯科用薬剤、外用薬(１)に収載されている薬剤のうち、軟組織疾患に使用する薬剤を外用薬として投与することは、歯科医師が自ら貼薬しなければ薬効が期待できない場合を除き認められる。

第５節 特定保険医療材料料

Ｉ２００ 特定保険医療材料

特定保険医療材料は、「特定保険医療材料及びその材料価格（材料価格基準）」（平成２０年厚生労働省告示第 61 号）の別表Ⅴ及び別表Ⅵに掲げる特定保険医療材料により算定する。

第９部 手 術

通則

１ 「通則１」、「通則２」及び「通則３」は、手術料算定の内容は次の３通りあることを示しており、輸血料は手術料の算定がなくとも単独で算定する。

（１） 手術料（＋薬剤料又は特定保険医療材料料等）

（２） 手術料＋輸血料（＋薬剤料又は特定保険医療材料料等）

（３） 輸血料（＋薬剤料又は特定保険医療材料料等）

2　手術料の所定点数とは手術料の項に掲げられた点数及び注加算の合計点数をいい、通則の加算点数は含まない。

3　通則の加算方法は手術料の所定点数に通則中の各加算を足し合わせたものの合計により算定する。

4　手術当日に行われる手術（自己血貯血を除く。）に伴う処置（Ｉ０１７に掲げる口腔内装置、Ｉ０１７－１－４に掲げる術後即時顎補綴装置及びＩ０１７－３に掲げる顎外固定を除く。）、検査における診断穿刺・検体採取及び注射の手技料は、特に規定する場合を除き、術前、術後を問わず算定できない。また、内視鏡を用いた手術を行う場合、同時に行う内視鏡検査料は別に算定できない。ここでいう「診断穿刺・検体採取」とは、医科点数表の第３部第４節に掲げる診断穿刺・検体採取料に係るものをいう。

5　手術に当たって通常使用される保険医療材料（包帯、縫合糸（特殊縫合糸を含む。）等）、衛生材料（ガーゼ、脱脂綿及び絆創膏）、外皮用殺菌剤、患者の衣類及び１回の手術に使用される総量価格が 15 円以下の薬剤は手術の所定点数に含まれる。

ただし、別に厚生労働大臣が定める特定保険医療材料及び１回の手術に使用される特定薬剤の総量価格が 15 円を超える場合（特定薬剤（Ｊ３００に掲げる特定薬剤の(4)に掲げる場合を除く。）にあっては、120 点以上の手術又は特に規定する手術に使用した場合を除く。）は、当該手術の所定点数の他に当該特定保険医療材料及び特定薬剤を算定する。

6　「通則３」は、第１節に掲げられていない特殊な手術であって、同節に掲げられている手術のうち、最も近似する手術の所定点数により算定することが妥当であるものは、その都度当局に内議の上、それらの所定点数を準用することができる趣旨の規定である。なお、歯肉息肉除去手術及び簡単な手術は基本診療料に含まれ算定できない。

7　「通則５」による６歳未満の乳幼児又は著しく歯科診療が困難な者に対する加算及び「通則６」による極低出生体重児、新生児又は３歳未満の乳幼児に対する加算は、第１節の手術料の所定点数のみに対する加算である。

8　「通則５」又は「通則 15」における著しく歯科診療が困難な者等に対する 100 分の 50 加算又は 100 分の 30 加算とは、開口の保持又は体位、姿勢の保持が必要な患者や頻繁な治療の中断を伴う患者等に対して、患者の状態に留意しながら治療を行った場合等に算定するものをいい、当該加算を算定した日の患者の治療時の状況を診療録に記載する。

9　「通則５」の加算において６歳未満の乳幼児であって著しく歯科診療が困難な者については、乳幼児に対する加算としての 100 分の 50 加算又は 100 分の 30 加算のみを算定する。

10　「通則５」、「通則６」及び「通則９」の適用範囲は、第１節の手術料に定める手術のみであって、輸血料、手術医療機器等加算、薬剤料、特定薬剤料及び特定保険医療材料料に対しては適用されない。

11　この部における「主たる手術」とは、所定点数及び注による加算点数を合算した点数の高い手術をいう。

12　「通則８」の加算は、ＨＩＶ－１抗体価（ウエスタンブロット法）若しくはＨＩＶ－２抗体価（ウエスタンブロット法）によってＨＩＶ抗体が陽性と認められた患者又はＨＩＶ－１核酸同定検査によってＨＩＶ－１核酸が確認された患者に対して観血的手術を行った場合に１回に限り算定する。ただし、同日に複数の手術を行った場合は、主たる手術についてのみ加算する。

13　「通則９」の入院中の患者以外に対する手術の休日加算、時間外加算又は深夜加算は、医科点数表の例により算定する。

14　「通則９」の入院中の患者に対する手術の休日加算、時間外加算又は深夜加算は、医科点数表の例により算定する。

15　「通則９」の休日加算、時間外加算又は深夜加算の対象となる時間の取扱いは初診料と同様である。また、「通則９」の加算に係る適用の範囲及び「所定点数」は、「通則５」の加算の取扱いと同様である。

16　緊急のため保険医療機関の表示する診療時間以外の時間に手術を行った場合の時間外加算又は深夜加算は、既に１日の診療の後片付け等が終わった後で、特に手術する必要がある急患のため再度準備を開始する等相当の不測の労力に対する費用として時間外加算等を行う趣旨であるから、時間外であっても予定された手術の場合は時間外等の加算は算定できない。

17　「通則９」の「所定点数が150点以上」とは、各区分に規定してある所定点数が150点以上のものをいう。ただし、その処置・手術が全体として一体と考えられる場合は、個々の所定点数の合計が150点以上のときは加算する。

18　歯科領域における緊急疾病の場合（時間外）、例えば外傷時における手術で２本以上の歯を抜歯する場合であって、全体として一体と考えられる手術を行う場合は、個々の抜歯の所定点数の合計が150点以上のときは、「通則９」の加算が認められる。

19　手術開始後、患者の急変等やむを得ない事情により手術を中止せざるを得なかった場合は、当該中止までに施行した実態に最も近似する手術項目により算定する。

20　「通則 10」の加算は、次のいずれかに該当する患者に対して全身麻酔、硬膜外麻酔又は脊椎麻酔を伴う観血的手術を行った場合に１回に限り算定する。ただし、同日に複数の手術を行った場合は、主たる手術についてのみ加算する。

イ　感染症法に基づく医師から都道府県知事等への届出のための基準において、医師による届出が義務付けられているメチシリン耐性黄色ブドウ球菌感染症の患者（診断した医師の判断により、症状や所見から当該疾患が疑われ、かつ、病原体診断がなされたもの。）

ロ　ＨＢｓ又はＨＢｅ抗原によって抗原が陽性と認められたＢ型肝炎患者

ハ　ＨＣＶ抗体価（定性、定量）によってＨＣＶ抗体が陽性と認められたＣ型肝炎患者

ニ　微生物学的検査により結核菌を排菌していることが術前に確認された結核患者

21　「通則 12」でいう「特に規定する場合」とは、各区分における手術名の末尾に両側と記入したものを指す。この場合において、両側にわたり手術を行う医療上の必要性がなく片側の手術のみを行った場合であっても、両側に係る所定点数を算定する。

22　歯科訪問診療は通院困難な療養中の患者について実施するが、消炎鎮痛、有床義歯の調整等の訪問診療で求められる診療の重要性及び困難性を考慮し、Ｃ０００に掲げる歯科訪問診療料を算定する患者であって、同注８に規定する歯科診療特別対応加算１、歯科診療特別対応加算２又は歯科診療特別対応加算３を算定しないものに対して行った第８部に掲げる処置、第９部に掲げる手術及び第１２部に掲げる歯冠修復及び欠損補綴を行った場合は、次に掲げる点数をそれぞれ所定点数に加算する。

イ　Ｍ００３（２のロ及びハに限る。）に掲げる印象採得、Ｍ００３－３に掲げる咬合印象、Ｍ００６（２のロに限る。）に掲げる咬合採得又はＭ０３０に掲げる有床義歯内面適合法

所定点数の100分の70に相当する点数

ロ　Ｉ００５（３に限る。）に掲げる抜髄、Ｉ００６（３に限る。）に掲げる感染根管処置、

Ｊ０００（１、２及び３に限る。）に掲げる抜歯手術（注１による加算を算定した場合を除く。）、Ｍ０２１－３（１に限る。）に掲げる磁性アタッチメント又はＭ０２９に掲げる有床義歯修理

所定点数の 100 分の 50 に相当する点数

ハ　Ｉ００５（１及び２に限る。）に掲げる抜髄、Ｉ００６（１及び２に限る。）に掲げる感染根管処置、Ｊ０１３（２に限る。）に掲げる口腔内消炎手術

所定点数の 100 分の 30 に相当する点数

23　「通則 13」の神経移植術とは、Ｊ１０１に掲げる神経移植術をいう。

24　「通則 13」の植皮術とは、Ｊ０８９分層植皮術及びＪ０８９－２全層植皮術をいう。

25　「通則 13」の同一手術野又は同一病巣の算定は、医科点数表の例により算定する。ただし、Ｊ０００に掲げる抜歯手術からＪ００４－３に掲げる歯の移植手術までを複数歯に対して単独で行う場合は、個々の区分により規定する算定単位に応じて算定する。

26　「通則 16」の加算は、病理診断により悪性腫瘍であることが確認された場合に限り算定する。

27　同一手術野又は同一病巣に対して複数の手術を行った場合は、主たる手術の所定点数により算定する。

28　Ｊ０８４からＪ０８７まで、Ｊ０８８、Ｊ０９８、Ｊ０９９及びＪ１００に掲げる手術について、同一手術野又は同一病巣につき、他の手術と同時に行った場合は、主たる手術により算定する。ただし、神経移植術、骨移植術、植皮術、動脈(皮)弁術、筋(皮)弁術、遊離皮弁術（顕微鏡下血管柄付きのもの）、複合組織移植術、自家遊離複合組織移植術（顕微鏡下血管柄付きのもの）又は粘膜移植術と他の手術とを同時に行った場合はこの限りでない。

29　「通則 17」の周術期栄養管理実施加算は、医科点数表の例により算定する。ただし、歯科医師と医師との連携の下に行われること。

30　第９部に規定する以外の項目は、医科点数表の第２章第 10 部に掲げる手術の例により算定する。この場合において、特定保険医療材料を使用した場合は、医科点数表第２章第 10 部第５節特定保険医療材料料の例により算定する。

第１節　手術料

Ｊ０００　抜歯手術

（１）　抜歯は、歯又は残根の全部を抜去した場合に算定する。

（２）　歯の破折片の除去に要する費用は、Ｊ０７３に掲げる口腔内軟組織異物（人工物）除去術「１　簡単なもの」の所定点数により算定する。この場合において、浸潤麻酔のもとに破折片を除去した場合は、Ｋ００１に掲げる浸潤麻酔料及び使用麻酔薬剤料のそれぞれを算定する。

（３）　抜歯と同時に歯肉を剥離して歯槽骨整形手術等を行った場合は、当該抜歯手術の所定点数に含まれ別に算定できない。

（４）　「注１」に掲げる難抜歯加算とは、歯根肥大、骨の癒着歯又は歯根彎曲等に対して骨の開さく又は歯根分離術等を行った場合に算定する。ただし、高血圧等の全身状態との関連から、単に抜歯に当たり注意を要する場合は、当該加算は算定できない。なお、当該加算の対象となる抜歯において、完全抜歯が困難となりやむを得ず抜歯を中止した場

合は、抜歯手術の所定点数及び当該加算を算定する。

(5)　「4　埋伏歯」において、完全抜歯が困難となりやむを得ず抜歯を中止した場合は、所定点数により算定する。

(6)　「4　埋伏歯」とは、骨性の完全埋伏歯又は歯冠部が3分の2以上の骨性埋伏である水平埋伏智歯をいう。

(7)　埋伏智歯の隣接歯を抜去し、同時に埋伏（水平）智歯を抜去した場合は、抜去すべき隣接歯が「注1」に掲げる難抜歯加算の対象であるときは、当該隣接歯について難抜歯加算を算定する。

(8)　抜歯の際、浸潤麻酔は、当該抜歯手術の所定点数に含まれ別に算定できない。ただし、抜歯のための術前処置として手術野の消毒・麻酔等を行い、抜歯の態勢に入ったが、患者の急変によりやむを得ず抜歯を中止した場合は、抜歯手術は算定できないが、麻酔料は別に算定できる。

(9)　ブリッジの支台歯の抜歯に当たり、当該ブリッジの支台歯の一部（抜歯を行う部位とは別の支台歯）を保存し得る場合において、抜歯と同日に次の処置を行った場合においては当該処置に係る費用を別に算定して差し支えない。

イ　保存する支台歯に対して根管治療が必要な場合であって、I005に掲げる抜髄又はI006に掲げる感染根管処置を行った場合

ロ　ポンティックの除去が必要な場合であって、I019に掲げる歯冠修復物又は補綴物の除去を行った場合

ハ　保存する支台歯の歯冠修復物又は補綴物の除去が必要な場合であって、I019に掲げる歯冠修復物又は補綴物の除去を行った場合

J000－2　歯根分割掻爬術

歯根分割を行い分岐部病変の掻爬を行って歯の保存を図った場合に、1歯単位で所定点数を算定する。

J000－3　上顎洞陥入歯等除去術

(1)　「1　抜歯窩から行う場合」は、当該保険医療機関において行った治療に基づかない上顎洞へ陥入した歯の除去を、抜歯窩より行った場合に算定する。

(2)　「2　犬歯窩開さくにより行う場合」は、当該保険医療機関において行った治療に基づかない上顎洞へ陥入した歯の除去を、犬歯窩を開さくして行った場合に算定する。

(3)　当該保険医療機関において行った治療に基づき上顎洞へ陥入した歯の除去に要する費用は、J000に掲げる抜歯手術の所定点数に含まれ別に算定できない。

(4)　他の医療機関において行った治療により上顎洞へ陥入した歯科インプラントの除去を犬歯窩を開さくして行った場合は、「2　犬歯窩開さくにより行う場合」により算定する。この場合において、J082に掲げる歯科インプラント摘出術は別に算定できない。

J001　ヘミセクション（分割抜歯）

(1)　複根歯において必要があって保存し得る歯根を残して分割抜歯を行った場合は、所定点数により算定する。

(2)　ヘミセクション（分割抜歯）と同時に歯肉を剥離して歯槽骨整形手術等を行った場合は、ヘミセクション（分割抜歯）の所定点数に含まれ別に算定できない。

(3)　ヘミセクション（分割抜歯）に当たり、歯冠修復物又は補綴物の除去を行った場合は

Ｉ０１９に掲げる歯冠修復物又は補綴物の除去を別に算定して差し支えない。

Ｊ００２　抜歯窩再掻爬手術

抜歯窩に対して再掻爬手術を行った場合は、１歯に相当する抜歯窩を単位として所定点数を算定する。

Ｊ００３　歯根嚢胞摘出手術

（１）　歯根嚢胞摘出手術において歯冠大とは、当該歯根嚢胞の原因歯となった歯の歯冠大をいう。

（２）　歯根嚢胞摘出手術と歯槽骨整形手術を同時に行った場合は、当該歯槽骨整形手術は歯根嚢胞摘出手術の所定点数に含まれ別に算定できない。

Ｊ００４　歯根端切除手術（１歯につき）

（１）　歯根端切除手術と同時に行った根管充填は別に算定する。

（２）　歯根端切除手術を行うに際して、歯根端切除部の根管の閉鎖を行った場合は、歯根端切除手術の所定点数に含まれ別に算定できない。

（３）　次の手術は算定できない。

イ　乳歯に対する歯根端切除手術

ロ　歯根端掻爬手術

（４）　当該保険医療機関の治療に基づかない、根管外に突出した異物又は顎骨内に存在する異物等を、骨の開さくを行って除去した場合は、１回につき本区分により算定する。なお、歯根端切除手術と同時に行った顎骨内異物除去は、歯根端切除手術の所定点数に含まれ別に算定できない。

（５）　２は、別に厚生労働大臣が定める施設基準に適合しているものとして地方厚生(支)局長に届け出た保険医療機関において、歯科用３次元エックス線断層撮影装置を用いて得られた画像診断の結果を踏まえ、手術用顕微鏡を用いて行った場合に算定する。

Ｊ００４－２　歯の再植術

（１）　外傷性の歯の脱臼に対して歯の再植術を行った場合に算定する。

（２）　歯の再植術と併せて、同時に行った根管治療に係る費用は、Ｉ００５に掲げる抜髄、Ｉ００８に掲げる根管充填及びＩ００８－２に掲げる加圧根管充填処置に限り別に算定する。なお、歯髄処置が行われていた失活歯が外傷により脱臼した場合において、歯根膜の状態が良好な場合等においては当該手術を算定して差し支えない。この場合において、感染根管処置を同時に行った場合においては、Ｉ００６に掲げる感染根管処置、Ｉ００８に掲げる根管充填及びＩ００８－２に掲げる加圧根管充填処置に限り別に算定する。

（３）　外傷による幼若永久前歯の脱臼時に歯の再植術を行い、歯内療法を後日実施した場合は、歯内療法に係る費用は別に算定する。

（４）　歯内治療が困難な根尖病巣を有する保存が可能な小臼歯又は大臼歯であって、解剖学的な理由から歯根端切除手術が困難な症例に対して、歯の再植による根尖病巣の治療を行った場合は、本区分により算定する。この場合において、当該手術と同時に行った根管治療に係る費用は、Ｉ００８に掲げる根管充填及びＩ００８－２に掲げる加圧根管充填処置に限り別に算定する。なお、歯の移動を目的に含む場合は算定できない。

（５）　診療録に手術内容の要点を記載する。

Ｊ００４－３　歯の移植手術

（１）　保存不適で抜歯した歯の抜歯窩に、同一患者から抜去した埋伏歯又は智歯を移植した場合に限り算定する。

（２）　歯の移植手術と一連で行った根管治療に係る費用は、別に算定する。

（３）　診療録に手術内容の要点を記載する。

Ｊ００６　歯槽骨整形手術、骨瘤除去手術

（１）　歯槽骨整形手術、骨瘤除去手術は、１歯に相当する範囲を単位として算定する。

（２）　上顎臼後結節の頬側が隆起し、義歯装着に際して障害になる場合において、上顎臼後結節部の頬側隆起部を削除及び整形した場合は本区分の所定点数により算定する。

（３）　Ｉ００５に掲げる抜髄又はＩ００６に掲げる感染根管処置を行うに当たり、根管側壁、髄室側壁又は髄床底に穿孔があり根管充填までの一連の治療期間に封鎖を行った場合に、当該穿孔の封鎖を歯肉の剥離により実施したときは、本区分及び保険医療材料料を算定する。

Ｊ００７　顎骨切断端形成術

顎骨腫瘍の摘出等を行い、治癒後に口蓋補綴、顎補綴を行うに当たり顎骨断端の鋭縁等の整形手術を行った場合に算定する。

Ｊ００８　歯肉、歯槽部腫瘍手術（エプーリスを含む）

歯肉、歯槽部腫瘍手術とは、歯肉若しくは歯槽部に生じた良性腫瘍又は嚢胞（歯根嚢胞を除く。）を摘出する手術をいう。

Ｊ００９　浮動歯肉切除術

浮動歯肉切除術は、有床義歯を製作するに当たり義歯床の安定を阻害する浮動歯肉（義歯性線維腫(症)を含む。）の切除を行った場合に算定する。

Ｊ０１０　顎堤形成術

（１）　「１　簡単なもの」とは、義歯の製作に当たり口腔前庭を拡張することにより顎堤の形成を行ったもの又は口腔前庭形成手術をいう。

（２）　「２　困難なもの（２分の１顎未満）」及び「３　困難なもの（２分の１顎以上）」とは、腫瘍摘出等による顎欠損に対して当該摘出術とは別の日に、骨移植及び人工骨の挿入等により顎堤の形成を行ったものをいう。

（３）　(２)について、人工骨の挿入に要する費用は、「２　困難なもの」の所定点数に含まれる。

（４）　口腔外から骨片を採取して骨移植術を行った場合は、Ｊ０６３－２に掲げる骨移植術（軟骨移植術を含む。）の所定点数を併せて算定する。なお、骨片切採術の手技料はＪ０６３－２に掲げる骨移植術（軟骨移植術を含む。）の所定点数に含まれ、骨移植に用いる骨片をその必要があって２箇所（例えば脛骨と骨盤）から切除した場合であっても当該骨の採取術に係る手技料は算定できない。

（５）　顎堤形成術は、手術のために使用する床の製作を含むが、義歯を製作して手術のために使用した場合は別にＭ０１８に掲げる有床義歯を算定する。

Ｊ０１１　上顎結節形成術

（１）　上顎結節形成術は、上顎臼後結節を広範囲に切除及び整形した場合又は上顎結節部を形成した場合に算定する。

（２）　「１　簡単なもの」とは、義歯製作に際して上顎臼後結節が著しい障害となる症例に対して、義歯の安定を図るために上顎臼後結節を広範囲に切除及び整形したものをいい、次のいずれかの場合に算定する。

イ　上顎臼後結節が障害となり、適切な人工歯排列が困難な場合

ロ　上顎臼後結節が下顎の有床義歯等と干渉し、適切な床後縁設定が困難な場合

（３）　「２　困難なもの」とは、上顎臼後結節が偏平となっている症例に対して、義歯の安定を図るために上顎結節部を形成した場合に算定する。

Ｊ０１２　おとがい神経移動術

おとがい神経移動術は、おとがい孔部まで歯槽骨吸収が及び、義歯装着時に神経圧迫痛があるため、義歯の装着ができないと判断される患者に対して行った場合に算定する。

Ｊ０１３　口腔内消炎手術

（１）　口腔内消炎手術とは、炎症病巣に対して口腔内より消炎手術を行うものをいい、同一病巣に対する消炎手術を同時に２以上実施しても、主たる手術のみにより算定する。

（２）　辺縁性歯周炎の急性発作に対する消炎手術は、「２　歯肉膿瘍等」により算定する。

（３）　顎炎及び顎骨骨髄炎に対して骨の開さく等を行い、消炎を図った場合は、「４　顎炎又は顎骨骨髄炎等」の該当項目により算定する。なお、顎炎とは顎骨内の感染を初発とする広範囲にわたる炎症をいう。

（４）　本区分の算定に当たっては、手術部位、症状及び手術内容の要点を診療録に記載する。

（５）　萌出困難な歯について、被覆粘膜の切開により開窓術を行った場合（歯槽骨の切除を行う場合を除く。）は、「１　智歯周囲炎の歯肉弁切除等」により算定する。

（６）　歯周病以外の原因により当該手術を実施した場合において、当該手術と同日に歯周病処置を行った場合はＩ０１０に掲げる歯周病処置及び特定薬剤料を別に算定して差し支えない。

Ｊ０１５　口腔底腫瘍摘出術

口腔底腫瘍摘出術とは、口腔底に生じた良性腫瘍又は嚢胞を摘出する手術をいう。

Ｊ０１５－２　口腔底迷入下顎智歯除去術

（１）　口腔底迷入下顎智歯除去術は、当該保険医療機関の治療に基づかない口腔底に迷入した下顎智歯の摘出手術を行った場合に算定する。

（２）　当該保険医療機関の治療に基づく場合は、Ｊ０００に掲げる抜歯手術の所定点数に含まれ別に算定できない。

Ｊ０１６　口腔底悪性腫瘍手術

（１）　口腔底悪性腫瘍手術その他の悪性腫瘍手術の加算の対象となる頸部郭清術（ネックディセクション）とは、単なる病変部のリンパ節の清掃ではなく、片側又は両側の頸部領域組織の徹底的な清掃を行う場合をいう。

（２）　他の手術に併せて行った頸部リンパ節の単なる郭清の加算は所定点数に含まれ別に算定できない。なお、単独に行った場合は、医科点数表のＫ６２７に掲げるリンパ節群郭清術の「２　頸部（深在性）」により算定する。

Ｊ０１７　舌腫瘍摘出術

舌腫瘍摘出術とは、舌に生じた良性腫瘍又は嚢胞を摘出する手術をいう。

Ｊ０１９　口蓋腫瘍摘出術

口蓋腫瘍摘出術とは、口蓋に生じた良性腫瘍又は嚢胞（歯根嚢胞を除く）を摘出する手術をいう。

Ｊ０２２　顎・口蓋裂形成手術

顎・口蓋裂形成手術の２次手術において、腸骨海綿骨移植を行った場合は、「３　顎裂を伴うもの」に併せて、Ｊ０６３－２に掲げる骨移植術（軟骨移植術を含む。）により算定する。

Ｊ０２４－３　軟口蓋形成手術

いびきに対する軟口蓋形成手術を行った場合に算定する。

Ｊ０２７　頬、口唇、舌小帯形成術

（１）　頬、口唇、舌小帯形成術は、次の場合に算定する。

イ　頬、口唇、舌小帯に対する形成手術を行った場合

ロ　頬、口唇、舌小帯に対する切離移動術を行った場合

ハ　小帯等を切除して開窓術を行った場合

ニ　ピエール・ロバン症候群の患者に対し、舌の前方牽引を行った場合

（２）　(１)に掲げる手術を、２分の１顎の範囲内における複数の頬小帯に対して行った場合は、２箇所以上であっても１箇所として算定する。

Ｊ０３０　口唇腫瘍摘出術

口唇腫瘍摘出術とは、口唇に生じた良性腫瘍又は嚢胞を摘出する手術をいう。

Ｊ０３３　頬腫瘍摘出術

（１）　頬腫瘍摘出術とは、頬部に生じた良性腫瘍又は嚢胞を摘出する手術をいう。

（２）　下顎角部又は下顎枝に埋伏している下顎智歯を、口腔外より摘出を行った場合は、本区分により算定する。

Ｊ０３４　頬粘膜腫瘍摘出術

頬粘膜腫瘍摘出術とは、頬粘膜に生じた良性腫瘍又は嚢胞を摘出する手術をいう。

Ｊ０３５－２　口腔粘膜血管腫凝固術

（１）　別に厚生労働大臣が定める施設基準に適合しているものとして地方厚生(支)局長に届け出た保険医療機関において、口腔・顎・顔面領域に生じた血管腫・血管奇形に対して、レーザー照射した場合に一連につき１回に限り算定する。

（２）　「一連」とは、治療の対象となる疾患に対して所期の目的を達するまでに行う一連の治療過程をいう。例えば、対象病変部位の一部ずつに照射する場合や、全体に照射することを数回繰り返して一連の治療とする場合は、１回のみ所定点数を算定する。

（３）　レーザー照射を行った場合は、病変の部位及び大きさ等の病変の状態について診療録に記載すること。

Ｊ０３７　上顎洞口腔瘻閉鎖術

（１）　「２　困難なもの」とは、陳旧性のもの又は減張切開等を必要とするものをいう。

（２）　上顎洞へ抜歯窩より穿孔がある場合の閉鎖手術は、新鮮創であっても減張切開等を必要とする場合は、上顎洞口腔瘻閉鎖術の「２　困難なもの」の所定点数により算定する。

（３）　「３　著しく困難なもの」とは、腫瘍摘出後等による比較的大きな穿孔に対して、粘膜弁移動術、粘膜移植術等により閉鎖を行うものをいう。なお、口腔粘膜弁の製作・移動術及び口腔粘膜移植術は「３　著しく困難なもの」の所定点数に含まれ別に算定でき

ない。

（4）　「3　著しく困難なもの」について植皮術を併せて行った場合はＪ０８９に掲げる分層植皮術、Ｊ０８９－２に掲げる全層植皮術又はＪ０９０に掲げる皮膚移植術（生体・培養）の所定点数を合算して算定する。

（5）　「3　著しく困難なもの」について、口腔粘膜弁及び口腔粘膜移植以外のＪ０９１に掲げる皮弁作成術、移動術、切断術、遷延皮弁術からＪ０９７に掲げる粘膜移植術までの手術を併せて行った場合は主たる手術の所定点数に従たる手術の所定点数の100分の50を加算して算定する。

（6）　腫瘍摘出等により上顎洞又は鼻腔に比較的大きな穿孔を生じた場合の閉鎖術は「3　著しく困難なもの」により算定する。

（7）　埋伏歯の抜去や顎骨骨内病巣を除去し、後日二次的に創腔の閉鎖を行った場合は、「1　簡単なもの」により算定する。

Ｊ０３９　上顎骨悪性腫瘍手術

上顎骨に生じるエナメル上皮腫に対する手術について、悪性腫瘍手術に準じて行った場合は、「2　切除」又は「3　全摘」の各区分により算定して差し支えない。

Ｊ０４１　下顎骨離断術

（1）　下顎骨骨折により、顎偏位のままで異常癒着を起し、咬合不全を伴っている場合に異常癒着部を離断し整復を行った場合は、本区分により算定する。

（2）　骨吸収抑制薬関連顎骨壊死又は放射線性顎骨壊死による腐骨除去術であって、下顎骨離断を行う場合は本区分により算定する。

Ｊ０４２　下顎骨悪性腫瘍手術

下顎骨に生じるエナメル上皮腫に対する手術について、悪性腫瘍手術に準じて行った場合は、「1　切除」から「3　切断（その他のもの）」までの各区分により算定して差し支えない。また、単胞性エナメル上皮腫の手術の場合も同様に「1　切除」から「3　切断（その他のもの）」までの各区分により算定して差し支えない。

Ｊ０４３　顎骨腫瘍摘出術（歯根嚢胞を除く。）

（1）　顎骨腫瘍摘出術とは、顎骨内に生じた良性腫瘍又は嚢胞（歯根嚢胞を除く。）を摘出する手術をいう。

（2）　下顎角部又は下顎枝に埋伏している下顎智歯を、口腔内より摘出を行った場合は、本区分の「1　長径3センチメートル未満」により算定する。

Ｊ０４４－２　埋伏歯開窓術

萌出困難な歯に対して開窓術（歯槽骨及び被覆粘膜を切除する手術）を行った場合に算定する。

Ｊ０４５　口蓋隆起形成術

次のいずれかの場合において、口蓋隆起を切除及び整形した場合に算定する。なお、診療録に理由及び要点を記載すること。

イ　義歯の装着に際して、口蓋隆起が著しい障害となるような場合

ロ　咀嚼又は発音に際して、口蓋隆起が著しい障害となるような場合

Ｊ０４６　下顎隆起形成術

次のいずれかの場合において、下顎隆起を切除及び整形した場合に算定する。なお、診療

録に理由及び手術内容の要点を記載すること。

イ　義歯の装着に際して、下顎隆起が著しい障害となるような場合

ロ　咀嚼又は発音に際して、下顎隆起が著しい障害となるような場合

Ｊ０４７　腐骨除去手術

（１）　骨吸収抑制薬関連顎骨壊死又は放射線性顎骨壊死以外の原因により当該手術を行う場合において、２歯までの範囲であれば顎骨に及ぶものであっても「１　歯槽部に限局するもの」により算定する。

（２）　骨吸収抑制薬関連顎骨壊死若しくは放射線性顎骨壊死により分離した腐骨の除去又は必要性があって周囲骨拡大除去を行う場合は、歯槽部に限局するものであっても、その範囲に応じて「２　顎骨に及ぶもの」の該当するいずれかの項目により算定する。なお、顎骨壊死の範囲が深部に及び、やむを得ず顎骨の切除が必要な場合は、Ｊ０３８に掲げる上顎骨切除術、Ｊ０４０に掲げる下顎骨部分切除術又はＪ０４１に掲げる下顎骨離断術のいずれか該当する区分により算定する。

Ｊ０４８　口腔外消炎手術

（１）　口腔外消炎手術における長さ（２センチメートル未満等）とは、膿瘍、蜂窩織炎等の大きさをいい、切開を加えた長さではない。

（２）　重症な顎炎等に対して複数の切開により、口腔外からの消炎手術を行った場合は、「２のイ　３分の１顎以上の範囲のもの」により算定する。

（３）　広範囲で極めて重症な顎炎等に対して、中・下頸部又は鎖骨上窩等を切開し、口腔外から消炎手術を行った場合は、「２のロ　全顎にわたるもの」により算定する。

Ｊ０５３　唾石摘出術

（１）　「１」表在性のものとは、導管開口部分付近に位置する唾石をいう。

（２）　「２」深在性のものとは、腺体付近の導管等に位置する唾石をいう。

（３）　所期の目的を達成するために複数回実施した場合も一連として算定する。

Ｊ０５９　耳下腺腫瘍摘出術

耳下腺腫瘍摘出術とは、耳下腺に生じた良性腫瘍又は嚢胞を摘出する手術をいう。

Ｊ０６３　歯周外科手術

（１）　歯周外科手術とは、Ｄ００２に掲げる歯周病検査の「２　歯周精密検査」に規定する歯周精密検査の結果に基づき行われる歯周ポケット掻爬術、新付着手術、歯肉切除手術、歯肉剥離掻爬手術、歯周組織再生誘導手術及び歯肉歯槽粘膜形成手術をいう。ただし、歯周病の治療を目的としない「６　歯肉歯槽粘膜形成手術」を実施した場合はこの限りではない。なお、歯周外科手術の実施に当たっては、「歯周病の治療に関する基本的な考え方」（令和２年３月日本歯科医学会）を参考とする。

（２）　歯周外科手術と同時に行われるＩ０１１に掲げる歯周基本治療は、所定点数に含まれ別に算定できない。

（３）　歯周外科手術における縫合又はパックはそれぞれの所定点数に含まれる。

（４）　「注４」の「簡単な暫間固定」とは、暫間固定を行う部位において、歯周外科手術を行う歯数が４歯未満の場合であって、固定源となる歯を歯数に含めない４歯未満の暫間固定をいう。

（５）　暫間固定を行う部位において、歯周外科手術を行う歯数が４歯以上の場合であって、

固定源となる歯を歯数に含めない４歯以上の暫間固定は、歯周外科手術とは別にＩ０１４に掲げる暫間固定の「２　困難なもの」の所定点数により算定する。

(６)　暫間固定に当たって印象採得を行った場合は１装置につきＭ００３に掲げる印象採得の「３　口腔内装置」を、咬合採得を行った場合は、１装置につき、装置の範囲に相当する歯数が８歯以下の場合はＭ００６に掲げる咬合採得の「２のロの(１)　少数歯欠損」、装置の範囲に相当する歯数が９歯以上はＭ００６に掲げる咬合採得の「２のロの(２)　多数歯欠損」又は装置の範囲に相当する歯数が全歯にわたる場合はＭ００６に掲げる咬合採得の「２のロの(３)　総義歯」の所定点数を、装着を行った場合は１装置につきＭ００５に掲げる装着の「３　口腔内装置等の装着の場合」の所定点数及び装着材料料を算定する。ただし、エナメルボンドシステムにより連結固定を行った場合は、装着料及び装着材料料は別に算定できない。

(７)　歯肉剥離掻爬手術と併せて、Ｊ０６３－２に掲げる骨移植術（軟骨移植術を含む。）を行った場合は、歯肉剥離掻爬手術及びＪ０６３－２に掲げる骨移植術（軟骨移植術を含む。）のそれぞれを併せて算定する。

(８)　「５　歯周組織再生誘導手術」は、別に厚生労働大臣が定める施設基準に適合しているものとして地方厚生(支)局長に届け出た保険医療機関において、Ｄ００２に掲げる歯周病検査の「２　歯周精密検査」に規定する歯周精密検査の結果に基づき、根分岐部病変又は垂直性骨欠損を有する歯に対して、吸収性膜又は非吸収性膜の固定を行った場合に、「イ　１次手術」の所定点数により算定する。また、「イ　１次手術」において、非吸収性膜を使用した場合であって、一定期間の経過観察後、非吸収性膜を除去した場合においては、「ロ　２次手術」の所定点数により算定する。なお、歯周組織再生材料料は別に算定する。

(９)　「５　歯周組織再生誘導手術」を実施した場合は、エックス線撮影等により得られた術前の対象歯の根分岐部病変又は垂直性骨欠損の状態、手術部位及び手術内容の要点を診療録に記載する。

(10)　「５　歯周組織再生誘導手術」を算定した場合は、「４　歯肉剥離掻爬手術」は別に算定できない。

(11)　歯肉歯槽粘膜形成手術は、必要があって「６のイ　歯肉弁根尖側移動術」から「６のへ　結合組織移植術」までに掲げる手術を行った場合に算定する。なお、「６のイ　歯肉弁根尖側移動術」から「６のハ　歯肉弁側方移動術」までは１歯単位により算定し、「６のニ　遊離歯肉移植術」から「６のへ　結合組織移植術」までは手術単位により算定する。

(12)　「６のイ　歯肉弁根尖側移動術」は、付着歯肉の幅が狭く付着歯肉の幅の増加を目的として行った場合又は歯周病で深いポケットが歯肉歯槽粘膜境を超えて存在しその歯周ポケットの除去を目的として行った場合に算定する。

(13)　「６のロ　歯肉弁歯冠側移動術」は、歯冠側へ歯肉弁を移動させ露出した歯根面の被覆を目的として行った場合に限り算定する。

(14)　「６のハ　歯肉弁側方移動術」は、歯肉退縮による歯根面露出が認められる少数歯において、歯根面露出部位に隣接歯の辺縁歯肉から側方に歯肉弁を移動させ露出した歯根面を被覆することを目的として行った場合に算定する。

(15)　「6のニ　遊離歯肉移植術」とは、歯肉の供給側より採取した移植片の歯肉を、付着させる移植側へ移植を行うものをいい、付着歯肉幅の拡大、露出歯根面の被覆又は歯槽堤形成等を目的に手術を行った場合に算定する。

(16)　「6のホ　口腔前庭拡張術」は、次により口腔前庭の拡張を行った場合に限り算定する。

イ　頬唇側の口腔前庭が浅いために十分なプラークコントロールが行えない場合

ロ　歯冠修復物を装着するに際して付着歯肉の幅が著しく狭い場合

(17)　「6のホ　口腔前庭拡張術」と同時に行った小帯（頬、口唇、舌小帯等）の切離移動又は形成は、口腔前庭拡張術に含まれ別に算定できない。

(18)　「6のヘ　結合組織移植術」とは、歯肉の供給側より採取した結合組織片を、付着させる移植側の骨膜と上皮の間へと移植するものをいい、付着歯肉幅の拡大、露出歯根面の被覆又は歯槽堤形成等を目的に手術を行った場合に算定する。

(19)　実施に当たっては、診療録に手術部位及び手術内容の要点を記載する。

(20)　Ｉ０１１－２に掲げる歯周病安定期治療を開始した日以降に行った場合は、所定点数（注1の加算を含む。）の100分の50により算定する。ただし、歯周病の治療以外を目的として「6　歯肉歯槽粘膜形成手術」を実施する場合については、所定点数を算定して差し支えない。

(21)　「注5」に規定する加算におけるレーザー照射とは、別に厚生労働大臣が定める施設基準に適合しているものとして地方厚生(支)局長に届け出た保険医療機関において、歯肉剥離掻爬手術又は歯周組織再生誘導手術において、明視下で蒸散により歯根面の歯石除去を行うことが可能なものとして保険適用となっているレーザーによる照射をいう。

Ｊ０６３－２　骨移植術（軟骨移植術を含む）

（1）　「1のイ　簡単なもの」とは、当該患者の口腔内から採取した骨片等の移植を行った場合をいう。

（2）　「1のロ　困難なもの」とは、当該患者の口腔外から採取した骨片等の移植を行った場合をいう。

（3）　「2　同種骨移植（生体）」は、特定保険医療材料である人工骨等を用いた場合は算定できない。

（4）　骨移植術を行った場合は、他の手術と骨移植術を併せて算定する。なお、骨移植術は、骨片切採術の手技料が含まれ、骨移植術において骨移植に用いる骨片をその必要があって2箇所（例えば脛骨と骨盤）から切除した場合であっても当該採取に係る手技料は別に算定できない。

（5）　移植術は、採取した骨片を複数箇所に移植した場合も1回の算定とする。

（6）　「1　自家骨移植」の「ロ　困難なもの」において、骨片採取のみに終わり骨移植に至らない場合は、本区分を算定せず、Ｊ０６３－３に掲げる骨（軟骨）組織採取術を算定する。

（7）　自家骨軟骨移植術を行った場合は、本区分の「1のロ　困難なもの」により算定する。

（8）　同種骨（凍結保存された死体骨を含む。）を移植する場合においては、日本組織移植学会が作成した「ヒト組織を利用する医療行為の安全性確保・保存・使用に関するガイドライン」を遵守した場合に限り算定する。

(9) 「3　同種骨移植（非生体）」の「イ　同種骨移植（特殊なもの）」は、腫瘍、感染、人工関節置換等に係る広範囲の骨及び靭帯組織の欠損に対して、日本組織移植学会が認定した組織バンクにおいて適切に採取、加工及び保存された非生体の同種骨及び靭帯組織を使用した場合に限り算定できる。なお、この場合、骨移植等を行った保険医療機関と骨移植等に用いた同種骨等を採取した保険医療機関とが異なる場合の診療報酬の請求については、同種骨移植等を行った保険医療機関で行うものとし、当該診療報酬の分配は相互の合議に委ねる。

(10) その他骨移植術の医科と共通の項目は、医科点数表のＫ０５９に掲げる骨移植術の例により算定する。

Ｊ０６３－３　骨（軟骨）組織採取術

Ｊ０６３－２に掲げる骨移植術の「１のロ　困難なもの」の実施に当たり、骨片採取のみに終わり骨移植に至らなかった場合に限り算定する。

Ｊ０６６　歯槽骨骨折観血的整復術

歯槽骨骨折に対し、歯肉粘膜を剥離して観血的に歯槽骨の整復を行った場合に算定する。

Ｊ０６９　上顎骨形成術

(1) 「単純な場合」とは、上顎骨発育不全症、外傷後の上顎骨後位癒着、上顎前突症、開咬症又は過蓋咬合症等に対し、Le Fort Ⅰ型切離又は上顎骨部分切離により移動を図る場合をいう。なお、第 13 部に掲げる歯科矯正に伴う手術として、外科的急速口蓋拡大術を行った場合（同時に Le Fort Ⅰ型切離を行う場合も含む。）は、本区分により算定する。

(2) 「注１」に規定する加算は、上顎骨発育不全症、外傷後の上顎骨後位癒着、上顎前突症、開咬症又は過蓋咬合症等に対し、Le Fort Ⅰ型切離を行い、上顎骨を複数に分割して移動させた場合に算定する。

(3) 「複雑な場合及び２次的再建の場合」とは、同様の症例に対し、Le Fort Ⅱ型若しくは Le Fort Ⅲ型切離により移動する場合又は悪性腫瘍手術等による上顎欠損症に対し２次的骨性再建を行う場合をいう。

Ｊ０７０　頬骨骨折観血的整復術

頬骨骨折観血的整復術とは、頬骨又は頬骨弓の骨折を観血的に整復する手術をいう。

Ｊ０７１　下顎骨折非観血的整復術

下顎骨折非観血的整復術の「注」の加算は、連続した歯に対して、三内式線副子以上を使用した結紮法を行った場合に算定し、これに至らない場合は、所定点数に含まれ別に算定できない。

Ｊ０７２－２　下顎関節突起骨折観血的手術

「２　両側」は、両側の下顎関節突起骨折について観血的に手術を行った場合に算定する。

Ｊ０７３　口腔内軟組織異物（人工物）除去術

(1) 「簡単なもの」とは、異物（人工物）が比較的浅い組織内にあり、非観血的あるいは簡単な切開で除去できるものをいう。なお、歯の破折片の除去（う蝕除去に伴うものを除く。）に係る費用は、「１　簡単なもの」により算定する。この場合において、浸潤麻酔の下に破折片を除去した場合は、Ｋ００１に掲げる浸潤麻酔料及び使用麻酔薬剤料のそれぞれを算定する。

(2)　「困難なもの」とは、除去に当たって組織の剥離を必要とするものをいう。

(3)　「著しく困難なもの」とは異物の位置が確定できず、なおかつ深部に存在するため大きく深い切開等を必要とするものをいう。

(4)　口腔内軟組織異物（人工物）除去術は、異物の数にかかわらず所定点数を１回に限り算定する。ただし、当該除去物は同一術野で除去できるものに限る。

(5)　「１　簡単なもの」、「２　困難なもの」及び「３　著しく困難なもの」のうち、２以上を同時に行った場合は、主たる手術のみにより算定する。

(6)　口腔組織にささっている魚骨を除去した場合は、基本診療料に含まれ別に算定できない。

Ｊ０７４　顎骨内異物（挿入物を含む。）除去術

(1)　「１　簡単なもの」は、顎骨骨折における観血的整復、上顎骨形成術若しくは下顎骨形成術における顎骨の固定等に用いた金属線又はスクリューの除去を行った場合に算定する。

(2)　「２　困難なもの」は、顎骨骨折における観血的整復、上顎骨形成術又は下顎骨形成術における顎骨の固定等に用いた骨体固定金属板の撤去を行った場合に算定する。

Ｊ０７５　下顎骨形成術

下顎前突のとき下顎両側第一小臼歯を抜歯し、この部位で下顎骨を切断して後退させる下顎前突症手術は、「１　おとがい形成の場合」により算定する。

Ｊ０７５－２　下顎骨延長術

医科点数表のＫ４４４－２に掲げる下顎骨延長術の例により算定する。

Ｊ０７６　顔面多発骨折観血的手術

顔面多発骨折観血的手術は、上下顎が同時に骨折した場合等、複数の骨に対して観血的手術を行った場合に算定する。

Ｊ０７７　顎関節脱臼非観血的整復術

顎関節脱臼非観血的整復術は、片側につき算定する。

Ｊ０８０　顎関節授動術

(1)　「１のイ　単独の場合」とは、顎関節症による急性クローズドロックの解除又は慢性クローズドロックによる開口制限の改善を目的として、徒手的授動術を行うものをいう。なお、所期の目的を達成するために複数回実施した場合も一連として算定する。

(2)　「１のロ　パンピングを併用した場合」とは、パンピング（顎関節腔に対する薬剤の注入、洗浄）を併用して、徒手的に下顎を授動することにより顎関節可動域の増加を目的とするものをいう。この場合において、関節腔に対する薬剤の注入を行った場合は、Ｇ００７に掲げる関節腔内注射又はＧ００８に掲げる滑液嚢穿刺後の注入を併せて算定する。

(3)　「１のハ　関節腔洗浄療法を併用した場合」とは、局所麻酔下で上関節腔に注射針を２本刺入し、上関節腔を薬剤にて自然灌流することにより顎関節可動域の増加又は除痛を目的とするものをいう。この場合において、関節腔に対する薬剤の注入を行った場合は、Ｇ００７に掲げる関節腔内注射又はＧ００８に掲げる滑液嚢穿刺後の注入を併せて算定する。

(4)　顎関節鏡下授動術とは、主に繊維性癒着を適応とし、関節の可動域を制限している関

節内癒着部を内視鏡下にメス、シェイバー、レーザー等を用いて切離し、可動域の増加を目的とするものをいう。

（５） 開放授動術とは、主に強直症を適応とし、顎関節を切開開放して直視下に癒着部の切離又は切除を行うことで可動域の増加を目的とするものをいう。

（６） 瘢痕性顎関節強直症に対する手術は、「３ 開放授動術」により算定する。

（７） 筋突起過長又は咀嚼筋腱・腱膜過形成症による顎運動障害等のため、筋突起形成術を行った場合は、「３ 開放授動術」により算定する。

Ｊ０８１ 顎関節円板整位術

（１） 顎関節鏡下円板整位術とは、関節鏡視下に転位円板を牽引し、縫合固定することにより整位するものをいう。

（２） 開放円板整位術とは、顎関節を切開開放して直視下に転位円板を牽引し、縫合固定することにより整位するものをいう。

Ｊ０８２ 歯科インプラント摘出術

（１） 他の医療機関で埋植した歯科インプラントを撤去した場合に、当該摘出物の種別に応じて算定する。

（２） 同一又は他の保険医療機関で埋入したＪ１０９に規定する広範囲顎骨支持型装置を撤去した場合は、本区分により算定する。

Ｊ０８３ 顎骨インプラント摘出術

（１） 顎骨インプラントとは、腫瘍摘出後等による顎骨欠損に対して埋植した人工骨及び人工骨頭等の欠損補綴用人工材料（体内）をいう。

（２） 埋植した顎骨インプラントを感染による化膿や破折等の理由でやむを得ず摘出した場合は、顎骨インプラント摘出術を算定する。ただし、当該保険医療機関の治療に基づく異物（骨折手術に用いられた金属内副子等を除く。）について除去を行っても、Ｊ０７３に掲げる口腔内軟組織異物（人工物）除去術、Ｊ０７４に掲げる顎骨内異物（挿入物を含む。）除去術及びＪ０８２に掲げる歯科インプラント摘出術は、算定できない。

Ｊ０８４ 創傷処理

（１） 創傷処理とは、切・刺・割創又は挫創に対して切除、結紮又は縫合を行う場合の第１回治療のことをいう。筋肉又は臓器に達するものとは、単に創傷の深さを指すものではなく、筋肉又は臓器に何らかの処理を行った場合をいう。

（２） 創傷が数箇所あり、これを個々に縫合する場合は、近接した創傷についてはそれらの長さを合計して１つの創傷として取り扱い、他の手術の場合に比し著しい不均衡を生じないようにする。

（３） 「３」の「イ 頭頸部のもの（長径 20 センチメートル以上のものに限る。）」は、長径 20 センチメートル以上の重度軟部組織損傷に対し、全身麻酔下で実施した場合に限り算定できる。

（４） 「注２」の「露出部」とは、頭部、頸部、上肢にあっては肘関節以下及び下肢にあっては膝関節以下をいう。

（５） 「注３」のデブリードマンの加算は、汚染された挫創に対して行われるブラッシング又は汚染組織の切除等であって、通常麻酔下で行われる程度のものを行ったときに限り算定する。

（6） 抜歯又は智歯歯肉弁切除等の術後、後出血を起こし簡単に止血（圧迫等により止血）できない場合における後出血処置は「4　筋肉、臓器に達しないもの（長径5センチメートル未満）」により算定する。なお、手術当日の後出血に対する処置は算定できないが、後出血により再度来院した場合であって、簡単に止血できない場合においては「4　筋肉、臓器に達しないもの（長径5センチメートル未満）」により算定して差し支えない。

（7） 口腔内における縫合術及び口腔外における縫合術（顔面創傷等の場合）は、大きさ及び深さに応じ、各号の所定点数により算定する。

Ｊ０８４－２　小児創傷処理（6歳未満）

（1） 創傷処理とは、切・刺・割創又は挫創に対して切除、結紮又は縫合を行う場合の第1回治療をいう。なお、筋肉又は臓器に達するものとは、単に創傷の深さを指すものではなく、筋肉又は臓器に何らかの処理を行った場合をいう。

（2） 創傷が数箇所あり、これを個々に縫合する場合は、近接した創傷はそれらの長さを合計して1つの創傷として取り扱い、他の手術の場合に比し著しい不均衡を生じないようにする。

（3） 「注2」の「露出部」とは、顔面、頸部、上肢にあっては肘関節以下及び下肢にあっては膝関節以下（足底部を除く。）をいう。

（4） 「注3」のデブリードマンの加算は、汚染された挫創に対して行われるブラッシング又は汚染組織の切除等であって、通常麻酔下で行われる程度のものを行ったときに限り算定する。

（5） 抜歯又は智歯歯肉弁切除等の術後、後出血を起こし簡単に止血（圧迫等により止血）できない場合における後出血処置は、「6　筋肉、臓器に達しないもの（長径2.5センチメートル以上5センチメートル未満）」により算定する。なお、手術当日の後出血に対する処置は算定できないが、後出血により再度来院した場合であって、簡単に止血できない場合においては「6　筋肉、臓器に達しないもの（長径2.5センチメートル以上5センチメートル未満）」により算定して差し支えない。

（6） 口腔内における縫合術及び口腔外における縫合術（顔面創傷等の場合）は、大きさ及び深さに応じ、各号の所定点数により算定する。

Ｊ０８５　デブリードマン

（1） Ｊ０８９に掲げる分層植皮術からＪ０９７に掲げる粘膜移植術までの手術を前提に行う場合にのみ算定する。

（2） 汚染された挫創に対して行われるブラッシング又は汚染組織の切除等であって、通常麻酔下で行われる程度のものを行ったときに算定する。

Ｊ０８９　分層植皮術及びＪ０８９－２　全層植皮術

デルマトームを使用した場合は、所定点数に含まれ別に算定できない。

Ｊ０９０　皮膚移植術（生体・培養）、Ｊ０９０－２　皮膚移植術（死体）

医科点数表のＫ０１４に掲げる皮膚移植術（生体・培養）及び医科点数表のＫ０１４－２に掲げる皮膚移植術（死体）の例により算定する。

Ｊ０９３　遊離皮弁術（顕微鏡下血管柄付きのもの）

遊離皮弁術（顕微鏡下血管柄付きのもの）を行うに当たり、微小血管自動縫合器を使用した場合は、医科点数表のＫ９３６－３に掲げる微小血管自動縫合器加算の例により算定する。

Ｊ０９６　自家遊離複合組織移植術（顕微鏡下血管柄付きのもの）

Ｊ０９６に掲げる自家遊離複合組織移植術（顕微鏡下血管柄付きのもの）を行うに当たり、微小血管自動縫合器を使用した場合は、医科点数表のＫ９３６－３に掲げる微小血管自動縫合器加算の例により算定する。

Ｊ０９９－２　抗悪性腫瘍剤動脈、静脈又は腹腔内持続注入用植込型カテーテル設置

医科点数表のＫ６１１に掲げる抗悪性腫瘍剤動脈、静脈又は腹腔内持続注入用植込型カテーテル設置の例により算定する。

Ｊ１００－２　中心静脈注射用植込型カテーテル設置

医科点数表のＫ６１８に掲げる中心静脈注射用植込型カテーテル設置の例により算定する。

Ｊ１０１－２　神経再生誘導術

神経再生誘導術は、神経再生誘導材を用いて神経再建を実施した場合に算定する。

Ｊ１０２　交感神経節切除術

（１）　疼痛等に対して、眼窩下孔部又はおとがい孔部で末梢神経遮断（挫滅又は切断）術を行った場合に算定する。

（２）　おとがい孔部における末梢神経遮断（挫滅又は切断）術と同時に行ったおとがい孔閉鎖に係る費用は、所定点数に含まれ別に算定できない。

Ｊ１０４　皮膚腫瘍冷凍凝固摘出術

口腔領域の皮膚（粘膜）腫瘍又は皮下（粘膜下）腫瘍に対して冷凍凝固摘出術を行った場合に算定する。

Ｊ１０４－２　皮膚悪性腫瘍切除術

医科点数表のＫ００７に掲げる皮膚悪性腫瘍切除術の例により算定する。

Ｊ１０５　瘢痕拘縮形成手術

単なる拘縮に止まらず運動制限を伴うような外傷又は腫瘍摘出術等による瘢痕性拘縮の症例に対して、瘢痕拘縮形成手術を行った場合に算定する。

Ｊ１０６　気管切開術

（１）　口腔領域における腫瘍等による気管閉鎖で、気道確保のため救急的に気管切開を行った場合に算定する。ただし、手術に伴う一連の行為として気管切開を同時に行った場合は、主たる手術の所定点数に含まれ別に算定できない。

（２）　気管切開術後カニューレを入れた数日間の処置（単なるカニューレの清拭ではないものに限る。）は、Ｉ００９－２に掲げる創傷処置の「１　100 平方センチメートル未満」により算定する。

（３）　この際用いた気管切開後のテフロンチューブ等は医科点数表の例により算定する。

Ｊ１０７　気管切開孔閉鎖術

手術に伴い行われた気管切開又は救急的な気道確保のため行われた気管切開による切開孔を、当該気管切開を行った日とは別の日に閉鎖した場合に算定する。

Ｊ１０８　顔面神経麻痺形成手術

耳下腺悪性腫瘍摘出後の顔面神経麻痺に対して動的形成手術又は静的形成手術を行った場合に算定する。

Ｊ１０９　広範囲顎骨支持型装置埋入手術

（１）　広範囲顎骨支持型装置埋入手術とは、広範囲な顎骨欠損等の特殊な症例に対して応用する人工的構造物（以下「広範囲顎骨支持型装置」という。）のインプラント体（以下「インプラント体」という。）及びアバットメント（以下「アバットメント」という。）について、顎骨内へインプラント体を埋入する手術又はアバットメントを連結するインプラント体上部を露出させるために軟組織（口腔粘膜）の切除等を行う手術をいう。

（２）　「１　１回法によるもの」とは、顎骨内に骨窩を形成してインプラント体を埋入して、アバットメントを軟組織（口腔粘膜）上に露出させることまでを１回で行う手術をいう。

（３）　「２　２回法によるもの」の「イ　１次手術」とは、顎骨内に骨窩を形成してインプラント体を埋入して、アバットメントを連結せずに軟組織（口腔粘膜）を一次閉鎖する手術で、２回に分けて行われる手術の１回目に行われる手術をいう。

（４）　「２　２回法によるもの」の「ロ　２次手術」とは、埋入したインプラント体周囲の骨組織の治癒を一定期間待った後、アバットメントを連結するインプラント体上部を露出させるために軟組織（口腔粘膜）の切除を行う手術で、２回に分けて行われる手術の２回目に行われる手術をいう。

（５）　当該手術は、次のいずれかに該当し、従来のブリッジや有床義歯（顎堤形成後の有床義歯を含む。）では咀嚼機能の回復が困難な患者に対して実施した場合に算定する。

イ　腫瘍、顎骨嚢胞、顎骨骨髄炎、外傷等により、広範囲な顎骨欠損若しくは歯槽骨欠損症例（歯周病及び加齢による骨吸収を除く。）又はこれらが骨移植等により再建された症例であること。なお、欠損範囲について、上顎にあっては連続した４歯相当以上の顎骨欠損症例又は上顎洞若しくは鼻腔への交通が認められる顎骨欠損症例であり、下顎にあっては連続した４歯相当以上の歯槽骨欠損又は下顎区域切除以上の顎骨欠損であること。

ロ　医科の保険医療機関（医科歯科併設の保険医療機関にあっては医科診療科）の主治の医師の診断に基づく外胚葉異形成症等又は唇顎口蓋裂等の先天性疾患であり、顎堤形成不全であること。

ハ　医科の保険医療機関（医科歯科併設の保険医療機関にあっては医科診療科）の主治の医師の診断に基づく外胚葉異形成症等の先天性疾患であり、連続した３分の１顎程度以上の多数歯欠損であること。

ニ　６歯以上の先天性部分無歯症又は前歯及び小臼歯の永久歯のうち３歯以上の萌出不全（埋伏歯開窓術を必要とするものに限る。）であり、３分の１顎程度以上の多数歯欠損（歯科矯正後の状態を含む。）であること。

（６）　当該手術の保険医療材料料は別に算定する。

（７）　当該手術を実施した場合は、診療録に症状、手術部位、手術内容及び埋入した材料等を記載する。

Ｊ１１０　広範囲顎骨支持型装置掻爬術

広範囲顎骨支持型装置掻爬術とは、Ｍ０２５－２に掲げる広範囲顎骨支持型補綴に係る補綴物を装着した患者について、インプラント体周囲の粘膜組織や骨組織に炎症が認められ、機械的清掃や抗菌薬投与等を行ったにもかかわらず炎症が治まらない場合に、消炎処置として粘膜骨膜弁を剥離し、インプラント体表面の汚染物質や不良肉芽の除去等を行う手術をいう。

Ｊ１１１　頭頸部悪性腫瘍光線力学療法

（１）　半導体レーザー用プローブを用いて切除不能な局所進行又は局所再発の頭頸部癌に対してレーザー光照射を実施した場合に算定する。

（２）　本療法は、頭頸部癌の治療に係る専門の知識及び５年以上の経験を有し、本治療に関する所定の研修を修了している歯科医師が実施する。

第２節　輸血料

Ｊ２００　輸血

医科点数表のＫ９２０に掲げる輸血の例により算定する。

Ｊ２００－２　輸血管理料

医科点数表のＫ９２０－２に掲げる輸血管理料の例により算定する。

第３節　手術医療機器等加算

Ｊ２００－４－２　レーザー機器加算

レーザー機器加算は、口腔内の軟組織の切開、止血、凝固及び蒸散が可能なものとして保険適用されている機器を使用して「注２」から「注４」までに掲げる手術を行った場合に算定する。なお、通則 13 に規定する「同一手術野又は同一病巣につき、２以上の手術を同時に行った場合」に該当しない２以上の手術を算定した場合はそれぞれの手術において算定する。

Ｊ２００－４－４　口腔粘膜蛍光観察評価加算

口腔粘膜蛍光観察評価加算は、画像等による口腔粘膜の評価を複数回実施するとともに、当該技術の補助により手術が行われた場合に算定する。なお、撮影した対象病変部位の画像を診療録に添付又は電子媒体に保存・管理するとともに所見を診療録に記載すること。

Ｊ２００－５　画像等手術支援加算

（１）　画像等手術支援加算は、当該技術の補助により手術が行われた場合に算定し、当該技術が用いられた場合であっても、手術が行われなかった場合は算定できない。

（２）　ナビゲーションによるものとは、手術前又は手術中に得た画像を３次元に構築し、手術の過程において、３次元画像と術野の位置関係をリアルタイムにコンピュータ上で処理することで手術を補助する目的で用いることをいう。

（３）　実物大臓器立体モデルによる支援とは、手術前又は手術中に得た画像等により作成された実物大臓器立体モデルを、手術を補助する目的で用いることをいう。

（４）　患者適合型手術支援ガイドによるものとは、手術前に得た画像等により作成された実物大の患者適合型手術支援ガイドとして薬事承認を得ている医療機器を下顎骨部分切除術、下顎骨離断術、下顎骨悪性腫瘍手術又は下顎骨形成術を補助する目的で用いることをいう。

Ｊ２００－６　切開創局所陰圧閉鎖処置機器加算

医科点数表のＫ９３９－９に掲げる切開創局所陰圧閉鎖処置機器加算の例により算定する。

第５節　特定薬剤料

Ｊ３００　特定薬剤

（1）　１回の手術に特定薬剤を２種以上使用した場合であっても、使用した特定薬剤の合計価格から15円を控除した残りの額を10円で除して得た点数について１点未満の端数を切り上げて得た点数に１点を加算して得た点数を特定薬剤料として算定する。

（2）　特定薬剤を使用した場合であっても、１回の手術に使用した特定薬剤の合計価格が１５円以下の場合は、特定薬剤料は算定できない。

（3）　(1)でいう１回の手術とは、手術の部に掲げられている各区分の所定点数を算定する単位を１回とする。

（4）　特定薬剤における生理食塩水及びアクリノールは、当該手術を行うに当たり入院を必要とする手術を行った際に、当該手術に使用される特定薬剤の総量価格が 15 円を超える場合に限り、当該手術の所定点数の他、その費用を算定する。

（5）　その他は、Ｉ１００に掲げる特定薬剤の(4)又は(5)の例により算定する。

（6）　智歯周囲炎の歯肉弁切除を行った場合に使用した歯科用包帯剤（パック）は、算定できない。なお、歯科用包帯剤をドライソケット又は歯の再植術における創面の保護の目的で使用した場合は、特定薬剤として算定する。

第６節　特定保険医療材料料

Ｊ４００　特定保険医療材料

当該手術の実施のために使用される特定保険医療材料は、材料価格を 10 円で除して得られた点数により算定する。

第 10 部　麻　酔

通則

1　「通則２」から「通則４」までの規定は、第１節の所定点数（酸素及び窒素を使用した場合の加算を除く。）のみに適用され、第２節薬剤料は適用されない。

2　「通則２」における著しく歯科診療が困難な者の 100 分の 50 加算は、行動障害に対し開口の保持又は体位、姿勢の保持が必要な患者や頻繁な治療の中断を伴う患者等に対して、患者の状態に留意しながら治療を行った場合等に限り算定し、当該加算を算定した日における患者の治療時の状況を診療録に記載する。

3　「通則２」の加算において６歳未満の乳幼児であって著しく歯科診療が困難な者については、乳幼児に対する加算としての 100 分の 50 加算のみを算定する。

4　「通則４」における加算は、時間外加算等の適用される処置及び手術に伴って行われた麻酔に対して、第９部手術の時間外加算等と同様の取扱いにより算定するもので、当該処置及び手術の所定点数が 150 点に満たない場合の加算は算定できない。

5　「通則４」における時間外加算等の取扱いは、初診料における場合と同様とする。

6　麻酔の休日加算、時間外加算及び深夜加算は、これらの加算を算定する緊急手術に伴い行われた麻酔についてのみ算定する。

7　その他の麻酔法の選択について、従前から具体的な規定のないものは、保険診療の原則に従い必要に応じ妥当適切な方法を選択する。

8　第 10 部に規定する麻酔料以外の麻酔料の算定は医科点数表の例により算定する。この場合において、薬剤又は特定保険医療材料の使用に当たっては、医科点数表第２章 11 部第３節に掲げる薬剤料及び第４節に掲げる特定保険医療材料料の例より算定する。

第１節　麻酔料

Ｋ００１　浸潤麻酔

（１）　第９部手術、所定点数が 120 点以上の処置、特に規定する処置、Ｍ００１に掲げる歯冠形成、Ｍ００１－２に掲げるう蝕歯即時充填形成及びＭ００１－３に掲げるう蝕歯インレー修復形成は、浸潤麻酔が含まれ別に算定できない。ただし、Ｉ００４の１に掲げる生活歯髄切断又はＩ００５に掲げる抜髄を行う場合の浸潤麻酔に当たって使用した薬剤の薬価についてはこの限りではない。

（２）　う蝕症又は象牙質知覚過敏症等の歯に対する所定点数が 120 点未満の処置に浸潤麻酔を行った場合は、術野又は病巣を単位として算定する。

Ｋ００２　吸入鎮静法

（１）　吸入鎮静法は、亜酸化窒素等を用いてゲーデルの分類の麻酔深度の第１期において歯科手術等を行う場合に算定する。

（２）　吸入鎮静法において使用した麻酔薬剤（亜酸化窒素等）に係る費用は、別に定める「酸素及び窒素の価格」（平成２年厚生省告示第 41 号）に基づき算定する。

（３）　酸素又は窒素の価格は、Ｉ０２５に掲げる酸素吸入及び医科点数表のＬ００８に掲げるマスク又は気管内挿管による閉鎖循環式全身麻酔の注３の例により算定する。

Ｋ００３　静脈内鎮静法

（１）　静脈内鎮静法は、歯科治療に対して非協力的な小児患者、歯科治療恐怖症の患者、歯科治療時に配慮すべき基礎疾患を有する患者等を対象として、薬剤を静脈内投与することにより鎮静状態を得る方法であり、歯科手術等を行う場合に算定する。

（２）　静脈内鎮静法を実施するに当たっては、「歯科診療における静脈内鎮静法ガイドライン-改訂第２版（2017）-」（平成 29 年３月日本歯科麻酔学会）を参考とし、術前、術中及び術後の管理を十分に行い、当該管理記録を診療録に添付する。

（３）　静脈内鎮静法を算定した場合は、Ｋ００２に掲げる吸入鎮静法は別に算定できない。

（４）　静脈内鎮静法において用いた薬剤に係る費用は、別に算定する。

（５）　静脈内鎮静法を実施するに当たっては、緊急時に適切な対応ができるよう、あらかじめ医科の保険医療機関と連携する。

Ｋ００４　歯科麻酔管理料

（１）　歯科麻酔管理料は、歯科麻酔を担当する歯科医師により、質の高い麻酔が提供されることを評価するものである。

（２）　歯科麻酔管理料は、厚生労働大臣が定める施設基準に適合している保険医療機関において、当該保険医療機関の常勤の専ら歯科麻酔を担当する歯科医師（地方厚生(支)局長に届け出ている歯科医師に限る。）が麻酔前後の診察を行い、かつ、医科点数表のＬ００８に掲げるマスク又は気管内挿管による閉鎖循環式全身麻酔を行った場合に算定する。なお、この場合において、緊急の場合を除き、麻酔前後の診察は、当該麻酔を実施した日以外に行われなければならない。

（３）　歯科麻酔を担当する歯科医師が、当該歯科医師以外の歯科医師と共同して麻酔を実施する場合においては、歯科麻酔を担当する歯科医師が、当該麻酔を通じ、麻酔中の患者と同室内で麻酔管理に当たり、主要な麻酔手技を自ら実施した場合に算定する。

（４） 歯科麻酔管理料を算定する場合には、麻酔前後の診察及び麻酔の内容を診療録に記載する。なお、麻酔前後の診察について記載された麻酔記録又は麻酔中の麻酔記録の診療録への添付により診療録への記載に代えることができる。

（５） 歯科麻酔管理料について、「通則３」及び「通則４」の加算は適用しない。

（６） 「注３」に規定する周術期薬剤管理加算は、医科点数表のＬ００９に掲げる麻酔管理料(1)の「注５」の例により算定する。

第２節　薬剤料

Ｋ１００　薬剤

１回の麻酔に麻酔薬剤を２種以上使用した場合であっても使用麻酔薬剤の合計薬価から１5 円を控除した残りの額を 10 円で除して得た点数につき１点未満の端数を切り上げて得た点数に１点を加算して得た点数を麻酔薬剤料として算定する。

第11部　放射線治療

医科点数表の第２章第12部に掲げる放射線治療（Ｍ０００－２に掲げる放射性同位元素内用療法管理料、Ｍ００１－２に掲げるガンマナイフによる定位放射線治療、Ｍ００１－４に掲げる粒子線治療及びＭ００２に掲げる全身照射を除く。）の例により算定する。

第12部　歯冠修復及び欠損補綴

通則

1　歯冠修復及び欠損補綴は、第１節中の各区分の注に「保険医療材料料は、所定点数に含まれる。」等と規定されているものを除き、第１節の各区分の所定点数に第３節の特定保険医療材料料を合算して算定する。

2　歯冠修復及び欠損補綴を行った場合の算定は、一連の歯冠修復及び欠損補綴の所定点数を併せて算定する。

3　印象採得、咬合採得、仮床試適及び装着は、それぞれの診療行為を行った際に算定する。

4　歯冠修復の当日に行うう蝕処置は、歯冠修復の所定点数に含まれ別に算定できない。

5　有床義歯等において人工歯を使用した場合の当該人工歯は、人工歯を必要とする部位が両側にわたる場合は１組として、片側の場合は２分の１組として、それぞれ人工歯材料料として算定する。

6　「通則３」は、この部に規定していない歯冠修復及び欠損補綴について、この部に規定している歯冠修復及び欠損補綴のうち、最も近似する歯冠修復及び欠損補綴の所定点数による算定が妥当であるものは、その都度当局に内議の上、所定点数の準用を可能とする旨を規定している。

7　「通則４」による乳幼児又は著しく歯科診療が困難な者に対する加算は、Ｍ００３に掲げる印象採得の「２　欠損補綴のロ」、「２　欠損補綴のハ」、Ｍ００３－３に掲げる咬合印象、Ｍ００６に掲げる咬合採得の「２　欠損補綴のロ」又はＭ０３０に掲げる有床義歯内面適合法については所定点数の100分の70を加算し、その他の第12部に掲げる歯冠修復及び欠損補綴

（Ｍ０００からＭ０００－３まで、Ｍ００３の「２　欠損補綴のロ」、「２　欠損補綴のハ」、Ｍ００３－３に掲げる咬合印象、Ｍ００６に掲げる咬合採得の「２　欠損補綴のロ」、Ｍ０１０からＭ０１０－３まで、Ｍ０１０－４の「１　根面板によるもの」、Ｍ０１１、Ｍ０１１－２、Ｍ０１５からＭ０１５－３まで、Ｍ０１７からＭ０２１－２まで、Ｍ０２１－３の「２　キーパー付き根面板を用いる場合」、Ｍ０２２、Ｍ０２３、Ｍ０２５からＭ０２６まで及びＭ０３０を除く。）については所定点数の 100 分の 50 を加算する。

8　「通則４」又は「通則７」の著しく歯科診療が困難な者等に対する 100 分の 70 加算又は 100 分の 50 加算は、開口の保持又は体位、姿勢の保持が必要な患者や頻繁な治療の中断を伴う患者等に対して、患者の状態に留意しながら治療を行った場合等に算定する。

9　「通則４」の加算において６歳未満の乳幼児であって著しく歯科診療が困難な者については、乳幼児に対する加算としての 100 分の 70 加算又は 100 分の 50 加算のみを算定する。

10　歯冠修復及び欠損補綴物の製作に係る一連の診療行為における歯肉圧排、歯肉整形、暫間被覆冠（Ｍ００３－２に掲げるテンポラリークラウン及びＭ００４に掲げるリテーナーを除く。）、特定薬剤等は、それぞれの所定点数に含まれ別に算定できない。

11　歯科訪問診療は通院困難な療養中の患者について実施するが、消炎鎮痛、有床義歯の調整等の訪問診療で求められる診療の重要性及び困難性を考慮し、Ｃ０００に掲げる歯科訪問診療料を算定する患者であって、同注８に規定する歯科診療特別対応加算１、歯科診療特別対応加算２又は歯科診療特別対応加算３を算定しないものに対して行った第８部に掲げる処置、第９部に掲げる手術及び第１２部に掲げる歯冠修復及び欠損補綴を行った場合は、次に掲げる点数をそれぞれ所定点数に加算する。

イ　Ｍ００３（２のロ及びハに限る。）に掲げる印象採得、Ｍ００３－３に掲げる咬合印象、Ｍ００６（２のロに限る。）に掲げる咬合採得又はＭ０３０に掲げる有床義歯内面適合法

所定点数の 100 分の 70 に相当する点数

ロ　Ｉ００５（３に限る。）に掲げる抜髄、Ｉ００６（３に限る。）に掲げる感染根管処置、Ｊ０００（１、２及び３に限る。）に掲げる抜歯手術（注１による加算を算定した場合を除く。）、Ｍ０２１－３（１に限る。）に掲げる磁性アタッチメント又はＭ０２９に掲げる有床義歯修理

所定点数の 100 分の 50 に相当する点数

ハ　Ｉ００５（１及び２に限る。）に掲げる抜髄、Ｉ００６（１及び２に限る。）に掲げる感染根管処置、Ｊ０１３（２に限る。）に掲げる口腔内消炎手術

所定点数の 100 分の 30 に相当する点数

12　「通則８」でいう検査とは、Ｄ００９に掲げる顎運動関連検査及びＤ０１０に掲げる歯冠補綴時色調採得検査をいう。

13　Ｍ０００－２に掲げるクラウン・ブリッジ維持管理料（補綴物維持管理料）の「注１」に係る地方厚生（支）局長への届出を行っていない保険医療機関において、歯冠補綴物（Ｍ０００－２に掲げるクラウン・ブリッジ維持管理料の(2)に規定する歯冠補綴物をいう。）及びブリッジ（接着ブリッジを含む。以下同じ。）の製作を行い装着した場合は、当該歯冠補綴物及びブリッジに係る補綴関連検査、歯冠修復及び欠損補綴に係る一連の費用の所定点数の 100 分の 70 に相当する点数により算定する。また、当該歯冠補綴物等の製作に先立ちＩ００８－２に掲げる加圧根管充填処置を行った場合も、当該処置は算定できない。

14　保険給付外診療で製作された歯冠修復物及び欠損補綴物であって、後日、脱落した際の再装着及び破損した場合の修理は、保険給付の再装着、修理と同一の場合であっても保険給付の対象とはならない。なお、他院で製作された歯冠修復物及びブリッジであって、装着後、Ｍ０００－２に掲げるクラウン・ブリッジ維持管理料の「注２」に規定する期間に相当する期間を経過したものはこの限りではない。

15　有床義歯製作中であって咬合採得後、試適を行う前に患者が理由なく来院しなくなった場合、患者の意思により治療を中止した場合又は患者が死亡した場合は、診療録に装着物の種類、実施予定日及び実施できなくなった理由等を記載する。なお、診療録より装着物の種類が明らかである場合は、装着物の種類の記載を省略して差し支えない。この場合において、製作されたＭ０２０に掲げる鋳造鉤、Ｍ０２１に掲げる線鉤、Ｍ０２１－２に掲げるコンビネーション鉤、Ｍ０２２に掲げる間接支台装置及びＭ０２３に掲げるバー（以下「クラスプ等」という。）にあっては、各区分の所定点数及び特定保険医療材料並びに特定保険医療材料である人工歯を請求する。また、Ｍ００７に掲げる仮床試適及びＭ００５に掲げる装着は算定できない。なお、請求に当たっては、試適の予定日から起算して１月以上経過した上で行う。ただし、患者が死亡した場合であって死亡が明らかな場合は、この限りでない。また、有床義歯製作中であってクラスプ等を有する咬合床を用いて、咬合採得を行う前に患者が理由なく来院しなくなった場合等も同様の取扱いとし、Ｍ００６に掲げる咬合採得は算定できない。

16　患者が理由なく来院しなくなった場合、患者の意思により治療を中止した場合又は患者が死亡した場合であって、Ｍ００２に掲げる支台築造(「１　間接法」に限る。)、Ｍ０１０に掲げる金属歯冠修復、Ｍ０１０－２に掲げるチタン冠、Ｍ０１０－３に掲げる接着冠、Ｍ０１０－４に掲げる根面被覆（１に限る。）、Ｍ０１１に掲げるレジン前装金属冠、Ｍ０１１－２に掲げるレジン前装チタン冠、Ｍ０１５に掲げる非金属歯冠修復、Ｍ０１５－２に掲げるＣＡＤ／ＣＡＭ冠、Ｍ０１５－３に掲げるＣＡＤ／ＣＡＭインレー、Ｍ０１６に掲げる乳歯冠（間接法により製作した場合に限る。）、Ｍ０１６－２に掲げる小児保隙装置、Ｍ０１６－３に掲げる既製金属冠（間接法により製作した場合に限る。）、Ｍ０１７に掲げるポンティック、Ｍ０１７－２に掲げる高強度硬質レジンブリッジ、Ｍ０１８に掲げる有床義歯、Ｍ０１９に掲げる熱可塑性樹脂有床義歯、Ｍ０２０に掲げる鋳造鉤、Ｍ０２１に掲げる線鉤、Ｍ０２１－２に掲げるコンビネーション鉤、Ｍ０２１－３に掲げる磁性アタッチメント（２に限る。）、Ｍ０２２に掲げる間接支台装置又はＭ０２３に掲げるバーの製作がすでに行われているにもかかわらず装着できない場合は、診療録に装着物の種類、装着予定日及び装着できなくなった理由等を記載した場合に、当該各区分及び特定保険医療材料料を請求する。なお、診療録より装着物の種類が明らかである場合は、装着物の種類の記載を省略して差し支えない。この場合において、通則第４号及び第７号に掲げる加算並びにＭ００５に掲げる装着及び装着材料料は算定できない。なお、請求に当たっては、装着の予定日から起算して１月以上経過した上で行う。ただし、患者が死亡した場合であって死亡が明らかな場合は、この限りでない。

17　歯冠修復及び欠損補綴の場合、歯冠形成及び印象採得後、偶発的な事故等を原因とする外傷による歯冠形成歯の喪失等のやむを得ない場合は、当該歯に装着予定の完成している歯冠修復物及び欠損補綴物について診療録に歯冠修復物又は欠損補綴物の種類、装着予定日及び装着できなくなった理由等を記載する。この場合において、Ｍ００２に掲げる支台築造(「１　間接法」に限る。)、Ｍ０１０に掲げる金属歯冠修復、Ｍ０１０－２に掲げるチタン冠、Ｍ０１０

－３に掲げる接着冠、Ｍ０１０－４に掲げる根面被覆（１に限る。）、Ｍ０１１に掲げるレジン前装金属冠、Ｍ０１１－２に掲げるレジン前装チタン冠、Ｍ０１５に掲げる非金属歯冠修復、Ｍ０１５－２に掲げるＣＡＤ／ＣＡＭ冠、Ｍ０１５－３に掲げるＣＡＤ／ＣＡＭインレー、Ｍ０１６に掲げる乳歯冠（間接法により製作した場合に限る。）、Ｍ０１６－２に掲げる小児保隙装置、Ｍ０１６－３に掲げる既製金属冠（間接法により製作した場合に限る。）、Ｍ０１７に掲げるポンティック、Ｍ０１７－２に掲げる高強度硬質レジンブリッジ、Ｍ０２０に掲げる鋳造鉤、Ｍ０２１に掲げる線鉤、Ｍ０２１－２に掲げるコンビネーション鉤、Ｍ０２１－３に掲げる磁性アタッチメント（２に限る。）、Ｍ０２２に掲げる間接支台装置又はＭ０２３に掲げるバー（Ｍ０２０からＭ０２３までについては鉤歯の喪失等によりやむを得ず使用できなくなったものに限る。）の各区分並びに特定保険医療材料料を請求する。なお、Ｍ００５に掲げる装着及び装着材料料は算定できない。

18　未来院請求後に患者が再び来院し、すでに未来院請求を行ったＭ００２に掲げる支台築造（「１　間接法」に限る。)、Ｍ０１０に掲げる金属歯冠修復、Ｍ０１０－２に掲げるチタン冠、Ｍ０１０－３に掲げる接着冠、Ｍ０１０－４に掲げる根面被覆（１に限る。）、Ｍ０１１に掲げるレジン前装金属冠、Ｍ０１１－２に掲げるレジン前装チタン冠、Ｍ０１５に掲げる非金属歯冠修復、Ｍ０１５－２に掲げるＣＡＤ／ＣＡＭ冠、Ｍ０１５－３に掲げるＣＡＤ／ＣＡＭインレー、Ｍ０１６に掲げる乳歯冠（間接法により製作した場合に限る。）、Ｍ０１６－２に掲げる小児保隙装置、Ｍ０１６－３に掲げる既製金属冠（間接法により製作した場合に限る。）、Ｍ０１７に掲げるポンティック、Ｍ０１７－２に掲げる高強度硬質レジンブリッジ、Ｍ０１８に掲げる有床義歯、Ｍ０１９に掲げる熱可塑性樹脂有床義歯、Ｍ０２０に掲げる鋳造鉤、Ｍ０２１に掲げる線鉤、Ｍ０２１－２に掲げるコンビネーション鉤、Ｍ０２１－３に掲げる磁性アタッチメント（２に限る。）、Ｍ０２２に掲げる間接支台装置及びＭ０２３に掲げるバーの装着を行う場合は、前記に掲げる各区分は別に算定できない。なお、算定に当たっては、診療報酬明細書の摘要欄にその旨を記載する。

19　火災等のために試適又は装着する前に消失した歯冠修復物及び欠損補綴物は、算定できない。

20　次の場合において、ブリッジ又は小児義歯を適応する場合は、予め理由書、模型、エックス線フィルム又はその複製を地方厚生(支)局長に提出し、保険適応の有無について判断を求める。なお、それぞれの取扱いは、各区分の規定に従う。ただし、イからホまで以外の場合であって、実際の欠損歯を反映した歯式では保険給付外となるブリッジであって、欠損歯の間隙が１歯分少ないようなブリッジを算定する場合は同様の取扱いとする。

イ　Ｍ０００－２に掲げるクラウン・ブリッジ維持管理料の(10)により、「歯冠補綴物又はブリッジ」を保険医療機関において装着した場合において、外傷、腫瘍等（歯周疾患が原因である場合を除く。）によりやむを得ず当該「歯冠補綴物又はブリッジ」の支台歯、隣在歯又は隣在歯及び当該「歯冠補綴物又はブリッジ」の支台歯を抜歯しブリッジを装着する場合

ロ　Ｍ０１７に掲げるポンティックの(15)により、有床義歯では目的が達せられないか又は誤嚥等の事故を起こす恐れが極めて大きい場合であってブリッジを行う以外に方法がない場合

ハ　Ｍ０１７に掲げるポンティックの(19)により、矯正・先天性欠如等により第一小臼歯、第二小臼歯、第一大臼歯欠損のブリッジにおいて、欠損歯数は３歯であるが、間隙のほうが１歯分程度小さく２歯分となる場合

ニ　Ｍ０１７に掲げるポンティックの(19)により、移植歯を支台歯とするブリッジを製作する場合

ホ　Ｍ０１８に掲げる有床義歯の(10)により、先天性疾患以外の疾患により後継永久歯がない場合に準ずる状態であって、小児義歯以外は咀嚼機能の改善・回復が困難な小児に対して小児義歯を適用する場合

21　保険給付外の材料等による歯冠修復及び欠損補綴は保険給付外の治療となるが、この取扱いは、歯及び口腔に対する治療体系が細分化されている歯科治療の特殊性に鑑み、当該治療を患者が希望した場合に限り、歯冠修復にあっては歯冠形成（支台築造を含む。）以降、欠損補綴にあっては補綴時診断以降を、保険給付外の扱いとする。その際に、当該治療を行った場合は、診療録に自費診療への移行等や当該部位に係る保険診療が完結している旨が判るように明確に記載する。なお、「歯科領域における保険給付外等の範囲について」（昭和 51 年７月 29 日保文発第 352 号）は、平成 26 年３月 31 日をもって廃止する。

第１節　歯冠修復及び欠損補綴診療料

Ｍ０００　補綴時診断料

（１）　補綴時診断料は、新たな欠損補綴及び有床義歯の床裏装等を行う際に、当該治療を開始した日に患者に対して治療等に関する説明を行った場合に算定する。

（２）　「１　補綴時診断（新製の場合）」については、ブリッジ又は有床義歯を新たに製作する際に、補綴時診断を行った場合に算定する。

（３）　「２　補綴時診断（１以外の場合）」は、新たに生じた欠損部の補綴に際し、既製の有床義歯に人工歯及び義歯床を追加する際又は有床義歯の床裏装を行う際に、補綴時診断を行った場合に算定する。

（４）　「１　補綴時診断（新製の場合）」を算定後、当該有床義歯に対して、新たに人工歯及び義歯床を追加した場合においては、前回補綴時診断料を算定した日から起算して３月以内は補綴時診断料を算定できない。

（５）　新たに生じた欠損部の補綴に際して、「２　補綴時診断（１以外の場合）」を算定後、同一の有床義歯に対して、再度、人工歯及び義歯床を追加する場合においては、前回補綴時診断料を算定した日から起算して３月以内は補綴時診断料を算定できない。

（６）　補綴時診断料の算定に当たっては、製作を予定する部位、欠損部の状態、欠損補綴物の名称及び設計等についての要点を診療録に記載する。

（７）　補綴時診断料を算定した場合は、補綴物の診断設計に基づき、患者に装着する予定の補綴物について、義歯、ブリッジ等の概要図、写真等を用いて患者に効果的に情報提供を行う。

Ｍ０００－２　クラウン・ブリッジ維持管理料

（１）　クラウン・ブリッジの維持管理を実施する保険医療機関は、クラウン・ブリッジの維持管理を開始する前月までに地方厚生（支）局長に届け出る。なお、届出を行う場合は、「特掲診療料の施設基準及びその届出に関する手続きの取扱いについて」の様式 81 を用いる。

（２）　「注１」の「歯冠補綴物」とは、Ｍ０１０－２に掲げるチタン冠、Ｍ０１１－２に掲げるレジン前装チタン冠、Ｍ０１５に掲げる非金属歯冠修復（「１　レジンインレー」

を除く。）及びＭ０１５－２に掲げるＣＡＤ／ＣＡＭ冠をいう。

（3）「２　支台歯とポンティックの数の合計が５歯以下の場合」には、Ｍ０１７－２に掲げる高強度硬質レジンブリッジが含まれる。

（4）永久歯（ブリッジの支台歯の場合を除く。）に対するＭ０１０の２に掲げる４分の３冠（前歯）、Ｍ０１０の３に掲げる５分の４冠（小臼歯）、Ｍ０１０の４に掲げる全部金属冠（小臼歯及び大臼歯）及びＭ０１１に掲げるレジン前装金属冠による歯冠修復のほか、次に掲げるものはクラウン・ブリッジ維持管理の対象としない。

イ　乳歯（後継永久歯が先天性に欠如している乳歯を除く。）に対する歯冠修復

ロ　歯科用金属を原因とする金属アレルギーを有する患者に対するＭ０１５に掲げる非金属歯冠修復（(6)のイに規定する場合を含む。）、Ｍ０１５－２に掲げるＣＡＤ／ＣＡＭ冠（(2)のイ及びロに規定する場合を含む。）及びＭ０１７－２に掲げる高強度硬質レジンブリッジ（(2)のイに規定する場合を含む。）

ハ　全ての支台をインレーとするブリッジ

ニ　永久歯に対する既製の金属冠による歯冠修復

ホ　永久歯に対するＭ０１０－２に掲げる４分の３冠（前歯）、Ｍ０１０－３に掲げる５分の４冠（小臼歯）、Ｍ０１０の４に掲げる全部金属冠（小臼歯及び大臼歯）及びＭ０１１に掲げるレジン前装冠による歯冠修復（ブリッジの支台歯の場合を除く。）

（5）「注１」に規定する文書とは、当該維持管理の対象となる補綴物ごとに、クラウン・ブリッジ維持管理料の趣旨、補綴部位、装着日、保険医療機関名等を記載したものをいい、患者に対し、クラウン・ブリッジ維持管理に係る説明を行い、その内容を文書により提供した場合に限り当該管理料を算定する。ただし、同日に複数の補綴物を装着した場合は、主たる補綴物の維持管理料に係る文書に集約して記載し、提供して差し支えない。また、患者に提供した文書の写しを診療録に添付する。なお、クラウン・ブリッジの維持・管理を実施する旨を届け出た保険医療機関で製作された補綴物は、「注１」に規定する文書を提供していない場合であってもクラウン・ブリッジ維持管理の対象となる。

（6）「注２」の「補綴関連検査」とは、Ｄ００９に掲げる顎運動関連検査及びＤ０１０に掲げる歯冠補綴時色調採得検査に定める各検査をいう。

（7）クラウン・ブリッジ維持管理を行っている歯冠補綴物やブリッジを装着した歯に対して充填を行った場合の一連の費用は、当該維持管理料に含まれ別に算定できない。

（8）クラウン・ブリッジ維持管理を行っている歯冠補綴物やブリッジを装着した歯に対して、当該補綴部位に係る新たな歯冠補綴物又はブリッジを製作し、当該補綴物を装着した場合の装着に係る費用は所定点数に含まれ別に算定できないが、装着に使用した装着材料料は別に算定する。

（9）クラウン・ブリッジ維持管理を行っている歯冠補綴物やブリッジが離脱した場合の再装着に係る費用は所定点数に含まれ別に算定できないが、再度の装着に使用した装着材料料は別に算定する。

(10)「注１」の「歯冠補綴物又はブリッジ」を保険医療機関において装着した日から起算して２年を経過するまでの間に、外傷、腫瘍等（歯周病が原因である場合を除く。）によりやむを得ず当該「歯冠補綴物又はブリッジ」の支台歯、隣在歯又は隣在歯及び当該

「歯冠補綴物又はブリッジ」の支台歯を抜歯し、ブリッジを製作する場合は、着手するまでの間に予めその理由書、模型、エックス線フィルム又はその複製を地方厚生（支）局長に提出しその判断を求める。また、添付模型の製作は基本診療料に含まれ算定できないが、添付フィルム又はその複製はＥ１００に掲げる歯、歯周組織、顎骨、口腔軟組織及びＥ３００に掲げるフィルムに準じて算定する。ただし、算定に当たっては診療報酬明細書の摘要欄に算定の理由を記載する。

(11) 令和６年５月 31 日までにクラウン・ブリッジ維持管理料を算定した歯冠補綴物に係る規定については、なお従前の例による。

Ｍ０００－３　広範囲顎骨支持型補綴診断料

（１） 広範囲顎骨支持型補綴診断料は、Ｊ１０９に掲げる広範囲顎骨支持型装置埋入手術を行う前に、患者に対して説明を行った場合に、手術前１回に限り算定する。

（２） 当該診断料の算定に当たっては、欠損部の状態、当該補綴に係る補綴物の設計及び材料等を診療録に記載する。

Ｍ００１　歯冠形成

（１） 歯冠形成は、同一歯について、１回に限り歯冠形成が完了した日において算定する。なお、簡単な支台築造、歯冠形成に付随して行われる麻酔等は所定点数に含まれ別に算定できない。

（２） 歯冠形成完了後、完了した日とは別の日に当該歯に行われる麻酔は別に算定する。

（３） 「１　生活歯歯冠形成」は歯冠形成に付随して行われる処置等の一連の費用は含まれるが、歯冠修復物の除去は別に算定する。

（４） 「１のイ　金属冠」及び「２のイ　金属冠」の金属冠とは、全部金属冠、チタン冠、レジン前装金属冠、レジン前装チタン冠、前歯の４分の３冠及び臼歯の５分の４冠をいう。

（５） 「金属冠」とは、全部金属冠、チタン冠、レジン前装金属冠、レジン前装チタン冠、前歯の４分の３冠、臼歯の５分の４冠等、全部金属冠方式又は全部金属冠に準ずる方式で製作する金属歯冠修復（例えば前歯において審美性の観点から唇側の歯質を一部露出させる場合）をいい、４面又は５面の金属歯冠修復の全てが該当するものではない。

（６） 「１のロ　非金属冠」及び「２のロ　非金属冠」の非金属冠とは、硬質レジンジャケット冠、ＣＡＤ／ＣＡＭ冠及び高強度硬質レジンブリッジの支台歯に対する冠をいう。

（７） 「１のハ　既製冠」及び「２のハ　既製冠」の既製冠とは、乳歯金属冠及び既製金属冠をいう。

（８） 「注１」に規定するブリッジ支台歯形成加算は、ブリッジの支台歯形成に際して、支台歯間の平行関係を確認した上で支台歯形成を行った場合に算定する。また、隣接歯等の状況からやむをえず、本通知のＭ０１７に掲げるポンティックの（６）の（ト）に規定する支台歯１歯の接着ブリッジによる延長ブリッジを行う場合も当該加算を算定して差し支えない。

（９） 接着冠に係る歯冠形成は、「１のイ　金属冠」に準じて算定するとともに「注４」に規定する加算を算定する。

(10) 「注３」及び「注７」に規定する加算は、ブリッジの支台歯として第一小臼歯の歯冠形成を実施した場合に限り算定できる。

(11)　「注４」に規定する接着冠形成加算は、接着ブリッジの支台歯に用いる接着冠として、生活歯に対して歯冠形成を実施した場合に限り算定できる。

(12)　「注 10」に規定する加算は、ＣＡＤ／ＣＡＭインレーのための窩洞形成を実施した場合に限り算定できる。

(13)　「３　窩洞形成」は１歯単位に算定する。また、同一歯に２箇所以上の窩洞形成を行った場合も、窩洞数にかかわらず１回に限り算定する。

(14)　「注９」の加算におけるレーザー照射とは、別に厚生労働大臣が定める施設基準に適合しているものとして地方厚生(支)局長に届け出た保険医療機関において、充填処置のためのう蝕除去及び窩洞形成が可能な「う蝕除去・窩洞形成レーザー」による照射をいう。

(15)　「注９」の加算とは、エアータービン等歯科用切削器具を用いることなく、レーザーを応用して疼痛の発現を抑制しながら、う蝕歯の充填処置のためのう蝕除去及び窩洞形成を行うことを評価したものをいい、エアータービン等切削器具を用いた場合は算定できない。なお、窩洞形成を行うに当たりＫ０００に掲げる伝達麻酔を行った場合は本加算は算定できない。

(16)　「３のイ　単純なもの」とは、隣接歯との接触面を含まない窩洞をいう。

(17)　「３のロ　複雑なもの」とは、隣接歯との接触面を含む窩洞をいう。

(18)　燐酸セメント又はカルボキシレートセメント等のセメントにより充填を行うための窩洞形成は、「３のイ　単純なもの」により算定する。

(19)　可動性固定ブリッジ（半固定性ブリッジ）の可動性連結装置は、「３のロ　複雑なもの」により算定する。

(20)　歯冠修復物の脱落時において、軟化象牙質を除去して再形成を行った場合の軟化象牙質の除去は、Ｉ０００に掲げるう蝕処置により算定する。

(21)　Ｉ００３に掲げる初期う蝕早期充填処置を実施した歯について、やむを得ず充填形成又はインレー形成を行う場合は、「３　窩洞形成」により算定する。

Ｍ００１－２　う蝕歯即時充填形成

(１)　う蝕歯即時充填形成は、う蝕歯に対して１日で当該歯の硬組織処置及び窩洞形成を完了し充填を行った場合に限り算定し、次回来院の際、充填を行う場合は算定できない。

(２)　２次う蝕のため充填物を除去し、即時充填のための窩洞形成を行った場合は、う蝕歯即時充填形成により算定する。この場合において、充填物の除去は算定できない。

(３)　当該歯の歯冠修復物の除去に係る費用は別に算定できない。

(４)　「注１」の加算におけるレーザー照射とは、別に厚生労働大臣が定める施設基準に適合しているものとして地方厚生(支)局長に届け出た保険医療機関において、充填処置のためのう蝕除去及び窩洞形成が可能な「う蝕除去・窩洞形成レーザー」による照射をいう。

(５)　「注１」の加算とは、エアータービン等歯科用切削器具を用いることなく、レーザーを応用して疼痛の発現を抑制しながら、う蝕歯のう蝕歯即時充填形成のためのう蝕除去及び窩洞形成を行うことを評価したものをいい、エアータービン等切削器具を用いた場合は算定できない。なお、う蝕歯即時充填形成を行うに当たりＫ０００に掲げる伝達麻酔を行った場合は本加算は算定できない。

（6） Ｉ００２に掲げる知覚過敏処置を実施した歯に対して、やむを得ず充填処置が必要となった場合は、う蝕歯即時充填形成により算定する。

（7） 非う蝕性の実質欠損に対して、１日で当該歯の硬組織処置及び窩洞形成を完了し充填を行った場合は本区分により算定する。

Ｍ００１－３　う蝕歯インレー修復形成

（1） う蝕歯インレー修復形成は、う蝕歯に対して１日で当該歯の硬組織処置及び窩洞形成を完了し、印象採得及び咬合採得までを行った場合に算定する。

（2） 「注１」に規定する加算は、ＣＡＤ／ＣＡMインレーのための窩洞形成を実施した場合に限り算定できる。

（3） ２次う蝕のため充填物を除去し、インレー修復のための窩洞形成を行った場合は、う蝕歯インレー修復形成により算定する。この場合において、充填物の除去は算定できない。

（4） 当該歯の歯冠修復物の除去に係る費用は算定できない。ただし、金属歯冠修復によるインレーを除去した場合は、Ｉ０１９に掲げる歯冠修復物又は補綴物の除去の「１　簡単なもの」により算定して差し支えない。

（5） 非う蝕性の実質欠損に対して、１日で当該歯の硬組織処置及び窩洞形成を完了し、印象採得及び咬合採得までを行った場合は本区分により算定する。

Ｍ００２　支台築造

（1） 「支台築造」とは、実質欠損の大きい失活歯（全部被覆冠、５分の４冠又は４分の３冠による歯冠修復が予定されるもの）に対して根管等により築造物を維持し、填塞又は被覆して支台歯形態に修復することをいう。

（2） 「１のイ　メタルコアを用いた場合」とは、鋳造物により築造するものをいう。

（3） 「１のロ　ファイバーポストを用いた場合」とは、作業模型上で複合レジン（築造用）及びファイバーポスト（支台築造用）により築造を行うものをいう。

（4） 「２　直接法」とは、口腔内の窩洞に直接、複合レジン（築造用）等を用いて築造を行うものをいい、セメント等による簡単な支台築造は含まない。直接法による支台築造の際に、複合レジン（築造用）と併せてファイバーポスト（支台築造用）を用いた場合は「２のイ　(1)大臼歯」又は「２のイ　(2)小臼歯及び前歯」により算定し、スクリューポスト（支台築造用）等を用いた場合は「２のロ　その他の場合」により算定する。ただし、根管治療を実施した歯の歯冠部の近遠心及び唇頬舌側歯質のうち３壁以上が残存しており、複合レジン（築造用）のみで築造できる場合は、スクリューポスト（支台築造用）等を使用しなくても「２のロ　その他の場合」により算定できる。

（5） ファイバーポストは１根管当たり１本に限り算定する。

（6） ファイバーポストを大臼歯及び小臼歯に使用する場合は、１歯当たり２本に限り算定できる。

（7） 乳歯について、支台築造は算定できない。ただし、後継永久歯が先天性に欠如している乳歯に対する全部金属冠、レジン前装金属冠及び硬質レジンジャケット冠の歯冠形成については、支台築造を算定して差し支えない。

（8） 「１　間接法」により製作された支台築造物を再装着した場合は、装着としてＭ００５に掲げる装着の「１　歯冠修復」及び装着に係る保険医療材料料を算定する。

（９） 歯冠修復に当たり、メタルコア、複合レジン及びファイバーポストによる支台築造及び全部金属冠等を同一模型上で製作し、同日の患者への装着は、歯科医学的に適切であると認められる場合を除き、常態として認められない。この場合において、印象採得は全部金属冠等により算定し、支台築造印象は算定できない。

Ｍ００２－２　支台築造印象

（１） 「支台築造印象」とは、Ｍ００２に掲げる支台築造の「１　間接法」の製作に当たって行う印象採得をいう。

（２） 支台築造印象料は、製作物ごとに算定する。

Ｍ００３　印象採得

（１） 印象採得は、歯冠修復物、歯冠補綴物、欠損補綴物及び義歯修理に当たって製作物ごとに算定する。

（２） ブリッジの印象採得の算定の時期は、間接法の場合は最初に印象採得を行った日とし、直接法の場合は支台装置を試適して印象採得を行った日とする。

（３） 印象採得は、原則として歯冠修復及び欠損補綴の製作に当たって印象採得又はろう型採得を行った際に製作物単位に算定する。

（４） その他の印象採得は、次により算定する。

イ　「１のロ　連合印象」は、金属歯冠修復、チタン冠、レジン前装金属冠、レジン前装チタン冠、非金属歯冠修復、ＣＡＤ／ＣＡＭ冠及びＣＡＤ／ＣＡＭインレーにおいて連合印象又は各個トレーを用いて行ったものが該当する。

ロ　「２のイの(１)　簡単なもの」は、１歯から８歯欠損までの欠損補綴（ブリッジを除く。）、有床義歯修理等が該当する。

ハ　９歯以上の欠損補綴又はケロイドにより口唇狭小で印象採得が困難な場合若しくは分割印象等を行わなければ所期の目的を達し得ない場合は、「２のイの(２)　困難なもの」により算定する。

ニ　欠損補綴で連合印象又は各個トレーを用いて行った場合（ホに規定する場合を除く。）又は有床義歯床裏装の印象採得料は「２のロ　連合印象」により算定する。

ホ　「２のハ　特殊印象」とは、欠損補綴でレジン系印象材又はラバー系印象材等を用いて咬合圧印象を行った場合をいう。また、マイオモニターによる印象又は各個トレー及び歯科用インプレッションコンパウンドを用いて筋圧形成を行いラバー系印象材等を用いて機能印象を行った場合も本区分により算定する。

ヘ　ケロイドにより口唇狭小の際に、連合印象又は特殊印象を行った場合は、「２のロ　連合印象」又は「２のハ　特殊印象」によりそれぞれの所定点数を算定する。

ト　「２のホ(２)　印象採得が著しく困難なもの」とは、次の場合をいう。

①　硬口蓋歯槽部の欠損範囲が半側を超える場合

②　軟口蓋部の欠損が認められる場合

③　歯槽骨を超える下顎骨の辺縁切除を伴う場合であって、口腔粘膜のみでは創を閉鎖できないため皮弁されている場合又は下顎骨区域切除以上の下顎骨欠損が認められる場合

④　口蓋補綴、顎補綴を行う場合であって、上下の切歯を有する場合の正中部における切歯間距離又は切歯を有しない場合の正中部における顎堤間距離が 30㎜ 未満

の開口量である場合

(5) ブリッジの印象採得は、1装置における支台歯とポンティックの数の合計により算定する。

(6) ブリッジ1装置の製作に当たり、やむを得ず複数個に分けて鋳造し連結の上、患者に装着した場合の印象採得は、「2のニ　ブリッジ」により算定する。

(7) 欠損補綴に係る連合印象及び特殊印象は、顎堤の状況や欠損形態にかかわらず所定点数により算定する。

(8) 「注1」に規定する歯科技工士連携加算1は、当該加算に係る施設基準に適合するものとして地方厚生(支)局長に届け出た保険医療機関において、前歯部のレジン前装金属冠、レジン前装チタン冠又はCAD/CAM冠の製作に当たって、印象採得を行う際に、歯科医師が歯科技工士とともに対面で当該補綴物の製作に係る色調採得及び口腔内の確認等を行った場合に算定する。なお、当該加算の算定に当たっては、確認内容及び当該歯科技工士が所属する歯科技工所の名称(当該保険医療機関の歯科技工士以外が行う場合に限る。)を診療録に記載する。

(9) 「注2」に規定する歯科技工士連携加算2は、当該加算に係る施設基準に適合するものとして地方厚生(支)局長に届け出た保険医療機関において、前歯部のレジン前装金属冠、レジン前装チタン冠又はCAD/CAM冠の製作に当たって、印象採得を行う際に、歯科医師が情報通信機器を用いて歯科技工士とともに当該補綴物の製作に係る色調採得及び口腔内の確認等を行った場合に算定する。なお、当該加算の算定に当たっては、確認内容及び当該歯科技工士が所属する歯科技工所の名称(当該保険医療機関の歯科技工士以外が行う場合に限る。)を診療録に記載する。

(10) 「注1」及び「注2」に規定する歯科技工士連携加算1及び歯科技工士連携加算2について、複数の歯冠補綴物又は欠損補綴物の製作に当たって、同日に印象採得を実施した場合も1回に限り算定する。

(11) 「注2」に規定する歯科技工士連携加算2について、情報通信機器を用いて患者の個人情報を取り扱う場合は、厚生労働省「医療情報システムの安全管理に関するガイドライン」を遵守すること。

(12) 「注2」に規定する歯科技工士連携加算2を算定する場合に、情報通信機器の運用に要する費用については、療養の給付と直接関係ないサービス等の費用として別途徴収できる。

M003-2　テンポラリークラウン

テンポラリークラウンの修理又は除去は、別に算定できない。

M003-3　咬合印象

咬合印象とは、在宅等において療養を行っている通院困難な患者に対し、臼歯部における垂直的咬合関係を有する臼歯の歯冠修復(単独冠に限る。)に対して、歯科用シリコーン印象材を用いて咬合印象を行うことをいう。なお、当該処置を行った場合、M006に掲げる咬合採得は所定点数に含まれ別に算定できない。

M003-4　光学印象

(1) 光学印象は、別に厚生労働大臣が定める施設基準に適合しているものとして地方厚生(支)局長に届け出た保険医療機関において、CAD/CAMインレーを製作するに当たって、デジタル印象採得装置を用いて、直接法により印象採得及び咬合採得を行った場合に、製作物ごとに算定する。なお、Ｍ００３に掲げる印象採得、Ｍ００３-３に掲げる咬合印象及びＭ００６に掲げる咬合採得は別に算定できない。

(2)　光学印象により取得したデータの取扱いについては、厚生労働省「医療情報システムの安全管理に関するガイドライン」を遵守すること。

(3)　「注３」に規定する光学印象歯科技工士連携加算は、当該加算に係る施設基準に適合するものとして地方厚生（支）局長に届け出た保険医療機関において、光学印象を行う際に、歯科医師が歯科技工士とともに対面で咬合関係の確認や口腔内の確認等を行った場合に算定する。なお、当該加算の算定に当たっては、確認内容及び当該歯科技工士が所属する歯科技工所の名称（当該保険医療機関の歯科技工士以外が行う場合に限る。）を診療録に記載する。

(4)　「注３」に規定する光学印象歯科技工士連携加算について、複数のＣＡＤ／ＣＡＭインレーの製作に当たって、同日に光学印象を実施した場合も１回に限り算定する。

Ｍ００４　リテーナー

(1)　リテーナーとは、ブリッジ（接着ブリッジを含む。）の製作過程において、支台歯の保護、支台歯及び隣在歯及び対合歯の移動防止並びに歯周組織の保護等のために、ブリッジの支台歯として歯冠形成を予定している歯又は歯冠形成を完了した歯について、ブリッジ装着までの間暫間的に装着されるものをいう。

(2)　リテーナーは、ブリッジの支台歯として歯冠形成を予定している歯又は歯冠形成を完了した歯について、当該歯を支台とするリテーナーを製作した場合に、当該歯に係る処置等を開始した日からブリッジを装着するまでの期間において、１装置につき１回に限り算定する。なお、分割して製作した場合にあっても、ブリッジ１装置につき１回の算定とする。また、ブリッジ装着までの修理等は、所定点数に含まれ別に算定できない。

(3)　(1)及び(2)に関わらず、「３　広範囲顎骨支持型補綴（ブリッジ形態のもの）の場合」とは、Ｊ１０９に掲げる広範囲顎骨支持型装置埋入手術を行った場合であって、Ｍ０２５－２に掲げる広範囲顎骨支持型補綴の「１　ブリッジ形態のもの（３分の１顎につき）」を行う患者に対して、リテーナーを製作し使用した場合に、当該部位に係る手術を行った日（Ｊ１０９に掲げる広範囲顎骨支持型装置埋入手術の「２のイ　１次手術」を除く。）からＭ０２５－２に掲げる広範囲顎骨支持型補綴の「１　ブリッジ形態のもの（３分の１顎につき）」を装着するまでの期間において、１装置につき１回に限り算定する。

(4)　リテーナーの製作に当たり使用される保険医療材料料（人工歯を使用した場合の人工歯料を含む。）は、所定点数に含まれ別に算定できない。

(5)　リテーナーの装着に用いた仮着セメント料は、リテーナー装着に係る算定と同時点のものに限る。また、必要があってブリッジの試適を行った場合のリテーナーの再装着についても同様とする。

(6)　「３　広範囲顎骨支持型補綴（ブリッジ形態のもの）の場合」において、特定保険医療材料料はスクリュー、アバットメント及びシリンダーに限り、別に算定する。

Ｍ００５　装着

(1)　少数歯欠損及び多数歯欠損は次による。

イ　「２のロの(１)　少数歯欠損」及び「２のハの(１)　少数歯欠損」とは、１歯から８歯欠損までの欠損補綴をいう。

ロ　「２のロの(２)　多数歯欠損」及び「２のハの(２)　多数歯欠損」とは、９歯から14歯欠損までの欠損補綴をいう。

(２)　有床義歯修理を行った場合の装着は、「２のハ　有床義歯修理」の各区分により算定する。

(３)　装着は、原則として歯冠修復物又は欠損補綴物を装着する製作物ごとに算定する。

ただし、ブリッジにあっては、装着に係る保険医療材料料についてのみ支台装置ごとに算定する。

(４)　歯間離開度検査、装着後の歯冠修復の調整等は、装着の所定点数に含まれ別に算定できない。

(５)　ブリッジ１装置の製作に当たり、やむを得ず複数個に分けて鋳造し連結の上、装着した場合の装着料は、「２のイの(１)　支台歯とポンティックの数の合計が５歯以下の場合」又は「２のイの(２)　支台歯とポンティックの数の合計が６歯以上の場合」により算定する。

(６)　「注１」に規定する内面処理加算１は、ＣＡＤ／ＣＡＭ冠、ＣＡＤ／ＣＡＭインレー又は高強度硬質レジンブリッジを装着する際に、歯質に対する接着力を向上させるために行うアルミナ・サンドブラスト処理及びプライマー処理等を行った場合に算定する。

(７)　「注２」に規定する内面処理加算２は、接着ブリッジを装着する際に、歯質に対する接着力を向上させるために行うアルミナ・サンドブラスト処理及び金属接着性プライマー処理等を行った場合に、Ｍ０１０－３に掲げる接着冠ごとに算定する。

(８)　「注１」に規定する内面処理加算１又は「注２」に規定する内面処理加算２を算定する場合は、接着性レジンセメントを用いて装着すること。

(９)　「注１」及び「注２」に規定する当該処理に係る保険医療材料等の費用は、所定点数に含まれる。

Ｍ００５－２　仮着

(１)　仮着は、ブリッジ１装置につき、装着前に１回に限り算定する。なお、仮着物の除去は、算定できない。

(２)　仮着を算定した日は、Ｍ００５に掲げる装着は算定できない。

Ｍ００６　咬合採得

(１)　歯冠修復及び欠損補綴における咬合採得は、製作物ごとに算定する。

イ　「１　歯冠修復」とは、ブリッジの支台装置を除く歯冠修復をいう。

ロ　「２のロの(１)　少数歯欠損」とは、１歯から８歯欠損までの欠損補綴をいう。

ハ　「２のロの(２)　多数歯欠損」とは、９歯から14歯欠損までの欠損補綴をいう。

(２)　口蓋補綴及び顎補綴の咬合採得は、本区分の「２のロの(３)　総義歯」の所定点数により算定する。

(３)　欠損補綴に係る咬合採得は、２回以上行っても顎堤の状況や欠損形態にかかわらず１回に限り算定する。

(４)　「注１」に規定する歯科技工士連携加算１は、当該加算に係る施設基準に適合するものとして地方厚生（支）局長に届け出た保険医療機関において、「2のイの（2）支台歯とポンティックの数の合計が6歯以上の場合」、「2のロの（2）多数歯欠損」又は「2のロの（3）総義歯」に係るブリッジ又は有床義歯の製作に当たって、咬合採得を行う際に、歯科医師が歯科技工士とともに対面で咬合関係の確認や口腔内の確認等を行った場合に算定する。なお、当該加算の算定に当たっては、確認内容及び当該歯科技工士が所属する歯科技工所の名称（当該保険医療機関の歯科技工士以外が行う場合に限る。）を診療録に記載する。

（5）「注2」に規定する歯科技工士連携加算2は、当該加算に係る施設基準に適合するものとして地方厚生（支）局長に届け出た保険医療機関において、「2のイの（2）支台歯とポンティックの数の合計が6歯以上の場合」、「2のロの（2）多数歯欠損」又は「2のロの（3）総義歯」に係るブリッジ又は有床義歯の製作に当たって、咬合採得を行う際に、歯科医師が情報通信機器を用いて歯科技工士とともに咬合関係の確認や口腔内の確認等を行った場合に算定する。なお、当該加算の算定に当たっては、確認内容及び当該歯科技工士が所属する歯科技工所の名称（当該保険医療機関の歯科技工士以外が行う場合に限る。）を診療録に記載する。

（6）「注2」に規定する歯科技工士連携加算2について、情報通信機器を用いて患者の個人情報を取り扱う場合は、厚生労働省「医療情報システムの安全管理に関するガイドライン」を遵守すること。

（7）「注2」に規定する歯科技工士連携加算2を算定する場合に、情報通信機器の運用に要する費用については、療養の給付と直接関係ないサービス等の費用として別途徴収できる。

Ｍ００７　仮床試適

（1）仮床試適は、仮床試適を行った際に製作物ごとに算定する。

（2）少数歯欠損及び多数歯欠損は次による。

イ　「1　少数歯欠損」とは、1歯から8歯欠損までの欠損補綴をいう。

ロ　「2　多数歯欠損」とは、9歯から14歯欠損までの欠損補綴をいう。

（3）「4　その他の場合」とは、下顎総義歯の製作に当たって、人工歯列弓や義歯床研磨面等の形態を決定するためにフレンジテクニックを行った場合をいう。

（4）下顎総義歯の製作に当たり、「3　総義歯」を行った別の日に「4　その他の場合」を行った場合はそれぞれ算定して差し支えない。

（5）有床義歯を装着しない口蓋補綴及び顎補綴の仮床試適は、本区分の「3　総義歯」の所定点数により算定する。

（6）「注1」に規定する歯科技工士連携加算1は、当該加算に係る施設基準に適合するものとして地方厚生（支）局長に届け出た保険医療機関において、「2　多数歯欠損」又は「3　総義歯」に係る有床義歯等の製作に当たって、仮床試適を行う際に、歯科医師が歯科技工士とともに対面で義歯の辺縁形態や人工歯の排列位置、咬合関係の確認、口腔内の確認等を行った場合に算定する。なお、当該加算の算定に当たっては、確認内容及び当該歯科技工士が所属する歯科技工所の名称（当該保険医療機関の歯科技工士以外が行う場合に限る。）を診療録に記載する。

（7）「注2」に規定する歯科技工士連携加算2は、当該加算に係る施設基準に適合するものとして地方厚生（支）局長に届け出た保険医療機関において、「２　多数歯欠損」又は「３　総義歯」に係る有床義歯等の製作に当たって、仮床試適を行う際に、歯科医師が情報通信機器を用いて歯科技工士とともに義歯の辺縁形態や人工歯の排列位置、咬合関係の確認や口腔内の確認等を行った場合に算定する。なお、当該加算の算定に当たっては、確認内容及び当該歯科技工士が所属する歯科技工所の名称（当該保険医療機関の歯科技工士以外が行う場合に限る。）を診療録に記載する。

(８)　「注２」に規定する歯科技工士連携加算２について、情報通信機器を用いて患者の個人情報を取り扱う場合は、厚生労働省「医療情報システムの安全管理に関するガイドライン」を遵守すること。

(９)　「注２」に規定する歯科技工士連携加算２を算定する場合に、情報通信機器の運用に要する費用については、療養の給付と直接関係ないサービス等の費用として別途徴収できる。

Ｍ００８　ブリッジの試適

前歯部に係るブリッジの製作に当たり、鋳造物の適否等を診断するために試適を行った場合に算定する。

＜歯冠修復＞

Ｍ００９　充填

(１)　「イ　単純なもの」とは、隣接面を含まない窩洞に対して行う充填をいう。

(２)　「ロ　複雑なもの」とは、隣接面を含む窩洞に対して行う充填をいう。

(３)　充填は窩洞数にかかわらず１歯単位により算定する。このため、「イ　単純なもの」を同一歯の複数窩洞に行った場合も、「イ　単純なもの」の所定点数により算定する。

(４)　充填は窩洞形態に応じ算定するが、同一歯に「イ　単純なもの」及び「ロ　複雑なもの」の窩洞が混在する場合は、「ロ　複雑なもの」の所定点数のみを算定する。

(５)　前歯部切端又は切端隅角のみのものは、「イ　単純なもの」により算定する。

(６)　歯頸部又は歯の根面部のう蝕又は非う蝕性の実質欠損において、隣接面を含む窩洞に対する充填は「ロ　複雑なもの」により算定し、それ以外は「イ　単純なもの」により算定する。

(７)　充填を行うに当たり窩洞形成を行った場合は、Ｍ００１－２に掲げるう蝕歯即時充填形成の場合を除き、１歯につきＭ００１に掲げる歯冠形成の「３のイ　単純なもの」又は「３のロ　複雑なもの」を算定する。

(８)　歯冠部の唇側歯質が十分に残存している前歯部の失活歯に対して充填を行うに当たり、歯冠部の破折の防止を目的として、複合レジン（築造用）及びファイバーポスト（支台築造用）又は複合レジン（築造用）及びスクリューポスト（支台築造用）を併用した場合は、Ｍ００２に掲げる支台築造の「２　直接法」のそれぞれの区分に従い算定する。この場合、Ｍ００１に掲げる歯冠形成の「３　窩洞形成」及び充填をそれぞれの区分に従い算定する。

(９)　充填に使用した保険医療材料料は窩洞を単位として算定するが、同一歯面に複数の窩洞が存在する場合は１窩洞として取り扱う。

(10)　Ｉ００５に掲げる抜髄又はＩ００６に掲げる感染根管処置を行うに当たり、根管側壁、髄室側壁又は髄床底に穿孔があり根管充填までの一連の治療期間に封鎖を行った場合は、Ｍ００９に掲げる充填の「イ　単純なもの」と保険医療材料料により１歯１回に限り算定する。なお、形成を行った場合は、Ｍ００１に掲げる歯冠形成の「３のイ　単純なもの」の所定点数により算定する。ただし、歯内療法を行うに当たって製作した隔壁については別に算定できない。

また、歯肉を剥離して行った場合は、Ｊ００６に掲げる歯槽骨整形手術、骨瘤除去手術により算定する。

(11)　充填を行った場合の研磨は、所定点数に含まれ別に算定できない。

Ｍ０１０　金属歯冠修復

(１)　「１のイ　単純なもの」とは、隣接歯との接触面を含まない窩洞に行うインレーをいう。

(２)　「１のロ　複雑なもの」とは、隣接歯との接触面を含む窩洞に行うインレーをいう。

(３)　全部金属冠、レジン前装金属冠、前歯の４分の３冠、臼歯の５分の４冠とは、全部金属冠方式又は全部金属冠に準ずる方式で製作する金属歯冠修復をいい、４面又は５面の金属歯冠修復の全ての場合が該当するものではない。なお、全部金属冠とは、全部鋳造方式で製作されたものをいう。

(４)　５分の４冠としての金属歯冠修復は小臼歯への適用を原則とするが、ブリッジの製作に当たり、必要があって生活歯である大臼歯を支台として使用する場合はこの限りでない。

(５)　乳歯の歯冠修復は銀合金により行う。また、乳歯に対する金属歯冠修復は、交換期を考慮して金属歯冠修復を行うことは認められるが、乳歯の解剖学的特殊性を考慮して窩洞形成を行う。ただし、後継永久歯が先天性に欠如している乳歯については、歯科用金銀パラジウム合金を使用しても差し支えない。

(６)　可動性ブリッジ（半固定性ブリッジ）の可動性連結装置は、１装置につき「１のロ　複雑なもの」に準じて算定する。

(７)　金属歯冠修復の金属部分が欠損した場合は、金属歯冠修復による修復は認められない。ただし、全部金属冠による金属歯冠修復を行った歯が、後日、歯髄炎等により歯内療法が必要となり、全部金属冠の咬合面より穿孔して処理を行った後、金属歯冠修復等適切な方法で咬合面を封鎖する場合はこの限りでない。

(８)　智歯に対し必要がある場合は、金属歯冠修復を行って差し支えない。

(９)　歯槽中隔部に骨吸収及び肉芽を形成している下顎大臼歯を保存可能と診断した場合において、当該歯を近遠心根の中隔部において分離切断し、中隔部を掻爬するとともに、各根管に対し歯内療法を行った上で、近心根、遠心根にそれぞれ金属冠を製作し連結して装着する場合は、歯内療法は当該歯を単位として算定し、歯冠修復は製作物ごとに算定する。

なお、歯冠修復における保険医療材料料は、それぞれ小臼歯の材料料として算定する。

(10)　分割抜歯を行った大臼歯に対して、単独冠として金属歯冠修復を行う場合は以下の通り扱う。

イ　上顎の第１大臼歯又は第２大臼歯を３根のうち２根（口蓋根及び近心頬側根又は遠心頬側根のいずれか）を残して分割抜歯をした場合は、大臼歯の歯冠修復として算定して差し支えない。

ロ　下顎の第１大臼歯又は第２大臼歯を近遠心２根のうち１根を残して分割抜歯をした場合は、小臼歯の歯冠修復として算定して差し支えない。

(11)　同一歯の複数の窩洞に対して、Ｍ００９に掲げる充填及び本区分の「１　インレー」、Ｍ０１５に掲げる非金属歯冠修復の「１　レジンインレー」又はＭ０１５－３に掲げるＣＡＤ／ＣＡＭインレーにより歯冠修復を行った場合は、それぞれの所定点数により算定する。この場合において、歯冠形成は、Ｍ００１に掲げる歯冠形成「３　窩洞形成」、Ｍ００１－２に掲げるう蝕歯即時充填形成又はＭ００１－３に掲げるう蝕歯インレー修復形成のいずれか主たるものの所定点数により算定する。

Ｍ０１０－２　チタン冠

(１)　チタン冠とは、純チタン２種を用いて全部鋳造方式で製作された歯冠修復物（単独冠に限る。以下同じ。）をいい、大臼歯において用いる場合に限り認められる。ただし、分割抜歯を行った大臼歯に対して用いる場合は認められない。

(２)　チタン冠を装着するに当たっては、次により算定する。

イ　歯冠形成を行った場合は、１歯につき生活歯はＭ００１に掲げる歯冠形成の「１のイ　金属冠」を、失活歯はＭ００１に掲げる歯冠形成の「２のイ　金属冠」を算定する。

ロ　印象採得を行った場合は、１歯につきＭ００３に掲げる印象採得の「１のロ　連合印象」を算定する。

ハ　装着した場合は、１個につきＭ００５に掲げる装着の「１　歯冠修復」を算定する。

(３)　歯槽中隔部に骨吸収及び肉芽を形成している下顎大臼歯を保存可能と診断した場合において、当該歯を近遠心根の中隔部において分離切断し、中隔部を掻爬するとともに、各根管に対し歯内療法を行った上で、近心根、遠心根にそれぞれチタン冠を製作し連結して装着する場合は、歯内療法は当該歯を単位として算定し、歯冠形成、印象採得及び咬合採得は小臼歯２本分として算定する。なお、歯冠修復における保険医療材料料は大臼歯の材料料として算定する。

Ｍ０１０－３　接着冠（１歯につき）

(１)　接着冠とは、接着ブリッジ（いわゆる従来型ブリッジと同様に支台装置、ポンティック、連結部より構成されるが、支台歯のうち少なくとも１歯（以下「接着ブリッジ支台歯」という。）の切削をエナメル質にとどめ、咬合力に対する抵抗形態、脱離力に対する維持形態を付与し、接着性レジンを用いて支台歯に用いるものをいう。以下同じ。）を装着する場合における、接着ブリッジ支台歯に対して用いる支台装置をいう。また、接着ブリッジは１歯欠損症例において、接着ブリッジ支台歯を生活歯に求める場合に認められる。

(２)　「１　前歯」とは前歯に対して接着冠を用いる場合をいう。

(３)　「２　臼歯」とは臼歯に対して接着冠を用いる場合をいう。

(４)　接着冠を装着する場合は、次により算定する。

イ　歯冠形成を行った場合は、１歯につき、Ｍ００１に掲げる歯冠形成の「１のイ　金属冠」及びＭ００１に掲げる歯冠形成の「注４」の加算を算定する。

ロ　印象採得を行った場合は、接着ブリッジ１装置につき、Ｍ００３に掲げる印象採得の「２のニの(１)支台歯とポンティックの数の合計が５歯以下の場合」を算定する。

ハ　装着した場合は、接着ブリッジ１装置につき、Ｍ００５に掲げる装着の「２のイの(１)支台歯とポンティックの数の合計が５歯以下の場合」を算定し、Ｍ００５に掲げる装着の「注２」の加算を接着冠ごとに算定する。また、特定保険医療材料料を別に算定する。

（５）　接着冠を用いて製作された接着ブリッジはＭ０００－２に掲げるクラウン・ブリッジ維持管理料の対象となる。

Ｍ０１０－４　根面被覆（１歯につき）

（１）　根面被覆とは、歯内療法により根の保存可能なものに適切な保存処置の上、根面板（磁性アタッチメントを使用することを目的として用いるキーパー付き根面板を除く。以下同じ。）又はレジン充填で根面を被覆した場合をいう。

（２）「１　根面板によるもの」とは、鋳造方式により製作された根面板を用いて被覆した場合をいう。

（３）　根面板により根面を被覆する場合は、次により算定する。

イ　歯冠形成を行った場合は、１歯につき、Ｍ００１に掲げる歯冠形成の「３のイ　単純なもの」を算定する。

ロ　印象採得を行った場合は、１歯につき、Ｍ００３に掲げる印象採得の「１のイ　単純印象」又はＭ００３に掲げる印象採得の「１のロ　連合印象」を算定する。

ハ　装着した場合は、１個につきＭ００５に掲げる装着の「１　歯冠修復」を算定する。

（４）「２　レジン充填によるもの」とは、歯科充填用材料Ｉを用いて被覆した場合をいう。

（５）　レジン充填により根面を被覆するに当たり、歯冠形成を行った場合は、１歯につき、Ｍ００１に掲げる歯冠形成の「３のイ　単純なもの」を算定する。

（６）　抜歯禁忌症以外であっても、必要があって根管処置及び根面被覆が完了した残根上に義歯の装着は認められる。

Ｍ０１１　レジン前装金属冠

（１）　レジン前装金属冠とは、全部鋳造方式で製作された歯冠修復物の唇面又は頬面を硬質レジンで前装したものをいい、前歯又はブリッジの支台歯となる小臼歯に限り認められる。

（２）　レジン前装金属冠及びレジン前装金属ポンティックの前装部分の破損部分に対して、口腔内にて充填により補修を行った場合は、形成はＭ００１に掲げる歯冠形成の「３のイ　単純なもの」を、充填はＭ００９に掲げる充填の「１のイ　単純なもの」及び保険医療材料料により算定する。ただし、Ｍ０００－２に掲げるクラウン・ブリッジ維持管理料を算定しているブリッジの支台歯であるレジン前装金属冠及びレジン前装金属ポンティックの前装部分に行った修理は、Ｍ０００－２に掲げるクラウン・ブリッジ維持管理料に含まれ別に算定できない。

（３）　レジン前装金属冠を装着するに当たっては、次により算定する。

イ　前歯の歯冠形成を行った場合は、１歯につき生活歯はＭ００１に掲げる歯冠形成の「１のイ　金属冠」及びＭ００１に掲げる歯冠形成の「注２」の加算点数を、失活歯はＭ００１に掲げる歯冠形成の「２のイ　金属冠」、Ｍ００１に掲げる歯冠形成の「注６」の加算点数を算定する。なお、支台築造を行った場合は、Ｍ００２に掲げる支台築造の「１　間接法」又は「２　直接法」及び保険医療材料料を算定する。

ロ　ブリッジの支台歯として小臼歯の歯冠形成を行った場合は、１歯につき生活歯はＭ００１に掲げる歯冠形成の「１のイ　金属冠」並びにＭ００１に掲げる歯冠形成の「注１」及び「注３」の加算点数を、失活歯はＭ００１に掲げる歯冠形成の「２のイ　金属冠」並びにＭ００１に掲げる歯冠形成の「注１」及び「注７」の加算点数を算定する。なお、支台築造を行った場合は、Ｍ００２に掲げる支台築造の「１　間接法」又は「２　直接法」及び保険医療材料料を算定する。

ハ　印象採得を行った場合は、１歯につきＭ００３に掲げる印象採得の「１のロ　連合印象」を算定する。

ニ　装着した場合は、１個につきＭ００５に掲げる装着の「１　歯冠修復」を算定する。

Ｍ０１１－２　レジン前装チタン冠

（１）　レジン前装チタン冠とは、純チタン２種を用いて全部鋳造方式で製作された歯冠修復物の唇面を硬質レジンで前装したものをいい、前歯において用いる場合（単独冠に限る。）に限り認められる。

（２）　レジン前装チタン冠の前装部分の破損部分に対して、口腔内にて充填により補修を行った場合は、形成はＭ００１に掲げる歯冠形成の「３のイ　単純なもの」を、充填はＭ００９に掲げる充填の「１のイ　単純なもの」及び保険医療材料料により算定する。ただし、Ｍ０００－２に掲げるクラウン・ブリッジ維持管理料を算定しているレジン前装チタン冠の前装部分に行った修理は、Ｍ０００－２に掲げるクラウン・ブリッジ維持管理料に含まれ別に算定できない。

（３）　レジン前装チタン冠を装着するに当たっては、次により算定する。

イ　前歯の歯冠形成を行った場合は、１歯につき生活歯はＭ００１に掲げる歯冠形成の「１のイ　金属冠」及びＭ００１に掲げる歯冠形成の「注２」の加算点数を、失活歯はＭ００１に掲げる歯冠形成の「２のイ　金属冠」及びＭ００１に掲げる歯冠形成の「注６」の加算点数を算定する。

ロ　印象採得を行った場合は、１歯につきＭ００３に掲げる印象採得の「１のロ　連合印象」を算定する。

ハ　装着した場合は、１個につきＭ００５に掲げる装着の「１　歯冠修復」を算定する。

Ｍ０１５　非金属歯冠修復

（１）　「１　レジンインレー」を装着する場合は、次により算定する。

イ　窩洞形成を行った場合は、Ｍ００１－３に掲げるう蝕歯インレー修復形成の場合を除き、１歯につきＭ００１に掲げる歯冠形成の「３のイ　単純なもの」又は「３のロ　複雑なもの」を算定する。

ロ　印象採得又は咬合採得を行った場合は、１個につきＭ００３に掲げる印象採得の「１　歯冠修復」又はＭ００６に掲げる咬合採得の「１　歯冠修復」を、装着した場合は１個につきＭ００５に掲げる装着の「１　歯冠修復」及び合着・接着材料料をそれぞれ算定する。

（２）　「１のイ　単純なもの」とは、隣接歯との接触面を含まない窩洞に行うレジンインレーをいう。

（３）　「１のロ　複雑なもの」とは、隣接歯との接触面を含む窩洞に行うレジンインレーをいう。

（4） 同一歯の複数の窩洞に対して、M009に掲げる充填及び本区分の「1　レジンインレー」、M010に掲げる金属歯冠修復の「1　インレー」又はM015－3に掲げるCAD／CAMインレーにより歯冠修復を行った場合は、それぞれの所定点数により算定する。この場合において、歯冠形成は、M001に掲げる歯冠形成「3　窩洞形成」、M001－2に掲げるう蝕歯即時充填形成又はM001－3に掲げるう蝕歯インレー修復形成のいずれか主たるものの所定点数により算定する。

（5） 「2　硬質レジンジャケット冠」を装着する場合は、次により算定する。

イ　歯冠形成を行った場合は、1歯につき、生活歯の場合はM001に掲げる歯冠形成の「1のロ　非金属冠」を、失活歯の場合はM001に掲げる歯冠形成の「2のロ　非金属冠」を算定する。

ロ　印象採得を行った場合は、1歯につき、M003に掲げる印象採得の「1のイ　単純印象」又はM003に掲げる印象採得の「1のロ　連合印象」を算定する。

ハ　装着した場合は、1歯につき、M005に掲げる装着の「1　歯冠修復」及び保険医療材料料を算定する。

（6） 「2　硬質レジンジャケット冠」は以下のいずれかに該当する場合に算定する。

イ　前歯及び小臼歯に対して使用する場合

ロ　歯科用金属を原因とする金属アレルギーを有する患者において、大臼歯に対して硬質レジンジャケット冠により歯冠修復を行った場合（医科の保険医療機関又は医科歯科併設の医療機関の医師との連携の上で、診療情報提供（診療情報提供料の様式に準ずるもの）に基づく場合に限る。）

（7） 歯冠用強化ポリサルホン樹脂を用いて歯科射出成形樹脂（歯冠用）とともに二層成形を行った場合は、硬質レジンジャケット冠により算定する。

（8） (6)にかかわらず、後継永久歯が先天的に欠如している乳歯に対して硬質レジンジャケット冠により歯冠修復を行った場合は所定点数により算定する。

M015－2　CAD／CAM冠

（1） CAD／CAM冠とは、CAD／CAM冠用材料との互換性が制限されない歯科用CAD／CAM装置を用いて、作業模型で間接法により製作された歯冠補綴物をいう。

（2） 「1　2以外の場合」は以下のいずれかに該当する場合に算定する。

イ　前歯又は小臼歯に使用する場合

ロ　第一大臼歯又は第二大臼歯にCAD／CAM冠用材料（Ⅲ）を使用する場合（当該CAD／CAM冠を装着する部位の対側に大臼歯による咬合支持（固定性ブリッジによる咬合支持を含む。以下、大臼歯による咬合支持という。）がある患者であって、以下のいずれかに該当する場合に限る。）

① 当該CAD／CAM冠を装着する部位と同側に大臼歯による咬合支持があり、当該補綴部位に過度な咬合圧が加わらない場合等

② 当該CAD／CAM冠を装着する部位の同側に大臼歯による咬合支持がない場合は、当該補綴部位の対合歯が欠損（部分床義歯を装着している場合を含む。）であり、当該補綴部位の近心側隣在歯までの咬合支持（固定性ブリッジ又は乳歯（後継永久歯が先天性に欠如している乳歯を含む。）による咬合支持を含む。）

がある場合

ハ　歯科用金属を原因とする金属アレルギーを有する患者において、ＣＡＤ／ＣＡＭ冠用材料（Ⅲ）を大臼歯に使用する場合（医科の保険医療機関又は医科歯科併設の保険医療機関の医師との連携の上で、診療情報提供（診療情報提供料の様式に準ずるもの）に基づく場合に限る。）

ニ　大臼歯にＣＡＤ／ＣＡＭ冠用材料（Ｖ）を使用する場合

(3)　「２　エンドクラウンの場合」はＣＡＤ／ＣＡＭ冠用材料（Ⅲ）を大臼歯に使用する場合に算定する。

(4)　ＣＡＤ／ＣＡＭ冠を装着する場合は、次により算定する。

イ　歯冠形成を行った場合は、１歯につき、生活歯の場合はＭ００１に掲げる歯冠形成の「１のロ　非金属冠」及びＭ００１に掲げる「注５」の加算を、失活歯の場合はＭ００１に掲げる歯冠形成の「２のロ　非金属冠」及びＭ００１に掲げる歯冠形成の「注８」の加算を算定する。

ロ　印象採得を行った場合は、１歯につき、Ｍ００３に掲げる印象採得の「１のロ　連合印象」を算定する。

ハ　装着した場合は、１歯につきＭ００５に掲げる装着の「１　歯冠修復」、Ｍ００５に掲げる装着の「注１」の加算及び特定保険医療材料料を算定する。

(5)　歯槽中隔部に骨吸収及び肉芽を形成している下顎大臼歯を保存可能と診断した場合において、当該歯を近遠心根の中隔部において分離切断し、中隔部を掻爬するとともに、各根管に対し歯内療法を行った上で、１つのＣＡＤ／ＣＡＭ冠用材料（Ⅲ）から「２エンドクラウンの場合」を除くＣＡＤ／ＣＡＭ冠（近心根及び遠心根に対する補綴物が連結されているものに限る。）を製作し、装着する場合は、Ｍ０１０に掲げる金属歯冠修復の(9)に準じて算定する。

(6)　分割抜歯後のＣＡＤ／ＣＡＭ冠（ＣＡＤ／ＣＡＭ冠用材料（Ｖ）を使用する場合を除く。）の製作については、上顎の第１大臼歯又は第２大臼歯を３根のうち２根（口蓋根及び近心頬側根又は遠心頬側根のいずれか）を残して分割抜歯をした場合であって、残った歯冠、歯根の状態が歯科医学的に適切な場合に限り認められる。なお、下顎大臼歯を分割抜歯した場合は認められない。

(7)　特定保険医療材料料は別に算定する。なお、(5)及び(6)については、ＣＡＤ／ＣＡＭ冠用材料(Ⅲ)１歯分として算定する。

Ｍ０１５－３　ＣＡＤ／ＣＡＭインレー

(1)　ＣＡＤ／ＣＡＭインレーとは、ＣＡＤ／ＣＡＭ冠用材料との互換性が制限されない歯科用ＣＡＤ／ＣＡＭ装置を用いて、作業模型で間接法により製作された歯冠修復物をいい、隣接歯との接触面を含む窩洞（複雑なもの）に限り、認められる。

(2)　ＣＡＤ／ＣＡＭインレーは以下のいずれかに該当する場合に算定する。

イ　小臼歯に使用する場合

ロ　第一大臼歯又は第二大臼歯に使用する場合

（当該ＣＡＤ／ＣＡＭインレーを装着する部位の対側に大臼歯による咬合支持（固定性ブリッジによる咬合支持を含む。以下、大臼歯による咬合支持という。）がある患者であって、以下のいずれかに該当する場合に限る。）

① 当該ＣＡＤ／ＣＡＭインレーを装着する部位と同側に大臼歯による咬合支持があり、当該補綴部位に過度な咬合圧が加わらない場合等

② 当該ＣＡＤ／ＣＡＭインレーを装着する部位の同側に大臼歯による咬合支持がない場合は、当該補綴部位の対合歯が欠損（部分床義歯を装着している場合を含む。）であり、当該補綴部位の近心側隣在歯までの咬合支持（固定性ブリッジ又は乳歯（後継永久歯が先天性に欠如している乳歯を含む。）による咬合支持を含む。）がある場合

ハ　歯科用金属を原因とする金属アレルギーを有する患者において、大臼歯に使用する場合（医科の保険医療機関又は医科歯科併設の保険医療機関の医師との連携の上で、診療情報提供（診療情報提供料の様式に準ずるもの）に基づく場合に限る。）

（３）　ＣＡＤ／ＣＡＭインレーを装着する場合は、次により算定する。

イ　窩洞形成を行った場合は、Ｍ００１－３に掲げるう蝕歯インレー修復形成の場合を除き、１歯につきＭ００１に掲げる歯冠形成の「３のロ　複雑なもの」を算定する。なお、窩洞形成を行うに当たって、Ｍ００１に掲げる歯冠形成の「３のロ　複雑なもの」又はＭ００１－３に掲げるう蝕歯インレー修復形成を算定した場合は、Ｍ００１に掲げる歯冠形成の「注 10」又はＭ００１-３に掲げるう蝕歯インレー修復形成の「注１」の加算をそれぞれ算定する。

ロ　印象採得又は咬合採得を行った場合は、１歯につきＭ００３に掲げる印象採得の「１　歯冠修復」又はＭ００６に掲げる咬合採得の「１　歯冠修復」を、装着した場合は、１歯につきＭ００５に掲げる装着の「１　歯冠修復」、Ｍ００５に掲げる装着の「注１」の加算及び特定保険医療材料料を算定する。

（４）　特定保険医療材料料は別に算定する。

Ｍ０１６　乳歯冠

（１）　「１　乳歯金属冠」とは、乳歯に対する既製の金属冠をいう。

（２）　乳歯金属冠を装着するに当たっては、次により算定する。

イ　歯冠形成を行った場合は１歯につき、生活歯の場合はＭ００１に掲げる歯冠形成の「１のハ　既製冠」を、失活歯の場合はＭ００１に掲げる歯冠形成の「２のハ　既製冠」を算定する。

ロ　印象採得を行った場合は１歯につき、Ｍ００３に掲げる印象採得の「１のイ　単純印象」を算定し、咬合採得を行った場合は、Ｍ００６に掲げる咬合採得の「１　歯冠修復」を算定する。

ハ　装着した場合は、１歯につきＭ００５に掲げる装着の「１　歯冠修復」及び保険医療材料料を算定する。

（３）　「２　１以外の場合」は、次の場合に算定する。

イ　乳歯に対してジャケット冠を装着する場合

① 歯冠形成を行った場合は１歯につき、生活歯の場合はＭ００１に掲げる歯冠形成の「１のロ　非金属冠」を、失活歯の場合はＭ００１に掲げる歯冠形成の「２のロ　非金属冠」を算定する。

② 印象採得を行った場合は１歯につき、Ｍ００３に掲げる印象採得の「１のイ　単純印象」を算定し、咬合採得を行った場合はＭ００６に掲げる咬合採得の「１　歯

冠修復」を算定する。

③　装着した場合は、１歯につき、Ｍ００５に掲げる装着の「１　歯冠修復」及び保険医療材料料を算定する。

ロ　乳歯の前歯の歯冠部全体のエナメル質の一層を削除し、エナメルエッチング法を実施した後、クラウンフォームのビニールキャップに複合レジンを填入し、支台歯に圧接を行い、硬化後キャップを除去した上で、調整して歯冠修復を完成した場合

この場合において、生活歯に歯冠形成を行った場合はＭ００１に掲げる歯冠形成の「１のロ　非金属冠」により算定し、失活歯に歯冠形成を行った場合はＭ００１に掲げる「２のロ　非金属冠」により算定し、使用した保険医療材料料は、歯科充填用材料Ⅰ又はⅡの「（１）　単純なもの」と「（２）　複雑なもの」を合算して算定する。なお、永久歯の前歯に対して行う場合についても、Ｍ０１６に掲げる乳歯冠の「２　１以外の場合」により算定して差し支えない。

Ｍ０１６－２　小児保隙装置

（１）　小児保隙装置は、う蝕等によって乳臼歯１歯が早期に喪失した症例に対して乳臼歯又は第一大臼歯に装着されるループが付与されたクラウン（又はバンド状の装置）を装着した場合に算定する。

（２）　小児保隙装置を装着するに当たっては、次により算定する。

イ　歯冠形成（バンドループを除く。）を行った場合は１歯につき、生活歯の場合はＭ００１に掲げる歯冠形成の「１のハ　既製冠」を、失活歯の場合はＭ００１に掲げる歯冠形成の「２のハ　既製冠」を準用する。

ロ　印象採得を行った場合は、１歯につき、Ｍ００３に掲げる印象採得の「１のイ　単純印象」を算定する。なお、クラウンループを間接法で製作し、咬合採得をする場合に限り、Ｍ００６に掲げる咬合採得の「１　歯冠修復」を算定する。

ハ　装着した場合は、１歯につき、Ｍ００５に掲げる装着の「１　歯冠修復」及び装着に係る特定保険医療材料料を算定する。

ニ　当該装置を撤去した場合は、Ｉ０１９に掲げる歯冠修復物又は補綴物の除去の「１　簡単なもの」に準じて算定する。

（３）　当該装置の装着の算定は、ヘルマンの咬合発育段階の歯年齢ⅡＡからⅢＡ期までに行う。

（４）　当該装置の再製作の費用は所定点数に含まれる。

Ｍ０１６－３　既製金属冠

（１）　既製金属冠とは、永久歯に対する既製の金属冠をいう。

（２）　既製金属冠を装着するに当たっては、次により算定する。

イ　歯冠形成を行った場合は１歯につき、生活歯の場合はＭ００１に掲げる歯冠形成の「１のハ　既製冠」を、失活歯の場合はＭ００１に掲げる歯冠形成の「２のハ　既製冠」を算定する。

ロ　印象採得を行った場合は１歯につき、Ｍ００３に掲げる印象採得の「１のイ　単純印象」を算定し、咬合採得を行った場合は、Ｍ００６に掲げる咬合採得の「１　歯冠修復」を算定する。

ハ　装着した場合は、１歯につきＭ００５に掲げる装着の「１　歯冠修復」を算定す

る。

＜欠損補綴＞

Ｍ０１７　ポンティック

（１）　レジン前装金属ポンティックとは、鋳造方式により製作されたポンティックの唇面又は頬面を硬質レジンにより前装したものをいう。

（２）　レジン前装金属ポンティックを、大臼歯に使用する場合は、咬合面を金属で製作し、頬面にレジン前装を施した場合に限り認められる。

（３）　延長ブリッジの場合の７番ポンティックは、小臼歯部として扱い、レジン前装金属ポンティックを製作した場合は「ロ　小臼歯部の場合」により算定し、この場合の保険医療材料料については製作したポンティックの種類に応じて、該当する小臼歯の保険医療材料料を算定する。

（４）　可動性固定ブリッジ（半固定性ブリッジ）の可動性連結装置を使用した場合は、Ｍ０１０に掲げる金属歯冠修復の「１のロ　複雑なもの」及びＭ００１に掲げる歯冠形成の「３のロ　複雑なもの」を算定する。

（５）　ブリッジの製作に当たり、支台歯の植立方向によりポンティックを分割して製作することは認められない。

（６）　ブリッジは、次の適用による。

イ　ブリッジの給付について

（イ）　ブリッジは歯の欠損状況から「ブリッジの考え方2007」（平成19年11月日本歯科医学会。以下「ブリッジの考え方 2007」という。）に示す方法で支台歯数等を定め製作する。

（ロ）　連続欠損の場合は２歯までとする。ただし、中側切歯は連続４歯欠損まで認められる。

（ハ）　延長ブリッジは原則として認められないが、第二大臼歯欠損であって咬合状態及び支台歯の骨植状態を考慮し半歯程度のポンティックを行う場合はこの限りでない。

（ニ）　隣接歯の状況等からやむをえず延長ブリッジを行う場合は、側切歯及び小臼歯１歯のみ認められる。

（ホ）　第三大臼歯をブリッジの支台歯とする場合は、歯冠、歯根の大きさや形態、傾斜、転位等を総合的に勘案した上で行う。

（ヘ）　接着ブリッジは、１歯欠損症例において、接着ブリッジ支台歯を生活歯に求める場合に認められる。

（ト）　隣接歯等の状況からやむをえず、支台歯１歯の接着ブリッジによる延長ブリッジを行う場合は、切歯（上顎中切歯を除く。）の１歯欠損症例において、支台歯を生活歯に求める場合に限り認められる。

（チ）　残根上のブリッジは認められない。

ロ　ブリッジ設計の考え方

ブリッジの設計は、「ブリッジの考え方 2007」による。

（７）　分割抜歯後のブリッジの製作

イ　第１、第２大臼歯を分割抜歯してブリッジの支台歯とすることは、「ブリッジの考え方 2007」の「５　咬合力の負担からみたブリッジの適応症と設計、４）その他（歯根を分割抜去した大臼歯に対するブリッジの適用について）」の項を参照し、残った歯冠、歯根の状態が歯科医学的に適切な場合に限り認められる。

なお、上顎第２大臼歯の遠心頬側根抜歯、下顎第２大臼歯の遠心根抜歯の場合の延長ポンティックは認められない。

ロ　分割抜歯を行った場合の指数は、次のとおりとする。

（イ）　下顎の場合、残った歯根はＲ＝２、欠損部をポンティックとしたときはＦ＝４とする。

（ロ）　上顎の場合、残った歯根は１根につきＲを１とするが、１根のみの支台歯は歯科医学的に適切ではないので認められない。ブリッジの支台歯となるのは、口蓋根と頬側の１根が残った場合、残った歯根はＲ＝２、欠損部をポンティックとしたときはＦ＝４とする。また、頬側の２根のみが残った場合は口蓋根部のポンティックは必要とされないことから残った歯根はＲ＝２のみとする。

例①（第１大臼歯の遠心根を抜歯した場合）

指数	2	4	6
歯種	6	6	7
	○	●	○
R	2		6
F		4	

ｒ＝８－４＝４
Ｆ＝４
４／３＝１．３・・・
６の残した根も７のＲもＦの１／３を超えるので、条件を満たしている。

例②（第１大臼歯の遠心根と第２大臼歯を抜歯した場合）

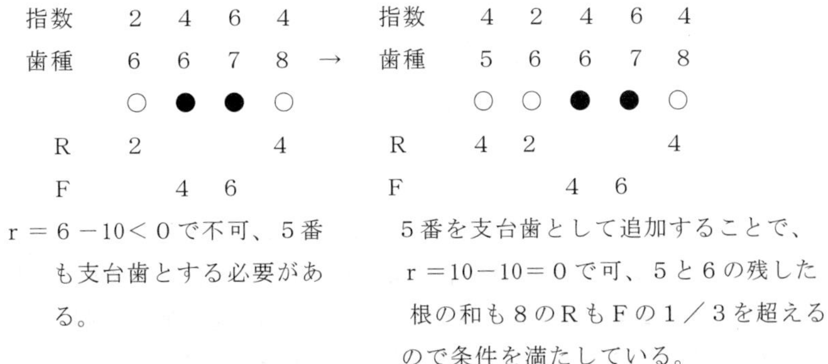

指数	2	4	6	4
歯種	6	6	7	8
	○	●	●	○
R	2			4
F		4	6	

ｒ＝６－10＜０で不可、５番も支台歯とする必要がある。

→

指数	4	2	4	6	4
歯種	5	6	6	7	8
	○	○	●	●	○
R	4	2			4
F			4	6	

５番を支台歯として追加することで、ｒ＝10－10＝０で可、５と６の残した根の和も８のＲもＦの１／３を超えるので条件を満たしている。

ハ　上顎の第１又は第２大臼歯を３根のうち２根残して分割抜歯してブリッジの支台歯とする場合は、頬側２根を残した場合は大臼歯として、又頬側いずれか１根と口蓋根を残した場合は支台歯としての小臼歯歯冠修復と小臼歯のポンティックとして算定して差し支えない。

ニ　下顎の第１又は第２大臼歯を近遠心２根のうち１根を残して分割抜歯してブリッジの支台とする場合は、１根を支台歯としての小臼歯歯冠修復と小臼歯ポンティックとして算定して差し支えない。

（８）　ブリッジを装着するに当たり、印象採得を行った場合は、１装置につきＭ００３に掲げる印象採得の「２のニの(１)　支台歯とポンティックの数の合計が５歯以下の場合」又は区分「２のニの(２)　支台歯とポンティックの数の合計が６歯以上の場合」を、咬合採得を行った場合は１装置につきＭ００６に掲げる咬合採得の「２のイの(１)　支台歯とポンティックの数の合計が５歯以下の場合」又はＭ００６に掲げる咬合採得の「２のイの(２)　支台歯とポンティックの数の合計が６歯以上の場合」を、装着した場合は支台装置の装着は１歯につきＭ００５に掲げる装着の「１　歯冠修復」及び保険医療材料料を、ブリッジの装着は１装置につきＭ００５に掲げる装着の「２のイ　ブリッジ」の各区分の所定点数を算定する。

(９)　必要があって根を分離切断した下顎大臼歯を支台歯として使う場合の指数は「６」として大臼歯１歯の取扱いとする。ただし、分離切断したのであるから、実態に合わせて指数を減ずることを考慮すべきである。

(10)　インレーを支台装置とするブリッジは、窩洞形成を行った場合はＭ００１に掲げる歯冠形成の「３のロ　複雑なもの」により算定する。なお、全ての支台をインレーとするブリッジはＭ０００－２に掲げるクラウン・ブリッジ維持管理料の対象としないことから、Ｍ０００－２に掲げるクラウン・ブリッジ維持管理料は算定できない。

(11)　「ブリッジの考え方 2007」の判定条件におけるブリッジの１側の支台歯のＲの総計が、隣接するポンティックのＦ及びＦ・Ｓの総計の３分の１以上であるという判定条件ｂは延長ブリッジは適用しない旨のただし書は、延長したポンティックについては片側に支台歯が存在しないのでそのポンティックのバランスは考慮しないとの意である。したがって、

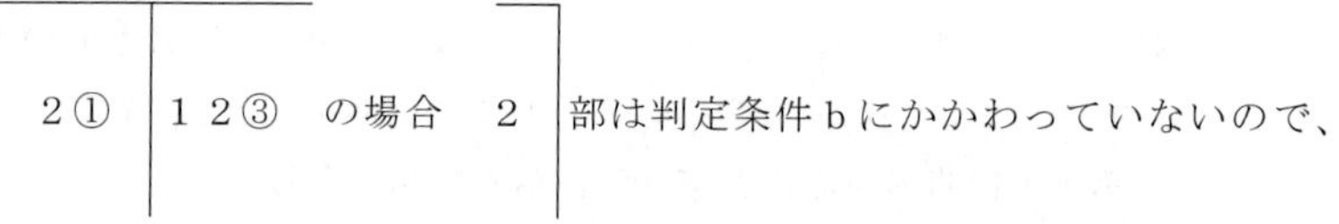

２①｜１２③　の場合　２　部は判定条件ｂにかかわっていないので、

基本となるブリッジ　①｜１２③　において条件ｂを判定することになる。

この場合は判定条件ｂを満たしていないので、

２①｜１２③　もブリッジの設計としては不適である。

(12)　「ブリッジの考え方 2007」によると延長ブリッジの支台歯は２歯以上となっているが、これは回転力を軽減させるためであるから、支台歯が２歯以上であって条件が整っていれば、必ずしも支台歯は連続している必要はない。

(13)　可動性ブリッジ又はインレーを支台とするブリッジの指数は、「ブリッジの考え方 2007」に示した当該支台歯の歯種による指数を用いる。

(14)　欠損ではなく、１歯相当分の間隙のある場合のブリッジの設計において、ポンティックは両隣接支台歯の何れかの形態を模して決定するが、その指数は実態に応じ近似の歯種の指数とする。なお、半歯程度の間隙の場合は隙とする。

(15)　有床義歯では目的が達せられないか又は誤嚥等の事故を起こす恐れが極めて大きい場合であってブリッジを行う以外に方法がないときは、予め理由書、模型及びエックス線フィルム又はその複製を地方厚生(支)局長に提出しその判断を求める。

(16)　低位唇側転位の犬歯の抜歯後に生じた欠損部の間隙が側切歯、あるいはそれ以下しかない場合であっても、「ブリッジの考え方 2007」にあるポンティックの抵抗値（Ｆ値）を減じることは適切でない。

欠損部の間隙が側切歯半歯以下の極めて小さい場合は、側切歯又は第一小臼歯、あるいは双方の歯冠幅を僅かずつ拡大して歯冠修復を行い、場合によっては補綴隙等を行うことにより対応する。

犬歯のポンティックが必要な場合で、中切歯が既にブリッジの支台として使用されている等の理由で新たに支台として使用できない場合に限って、ブリッジの設計を「②３④⑤」に変更することは差し支えない。この場合において、診療報酬明細書の摘要欄に中切歯の状況等を記載する。

(17)　側切歯及び犬歯又は犬歯及び第一小臼歯の２歯欠損であって、犬歯が低位唇側転位していたため間隙が１歯分しかない場合に限り、ポンティック１歯のブリッジとして差し支えない。

ただし、製作するブリッジのポンティックの形を側切歯とするか犬歯とするかはそれぞれの症例によって異なるものと思われるが、形の如何によらずポンティックの抵抗値（Ｆ値）は犬歯の「５」として設計する。

この場合において、診療報酬明細書の摘要欄に低位唇側転位の犬歯を含む欠損歯数と補綴歯数の不一致の旨記載すること。

(18)　矯正・先天性欠如等により、第一小臼歯が既に欠損している患者の第二小臼歯を抜歯した場合あるいは第二小臼歯が舌側に転位しているとき、第一小臼歯及び第二小臼歯を抜歯した場合で、間隙は１歯分しかないような小臼歯２歯の欠損であって間隙が狭い場合のブリッジは、「ブリッジの考え方 2007」に従って実際の歯式どおり対応する。

(19)　次に掲げるブリッジの設計は原則として認められないが、歯科医学的に妥当であると考えられる場合には、保険適用の可否を確認することになるので、予め理由書、模型及びエックス線フィルム又はその複製を地方厚生(支)局長に提出してその判断を求める。また、添付模型の製作は、基本診療料に含まれ、算定できないが、添付フィルム又はその複製は、Ｅ１００に掲げる歯、歯周組織、顎骨、口腔軟組織及びＥ３００に掲げるフィルムにより算定して差し支えない。ただし、算定に当たっては、診療報酬明細書の摘要欄に算定の理由を記載する。

イ　(18)と同様の理由で第一小臼歯、第二小臼歯、第一大臼歯欠損のブリッジにおいて、欠損歯数は３歯であるが、間隙のほうが１歯分程度小さく２歯分となる場合

ロ　移植後一定期間経過した移植歯を支台歯とする１歯欠損症例のブリッジであって、骨植状態が良好であり、咬合力の負担能力が十分にあると考えられる場合

(20)　６⑥⑦及び⑤⑥６のような分割延長ブリッジは原則として認められないが、前者は隣接する第二小臼歯が前方ブリッジの支台歯となっているか又は同歯にメタルボンド冠が装着されている症例、後者は隣接する第二大臼歯に金合金又は白金加金の全部金属冠が装着されている症例であって、補綴物を除去し、当該歯をブリッジの支台歯として使用することが困難であるため、当該歯の補綴物にレストを設定することによりブリッジの維持を求める構造となる場合はこの限りでない。

ただし、レストの設定に係る費用は算定できない。

Ｍ０１７－２　高強度硬質レジンブリッジ

（１）　高強度硬質レジンブリッジとは、歯冠用グラスファイバーによるフレームに高強度の硬質レジンを用いて製作する、臼歯部１歯中間欠損部に対するポンティックを含む、臼歯３歯ブリッジをいう。

（２）　高強度硬質レジンブリッジは以下のいずれかに該当する場合に算定する。

イ　上下顎両側の第二大臼歯が全て残存し、左右の咬合支持がある患者に対し、過度な咬合圧が加わらない場合等において、第二小臼歯の欠損に対して第一小臼歯及び第一大臼歯を支台歯とするブリッジに使用する場合

ロ　歯科用金属を原因とする金属アレルギーを有する患者において、臼歯部１歯中間欠損に使用する場合（医科の保険医療機関又は医科歯科併設の医療機関の医師との連携の上で、診療情報提供（診療情報提供料の様式に準ずるもの）に基づく場合に限る。）

なお、⑤６⑥⑦のような場合においても、歯科医学的に適切と判断される場合は、高強度硬質レジンブリッジを算定しても差し支えない。

（３）　高強度硬質レジンブリッジを装着する場合は、次により算定する。

イ　歯冠形成は原則として、失活歯に対して行い、この場合においては、Ｍ００１に掲げる歯冠形成の「２のロ　非金属冠」並びにＭ００１に掲げる歯冠形成の「注１」及び「注８」の加算を算定する。

やむを得ず生活歯の歯冠形成を行う場合は、Ｍ００１に掲げる歯冠形成の「１のロ　非金属冠」並びにＭ００１に掲げる「注１」及び「注５」の加算を算定する。

ロ　印象採得を行った場合は、１装置につき、Ｍ００３に掲げる印象採得の「２のニの（１）　支台歯とポンティックの数の合計が５歯以下の場合」を算定する。

ハ　装着した場合は、１装置につきＭ００５に掲げる装着の「２のイの(１)　支台歯とポンティックの数の合計が５歯以下の場合」、Ｍ００５に掲げる装着の「注１」の加算及び特定保険医療材料料を算定する。

（４）　特定保険医療材料料は別に算定する。

Ｍ０１８　有床義歯

（１）　有床義歯は、歯の欠損状況や製作する義歯の形態にかかわらず、人工歯数に応じて算定する。

（２）　欠損補綴に当たっての歯数の数え方は、欠損歯数によるものではなく、人工歯の数による。欠損歯が４歯であっても、人工歯の排列上５歯となる場合は、その歯数は５歯とする。

（３）　局部義歯のうち12歯から14歯までは、あくまで残存歯があり、局部義歯として補綴を行った場合に限り算定する。なお、１床14歯の局部義歯の場合もあり得る。

（４）　左側第二大臼歯から右側第二大臼歯までが欠損している（欠損歯数 14 歯）症例において、歯冠の一部が露出した状態の埋伏智歯が残存している場合又は当然抜歯すべき症例のうち何らかの理由で抜歯不可能な場合は、智歯と無関係に総義歯同様の義歯を製作したときは、総義歯として算定する。

（５）　抜歯後１月を経過していなくても歯科医学的にみて適当であると認められる場合に限り、義歯の製作は所定点数により算定する。

（６）　根管処置及びＭ０１０－４に掲げる根面被覆が完了した残根上に必要があって義歯の

装着を行うことは認められる。ただし、高齢者で根管が閉鎖して歯内療法が困難な場合等、やむを得ず残根歯に対して、歯内療法及び根面被覆が完了できなかった場合に義歯を製作した場合は、その理由を診療録に記載する。

(7) 残根上の義歯をやむを得ず製作するに際し、残根歯の歯内療法後にＭ０１０－４に掲げる根面被覆を行う場合は、それぞれの区分に従い算定すること。

(8) 残根歯を利用したアタッチメントを使用した有床義歯はＭ０２１－３に掲げる磁性アタッチメントを除き算定できない。

(9) 前歯部の間隙のみがある場合、これを有床義歯の隙により補綴することは歯科医学的に適切でない。

(10) 小児義歯は原則として認められないが、後継永久歯が無く著しい言語障害及び咀嚼障害を伴う先天性無歯症、象牙質形成不全症、象牙質異形成症若しくはエナメル質形成不全症であって脆弱な乳歯の早期崩壊又は後継永久歯の先天欠損を伴う場合、外胚葉異形成症、低ホスファターゼ症、パピヨン・ルフェブル症候群及び先天性好中球機能不全症その他の先天性疾患により後継永久歯が無い場合、外傷や腫瘍等により歯が喪失した場合又はこれに準ずる状態であって、小児義歯以外は咀嚼機能の改善・回復が困難な小児に対する小児義歯の場合はこの限りでない。この場合において、小児義歯を算定する場合は、診療録に小児義歯が必要となった疾患名を記載する。なお、先天性疾患以外の疾患により後継永久歯がない場合に準ずる状態であって、小児義歯以外に咀嚼機能の改善・回復が困難な小児に対して小児義歯を適用する場合は、あらかじめ理由書、模型及びエックス線フィルム又はその複製を地方厚生（支）局長に提出し、保険適用の判断を求める。なお、模型の製作は基本診療料に含まれ算定できないが、エックス線フィルム又はその複製は、Ｅ１００に掲げる歯、歯周組織、顎骨、口腔軟組織及びＥ３００に掲げるフィルムにより算定する。ただし、算定に当たっては、診療報酬明細書の摘要欄に算定の理由を記載する。

(11) 模型上で抜歯後を推定して製作する即時義歯は認められるが、即時義歯の仮床試適に係る費用は算定できない。ただし、即時義歯とは長期的に使用できるものをいい、暫間義歯は算定できない。

(12) 有床義歯を１日で製作し装着することは、特殊な症例で歯科医学的に適切な場合に限り算定する。ただし、常態として１～２日で製作し装着を行うものの、装着後の調整指導を実施しない保険医療機関は算定できない。

(13) 新たに有床義歯を製作する場合は、原則として前回有床義歯を製作した際の印象採得を算定した日から起算して６月を経過した以降に、新たに製作する有床義歯の印象採得を行うものとする。ただし、次に掲げる場合であって、新たに有床義歯を製作する場合はその限りではない。

イ　他の保険医療機関において、６月以内に有床義歯を製作していないことを患者に確認した場合

ロ　遠隔地への転居のため通院が不能になった場合

ハ　急性の歯科疾患のため喪失歯数が異なった場合

ニ　認知症を有する患者や要介護状態の患者について、義歯管理が困難なために有床義歯が使用できない状況（修理が困難な程度に破折した場合を含む。）となった場合

ホ　その他特別な場合（災害又は事故等）

この場合において、新たに有床義歯を製作する理由を診療録に記載すること。なお、ニ又はホの理由による場合は、該当する記号及び具体的な内容を診療報酬明細書の摘要欄に記載すること。

なお、「有床義歯の取扱いについて」（昭和56年5月29日保険発第44号）は、平成28年3月31日をもって廃止する。

Ｍ０１９　熱可塑性樹脂有床義歯

（１）　熱可塑性樹脂有床義歯は、Ｍ０１８に掲げる有床義歯の例により算定する。

（２）　熱可塑性樹脂有床義歯は、歯の欠損状況や製作する義歯の形態にかかわらず、人工歯数に応じて所定点数を算定する。

Ｍ０２０　鋳造鉤

（１）14カラット金合金による鋳造鉤は２歯欠損までの有床義歯の場合に限り算定する。

（２）　保険医療材料料は、別に定める鋳造鉤の使用材料料により算定する。

（３）　ローチのバークラスプ及び鋳造によるバックアクション鉤は二腕鉤として算定し、２歯以上にわたるバークラスプは、双子鉤として算定する。

なお、保険医療材料料は、別に定める鋳造鉤の使用材料料の双子鉤の大・小臼歯により算定する。

Ｍ０２１　線鉤

（１）　バックアクション鉤等に要する費用は、本区分の「１　双子鉤」により算定する。

（２）　14カラット金合金による線鉤は２歯欠損までの有床義歯の場合に限り算定する。

（３）　レストつきの単純鉤（線鉤）を製作した場合において、当該装置に要する費用は、本区分の「２　二腕鉤（レストつき）」により算定する。

（４）　レストのない単純鉤（線鉤）を製作した場合は、「３　レストのないもの」により算定する。

Ｍ０２１－２　コンビネーション鉤

（１）　コンビネーション鉤とは、二腕鉤にそれぞれ鋳造鉤と線鉤を組み合わせて製作したものをいう。

（２）（１）にかかわらず、線鉤と鋳造レストを組み合わせて製作した場合は、本区分により算定して差し支えない。

Ｍ０２１－３　磁性アタッチメント

（１）　磁性アタッチメントとは、磁石構造体とキーパーからなり、有床義歯を磁気吸引力により口腔内に維持する支台装置をいう。ただし、ダイレクトボンディング法（接着性レジンセメントを用いてキーパーをキーパーの装着されていないキーパー付き根面板に装着する方法をいう。）により製作されたキーパーを装着した根面板（以下「キーパー付き根面板」という。）を用いる場合に限る。なお、実施に当たっては、「磁性アタッチメントを支台装置とする有床義歯の診療に対する基本的な考え方」（令和３年８月日本歯科医学会）を参考とする。

（２）　「１　磁石構造体を用いる場合」とは、磁性アタッチメントを使用することを目的とし、有床義歯に磁石構造体を装着する場合をいう。

（３）　磁石構造体を有床義歯に対して、キーパー付き根面板と密接するように装着した場合は、１個につき、所定点数を算定する。

（４）　「２　キーパー付き根面板を用いる場合」とは、磁性アタッチメントを使用することを目的とし、歯内療法により根の保存可能なものに適切な保存処置の上、キーパー付き根面板を装着することをいう。

（５）　キーパー付き根面板を装着するに当たっては次により算定する。

イ　歯冠形成を行った場合は、１歯につき、Ｍ００１に掲げる歯冠形成の「３のイ　単純なもの」を算定する。

ロ　印象採得を行った場合は、１歯につき、Ｍ００３に掲げる印象採得の「１のイ　単純印象」又はＭ００３に掲げる印象採得の「１のロ　連合印象」を算定する。

ハ　装着した場合は、１個につきＭ００５に掲げる装着の「１　歯冠修復」を算定する。

（６）　キーパーをキーパーの装着されていないキーパー付き根面板に装着する際の接着性レジンセメントの材料料は当該所定点数に含まれ、別に算定できない。

（７）　(６)の規定に関わらずキーパーが脱離した場合やＭＲＩ撮影の実施等必要があってキーパーを除去した後、再度新しいキーパーを、接着力を向上させるために表面処理を行いキーパーの装着されていないキーパー付き根面板に装着する場合は、Ｍ００５に掲げる装着の「１　歯冠修復」及びＭ００５に掲げる装着の「注２」の加算を準用し、接着性レジンセメントの材料料及び特定保険医療材料料を別に算定して差し支えない。

（８）　磁石構造体の脱離等で有床義歯の修理を行った場合は、Ｍ０２９に掲げる有床義歯修理により算定する。

（９）　磁石構造体及びキーパーを使用した場合は、製品に付属している使用した材料の名称及びロット番号等を記載した文書（シール等）を保存して管理すること（診療録に貼付する等）。

(10)　特定保険医療材料料は別に算定する。

Ｍ０２２　間接支台装置

（１）　本区分は、間接支台装置としてフック又はスパーを製作した場合に算定する。

（２）　レストのみを製作した場合は、本区分により算定して差し支えない。

（３）　欠損部から離れた歯に対して、Ｍ０２０に掲げる鋳造鉤、Ｍ０２１に掲げる線鉤又はＭ０２１－２に掲げるコンビネーション鉤を製作した場合は、それぞれの該当する区分により算定する。

（４）　支台歯（鉤歯）１歯につき、支台装置（Ｍ０２０に掲げる鋳造鉤、Ｍ０２１に掲げる線鉤、Ｍ０２１－２に掲げるコンビネーション鉤又は本区分）は１個に限り算定し、複数の支台装置を用いた場合は主たるものにより算定する。

Ｍ０２３　バー

（１）　保持装置とは、１歯欠損に相当する孤立した中間欠損部位を含む有床義歯において、鋳造バー又は屈曲バーと当該欠損部に用いる人工歯を連結するために使用される小連結子をいう。

（２）　鋳造バー又は屈曲バーに保持装置を装着した場合は、その使用個数に応じて算定する。

（３）　緩圧式バーは「１　鋳造バー」又は「２　屈曲バー」により算定する。

（４）　ケネディバーは「１　鋳造バー」により算定し、「１　鋳造バー」によるリンガルバーと併用した場合については、それぞれについて「１　鋳造バー」により算定する。

（５） バー義歯が破損し、バーの取替えが必要な症例に限り新たなバーに要する費用は算定する。

また、有床義歯修理の際に、新たにバーを付与した場合も歯科医学上適切な場合に限り算定する。

（６） 有床義歯及び熱可塑性樹脂有床義歯の製作や床修理に際し、補強線を使用した場合の当該補強線に係る費用は、それぞれの所定点数に含まれ別に算定できない。

なお、補強線は、歯の欠損部、残存歯の植立状態、対咬関係、顎堤の形態及び粘膜の性状等を勘案し、義歯の破損防止のために使用するものをいう。

Ｍ０２５ 口蓋補綴、顎補綴

（１）本区分は次に掲げる装置を製作した場合に算定する。

イ 腫瘍、顎骨嚢胞等による顎骨切除に対する口蓋補綴装置又は顎補綴装置

ロ オクルーザルランプを付与した口腔内装置

ハ 発音補整装置

ニ 発音補助装置

ホ ホッツ床

（２） 「２ 印象採得が著しく困難なもの」とは、次の場合をいう。

イ 硬口蓋歯槽部の欠損範囲が半側を超える場合

ロ 軟口蓋部の欠損が認められる場合

ハ 歯槽骨を超える下顎骨の辺縁切除を伴う場合であって、口腔粘膜のみでは創を閉鎖できないため皮弁されている場合又は下顎骨区域切除以上の下顎骨欠損が認められる場合

ニ 口蓋補綴、顎補綴を行う場合であって、上下の切歯を有する場合の正中部における切歯間距離又は切歯を有しない場合の正中部における顎堤間距離が 30mm 未満の開口量である場合

（３） Ｍ０１８に掲げる有床義歯又はＭ０１９に掲げる熱可塑性樹脂有床義歯と(１)に示す装置を一体として新製した場合は、それぞれの所定点数を合算した点数により算定する。なお、この場合において、印象採得は本区分及び有床義歯に係る区分のそれぞれの所定点数を合算した点数により算定する。また、咬合採得は有床義歯に係る区分により、装着は本区分により算定する。ただし、本区分の「１ 印象採得が困難なもの」に該当する装置と総義歯を一体として製作した場合の装着料は、Ｍ００５に掲げる装着の「２のロの(３)総義歯」により算定して差し支えない。旧義歯を修理、調整し製作した場合又は義歯を伴わない場合に、(１)に示す装置を製作した場合は本区分の製作に係る所定点数のみを算定する。

（４） 「(１)のイ 腫瘍、顎骨嚢胞等による顎骨切除に対する口蓋補綴装置又は顎補綴装置」とは、腫瘍、顎骨嚢胞等による顎骨切除を行った患者に対して構音、咀嚼及び嚥下機能の回復を目的に製作する装置をいう。なお、新製時に必要に応じてＭ０３０に掲げる有床義歯内面適合法に用いる義歯床用軟質裏装材を用いて口蓋補綴又は顎補綴（義歯を伴う場合を含む。）を製作して差し支えない。この場合は、新製した口蓋補綴又は顎補綴の装着時に、Ｍ０３０に掲げる有床義歯内面適合法の「２ 軟質材料を用いる場合」を「注２」の規定により別に算定して差し支えない。また、口蓋補綴又は顎補綴の保険医

療材料料とは別にＭ０３０に掲げる有床義歯内面適合法の特定保険医療材料料を算定する。

（５）「(１)のロ　オクルーザルランプを付与した口腔内装置」とは、広範な顎骨切除に伴う顎間関係の変化によって生じた咬合不全に対して、新たな咬合関係を付与する目的で、顎骨切除を行った対顎に装着する装置（義歯に付与したものを含む。）をいう。当該装置は「１　印象採得が困難なもの」により算定する。

（６）「(１)のハ　発音補整装置」とは口蓋裂等に起因する鼻咽腔閉鎖機能不全による言語療法のため鼻咽腔閉鎖機能改善を目的に製作する、いわゆるスピーチエイド等の装置（義歯に付与したものを含む。）をいう。

（７）「(１)のニ　発音補助装置」とは、舌の切除等の外科的療法を行った後の発音障害に対して、発音の補助を目的として製作する装置（義歯に付与したものを含む。）をいう。当該発音補助装置は「１　印象採得が困難なもの」により算定する。

（８）「(１)のホ　ホッツ床」とはＪ０２２に掲げる顎・口蓋裂形成手術を実施する患者に対して必要があって製作する哺乳床をいう。当該装置を装着した場合は、「１　印象採得が困難なもの」により、同一の患者に対して３回に限り算定する。ただし、印象採得、材料、装着等は、所定点数に含まれ別に算定できない。

（９）Ｍ０２５－２に掲げる広範囲顎骨支持型補綴は、別に算定できない。

(10)　本区分により算定する装置の修理は１回につきＭ０２９に掲げる有床義歯修理により算定する。

(11)　本区分により算定する装置の調整は１回につきＨ００１－２に掲げる歯科口腔リハビリテーション料１「３　その他の場合」により算定する。

(12)　本区分を算定する場合は、(１)のイからホまでのいずれに該当するかを診療報酬明細書の摘要欄に記載すること。

Ｍ０２５－２　広範囲顎骨支持型補綴

（１）広範囲顎骨支持型補綴とは、Ｊ１０９に掲げる広範囲顎骨支持型装置埋入手術後から当該装置の上部に装着されるブリッジ形態又は床義歯形態の補綴物が装着されるまでの一連の治療をいう。

（２）「１　ブリッジ形態のもの」は、広範囲顎骨支持型補綴の補綴物の範囲に応じて算定する。

（３）当該補綴物がブリッジ形態及び床義歯形態の両方の形態を持ち合わせた補綴物である場合は、主たる形態のものに応じて「１　ブリッジ形態のもの」又は「２　床義歯形態のもの」により算定する。

（４）「注２」について、唇顎口蓋裂又は外胚葉異形成症等の先天性疾患等による顎堤形成不全の場合であって、骨移植等による顎骨の再建範囲が３分の１顎程度より狭い場合（１～２歯程度の場合）においては、「１　ブリッジ形態のもの」の所定点数の100分の50に相当する点数により算定する。

（５）広範囲顎骨支持型装置埋入手術後、当該補綴に係る補綴物の印象採得から装着までの一連の行為は、当該技術料に含まれ、別に算定できない。

（６）広範囲顎骨支持型補綴に係る補綴物の装着を行った日においては、患者に対して、当該補綴物の装着日、主治の歯科医師の氏名、保険医療機関名及び療養上必要な事項等を記載した文書を提供すること。

(7)　Ｍ０２５に掲げる口蓋補綴、顎補綴は、別に算定できない。

(8)　特定保険医療材料料は、スクリュー、アバットメント、アタッチメント及びシリンダーに限り、別に算定する。

＜その他の技術＞

(ろう着)

歯冠修復物及び欠損補綴物をろう着した場合は、当該歯冠修復物及び欠損補綴物の製作等に係る所定点数に含まれ別に算定できない。

Ｍ０２６　補綴隙

補綴隙は、レジン隙又は金属隙の使用が認められるが、いずれも補綴隙により算定する。なお、総義歯は算定できない。

＜修理＞

Ｍ０２９　有床義歯修理

(1)　有床義歯の修理は、人工歯数に関係なく所定点数により算定する。この場合において、修理に伴って鉤を新たに製作したときは、その鉤は、鉤の所定点数により算定する。

(2)　人工歯が脱落した際又は抜歯後に旧義歯の増歯を行う際に、新たに人工歯を用いて有床義歯の修理を行った場合には、人工歯料を別に算定して差し支えない。

(3)　破損した有床義歯を修理した後、新たに有床義歯を製作した場合は、それぞれ所定点数により算定する。

(4)　総義歯又は９歯以上の局部義歯において、咬合高径を調整する目的で人工歯の咬合面にレジンを添加し咬合の再形成を行った場合又は当該義歯の床縁形態を修正する目的で当該義歯の床縁全周にわたりレジンを追加し床延長する場合は、１回に限り所定点数により算定する。

(5)　鉤歯の抜歯又は鉤の破損等のため不適合となった鉤を連結部から切断又は除去した場合は、再製、修理又は床裏装を前提とした場合に、Ｉ０１９に掲げる歯冠修復物又は補綴物の除去「１　簡単なもの」を算定する。なお、鉤を切断又は除去した部位の状況によって、義歯調整を行うことにより当該義歯をそのまま使用できる場合においては、Ｉ０１９に掲げる歯冠修復物又は補綴物の除去「１　簡単なもの」を算定して差し支えない。

(6)　磁石構造体が装着された有床義歯において、磁石構造体が脱離した際に、再度磁石構造体を有床義歯へ装着した場合には、所定点数により算定する。

(7)　有床義歯修理算定に当たっては、修理内容の要点を診療録に記載する。

(8)　「注３」及び「注４」に規定する加算は、当該加算に係る施設基準に適合するものとして地方厚生(支)局長に届け出た保険医療機関において、破損した有床義歯に係る診療を行い、修理のために患者から当該有床義歯を預かった場合であって、当該患者の求めに応じて、当該有床義歯を預かった日(以下「預かり日」という。)から起算して２日以内において、当該保険医療機関内に配置されている歯科技工士を活用して修理(新たに生じた欠損部位に対する有床義歯の増歯を含む。)を行い、装着した場合に所定点数に加算する。なお、当該加算の算定に当たっては、預かり日及び修理の内容を診療録に記載する。

M０３０　有床義歯内面適合法

（１）　有床義歯内面適合法（有床義歯床裏装）は、アクリリック樹脂又は熱可塑性樹脂で製作された義歯床の粘膜面を一層削除し、新たに義歯床の床裏装を行った場合に当該義歯の人工歯数に応じ所定点数を算定する。

（２）　「２　軟質材料を用いる場合」は、顎堤の吸収が著しい又は顎堤粘膜が菲薄である等、硬質材料による床裏装では症状の改善が困難である下顎総義歯患者又はM０２５に掲げる口蓋補綴、顎補綴の(１)のイに規定する装置（義歯を伴う場合を含む。）による補綴を行い、有床義歯装着後、当該義歯不適合の患者に対して、義歯床用軟質裏装材を使用して間接法により床裏装を行った場合に算定する。ただし、M０２５に掲げる口蓋補綴、顎補綴の(１)のイに規定する装置（義歯を伴う場合を含む。）による補綴を行い、有床義歯装着後、当該義歯不適合の患者に対して、義歯床用軟質裏装材を使用して直接法により床裏装を行った場合はこの限りではない。

なお、「２　軟質材料を用いる場合」の算定に当たっては、顎堤吸収の状態、顎堤粘膜の状態等、症状の要点及び使用した材料名を診療録に記載する。

（３）　「２　軟質材料を用いる場合」を算定した日の属する月から起算して６月以内は、I０２２に掲げる有床義歯床下粘膜調整処置の算定はできない。

（４）　旧義歯において顎堤の吸収が著しい又は顎堤粘膜が菲薄である等により、「２　軟質材料を用いる場合」を算定した患者に対して新たな有床義歯、口蓋補綴又は顎補綴を製作する場合において、引き続き軟質材料を用いることが必要な場合は、新製時に義歯床用軟質裏装材を用いて総義歯、口蓋補綴又は顎補綴を製作して差し支えない。この場合において、新製有床義歯装着時に、当該区分を「注２」の規定により別に算定して差し支えない。また、有床義歯の特定保険医療材料料とは別に当該区分の特定保険医療材料料を算定する。

（５）　義歯が不適合で有床義歯を新たに製作することを前提に行った床裏装は、有床義歯修理の所定点数により算定する。

（６）　義歯破損に際し義歯修理のみにより当初の目的を達せられない場合であって、歯科医学的判断により、床裏装を行ったときは、有床義歯修理及び有床義歯内面適合法（有床義歯床裏装）の点数をそれぞれ算定する。ただし、同日に直接法により床裏装を行った場合の修理は、有床義歯内面適合法の所定点数に含まれる。

（７）　床裏装に際しての印象採得料は、M００３に掲げる印象採得の「２のロ　連合印象」により算定する。

（８）　M０２５に掲げる口蓋補綴、顎補綴の(１)のイに規定する装置（義歯を伴う場合を含む。）による補綴を行い、有床義歯装着後、当該義歯不適合のため硬質材料を用いて床裏装を行った場合は、「１のロ　総義歯」により算定する。

（９）　有床義歯の換床を行った場合は、本区分により算定する。

(10)　「注４」及び「注５」に規定する加算は、当該加算に係る施設基準に適合するものとして地方厚生(支)局長に届け出た保険医療機関において、不適合になった有床義歯に係る診療を行い、床裏装のために患者から当該有床義歯を預かった場合であって、当該患者の求めに応じて、預かり日から起算して２日以内において、当該保険医療機関内に配置されている歯科技工士を活用して床裏装を行い、装着した場合に所定点数に加算する。なお、当該加算の算定に当たっては、預かり日を診療録に記載する。

Ｍ０３４　歯冠補綴物修理

（１）　前歯部のポンティックの修理は、本区分により算定する。

（２）　咬合面が金属であるレジン裏装を行った臼歯部ブリッジのポンティックにおいてレジン裏装が脱落し、これを即時重合レジンで修理した場合は本区分により算定する。

（３）レジンジャケット冠の一部破損に対して、口腔内において即時硬化レジンで修理した場合は、本区分により算定する。

（４）　歯冠継続歯の修理は、本区分により算定する。

（５）　高強度硬質レジンブリッジの修理は、本区分により算定する。なお、この場合において、修理内容及び部位にかかわらず、３歯として算定する。

Ｍ０４１　広範囲顎骨支持型補綴物修理

（１）　当該補綴物の修理は、Ｍ０２５－２に掲げる広範囲顎骨支持型補綴に係る補綴物の装着を行った日の属する月の翌月以降に月１回に限り算定する。

（２）　広範囲顎骨支持型補綴物修理の算定に当たっては、修理内容の要点を診療録に記載すること。なお、別の保険医療機関で装着された当該補綴物の修理を行った場合は、装着を実施した保険医療機関名及び装着時期について、患者からの情報等を踏まえ診療録に記載する。

（３）　特定保険医療材料料は、スクリュー、アバットメント、アタッチメント及びシリンダーに限り、別に算定する。

第13部　歯科矯正

通則

1　歯科矯正は、別に厚生労働大臣が定める施設基準に適合しているものとして地方厚生(支)局長に届け出た保険医療機関において行う別に厚生労働大臣が定める疾患に起因した咬合異常、３歯以上の永久歯萌出不全に起因した咬合異常（埋伏歯開窓術を必要とするものに限る。）又は別に厚生労働大臣が定める施設基準に適合しているものとして地方厚生(支)局長に届け出た保険医療機関において行う顎変形症（顎離断等の手術を必要とするものに限る。）の手術の前後における療養に限り保険診療の対象とする。

2　歯科矯正は、第１節の各区分の注に「保険医療材料料は、所定点数に含まれる。」等と規定されている場合を除き、第１節の各区分の所定点数に第２節の特定保険医療材料料を合算して算定する。

3　Ｎ０００に掲げる歯科矯正診断料又はＮ００１に掲げる顎口腔機能診断料の算定に基づく診断を行った患者に限り、別に厚生労働大臣が定める疾患に起因した咬合異常又は別に厚生労働大臣が定める施設基準に適合しているものとして地方厚生(支)局長に届け出た保険医療機関において行う顎変形症（顎離断等の手術を必要とするものに限る。）の手術の前後における療養として歯科矯正を行うことができる。

4　印象採得、咬合採得及び装着は、それぞれの診療行為を行った日に算定する。

5　第 13 部に掲げられていない特殊な歯科矯正は、その都度当局に内議し、最も近似する歯科矯正として準用が通知された算定方法により算定する。

6　歯科矯正においては、患者が任意に診療を中止し、1月を経過した後、再び同一症状又は同一病名で当該保険医療機関に受診した場合は、初診料は算定できない。

7　別に厚生労働大臣が定める疾患とは、次のものをいう。

（1）　唇顎口蓋裂
（2）　ゴールデンハー症候群（鰓弓異常症を含む。）
（3）　鎖骨頭蓋骨異形成
（4）　トリーチャ・コリンズ症候群
（5）　ピエール・ロバン症候群
（6）　ダウン症候群
（7）　ラッセル・シルバー症候群
（8）　ターナー症候群
（9）　ベックウィズ・ウイーデマン症候群
（10）　顔面半側萎縮症
（11）　先天性ミオパチー
（12）　筋ジストロフィー
（13）　脊髄性筋萎縮症
（14）　顔面半側肥大症
（15）　エリス・ヴァンクレベルド症候群
（16）　軟骨形成不全症
（17）　外胚葉異形成症
（18）　神経線維腫症
（19）　基底細胞母斑症候群
（20）　ヌーナン症候群
（21）　マルファン症候群
（22）　プラダー・ウィリー症候群
（23）　顔面裂（横顔裂、斜顔裂及び正中顔裂を含む。）
（24）　大理石骨病
（25）　色素失調症
（26）　口腔・顔面・指趾症候群
（27）　メビウス症候群
（28）　歌舞伎症候群
（29）　クリッペル・トレノネー・ウェーバー症候群
（30）　ウイリアムズ症候群
（31）　ビンダー症候群
（32）　スティックラー症候群
（33）　小舌症
（34）　頭蓋骨癒合症（クルーゾン症候群及び尖頭合指症を含む。）
（35）　骨形成不全症
（36）　フリーマン・シェルドン症候群

(37)　ルビンスタイン・テイビ症候群
(38)　染色体欠失症候群
(39)　ラーセン症候群
(40)　濃化異骨症
(41)　６歯以上の先天性部分無歯症
(42)　ＣＨＡＲＧＥ症候群
(43)　マーシャル症候群
(44)　成長ホルモン分泌不全性低身長症
(45)　ポリエックス症候群（XXX 症候群、XXXX 症候群及び XXXXX 症候群を含む。）
(46)　リング 18 症候群
(47)　リンパ管腫
(48)　全前脳胞症
(49)　クラインフェルター症候群
(50)　偽性低アルドステロン症
(51)　ソトス症候群
(52)　グリコサミノグリカン代謝障害（ムコ多糖症）
(53)　線維性骨異形成症
(54)　スタージ・ウェーバ症候群
(55)　ケルビズム
(56)　偽性副甲状腺機能低下症
(57)　Ekman-Westborg-Julin 症候群
(58)　常染色体重複症候群
(59)　巨大静脈奇形（頸部口腔咽頭びまん性病変）
(60)　毛髪・鼻・指節症候群（Tricho-Rhino-Phalangeal 症候群）
(61)　クリッペル・ファイル症候群（先天性頸椎癒合症）
(62)　アラジール症候群
(63)　高 IgE 症候群
(64)　エーラス・ダンロス症候群
(65)　ガードナー症候群（家族性大腸ポリポージス）
(66)　その他顎・口腔の先天異常

8　７の(66)のその他顎・口腔の先天異常とは、顎・口腔の奇形、変形を伴う先天性疾患であり、当該疾患に起因する咬合異常について、歯科矯正の必要性が認められる場合に、その都度当局に内議の上、歯科矯正の対象とすることができる。

9　別に厚生労働大臣が定める疾患に起因した咬合異常に対する歯科矯正の療養は、当該疾患に係る育成医療及び更生医療を担当する保険医療機関からの情報提供等に基づき連携して行われる。

第１節　歯科矯正料

Ｎ０００　歯科矯正診断料

（１）　歯科矯正診断料は、厚生労働大臣が定める施設基準に適合しているものとして地方厚生(支)局長に届け出た保険医療機関において、歯科矯正を担当する専任の歯科医師（地方厚生(支)局長に届け出ている歯科医師に限る。以下同じ。）が歯科矯正診断を行った場合であって、次のいずれかに該当する場合に限り算定する。

イ　別に厚生労働大臣が定める疾患に起因した咬合異常が認められる場合であって、当該疾患の治療を行った医科の保険医療機関又は患者若しくはその家族からの情報及び資料により、当該患者が当該疾患を現に有することが確認された場合

ロ　３歯以上の永久歯萌出不全（前歯及び小臼歯の永久歯のうち３歯以上の萌出不全である場合に限る。）に起因した咬合異常が認められる場合であって、歯科矯正を行う保険医療機関において、上下顎前歯及び小臼歯のうち３歯以上の骨性の埋伏永久歯（経時的な歯科パノラマエックス線等の撮影を含む経過観察で明らかに歯の移動が認められない永久歯）を有することが確認された場合

　なお、「ロ」に該当する場合においては、骨性の埋伏永久歯が隣接する永久歯の歯根吸収の原因になっている場合、歯軸等の異常により萌出困難な場合又は当該歯の歯根彎曲が生じる等の二次的障害を生じる場合に限り算定できる。

(２)　歯科矯正診断料は、別に厚生労働大臣が定める疾患に起因した咬合異常が認められる患者又は３歯以上の永久歯萌出不全に起因した咬合異常が認められる患者の口腔状態、顎骨の形態、成長及び発育等を分析するとともに、歯科矯正セファログラム、口腔内写真、顔面写真等の撮影を行い、これらの分析結果や評価等と過去に行った治療内容の評価と併せて可及的に長期的な予測を行った上で、治療計画書を作成し、患者又はその家族等に対して、その内容について説明し、文書により提供した場合に算定する。なお、Ｎ００３に掲げる歯科矯正セファログラム及びＮ００４に掲げる模型調製は別に算定する。

(３)　別に厚生労働大臣が定める疾患に起因した咬合異常が認められる患者又は３歯以上の永久歯萌出不全に起因した咬合異常が認められる患者であって、顎切除等の手術を必要とする場合は、歯科矯正診断料に規定する別に厚生労働大臣が定める施設基準に適合しているものとして地方厚生（支）局長に届け出た保険医療機関で実施される歯科矯正を担当する歯科医師及び顎離断等の手術を担当する保険医療機関の歯科医師又は医師の十分な連携の下に行う。

(４)　「注１」に規定する文書とは、次の内容を含むものをいう。

イ　全身性疾患の診断名、症状及び所見

ロ　口腔領域の症状及び所見（咬合異常の分類、唇顎口蓋裂がある場合は裂型、口腔の生理的機能の状態等）・ヘルマンの咬合発育段階等の歯年齢等

ハ　歯科矯正の治療として採用すべき療法、開始時期及び療養上の指導内容等

ニ　歯科矯正に関する医療を担当する保険医療機関名及び担当歯科医師の氏名

ホ　顎離断等の手術を担当する保険医療機関名及び担当歯科医師又は担当医師の氏名（顎離断等の手術を行う場合に限る。）

(５)　患者又はその家族等に提供した文書の写しを診療録に添付する。

(６)　歯科矯正診断料を算定する場合は、診療録に、患者又はその家族等に提供した治療計画書の要点を記載する。

(７)　歯科矯正診断料を算定した後、「注２」に掲げる歯科矯正診断料を算定した日から起

算して6月以内の場合並びにN００３に掲げる歯科矯正セファログラムに基づく分析及び歯列弓の分析を行わなかった場合は、歯科矯正診断料は、算定できない。

(8)　当該保険医療機関において歯科矯正相談を行い、N００１－２に掲げる歯科矯正相談料を算定した患者について、当該歯科矯正相談に当たって、E０００の１に掲げる「写真診断」の「１単純撮影」若しくは「２　特殊撮影」又はE１００に掲げる「歯、歯周組織、顎骨、口腔軟組織」の「１　単純撮影」若しくは「２　特殊撮影」を算定した場合には、当該撮影料を算定した日から起算して３月以内に、歯科矯正診断を行うに当たってのE０００の１に掲げる「写真診断」の「１単純撮影」若しくは「２に掲げる　特殊撮影」又はE１００に掲げる「歯、歯周組織、顎骨、口腔軟組織」の「１　に掲げる単純撮影」若しくは「２　に掲げる特殊撮影」は別に算定できない。

(9)　歯科矯正診断料の算定に係る歯列矯正は、歯科矯正に関する医療を担当する保険医療機関及び別に厚生労働大臣が定める疾患に係る育成医療及び更生医療等当該疾患に係る手術等を担当する保険医療機関の歯科医師又は医師との十分な連携を図り行う。

(10)　６歯以上の先天性部分無歯症は、欠損している歯数に第三大臼歯は含めない。なお、当該疾患に伴う咬合異常の治療を開始する場合は、診療録に欠損している部位を記載する。

N００１　顎口腔機能診断料

(1)　顎口腔機能診断料は、別に厚生労働大臣が定める施設基準に適合しているものとして地方厚生（支）局長に届け出た保険医療機関において、歯科矯正を担当する専任の歯科医師が顎口腔機能診断を行った場合に限り算定する。

(2)　顎口腔機能診断料は、顎離断等の手術を必要とする顎変形症の患者（別に厚生労働大臣が定める疾患に起因して顎変形症を発症している場合及び３歯以上の永久歯萌出不全に起因した咬合異常が認められる患者を除く。）の口腔状態、顎骨の形態、成長及び発育等について、咀嚼筋筋電図、下顎運動等の検査、歯科矯正セファログラム、口腔内写真、顔面写真及び予測模型等による評価又は分析を行い、これらの結果と既に行った治療内容の評価を併せて可及的に長期的な予測を行った上で、治療計画書を作成し、患者又はその家族等に対して、その内容について説明し、文書により提供した場合に算定する。なお、N００３に掲げる歯科矯正セファログラム及びN００４に掲げる模型調製は別に算定する。

(3)　「注１」に規定する文書とは、次の内容を含むものをいう。

イ　全身性疾患の診断名、症状及び所見

ロ　口腔領域の症状及び所見（咬合異常の分類、唇顎口蓋裂がある場合は裂型、口腔の生理的機能の状態、頭蓋に対する上下顎骨の相対的位置関係の分類等）・ヘルマンの咬合発育段階等の歯年齢等

ハ　歯科矯正の治療として採用すべき療法、開始時期及び療養上の指導内容等

ニ　歯科矯正に関する医療を担当する保険医療機関及び顎離断等の手術を担当する保険医療機関が共同して作成した手術予定等年月日を含む治療計画書、計画策定及び変更年月日等

ホ　顎離断等の手術を担当する保険医療機関名及び担当歯科医師又は担当医師の氏名

ヘ　歯科矯正に関する医療を担当する保険医療機関名、担当歯科医師の氏名等

（4） 患者又はその家族等に提供した文書の写しを診療録に添付する。

（5） 顎口腔機能診断料を算定する場合は、診療録に、患者又はその家族等に提供した治療計画書の要点を記載する。

（6） 顎口腔機能診断料を算定した後、「注２」に掲げる顎口腔機能診断料を算定した日から起算して６月以内の場合並びにＮ００３に掲げる歯科矯正セファログラムに基づく分析及び歯列弓の分析を行わなかった場合は、顎口腔機能診断料は算定できない。

（7） 当該保険医療機関において歯科矯正相談を行い、Ｎ００１－２に掲げる歯科矯正相談料を算定した患者について、当該歯科矯正相談に当たって、Ｅ０００の１に掲げる「写真診断」の「１単純撮影」若しくは「２　特殊撮影」又はＥ１００に掲げる「歯、歯周組織、顎骨、口腔軟組織」の「１　単純撮影」若しくは「２　特殊撮影」を算定した場合には、当該撮影料を算定した日から起算して３月以内に、顎口腔機能診断を行うに当たってのＥ０００の１に掲げる「写真診断」の「１単純撮影」若しくは「２に掲げる特殊撮影」又はＥ１００に掲げる「歯、歯周組織、顎骨、口腔軟組織」の「１　に掲げる単純撮影」若しくは「２　に掲げる特殊撮影」は別に算定できない。

（8） 顎口腔機能診断料の算定に係る歯科矯正及び顎離断等の手術は、別に厚生労働大臣が定める施設基準に適合しているものとして地方厚生（支）局長に届け出た保険医療機関で実施される歯科矯正を担当する歯科医師及び顎離断等の手術を担当する保険医療機関の歯科医師又は医師の十分な連携の下に行い、これら一連の治療に関する記録は、当該療養を担当するそれぞれの歯科医師又は医師において保管する。

Ｎ００１－２　歯科矯正相談料

（1） 「１　歯科矯正相談料１」については、Ｎ０００に掲げる歯科矯正診断料の注１又はＮ００１掲げる顎口腔機能診断料の注１に規定する施設基準に適合しているものとして地方厚生（支）局長に届け出た保険医療機関において、歯科矯正を担当する専任の歯科医師が検査等を行い、第13部に掲げる歯科矯正の適応の可否について診断を行った場合に、当該年度に１回に限り算定する。

（2） 「２　歯科矯正相談料２」については、Ｎ０００に掲げる歯科矯正診断料の注１又はＮ００１掲げる顎口腔機能診断料の注１に規定する施設基準に適合しているものとして地方厚生（支）局長に届け出た保険医療機関以外の保険医療機関において検査等を行い、第13部に掲げる歯科矯正の適応の可否について診断を行った場合に当該年度に１回に限り算定する。

（3） 歯科矯正相談料は、学校保健安全法第13条第１項に規定する健康診断の結果より、別に厚生労働大臣が定める疾患に起因した咬合異常、３歯以上の永久歯萌出不全に起因した咬合異常又は顎離断等の手術を必要とする顎変形症が疑われる患者の口腔状態、顎骨の形態等について、歯科エックス線画像、口腔内写真、顔面写真等の撮影、スタディモデルの製作等を行い、これらの分析や評価を行った上で、患者又はその家族等に対して、その内容について説明し、文書により提供した場合に算定する。

（4） 「注１」及び「注２」に規定する文書とは、口腔領域の症状及び所見（咬合の状態、口腔の生理的機能の状態等）・ヘルマンの咬合発育段階等の歯年齢等の内容を含むものをいう。

（5） 歯科矯正相談料を算定した場合は、診療録に、健康診断の実施日、結果、学校名及び患者又はその家族等に説明した診断結果等の要点を記載する。

（6） 歯科矯正相談料を算定し、第13部歯科矯正に掲げる歯科矯正の適応とならないと診断された患者であって、咬合異常又は顎変形症以外の歯科疾患について継続的管理が必要な場合は、Ｂ０００－４に掲げる歯科疾患管理料を算定できる。なお、歯科矯正相談料を算定した日に咬合異常又は顎変形症以外の歯科疾患に係る継続的管理を開始する場合は、同日に算定して差し支えない。

Ｎ００２ 歯科矯正管理料

（1） 「注１」に規定する「計画的な歯科矯正管理」とは、歯と顎の変化及び移動の把握並びにそれに基づく治療計画の点検及び修正をいう。

また、「注１」に規定する「経過模型による歯の移動等の管理」とは、経過模型を製作し、過去に製作した経過模型と対比し、歯の移動等を把握することをいう。

（2） 「注１」に規定する「療養上必要な指導」とは、Ｎ０００に掲げる歯科矯正診断料の「注１」又はＮ００１に掲げる顎口腔機能診断料の「注１」に規定する治療計画書に基づいた矯正装置の取扱い、口腔衛生、栄養、日常生活その他療養上必要な指導等をいう。

なお、療養上必要な指導を行った場合は、患者の症状の経過に応じて、既に行われた指導等の評価及びそれに基づいて行った指導の詳細な内容を診療録に記載する。

（3） Ｎ０００に掲げる歯科矯正診断料の「注１」若しくはＮ００１に掲げる顎口腔機能診断料の「注１」に規定する治療計画書が作成されていない場合又は当該保険医療機関において歯科矯正の動的治療が行われていない場合は、歯科矯正管理料は算定できない。

（4） 「注１」の「文書」とは、病名、症状、療養上必要な指導及び計画的な歯科矯正管理の状況（治療計画の策定及び変更年月日を含む。）、保険医療機関名、当該管理を行った主治の歯科医師の氏名、顎切除、顎離断等の手術を必要とする療養を行う場合においては、当該手術を担当する保険医療機関名及び担当歯科医師又は担当医師の氏名等を記載したものをいう。

（5） 患者又はその家族等に提供した文書の写しを診療録に添付する。

（6） 歯科矯正管理料を算定する場合は、診療録に、患者又はその家族等に提供した文書の要点を記載する。

（7） 再診が電話等により行われた場合にあっては、歯科矯正管理料は算定できない。

（8） 歯科矯正管理を行った場合の説明等に使用した経過模型、口腔内写真、顔面写真等は、歯科矯正管理料に含まれ別に算定できない。

（9） 保定における保定装置の調整は、歯科矯正管理料に含まれる。

Ｎ００３ 歯科矯正セファログラム

（1） 歯科矯正セファログラムとは、焦点と被写体の中心及びフィルム面が常に一定の距離を保持し、かつ、エックス線の主線が両耳桿の延長線に対して、０度、90 度又は 45 度に保てる規格の機器を用いて撮影したものをいう。

なお、常に一定の距離とは、個々の患者につき、焦点と被写体の中心及びフィルム面の距離が経年的に一定であることをいう。

（2） 一連とは、側貌、前後像、斜位像等の撮影を全て含むものをいう。

（3） 歯科矯正セファログラムに用いたフィルムに係る費用は、所定点数に含まれ別に算定できない。

Ｎ００４　模型調製

（１）　平行模型は、咬合平面が水平になるよう製作したときに、顎態模型は、眼耳平面を基準として顎顔面頭蓋との関係を明らかにした模型を製作したときに算定する。

（２）　プラスターベースは、平行模型及び顎態模型を一定の規格に維持した状態で長期にわたって保管する必要があるために用いる。プラスターベースの使用に係る費用は所定点数に含まれ別に算定できない。

（３）　平行模型は、歯科矯正を開始するとき、動的処置を開始するとき、マルチブラケット法を開始するとき、顎離断等の手術を開始するとき及び保定を開始するときに、それぞれ１回に限り算定する。

（４）　予測模型とは、歯及び顎の移動後の咬合状態の予測を模型上にあらわしたものをいう。

（５）　予測模型は、歯科矯正の治療においてダイナミックポジショナー及びスプリングリテーナーを製作した場合はそれぞれ１回算定する。なお、歯科矯正を開始するとき又は動的処置を開始するときは、いずれかについて１回に限り算定するものとし、顎離断等の手術を開始するときも１回に限り算定する。

（６）　製作した模型は、保定期間を含む一連の治療が終了した日の属する月の翌月の初日から起算して３年を保存期間とする。

Ｎ００５　動的処置

（１）　動的処置とは、Ｎ０００に掲げる歯科矯正診断料の「注１」又はＮ００１に掲げる顎口腔機能診断料の「注１」に規定する治療計画書に基づき策定されたＮ００８に掲げる装着の「注１」又は「注３」に規定する力系に関するチャートに基づき、矯正装置に用いた主線、弾線、スクリュー等の調整並びに床の削除及び添加により、歯及び顎の移動・拡大等を計画的に行うものをいう。

（２）　動的処置は、Ｎ００８に掲げる装着の「１　装置」を算定した場合においては、当該費用に含まれ別に算定できない。なお、保定装置の使用期間中においても算定できない。

（３）　同月内における装置の装着と日を異にして行った動的処置は、同月内の第１回目として取り扱う。

（４）　動的処置は、動的処置又はマルチブラケット法のそれぞれの開始の日から起算して、２年以内に行った場合は「１　動的処置の開始の日又はマルチブラケット法の開始の日から起算して２年以内に行った場合」により、２年を超えた後に行った場合は「２　動的処置の開始の日又はマルチブラケット法の開始の日から起算して２年を超えた後に行った場合」により算定する。

Ｎ００６　印象採得

（１）　歯科矯正における印象採得は、床装置、アクチバトール（ＦＫＯ）等装置ごとに算定する。

（２）　マルチブラケット装置の印象採得をステップⅠ、ステップⅡ、ステップⅢ及びステップⅣの各ステップにおいて行った場合は、各ステップにつき１回に限り算定する。

（３）　「２のイ　印象採得が簡単なもの」に該当するものは、先天性異常が軟組織に限局している場合をいう。

（４）　「２のロ　印象採得が困難なもの」に該当するものは、先天性異常が硬組織に及ぶ場合又は顎変形症の場合をいう。なお、硬組織に及ぶ場合とは、先天性異常として骨の欠損及び癒合不全、著しい顎の過成長又は劣成長を伴うものをいう。

（5）「2のハ　印象採得が著しく困難なもの」に該当するものは、(4)に該当する場合であって前後若しくは側方の顎の狭窄を伴うため顎の拡大の必要がある場合又は残孔の状態にある場合をいう。

（6）リトラクター又はプロトラクターを製作するために顎顔面の採型を行った場合は、「2のハ　印象採得が著しく困難なもの」により算定する。

（7）双線弧線装置を使用して歯科矯正を行う場合の第1回目の装置の印象採得は本区分の「1　マルチブラケット装置」を、装着はN008に掲げる装着の「1のロ　固定式装置」及び装置はN018に掲げるマルチブラケット装置の「1のロ　4装置目以降の場合」により算定するものとし、第2回目以降の装置はN018に掲げるマルチブラケット装置の「1のロ　4装置目以降の場合」のみを算定する。なお、N008に掲げる装着の「注1」及び「注3」の加算は、各区分の算定要件を満たしている場合に算定する。

（8）N019に掲げる保定装置の「7　フィクスドリテーナー」を製作するに当たり、必要があって印象採得を行った場合は、N006に掲げる印象採得の「1　マルチブラケット装置」により算定する。

N007　咬合採得

（1）歯科矯正における咬合採得は、床装置、アクチバトール（FKO）等装置ごとに算定する。

（2）マルチブラケット装置又はN019に掲げる保定装置の「7　フィクスドリテーナー」を製作する場合は、算定できない。

（3）「2　困難なもの」に該当するものは、先天性異常が硬組織に及ぶ場合又は顎変形症の場合であって前後若しくは側方の顎の狭窄を伴うため顎の拡大の必要がある場合をいう。

（4）「3　構成咬合」とは、アクチバトール、ダイナミックポジショナーの製作のために筋の機能を賦活し、その装置が有効に働き得る咬合状態を採得するものをいう。

N008　装着

（1）「1のイ　可撤式装置」に該当するものは、患者が自由に着脱できる床装置、アクチバトール、リトラクター等である。

（2）「1のロ　固定式装置」に該当するものは、患者が自由に着脱できないリンガルアーチ、マルチブラケット装置、ポータータイプの拡大装置等である。

（3）装置の装着料は、マルチブラケット装置を除き第1回目の装着時にのみ算定する。

（4）マルチブラケット装置の装着料は、各ステップにつき1回に限り算定する。

（5）ポータータイプ又はスケレトンタイプの拡大装置に使用する帯環の装着に係る費用は、装置の装着に係る費用に含まれ別に算定できない。

（6）マルチブラケット装置の装着時の結紮に係る費用は、所定点数に含まれる。

（7）フォースシステムとは、歯及び顎の移動に関して負荷する矯正力の計画を立てることをいい、力系に関するチャートとは、フォースシステムを基にした矯正装置の選択及び設計のチャートをいう。

（8）メタルリテーナーを除いた保定装置の製作に当たって、フォースシステムを行った場合であっても、フォースシステムは算定できない。

(9)　「注１」又は「注３」の加算を算定する場合は、診療録に、口腔内の状況、力系に関するチャート、治療装置の名称及び設計等を記載する。

(10)　歯科矯正用アンカースクリューの装着料は、Ｎ００８－２に掲げる植立に含まれる。

(11)　Ｎ０１９に掲げる保定装置の「７　フィクスドリテーナー」の装着料は所定点数に含まれる。

(12)　埋伏歯開窓術に伴う牽引装置の装着料は、Ｎ０１４－２に掲げる牽引装置に含まれる。

Ｎ００８－２　植立

植立は、Ｎ０００に掲げる歯科矯正診断料又はＮ００１に掲げる顎口腔機能診断料を算定した患者であって、歯科矯正用アンカースクリューを歯槽部又は口蓋に植立し、当該装置を固定源として、歯科矯正治療を実施した場合に算定する。なお、本規定に関わらず、当該診断料を算定する保険医療機関から診療情報提供料に定める様式に基づく依頼があった場合に限り、当該診断料を算定していなくても、依頼を受けた保険医療機関において実施した場合は、本区分を算定しても差し支えない。この場合において、当該診断料を算定し、診療情報提供を行った保険医療機関名を診療録に記載する。

Ｎ００９　撤去

(１)　ポータータイプの拡大装置の撤去は、同装置を最終的に撤去する場合に１回に限り帯環の数に応じて算定する。

(２)　３について、Ｎ０００に掲げる歯科矯正診断料又はＮ００１に掲げる顎口腔機能診断料を算定する保険医療機関から診療情報提供料に定める様式に基づく依頼があった場合に限り、当該診断料を算定していなくても依頼を受けた保険医療機関において実施した場合は、本区分を算定して差し支えない。

Ｎ０１０　セパレイティング

(１)　セパレイティングとは、帯環を調製装着するため、歯間を離開させることをいい、相隣接する２歯間の接触面を１箇所として算定する。なお、これに使用した真鍮線等の撤去に要する費用は、所定点数に含まれ別に算定できない。

(２)　叢生（クラウディング）について、本通知の第 13 部通則３に規定する顎変形症又は通則７に規定する別に厚生労働大臣が定める疾患に起因した咬合異常の歯科矯正を行う際に歯の隣接面の削除（ディスキング）を行った場合は、Ｉ０００－２に掲げる咬合調整の「ホ　第 13 部　歯科矯正に伴うディスキングの場合」として、歯数に応じた各区分により算定する。

Ｎ０１１　結紮

マルチブラケット装置において結紮を行った場合にのみ算定する。

Ｎ０１２　床装置

床装置は、次により算定する。

イ　「１　簡単なもの」は、顎の狭窄を伴わない場合に装着する装置について算定する。

ロ　「２　複雑なもの」は、前後若しくは側方の顎の狭窄を伴う場合又は残孔の状態にある場合に装着する装置について算定する。

Ｎ０１２－２スライディングプレート

(１)　スライディングプレートとは、動的処置時における、外傷性咬合の予防、下顎歯列の保隙、永久歯の萌出量の調整又は咬合挙上を目的として装着する装置である。

（２） 印象採得、咬合採得、保険医療材料料は、所定点数に含まれ別に算定できない。

Ｎ０１３ リトラクター

（１） 本区分に該当するものは、マンディブラリトラクター及びマキシラリリトラクターである。

（２） 「注」のスライディングプレートの製作のために行う印象採得、咬合採得及び保険医療材料料は、所定点数に含まれ別に算定できない。

Ｎ０１４ プロトラクター

本区分に該当するものは、ホーンタイプ、フレームタイプ及びフェイスボウタイプの装置である。

Ｎ０１４－２ 牽引装置

牽引装置は、Ｎ０００に掲げる歯科矯正診断料を算定した患者であって、３歯以上の永久歯萌出不全に起因した咬合異常を認めるものについて、Ｊ０４４－２に掲げる埋伏歯開窓術を行った歯に対して、当該装置を装着して埋伏永久歯を牽引して歯科矯正治療を実施する場合に算定する。なお、本規定にかかわらず、当該診断料を算定する保険医療機関と連携し、埋伏歯開窓術を担当する保険医療機関に限り、当該診断料を算定していなくても、本区分を算定して差し支えない。

Ｎ０１５ 拡大装置

本区分に該当するものは、プレートタイプ、ポータータイプ、インナーボウタイプ及びスケレトンタイプの拡大装置である。

Ｎ０１６ アクチバトール（ＦＫＯ）

本区分に該当するものは、アクチバトール及びダイナミックポジショナーである。

Ｎ０１７ リンガルアーチ

（１） 本区分に該当するものは、リンガルアーチ（舌側弧線装置）及びレビアルアーチ（唇側弧線装置）である。

（２） リンガルアーチは、次により算定する。

イ 「１ 簡単なもの」は、顎の狭窄を伴わない場合に装着する装置について算定する。

ロ 「２ 複雑なもの」は、前後若しくは側方の顎の狭窄を伴う場合又は残孔の状態にある場合に装着する装置について算定する。

（３） リンガルアーチにおいて、主線の前歯部分のみを再製作し、ろう着した場合は、Ｎ０２８に掲げる床装置修理により算定する。

Ｎ０１８ マルチブラケット装置

マルチブラケット装置は、次により算定する。

イ マルチブラケット装置とは、帯環及びダイレクトボンドブラケットを除いたアーチワイヤーをいう。

ロ ステップが進んだ場合は、前のステップに戻って算定できない。

ハ ステップⅠとは、レベリングを行うことをいう。

ニ ステップⅡとは、主として直径 0.014～0.016 インチのワイヤーを用いた前歯部の歯科矯正又は犬歯のリトラクションを行うことをいう。

ホ ステップⅢとは、主として直径 0.016～0.018 インチのワイヤー又は角ワイヤーを用いた側方歯部の歯科矯正を行うことをいう。

ヘ　ステップⅣとは、主として直径 0.016～0.018 インチ若しくはそれ以上のワイヤー又は角ワイヤーを用いた臼歯部の歯科矯正及び歯列弓全体の最終的な歯科矯正を行うことをいう。

ト　セクショナルアーチを行う場合の第１回目の装置の印象採得はＮ００６に掲げる印象採得の「１　マルチブラケット装置」により、装着はＮ００８に掲げる装着の「１のロ　固定式装置」及び装置は本区分の「１のロ　４装置目以降の場合」に掲げる所定点数により算定するものとし、第２回目以降の装置は、本区分の「１のロ　４装置目以降の場合」のみの算定とする。

なお、Ｎ００８に掲げる装着の「注１」及び「注３」の加算は、各区分の算定要件を満たしている場合に算定する。

Ｎ０１９　保定装置

（１）　保定装置とは、動的処置の終了後、移動させた歯及び顎を一定期間同位置に保持する装置をいう。

（２）　動的処置に使用した矯正装置をそのまま保定装置として使用した場合は、保定装置は算定できない。

（３）　メタルリテーナーは、前後又は側方の顎の狭窄を伴うため顎の拡大を行った後の保定を維持する場合であって、メタルリテーナーを使用する必要性がある場合に限って算定する。

（４）　「５　リンガルバー」に該当するものは、リンガルバー及びパラタルバーを使用する装置である。

（５）　インビジブルリテーナーは、プレートタイプリテーナーにより算定する。

（６）　フィクスドリテーナーは、歯をワイヤー及びエナメルボンドシステムにより固定結紮することをいう。なお、装着及び除去に係る費用は所定点数に含まれる。

（７）　「１」及び「２」の人工歯料は製作費用に含まれ別に算定できない。

Ｎ０２０　鉤

「２　複雑なもの」に該当するものは、アダムス鉤である。

Ｎ０２１　帯環

帯環製作の場合のろう着は、当該各区分の所定点数に含まれるが、帯環にチューブ、ブラケット等をろう着する場合は、Ｎ０２７に掲げる矯正用ろう着により算定する。

Ｎ０２３　フック

本区分に該当するものは、リンガルボタン、クリーク、フック等であるが、チューブに付随していて新たなろう着の必要のないものは算定できない。

Ｎ０２４　弾線

弾線をリンガルアーチ等に用いるためにろう着を行った場合は、Ｎ０２７に掲げる矯正用ろう着により算定する。

Ｎ０２５　トルキングアーチ

トルキングアーチは、装着、結紮等は別に算定できない。

Ｎ０２６　附加装置

附加装置は、保険医療材料等（交換用のエラスティクスを含む。）を含む。

Ｎ０２７　矯正用ろう着

本区分に該当するものは、通常のろう着、自在ろう着及び電気熔接である。

なお、チューブ、ブラケット等を電気熔接する場合は、１個につき１箇所として算定する。

Ｎ０２８　床装置修理

本区分に該当するものは、床装置の破損等であるが、床装置において動的処置の段階で床の添加を行う場合の床の添加に要する費用は、Ｎ００５に掲げる動的処置に含まれ別に算定できない。なお、印象採得及び咬合採得は所定点数に含まれる。

第14部　病理診断

通則

1　第14部に規定する病理診断以外の病理診断の算定は、医科点数表の例による。

2　保険医療機関間の連携により病理診断を行った場合は、標本若しくは検体（以下「標本等」という。）の送付側又はデジタル病理画像の送信側の保険医療機関においてＯ０００に掲げる口腔病理診断料を算定できる。なお、その際には、送付又は送信側の保険医療機関において、別紙様式４又はこれに準じた様式に診療情報等の必要事項を記載し、受取又は受信側の保険医療機関に交付するものであること。更に、病理標本の作製を衛生検査所に委託する場合には、衛生検査所にも当該事項を同様に交付すること。

また、Ｏ０００の「注４」に規定する口腔病理診断管理加算１又は２については、標本等の受取側又はデジタル病理画像の受信側の保険医療機関において、口腔病理診断を専ら担当する常勤の歯科医師又は医師が病理診断を行い、標本等の送付側又は送信側の保険医療機関にその結果を文書により報告した場合に当該基準に係る区分に従い、送付側又は送信側の保険医療機関において所定点数に加算する。標本等の受取側又は受信側の保険医療機関における診断等に係る費用は、標本等の送付側又は送信側、標本等の受取側又は受信側の保険医療機関間における相互の合議に委ねるものとする。

3　保険医療機関間のデジタル病理画像の送受信及び受信側の保険医療機関における当該デジタル病理画像の観察による術中迅速病理組織標本作製を行った場合は、送信側の保険医療機関において医科点数表のＮ００３に掲げる術中迅速病理組織標本作製及びＯ０００に掲げる口腔病理診断料の「１」を算定できる。また、Ｏ０００の「注４」に規定する口腔病理診断管理加算１又は２については、受信側の保険医療機関が、当該加算の施設基準に適合しているものとして地方厚生(支)局長に届け出た保険医療機関であり、当該保険医療機関において病理診断を専ら担当する常勤の歯科医師又は医師が病理診断を行い、送信側の保険医療機関にその結果を報告した場合に当該基準に係る区分に従い、所定点数に加算する。受信側の保険医療機関における診断等に係る費用は、受信側、送信側の保険医療機関間における相互の合議に委ねるものとする。

4　保険医療機関間のデジタル病理画像の送受信及び受信側の保険医療機関における当該デジタル病理画像の観察による迅速細胞診を行った場合は、送信側の保険医療機関において医科点数表のＮ００３－２に掲げる迅速細胞診及びＯ０００に掲げる病理診断料の「２」を算定できる。また、Ｏ０００の「注４」に規定する口腔病理診断管理加算１又は２については、受信側の保険医療機関が、当該加算の施設基準に適合しているものとして地方厚生(支)局長に届け出た保険医療機関であり、当該保険医療機関において病理診断を専ら担当する常勤の歯科医師又は医師が病理診断を行い、送信側の保険医療機関にその結果を報告した場合に当該基準に係る区分に従い、所定点数に加算する。受信側の保険医療機関における診断等に係る費用は、受信側、送信側の保険医療機関間における相互の合議に委ねるものとする。

5　デジタル病理画像に基づく病理診断については、デジタル病理画像の作成、観察及び送受信を行うにつき十分な装置・機器を用いた上で観察及び診断を行った場合に算定できる。なお、デジタル病理画像に基づく病理診断を行うに当たっては、関係学会による指針を参考とすること。

病理診断・判断料

Ｏ０００　口腔病理診断料

（1）　口腔病理診断料を算定する保険医療機関は、病理診断を専ら担当する歯科医師若しくは医師が勤務する病院又は病理診断を専ら担当する常勤の歯科医師若しくは医師が勤務する診療所である。

（2）　当該保険医療機関以外に勤務する病理診断を行う歯科医師又は医師が、当該保険医療機関に出向いて病理診断を行った場合等、当該保険医療機関における勤務の実態がない場合においては、口腔病理診断料は算定できない。

（3）　当該保険医療機関において、当該保険医療機関以外の保険医療機関（衛生検査所等を含む。）で作製した病理標本につき診断を行った場合は、月１回に限り算定する。なお、患者が当該傷病につき当該保険医療機関を受診していない場は、療養の給付の対象とならない。

（4）　「注５」に規定する悪性腫瘍病理組織標本加算は、原発性悪性腫瘍に対してＪ０３９に掲げる上顎骨悪性腫瘍手術、Ｊ０４２に掲げる下顎骨悪性腫瘍手術又はＪ１０４－２に掲げる皮膚悪性腫瘍切除術の「１　広汎切除」を実施し、当該手術の検体から作製された病理組織標本に基づき病理診断を行った場合に算定する。

第15部　その他

通則

1　その他の費用は、第１節看護職員処遇改善評価料若しくは第２節ベースアップ評価料の各区分の所定点数のみにより、又は第１節看護職員処遇改善評価料及び第２節ベースアップ評価料の各区分の所定点数を合算した点数により算定する。

2　医科歯科併設の保険医療機関において、医科診療に属する診療科に係る傷病につき入院中の患者が歯又は口腔の疾患のために歯科において初診若しくは再診を受けた場合、又は歯科診療に係る傷病につき入院中の患者が他の傷病により医科診療に属する診療科において初診若しくは再診を受けた場合等、医科診療と歯科診療の両者にまたがる場合は、それぞれの診療科においてベースアップ評価料（Ⅰ）若しくはベースアップ評価料（Ⅱ）又は歯科外来ベースアップ評価料（Ⅰ）若しくは歯科外来ベースアップ評価料（Ⅱ）（以下「ベースアップ評価料」という。）を算定することができる。ただし、同一の傷病又は互いに関連のある傷病により、医科と歯科を併せて受診した場合には、主たる診療科においてのみベースアップ評価料を算定する。

第１節　看護職員処遇改善評価料

Ｐ０００　看護職員処遇改善評価料

看護職員処遇改善評価料は、地域で新型コロナウイルス感染症に係る医療など一定の役割を担う保険医療機関に勤務する保健師、助産師、看護師及び准看護師の賃金を改善するための措置を実施することを評価したものであり、第１章第２部第１節入院基本料、第３節特定入院料又は第４節短期滞在手術等基本料（医科点数表の「Ａ４００」の例により算定する短期滞在手術等基本料１を除く。）を算定している患者について、１日につき１回に限り算定できる。

第２節　ベースアップ評価料

Ｐ１００　歯科外来・在宅ベースアップ評価料(Ⅰ)

(1)　歯科外来・在宅ベースアップ評価料(Ⅰ)は、当該保険医療機関に勤務する主として歯科医療に従事する職員(医師及び歯科医師を除く。以下「対象職員」という。以下この節において同じ。)の賃金の改善を実施することについて評価したものであり、別に厚生労働大臣が定める施設基準を満たす保険医療機関を受診した患者に対して初診、再診、歯科訪問診療（この節において「初診等」という。）を行った場合に算定できるものである。

(2)　歯科外来・在宅ベースアップ評価料(Ⅰ)の「１」については、Ａ０００に掲げる初診料を算定した日に限り、１日につき１回算定できる。

(3)　歯科外来・在宅ベースアップ評価料(Ⅰ)の「２」については、Ａ００２に掲げる再診料、Ｂ００４－１－６に掲げる外来リハビリテーション診療料、Ｂ００４－１－７に掲げる外来放射線照射診療料又はＢ００４－１－８に掲げる外来腫瘍化学療法診療料を算定した日に限り、１日につき１回算定できる。

(4)　歯科外来・在宅ベースアップ評価料(Ⅰ)の「３」の「イ」については、Ｃ０００に掲げる歯科訪問診療料の「１　歯科訪問診療１」（注 15 又は注 19 に掲げる点数を算定する場合及びＣ０００に掲げる歯科訪問診療料の(8)の規定により同一の患家において２人以上３人以下の患者の診療を行った場合において「１　歯科訪問診療１」を算定する場合を除く。）を算定した日に限り、１日につき１回算定できる。

(5)　歯科外来・在宅ベースアップ評価料(Ⅰ)の「３」の「ロ」については、Ｃ０００に掲げる歯科訪問診療料の「１　歯科訪問診療１」（注 15 又は注 19 に掲げる点数を算定する場合及びＣ０００に掲げる歯科訪問診療料の(8)の規定により同一の患家において２人以上３人以下の患者の診療を行った場合において「１　歯科訪問診療１」を算定する場合に限る。）又は「２　歯科訪問診療２」、「３　歯科訪問診療３」、「４　歯科訪問診療４」若しくは「５　歯科訪問診療５」（注 15 又は注 19 に掲げる点数を算定する場合を含む。）を算定した日に限り、１日につき１回算定できる。

Ｐ１０１　歯科外来・在宅ベースアップ評価料(Ⅱ)

(1)　歯科外来・在宅ベースアップ評価料(Ⅱ)は、当該保険医療機関が勤務する対象職員の賃金のさらなる改善を必要とする場合において、賃金の改善を実施することについて評価したものであり、別に厚生労働大臣が定める施設基準を満たす保険医療機関を受診した患者に対して初診等を行った場合に算定できる。

(2)　「イ」の「初診又は歯科訪問診療を行った場合」については、Ｐ１００に掲げる歯科外来・在宅ベースアップ評価料(Ⅰ)の「１」若しくは「３」を算定した場合に、１日につき１回に限り算定できる。

(3)　「ロ」の「再診時等」については、Ｐ１００に掲げる歯科外来・在宅ベースアップ評価料(Ⅰ)の「２」を算定した場合に、１日につき１回に限り算定できる。

Ｐ１０２　入院ベースアップ評価料

入院ベースアップ評価料は、当該保険医療機関に勤務する対象職員の賃金の改善を実施することについて評価したものであり、第１章第２部第１節入院基本料、第３節特定入院料又は第４節短期滞在手術等基本料（医科点数表の「Ａ４００」の例により算定する「１」短期滞在手術等基本料１を除く。）を算定した日において、１日につき１回に限り算定できる。

別紙様式１

初回用

歯科疾患管理料に係る管理計画書

年　　月　　日

患者氏名

【基礎疾患】□高血圧症　□心血管疾患　□呼吸器疾患　□糖尿病　□骨粗鬆症
□その他（　　　　　　　　　　　　　　　　　　　　　　　　）
【服　　薬】□無　□有（薬剤の種類・薬剤名　　　　　　　　　　　　　　）
【生活習慣】□喫煙　□その他（　　　　　　　　　　　　　　　　　　）
【そ の 他】（　　　　　　　　　　　　　　　　　　　　　　　　）

【口腔内の状況】

右上　左上　上　右　（　　）本　左　右下　左下　下

【歯や歯肉の状態】
・4㎜以上の歯周ポケット　□有　□無
・歯の動揺　□有　□無
・歯肉の腫れ　□有　□無
・プラーク・歯石の付着状況
□多い　□少ない　□無
【むし歯】　□有　□無
【その他】（　　　　　　　　　　　　　　　）

【口腔機能の問題】□無
□口腔衛生状態　□口腔乾燥　□咬合力
□舌口唇運動機能　□舌圧　□咀嚼機能
□嚥下機能
【小児口腔機能の問題】□無
□咀嚼機能　□嚥下機能　□食行動
□構音機能　□栄養　□その他

【その他・特記事項】

改善目標
□歯磨きの習慣　□歯ブラシ・フロス・歯間ブラシの使用
□喫煙習慣　□食習慣の改善（飲料物の習慣 ・ 間食の習慣）
□口腔機能の改善・獲得
□その他（　　　　　　　　　　　　　　　　　　　　）

治療の予定
□むし歯（つめる・冠・根の治療）　□ブリッジ　□義歯
□歯肉炎・歯周炎の治療
□その他（　　　　　　　　　　　　　　　　　　　　）

この治療の予定は治療開始時の方針であり、実際の治療内容や進み方により、変更することがあります。

医療機関名
（担当歯科医師）

別紙様式２

継続用

歯科疾患管理料に係る管理計画書

年　　月　　日

患者氏名

【口腔内の状況】

右上　左上　上　右　（　　）本　左　右下　左下　下

【歯や歯肉の状態】
・4㎜以上の歯周ポケット　□有　□無
・歯の動揺　□有　□無
・歯肉の腫れ　□有　□無
・プラーク・歯石の付着状況
□多い　□少ない　□無
【むし歯】　□有　□無
【その他】（　　　　　　　　　　　　　　　）

【口腔機能の問題】□無
□口腔衛生状態　□口腔乾燥　□咬合力
□舌口唇運動機能　□舌圧　□咀嚼機能
□嚥下機能
【小児口腔機能の問題】□無
□咀嚼機能　□嚥下機能　□食行動
□構音機能　□栄養　□その他

【その他・特記事項】

これまでの治療
□むし歯の治療（つめる・冠・根の治療）　□ブリッジ　□義歯
□歯肉炎・歯周炎の治療
□その他

改善目標
□歯磨きの習慣　□歯ブラシ・フロス・歯間ブラシの使用
□喫煙習慣　□食習慣の改善（飲料物の習慣 ・ 間食の習慣 ）
□口腔機能の改善・獲得
□その他

治療の予定
□むし歯（つめる・冠・根の治療）　□ブリッジ　□義歯
□歯肉炎・歯周炎の治療
□歯科疾患の重症化予防のため、以下の治療や管理をします
□定期的な歯周病の治療と管理　□定期的なむし歯の管理
□継続的な口腔機能の管理
□その他

※　むし歯や歯周病を定期的に管理することで、できるだけ自分の歯を保ちましょう。
※　何でも噛んで食べられると栄養バランスの良い食生活につながります。
※　口腔の健康管理が全身の健康管理につながります。

この治療の予定は、実際の治療内容や進み方により、変更することがあります。

医療機関名
（担当歯科医師）

別紙様式３の２

都道府県が指定する指定居宅介護支援事業所向け診療情報提供書（歯科医師）

令和　　年　　月　　日

情報提供先事業所
担当　　　　　　　　　　　　殿

医療機関名
医療機関所在地
電話番号
FAX 番号
歯科医師氏名

基本情報

利用者氏名	（ふりがな） 明・大・昭　　年　　月　　日生（　　歳）	男・女	〒　　－ 連絡先　　（　　）

利用者の病状、経過等

（１）情報提供の目的

（２）病状、経過等
- □ 口腔衛生状態不良
- □ う蝕等
- □ 歯周病
- □ 口腔粘膜疾患（潰瘍等）
- □ 義歯の問題（□ 義歯新製が必要な欠損　□ 義歯破損・不適合等）
- □ 摂食・嚥下機能の低下
- □ 口腔乾燥
- □ その他（　　　　　　　　　　）
- □ 配慮すべき基礎疾患（　　　　　　　　　　）

介護サービスを利用する上での留意点、介護方法等

（１）必要な歯科治療
□ う蝕治療　□ 冠・ブリッジ治療　□ 義歯の新製や修理等
□ 歯周病の治療　□ 口腔機能の維持・向上　□ その他（　　　　　　）

（２）利用すべきサービス
□ 居宅療養管理指導（□ 歯科医師、□ 歯科衛生士）　□ その他（　　　　　　）

（３）その他留意点
□ 摂食・嚥下機能　□ 誤嚥性肺炎　□ 低栄養　□ その他（　　　　　　）

（４）連携すべきサービス
□ 特になし　□ あり（　　　　　　）
→必要な支援（　　　　　　）

利用者の日常生活上の留意事項・社会生活面の課題と地域社会において必要な支援等

（１）利用者の日常生活上の留意事項

（２）社会生活面の課題と地域社会において必要な支援
社会生活面の課題　□ 特になし　□ あり
（　　　　　　　　　　　　　　　　）
→　必要な支援（　　　　　　　　　　）

（３）特記事項

別紙様式3

歯科疾患在宅療養管理料に係る管理計画書

年　月　日

患者氏名	(ふりがな)	男・女	生年月日	明・大・昭・平・令　年　月　日（　　歳）

【全身の状態】

1	基礎疾患	1．なし　2．あり（疾患名：　　　　）
2	服　薬	1．なし　2．あり（薬剤名：　　　　）
3	肺炎の既往	1．なし　2．あり　3．繰り返しあり
4	低栄養リスク（体重の変化等）	1．なし　2．あり　3．不明

【口腔内の状態】

			特記事項があれば記載
1	口腔衛生の状況	1．良好　2．不良　3．著しく不良	
2	口腔乾燥	1．なし　2．軽度　3．重度	
3	う　蝕（むし歯）	1．なし　2．あり　治療の緊急性 □なし □あり	
4	歯周疾患	1．なし　2．あり　治療の緊急性 □なし □あり	
5	口腔軟組織疾患	1．なし　2．あり　治療の緊急性 □なし □あり	
6	義歯（入れ歯）の使用状況	上　顎　1．総義歯　2．部分床義歯　3．義歯なし 義歯製作・修理・調整等の必要性　□なし　□あり 下　顎　1．総義歯　2．部分床義歯　3．義歯なし 義歯製作・修理・調整等の必要性　□なし　□あり	
7	咬合接触（臼歯部）（義歯での咬合を含む）	1．あり（片側・両側）　2．なし	

【口腔機能等】

1	口腔咽頭機能	舌の運動	1. 良好	2. やや不良	3. 不良
		頬、口唇の動き	1. 良好	2. やや不良	3. 不良
		開口量	1. 3横指	2. 2横指	3. 1横指以下
		軟口蓋の動き（/ア/発声時）	1. 良好	2. やや不良	3. 不良
2	咀嚼運動	1. 通常の咀嚼が可能　2. 下顎および舌の上下運動 3. 下顎の上下運動のみ　4. ほとんど下顎の動きがない			
3	構音機能	発音の状況	1. 明瞭	2. 不明瞭な音あり	3.不明瞭
4	頸部可動性	頸部可動域	1. 制限なし	2. 少し動く	3. 不動
5	食事摂取状況	座位保持	1. 良好	2. やや不良	3. 不良
		むせ	1. なし	2. 液体で時々あり	3. 頻繁にあり
		経管栄養	1. なし	2. あり　a)胃ろう　b) 経鼻　3. その他 └→ 1)一部経口摂取あり　2)経口摂取なし	
		水分	1. トロミなし	2. トロミあり	3. 禁
		食形態	1. 常食　2.常食（一口大）　3.軟菜食（ソフト食）　4. 刻み食 5.嚥下調整食（具体的に　　　）　6. その他（　　　）		

【口腔清掃状況等】

1	口腔清掃の状況	1. 自立	2. 一部介助	3. 全介助	
2	うがいの状況	口腔内での水分の保持	1. 可能　2. 困難　3. 不可能→むせ 4. 飲んでしまう　5. 口から出る		
		含嗽（ブクブクうがい）	1. 可能　2. 困難　3. 不可能→むせ 4. 飲んでしまう　5. 口から出る		

【管理方針等】

別紙様式4

保険医療機関間の連携による病理診断に係る情報提供様式

標本の受取側

病理標本の受取側の医療機関名：	
担当歯科医：　　　科　　　殿	依頼日：　年　月　日

標本の送付側

病理標本の送付側の医療機関名：	
所在地：	
電話番号：　　　歯科医師氏名：　　　提出医サイン：	
標本作製の場所：院内・院外（施設名称：　　　標本番号：　　　）	
患者氏名：　　　（フリガナ）　　　性別：男・女	
患者住所	
生年月日：明・大・昭・平・令　年　月　日（　歳）	職業：（具体的に　　）電話番号：
保険医療機関間の連携による病理診断についての患者の了解：有・無	
傷病名：	
臨床診断・臨床経過：	
肉眼所見・診断（略図等）：	
病理材料のマクロ写真と切り出し図（鉗子生検等は除く）：	
採取日又は手術日：　年　月　日	
提出臓器とそれぞれの標本枚数：1.　　2.　　3.　　その他	
既往歴：	
家族歴：	
感染症の有無：有（　　　）・無	
治療情報・治療経過：	
現在の処方：	
病理診断に際しての要望：	
備考：	
病理診断科使用欄：病理診断科ID □口腔病理診断管理加算1　□口腔病理診断管理加算2　□標本作製料　□口腔病理診断料 □免疫染色等（　　　）	

※手術材料等では病変部の写真等を含む画像診断報告書資料を添付すること

（別紙様式５）

初診時の標準的な問診票の項目等

医療情報・システム基盤整備体制充実加算を算定する保険医療機関は、当該医療機関の受診患者に対する初診時問診票の項目について、以下を参考とすること。

○　マイナ保険証による診療情報取得に同意したか
○　他の医療機関からの紹介状を持っているか
○　本日受診した症状について
・・・症状の内容、発症時期、経過　等
○　現在、他の医療機関に通院しているか
・・・医療機関名、受診日、治療内容　等
○　現在、処方されている薬があるか（マイナ保険証による情報取得に同意した患者については、直近１ヶ月以内の処方薬を除き、記載を省略可能※）
・・・薬剤名、用量、投薬期間　等
○　これまでに大きな病気にかかったことがあるか（入院や手術を要する病気等）
・・・病名、時期、医療機関名、治療内容　等
○　この１年間で健診（特定健診及び高齢者健診に限る）を受診したか（マイナ保険証による情報取得に同意した患者については、記載を省略可能※）
・・・受診時期、指摘事項　等
○　これまでに薬や食品などでアレルギーを起こしたことがあるか
・・・原因となったもの、症状　等
○　現在、妊娠中又は授乳中であるか（女性のみ）
・・・妊娠週数　等

※マイナ保険証により取得可能な情報については、令和４年９月上旬現在の状況

なお、問診票の項目とは別に、以下の内容についても問診票等に記載すること。

○　当該医療機関は、マイナ保険証の利用や問診票等を通じて患者の診療情報を取得・活用することにより、質の高い医療の提供に努めている医療機関（医療情報・システム基盤整備体制充実加算の算定医療機関）であること。
○　マイナ保険証により正確な情報を取得・活用することで、より質の高い医療を提供できるため、マイナ保険証を積極的に利用いただきたいこと。

（記載例）

当院は診療情報を取得・活用することにより、質の高い医療の提供に努めています。
正確な情報を取得・活用するため、マイナ保険証の利用にご協力をお願いいたします。
◆医療情報・システム基盤整備体制充実加算（初診時）　加算1　4点　加算2　2点（マイナ保険証を利用した場合）

保医発 0305 第５号
令和６年３月５日

地方厚生（支）局医療課長
都道府県民生主管部（局）
　国民健康保険主管課（部）長　　　殿
都道府県後期高齢者医療主管部（局）
　後期高齢者医療主管課（部）長

厚生労働省保険局医療課長
（公印省略）

厚生労働省保険局歯科医療管理官
（公印省略）

基本診療料の施設基準等及びその届出に関する手続きの取扱いについて

標記については、本日、「診療報酬の算定方法の一部を改正する告示」（令和６年厚生労働省告示第57号）の告示に伴い、「基本診療料の施設基準等の一部を改正する告示」（令和６年厚生労働省告示第58号）が告示され、令和６年６月１日より適用されることとなったところであるが、保険医療機関からの届出を受理する際には、下記の事項に留意の上、貴管下の保険医療機関及び審査支払機関等に周知徹底を図り、その取扱いに遺漏のないよう特段の御配慮を願いたい。

なお、従前の「基本診療料の施設基準等及びその届出に関する手続きの取扱いについて」（令和４年３月４日保医発 0304 第２号）は、令和６年５月 31 日限り廃止する。

記

第１　基本診療料の施設基準等

基本診療料の施設基準等については、「基本診療料の施設基準等の一部を改正する告示」による改正後の「基本診療料の施設基準等」（平成 20 年厚生労働省告示第 62 号）に定めるものの他、下記のとおりとし、下記の施設基準等を歯科診療について適用する場合にあっては、必要に応じて、当該基準等中「医師」とあるのは、「歯科医師」と読み替えて適用するものとすること。

1　初・再診料の施設基準等は別添１のとおりとすること。
2　入院基本料等の施設基準等は別添２のとおりとすること。
3　入院基本料等加算の施設基準等は別添３のとおりとすること。
4　特定入院料の施設基準等は別添４のとおりとすること。

5　短期滞在手術等基本料の施設基準等は別添５のとおりとすること。
6　基本診療料の施設基準等及び本通知において規定する診療料については、医療法施行令（昭和 23 年政令第 326 号）及び医療法施行規則（昭和 23 年厚生省令第 50 号）の規定に基づき、当該診療科名に他の事項を組み合わせて標榜する場合も含むものであること。
7　診療等に要する書面等は別添６のとおりであること。

なお、当該書面による様式として示しているものは、参考として示しているものであり、示している事項が全て記載されている様式であれば、別添６の様式と同じでなくても差し支えないものであること。

また、当該様式の作成や保存方法等に当たっては、医師事務作業の負担軽減等の観点から各保険医療機関において工夫されたい。

8　基本診療料の施設基準等における常勤配置とは、従事者が労働基準法（昭和 22 年法律第 49 号）第65条に規定する休業（以下「産前産後休業」という。）、育児休業、介護休業等育児又は家族介護を行う労働者の福祉に関する法律（平成３年法律第 76 号。以下「育児・介護休業法」という。）第２条第１号に規定する育児休業（以下「育児休業」という。）、同条第２号に規定する介護休業（以下「介護休業」という。）又は育児・介護休業法第23条第２項に規定する育児休業に関する制度に準ずる措置若しくは育児・介護休業法第24条第１項の規定により同項第２号に規定する育児休業に関する制度に準じて講ずる措置による休業（以下「育児休業に準ずる休業」という。）を取得中の期間において、当該施設基準等において求められる資質を有する複数の非常勤従事者の常勤換算後の人員数を原則として含めるものであること。

また、正職員として勤務する者について、育児・介護休業法第23条第１項若しくは第３項又は第24条の規定による措置が講じられ、当該労働者の所定労働時間が短縮された場合にあっては、週 30 時間以上の勤務で常勤扱いとすること。

9　カンファレンス等をリアルタイムでの画像を介したコミュニケーション（以下「ビデオ通話」という。）が可能な機器を用いて実施する場合には、患者の個人情報を当該ビデオ通話の画面上で共有する際は、患者の同意を得ていること。また、保険医療機関の電子カルテなどを含む医療情報システムと共通のネットワーク上の端末においてカンファレンスを実施する場合には、厚生労働省「医療情報システムの安全管理に関するガイドライン」に対応していること。
10　平成 31 年４月１日から当分の間、以下のいずれかの要件に該当する者を公認心理師とみなす。
　ア　平成 31 年３月 31 日時点で、臨床心理技術者として保険医療機関に従事していた者
　イ　公認心理師に係る国家試験の受験資格を有する者
11　区分番号は、例えば「Ａ０００」初診料における「Ａ０００」を指す。なお、以下区分番号という記載は省略し、「Ａ０００」のみ記載する。

第２　届出に関する手続き

1　「基本診療料の施設基準等」に係る届出に際しては、特に規定のある場合を除き、当該保険医療機関単位で行うものであること。
2　「基本診療料の施設基準等」の各号に掲げる施設基準に係る届出を行おうとする保険医療機関の開設者は、当該保険医療機関の所在地の地方厚生（支）局長に対して、別添７の当該施設基準に係る届出書（届出書添付書類を含む。以下同じ。）を１通提出するものであること。なお、国立高度専門医療研究センター等の内部で権限の委任が行われているときは、病院の管理者が届出

書を提出しても差し支えない。また、当該保険医療機関は、提出した届出書の写しを適切に保管するものであること。

3　届出書の提出があった場合は、地方厚生（支）局は届出書を基に、「基本診療料の施設基準等」及び本通知の第１に規定する基準に適合するか否かについて要件の審査を行い、記載事項等を確認した上で受理又は不受理を決定するものであること。また、補正が必要な場合は適宜補正を求めるものとする。なお、この要件審査に要する期間は原則として２週間以内を標準とし、遅くとも概ね１か月以内（提出者の補正に要する期間を除く。）とするものであること。

4　届出に当たっては、当該届出に係る基準について、特に規定する場合を除き、届出前１か月の実績を有していること。ただし、次に掲げる入院料に係る実績については、それぞれ以下に定めるところによること。なお、特に規定するものの他、単なる名称変更、移転等で実体的に開設者及び従事者に変更がないと考えられるものについては実績を要しない。

特定集中治療室管理料の施設基準のうち１の(12)及び３の(5)については届出前３か月、精神科急性期治療病棟入院料、精神科救急急性期医療入院料、精神科救急・合併症入院料及び精神科地域包括ケア病棟入院料の施設基準については届出前４か月、回復期リハビリテーション病棟入院料１、回復期リハビリテーション病棟入院料２、回復期リハビリテーション病棟入院料３、回復期リハビリテーション病棟入院料４及び回復期リハビリテーション入院医療管理料の施設基準については届出前６か月、地域移行機能強化病棟入院料の施設基準については届出前１年間の実績を有していること。

5　基本診療料の施設基準等に係る届出を行う保険医療機関が、次のいずれかに該当する場合にあっては当該届出の受理は行わないものであること。

（1）　当該届出を行う前６か月間において当該届出に係る事項に関し、不正又は不当な届出（法令の規定に基づくものに限る。）を行ったことがある保険医療機関である場合。

（2）　当該届出を行う前６か月間において療担規則及び薬担規則並びに療担基準に基づき厚生労働大臣が定める掲示事項等（平成18年厚生労働省告示第107号）に違反したことがある保険医療機関である場合。

（3）　当該届出を行う前６か月間において、健康保険法（大正11年法律第70号）第78条第１項（同項を準用する場合を含む。）及び高齢者の医療の確保に関する法律（昭和57年法律第80号。以下「高齢者医療確保法」という。）第72条第１項の規定に基づく検査等の結果、診療内容又は診療報酬の請求に関し、不正又は不当な行為が認められた保険医療機関である場合。なお、「診療内容又は診療報酬の請求に関し、不正又は不当な行為が認められた場合」とは、「保険医療機関及び保険医等の指導及び監査について」（平成12年５月31日保発第105号厚生省保険局長通知）に規定する監査要綱に基づき、戒告若しくは注意又はその他の処分を受けた場合をいうものとする。

（4）　地方厚生（支）局長に対して当該届出を行う時点において、厚生労働大臣の定める入院患者数の基準及び医師等の員数の基準並びに入院基本料の算定方法（平成18年厚生労働省告示第104号）に該当している保険医療機関である場合。

6　届出の要件を満たしている場合は届出を受理し、次の受理番号を決定し、提出者に対して受理番号を付して通知するとともに、審査支払機関に対して受理番号を付して通知するものであること。なお、入院基本料等区分があるものについては、区分も付して通知すること。

情報通信機器を用いた診療に係る基準	（情報通信）第	号

機能強化加算	（機能強化）第	号
外来感染対策向上加算	（外来感染）第	号
連携強化加算	（連携強化）第	号
サーベイランス強化加算	（サ強化）第	号
抗菌薬適正使用体制加算	（抗薬適）第	号
医療ＤＸ推進体制整備加算	（医療ＤＸ）第	号
看護師等遠隔診療補助加算	（看遠診）第	号
時間外対応加算１	（時間外１）第	号
時間外対応加算２	（時間外２）第	号
時間外対応加算３	（時間外３）第	号
時間外対応加算４	（時間外４）第	号
地域包括診療加算	（地包加）第	号
初診料（歯科）の注１に掲げる基準	（歯初診）第	号
地域歯科診療支援病院歯科初診料	（病初診）第	号
歯科外来診療医療安全対策加算１	（外安全１）第	号
歯科外来診療医療安全対策加算２	（外安全２）第	号
歯科外来診療感染対策加算１	（外感染１）第	号
歯科外来診療感染対策加算２	（外感染２）第	号
歯科外来診療感染対策加算３	（外感染３）第	号
歯科外来診療感染対策加算４	（外感染４）第	号
歯科診療特別対応連携加算	（歯特連）第	号
初診料（歯科）の注16及び再診料（歯科）の注12に掲げる基準	（歯情報通信）第	号
一般病棟入院基本料	（一般入院）第	号
療養病棟入院基本料	（療養入院）第	号
結核病棟入院基本料	（結核入院）第	号
精神病棟入院基本料	（精神入院）第	号
特定機能病院入院基本料	（特定入院）第	号
専門病院入院基本料	（専門入院）第	号
障害者施設等入院基本料	（障害入院）第	号
有床診療所入院基本料	（診入院）第	号
有床診療所入院基本料在宅復帰機能強化加算	（診入帰）第	号
有床診療所療養病床入院基本料	（診療養入院）第	号
有床診療所療養病床入院基本料在宅復帰機能強化加算	（診療養入帰）第	号
総合入院体制加算１	（総合１）第	号
総合入院体制加算２	（総合２）第	号
総合入院体制加算３	（総合３）第	号
急性期充実体制加算１	（急充実１）第	号
急性期充実体制加算２	（急充実２）第	号
救急医療管理加算	（救急医療）第	号
超急性期脳卒中加算	（超急性期）第	号

診療録管理体制加算１	（診療録１）	第	号
診療録管理体制加算２	（診療録２）	第	号
診療録管理体制加算３	（診療録３）	第	号
医師事務作業補助体制加算１	（事補１）	第	号
医師事務作業補助体制加算２	（事補２）	第	号
急性期看護補助体制加算	（急性看補）	第	号
看護職員夜間配置加算	（看夜配）	第	号
特殊疾患入院施設管理加算	（特施）	第	号
看護配置加算	（看配）	第	号
看護補助加算	（看補）	第	号
療養環境加算	（療）	第	号
重症者等療養環境特別加算	（重）	第	号
療養病棟療養環境加算１	（療養１）	第	号
療養病棟療養環境加算２	（療養２）	第	号
療養病棟療養環境改善加算１	（療養改１）	第	号
療養病棟療養環境改善加算２	（療養改２）	第	号
診療所療養病床療養環境加算	（診療養）	第	号
診療所療養病床療養環境改善加算	（診療養改）	第	号
無菌治療室管理加算１	（無菌１）	第	号
無菌治療室管理加算２	（無菌２）	第	号
放射線治療病室管理加算（治療用放射性同位元素による場合）	（放射治療）	第	号
放射線治療病室管理加算（密封小線源による場合）	（放射密封）	第	号
緩和ケア診療加算	（緩診）	第	号
有床診療所緩和ケア診療加算	（診緩診）	第	号
小児緩和ケア診療加算	（小緩診）	第	号
精神科応急入院施設管理加算	（精応）	第	号
精神病棟入院時医学管理加算	（精入学）	第	号
精神科地域移行実施加算	（精移行）	第	号
精神科身体合併症管理加算	（精合併加算）	第	号
精神科リエゾンチーム加算	（精リエ）	第	号
依存症入院医療管理加算	（依存管理）	第	号
摂食障害入院医療管理加算	（摂食障害）	第	号
リハビリテーション・栄養・口腔連携体制加算	（リハ栄腔）	第	号
栄養サポートチーム加算	（栄養チ）	第	号
医療安全対策加算１	（医療安全１）	第	号
医療安全対策加算２	（医療安全２）	第	号
感染対策向上加算１	（感染対策１）	第	号
感染対策向上加算２	（感染対策２）	第	号
感染対策向上加算３	（感染対策３）	第	号
患者サポート体制充実加算	（患サポ）	第	号

－ 5 －

重症患者初期支援充実加算	（重症初期）	第	号
報告書管理体制加算	（報告管理）	第	号
褥瘡ハイリスク患者ケア加算	（褥瘡ケア）	第	号
ハイリスク妊娠管理加算	（ハイ妊娠）	第	号
ハイリスク分娩管理加算	（ハイ分娩）	第	号
地域連携分娩管理加算	（地域分娩）	第	号
精神科救急搬送患者地域連携紹介加算	（精救急紹介）	第	号
精神科救急搬送患者地域連携受入加算	（精救急受入）	第	号
呼吸ケアチーム加算	（呼吸チ）	第	号
術後疼痛管理チーム加算	（術後疼痛）	第	号
後発医薬品使用体制加算１	（後発使１）	第	号
後発医薬品使用体制加算２	（後発使２）	第	号
後発医薬品使用体制加算３	（後発使３）	第	号
バイオ後続品使用体制加算	（バ後使）	第	号
病棟薬剤業務実施加算１	（病棟薬１）	第	号
病棟薬剤業務実施加算２	（病棟薬２）	第	号
データ提出加算	（データ提）	第	号
入退院支援加算	（入退支）	第	号
精神科入退院支援加算	（精入退支）	第	号
医療的ケア児（者）入院前支援加算	（医ケア支）	第	号
認知症ケア加算	（認ケア）	第	号
せん妄ハイリスク患者ケア加算	（せん妄ケア）	第	号
精神疾患診療体制加算	（精疾診）	第	号
精神科急性期医師配置加算	（精急医配）	第	号
排尿自立支援加算	（排自支）	第	号
地域医療体制確保加算	（地医確保）	第	号
協力対象施設入所者入院加算	（協力施設）	第	号
地域歯科診療支援病院入院加算	（地歯入院）	第	号
救命救急入院料１	（救１）	第	号
救命救急入院料２	（救２）	第	号
救命救急入院料３	（救３）	第	号
救命救急入院料４	（救４）	第	号
特定集中治療室管理料１	（集１）	第	号
特定集中治療室管理料２	（集２）	第	号
特定集中治療室管理料３	（集３）	第	号
特定集中治療室管理料４	（集４）	第	号
特定集中治療室管理料５	（集５）	第	号
特定集中治療室管理料６	（集６）	第	号
ハイケアユニット入院医療管理料１	（ハイケア１）	第	号
ハイケアユニット入院医療管理料２	（ハイケア２）	第	号

－ 6 －

脳卒中ケアユニット入院医療管理料	（脳卒中ケア）	第	号
小児特定集中治療室管理料	（小集）	第	号
新生児特定集中治療室管理料１	（新１）	第	号
新生児特定集中治療室管理料２	（新２）	第	号
新生児特定集中治療室重症児対応体制強化管理料	（新重）	第	号
総合周産期特定集中治療室管理料	（周）	第	号
新生児治療回復室入院医療管理料	（新回復）	第	号
一類感染症患者入院医療管理料	（一類）	第	号
特殊疾患入院医療管理料	（特入）	第	号
小児入院医療管理料１	（小入１）	第	号
小児入院医療管理料２	（小入２）	第	号
小児入院医療管理料３	（小入３）	第	号
小児入院医療管理料４	（小入４）	第	号
小児入院医療管理料５	（小入５）	第	号
地域包括医療病棟入院料	（地包医）	第	号
回復期リハビリテーション病棟入院料１	（回１）	第	号
回復期リハビリテーション病棟入院料２	（回２）	第	号
回復期リハビリテーション病棟入院料３	（回３）	第	号
回復期リハビリテーション病棟入院料４	（回４）	第	号
回復期リハビリテーション病棟入院料５	（回５）	第	号
回復期リハビリテーション入院医療管理料	（回管）	第	号
地域包括ケア病棟入院料１及び地域包括ケア入院医療管理料１	（地包ケア１）	第	号
地域包括ケア病棟入院料２及び地域包括ケア入院医療管理料２	（地包ケア２）	第	号
地域包括ケア病棟入院料３及び地域包括ケア入院医療管理料３	（地包ケア３）	第	号
地域包括ケア病棟入院料４及び地域包括ケア入院医療管理料４	（地包ケア４）	第	号
特殊疾患病棟入院料１	（特疾１）	第	号
特殊疾患病棟入院料２	（特疾２）	第	号
緩和ケア病棟入院料１	（緩１）	第	号
緩和ケア病棟入院料２	（緩２）	第	号
精神科救急急性期医療入院料	（精救）	第	号
精神科急性期治療病棟入院料１	（精急１）	第	号
精神科急性期治療病棟入院料２	（精急２）	第	号
精神科救急・合併症入院料	（精合併）	第	号
児童・思春期精神科入院医療管理料	（児春入）	第	号
精神療養病棟入院料	（精療）	第	号
認知症治療病棟入院料１	（認治１）	第	号
認知症治療病棟入院料２	（認治２）	第	号
精神科地域包括ケア病棟入院料	（精地ケ）	第	号
特定一般病棟入院料１	（特般１）	第	号
特定一般病棟入院料２	（特般２）	第	号

地域移行機能強化病棟入院料	（移機強）	第	号
特定機能病院リハビリテーション病棟入院料	（特定リハ）	第	号
短期滞在手術等基本料１	（短手１）	第	号

７　各月の末日までに要件審査を終え、届出を受理した場合は、翌月の１日から当該届出に係る診療報酬を算定する。また、月の最初の開庁日に要件審査を終え、届出を受理した場合には当該月の１日から算定する。なお、令和６年６月１日からの算定に係る届出については、令和６年５月２日以降に届出書の提出を行うことができる。

８　届出の不受理の決定を行った場合は、速やかにその旨を提出者に対して通知するものであること。

第３　届出受理後の措置等

１　届出を受理した後において、届出の内容と異なった事情が生じ、当該施設基準を満たさなくなった場合又は当該施設基準の届出区分が変更となった場合には、保険医療機関の開設者は遅滞なく変更の届出等を行うものであること。また、病床数に著しい増減があった場合にはその都度届出を行うものであること。なお、病床数の著しい増減とは、病棟数の変更や、病棟の種別ごとの病床数に対して１割以上の病床数の増減があった場合等のことであるが、これに該当しない病床数の変更の場合であっても、病床数の増減により届出の基準を満たさなくなった場合には、当然、変更の届出は必要である。

ただし、次に掲げる事項についての一時的な変動についてはこの限りではない。

（１）　平均在院日数及び月平均夜勤時間数については、暦月で３か月を超えない期間の１割以内の一時的な変動

（２）　医師と患者の比率については、暦月で３か月を超えない期間の次に掲げる範囲の一時的な変動

ア　医療法（昭和23年法律第205号）に定める標準数を満たしていることが届出に係る診療料の算定要件とされている場合

当該保険医療機関における医師の配置数が、医療法に定める標準数から１を減じた数以上である範囲

イ　「基本診療料の施設基準等」第五の二の（１）のイの②の４、四の（１）のイの④及び六の（２）のイの⑤の場合

常勤の医師の員数が、当該病棟の入院患者数に100分の10を乗じて得た数から１を減じた数以上

（３）　１日当たり勤務する看護師及び准看護師又は看護補助者（以下「看護要員」という。）の数、看護要員の数と入院患者の比率並びに看護師及び准看護師（以下「看護職員」という。）の数に対する看護師の比率については、暦月で１か月を超えない期間の１割以内の一時的な変動。

（４）　医療法上の許可病床数（感染症病床を除く。）が100床未満の病院及び特別入院基本料（月平均夜勤時間超過減算により算定する場合を除く。）を算定する保険医療機関にあっては、１日当たり勤務する看護要員の数、看護要員の数と入院患者の比率並びに看護職員の数に対する看護師の比率については、暦月で３か月を超えない期間の１割以内の一時的な変動。

（５）　算定要件（一般病棟用の重症度、医療・看護必要度Ⅰ又はⅡ（以下「重症度、医療・看護

必要度Ⅰ又はⅡ」という。）の評価方法を用いる要件を除き、特定集中治療室管理料の施設基準のうち1の(12)及び3の(5)の要件を含む。）中の該当患者の割合については、暦月で3か月を超えない期間の1割以内の一時的な変動。

（6） 算定要件中の紹介割合及び逆紹介割合については、暦月で3か月間の一時的な変動。

2 1による変更の届出は、1のただし書の場合を除き、届出の内容と異なった事情が生じた日の属する月の翌月に速やかに行うこと。その場合においては、変更の届出を行った日の属する月の翌月（変更の届出について、月の最初の開庁日に要件審査を終え、届出を受理された場合には当該月の1日）から変更後の入院基本料等を算定すること。ただし、面積要件や常勤職員の配置要件のみの変更の場合など月単位で算出する数値を用いた要件を含まない施設基準に係る場合には、当該施設基準を満たさなくなった日の属する月に速やかに変更の届出を行い、当該変更の届出を行った日の属する月の翌月から変更後の入院基本料等を算定すること。

3 届出を受理した保険医療機関については、適時調査を行い（原則として年1回、受理後6か月以内を目途）、届出の内容と異なる事情等がある場合には、届出の受理の変更を行うなど運用の適正を期するものであること。

4 「基本診療料の施設基準等」に適合しないことが判明した場合は、所要の指導の上、変更の届出を行わせるものであること。その上で、なお改善がみられない場合は、当該届出は無効となるものであるが、その際には当該保険医療機関の開設者に弁明を行う機会を与えるものとすること。

5 届出を行った保険医療機関は、毎年8月1日現在で施設基準の適合性を確認し、その結果について報告を行うものであること。

6 地方厚生（支）局においては、届出を受理した後、当該届出事項に関する情報を都道府県に提供し、相互に協力するよう努めるものとすること。

7 届出事項については、被保険者等の便宜に供するため、地方厚生（支）局において閲覧（ホームページへの掲載等を含む。）に供するとともに、当該届出事項を適宜とりまとめて、保険者等に提供するよう努めるものであること。また、保険医療機関においても、保険医療機関及び保険医療養担当規則（昭和32年厚生省令第15号）及び高齢者の医療の確保に関する法律の規定による療養の給付等の取扱い及び担当に関する基準（昭和58年厚生省告示第14号）の規定に基づき、院内の見やすい場所に届出内容の掲示を行うよう指導をするものであること。

（掲示例）

（1） 入院患者数42人の一般病棟で、一般病棟入院基本料の急性期一般入院料6を算定している病院の例

「当病棟では、1日に13人以上の看護職員（看護師及び准看護師）が勤務しています。なお、時間帯毎の配置は次のとおりです。」

- 朝9時から夕方17時まで、看護職員1人当たりの受け持ち数は6人以内です。
- 夕方17時から深夜1時まで、看護職員1人当たりの受け持ち数は14人以内です。
- 深夜1時から朝9時まで、看護職員1人当たりの受け持ち数は14人以内です。

（2） 有床診療所入院基本料1を算定している診療所の例

「当診療所には、看護職員が7人以上勤務しています。」

第4 経過措置等

1 第2及び第3の規定にかかわらず、令和6年5月31日現在において現に入院基本料等を算定し

ている保険医療機関において、引き続き当該入院基本料等を算定する場合（名称のみが改正されたものを算定する場合を含む。）には、新たな届出を要しない。ただし、令和6年6月以降の実績により、届出を行っている入院基本料等の施設基準等の内容と異なる事情等が生じた場合は、変更の届出を行うこと。また、令和6年度診療報酬改定において、新設された又は施設基準が創設された入院基本料等（表1）及び施設基準が改正された入院基本料等のうち届出が必要なもの（表2）については、令和6年6月1日以降の算定に当たり届出を行う必要があること。なお、表2における経過措置期間については、令和6年3月31日時点で改正前の当該入院基本料等を行っている保険医療機関についてのみ適用される。

表1 新設された又は施設基準が創設された入院基本料等

初診料の注14及び再診料の注18に規定する抗菌薬適正使用体制加算
初診料（医科）の注16及び初診料（歯科）の注15に規定する医療ＤＸ推進体制整備加算
再診料の注10に規定する時間外対応加算2
再診料の注20及び外来診療料の注11に規定する看護師等遠隔診療補助加算
歯科外来診療感染対策加算2
歯科外来診療感染対策加算4
初診料（歯科）の注16及び再診料（歯科）の注12に掲げる基準
療養病棟入院基本料の注11に規定する経腸栄養管理加算
療養病棟入院基本料の注13に規定する看護補助体制充実加算1及び2
障害者施設等入院基本料の注10に規定する看護補助体制充実加算1及び2
急性期充実体制加算の注2に規定する小児・周産期・精神科充実体制加算
診療録管理体制加算1
急性期看護補助体制加算の注4に規定する看護補助体制充実加算1
看護補助加算の注4に規定する看護補助体制充実加算1
小児緩和ケア診療加算
リハビリテーション・栄養・口腔連携体制加算
感染対策向上加算の注5に規定する抗菌薬適正使用体制加算
バイオ後続品使用体制加算
病棟薬剤業務実施加算の注2に規定する薬剤業務向上加算
精神科入退院支援加算
医療的ケア児（者）入院前支援加算
医療的ケア児（者）入院前支援加算の注2に規定する情報通信機器を用いた入院前支援
協力対象施設入所者入院加算
特定集中治療室管理料5及び6
特定集中治療室管理料の注7に規定する特定集中治療室遠隔支援加算
新生児特定集中治療室重症児対応体制強化管理料
地域包括医療病棟入院料
地域包括医療病棟入院料の注3に規定する夜間看護体制特定日減算
地域包括医療病棟入院料の注5に規定する看護補助体制加算（25対1看護補助体制加算（看護補助者5割以上）、25対1看護補助体制加算（看護補助者5割未満）、50対1看護補助体制加算及び75対1看護補助体制加算）

地域包括医療病棟入院料の注６に規定する夜間看護補助体制加算（夜間30対１看護補助体制加算、夜間50対１看護補助体制加算及び夜間100対１看護補助体制加算）
地域包括医療病棟入院料の注７に規定する夜間看護体制加算
地域包括医療病棟入院料の注８に規定する看護補助体制充実加算１、２及び３
地域包括医療病棟入院料の注９に規定する看護職員夜間配置加算（看護職員夜間12対１配置加算１、看護職員夜間12対１配置加算２、看護職員夜間16対１配置加算１及び看護職員夜間16対１配置加算２）
地域包括医療病棟入院料の注10に規定するリハビリテーション・栄養・口腔連携加算
小児入院医療管理料の注２に規定する加算（保育士２名以上の場合）
小児入院医療管理料の注４に規定する重症児受入体制加算２
小児入院医療管理料の注９に規定する看護補助加算
小児入院医療管理料の注10に規定する看護補助体制充実加算
回復期リハビリテーション入院医療管理料
地域包括ケア病棟入院料の注５に規定する看護補助体制充実加算１及び２
児童・思春期精神科入院医療管理料の注３に規定する精神科養育支援体制加算
精神科地域包括ケア病棟入院料

表２　施設基準が改正された入院基本料等
外来感染対策向上加算（令和７年１月１日以降に引き続き算定する場合に限る。）
地域包括診療加算（令和６年10月１日以降に引き続き算定する場合に限る。）
歯科外来診療医療安全対策加算１（令和６年３月31日時点で「診療報酬の算定方法の一部を改正する告示」による改正前の診療報酬の算定方法（以下「旧算定方法」という。）別表第二「Ａ０００」に掲げる初診料の注９に規定する歯科外来診療環境体制加算１に係る届出を行っている保険医療機関において、令和７年６月１日以降に引き続き算定する場合に限る。）
歯科外来診療医療安全対策加算２（令和６年３月31日時点で旧算定方法別表第二「Ａ０００」に掲げる初診料の注９に規定する歯科外来診療環境体制加算２に係る届出を行っている保険医療機関において、令和７年６月１日以降に引き続き算定する場合に限る。）
歯科外来診療感染対策加算１（令和６年３月31日時点で旧算定方法別表第二「Ａ０００」に掲げる初診料の注９に規定する歯科外来診療環境体制加算１に係る届出を行っている保険医療機関において、令和７年６月１日以降に引き続き算定する場合に限る。）
歯科外来診療感染対策加算３（令和６年３月31日時点で旧算定方法別表第二「Ａ０００」に掲げる初診料の注９に規定する歯科外来診療環境体制加算２に係る届出を行っている保険医療機関において、令和７年６月１日以降に引き続き算定する場合に限る。）
一般病棟入院基本料（急性期一般入院料６を除く。）（令和６年10月１日以降に引き続き算定する場合に限る。）
結核病棟入院基本料（７対１入院基本料に限る。）（令和６年10月１日以降に引き続き算定する場合に限る。）
特定機能病院入院基本料（一般病棟に限る。）（７対１入院基本料に限る。）（令和６年10月１日以降に引き続き算定する場合に限る。）
特定機能病院入院基本料の注５に掲げる看護必要度加算（令和６年10月１日以降に引き続き算定する場合に限る。）

専門病院入院基本料（７対１入院基本料に限る。）（令和６年10月１日以降に引き続き算定する場合に限る。）
専門病院入院基本料の注３に掲げる看護必要度加算（令和６年10月１日以降に引き続き算定する場合に限る。）
精神病棟入院基本料（10対１入院基本料及び13対１入院基本料に限る。）（令和８年６月１日以降に引き続き算定する場合に限る。）
有床診療所療養病床入院基本料（令和６年10月１日以降に引き続き算定する場合に限る。）
総合入院体制加算１、２及び３（令和６年10月１日以降に引き続き算定する場合に限る。）
急性期充実体制加算１及び２（令和７年６月１日以降に引き続き算定する場合に限る。）
急性期充実体制加算１及び２（許可病床数が300床未満の保険医療機関に限る。）（令和８年６月１日以降 に引き続き算定する場合に限る。）
急性期充実体制加算１（令和８年６月１日以降に引き続き算定する場合に限る。）
超急性期脳卒中加算（令和７年６月１日以降 に引き続き算定する場合に限る。）
急性期看護補助体制加算（令和６年10月１日以降に引き続き算定する場合に限る。）
看護職員夜間配置加算（令和６年10月１日以降に引き続き算定する場合に限る。）
看護補助加算（令和６年10月１日以降に引き続き算定する場合に限る。）
感染対策向上加算（令和７年１月１日以降に引き続き算定する場合に限る。）
入退院支援加算１（令和６年10月１日以降に引き続き算定する場合に限る。）
救命救急入院料１（令和７年６月１日以降に引き続き算定する場合に限る。）
救命救急入院料２（令和６年10月１日以降に引き続き算定する場合に限る。）
救命救急入院料３（令和７年６月１日以降 に引き続き算定する場合に限る。）
救命救急入院料４（令和６年10月１日以降に引き続き算定する場合に限る。）
特定集中治療室管理料１、２、３及び４（令和６年10月１日以降に引き続き算定する場合に限る。）
ハイケアユニット入院医療管理料１及び２（令和６年10月１日以降に引き続き算定する場合に限る。）
脳卒中ケアユニット入院医療管理料（令和７年６月１日以降に引き続き算定する場合に限る。）
小児特定集中治療室管理料（令和７年６月１日以降に引き続き算定する場合に限る。）
新生児特定集中治療室管理料（令和７年６月１日以降に引き続き算定する場合に限る。）
総合周産期特定集中治療室管理料（令和７年６月１日以降に引き続き算定する場合に限る。）
回復期リハビリテーション病棟入院料１（令和６年10月１日以降に引き続き算定する場合に限る。）
回復期リハビリテーション病棟入院料２（令和７年６月１日以降 に引き続き算定する場合に限る。）
回復期リハビリテーション病棟入院料３（令和６年 10月１日以降 に引き続き算定する場合に限る。）
地域包括ケア病棟入院料（令和７年６月１日以降 に引き続き算定する場合に限る。）
地域包括ケア入院医療管理料（令和７年６月１日以降 に引き続き算定する場合に限る。）
精神科急性期治療病棟入院料（令和８年６月１日以降に引き続き算定する場合に限る。）
児童・思春期精神科入院医療管理料（令和８年６月１日以降に引き続き算定する場合に限る。）
特定一般病棟入院料（地域包括ケア１、地域包括ケア２及び地域包括ケア３）（令和６年10月

１日以降に引き続き算定する場合に限る。）

表３　施設基準が改正された入院基本料等（届出を必要としないもの）

情報通信機器を用いた診療
時間外対応加算１、３及び４
特定妥結率初診料、特定妥結率再診料及び特定妥結率外来診療料
初診料（歯科）の注１に掲げる基準
地域歯科診療支援病院歯科初診料
入院基本料又は特定入院料（療養病棟入院基本料、有床診療所在宅患者支援病床初期加算、地域包括ケア病棟入院料特定一般入院料の注７の届出を行っている保険医療機関を除く。）
障害者施設等入院基本料
障害者施設等入院基本料の注 11 に規定する夜間看護体制加算
有床診療所在宅患者支援病床初期加算
介護障害連携加算１及び２
救急医療管理加算
医師事務作業補助体制加算
急性期看護補助体制加算の注３に規定する夜間看護体制加算
特殊疾患入院施設管理加算
看護補助加算の注３に規定する夜間看護体制加算
緩和ケア診療加算
がん拠点病院加算
後発医薬品使用体制加算
入退院支援加算３
地域医療体制確保加算
新生児治療回復室入院医療管理料
特殊疾患入院医療管理料
小児入院医療管理料
回復期リハビリテーション病棟入院料４
回復期リハビリテーション病棟入院料５
特殊疾患病棟入院料
特定一般病棟入院料の注５に規定する一般病棟看護必要度評価加算
地域移行機能強化病棟入院料

表４　施設基準等の名称が変更されたが、令和６年３月 31 日において現に当該点数を算定していた保険医療機関であれば新たに届出が必要でないもの

診療録管理体制加算１	→	診療録管理体制加算２
診療録管理体制加算２	→	診療録管理体制加算３
療養病棟入院基本料の注 12 に規定する	→	療養病棟入院基本料の注 13 に規定す

看護補助体制充実加算		る看護補助体制充実加算３
障害者施設等入院基本料の注９に規定する看護補助体制充実加算	→	障害者施設等入院基本料の注 10 に規定する看護補助体制充実加算３
急性期看護補助体制加算の注４に規定する看護補助体制充実加算	→	急性期看護補助体制加算の注４に規定する看護補助体制充実加算２
看護補助加算の注４に規定する看護補助体制充実加算	→	看護補助加算の注４に規定する看護補助体制充実加算２
地域包括ケア病棟入院料の注４に規定する看護補助体制充実加算	→	地域包括ケア病棟入院料の注５に規定する看護補助体制充実加算３

別添1

初・再診料の施設基準等

第1の8　医療情報取得加算

1　医療情報取得加算に関する施設基準

（1）　電子情報処理組織を使用した診療報酬請求を行っていること。

（2）　健康保険法第3条第13項に規定する電子資格確認（以下「オンライン資格確認」という。）を行う体制を有していること。なお、オンライン資格確認の導入に際しては、医療機関等向けポータルサイトにおいて、運用開始日の登録を行うこと。

（3）次に掲げる事項について、当該保険医療機関の見やすい場所に掲示していること。

ア　オンライン資格確認を行う体制を有していること。

イ　当該保険医療機関を受診した患者に対し、受診歴、薬剤情報、特定健診情報その他必要な診療情報を取得・活用して診療を行うこと。

（4）　（3）の掲示事項について、原則として、ウェブサイトに掲載していること。自ら管理するホームページ等を有しない場合については、この限りではないこと。

2　届出に関する事項

（1）　医療情報取得加算の施設基準に係る取扱いについては、当該基準を満たしていればよく、特に地方厚生（支）局長に対して、届出を行う必要はないこと。

（2）　1の（4）については、令和7年5月31日までの間に限り、当該基準を満たしているものとみなす。

第1の9　医療ＤＸ推進体制整備加算

1　医療ＤＸ推進体制整備加算に関する施設基準

（1）　電子情報処理組織を使用した診療報酬請求を行っていること。

（2）　オンライン資格確認を行う体制を有していること。なお、オンライン資格確認の導入に際しては、医療機関等向けポータルサイトにおいて、運用開始日の登録を行うこと。

（3）　オンライン資格確認等システムの活用により、患者の薬剤情報、特定健診情報等（以下この項において「診療情報等」という。）を診療を行う診察室、手術室又は処置室等（以下「診察室等」という。）において、医師等が閲覧及び活用できる体制を有していること。

（4）　「電子処方箋管理サービスの運用について」（令和4年10月28日付け薬生発1028第1号医政発1028第1号保発1028第1号厚生労働省医薬・生活衛生局長・医政局長・保険局長通知。）に基づく電子処方箋により処方箋を発行できる体制を有していること。

（5）　国等が提供する電子カルテ情報共有サービスにより取得される診療情報等を活用する体制を有していること。

（6）　マイナ保険証の利用率が一定割合以上であること。

（7）　医療ＤＸ推進の体制に関する事項及び質の高い診療を実施するための十分な情報を取得・活用して診療を行うことについて、当該保険医療機関の見やすい場所に掲示していること。具体的には次に掲げる事項を掲示していること。

ア　医師等が診療を実施する診察室等において、オンライン資格確認等システムにより取得した診療情報等を活用して診療を実施している保険医療機関であること

イ　マイナ保険証を促進する等、医療ＤＸを通じて質の高い医療を提供できるよう取り組んでいる保険医療機関であること。

ウ　電子処方箋の発行及び電子カルテ情報共有サービスなどの医療ＤＸにかかる取組を実施している保険医療機関であること。

（8）　（7）の掲示事項について、原則として、ウェブサイトに掲載していること。自ら管理するホームページ等を有しない場合については、この限りではないこと。

2　届出に関する事項

（1）　医療ＤＸ推進体制整備加算の施設基準に係る届出は、別添7の様式1の6を用いること。

（2）　1の(4)については、令和7年3月31日までの間に限り、1の(5)については令和7年9月30日までの間に限り、それぞれの基準を満たしているものとみなす。

（3）　1の(6)については、令和6年10月1日から適用する。なお、利用率の割合については別途示す予定である。

（4）　令和7年9月30日までの間に限り、1の(7)のウの事項について、掲示を行っているものとみなす。

（5）　1の(8)については、令和7年5月31日までの間に限り、当該基準を満たしているものと

みなす。

第２の２　明細書発行体制等加算

1　明細書発行体制等加算に関する施設基準

（1）　診療所であること。

（2）　電子情報処理組織を使用した診療報酬請求又は光ディスク等を用いた診療報酬請求を行っていること。

（3）　算定した診療報酬の区分・項目の名称及びその点数又は金額を記載した詳細な明細書を患者に無料で交付していること。また、その旨の院内掲示を行っていること。

2　届出に関する事項

明細書発行体制等加算の施設基準に係る取扱いについては、当該基準を満たしていればよく、特に地方厚生（支）局長に対して、届出を行う必要はないこと。

第２の７　歯科点数表の初診料の注１に規定する施設基準

1　歯科点数表の初診料の注１に規定する施設基準

（1）　口腔内で使用する歯科医療機器等について、患者ごとの交換や、専用の機器を用いた洗浄・滅菌処理を徹底する等十分な院内感染防止対策を講じていること。

（2）　感染症患者に対する歯科診療を円滑に実施する体制を確保していること。

（3）　歯科外来診療の院内感染防止対策に係る標準予防策及び新興感染症に対する対策の研修を４年に１回以上、定期的に受講している常勤の歯科医師が１名以上配置されていること。

（4）　職員を対象とした院内感染防止対策にかかる標準予防策及び新興感染症に対する対策等の院内研修等を実施していること。

（5）　当該保険医療機関の見やすい場所に、院内感染防止対策を実施している旨の院内掲示を行っていること。

（6）　（5）の掲示事項について、原則としてウェブサイトに掲載していること。自ら管理するホームページ等を有しない場合については、この限りではないこと。

（7）　年に１回、院内感染対策の実施状況等について、様式２の７により地方厚生（支）局長に報告していること。

2　届出に関する事項

（1）　歯科点数表の初診料の注１に規定する施設基準に係る届出は、別添７の様式２の６を用いること。なお、当該届出については実績を要しない。

（2）　毎年８月において、別添７の様式２の７により報告を行うこと。

（3）　令和７年５月 31 日までの間に限り、１の(6)に該当するものとみなす。

第３　地域歯科診療支援病院歯科初診料に関する施設基準等

1　地域歯科診療支援病院歯科初診料に関する施設基準等

（1）　地域歯科診療支援病院歯科初診料に関する基準における文書により紹介された患者の数及び当該保険医療機関における初診患者の数については、届出前１か月間（暦月）の数値を用いること。

（2）　地域歯科診療支援病院歯科初診料に関する基準における手術の数については、届出前１年間（暦年）の数値を用いること。

（3）　歯科医療を担当する病院である保険医療機関において、歯科点数表の初診料の注６又は再診料の注４に規定する歯科診療特別対応加算１、歯科診療特別対応加算２又は歯科診療特別対応加算３を算定した患者の月平均患者数については、届出前３か月間（暦月）の月平均の数値を用いること。

（4）　（1）の「文書により紹介された患者の数」とは、別の保険医療機関等からの文書（別添６の別紙１又はこれに準ずる様式）により紹介されて歯科、小児歯科、矯正歯科又は口腔外科を標榜する診療科に来院し、初診料を算定した患者（当該保険医療機関と特別の関係にある保険医療機関からの紹介患者は除く。）の数をいい、当該保険医療機関における「初診の患者の数」とは、当該診療科で初診料を算定した患者の数（時間外、休日又は深夜に受診した６歳未満の患者を除く。）をいう。単に電話での紹介を受けた場合等は紹介患者には該当しない。

（5）　「特別の関係にある保険医療機関」とは「診療報酬の算定方法の一部改正に伴う実施上の留意事項について」（令和６年３月５日保医発 0305 第４号）の別添１第１章第２部通則７の（3）に規定する特別の関係にある保険医療機関をいう。

（6）　当該病院が当該病院の存する地域において、歯科医療を担当する別の保険医療機関との連携体制が確保されていること。

（7）　口腔内で使用する歯科医療機器等について、患者ごとの交換や、専用の機器を用いた洗浄・滅菌処理を徹底する等十分な院内感染防止対策を講じていること。

（8）　感染症患者に対する歯科診療に対応する体制を確保していること。

（9）　歯科外来診療の院内感染防止対策に係る標準予防策及び新興感染症に対する対策の研修を４年に１回以上、定期的に受講している常勤の歯科医師が１名以上配置されていること。

（10）　当該保険医療機関の見やすい場所に、院内感染防止対策を実施している旨の院内掲示を行っていること。

(11)　(10)の掲示事項について、原則としてウェブサイトに掲載していること。自ら管理するホームページ等を有しない場合については、この限りではないこと。

2　届出に関する事項

(1)　地域歯科診療支援病院歯科初診料の施設基準に係る届出は、別添7の様式3を用いること。

(2)　毎年8月に、前年1年間（暦年）の実績について別添7の様式3による報告を行い、必要があれば区分の変更を行う。

(3)　令和7年5月31日までの間に限り、1の(11)に該当するものとみなす。

第4　歯科外来診療医療安全対策加算1及び歯科外来診療医療安全対策加算2

1　歯科外来診療医療安全対策加算1及び歯科外来診療医療安全対策加算2に関する施設基準

(1)　歯科外来診療医療安全対策加算1に関する施設基準

ア　歯科医療を担当する保険医療機関（歯科点数表の地域歯科診療支援病院歯科初診料にかかる施設基準に適合するものとして地方厚生局長等に届け出た保険医療機関を除く。）であること。

イ　偶発症に対する緊急時の対応、医療事故対策等の医療安全対策に係る研修を修了した常勤の歯科医師が1名以上配置されていること。

ウ　歯科医師が複数名配置されていること又は歯科医師及び歯科衛生士がそれぞれ1名以上配置されていること。

エ　医療安全管理者が配置されていること。ただし、病院である医科歯科併設の保険医療機関（歯科診療及び歯科診療以外の診療を併せて行う保険医療機関をいう。以下同じ。）にあっては、歯科の外来診療部門に医療安全管理者が配置されていること。

オ　患者にとって安心で安全な歯科医療環境の提供を行うにつき次の十分な装置・器具等を有していること。また、自動体外式除細動器（ＡＥＤ）については保有していることがわかる院内掲示を行っていること。

(イ)　自動体外式除細動器（ＡＥＤ）

(ロ)　経皮的動脈血酸素飽和度測定器（パルスオキシメーター）

(ハ)　酸素（人工呼吸・酸素吸入用のもの）

(ニ)　血圧計

(ホ)　救急蘇生セット

カ　診療における偶発症等緊急時に円滑な対応ができるよう、別の保険医療機関との事前の連携体制が確保されていること。ただし、医科歯科併設の保険医療機関にあっては、当該保険医療機関の医科診療科との連携体制が確保されている場合は、この限りではない。

キ　以下のいずれかを満たしていること。

(イ)　公益財団法人日本医療機能評価機構が行う、歯科ヒヤリ・ハット事例収集等事業に登録することにより、継続的に医療安全対策等に係る情報収集を行っていること。

(ロ)　歯科外来診療において発生した医療事故、インシデント等を報告・分析し、その改善を実施する体制を整備していること。

ク　当該保険医療機関の見やすい場所に、緊急時における連携保険医療機関との連携方法やその対応等、歯科診療に係る医療安全管理対策を実施している旨の院内掲示を行っている

こと。

ケ　クの掲示事項について、原則としてウェブサイトに掲載していること。自ら管理するホームページ等を有しない場合については、この限りではないこと。

(2)　歯科外来診療医療安全対策加算2に関する施設基準

ア　歯科点数表の地域歯科診療支援病院歯科初診料に係る施設基準に適合するものとして地方厚生局長等に届け出た保険医療機関であること。

イ　偶発症に対する緊急時の対応、医療事故対策等の医療安全対策に係る研修を修了した常勤の歯科医師が1名以上配置されていること。

ウ　歯科医師が複数名配置されていること、又は歯科医師が1名以上配置されており、かつ、歯科衛生士若しくは看護職員が1名以上配置されていること。

エ　歯科の外来診療部門に医療安全管理者が配置されていること。

オ　患者にとって安心で安全な歯科医療環境の提供を行うにつき次の十分な装置・器具等を有していること。また、自動体外式除細動器（ＡＥＤ）については保有していることがわかる院内掲示を行っていること。

(イ)　自動体外式除細動器（ＡＥＤ）

(ロ)　経皮的動脈血酸素飽和度測定器（パルスオキシメーター）

(ハ)　酸素（人工呼吸・酸素吸入用のもの）

(ニ)　血圧計

(ホ)　救急蘇生セット

カ　診療における偶発症等緊急時に円滑な対応ができるよう、別の保険医療機関との事前の連携体制が確保されていること。ただし、医科歯科併設の保険医療機関にあっては、当該保険医療機関の医科診療科との連携体制が確保されている場合は、この限りではない。

キ　歯科外来診療において発生した医療事故、インシデント等を報告・分析し、その改善策を実施する体制を整備していること。

ク　当該保険医療機関の見やすい場所に、緊急時における連携保険医療機関との連携方法やその対応等、歯科診療に係る医療安全管理対策を実施している旨の院内掲示を行っていること。

ケ　クの掲示事項について、原則としてウェブサイトに掲載していること。

2　届出に関する事項

(1)　歯科外来診療医療安全対策加算1の施設基準に係る届出は、別添7の様式4を用い、歯科外来診療医療安全対策加算2の施設基準に係る届出は、別添7の様式4の1の2を用いること。なお、当該届出については実績を要しない。

(2)　令和6年3月31日時点で歯科外来診療環境体制加算1の施設基準に係る届出を行っている保険医療機関については、令和7年5月31日までの間に限り、1の(1)のエ、カ、キ及びクの基準を満たしているものとする。

(3)　令和6年3月31日時点で歯科外来診療環境体制加算2の施設基準に係る届出を行っている保険医療機関については、令和7年5月31日までの間に限り、1の(2)のエ及びクの基準を満たしているものとする。

(4)　令和7年5月31日までの間に限り、1の(1)のケ及び(2)のケに該当するものとみなす。

第４の２　歯科外来診療感染対策加算１、歯科外来診療感染対策加算２、歯科外来診療感染対策加算３及び歯科外来診療感染対策加算４

１　歯科外来診療感染対策加算１、歯科外来診療感染対策加算２、歯科外来診療感染対策加算３及び歯科外来診療感染対策加算４に関する施設基準

（１）　歯科外来診療感染対策加算１に関する施設基準

ア　歯科医療を担当する保険医療機関（歯科点数表の地域歯科診療支援病院歯科初診料にかかる施設基準に適合するものとして地方厚生局長等に届け出た保険医療機関を除く。）であること。

イ　歯科点数表の初診料の注１に係る施設基準の届出を行っていること。

ウ　歯科医師が複数名配置されていること、又は歯科医師が１名以上配置されており、かつ、歯科衛生士若しくは院内感染防止対策に係る研修を受けた者が１名以上配置されていること。

エ　院内感染管理者が配置されていること。ただし、病院である医科歯科併設の保険医療機関にあっては、歯科の外来診療部門に院内感染管理者が配置されていること。

オ　歯科用吸引装置等により、歯科ユニット毎に歯の切削時等に飛散する細かな物質を吸収できる環境を確保していること。

（２）　歯科外来診療感染対策加算２に関する施設基準

ア　歯科医療を担当する保険医療機関（歯科点数表の地域歯科診療支援病院歯科初診料に係る施設基準に適合するものとして地方厚生局長等に届け出た保険医療機関を除く。）であること。

イ　歯科点数表の初診料の注１に係る施設基準に適合するものとして地方厚生局長等に届け出た保険医療機関であること。

ウ　歯科医師が複数名配置されていること又は歯科医師及び歯科衛生士がそれぞれ１名以上配置されていること。

エ　院内感染管理者が配置されていること。ただし、病院である医科歯科併設の保険医療機関にあっては、歯科の外来診療部門に院内感染管理者が配置されていること。

オ　歯科用吸引装置等により、歯科ユニット毎に歯の切削時等に飛散する細かな物質を吸収できる環境を確保していること。

カ　感染経路別予防策（個人防護具の着脱法等を含む。）及び新型インフルエンザ等感染症等に対する対策・発生動向等に関する研修を１年に１回以上受講している常勤の歯科医師が１名以上配置されていること。

キ　新型インフルエンザ等感染症等の発生時に、当該感染症の患者又は疑似症患者を受け入れることを念頭に、汚染区域や清潔区域のゾーニング等を行うことができる体制を有すること。

ク　新型インフルエンザ等感染症等発生時の事業継続計画を策定していること。ただし、病院である医科歯科併設の保険医療機関にあっては、歯科外来部門の事業継続計画を策定していること。

ケ　新型インフルエンザ等感染症等の発生時に歯科外来診療を円滑に実施できるよう、医科診療を担当する別の保険医療機関との連携体制が整備されていること。ただし、病院である医科歯科併設の保険医療機関にあっては、当該保険医療機関の医科診療科との連携体制

が整備されている場合は、この限りではない。

コ　新型インフルエンザ等感染症等の発生時に当該地域において、歯科医療を担当する別の保険医療機関から当該感染症の患者又は疑似症患者を受け入れることを念頭に、連携体制を確保していること。

サ　年に１回、感染経路別予防策及び最新の新型インフルエンザ等感染症等を含む感染症に対する対策・発生動向等に関する研修の受講状況について、別添７の様式２の７により地方厚生（支）局長に報告すること。

（３）　歯科外来診療感染対策加算３に関する施設基準

ア　歯科点数表の地域歯科診療支援病院歯科初診料に係る施設基準に適合するものとして地方厚生局長等に届け出た保険医療機関であること。

イ　歯科医師が複数名配置されていること、又は歯科医師が１名以上配置されており、かつ、歯科衛生士若しくは看護職員が１名以上配置されていること。

ウ　院内感染管理者が配置されていること。ただし、医科歯科併設の保険医療機関にあっては、歯科の外来診療部門に院内感染管理者を配置していること。

エ　歯科用吸引装置等により、歯科ユニット毎に歯の切削時等に飛散する細かな物質を吸収できる環境を確保していること。

（４）　歯科外来診療感染対策加算４に関する施設基準

ア　歯科点数表の地域歯科診療支援病院歯科初診料に係る施設基準に適合するものとして地方厚生局長等に届け出た保険医療機関であること。

イ　歯科医師が複数名配置されていること、又は歯科医師が一名以上配置されており、かつ、歯科衛生士若しくは看護職員が１名以上配置されていること。

ウ　院内感染管理者が配置されていること。ただし、医科歯科併設の保険医療機関にあっては、歯科の外来診療部門に院内感染管理者を配置していること。

エ　歯科用吸引装置等により、歯科ユニット毎に歯の切削時等に飛散する細かな物質を吸収できる環境を確保していること。

オ　感染経路別予防策（個人防護具の着脱法等を含む。）及び新型インフルエンザ等感染症等に対する対策・発生動向等に関する研修を１年に１回以上受講している常勤の歯科医師が１名以上配置されていること。

カ　新型インフルエンザ等感染症等の発生時に、当該感染症の患者又は疑似症患者を受け入れることを念頭に、汚染区域や清潔区域のゾーニング等を行うことができる体制を有すること。

キ　新型インフルエンザ等感染症等発生時の事業継続計画を策定していること。

ク　新型インフルエンザ等感染症等の発生時に歯科外来診療を円滑に実施できるよう、医科診療を担当する別の保険医療機関との連携体制が整備されていること。ただし、病院である医科歯科併設の保険医療機関にあっては、当該保険医療機関の医科診療科との連携体制が整備されている場合は、この限りではない。

ケ　新型インフルエンザ等感染症等の発生時に当該地域において、歯科医療を担当する別の保険医療機関から当該感染症の患者又は疑似症患者を受け入れることを念頭に、連携体制を確保していること。

コ　年に１回、感染経路別予防策及び最新の新型インフルエンザ等感染症等を含む感染症に

係る対策・発生動向等に関する研修の受講状況について、別添7の様式3により地方厚生（支）局長に報告すること。

2　届出に関する事項

（1）　歯科外来診療感染対策加算1又は歯科外来診療感染対策加算2の施設基準に係る届出は、別添7の様式4を用い、歯科外来診療感染対策加算3又は歯科外来診療感染対策加算4の施設基準に係る届出は、別添7の様式4の1の2を用いること。なお、当該届出については実績を要しない。

（2）　毎年8月において、感染症に係る感染経路別予防策及び対策・発生動向等に関する研修の受講状況について、歯科外来診療感染対策加算2を届け出ている保険医療機関においては別添7の様式2の7により、歯科外来診療感染対策加算4を届け出ている保険医療機関においては別添7の様式3により届け出ること。

（3）　令和6年3月31日時点で歯科外来診療環境体制加算1の施設基準に係る届出を行っている保険医療機関については、令和7年5月31日までの間に限り、1の（1）のエ及び（2）のエからサまでの基準を満たしているものとする。

（4）　令和6年3月31日時点で歯科外来診療環境体制加算2の施設基準に係る届出を行っている保険医療機関については、令和7年5月31日までの間に限り、1の（3）のウ及び（4）のウからコまでの基準を満たしているものとする。

第5　歯科診療特別対応連携加算

1　歯科診療特別対応連携加算に関する施設基準

（1）　歯科診療特別対応連携加算に関する基準における歯科診療報酬点数表の初診料の注6又は再診料の注4に規定する歯科診療特別対応加算1、歯科診療特別対応加算2又は歯科診療特別対応加算3を算定している月平均外来患者数については、届出前3か月間（暦月）の数値を用いる。

（2）　当該患者にとって安心で安全な歯科医療環境の提供を行うにつき次に掲げる十分な装置・器具を有していること。

ア　自動体外式除細動器（AED）

イ　経皮的動脈血酸素飽和度測定器（パルスオキシメーター）

ウ　酸素（人工呼吸・酸素吸入用のもの）

エ　救急蘇生セット

（3）　緊急時に円滑な対応ができるよう別の医科診療を担当する病院である保険医療機関との連携体制が整備されていること。ただし、病院である医科歯科併設の保険医療機関にあっては、当該保険医療機関の医科診療科との連携体制が整備されている場合は、この限りでない。

（4）　別の歯科診療を担当する保険医療機関との連携体制が整備されていること。

2　届出に関する事項

歯科診療特別対応連携加算の施設基準に係る届出は、別添7の様式4の2を用いること。

第5の2　歯科点数表の初診料の注16及び再診料の注12に規定する施設基準

1　歯科点数表の初診料の注16及び再診料の注12に規定する施設基準

（1）　情報通信機器を用いた診療を行うにつき十分な体制が整備されているものとして、以下

のア及びイを満たすこと。

ア　対面診療を適切に組み合わせて行うことが求められていることを踏まえて、対面診療を提供できる体制を有すること。

イ　患者の状況によって当該保険医療機関において対面診療を提供することが困難な場合に、他の保険医療機関と連携して対応できること。

（2）　厚生労働省「歯科におけるオンライン診療の適切な実施に関する指針」に沿って診療を行う体制を有する保険医療機関であること。

2　届出に関する事項

（1）　歯科点数表の初診料の注16及び再診料の注12に規定する情報通信機器を用いた歯科診療に係る施設基準に係る届出は、別添7の様式4の3を用いること。

（2）　毎年8月において、前年度における情報通信機器を用いた歯科診療実施状況及び歯科診療の件数について、別添7の様式4の4により届け出ること。

別添２

入院基本料等の施設基準等

第１　入院基本料（特別入院基本料、月平均夜勤時間超過減算、夜勤時間特別入院基本料及び重症患者割合特別入院基本料（以下「特別入院基本料等」という。）及び特定入院基本料を含む。）及び特定入院料に係る入院診療計画、院内感染防止対策、医療安全管理体制、褥瘡対策、栄養管理体制、意思決定支援及び身体的拘束最小化の基準

入院診療計画、院内感染防止対策、医療安全管理体制、褥瘡対策、栄養管理体制、意思決定支援及び身体的拘束最小化の基準は、「基本診療料の施設基準等」の他、次のとおりとする。

１　入院診療計画の基準

（１）　当該保険医療機関において、入院診療計画が策定され、説明が行われていること。

（２）　入院の際に、医師、看護師、その他必要に応じ関係職種が共同して総合的な診療計画を策定し、患者に対し、別添６の別紙２又は別紙２の３を参考として、文書により病名、症状、治療計画、検査内容及び日程、手術内容及び日程、推定される入院期間等について、入院後７日以内に説明を行うこと。ただし、高齢者医療確保法の規定による療養の給付を提供する場合の療養病棟における入院診療計画については、別添６の別紙２の２を参考にすること。なお、当該様式にかかわらず、入院中から退院後の生活がイメージできるような内容であり、年月日、経過、達成目標、日ごとの治療、処置、検査、活動・安静度、リハビリ、食事、清潔、排泄、特別な栄養管理の必要性の有無、教育・指導（栄養・服薬）・説明、退院後の治療計画、退院後の療養上の留意点が電子カルテなどに組み込まれ、これらを活用し、患者に対し、文書により説明が行われている場合には、各保険医療機関が使用している様式で差し支えない。

（３）　入院時に治療上の必要性から患者に対し、病名について情報提供し難い場合にあっては、可能な範囲において情報提供を行い、その旨を診療録に記載すること。

（４）　医師の病名等の説明に対して理解できないと認められる患者（例えば小児、意識障害患者）については、その家族等に対して行ってもよい。

（５）　説明に用いた文書は、患者（説明に対して理解できないと認められる患者についてはその家族等）に交付するとともに、その写しを診療録に添付するものとすること。

（６）　入院期間が通算される再入院の場合であっても、患者の病態により当初作成した入院診療計画書に変更等が必要な場合には、新たな入院診療計画書を作成し、説明を行う必要があること。

２　院内感染防止対策の基準

（１）　当該保険医療機関において、院内感染防止対策が行われていること。

（２）　当該保険医療機関において、院内感染防止対策委員会が設置され、当該委員会が月１回程度、定期的に開催されていること。なお、当該委員会を対面によらない方法で開催しても差し支えない。

（３）　院内感染防止対策委員会は、病院長又は診療所長、看護部長、薬剤部門の責任者、検査部門の責任者、事務部門の責任者、感染症対策に関し相当の経験を有する医師等の職員から構成されていること。なお、診療所においては各部門の責任者を兼務した者で差し支えない。

（４）　当該保険医療機関内において（病院である保険医療機関においては、当該病院にある

検査部において）、各病棟（有床診療所においては、当該有床診療所の有する全ての病床。以下この項において同じ。）の微生物学的検査に係る状況等を記した「感染情報レポート」が週１回程度作成されており、当該レポートが院内感染防止対策委員会において十分に活用される体制がとられていること。当該レポートは、入院中の患者からの各種細菌の検出状況や薬剤感受性成績のパターン等が病院又は有床診療所の疫学情報として把握、活用されることを目的として作成されるものであり、各病棟からの拭き取り等による各種細菌の検出状況を記すものではない。

（５）　院内感染防止対策として、職員等に対し流水による手洗いの励行を徹底させるとともに、各病室に水道又は速乾式手洗い液等の消毒液が設置されていること。ただし、精神病棟、小児病棟等においては、患者の特性から病室に前項の消毒液を設置することが適切でないと判断される場合に限り、携帯用の速乾式消毒液等を用いても差し支えないものとする。

３　医療安全管理体制の基準

（１）　当該保険医療機関において、医療安全管理体制が整備されていること。

（２）　安全管理のための指針が整備されていること。

安全管理に関する基本的な考え方、医療事故発生時の対応方法等が文書化されていること。

（３）　安全管理のための医療事故等の院内報告制度が整備されていること。

院内で発生した医療事故、インシデント等が報告され、その分析を通した改善策が実施される体制が整備されていること。

（４）　安全管理のための委員会が開催されていること。

安全管理の責任者等で構成される委員会が月１回程度開催されていること。なお、安全管理の責任者が必ずしも対面でなくてよいと判断した場合においては、当該委員会を対面によらない方法で開催しても差し支えない。

（５）　安全管理の体制確保のための職員研修が開催されていること。

安全管理のための基本的考え方及び具体的方策について職員に周知徹底を図ることを目的とするものであり、研修計画に基づき、年２回程度実施されていること。

４　褥瘡対策の基準

（１）　当該保険医療機関において、褥瘡対策が行われていること。

（２）　当該保険医療機関において、褥瘡対策に係る専任の医師及び褥瘡看護に関する臨床経験を有する専任の看護職員から構成される褥瘡対策チームが設置されていること。

（３）　当該保険医療機関における日常生活の自立度が低い入院患者につき、別添６の別紙３を参考として褥瘡に関する危険因子の評価を行い、褥瘡に関する危険因子のある患者及び既に褥瘡を有する患者については、（２）に掲げる専任の医師及び専任の看護職員が適切な褥瘡対策の診療計画の作成、実施及び評価を行うこと。ただし、当該医師及び当該看護職員が作成した診療計画に基づくものであれば、褥瘡対策の実施は、当該医師又は当該看護職員以外であっても差し支えない。また、様式については褥瘡に関する危険因子評価票と診療計画書が別添６の別紙３のように１つの様式ではなく、それぞれ独立した様式となっていても構わない。

（４）　褥瘡対策の診療計画における薬学的管理に関する事項及び栄養管理に関する事項については、当該患者の状態に応じて記載すること。必要に応じて、薬剤師又は管理栄養士と連携して、当該事項を記載すること。なお、診療所において、薬学的管理及び栄養管理を実施している場合について、当該事項を記載しておくことが望ましい。

（５） 栄養管理に関する事項については、栄養管理計画書をもって記載を省略することができること。ただし、この場合は、当該栄養管理計画書において、体重減少、浮腫の有無等の別添６の別紙３に示す褥瘡対策に必要な事項を記載していること。

（６） 褥瘡対策チームの構成メンバー等による褥瘡対策に係る委員会が定期的に開催されていることが望ましい。

（７） 患者の状態に応じて、褥瘡対策に必要な体圧分散式マットレス等を適切に選択し使用する体制が整えられていること。

（８） 毎年８月において、褥瘡患者数等について、別添７の様式５の４により届け出ること。

７ 身体的拘束最小化の基準

（１） 当該保険医療機関において、患者又は他の患者等の生命又は身体を保護するため緊急やむを得ない場合を除き、身体的拘束を行ってはならないこと。

（２） （１）の身体的拘束を行う場合には、その態様及び時間、その際の患者の心身の状況並びに緊急やむを得ない理由を記録しなければならないこと。

（３） 身体的拘束とは、抑制帯等、患者の身体又は衣服に触れる何らかの用具を使用して、一時的に当該患者の身体を拘束し、その運動を抑制する行動の制限をいうこと。

（４） 当該保険医療機関において、身体的拘束最小化対策に係る専任の医師及び専任の看護職員から構成される身体的拘束最小化チームが設置されていること。なお、必要に応じて、薬剤師等、入院医療に携わる多職種が参加していることが望ましい。

（５） 身体的拘束最小化チームでは、以下の業務を実施すること。

ア 身体的拘束の実施状況を把握し、管理者を含む職員に定期的に周知徹底すること。

イ 身体的拘束を最小化するための指針を作成し、職員に周知し活用すること。なお、アを踏まえ、定期的に当該指針の見直しを行うこと。また、当該指針には、鎮静を目的とした薬物の適正使用や（３）に規定する身体的拘束以外の患者の行動を制限する行為の最小化に係る内容を盛り込むことが望ましい。

ウ 入院患者に係わる職員を対象として、身体的拘束の最小化に関する研修を定期的に行うこと。

（６） （１）から（５）までの規定に関わらず、精神科病院（精神科病院以外の病院で精神病室が設けられているものを含む。）における身体的拘束の取扱いについては、精神保健及び精神障害者福祉に関する法律（昭和25年法律25第123号）の規定による。

（７） 令和６年３月31日において現に入院基本料又は特定入院料に係る届出を行っている病棟又は病床については、令和７年５月31日までの間に限り、（１）から（５）までの基準を満たしているものとする。

８ 医科点数表第１章第２部通則第８号及び歯科点数表第１章第２部入院料等通則第７号に規定する基準

当該保険医療機関内に、非常勤の管理栄養士又は常勤の栄養士が１名以上配置されていること。

第１の２ 歯科点数表第１章基本診療料第２部入院料等通則第６号ただし書に規定する入院基本料（特別入院基本料等を含む。）及び特定入院料に係る入院診療計画、院内感染防止対策、医療安全管理体制、褥瘡対策及び栄養管理体制の基準

入院診療計画、院内感染防止対策、医療安全管理体制、褥瘡対策及び栄養管理体制の基準は、「基本診療料の施設基準等」の他、次のとおりとする。

1　第１の１から４までのいずれにも該当するものであること。

2　栄養管理体制の基準

（１）　当該保険医療機関内（診療所を除く。）に、栄養管理を担当する管理栄養士が１名以上配置されていること。

（２）　管理栄養士をはじめとして、歯科医師、看護職員、その他医療従事者が共同して栄養管理を行う体制を整備し、あらかじめ栄養管理手順（標準的な栄養スクリーニングを含む栄養状態の評価、栄養管理計画、退院時を含む定期的な評価等）を作成すること。

（３）　入院時に患者の栄養状態を歯科医師、看護師、管理栄養士が共同して確認し、特別な栄養管理の必要性の有無について入院診療計画書に記載していること。

（４）　（３）において、特別な栄養管理が必要と医学的に判断される患者について、栄養状態の評価を行い、歯科医師、管理栄養士、看護師その他の医療従事者が共同して、当該患者ごとの栄養状態、摂食機能及び食形態を考慮した栄養管理計画（別添６の別紙23又はこれに準じた様式とする。）を作成していること。なお、救急患者や休日に入院した患者など、入院日に策定できない場合の栄養管理計画は、入院後７日以内に策定することとする。

（５）　栄養管理計画には、栄養補給に関する事項（栄養補給量、補給方法、特別食の有無等）、栄養食事相談に関する事項（入院時栄養食事指導、退院時の指導の計画等）、その他栄養管理上の課題に関する事項、栄養状態の評価の間隔等を記載すること。また、当該計画書又はその写しを診療録等に添付すること。

（６）　当該患者について、栄養管理計画に基づいた栄養管理を行うとともに、当該患者の栄養状態を定期的に評価し、必要に応じて栄養管理計画を見直していること。

（７）　特別入院基本料等及び短期滞在手術等基本料１を算定する場合は、（１）から（６）までの体制を満たしていることが望ましい。

（８）　（１）に規定する管理栄養士は、１か月以内の欠勤については、欠勤期間中も（１）に規定する管理栄養士に算入することができる。なお、管理栄養士が欠勤している間も栄養管理のための適切な体制を確保していること。

（９）　当該保険医療機関（診療所を除く。）において、管理栄養士の離職又は長期欠勤のため、（１）に係る基準が満たせなくなった場合、地方厚生（支）局長に届け出た場合に限り、当該届出を行った日の属する月を含む３か月間に限り、従前の入院基本料等を算定できる。

別添３

入院基本料等加算の施設基準等

入院基本料等加算に関する基準は、「基本診療料の施設基準等」の他、下記のとおりとする。なお、病棟単位で届出を行う入院基本料等加算を算定する病棟が複数ある場合であっても、それぞれの病棟において当該入院基本料等加算の施設基準の要件を満たすことが必要であること。

第２　臨床研修病院入院診療加算

２　臨床研修病院入院診療加算に関する施設基準（歯科診療に係るものに限る。）

（１）　単独型又は管理型の施設基準

ア　指導歯科医は歯科医師法第16条の２第１項に規定する臨床研修に関する省令に基づく指導歯科医の資格要件を満たす歯科医師であること。

イ　研修歯科医２人につき、指導歯科医１人以上であること。

ウ　当該保険医療機関の歯科医師の数は、医療法に定める標準を満たしていること。

エ　加算の対象となる病院である保険医療機関は、臨床研修施設であって研修管理委員会が設置されている単独型臨床研修施設（歯科医師法第16条の２第１項に規定する臨床研修に関する省令（平成17年厚生労働省令第103号）第３条第１号に規定する単独型臨床研修施

設をいう。）若しくは管理型臨床研修施設（同条第２号に規定する管理型臨床研修施設をいう。）又は単独型相当大学病院（歯科医師法第16条の２第１項に規定する歯学若しくは医学を履修する課程を置く大学に附属する病院（歯科医業を行わないものを除く。）のうち、単独で若しくは歯科医師法第16条の２第１項に規定する臨床研修に関する省令第３条第１号に規定する研修協力施設と共同して臨床研修を行う病院をいう。以下同じ。）若しくは管理型相当大学病院（歯科医師法第16条の２第１項に規定する歯学若しくは医学を履修する課程を置く大学に附属する病院（歯科医業を行わないものを除く。）のうち、他の施設と共同して臨床研修を行う病院（単独型相当大学病院を除く。）であって、当該臨床研修の管理を行うものをいう。以下同じ。）であること。

オ　当該保険医療機関の職員を対象とした保険診療に関する講習（当該保険医療機関が自ら行うものを指し、当該保険医療機関以外のものにより実施される場合を除く。）が年２回以上実施されていること。

（２）　協力型の施設基準

ア　協力型（Ⅰ）臨床研修施設（歯科医師法第16条の２第１項に規定する臨床研修に関する省令第３条第３号に規定する協力型臨床研修施設をいう。）又は協力型相当大学病院（歯科医師法第16条の２第１項に規定する歯学若しくは医学を履修する課程を置く大学に附属する病院（歯科医業を行わないものを除く。）のうち、他の施設と共同して３月以上の臨床研修を行う病院（単独型相当大学病院及び管理型相当大学病院を除く。）であって、２の(1)のアからウまでを満たしていること。

イ　研修歯科医が単独型臨床研修施設若しくは管理型臨床研修施設又は単独型相当大学病院若しくは管理型相当大学病院において実施される保険診療に関する講習を受けていること。

３　届出に関する事項

臨床研修病院入院診療加算の施設基準に係る取扱いについては、当該基準を満たしていればよく、特に地方厚生（支）局長に対して、届出を行う必要はないこと。

第19　栄養サポートチーム加算

1　栄養サポートチーム加算に関する施設基準

（2）（1）のア及びオにおける栄養管理に係る所定の研修とは、医療関係団体等が実施する栄養管理のための専門的な知識・技術を有する医師の養成を目的とした10時間以上を要する研修であること。なお、当該研修には、次の内容を含むものであること。

ア　栄養不良がもたらす影響

イ　栄養評価法と栄養スクリーニング

ウ　栄養補給ルートの選択と栄養管理プランニング

エ　中心静脈栄養法の実施と合併症及びその対策

オ　末梢静脈栄養法の実施と合併症及びその対策

カ　経腸栄養法の実施と合併症及びその対策

キ　栄養サポートチームの運営方法と活動の実際

また、（1）のア又はオに掲げる常勤医師については、週３日以上常態として勤務しており、かつ、所定労働時間が週22時間以上の勤務を行っている専任の非常勤医師（栄養管理に係る所定の研修を修了した医師に限る。）を２名組み合わせることにより、常勤医師の勤務時間帯と同じ時間帯にこれらの非常勤医師が配置されている場合には、当該２名の非常勤医師が栄養サポートチームの業務に従事する場合に限り、当該基準を満たしていることとみなすことができる。

（3）（1）のイからエまで及びカからクまでにおける栄養管理に係る所定の研修とは、次の事項に該当する研修であること。

ア　医療関係団体等が認定する教育施設において実施され、40時間以上を要し、当該団体より修了証が交付される研修であること。

イ　栄養管理のための専門的な知識・技術を有する看護師、薬剤師及び管理栄養士等の養成を目的とした研修であること。なお、当該研修には、次の内容を含むものであること。

（イ）　栄養障害例の抽出・早期対応（スクリーニング法）

（ロ）　栄養薬剤・栄養剤・食品の選択・適正使用法の指導

（ハ）　経静脈栄養剤の側管投与法・薬剤配合変化の指摘

（ニ）　経静脈輸液適正調剤法の取得

（ホ）　経静脈栄養のプランニングとモニタリング

（ヘ）　経腸栄養剤の衛生管理・適正調剤法の指導

（ト）　経腸栄養・経口栄養のプランニングとモニタリング

（チ）　簡易懸濁法の実施と有用性の理解

（リ）　栄養療法に関する合併症の予防・発症時の対応

（ヌ）　栄養療法に関する問題点・リスクの抽出

（ル）　栄養管理についての患者・家族への説明・指導

（ヲ）　在宅栄養・院外施設での栄養管理法の指導

第26の3　病棟薬剤業務実施加算

1　病棟薬剤業務実施加算１の施設基準

（1）　当該保険医療機関に常勤の薬剤師が、２名以上配置されているとともに、病棟薬剤業務の実施に必要な体制がとられていること。なお、週３日以上常態として勤務しており、かつ、所定労働時間が週22時間以上の勤務を行っている非常勤薬剤師を２名組み合わせることにより、当該常勤薬剤師の勤務時間帯と同じ時間帯にこれらの非常勤薬剤師が配置されている場合には、これらの非常勤薬剤師の実労働時間を常勤換算し常勤薬剤師数に算入することができる。ただし、常勤換算し常勤薬剤師に算入することができるのは、常勤薬剤師のうち１名までに限る。

（2）　病棟薬剤業務を行う専任の薬剤師が当該保険医療機関の全ての病棟（「Ａ１０６」障害者施設等入院基本料又は「Ａ３０７」小児入院医療管理料以外の特定入院料（病棟単位で行うものに限る。）を算定する病棟を除く。）に配置されていること。ただし、この場合において、複数の薬剤師が一の病棟において病棟薬剤業務を実施することを妨げない。

病棟の概念及び１病棟当たりの病床数に係る取扱いについては、別添２の第２の１及び２によるものであること。

なお、病棟薬剤業務実施加算を算定できない手術室、治療室及び小児入院医療管理料以外の特定入院料（病棟単位で行うものに限る。）を算定する病棟においても、病棟薬剤業務の実施に努めること。

（3）　当該保険医療機関において、病棟専任の薬剤師による病棟薬剤業務の直近１か月の実施時間が合算して１週間につき20時間相当に満たない病棟（「Ａ１０６」障害者施設等入院基本料又は小児入院医療管理料以外の特定入院料（病棟単位で行うものに限る。）を算定する病棟を除く。）があってはならないこと。

（4）　病棟薬剤業務の実施時間には、「Ａ３０７」小児入院医療管理料の「注６」に規定する退院時薬剤情報管理指導連携加算、「Ｂ００８」薬剤管理指導料及び「Ｂ０１４」退院時薬剤情報管理指導料の算定のための業務に要する時間は含まれないものであること。

（5）　医薬品情報の収集及び伝達を行うための専用施設（以下「医薬品情報管理室」という。）を有し、院内からの相談に対応できる体制が整備されていること。なお、院内からの相談に対応できる体制とは、当該保険医療機関の医師等からの相談に応じる体制があることを当該医師等に周知していればよく、医薬品情報管理室に薬剤師が常時配置されている必要はない。

（6）　医薬品情報管理室が、病棟専任の薬剤師を通じて、次のアからウまでに掲げる情報（以下「医薬品安全性情報等」という。）を積極的に収集し、評価するとともに、一元的に管理し、医薬品安全性情報等及びその評価した結果について、有効に活用されるよう分かりやすく工夫した上で、関係する医療従事者に速やかに周知していること。

ア　当該保険医療機関における医薬品の投薬及び注射の状況（使用患者数、使用量、投与日数等を含む。）

イ　当該保険医療機関において発生した医薬品に係る副作用（医薬品医療機器等法第68条の10第２項の規定による報告の対象となる副作用をいう。なお、同条第１項の規定による報告の対象となる副作用についても、同様の体制を講じていることが望ましい。）、ヒヤリハット、インシデント等の情報

ウ　公的機関、医薬品製造販売業者、卸売販売業者、学術誌、医療機関外の医療従事者等外

部から入手した医薬品の有効性、安全性、品質、ヒヤリハット、インシデント等の情報（後発医薬品に関するこれらの情報を含む。）

（7）　医薬品安全性情報等のうち、迅速な対応が必要となるものを把握した際に、電子媒体に保存された診療録、薬剤管理指導記録等の活用により、当該医薬品を処方した医師及び投与された患者（入院中の患者以外の患者を含む。）を速やかに特定でき、必要な措置を迅速に講じることができる体制を有していること。

（8）　病棟専任の薬剤師と医薬品情報管理室の薬剤師が必要に応じカンファレンス等を行い、各病棟での問題点等の情報を共有するとともに、各薬剤師が病棟薬剤業務を実施するにつき必要な情報が提供されていること。

（9）　データベースの構築などにより医療従事者が、必要な時に医薬品情報管理室で管理している医薬品安全性情報等を容易に入手できる体制を有していること。

(10)　上記(6)から(9)までに規定する内容の具体的実施手順及び新たに入手した情報の重要度に応じて、安全管理委員会、薬事委員会等の迅速な開催、関連する医療従事者に対する周知方法等に関する手順が、あらかじめ「医薬品の安全使用のための業務に関する手順書（医薬品業務手順書）」に定められており、それに従って必要な措置が実施されていること。

(11)　「Ｂ００８」薬剤管理指導料に係る届出を行っていること。

(12)　病棟専任の薬剤師の氏名が病棟内に掲示されていること。

4　届出に関する事項

（１）　病棟薬剤業務実施加算の施設基準に係る届出は、別添７の様式 40 の４を用いること。

（２）　調剤、医薬品情報管理、薬剤管理指導、在宅患者訪問薬剤管理指導又は病棟薬剤業務のいずれに従事しているかを（兼務の場合はその旨を）備考欄に記載すること。

（３）　薬剤業務向上加算の施設基準に係る届出は、別添７の様式 40 の４の１を用いること。

（４）　新規届出の場合は、３（５）に基づき当該保険医療機関において出向に関する具体的な計画が策定された時点で届出を行うことができる。また、現に出向を開始した月から算定を開始すること。

（５）　薬剤業務向上加算を算定する場合は、毎年８月に前年度における３の（２）及び（５）に係る体制を評価するため、別添７の様式 40 の４の２により届け出ること。

第 27　地域歯科診療支援病院入院加算

1　地域歯科診療支援病院入院加算に関する施設基準

（１）　歯科診療報酬点数表の初診料の注２に規定する地域歯科診療支援病院歯科初診料に係る施設基準の届出を行った病院である保険医療機関であって、次の要件を満たしていること。

ア　連携する別の保険医療機関において歯科診療報酬点数表の「Ａ０００」初診料の「注６」又は「Ａ００２」再診料の「注４」に規定する加算を算定している患者若しくは歯科訪問診療料を算定している患者に対して、入院して歯科診療を行う体制を確保していること。

イ　連携する別の保険医療機関との調整担当者を１名以上配置していること。

（２）　地域において歯科訪問診療を実施している別の保険医療機関との連携体制が確保されていること。

2　届出に関する事項

地域歯科診療支援病院入院加算の施設基準に係る届出は、別添７の様式 41 を用いること。

別添６

＜通則＞

医科診療報酬点数表に記載する診療等に要する書面等は別紙のとおりである。

なお、当該別紙は、参考として示しているものであり、示している事項が全て記載されていれば、当該別紙と同じでなくても差し支えないものであること。

また、当該別紙の作成や保存等に当たっては、医師事務作業の負担軽減等の観点から各保険医療機関において工夫されたいこと。

自筆の署名がある場合には印は不要であること。

※別紙9、10、11、15、22は欠番である。

別添７

基本診療料の施設基準等に係る届出書

保険医療機関コード 又は保険薬局コード		届 出 番 号	

連絡先
担当者氏名 :
電 話 番 号 :

（届出事項）

［　　　　　　　　　　　　　　　］の施設基準に係る届出

□　当該届出を行う前６月間において当該届出に係る事項に関し、不正又は不当な届出（法令の規定に基づくものに限る。）を行ったことがないこと。

□　当該届出を行う前６月間において療担規則及び薬担規則並びに療担基準に基づき厚生労働大臣が定める掲示事項等第三に規定する基準に違反したことがなく、かつ現に違反していないこと。

□　当該届出を行う前６月間において、健康保険法第78条第１項及び高齢者の医療の確保に関する法律第72条第１項の規定に基づく検査等の結果、診療内容又は診療報酬の請求に関し、不正又は不当な行為が認められたことがないこと。

□　当該届出を行う時点において、厚生労働大臣の定める入院患者数の基準及び医師等の員数の基準並びに入院基本料の算定方法に規定する入院患者数の基準に該当する保険医療機関又は医師等の員数の基準に該当する保険医療機関でないこと。

標記について、上記基準のすべてに適合しているので、別添の様式を添えて届出します。

年　　月　　日

保険医療機関の所在地
及び名称

開設者名

殿

備考１　［　　］欄には、該当する施設基準の名称を記入すること。
２　□には、適合する場合「レ」を記入すること。
３　届出書は、１通提出のこと。

別添７の２

基本診療料の施設基準等に係る届出書

保険医療機関コード 又は保険薬局コード	

連絡先
担当者氏名 :
電 話 番 号 :

（届出事項）

□　救急医療管理加算　　　　（※救急医療第　　号）

□　せん妄ハイリスク患者ケア加算　　（※せん妄ケア第　　号）

□　当該届出を行う前６月間において当該届出に係る事項に関し、不正又は不当な届出（法令の規定に基づくものに限る。）を行ったことがないこと。

□　当該届出を行う前６月間において療担規則及び薬担規則並びに療担基準に基づき厚生労働大臣が定める掲示事項等第三に規定する基準に違反したことがなく、かつ現に違反していないこと。

□　当該届出を行う前６月間において、健康保険法第78条第１項及び高齢者の医療の確保に関する法律第72条第１項の規定に基づく検査等の結果、診療内容又は診療報酬の請求に関し、不正又は不当な行為が認められたことがないこと。

□　当該届出を行う時点において、厚生労働大臣の定める入院患者数の基準及び医師等の員数の基準並びに入院基本料の算定方法に規定する入院患者数の基準に該当する保険医療機関又は医師等の員数の基準に該当する保険医療機関でないこと。

標記について、上記のすべてに適合し、施設基準を満たしているので、届出します。

令和　　年　　月　　日

保険医療機関の所在地
及び名称

開設者名

殿

備考１　□には、適合する場合「レ」を記入すること。
２　※は記載する必要がないこと。
３　届出書は、１通提出のこと。

（参考）

※　本様式は保険医療機関が届出に当たり確認に用いるための参考様式であって、届出書に添付する必要はない。
1　「区分」欄ごとに、「今回届出」欄、「既届出」欄又は「算定しない」欄のいずれかにチェックする。
2　「今回届出」欄にチェックをした場合は、「様式」欄に示す様式を添付する。
3　「既届出」欄にチェックした場合は、届出年月を記載する。
4　届出保険医療機関において「区分」欄に掲げる診療報酬を算定しない場合は、「算定しない」欄をチェックする。

施設基準通知	名　称	今回届出	既届出	算定しない	様式（別添７（又は別添７の２）
第1	情報通信機器を用いた診療	□	□　年　月	□	様式1
1の3	機能強化加算	□	□　年　月	□	様式1の3
1の4	外来感染対策向上加算	□	□　年　月	□	様式1の4
1の5	連携強化加算	□	□　年　月	□	様式1の5
1の6	サーベイランス強化加算	□	□　年　月	□	様式1の5
1の7	抗菌薬適正使用体制加算	□	□　年　月	□	様式1の5
1の9	医療ＤＸ推進体制整備加算	□	□　年　月	□	様式1の6
2	時間外対応加算	□	□　年　月	□	様式2
2の3	地域包括診療加算	□	□　年　月	□	様式2の3
2の6	看護師等遠隔診療補助加算	□	□　年　月	□	様式1の7
2の7	歯科点数表の初診料の注１に規定する施設基準	□	□　年　月	□	様式2の6
3	地域歯科診療支援病院歯科初診料	□	□　年　月	□	様式3
4	歯科診療医療安全対策加算１	□	□　年　月	□	様式4
4	歯科診療医療安全対策加算２	□	□　年　月	□	様式4の1の2
4の2	歯科外来診療感染対策加算１	□	□　年　月	□	様式4
4の2	歯科外来診療感染対策加算２	□	□　年　月	□	様式4の1の2
4の2	歯科外来診療感染対策加算３	□	□　年　月	□	様式4
4の2	歯科外来診療感染対策加算４	□	□　年　月	□	様式4の1の2
5	歯科診療特別対応連携加算	□	□　年　月	□	様式4の2
5の2	歯科点数表の初診料の注16及び再診料の注12に規定する施設基準	□	□　年　月	□	様式4の3
第5	一般病棟入院基本料	□	□　年　月	□	様式5～11
5	療養病棟入院基本料	□	□　年　月	□	様式5～11
5	結核病棟入院基本料	□	□　年　月	□	様式5～11
5	精神病棟入院基本料	□	□　年　月	□	様式5～11
5	特定機能病院入院基本料	□	□　年　月	□	様式5～11
5	専門病院入院基本料	□	□　年　月	□	様式5～11
5	障害者施設等入院基本料	□	□　年　月	□	様式5～11, 19
5	有床診療所入院基本料	□	□　年　月	□	様式5, 12～12の10
5	有床診療所療養病床入院基本料	□	□　年　月	□	様式5, 12～12の10
第1	総合入院体制加算	□	□　年　月	□	様式10, 13, 13の2
1の2	急性期充実体制加算	□	□　年　月	□	様式14

施設基準通知	名　称	今回届出	既届出	算定しない	様式（別添７（又は別添７の
2の2	救急医療管理加算	□	□　年　月	□	別添７の２
3	超急性期脳卒中加算	□	□　年　月	□	様式15
4	診療録管理体制加算	□	□　年　月	□	様式17
4の2	医師事務作業補助体制加算	□	□　年　月	□	様式13の4, 18, 18の2
4の3	急性期看護補助体制加算	□	□　年　月	□	様式9, 10, 13の3, 18の3
4の4	看護職員夜間配置加算	□	□　年　月	□	様式9, 10, 13の3, 18の3
5	特殊疾患入院施設管理加算	□	□　年　月	□	様式9, 19, 20
6の2	看護配置加算	□	□　年　月	□	様式9
7	看護補助加算	□	□　年　月	□	様式9, 10, 13の3, 18の3
9	療養環境加算	□	□　年　月	□	様式22
10	重症者等療養環境特別加算	□	□　年　月	□	様式23, 23の2
11	療養病棟療養環境加算	□	□　年　月	□	様式24, 24の2
11の2	療養病棟療養環境改善加算	□	□　年　月	□	様式24, 24の2
12	診療所療養病床療養環境加算	□	□　年　月	□	様式25
12の2	診療所療養病床療養環境改善加算	□	□　年　月	□	様式25
12の3	無菌治療室管理加算	□	□　年　月	□	様式26の2
12の4	放射線治療病室管理加算	□	□　年　月	□	様式26の3
14	緩和ケア診療加算	□	□　年　月	□	様式27
14の2	有床診療所緩和ケア診療加算	□	□　年　月	□	様式27の2
14の3	小児緩和ケア診療加算	□	□　年　月	□	様式27の3
15	精神科応急入院施設管理加算	□	□　年　月	□	様式9, 20, 28
16	精神病棟入院時医学管理加算	□	□　年　月	□	様式29
16の2	精神科地域移行実施加算	□	□　年　月	□	様式30
16の3	精神科身体合併症管理加算	□	□　年　月	□	様式31
17	精神科リエゾンチーム加算	□	□　年　月	□	様式32
17の3	依存症入院医療管理加算	□	□　年　月	□	様式32の3
17の4	摂食障害入院医療管理加算	□	□　年　月	□	様式32の4
18の2	リハビリテーション・栄養・口腔連携体制加算	□	□　年　月	□	様式5の5
19	栄養サポートチーム加算	□	□　年　月	□	様式34
20	医療安全対策加算	□	□　年　月	□	様式35, 35の4
21	感染対策向上加算	□	□　年　月	□	様式1の5, 35の2, 35の3
21の2	患者サポート体制充実加算	□	□　年　月	□	様式36
21の3	重症患者初期支援充実加算	□	□　年　月	□	様式36の2
21の4	報告書管理体制加算	□	□　年　月	□	様式36の3
22	褥瘡ハイリスク患者ケア加算	□	□　年　月	□	様式37
22の2	ハイリスク妊娠管理加算	□	□　年　月	□	様式38
23	ハイリスク分娩等管理加算	□	□　年　月	□	様式38
24の5	精神科救急搬送患者地域連携紹介加算	□	□　年　月	□	様式39の3

施設基準通知	名　称	今回届出	既届出	算定しない	様式（別添７（又は別添７の２）
の6	精神科救急搬送患者地域連携受入加算	□	□　年　月	□	様式39の3
26	呼吸ケアチーム加算	□	□　年　月	□	様式40の2
の2	術後疼痛管理チーム加算	□	□　年　月	□	様式40の2の2
の2	後発医薬品使用体制加算	□	□　年　月	□	様式40の3
の3	バイオ後続品使用体制加算	□	□　年　月	□	様式40の3の2
の3	病棟薬剤業務実施加算	□	□　年　月	□	様式40の4，様式40の4の2
の4	データ提出加算	□	□　年　月	□	様式40の5, 40の7, 40の8
の5	入退院支援加算	□	□　年　月	□	様式40の9 (特掲別添2) 様式12, 12の2
の2	精神科入退院支援加算	□	□　年　月	□	様式40の9の2
の3	医療的ケア児（者）入院前支援加算	□	□　年　月	□	様式40の9の3
の6	認知症ケア加算	□	□　年　月	□	様式40の10, 40の11
の2	せん妄ハイリスク患者ケア加算	□	□　年　月	□	別添７の２
の7	精神疾患診療体制加算	□	□　年　月	□	様式40の12
の8	精神科急性期医師配置加算	□	□　年　月	□	様式40の13, 53
の9	排尿自立支援加算	□	□　年　月	□	様式40の14
の10	地域医療体制確保加算	□	□　年　月	□	様式40の15, 40の16
の11	協力対象施設入所者入院加算	□	□　年　月	□	様式40の18
27	地域歯科診療支援病院入院加算	□	□　年　月	□	様式41
第1	救命救急入院料	□	□　年　月	□	様式20, 42, 42の3, 42の4, 42の6, 42の7, 43
2	特定集中治療室管理料	□	□　年　月	□	様式20, 42, 42の3, 42の4, 42の7, 43
3	ハイケアユニット入院医療管理料	□	□　年　月	□	様式20, 42の3, 42の4, 43, 44
4	脳卒中ケアユニット入院医療管理料	□	□　年　月	□	様式10, 20, 42の3, 42の4, 45
の2	小児特定集中治療室管理料	□	□　年　月	□	様式20, 42の3, 42の4, 43の2, 48
5	新生児特定集中治療室管理料	□	□　年　月	□	様式20, 42の2
の2	新生児特定集中治療室重症児対応体制強化管理料	□	□　年　月	□	様式20, 42の2
6	総合周産期特定集中治療室管理料	□	□　年　月	□	様式20, 42の2, 45の3
7	新生児治療回復室入院医療管理料	□	□　年　月	□	様式20, 42の2, 45の2
の2	地域包括医療病棟入院料	□	□　年　月	□	様式5の5, 9, 10, 13の3, 18の3, 20の3, 45の4
8	一類感染症患者入院医療管理料	□	□　年　月	□	様式9, 20, 46
9	特殊疾患入院医療管理料	□	□　年　月	□	様式9, 20, 47
10	小児入院医療管理料	□	□　年　月	□	様式9, 13の3, 18の3, 20, 26の2, 48～48の3
11	回復期リハビリテーション病棟入院料	□	□　年　月	□	様式9, 20, 49～49の6 (49の4を除く。)
12	地域包括ケア病棟入院料	□	□　年　月	□	様式9, 10, 13の3, 18の3, 20, 50～50の3
13	特殊疾患病棟入院料	□	□　年　月	□	様式9, 20, 24の2, 51

施設基準通知	名　称	今回届出	既届出	算定しない	様式（別添７（又は別添７の２）
14	緩和ケア病棟入院料	□	□　年　月	□	様式9, 20, 52
15	精神科救急急性期医療入院料	□	□　年　月	□	様式9, 13の3, 20, 53, 54, 54の2 (特掲別添2) 様式48
16	精神科急性期治療病棟入院料	□	□　年　月	□	様式9, 20, 53
16の2	精神科救急・合併症入院料	□	□　年　月	□	様式9, 13の3, 20, 53, 55 (特掲別添2) 様式48
16の3	児童・思春期精神科入院医療管理料	□	□　年　月	□	様式9, 20, 57
17	精神療養病棟入院料	□	□　年　月	□	様式9, 20, 24の2, 55の2, 55の3
19	認知症治療病棟入院料	□	□　年　月	□	様式9, 20, 56, (特掲別添2) 様式48
19の2	精神科地域包括ケア病棟入院料	□	□　年　月	□	様式9, 20, 57の5
20	特定一般病棟入院料	□	□　年　月	□	様式9, 10, 20, 50～50の3, 57の2, 57の3
21	地域移行機能強化病棟入院料	□	□　年　月	□	様式9, 20, 57の4
22	特定機能病院リハビリテーション病棟入院料	□	□　年　月	□	様式9, 20, 49, 49の2, 49の5
	短期滞在手術等基本料１	□	□　年　月	□	様式58

※様式2の2, 2の5, 2の8, 5の2, 8, 9の3, 9の4, 10の3, 10の4, 14の2, 16, 21, 26, 32の2, 33, 35の5, 35の6, 39, 39の2, 40, 49の7, 53の2は欠番

保医発 0305 第６号
令 和 ６ 年 ３ 月 ５ 日

地 方 厚 生 （ 支 ） 局 医 療 課 長
都道府県民生主管部（局）
国民健康保険主管課（部）長　　　　殿
都道府県後期高齢者医療主管部（局）
後期高齢者医療主管課（部）長

厚 生 労 働 省 保 険 局 医 療 課 長
（公　印　省　略）

厚生労働省保険局歯科医療管理官
（公　印　省　略）

特掲診療料の施設基準等及びその届出に関する手続きの取扱いについて

標記については、本日、「診療報酬の算定方法の一部を改正する告示」（令和６年厚生労働省告示第 57 号）の告示に伴い、「特掲診療料の施設基準等の一部を改正する件」（令和６年厚生労働省告示第 59 号）が告示され、令和６年６月１日より適用されることとなったところであるが、保険医療機関及び保険薬局からの届出を受理する際には、下記の事項に留意の上、貴管下の保険医療機関及び保険薬局並びに審査支払機関に周知徹底を図り、その取扱いに遺漏のないよう特段の御配慮を願いたい。

なお、従前の「特掲診療料の施設基準に係る届出に関する手続きの取扱いについて」（令和４年３月４日保医発第　号）は、令和６年５月 31 日限り廃止する。

記

第１　特掲診療料の施設基準等

1　特掲診療料の施設基準等は、「特掲診療料の施設基準等の一部を改正する件」による改正後の特掲診療料の施設基準等（平成 20 年厚生労働省告示第 63 号）に定めるものの他、別添１のとおりとすること。

2　別添１に定める施設基準を歯科診療について適用する場合にあっては、必要に応じ、当該基

準中「医師」とあるのは、「歯科医師」と読み替えて適用するものとすること。

3　特掲診療料の施設基準等及び本通知において規定する診療料については、医療法施行令（昭和 23 年政令第 326 号）及び医療法施行規則（昭和 23 年厚生省令第 50 号）の規定に基づき、当該診療科名に他の事項を組み合わせて標榜する場合も含むものであること。

4　特掲診療料の施設基準等における常勤配置とは、従事者が労働基準法（昭和 22 年法律第 49 号）第 65 条に規定する休業、育児休業、介護休業等育児又は家族介護を行う労働者の福祉に関する法律（平成３年法律第 76 号。以下「育児・介護休業法」という。）第２条第１号に規定する育児休業、同条第２号に規定する介護休業又は育児・介護休業法第 23 条第２項に規定する育児休業に関する制度に準ずる措置若しくは育児・介護休業法第 24 条第１項の規定により同項第２号に規定する育児休業に関する制度に準じて講ずる措置による休業を取得中の期間において、当該施設基準等において求められる資質を有する複数の非常勤従事者の常勤換算後の人員数を原則として含めるものであること。

また、正職員として勤務する者について、育児・介護休業法第 23 条第１項若しくは第３項又は第 24 条の規定による措置が講じられ、当該労働者の所定労働時間が短縮された場合にあっては、週 30 時間以上の勤務で常勤扱いとすること。

5　カンファレンス等をリアルタイムでの画像を介したコミュニケーション（以下「ビデオ通話」という。）が可能な機器を用いて実施する場合において、患者の個人情報を当該ビデオ通話の画面上で共有する際は、患者の同意を得ていること。また、保険医療機関の電子カルテなどを含む医療情報システムと共通のネットワーク上の端末においてカンファレンスを実施する場合又は電子的方法によって、個々の患者の診療に関する情報等を他の保険医療機関に提供する場合には、厚生労働省「医療情報システムの安全管理に関するガイドライン」に対応するとともに安全な通信環境を確保していること。

6　平成 31 年４月１日から当分の間、以下のいずれかの要件に該当する者を公認心理師とみなす。
ア　平成 31 年３月 31 日時点で、臨床心理技術者として保険医療機関に従事していた者
イ　公認心理師に係る国家試験の受験資格を有する者

7　区分番号は、例えば「Ａ０００」初診料における「Ａ０００」を指す。なお、以下区分番号という記載は省略し、「Ａ０００」のみ記載する。

第２　届出に関する手続き

1　「特掲診療料の施設基準等」に係る届出に際しては、特に規定のある場合を除き、当該保険医療機関単位又は当該保険薬局単位で行うものであること。

2　「特掲診療料の施設基準等」の各号に掲げる施設基準に係る届出を行おうとする保険医療機関又は保険薬局の開設者は、当該保険医療機関又は保険薬局の所在地の地方厚生（支）局長に対して、別添２の当該施設基準に係る届出書（届出書添付書類を含む。以下同じ。）を１通提出するものであること。なお、国立高度専門医療研究センター等で内部で権限の委任が行われているときは、病院の管理者が届出書を提出しても差し支えない。また、当該保険医療機関は、提出した届出書の写しを適切に保管するものであること。

3　届出書の提出があった場合は、届出書を基に、「特掲診療料の施設基準等」及び本通知に規定する基準に適合するか否かについて要件の審査を行い、記載事項等を確認した上で受理又は不

受理を決定するものであること。また、補正が必要な場合は適宜補正を求めるものとする。なお、この要件審査に要する期間は原則として２週間以内を標準とし、遅くとも概ね１か月以内（提出者の補正に要する期間を除く。）とするものであること。

4　届出に当たっては、当該届出に係る基準について、特に定めがある場合を除き、実績期間を要しない。

ただし、以下に定める施設基準については、それぞれ以下に定めるところによる。

（1）　開放型病院の施設基準

届出前 30 日間の実績を有していること。

（2）　中枢神経磁気刺激による誘発筋電図、光トポグラフィー、ポジトロン断層撮影、ポジトロン断層・コンピューター断層複合撮影、ポジトロン断層・磁気共鳴コンピューター断層複合撮影、乳房用ポジトロン断層撮影、コンピューター断層撮影、磁気共鳴コンピューター断層撮影に係る施設共同利用率、輸血管理料に係る新鮮凍結血漿・赤血球濃厚液割合等及び保険医療機関間の連携による病理診断に係る病理標本割合

ア　1月から 12 月までの１年間の実績をもって施設基準の適合性を判断し、当該要件及び他の要件を満たしている場合は、翌年の４月１日から翌々年の３月末日まで所定点数を算定できるものとする。

イ　アにかかわらず、新規届出の場合は、届出前６月の実績を有していれば足りるものとし、届出のあった月の末日までに要件審査を終え、届出を受理した場合は、翌月の１日から翌年の３月末日まで所定点数を算定することができるものとする。また、月の最初の開庁日に要件審査を終え、届出を受理した場合には当該月の１日から翌年の３月末日まで所定点数を算定することができるものとする。なお、施設基準に適合しなくなったため所定点数を算定できなくなった後に、再度届出を行う場合は、新規届出に該当しないものである。

ウ　既に施設基準の要件を満たし所定点数を算定している場合であって、当該基準に係る機器を増設する場合にあっては、実績期間を要しないものとする。この場合において、届出のあった月の末日までに要件審査を終え、届出を受理した場合は、翌月の１日から翌年の３月末日までは、当該機器についても所定点数を算定することができるものとする。また、月の最初の開庁日に要件審査を終え、届出を受理した場合には当該月の１日から翌年の３月末日まで当該機器についても所定点数を算定することができるものとする。

エ　イ又はウに該当する場合は、所定点数を算定し始めた月の初日から同年 12 月の末日までの実績をもって施設基準の適合性を判断し、当該要件及び他の要件を満たしている場合は、翌年の４月１日から翌々年の３月末日まで所定点数を算定できるものとする。

新規届出の場合

例１：８月１日から算定を開始した場合

・翌年３月末（③の前日）までは算定可

・①～②までの実績により施設共同利用率に係る基準の適合性を判断

・　施設基準に適合している場合は、③～⑤までの期間算定可

・　施設基準に適合していない場合は、③～⑤までの期間算定不可

・⑤の翌日以後の期間の算定の可否は、②の翌日から④までの期間における実績で判断する。

①８月１日　②12 月末日　③４月１日　④12 月末日　⑤３月末日

例２：２月１日から算定を開始した場合

・翌年の３月末（③の前日）までは算定可

・①～②までの実績により施設共同利用率に係る基準の適合性を判断

・　施設基準に適合している場合は、③～⑤までの期間算定可

・　施設基準に適合していない場合は、③～⑤までの期間算定不可

・⑤の翌日以後の期間の算定の可否は、②の翌日から④までの期間における実績で判断する。

①２月１日　②12 月末日　③４月１日　④12 月末日　⑤３月末日

（3）　在宅腫瘍治療電場療法指導管理料、長期脳波ビデオ同時記録検査１、光トポグラフィー、終夜睡眠ポリグラフィー（１及び２以外の場合）（安全精度管理下で行うもの）、筋電図検査（単線維筋電図（一連につき））、緊急整復固定加算及び緊急挿入加算、骨悪性腫瘍、類骨骨腫及び四肢軟部腫瘍ラジオ波焼灼療法、骨移植術（軟骨移植術を含む。）（自家培養軟骨移植術）、人工股関節置換術（手術支援装置を用いるもの）、脳腫瘍覚醒下マッピング加算、癒着性脊髄くも膜炎手術（脊髄くも膜剥離操作を行うもの）、角膜移植術（内皮移植による角膜移植を実施した場合）、網膜付着組織を含む硝子体切除術（眼内内視鏡を用いるもの）、経外耳道的内視鏡下鼓室形成術、植込型骨導補聴器（直接振動型）植込術、人工中耳植込術、人工内耳植込術、植込型骨導補聴器移植術、植込型骨導補聴器交換術、乳腺悪性腫瘍手術（乳輪温存乳房切除術（腋窩郭清を伴わないもの）及び乳輪温存乳房切除術（腋窩郭清を伴うもの））、乳腺悪性腫瘍ラジオ波焼灼療法、胸腔鏡下拡大胸腺摘出術（内視鏡手術用支援機器を用いる場合）、胸腔鏡下縦隔悪性腫瘍手術（内視鏡手術用支援機器を用いる場合）、胸腔鏡下肺切除術（区域切除及び肺葉切除術又は１肺葉を超えるもので内視鏡手術用支援機器を用いる場合）、胸腔鏡下良性縦隔腫瘍手術（内視鏡手術用支援機器を用いる場合）、胸腔鏡下肺悪性腫瘍手術（区域切除及び肺葉切除又は１肺葉を超えるもので内視鏡手術用支援機器を用いる場合）、胸腔鏡下肺悪性腫瘍手術（気管支形成を伴う肺切除）、生体部分肺移植術、肺悪性腫瘍及び胸腔内軟部腫瘍ラジオ波焼灼療法、胸腔鏡下食道悪性腫瘍手術（内視鏡手術用支援機器を用いる場合）、縦隔鏡下食道悪性腫瘍手術（内視鏡手術用支援機器を用いる場合）、胸腔鏡下弁形成術、胸腔鏡下弁形成術（内視鏡手術用支援機器を用いる場合）、胸腔鏡下弁置換術、胸腔鏡下弁置換術（内視鏡手術支援機器を用いる場合）、経カテーテル弁置換術、経皮的僧帽弁クリップ術、胸腔鏡下動脈管開存閉鎖術、胸腔鏡下心房中隔欠損閉鎖術、不整脈手術（左心耳閉鎖術）（胸腔鏡下によるもの及び経カテーテル的手術によるもの）、磁気ナビゲーション加算、経皮的中隔心筋焼灼術、ペースメーカー移植術（リードレスペースメーカーの場合）、両心室ペースメーカー移植術（心筋電極の場合）及び両心室ペースメーカー交換術（心筋電

極の場合）、両心室ペースメーカー移植術（経静脈電極の場合）及び両心室ペースメーカー交換術（経静脈電極の場合）、植込型除細動器移植術（心筋リードを用いるもの）及び植込型除細動器交換術（心筋リードを用いるもの）、植込型除細動器移植術（経静脈リードを用いるもの又は皮下植込型リードを用いるもの）及び植込型除細動器交換術（その他のもの）、経静脈電極抜去術、両室ペーシング機能付き植込型除細動器移植術（心筋電極の場合）及び両室ペーシング機能付き植込型除細動器交換術（心筋電極の場合）、両室ペーシング機能付き植込型除細動器移植術（経静脈電極の場合）及び両室ペーシング機能付き植込型除細動器交換術（経静脈電極の場合）、経皮的循環補助法（ポンプカテーテルを用いたもの）、補助人工心臓、小児補助人工心臓、植込型補助人工心臓（非拍動流型）、内視鏡下下肢静脈瘤不全穿通枝切離術、骨盤内悪性腫瘍及び腹腔内軟部腫瘍ラジオ波焼灼療法、腹腔鏡下十二指腸局所切除術（内視鏡処置を併施するもの）、腹腔鏡下胃切除術（単純切除術（内視鏡手術用支援機器を用いる場合））、腹腔鏡下胃切除術（悪性腫瘍手術（内視鏡手術用支援機器を用いるもの））、腹腔鏡下噴門側胃切除術（単純切除術（内視鏡手術用支援機器を用いる場合））、腹腔鏡下噴門側胃切除術（悪性腫瘍手術（内視鏡手術用支援機器を用いるもの））、腹腔鏡下胃全摘術（単純全摘術（内視鏡手術用支援機器を用いる場合））、腹腔鏡下胃全摘術（悪性腫瘍手術（内視鏡手術用支援機器を用いるもの））、腹腔鏡下胃縮小術、腹腔鏡下総胆管拡張症手術（内視鏡手術用支援機器を用いる場合）、腹腔鏡下胆嚢悪性腫瘍手術（胆嚢床切除を伴うもの）、腹腔鏡下胆道閉鎖症手術、腹腔鏡下肝切除術（内視鏡手術用支援機器を用いる場合を含む。）、移植用部分肝採取術（生体）（腹腔鏡によるもの）、生体部分肝移植術、腹腔鏡下膵腫瘍摘出術、腹腔鏡下膵中央切除術、腹腔鏡下膵体尾部腫瘍切除術、腹腔鏡下膵体尾部腫瘍切除術（内視鏡手術用支援機器を用いる場合）、腹腔鏡下膵頭部腫瘍切除術、腹腔鏡下膵頭部腫瘍切除術（内視鏡手術用支援機器を用いる場合）、同種死体膵島移植術、生体部分小腸移植術、早期悪性腫瘍大腸粘膜下層剥離術、腹腔鏡下結腸悪性腫瘍切除術（内視鏡手術用支援機器を用いる場合）、腹腔鏡下直腸切除・切断術（切除術、低位前方切除術及び切断術に限る。）（内視鏡手術用支援機器を用いる場合）、腹腔鏡下副腎摘出術（内視鏡手術用支援機器を用いるもの）、腹腔鏡下副腎髄質腫瘍摘出術（褐色細胞腫）、（内視鏡手術用支援機器を用いるもの）副腎腫瘍ラジオ波焼灼療法、腹腔鏡下腎悪性腫瘍手術（内視鏡手術用支援機器を用いるもの）、腹腔鏡下尿管悪性腫瘍手術（内視鏡手術用支援機器を用いるもの）、腎悪性腫瘍ラジオ波焼灼療法、腹腔鏡下腎盂形成手術（内視鏡手術用支援機器を用いる場合）、生体腎移植術、腹腔鏡下膀胱悪性腫瘍手術、腹腔鏡下膀胱悪性腫瘍手術（内視鏡手術用支援機器を用いる場合）、腹腔鏡下小切開膀胱悪性腫瘍手術、腹腔鏡下前立腺悪性腫瘍手術、腹腔鏡下前立腺悪性腫瘍手術（内視鏡手術用支援機器を用いるもの）、腹腔鏡下膣断端挙上術（内視鏡手術用支援機器を用いる場合）、腹腔鏡下仙骨膣固定術、腹腔鏡下仙骨膣固定術（内視鏡手術用支援機器を用いた場合）、腹腔鏡下膣式子宮全摘術（内視鏡手術用支援機器を用いる場合）、腹腔鏡下子宮悪性腫瘍手術（子宮体がんに限る。）、腹腔鏡下子宮悪性腫瘍手術（子宮頸がんに限る。）、腹腔鏡下子宮悪性腫瘍手術（子宮体がんに対して内視鏡手術用支援機器を用いる場合）、腹腔鏡下子宮瘢痕部修復術、高エネルギー放射線治療、一回線量増加加算、強度変調放射線治療（ＩＭＲＴ）、腎代替療法指導管理料並びに導入期加算２及び３に係る年間実施件数

－ 5 －

ア　1月から12月までの1年間の実績をもって施設基準の適合性を判断し、当該要件及び他の要件を満たしている場合は、翌年の4月1日から翌々年3月末日まで所定点数を算定できるものとする。

イ　アにかかわらず、新規届出の場合は、届出前6月以内の実施件数が、要件とされる年間実施件数の半数以上であれば足りるものとし、届出のあった月の末日までに要件審査を終え、届出を受理した場合は、翌月の1日から翌年の3月末日まで所定点数を算定することができるものとする。また、月の最初の開庁日に要件審査を終え、届出を受理した場合には当該月の1日から翌年の3月末日まで所定点数を算定することができるものとする。なお、施設基準に適合しなくなったため所定点数を算定できなくなった後に、再度届出を行う場合は、新規届出に該当しないものであること。ただし、建物の工事等に伴いやむを得ず当該治療を実施できなくなり、施設基準に適合しなくなった後、再度届出を行う場合には、新規届出として取り扱うものとする。

ウ　イに該当する場合は、所定点数を算定し始めた月の初日から同年12月末日までの実施件数をもって施設基準の適合性を判断し（実施件数が、各施設基準に規定する年間実施件数を12で除して得た数に所定点数を算定した月数を乗じて得た数以上であれば、施設基準に適合しているものと判断する。）、当該要件及び他の要件を満たしている場合は、翌年の4月1日から翌々年3月末日まで所定点数を算定できるものとする。

エ　医科点数表第2章第10部第1節手術料に掲げる手術のうち、通則18に掲げる内視鏡手術用支援機器を用いて行った場合にも算定できることとされているものにおける実施件数は、別に規定する場合を除き、内視鏡又は内視鏡手術用支援機器による実施件数を合算して施設基準の適合性を判断するものとする。

新規届出の場合

例1：8月1日から算定を開始した場合

・翌年3月末（③の前日）までは算定可

・①～②までの実績により実施件数に係る基準の適合性を判断（実施件数が、各施設基準に規定する年間実施件数を12で除して得た数に所定点数を算定した月数を乗じて得た数以上であれば、施設基準に適合しているものと判断する。）

・　施設基準に適合している場合は、③～⑤までの期間算定可

・　施設基準に適合していない場合は、③～⑤までの期間算定不可

・⑤の翌日以後の期間の算定の可否は、②の翌日から④までの期間における実績で判断する。

①8月1日
②12月末日
③4月1日
④12月末日
⑤3月末日

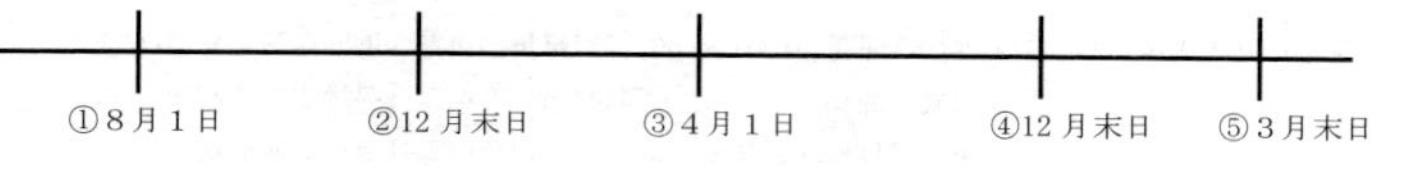

例2：2月1日から算定を開始した場合

・翌年3月末（③の前日）までは算定可

・①～②までの実績により実施件数に係る基準の適合性を判断（実施件数が、各施設基準に規定する年間実施件数を12で除して得た数に所定点数を算定した月数を乗じて得た数以上であれば、施設基準に適合しているものと判断する。）

－ 6 －

1月から12月までの1年間の実績をもって施設基準の適合性を判断し、当該要件及びイを含む他の要件を満たしている場合は、翌年の4月1日から翌々年3月末日まで所定点数を算定できるものとする。

イ　処置の休日加算1、時間外加算1及び深夜加算1を算定する全ての診療科における予定手術に係る術者及び第一助手について、その手術の前日に当直等を行っている者がある日数及び2日以上連続で夜勤時間帯に当直を行った回数

(イ)　1月から12月までの1年間の実績をもって施設基準の適合性を判断し、当該要件及び他の要件を満たしている場合は、翌年の4月1日から翌々年3月末日まで所定点数を算定できるものとする。

(ロ)　(イ)にかかわらず、新規届出の場合は実績期間を要しない。なお、届出のあった月の末日までに要件審査を終え、届出を受理した場合は、翌月の1日から翌年の3月末日まで所定点数を算定することができるものとする。また、月の最初の開庁日に要件審査を終え、届出を受理した場合には当該月の1日から翌年の3月末日まで所定点数を算定することができるものとする。なお、施設基準に適合しなくなったため所定点数を算定できなくなった後に、再度届出を行う場合は、新規届出に該当しないものであること。

(ハ)　(ロ)に該当する場合は、所定点数の算定を開始した月の初日から同年12月末日までの実績をもって施設基準の適合性を判断し(実施日数が、施設基準に規定する年間実施日数を12で除して得た数に所定点数を算定した月数を乗じて得た数以下であれば、施設基準に適合しているものと判断する。)、当該要件及び他の要件を満たしている場合は、翌年の4月1日から翌々年3月末日まで所定点数を算定できるものとする。

例：イの(ハ)による届出の場合
8月1日から新規に算定を開始した場合
・翌年3月末(③の前日)までは算定可
・①〜②までの実績により実施日数に係る基準の適合性を判断(実施日数が、各施設基準に規定する年間実施日数を12で除して得た数に所定点数を算定した月数を乗じて得た数以下であれば、施設基準に適合しているものと判断する。)
　・　施設基準に適合している場合は、③〜⑤までの期間算定可
　・　施設基準に適合していない場合は、③〜⑤までの期間算定不可
・⑤の翌日以後の期間の算定の可否は、②の翌日から④までの期間における実績で判断する。

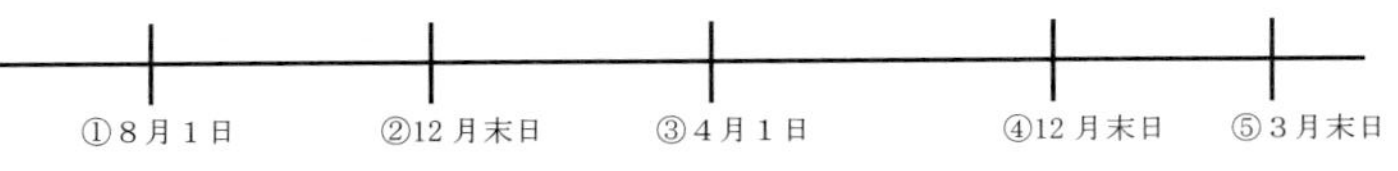

例2：2月1日から新規に算定を開始した場合
・翌年3月末(③の前日)までは算定可
・①〜②までの実績により適合性を判断

- 9 -

　・　施設基準に適合している場合は、③〜⑤までの期間算定可
　・　施設基準に適合していない場合は、③〜⑤までの期間算定不可
・⑤の翌日以後の期間の算定の可否は、②の翌日から④までの期間における実績で判断する。

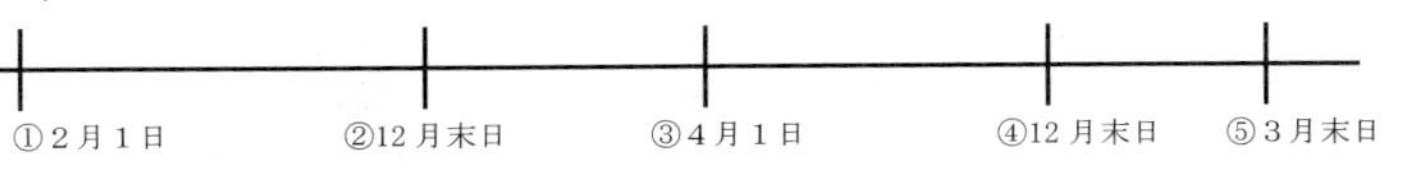

(5)　後発医薬品調剤体制加算及び外来後発医薬品使用体制加算の施設基準
　届出前3月間の実績を有していること。

(7)　処置の休日加算1、時間外加算1及び深夜加算1に係る年間実施日数
　ア　緊急入院患者及び全身麻酔による手術の患者の実績数

・　施設基準に適合している場合は、③～⑤までの期間算定可
・　施設基準に適合していない場合は、③～⑤までの期間算定不可
・⑤の翌日以後の期間の算定の可否は、②の翌日から④までの期間における実績で判断する。

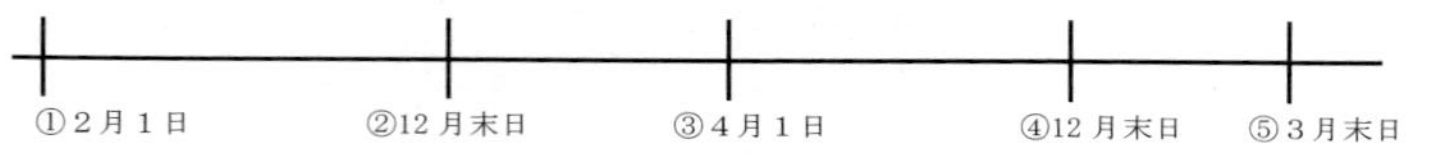

（８）　手術の休日加算１、時間外加算１及び深夜加算１に係る年間実施日数

手術の休日加算１、時間外加算１及び深夜加算１については、（７）処置の休日加算１、時間外加算１及び深夜加算１の例による。

（11）　摂食嚥下機能回復体制加算に係る施設基準

ア　摂食嚥下回復体制加算１に係る経口摂取回復率

（イ）　１月から 12 月までの１年間に別添１の第 45 の２の１の（４）のア又はイのいずれかに該当することとなった患者（以下「鼻腔栄養を導入した患者、胃瘻を造設した患者又は中心静脈栄養を実施している患者等」という。）のうち、１年以内に栄養方法が経口摂取のみである状態に回復した患者の割合をもって施設基準の適合性を判断し、当該要件及び他の要件を満たしている場合は、翌々年４月１日から翌々々年３月末日まで所定点数を算定できるものとする。

（ロ）　新規に届出をする場合は、(イ)にかかわらず、４月から６月（直近２年以内）までの３か月間に鼻腔栄養を導入した患者、胃瘻を造設した患者又は中心静脈栄養を実施している患者等のうち、１年以内に栄養方法が経口摂取のみである状態に回復した患者の割合をもって施設基準の適合性を判断することができるものとし、当該要件及び他の要件と合わせて、届出のあった月の末日までに要件審査を終え、届出を受理した場合は、翌月の１日から翌年３月末日まで所定点数を算定することができるものとする。また、月の最初の開庁日に要件審査を終え、届出を受理した場合には当該月の１日から翌年３月末日まで所定点数を算定することができるものとする。なお、施設基準に適合しなくなったため所定点数を算定できなくなった後に、再度届出を行う場合は新規に届出をする場合には該当しないものであること。

（ハ）　(ロ)に該当する場合であって、継続して所定点数を算定しようとする場合は、(イ)に規定するところによる他、所定点数の算定を開始した年の１月から 12 月までの１年間に鼻腔栄養を導入した患者、胃瘻を造設した患者又は中心静脈栄養を実施している患者等のうち、１年以内に栄養方法が経口摂取のみである状態に回復した患者の割合をもって施設基準の適合性を判断することができるものとし、当該要件及び他の要件を満たしている場合は、翌年４月１日から翌々年３月末日まで所定点数を算定できるものとする。

イ　摂食嚥下回復体制加算３に係る患者数

１月から 12 月までの１年間の患者数をもって別添１の第 45 の２の３の（３）の施設基準の適合性を判断し、当該要件及びその他の要件を満たしている場合は、翌年４月１日から翌々年３月末日まで所定点数を算定できるものとする。

例１：ア（イ）による届出の場合

・令和６年１月１日から 12 月末日までの期間（下図①）に鼻腔栄養を導入した患者、胃瘻を造設した患者又は中心静脈栄養を実施している患者等にかかる回復の割合をもって適合性を判断し、適合している場合は令和８年４月１日から令和９年３月 31 日まで（②）算定可

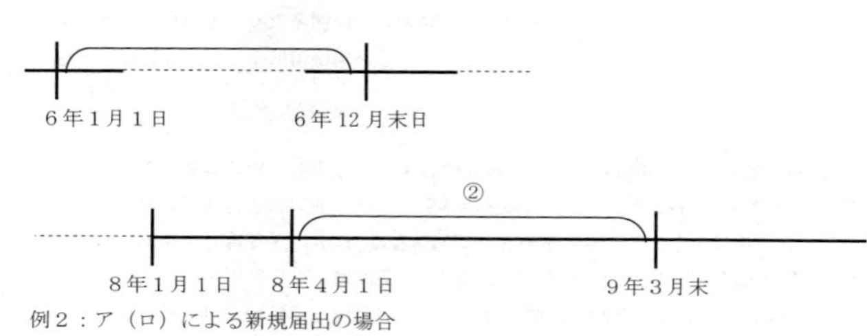

例２：ア（ロ）による新規届出の場合

・令和６年４月１日から６月末日までの期間（①）に鼻腔栄養を導入した患者、胃瘻を造設した患者又は中心静脈栄養を実施している患者等にかかる回復の割合をもって適合性を判断し、適合している場合は、算定開始月から令和７年３月末日まで（②）算定可

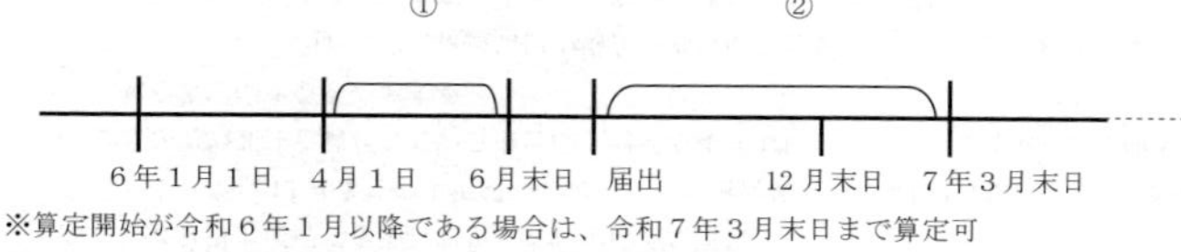

※算定開始が令和６年１月以降である場合は、令和７年３月末日まで算定可

例３：ア（ハ）による届出の場合

・令和６年１月１日から 12 月末日までの期間（①）に鼻腔栄養を導入した患者、胃瘻を造設した患者又は中心静脈栄養を実施している患者等にかかる回復の割合をもって適合性を判断し、

適合している場合は令和７年４月１日から令和８年３月末日まで（②）算定可

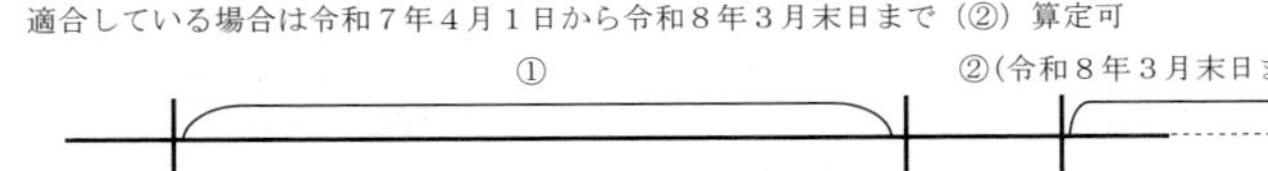
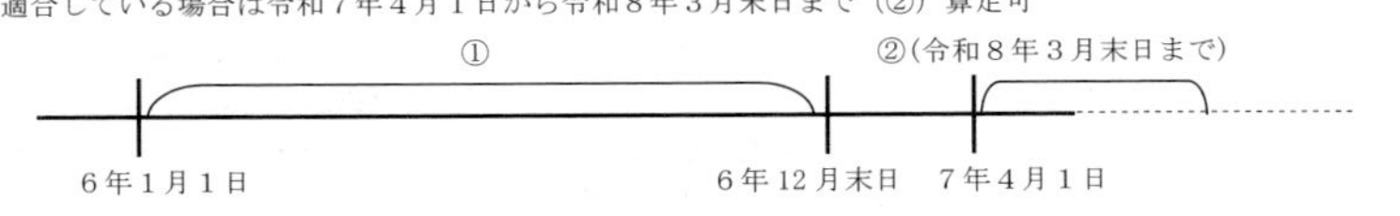

5　特掲診療料の施設基準等に係る届出を行う保険医療機関又は保険薬局が、次のいずれかに該当する場合にあっては当該届出の受理は行わないものであること。

（1）　当該届出を行う前６か月間において当該届出に係る事項に関し、不正又は不当な届出（法令の規定に基づくものに限る。）を行ったことがある保険医療機関又は保険薬局である場合。

（2）　当該届出を行う前６か月間において療担規則及び薬担規則並びに療担基準に基づき厚生労働大臣が定める掲示事項等（平成 18 年厚生労働省告示第 107 号）に違反したことがある保険医療機関又は保険薬局である場合。

（3）　地方厚生（支）局長に対して当該届出を行う時点において、厚生労働大臣の定める入院患者数の基準及び医師等の員数の基準並びに入院基本料の算定方法（平成 18 年厚生労働省告示第 104 号）に規定する基準のいずれかに該当している保険医療機関である場合。

（4）　当該届出を行う前６か月間において、健康保険法（大正 11 年法律第 70 号）第 78 条第１項（同項を準用する場合を含む。）及び高齢者の医療の確保に関する法律（昭和 57 年法律第 80 号）第 72 条第１項の規定に基づく検査等の結果、診療内容若しくは調剤内容又は診療報酬若しくは調剤報酬の請求に関し、不正又は不当な行為が認められた保険医療機関又は保険薬局である場合。なお、「診療内容又は診療報酬の請求に関し、不正又は不当な行為が認められた場合」とは、「保険医療機関及び保険医等の指導及び監査について」（平成 12 年５月 31 日保発第 105 号厚生省保険局長通知）に規定する監査要綱に基づき、戒告若しくは注意又はその他の処分を受けた場合をいうものとする。

6　届出の要件を満たしている場合は届出を受理し、次の受理番号を決定し、提出者に対して受理番号を付して通知するとともに、審査支払機関に対して受理番号を付して通知するものであること。

ウイルス疾患指導料	（ウ指）第　　号
外来栄養食事指導料の注２に規定する基準	（外栄食指）第　　号
外来栄養食事指導料の注３に規定する基準	（がん専栄）第　　号
心臓ペースメーカー指導管理料の注５に規定する遠隔モニタリング加算	（遠隔ペ）第　　号
喘息治療管理料	（喘管）第　　号
糖尿病合併症管理料	（糖管）第　　号
がん性疼痛緩和指導管理料	（がん疼）第　　号
がん性疼痛緩和指導管理料の注２に規定する難治性がん性疼痛緩和指導管理加算	（難がん疼）第　　号
がん患者指導管理料イ	（がん指イ）第　　号
がん患者指導管理料ロ	（がん指ロ）第　　号
がん患者指導管理料ハ	（がん指ハ）第　　号
がん患者指導管理料ニ	（がん指ニ）第　　号
外来緩和ケア管理料	（外緩）第　　号
移植後患者指導管理料（臓器移植後）	（移植管臓）第　　号
移植後患者指導管理料（造血幹細胞移植後）	（移植管造）第　　号
糖尿病透析予防指導管理料	（糖防管）第　　号

小児運動器疾患指導管理料 (小運指管) 第　　号
乳腺炎重症化予防ケア・指導料 (乳腺ケア) 第　　号
婦人科特定疾患治療管理料 (婦特管) 第　　号
腎代替療法指導管理料 (腎代替管) 第　　号
一般不妊治療管理料 (一妊管) 第　　号
生殖補助医療管理料１ (生補管１) 第　　号
生殖補助医療管理料２ (生補管２) 第　　号
二次性骨折予防継続管理料１ (二骨管１) 第　　号
二次性骨折予防継続管理料２ (二骨継２) 第　　号
二次性骨折予防継続管理料３ (二骨継３) 第　　号
下肢創傷処置管理料 (下創管) 第　　号
慢性腎臓病透析予防指導管理料 (腎防管) 第　　号
地域連携小児夜間・休日診療料１ (小夜１) 第　　号
地域連携小児夜間・休日診療料２ (小夜２) 第　　号
地域連携夜間・休日診療料 (夜) 第　　号
院内トリアージ実施料 (トリ) 第　　号
夜間休日救急搬送医学管理料の注３に規定する救急搬送看護体制加算 (救搬看体) 第　　号
外来放射線照射診療料 (放射診) 第　　号
地域包括診療料 (地包診) 第　　号
小児かかりつけ診療料１ (小か診１) 第　　号
小児かかりつけ診療料２ (小か診２) 第　　号
外来腫瘍化学療法診療料１ (外化診１) 第　　号
外来腫瘍化学療法診療料２ (外化診２) 第　　号
外来腫瘍化学療法診療料３ (外化診３) 第　　号
連携充実加算 (外化連) 第　　号
外来腫瘍化学療法診療料の注９に規定するがん薬物療法体制充実加算 (外化薬) 第　　号
外来データ提出加算 (外データ提) 第　　号
ニコチン依存症管理料 (ニコ) 第　　号
療養・就労両立支援指導料の注３に規定する相談支援加算 (両立支援) 第　　号
開放型病院共同指導料 (開) 第　　号
別添１の「第９」の１の(１)に規定する在宅療養支援診療所 (支援診１) 第　　号
別添１の「第９」の１の(２)に規定する在宅療養支援診療所 (支援診２) 第　　号
別添１の「第９」の１の(３)に規定する在宅療養支援診療所 (支援診３) 第　　号
別添１の「第９」の２の(３)に規定する在宅緩和ケア充実診療所・病院加算
(在緩診実) 第　　号
別添１の「第９」の２の(４)に規定する在宅療養実績加算１ (在診実１) 第　　号
別添１の「第９」の２の(５)に規定する在宅療養実績加算２ (在診実２) 第　　号
ハイリスク妊産婦共同管理料(Ⅰ) (ハイⅠ) 第　　号
がん治療連携計画策定料 (がん計) 第　　号
がん治療連携指導料 (がん指) 第　　号

外来排尿自立指導料 (外排自) 第　　号
ハイリスク妊産婦連携指導料１ (ハイ妊連１) 第　　号
ハイリスク妊産婦連携指導料２ (ハイ妊連２) 第　　号
肝炎インターフェロン治療計画料 (肝炎) 第　　号
こころの連携指導料（Ⅰ） (こ連指Ⅰ) 第　　号
こころの連携指導料（Ⅱ） (こ連指Ⅱ) 第　　号
プログラム医療機器等指導管理料 (プログラム) 第　　号
薬剤管理指導料 (薬) 第　　号
地域連携診療計画加算 (地連計) 第　　号
検査・画像情報提供加算及び電子的診療情報評価料 (電情) 第　　号
医療機器安全管理料１ (機安１) 第　　号
医療機器安全管理料２ (機安２) 第　　号
医療機器安全管理料（歯科） (機安歯) 第　　号
精神科退院時共同指導料１及び２ (精退共) 第　　号
歯科治療時医療管理料 (医管) 第　　号
かかりつけ歯科医機能強化型歯科診療所 (か強診) 第　　号
小児口腔機能管理料の注３に規定する口腔管理体制強化加算 (口管強) 第　　号
在宅療養支援歯科診療所１ (歯援診１) 第　　号
在宅療養支援歯科診療所２ (歯援診２) 第　　号
在宅療養支援歯科病院 (歯援病) 第　　号
別添１の「第14の２」の１の(１)に規定する在宅療養支援病院 (支援病１) 第　　号
別添１の「第14の２」の１の(２)に規定する在宅療養支援病院 (支援病２) 第　　号
別添１の「第14の２」の１の(３)に規定する在宅療養支援病院 (支援病３) 第　　号
別添１の「第14の２」の２の(２)に規定する在宅緩和ケア充実診療所・病院加算
(在緩診病) 第　　号
別添１の「第14の２」の２の(３)に規定する在宅療養実績加算１ (在病実１) 第　　号
別添１の「第14の２」の２の(４)に規定する在宅療養実績加算２ (在病実２) 第　　号
在宅患者歯科治療時医療管理料 (在歯管) 第　　号
往診料の注９に規定する介護保険施設等連携往診加算 (介保連) 第　　号
在宅患者訪問診療料（Ⅰ）の注13及び歯科訪問診療料の注20に規定する在宅医療ＤＸ情報活用加算 (在宅ＤＸ) 第　　号
在宅時医学総合管理料及び施設入居時等医学総合管理料 (在医総管１) 第　　号
在宅データ提出加算 (在データ提) 第　　号
在宅時医学総合管理料の注14（施設入居時等医学総合管理料の注５の規定により準用する場合を含む。）に規定する基準 (在医総管２) 第　　号
在宅時医学総合管理料の注15（施設入居時等医学総合管理料の注５の規定により準用する場合を含む。）及び在宅がん医療総合診療料の注９に規定する在宅医療情報連携加算
(医情連) 第　　号
歯科疾患在宅療養管理料の注７、在宅患者訪問口腔リハビリテーション指導管理料の注８及び小児在宅患者訪問口腔リハビリテーション指導管理料の注８に規定する在宅歯科医療情報連携

加算　（歯医情連）第　　号
在宅がん医療総合診療料　（在総）第　　号
救急搬送診療料の注４に規定する重症患者搬送加算　（重患搬）第　　号
救急患者連携搬送料　（救患搬）第　　号
在宅患者訪問看護・指導料及び同一建物居住者訪問看護・指導料の注２　（在看）第　　号
在宅患者訪問看護・指導料の注 15（同一建物居住者訪問看護・指導料の注６の規定により準用する場合を含む。）に規定する訪問看護・指導体制充実加算　（訪看充）第　　号
在宅患者訪問看護・指導料の注 16（同一建物居住者訪問看護・指導料の注６の規定により準用する場合を含む。）に規定する専門管理加算　（訪看専）第　　号
在宅患者訪問看護・指導料の注 17（同一建物居住者訪問看護・指導料の注６の規定により準用する場合を含む。）及び精神科訪問看護・指導料の注 17 に規定する訪問看護医療ＤＸ情報活用加算　（訪看ＤＸ）第　　号
在宅患者訪問看護・指導料の注 18（同一建物居住者訪問看護・指導料の注６の規定により準用する場合を含む。）に規定する遠隔死亡診断補助加算　（訪看遠隔）第　　号
在宅療養後方支援病院　（在後病）第　　号
在宅患者訪問褥瘡管理指導料　（在訪褥）第　　号
在宅血液透析指導管理料　（在血液）第　　号
在宅酸素療法指導管理料の注２に規定する遠隔モニタリング加算　（遠隔酸素）第　　号
在宅持続陽圧呼吸療法指導管理料の注２に規定する遠隔モニタリング加算
（遠隔持陽）第　　号
在宅植込型補助人工心臓（非拍動流型）指導管理料　（在植補心）第　　号
在宅腫瘍治療電場療法指導管理料　（在電場）第　　号
在宅経肛門的自己洗腸指導管理料　（在洗腸）第　　号
持続血糖測定器加算（間歇注入シリンジポンプと連動する持続血糖測定器を用いる場合）及び皮下連続式グルコース測定　（持血測１）第　　号
持続血糖測定器加算（間歇注入シリンジポンプと連動しない持続血糖測定器を用いる場合）
（持血測２）第　　号
地域医療連携体制加算　（歯地連）第　　号
歯科訪問診療料の注 15 に規定する基準　（歯訪診）第　　号
在宅歯科医療推進加算　（在推進）第　　号
遺伝学的検査の注１に規定する施設基準　（遺伝検１）第　　号
遺伝学的検査の注２に規定する施設基準　（遺伝検２）第　　号
染色体検査の注２に規定する基準　（染色体）第　　号
骨髄微小残存病変量測定　（骨残測）第　　号
ＢＲＣＡ１／２遺伝子検査　（ＢＲＣＡ）第　　号
がんゲノムプロファイリング検査　（がんプロ）第　　号
角膜ジストロフィー遺伝子検査　（角ジ遺）第　　号
先天性代謝異常症検査　（先代異）第　　号
抗アデノ随伴ウイルス９型（ＡＡＶ９）抗体　（ＡＡＶ９）第　　号
抗ＨＬＡ抗体（スクリーニング検査）及び抗ＨＬＡ抗体（抗体特異性同定検査）

（抗ＨＬＡ）第　　号
ＨＰＶ核酸検出及びＨＰＶ核酸検出（簡易ジェノタイプ判定）　（ＨＰＶ）第　　号
ウイルス・細菌核酸多項目同時検出（ＳＡＲＳ－ＣｏＶ－２核酸検出を含まないもの）
（ウ細多同）第　　号
ウイルス・細菌核酸多項目同時検出（髄液）　（ウ細髄液）第　　号
検体検査管理加算（Ⅰ）　（検Ⅰ）第　　号
検体検査管理加算（Ⅱ）　（検Ⅱ）第　　号
検体検査管理加算（Ⅲ）　（検Ⅲ）第　　号
検体検査管理加算（Ⅳ）　（検Ⅳ）第　　号
国際標準検査管理加算　（国標）第　　号
遺伝カウンセリング加算　（遺伝カ）第　　号
遺伝性腫瘍カウンセリング加算　（遺伝腫カ）第　　号
心臓カテーテル法による諸検査の血管内視鏡検査加算　（血内）第　　号
時間内歩行試験及びシャトルウォーキングテスト　（歩行）第　　号
胎児心エコー法　（胎心エコ）第　　号
ヘッドアップティルト試験　（ヘッド）第　　号
人工膵臓検査、人工膵臓療法　（人膵）第　　号
長期継続頭蓋内脳波検査　（長）第　　号
長期脳波ビデオ同時記録検査１　（脳ビ）第　　号
中枢神経磁気刺激による誘発筋電図　（中磁誘）第　　号
単線維筋電図　（単筋電）第　　号
光トポグラフィー　（光ト）第　　号
脳磁図（自発活動を測定するもの）　（脳磁診１）第　　号
脳磁図（その他のもの）　（脳磁診２）第　　号
終夜睡眠ポリグラフィー（安全精度管理下で行うもの）　（終夜睡安）第　　号
脳波検査判断料１　（脳判）第　　号
遠隔脳波診断　（遠脳）第　　号
神経学的検査　（神経）第　　号
補聴器適合検査　（補聴）第　　号
黄斑局所網膜電図　（黄網電）第　　号
全視野精密網膜電図　（全網電）第　　号
ロービジョン検査判断料　（ロー検）第　　号
コンタクトレンズ検査料１　（コン１）第　　号
コンタクトレンズ検査料２　（コン２）第　　号
コンタクトレンズ検査料３　（コン３）第　　号
小児食物アレルギー負荷検査　（小検）第　　号
内服・点滴誘発試験　（誘発）第　　号
経頸静脈的肝生検　（肝生検）第　　号
前立腺針生検法（ＭＲＩ撮影及び超音波検査融合画像によるもの）　（前立腺）第　　号
ＣＴ透視下気管支鏡検査加算　（Ｃ気鏡）第　　号

経気管支凍結生検法　（経気凍）第　　号
口腔細菌定量検査　（口菌検）第　　号
有床義歯咀嚼機能検査１のイ　（咀嚼機能１）第　　号
有床義歯咀嚼機能検査１のロ及び咀嚼能力検査　（咀嚼能力）第　　号
有床義歯咀嚼機能検査２のイ　（咀嚼機能２）第　　号
有床義歯咀嚼機能検査２のロ及び咬合圧検査　（咬合圧）第　　号
精密触覚機能検査　（精密触覚）第　　号
睡眠時歯科筋電図検査　（歯筋電図）第　　号
画像診断管理加算１　（画１）第　　号
画像診断管理加算２　（画２）第　　号
画像診断管理加算３　（画３）第　　号
画像診断管理加算４　（画４）第　　号
歯科画像診断管理加算１　（歯画１）第　　号
歯科画像診断管理加算２　（歯画２）第　　号
遠隔画像診断　（遠画）第　　号
ポジトロン断層撮影（アミロイドＰＥＴイメージング剤を用いた場合を除く。）　（ポ断）第　　号
ポジトロン断層撮影（アミロイドＰＥＴイメージング剤を用いた場合に限る。）　（ポ断Ｐ）第　　号
ポジトロン断層・コンピューター断層複合撮影（アミロイドＰＥＴイメージング剤を用いた場合を除く。）　（ポ断コ複）第　　号
ポジトロン断層・コンピューター断層複合撮影（アミロイドＰＥＴイメージング剤を用いた場合に限る。）　（ポ断コ複Ｐ）第　　号
ポジトロン断層・磁気共鳴コンピューター断層複合撮影（アミロイドＰＥＴイメージング剤を用いた場合を除く。）　（ポ断磁複）第　　号
ポジトロン断層・磁気共鳴コンピューター断層複合撮影（アミロイドＰＥＴイメージング剤を用いた場合に限る。）　（ポ断磁複Ｐ）第　　号
乳房用ポジトロン断層撮影　（乳ポ断）第　　号
ＣＴ撮影及びＭＲＩ撮影　（Ｃ・Ｍ）第　　号
冠動脈ＣＴ撮影加算　（冠動Ｃ）第　　号
血流予備量比コンピューター断層撮影　（血予備断）第　　号
外傷全身ＣＴ加算　（外傷Ｃ）第　　号
心臓ＭＲＩ撮影加算　（心臓Ｍ）第　　号
乳房ＭＲＩ撮影加算　（乳房Ｍ）第　　号
小児鎮静下ＭＲＩ撮影加算　（小児Ｍ）第　　号
頭部ＭＲＩ撮影加算　（頭部Ｍ）第　　号
全身ＭＲＩ撮影加算　（全身Ｍ）第　　号
肝エラストグラフィ加算　（肝エラ）第　　号
抗悪性腫瘍剤処方管理加算　（抗悪処方）第　　号
外来後発医薬品使用体制加算　（外後発使）第　　号

外来化学療法加算１　（外化１）第　　号
外来化学療法加算２　（外化２）第　　号
無菌製剤処理料　（菌）第　　号
心大血管疾患リハビリテーション料（Ⅰ）　（心Ⅰ）第　　号
リハビリテーションデータ提出加算　（リデータ提）第　　号
心大血管疾患リハビリテーション料（Ⅱ）　（心Ⅱ）第　　号
脳血管疾患等リハビリテーション料（Ⅰ）　（脳Ⅰ）第　　号
脳血管疾患等リハビリテーション料（Ⅱ）　（脳Ⅱ）第　　号
脳血管疾患等リハビリテーション料（Ⅲ）　（脳Ⅲ）第　　号
運動器リハビリテーション料（Ⅰ）　（運Ⅰ）第　　号
運動器リハビリテーション料（Ⅱ）　（運Ⅱ）第　　号
運動器リハビリテーション料（Ⅲ）　（運Ⅲ）第　　号
呼吸器リハビリテーション料（Ⅰ）　（呼Ⅰ）第　　号
呼吸器リハビリテーション料（Ⅱ）　（呼Ⅱ）第　　号
摂食機能療法の注３に規定する摂食嚥下機能回復体制加算１　（摂嚥回１）第　　号
摂食機能療法の注３に規定する摂食嚥下機能回復体制加算２　（摂嚥回２）第　　号
摂食機能療法の注３に規定する摂食嚥下機能回復体制加算３　（摂嚥回３）第　　号
難病患者リハビリテーション料　（難）第　　号
障害児（者）リハビリテーション料　（障）第　　号
がん患者リハビリテーション料　（がんリハ）第　　号
認知症患者リハビリテーション料　（認リハ）第　　号
歯科口腔リハビリテーション料２　（歯リハ２）第　　号
経頭蓋磁気刺激療法　（頭磁刺）第　　号
児童思春期精神科専門管理加算　（児春専）第　　号
療養生活継続支援加算　（療活継）第　　号
児童思春期支援指導加算　（児春支）第　　号
早期診療体制充実加算　（早充実）第　　号
通院・在宅精神療法の注12に規定する情報通信機器を用いた通院精神療法の施設基準　（情通精）第　　号
救急患者精神科継続支援料　（急精支）第　　号
認知療法・認知行動療法１　（認１）第　　号
認知療法・認知行動療法２　（認２）第　　号
依存症集団療法１　（依集１）第　　号
依存症集団療法２　（依集２）第　　号
依存症集団療法３　（依集３）第　　号
精神科作業療法　（精）第　　号
精神科ショート・ケア「大規模なもの」　（ショ大）第　　号
精神科ショート・ケア「小規模なもの」　（ショ小）第　　号
精神科デイ・ケア「大規模なもの」　（デ大）第　　号
精神科デイ・ケア「小規模なもの」　（デ小）第　　号

精神科ナイト・ケア　（ナ）第　号
精神科デイ・ナイト・ケア　（デナ）第　号
抗精神病特定薬剤治療指導管理料（治療抵抗性統合失調症治療指導管理料に限る。）
（抗治療）第　号
重度認知症患者デイ・ケア料　（認デ）第　号
精神科在宅患者支援管理料　（精在宅援）第　号
医療保護入院等診療料　（医療保護）第　号
医科点数表第２章第９部処置の通則の５に掲げる処置の休日加算１　（医処休）第　号
医科点数表第２章第９部処置の通則の５に掲げる処置の時間外加算１　（医処外）第　号
医科点数表第２章第９部処置の通則の５に掲げる処置の深夜加算１　（医処深）第　号
歯科点数表第２章第８部処置の通則第６号に掲げる処置の休日加算１　（歯処休）第　号
歯科点数表第２章第８部処置の通則第６号に掲げる処置の時間外加算１　（歯処外）第　号
歯科点数表第２章第８部処置の通則第６号に掲げる処置の深夜加算１　（歯処深）第　号
静脈圧迫処置（慢性静脈不全に対するもの）　（静圧）第　号
多血小板血漿処置　（多血）第　号
硬膜外自家血注入　（血入）第　号
エタノールの局所注入（甲状腺）　（エタ甲）第　号
エタノールの局所注入（副甲状腺）　（エタ副甲）第　号
人工腎臓　（人工腎臓）第　号
導入期加算１　（導入１）第　号
導入期加算２及び腎代替療法実績加算　（導入２）第　号
導入期加算３及び腎代替療法実績加算　（導入３）第　号
透析液水質確保加算及び慢性維持透析濾過加算　（透析水）第　号
下肢末梢動脈疾患指導管理加算　（肢梢）第　号
難治性高コレステロール血症に伴う重度尿蛋白を呈する糖尿病性腎症に対するＬＤＬアフェレシス療法　（難重尿）第　号
移植後抗体関連型拒絶反応治療における血漿交換療法　（移後拒）第　号
ストーマ合併症加算　（スト合）第　号
磁気による膀胱等刺激法　（磁膀刺）第　号
心不全に対する遠赤外線温熱療法　（心遠温）第　号
歩行運動処置（ロボットスーツによるもの）　（歩行ロボ）第　号
手術用顕微鏡加算　（手顕微加）第　号
口腔粘膜処置　（口腔粘膜）第　号
う蝕歯無痛的窩洞形成加算　（う蝕無痛）第　号
歯科技工士連携加算１及び光学印象歯科技工士連携加算　（歯技連１）第　号
歯科技工士連携加算２　（歯技連２）第　号
光学印象　（光印象）第　号
ＣＡＤ／ＣＡＭ冠及びＣＡＤ／ＣＡＭインレー　（歯ＣＡＤ）第　号
歯科技工加算１及び２　（歯技工）第　号
皮膚悪性腫瘍センチネルリンパ節生検加算　（皮セ節）第　号

皮膚移植術（死体）　（皮膚植）第　号
自家脂肪注入　（自脂注）第　号
組織拡張器による再建手術（乳房（再建手術）の場合に限る。）　（組再乳）第　号
四肢・躯幹軟部悪性腫瘍手術及び骨悪性腫瘍手術の注に掲げる処理骨再建加算
（処骨）第　号
緊急整復固定加算及び緊急挿入加算　（緊整固）第　号
骨悪性腫瘍、類骨骨腫及び四肢軟部腫瘍ラジオ波焼灼療法　（骨悪ラ）第　号
骨移植術（軟骨移植術を含む。）（同種骨移植（非生体）（同種骨移植（特殊なものに限る。））
（同種）第　号
骨移植術（軟骨移植術を含む。）（自家培養軟骨移植術に限る。）　（自家）第　号
人工関節置換術（手術支援装置を用いるもの）（股）　（人関支）第　号
後縦靱帯骨化症手術（前方進入によるもの）　（後縦骨）第　号
椎間板内酵素注入療法　（椎酵注）第　号
腫瘍脊椎骨全摘術　（脊椎摘）第　号
緊急穿頭血腫除去術　（緊穿除）第　号
脳腫瘍覚醒下マッピング加算　（脳覚）第　号
原発性悪性脳腫瘍光線力学療法加算　（脳光）第　号
内視鏡下脳腫瘍生検術及び内視鏡下脳腫瘍摘出術　（内脳腫）第　号
脳血栓回収療法連携加算　（脳回）第　号
頭蓋骨形成手術（骨移動を伴うものに限る。）　（頭移）第　号
脳刺激装置植込術及び脳刺激装置交換術　（脳刺）第　号
脊髄刺激装置植込術及び脊髄刺激装置交換術　（脊刺）第　号
頭蓋内電極植込術（脳深部電極によるもの（７本以上の電極による場合）に限る。）
（頭深電）第　号
癒着性脊髄くも膜炎手術（脊髄くも膜剥離操作を行うもの）　（癒脊膜）第　号
仙骨神経刺激装置植込術及び仙骨神経刺激装置交換術（便失禁）　（仙神交便）第　号
仙骨神経刺激装置植込術及び仙骨神経刺激装置交換術（便過活動膀胱）　（仙神交膀）第　号
舌下神経電気刺激装置植込術　（舌刺）第　号
角結膜悪性腫瘍切除手術　（角結悪）第　号
治療的角膜切除術（エキシマレーザーによるもの（角膜ジストロフィー又は帯状角膜変性に係るものに限る。））　（角膜切）第　号
角膜移植術（内皮移植加算）　（内移）第　号
羊膜移植術　（羊膜移）第　号
緑内障手術（緑内障治療用インプラント挿入術（プレートのあるもの））　（緑内イ）第　号
緑内障手術（緑内障手術（流出路再建術（眼内法）及び水晶体再建術併用眼内ドレーン挿入術）
（緑内眼ド）第　号
緑内障手術（濾過胞再建術（needle 法））　（緑内 ne）第　号
毛様体光凝固術（眼内内視鏡を用いるものに限る。）　（毛光）第　号
網膜付着組織を含む硝子体切除術（眼内内視鏡を用いるもの）　（硝切）第　号
網膜再建術　（網膜再）第　号

経外耳道的内視鏡下鼓室形成術　（経内鼓）第　　号
人工中耳植込術　（人工中耳）第　　号
植込型骨導補聴器（直接振動型）植込術、人工内耳植込術、植込型骨導補聴器移植術及び植込型骨導補聴器交換術　（植補聴）第　　号
耳管用補綴材挿入術　（耳補挿）第　　号
内視鏡下鼻・副鼻腔手術Ｖ型（拡大副鼻腔手術）及び経鼻内視鏡下鼻副鼻腔悪性腫瘍手術（頭蓋底郭清、再建を伴うものに限る。）　（内鼻Ｖ腫）第　　号
鏡視下咽頭悪性腫瘍手術（軟口蓋悪性腫瘍手術を含む。）　（鏡咽悪）第　　号
鏡視下咽頭悪性腫瘍手術（軟口蓋悪性腫瘍手術を含む。）（内視鏡手術用支援機器を用いる場合）及び鏡視下喉頭悪性腫瘍手術（内視鏡手術用支援機器を用いる場合）
（鏡咽喉悪）第　　号
内喉頭筋内注入術（ボツリヌス毒素によるもの）　（内筋ボ）第　　号
鏡視下喉頭悪性腫瘍手術　（鏡喉悪）第　　号
喉頭形成手術（甲状軟骨固定用器具を用いたもの）　（喉頭形成）第　　号
上顎骨形成術（骨移動を伴う場合に限る。）、下顎骨形成術（骨移動を伴う場合に限る。）
（顎移）第　　号
上顎骨形成術（骨移動を伴う場合に限る。）（歯科）、下顎骨形成術（骨移動を伴う場合に限る。）（歯科）　（歯顎移）第　　号
顎関節人工関節全置換術　（顎人工）第　　号
顎関節人工関節全置換術（歯科）　（歯顎人工）第　　号
内視鏡下甲状腺部分切除、腺腫摘出術、内視鏡下バセドウ甲状腺全摘（亜全摘）術（両葉）、内視鏡下副甲状腺（上皮小体）腺腫過形成手術　（内下）第　　号
内視鏡下甲状腺悪性腫瘍手術　（内甲悪）第　　号
乳腺腫瘍画像ガイド下吸引術（一連につき）（ＭＲＩによるもの）　（乳腺ガ）第　　号
頭頸部悪性腫瘍光線力学療法　（頭頸悪光）第　　号
頭頸部悪性腫瘍光線力学療法（歯科）　（歯頭頸悪光）第　　号
乳房切除術（性同一性障害の患者に対して行う場合に限る。）　（乳切性障）第　　号
乳癌センチネルリンパ節生検加算１及びセンチネルリンパ節生検（併用）　（乳セ１）第　　号
乳癌センチネルリンパ節生検加算２及びセンチネルリンパ節生検（単独）　（乳セ２）第　　号
乳腺悪性腫瘍手術（乳輪温存乳房切除術（腋窩郭清を伴わないもの）及び乳輪温存乳房切除術（腋窩郭清を伴うもの））　（乳腫）第　　号
ゲル充填人工乳房を用いた乳房再建術（乳房切除後）　（ゲル乳再）第　　号
乳腺悪性腫瘍ラジオ波焼灼療法　（乳腺ラ）第　　号
胸腔鏡下拡大胸腺摘出術（内視鏡手術用支援機器を用いる場合）　（胸腔拡胸支）第　　号
胸腔鏡下縦隔悪性腫瘍手術（内視鏡手術用支援機器を用いる場合）　（胸腔縦悪支）第　　号
胸腔鏡下良性縦隔腫瘍手術（内視鏡手術用支援機器を用いる場合）　（胸腔縦支）第　　号
気管支バルブ留置術　（気バ留）第　　号
胸腔鏡下肺切除術（区域切除及び肺葉切除術又は１肺葉を超えるもので内視鏡手術用支援機器を用いる場合）　（胸腔肺支）第　　号
胸腔鏡下肺悪性腫瘍手術（区域切除で内視鏡手術用支援機器を用いる場合）

（胸腔肺悪区）第　　号
肺悪性腫瘍手術（壁側・臓側胸膜全切除（横隔膜、心膜合併切除を伴うもの）に限る。）
（肺腫）第　　号
胸腔鏡下肺悪性腫瘍手術（肺葉切除又は１肺葉を超えるもので内視鏡手術用支援機器を用いる場合）　（胸腔肺悪）第　　号
胸腔鏡下肺悪性腫瘍手術（気管支形成を伴う肺切除）　（胸腔形成）第　　号
同種死体肺移植術　（肺植）第　　号
生体部分肺移植術　（生肺）第　　号
肺悪性腫瘍及び胸腔内軟部腫瘍ラジオ波焼灼療法　（肺ラ）第　　号
胸腔鏡下食道悪性腫瘍手術（内視鏡手術用支援機器を用いる場合）　（胸腔食悪支）第　　号
縦隔鏡下食道悪性腫瘍手術（内視鏡手術用支援機器を用いる場合）　（縦隔食悪支）第　　号
内視鏡下筋層切開術　（内筋）第　　号
食道縫合術（穿孔、損傷）（内視鏡によるもの）、内視鏡下胃、十二指腸穿孔瘻孔閉鎖術、胃瘻閉鎖術（内視鏡によるもの）、小腸瘻閉鎖術（内視鏡によるもの）、結腸瘻閉鎖術（内視鏡によるもの）、腎（腎盂）腸瘻閉鎖術（内視鏡によるもの）、尿管腸瘻閉鎖術（内視鏡によるもの）、膀胱腸瘻閉鎖術（内視鏡によるもの）、膣腸瘻閉鎖術（内視鏡によるもの）
（穿瘻閉）第　　号
経皮的冠動脈形成術（特殊カテーテルによるもの）　（経特）第　　号
胸腔鏡下弁形成術　（胸腔弁形）第　　号
胸腔鏡下弁形成術（内視鏡手術用支援機器を用いる場合）　（胸弁形内支）第　　号
胸腔鏡下弁置換術　（胸腔下置）第　　号
胸腔鏡下弁置換術（内視鏡手術用支援機器を用いる場合）　（胸下置内支）第　　号
経カテーテル弁置換術（経心尖大動脈弁置換術及び経皮的大動脈弁置換術）
（カ大弁置）第　　号
経カテーテル弁置換術（経皮的肺動脈弁置換術）　（カ肺弁置）第　　号
経皮的僧帽弁クリップ術　（経僧帽）第　　号
胸腔鏡下動脈管開存閉鎖術　（脈動開）第　　号
胸腔鏡下心房中隔欠損閉鎖術　（胸下房）第　　号
不整脈手術　左心耳閉鎖術（胸腔鏡下によるもの）　（不整胸腔）第　　号
不整脈手術　左心耳閉鎖術（経カテーテル的手術によるもの）　（不整経カ）第　　号
磁気ナビゲーション加算　（磁場心）第　　号
経皮的中隔心筋焼灼術　（経中）第　　号
ペースメーカー移植術及びペースメーカー交換術　（ペ）第　　号
ペースメーカー移植術及びペースメーカー交換術（リードレスペースメーカー）
（ペリ）第　　号
両心室ペースメーカー移植術（心筋電極の場合）及び両心室ペースメーカー交換術（心筋電極の場合）　（両ペ心）第　　号
両心室ペースメーカー移植術（経静脈電極の場合）及び両心室ペースメーカー交換術（経静脈電極の場合）　（両ペ静）第　　号
植込型除細動器移植術（心筋リードを用いるもの）及び植込型除細動器交換術（心筋リードを

用いるもの）　(除心) 第　号

植込型除細動器移植術（経静脈リードを用いるもの又は皮下植込型リードを用いるもの）、植込型除細動器交換術（その他のもの）及び経静脈電極抜去術　(除静) 第　号

両室ペーシング機能付き植込型除細動器移植術（心筋電極の場合）及び両室ペーシング機能付き植込型除細動器交換術（心筋電極の場合）　(両除心) 第　号

両室ペーシング機能付き植込型除細動器移植術（経静脈電極の場合）及び両室ペーシング機能付き植込型除細動器交換術（経静脈電極の場合）　(両除静) 第　号

大動脈バルーンパンピング法（ＩＡＢＰ法）　(大) 第　号

経皮的循環補助法（ポンプカテーテルを用いたもの）　(経循補) 第　号

補助人工心臓　(補心) 第　号

小児補助人工心臓　(小補心) 第　号

植込型補助人工心臓（非拍動流型）　(植補心非) 第　号

同種心移植術　(心植) 第　号

同種心肺移植術　(心肺植) 第　号

骨格筋由来細胞シート心表面移植術　(筋シ心移) 第　号

経皮的下肢動脈形成術　(経下肢動) 第　号

内視鏡下下肢静脈瘤不全穿通枝切離術　(内下不切) 第　号

腹腔鏡下リンパ節群郭清術（後腹膜）　(腹リ後腹) 第　号

腹腔鏡下リンパ節群郭清術（傍大動脈）　(腹リ傍大) 第　号

腹腔鏡下リンパ節群郭清術（側方）　(腹リ傍側) 第　号

腹腔鏡下小切開骨盤内リンパ節群郭清術、腹腔鏡下小切開後腹膜リンパ節群郭清術、腹腔鏡下小切開後腹膜腫瘍摘出術、腹腔鏡下小切開後腹膜悪性腫瘍手術、腹腔鏡下小切開副腎摘出術、腹腔鏡下小切開腎部分切除術、腹腔鏡下小切開腎摘出術、腹腔鏡下小切開尿管腫瘍摘出術、腹腔鏡下小切開腎（尿管）悪性腫瘍手術、腹腔鏡下小切開膀胱腫瘍摘出術及び腹腔鏡下小切開前立腺悪性腫瘍手術　(腹小切) 第　号

骨盤内悪性腫瘍及び腹腔内軟部腫瘍ラジオ波焼灼療法　(骨盤ラ) 第　号

内視鏡的逆流防止粘膜切除術　(内胃切) 第　号

腹腔鏡下十二指腸局所切除術（内視鏡処置を併施するもの）　(腹十二局) 第　号

腹腔鏡下胃切除術（単純切除術（内視鏡手術用支援機器を用いる場合））及び腹腔鏡下胃切除術（悪性腫瘍手術（内視鏡手術用支援機器を用いるもの））　(腹胃切支) 第　号

腹腔鏡下噴門側胃切除術（単純切除術（内視鏡手術用支援機器を用いる場合））及び腹腔鏡下噴門側胃切除術（悪性腫瘍手術（内視鏡手術用支援機器を用いるもの））
(腹側胃切支) 第　号

腹腔鏡下胃全摘術（単純全摘術（内視鏡手術用支援機器を用いる場合））及び腹腔鏡下胃全摘術（悪性腫瘍手術（内視鏡手術用支援機器を用いるもの））　(腹胃全) 第　号

腹腔鏡下胃縮小術　(腹胃縮) 第　号

バルーン閉塞下逆行性経静脈的塞栓術　(バ経静脈) 第　号

腹腔鏡下総胆管拡張症手術（内視鏡手術用支援機器を用いる場合）　(腹総拡支) 第　号

腹腔鏡下胆嚢悪性腫瘍手術（胆嚢床切除を伴うもの）　(腹胆床) 第　号

胆管悪性腫瘍手術（膵頭十二指腸切除及び肝切除（葉以上）を伴うものに限る。）

(胆腫) 第　号

体外衝撃波胆石破砕術　(胆) 第　号

腹腔鏡下肝切除術　(腹肝) 第　号

腹腔鏡下肝切除術（内視鏡手術用支援機器を用いる場合）　(腹肝支) 第　号

腹腔鏡下胆道閉鎖症手術　(腹胆閉鎖) 第　号

移植用部分肝採取術（生体）（腹腔鏡によるもの）　(腹移肝) 第　号

生体部分肝移植術　(生) 第　号

同種死体肝移植術　(肝植) 第　号

体外衝撃波膵石破砕術　(膵石破) 第　号

腹腔鏡下膵腫瘍摘出術　(腹膵腫瘍) 第　号

腹腔鏡下膵体尾部腫瘍切除術　(腹膵切) 第　号

腹腔鏡下膵体尾部腫瘍切除術（内視鏡手術用支援機器を用いる場合）　(腹膵切支) 第　号

腹腔鏡下膵中央切除術　(腹膵中切) 第　号

腹腔鏡下膵頭部腫瘍切除術　(腹膵頭) 第　号

腹腔鏡下膵頭部腫瘍切除術（内視鏡手術用支援機器を用いる場合）　(腹膵頭支) 第　号

同種死体膵移植術、同種死体膵腎移植術　(膵植) 第　号

同種死体膵島移植術　(膵島植) 第　号

生体部分小腸移植術　(生小腸植) 第　号

同種死体小腸移植術　(小腸移植) 第　号

早期悪性腫瘍大腸粘膜下層剥離術　(早大腸) 第　号

腹腔鏡下結腸悪性腫瘍切除術（内視鏡手術用支援機器を用いる場合）　(腹結悪支) 第　号

腹腔鏡下副腎摘出術（内視鏡手術用支援機器を用いるもの）及び腹腔鏡下副腎髄質腫瘍摘出術（褐色細胞腫）（内視鏡手術用支援機器を用いるもの）　(腹腎摘出支) 第　号

腹腔鏡下直腸切除・切断術（内視鏡手術用支援機器を用いる場合）　(腹直腸切支) 第　号

副腎腫瘍ラジオ波焼灼療法　(副腎ラ) 第　号

体外衝撃波腎・尿管結石破砕術　(腎) 第　号

腹腔鏡下腎悪性腫瘍手術（内視鏡手術用支援機器を用いるもの）及び腹腔鏡下尿管悪性腫瘍手術（内視鏡手術用支援機器を用いるもの）　(腹腎尿支器) 第　号

腎悪性腫瘍ラジオ波焼灼療法　(腎悪ラ) 第　号

腹腔鏡下腎盂形成手術（内視鏡手術用支援機器を用いる場合）　(腹腎形支) 第　号

同種死体腎移植術　(腎植) 第　号

生体腎移植術　(生腎) 第　号

膀胱水圧拡張術及びハンナ型間質性膀胱炎手術（経尿道）　(膀胱ハ間) 第　号

腹腔鏡下膀胱悪性腫瘍手術（内視鏡手術用支援機器を用いる場合）　(腹膀胱悪支) 第　号

腹腔鏡下膀胱悪性腫瘍手術　(腹膀) 第　号

腹腔鏡下小切開膀胱悪性腫瘍手術　(腹小膀悪) 第　号

腹腔鏡下膀胱尿管逆流手術（膀胱外アプローチ）　(腹膀尿) 第　号

尿道狭窄グラフト再建術　(尿狭再) 第　号

人工尿道括約筋植込・置換術　(人工尿) 第　号

精巣温存手術　(精温) 第　号

精巣内精子採取術　（精精採）第　号
焦点式高エネルギー超音波療法　（焦超）第　号
腹腔鏡下前立腺悪性腫瘍手術　（腹前）第　号
腹腔鏡下前立腺悪性腫瘍手術（内視鏡手術用支援機器を用いるもの）　（腹前支器）第　号
女子外性器悪性腫瘍手術センチネルリンパ節生検加算　（女外セ）第　号
腹腔鏡下膣断端挙上術（内視鏡手術用支援機器を用いる場合）　（腹断端支）第　号
腹腔鏡下仙骨膣固定術　（腹仙骨固）第　号
腹腔鏡下仙骨膣固定術（内視鏡手術用支援機器を用いる場合）　（腹仙骨固支）第　号
腹腔鏡下膣式子宮全摘術（内視鏡手術用支援機器を用いる場合）　（腹膣子内支）第　号
腹腔鏡下子宮悪性腫瘍手術（子宮体がんに対して内視鏡手術用支援機器を用いる場合）
（腹子悪内支）第　号
腹腔鏡下子宮悪性腫瘍手術（子宮体がんに限る。）　（腹子）第　号
腹腔鏡下子宮悪性腫瘍手術（子宮頸がんに限る。）　（腹子頸）第　号
腹腔鏡下子宮瘢痕部修復術　（腹瘢修）第　号
内視鏡的胎盤吻合血管レーザー焼灼術　（内胎）第　号
胎児胸腔・羊水腔シャント術　（胎羊）第　号
無心体双胎焼灼術　（無心）第　号
胎児輸血術及び臍帯穿刺　（胎輸臍穿）第　号
体外式膜型人工肺管理料　（体膜肺）第　号
尿道形成手術（前部尿道）（性同一性障害の患者に対して行う場合に限る。）
（尿形性障）第　号
尿道下裂形成手術（性同一性障害の患者に対して行う場合に限る。）　（尿裂性障）第　号
陰茎形成術（性同一性障害の患者に対して行う場合に限る。）　（陰形性障）第　号
陰茎全摘術（性同一性障害の患者に対して行う場合に限る。）　（陰全性障）第　号
精巣摘出術（性同一性障害の患者に対して行う場合に限る。）　（精摘性障）第　号
会陰形成手術（筋層に及ばないもの）（性同一性障害の患者に対して行う場合に限る。）
（会形性障）第　号
造膣術、膣閉鎖症術（遊離植皮によるもの、腸管形成によるもの、筋皮弁移植によるもの）
（性同一性障害の患者に対して行う場合に限る。）　（造膣閉性障）第　号
子宮全摘術（性同一性障害の患者に対して行う場合に限る。）　（子宮全性障）第　号
腹腔鏡下膣式子宮全摘術（性同一性障害患者に対して行う場合に限る。）
（腹膣子性障）第　号
子宮附属器腫瘍摘出術（両側）（性同一性障害の患者に対して行う場合に限る。）
（子宮附性障）第　号
医科点数表第２章第10部手術の通則の12に掲げる手術の休日加算１　（医手休）第　号
医科点数表第２章第10部手術の通則の12に掲げる手術の時間外加算１　（医手外）第　号
医科点数表第２章第10部手術の通則の12に掲げる手術の深夜加算１　（医手深）第　号
歯科点数表第２章第９部手術の通則第９号に掲げる手術の休日加算１　（歯手休）第　号
歯科点数表第２章第９部手術の通則第９号に掲げる手術の時間外加算１　（歯手外）第　号
歯科点数表第２章第９部手術の通則第９号に掲げる手術の深夜加算１　（歯手深）第　号

医科点数表第２章第10部手術の通則の16に掲げる手術　（胃瘻造）第　号
医科点数表第２章第10部手術の通則の19に掲げる手術（遺伝性乳癌卵巣癌症候群患者に対する乳房切除術に限る。）　（乳切遺伝）第　号
医科点数表第２章第10部手術の通則の19に掲げる手術（遺伝性乳癌卵巣癌症候群患者に対する子宮附属器腫瘍摘出術）　（子宮附遺伝）第　号
周術期栄養管理実施加算　（周栄管）第　号
再製造単回使用医療機器使用加算　（再単器）第　号
輸血管理料Ⅰ　（輸血Ⅰ）第　号
輸血管理料Ⅱ　（輸血Ⅱ）第　号
輸血適正使用加算　（輸適）第　号
貯血式自己血輸血管理体制加算　（貯輸）第　号
コーディネート体制充実加算　（コ体充）第　号
自己生体組織接着剤作成術　（自生接）第　号
自己クリオプレシピテート作製術（用手法）　（自己ク）第　号
同種クリオプレシピテート作製術　（同種ク）第　号
人工肛門・人工膀胱造設術前処置加算　（造設前）第　号
胃瘻造設時嚥下機能評価加算　（胃瘻造嚥）第　号
凍結保存同種組織加算　（凍保組）第　号
歯周組織再生誘導手術　（ＧＴＲ）第　号
手術時歯根面レーザー応用加算　（手術歯根）第　号
広範囲顎骨支持型装置埋入手術　（人工歯根）第　号
歯根端切除手術の注３　（根切顕微）第　号
口腔粘膜血管腫凝固術　（口血凝）第　号
レーザー機器加算　（手光機）第　号
麻酔管理料（Ⅰ）　（麻管Ⅰ）第　号
麻酔管理料（Ⅱ）　（麻管Ⅱ）第　号
周術期薬剤管理加算　（周薬管）第　号
歯科麻酔管理料　（歯麻管）第　号
放射線治療専任加算　（放専）第　号
外来放射線治療加算　（外放）第　号
遠隔放射線治療計画加算　（遠隔放）第　号
高エネルギー放射線治療　（高放）第　号
一回線量増加加算　（増線）第　号
強度変調放射線治療（ＩＭＲＴ）　（強度）第　号
画像誘導放射線治療（ＩＧＲＴ）　（画誘）第　号
体外照射呼吸性移動対策加算　（体対策）第　号
定位放射線治療　（直放）第　号
定位放射線治療呼吸性移動対策加算　（定対策）第　号
粒子線治療　（粒）第　号
粒子線治療適応判定加算　（粒適）第　号

粒子線治療医学管理加算 (粒医) 第　　号
ホウ素中性子捕捉療法 (ホ中) 第　　号
ホウ素中性子捕捉療法適応判定加算 (ホ中適) 第　　号
ホウ素中性子捕捉療法医学管理加算 (ホ中医) 第　　号
画像誘導密封小線源治療加算 (誘密) 第　　号
保険医療機関間の連携による病理診断 (連携診) 第　　号
保険医療機関間の連携におけるデジタル病理画像による術中迅速病理組織標本作製 (連組織) 第　　号
保険医療機関間の連携におけるデジタル病理画像による迅速細胞診 (連細胞) 第　　号
デジタル病理画像による病理診断 (デ病診) 第　　号
病理診断管理加算１ (病理診１) 第　　号
病理診断管理加算２ (病理診２) 第　　号
悪性腫瘍病理組織標本加算 (悪病組) 第　　号
口腔病理診断管理加算１ (口病診１) 第　　号
口腔病理診断管理加算２ (口病診２) 第　　号
クラウン・ブリッジ維持管理料 (補管) 第　　号
歯科矯正診断料 (矯診) 第　　号
顎口腔機能診断料（顎変形症（顎離断等の手術を必要とするものに限る。）の手術前後における歯科矯正に係るもの） (顎診) 第　　号
調剤基本料１ (調基１) 第　　号
調剤基本料２ (調基２) 第　　号
調剤基本料３イ (調基３イ) 第　　号
調剤基本料３ロ (調基３ロ) 第　　号
調剤基本料３ハ (調基３ハ) 第　　号
調剤基本料１（注１のただし書に該当する場合） (調基特１) 第　　号
地域支援体制加算１ (地支体１) 第　　号
地域支援体制加算２ (地支体２) 第　　号
地域支援体制加算３ (地支体３) 第　　号
地域支援体制加算４ (地支体４) 第　　号
連携強化加算 (薬連強) 第　　号
後発医薬品調剤体制加算１ (後発調１) 第　　号
後発医薬品調剤体制加算２ (後発調２) 第　　号
後発医薬品調剤体制加算３ (後発調３) 第　　号
無菌製剤処理加算 (薬菌) 第　　号
在宅薬学総合体制加算１ (在薬総１) 第　　号
在宅薬学総合体制加算２ (在薬総２) 第　　号
医療ＤＸ推進体制整備加算 (薬ＤＸ) 第　　号
在宅患者調剤加算 (在調) 第　　号
特定薬剤管理指導加算２ (特薬管２) 第　　号
かかりつけ薬剤師指導料及びかかりつけ薬剤師包括管理料 (か薬) 第　　号

在宅患者医療用麻薬持続注射療法加算 (在医麻) 第　　号
在宅中心静脈栄養法加算 (在中栄) 第　　号
看護職員処遇改善評価料 (看処遇) 第　　号
外来・在宅ベースアップ評価料（Ⅰ） (外在ベⅠ) 第　　号
外来・在宅ベースアップ評価料（Ⅱ） (外在ベⅡ) 第　　号
歯科外来・在宅ベースアップ評価料（Ⅰ） (歯外在ベⅠ) 第　　号
歯科外来・在宅ベースアップ評価料（Ⅱ） (歯外在ベⅡ) 第　　号
入院ベースアップ評価料 (入ベ) 第　　号

7　次の(１)から(16)までに掲げるものについては、それらの点数のうちいずれか１つについて届出を行っていれば、当該届出を行った点数と同一の区分に属する点数も算定できるものであり、点数ごとに別々の届出を行う必要はないものであること。

(１)　持続血糖測定器加算（間歇注入シリンジポンプと連動する持続血糖測定器を用いる場合）、皮下連続式グルコース測定
(２)　腹腔鏡下小切開骨盤内リンパ節群郭清術、腹腔鏡下小切開後腹膜リンパ節群郭清術、腹腔鏡下小切開後腹膜腫瘍摘出術、腹腔鏡下小切開後腹膜悪性腫瘍手術、腹腔鏡下小切開副腎摘出術、腹腔鏡下小切開腎部分切除術、腹腔鏡下小切開腎摘出術、腹腔鏡下小切開尿管腫瘍摘出術、腹腔鏡下小切開腎（尿管）悪性腫瘍手術、腹腔鏡下小切開膀胱腫瘍摘出術、腹腔鏡下小切開前立腺悪性腫瘍手術
(３)　センチネルリンパ節生検（併用）、乳癌センチネルリンパ節生検加算１
(４)　センチネルリンパ節生検（単独）、乳癌センチネルリンパ節生検加算２
(５)　人工腎臓検査、人工腎臓療法
(６)　時間内歩行試験、シャトルウォーキングテスト
(７)　検査・画像情報提供加算、電子的診療情報評価料
(８)　導入期加算２、導入期加算３、腎代替療法実績加算
(９)　透析液水質確保加算、慢性維持透析濾過加算
(10)　緊急整復固定加算、緊急挿入加算
(11)　食道縫合術（穿孔、損傷）（内視鏡によるもの）、内視鏡下胃、十二指腸穿孔瘻孔閉鎖術、胃瘻閉鎖術（内視鏡によるもの）、小腸瘻閉鎖術（内視鏡によるもの）、結腸瘻閉鎖術（内視鏡によるもの）、腎（腎盂）腸瘻閉鎖術（内視鏡によるもの）、尿管腸瘻閉鎖術（内視鏡によるもの）、膀胱腸瘻閉鎖術（内視鏡によるもの）、腟腸瘻閉鎖術（内視鏡によるもの）
(12)　腹腔鏡下膵体尾部腫瘍切除術（内視鏡手術用支援機器を用いる場合を除く。）、腹腔鏡下膵中央切除術
(13)　腹腔鏡下副腎摘出術（内視鏡手術用支援機器を用いるもの）、腹腔鏡下副腎髄質腫瘍摘出術（褐色細胞腫）（内視鏡手術用支援機器を用いるもの）
(14)　腹腔鏡下腎悪性腫瘍手術（内視鏡手術用支援機器を用いるもの）、腹腔鏡下尿管悪性腫瘍手術（内視鏡手術用支援機器を用いるもの）
(15)　膀胱水圧拡張術、ハンナ型間質性膀胱炎手術（経尿道）
(16)　採取精子調整管理料、精子凍結保存管理料

(17) 胎児輸血術（一連につき）、臍帯穿刺

8　4に定めるもののほか、各月の末日までに要件審査を終え、届出を受理した場合は、翌月の１日から当該届出に係る診療報酬を算定する。また、月の最初の開庁日に要件審査を終え、届出を受理した場合には当該月の１日から算定する。令和６年６月１日からの算定に係る届出については、令和６年５月２日以降に届出書の提出を行うことができる。

9　届出の不受理の決定を行った場合は、速やかにその旨を提出者に対して通知するものであること。

第３　届出受理後の措置等

1　届出を受理した後において、届出の内容と異なった事情が生じ、当該施設基準を満たさなくなった場合又は当該施設基準の届出区分が変更となった場合には、保険医療機関又は保険薬局の開設者は届出の内容と異なった事情が生じた日の属する月の翌月に変更の届出を行うものであること。ただし、神経学的検査、精密触覚機能検査、画像診断管理加算１、２、３及び４、歯科画像診断管理加算１及び２、麻酔管理料（Ｉ）、歯科麻酔管理料、歯科矯正診断料並びに顎口腔機能診断料について届け出ている医師に変更があった場合にはその都度届出を行い、届出にあたり使用する機器を届け出ている施設基準については、当該機器に変更があった場合には、その都度届出を行うこと。また、ＣＴ撮影及びＭＲＩ撮影について届け出ている撮影に使用する機器に変更があった場合にはその都度届出を行うこと。その場合においては、変更の届出を行った日の属する月の翌月（変更の届出について、月の最初の開庁日に要件審査を終え、届出を受理された場合には当該月の１日）から変更後の特掲診療料を算定すること。ただし、面積要件や常勤職員の配置要件のみの変更の場合など月単位で算出する数値を用いた要件を含まない施設基準の場合には、当該施設基準を満たさなくなった日の属する月に速やかに変更の届出を行い、当該変更の届出を行った日の属する月の翌月から変更後の特掲診療料を算定すること。

2　届出を受理した保険医療機関又は保険薬局については、適時調査を行い（原則として年１回、受理後６か月以内を目途）、届出の内容と異なる事情等がある場合には、届出の受理の変更を行うなど運用の適正を期するものであること。

3　「特掲診療料の施設基準等」に適合しないことが判明した場合は、所要の指導の上、変更の届出を行わせるものであること。その上で、なお改善がみられない場合は、当該届出は無効となるものであるが、その際には当該保険医療機関又は当該保険薬局の開設者に弁明を行う機会を与えるものとすること。

4　届出を行った保険医療機関又は保険薬局は、毎年８月１日現在で届出の基準の適合性を確認し、その結果について報告を行うものであること。

5　地方厚生（支）局においては、届出を受理した後、当該届出事項に関する情報を都道府県に提供し、相互に協力するよう努めるものとすること。

6　届出事項については、被保険者等の便宜に供するため、地方厚生（支）局において閲覧（ホームページへの掲載等を含む。）に供するとともに、当該届出事項を適宜とりまとめて、保険者等に提供するよう努めるものとする。また、保険医療機関及び保険薬局においても、保険医療機関及び保険医療養担当規則（昭和32年厚生省令第15号。以下「療担規則」という。）、高齢者の医療の確保に関する法律の規定による療養の給付等の取扱い及び担当に関する基準（昭和5

8年厚生省告示第14号。以下「療担基準」という。）及び保険薬局及び保険薬剤師療養担当規則（昭和32年厚生省令第16号）の規定に基づき、院内の見やすい場所に届出内容の掲示を行うよう指導をするものであること。

第４　経過措置等

第２及び第３の規定にかかわらず、令和６年３月31日現在において現に特掲診療料を算定している保険医療機関及び保険薬局において、引き続き当該特掲診療料を算定する場合（名称のみが改正されたものを算定する場合を含む。）には、新たな届出を要しない。ただし、令和６年６月以降の実績により、届出を行っている特掲診療料の施設基準等の内容と異なる事情等が生じた場合は、変更の届出を行うこと。また、令和６年度診療報酬改定において、新設された又は施設基準が創設された特掲診療料（表１）及び施設基準が改正された特掲診療料（表２）については、令和６年６月１日以降の算定に当たり届出を行う必要があること。

表１　新設された又は施設基準が創設された特掲診療料

がん性疼痛緩和指導管理料の注２に規定する難治性がん性疼痛緩和指導管理加算
慢性腎臓病透析予防指導管理料
外来腫瘍化学療法診療料３
外来腫瘍化学療法診療料の注９に規定するがん薬物療法体制充実加算
プログラム医療機器等指導管理料
在宅療養支援歯科病院
往診料の注９に規定する介護保険施設等連携往診加算
在宅患者訪問診療料（Ｉ）の注13及び歯科訪問診療料の注20に規定する在宅医療ＤＸ情報活用加算
在宅時医学総合管理料の注14（施設入居時等医学総合管理料の注５の規定により準用する場合含む。）に規定する基準
在宅時医学総合管理料の注15（施設入居時等医学総合管理料の注５の規定により準用する場合を含む。）及び在宅がん医療総合診療料の注９に規定する在宅医療情報連携加算
歯科疾患在宅療養管理料の注７、在宅患者訪問口腔リハビリテーション指導管理料の注８及び小児在宅患者訪問口腔リハビリテーション指導管理料の注８に規定する在宅歯科医療情報連携加算
救急患者連携搬送料
在宅患者訪問看護・指導料の注17（同一建物居住者訪問看護・指導料の注６の規定により準用する場合を含む。）及び精神科訪問看護・指導料の注17に規定する訪問看護医療ＤＸ情報活用加算
在宅患者訪問看護・指導料の注18（同一建物居住者訪問看護・指導料の注６の規定により準用する場合を含む。）に規定する遠隔死亡診断補助加算
遺伝学的検査の注２に規定する施設基準
ウイルス・細菌核酸多項目同時検出（髄液）
経頸静脈的肝生検

画像診断管理加算３
ポジトロン断層撮影、ポジトロン断層・コンピューター断層複合撮影又はポジトロン断層・磁気共鳴コンピューター断層複合撮影（アミロイドＰＥＴイメージング剤を用いた場合に限る。）に係る費用を算定するための施設基準
通院・在宅精神療法の注 10 に規定する児童思春期支援指導加算
通院・在宅精神療法の注 11 に規定する早期診療体制充実加算
通院・在宅精神療法の注 12 に規定する情報通信機器を用いた通院精神療法の施設基準
ストーマ合併症加算
歯科技工士連携加算１
歯科技工士連携加算２
光学印象
光学印象歯科技工士連携加算
骨悪性腫瘍、類骨骨腫及び四肢軟部腫瘍ラジオ波焼灼療法
人工股関節置換術（手術支援装置を用いるもの）
緊急穿頭血腫除去術
脳血栓回収療法連携加算
毛様体光凝固術（眼内内視鏡を用いるものに限る。）
頭頸部悪性腫瘍光線力学療法（歯科）
乳腺悪性腫瘍ラジオ波焼灼療法
気管支バルブ留置術
胸腔鏡下肺切除術（区域切除及び肺葉切除術又は１肺葉を超えるものに限る。）（内視鏡手術用支援機器を用いる場合）
肺悪性腫瘍及び胸腔内軟部腫瘍ラジオ波焼灼療法
胸腔鏡下弁置換術（内視鏡手術支援機器を用いる場合）
胸腔鏡下心房中隔欠損閉鎖術
骨盤内悪性腫瘍及び腹腔内軟部腫瘍ラジオ波焼灼療法
腹腔鏡下膵中央切除術
腎悪性腫瘍ラジオ波焼灼療法
腹腔鏡下膀胱尿管逆流手術（膀胱外アプローチ）
尿道狭窄グラフト再建術
精巣温存手術
女子外性器悪性腫瘍手術（女子外性器悪性腫瘍手術センチネルリンパ節生検加算を算定する場合に限る。）
腹腔鏡下腟断端挙上術（内視鏡手術用支援機器を用いる場合）
再製造単回使用医療機器使用加算
在宅薬学総合体制加算
医療ＤＸ推進体制整備加算
看護職員処遇改善評価料
外来・在宅ベースアップ評価料（Ⅰ）
外来・在宅ベースアップ評価料（Ⅱ）

歯科外来・在宅ベースアップ評価料（Ⅰ）
歯科外来・在宅ベースアップ評価料（Ⅱ）
入院ベースアップ評価料

表２　施設基準の改正された特掲診療料（届出が必要なもの）

地域包括診療料（令和６年 10 月以降に引き続き算定する場合に限る。）
外来腫瘍化学療法診療料１（令和６年 10 月以降に引き続き算定する場合に限る。）
小児口腔機能管理料の注３に規定する口腔管理体制強化加算（令和６年３月 31 日時点で「診療報酬の算定方法の一部を改正する告示」による改正前の診療報酬の算定方法別表第二「Ｂ０００－４」に掲げる歯科疾患管理料の注 10 に規定するかかりつけ歯科医機能強化型歯科診療所に係る届出を行っている保険医療機関において、令和７年６月１日以降に引き続き算定する場合に限る。）
医科点数表第２章第９部処置の通則の５並びに歯科点数表第２章第８部処置の通則の６に掲げる処置の休日加算１、時間外加算１及び深夜加算１（令和８年６月１日以降に引き続き算定する場合に限る。）
調剤基本料２
特別調剤基本料Ａ
調剤基本料の注１ただし書に規定する施設基準（処方箋集中率等の状況によらず例外的に調剤基本料１を算定することができる保険薬局）（令和８年６月１日以降に引き続き算定する場合に限る。）
調剤基本料の注４に規定する保険薬局
地域支援体制加算（令和８年９月１日以降に引き続き算定する場合に限る。）
連携強化加算（令和７年１月１日以降に引き続き算定する場合に限る。）

表３　施設基準の改正された特掲診療料（届出が必要でないもの）
外来緩和ケア管理料
一般不妊治療管理料
二次性骨折予防継続管理料
小児かかりつけ診療料
外来腫瘍化学療法診療料２
生活習慣病管理料（Ⅰ）
在宅療養支援診療所
こころの連携指導料（Ⅰ）
在宅療養支援歯科診療所１
在宅療養支援歯科診療所２
在宅療養支援病院
がんゲノムプロファイリング検査
国際標準検査管理加算
遠隔画像診断
冠動脈ＣＴ撮影加算
血流予備量比コンピューター断層撮影

外来後発医薬品使用体制加算

心大血管疾患リハビリテーション料（Ⅰ）

心大血管疾患リハビリテーション料（Ⅱ）

脳血管疾患等リハビリテーション料（Ⅰ）

脳血管疾患等リハビリテーション料（Ⅱ）

脳血管疾患等リハビリテーション料（Ⅲ）

廃用症候群リハビリテーション料（Ⅰ）

廃用症候群リハビリテーション料（Ⅲ）

運動器リハビリテーション料（Ⅰ）

運動器リハビリテーション料（Ⅱ）

運動器リハビリテーション料（Ⅲ）

呼吸器リハビリテーション料（Ⅰ）

呼吸器リハビリテーション料（Ⅱ）

障害児（者）リハビリテーション料

通院・在宅精神療法の注８に規定する療養生活継続支援加算

導入期加算１、２及び３

歯科技工加算１

歯科技工加算２

皮膚悪性腫瘍切除術（皮膚悪性腫瘍センチネルリンパ節生検加算を算定する場合に限る。）

頭蓋内腫瘍摘出術（原発性悪性脳腫瘍光線力学療法加算を算定する場合に限る。）

頭蓋内電極植込術（脳深部電極によるもの（７本以上の電極による場合）に限る。）

網膜付着組織を含む硝子体切除術（眼内内視鏡を用いるもの）

鏡視下咽頭悪性腫瘍手術（軟口蓋悪性腫瘍手術を含む。）（内視鏡手術用支援機器を用いる場合）及び鏡視下喉頭悪性腫瘍手術（内視鏡手術用支援機器を用いる場合）

頭頸部悪性腫瘍光線力学療法

乳腺悪性腫瘍手術（乳癌センチネルリンパ節生検加算１又は乳癌センチネルリンパ節生検加算２を算定する場合に限る。）

胸腔鏡下拡大胸腺摘出術（内視鏡手術用支援機器を用いる場合）

胸腔鏡下縦隔悪性腫瘍手術及び胸腔鏡下良性縦隔腫瘍手術（内視鏡手術用支援機器を用いる場合）

胸腔鏡下肺悪性腫瘍手術（区域切除及び肺葉切除又は１肺葉を超えるものに限る。）（内視鏡手術用支援機器を用いる場合）

胸腔鏡下食道悪性腫瘍手術（内視鏡手術用支援機器を用いる場合）

縦隔鏡下食道悪性腫瘍手術（内視鏡手術用支援機器を用いる場合）

経皮的冠動脈形成術（特殊カテーテルによるもの）

胸腔鏡下弁形成術及び胸腔鏡下弁置換術

不整脈手術（左心耳閉鎖術（胸腔鏡下によるもの及び経カテーテル的手術によるもの）に限る。）

経皮的カテーテル心筋焼灼術（磁気ナビゲーション加算を算定する場合に限る。）

腹腔鏡下胃切除術（単純切除術（内視鏡手術用支援機器を用いる場合））及び腹腔鏡下胃切除術（悪性腫瘍手術（内視鏡手術用支援機器を用いるもの））

腹腔鏡下胃縮小術

- 37 -

腹腔鏡下総胆管拡張症手術（内視鏡手術用支援機器を用いる場合）

腹腔鏡下肝切除術（内視鏡手術用支援機器を用いる場合）

腹腔鏡下膵体尾部腫瘍切除術（内視鏡手術用支援機器を用いる場合）

腹腔鏡下膵頭部腫瘍切除術

腹腔鏡下結腸悪性腫瘍切除術（内視鏡手術用支援機器を用いる場合）

腹腔鏡下直腸切除・切断術（内視鏡手術用支援機器を用いる場合）

腹腔鏡下副腎摘出手術（内視鏡手術用支援機器を用いるもの）及び腹腔鏡下副腎髄質腫瘍摘出手術（褐色細胞腫）（内視鏡手術用支援機器を用いるもの）

腹腔鏡下腎悪性腫瘍手術（内視鏡手術用支援機器を用いるもの）及び腹腔鏡下尿管悪性腫瘍手術（内視鏡手術用支援機器を用いるもの）

腹腔鏡下腎盂形成手術（内視鏡手術用支援機器を用いる場合）

腹腔鏡下膀胱悪性腫瘍手術（内視鏡手術用支援機器を用いる場合）

腹腔鏡下前立腺悪性腫瘍手術（内視鏡手術用支援機器を用いるもの）

腹腔鏡下仙骨腟固定術

腹腔鏡下腟式子宮全摘術（内視鏡手術用支援機器を用いる場合）

腹腔鏡下子宮悪性腫瘍手術（子宮体がんに対して内視鏡手術用支援機器を用いる場合）

医科点数表第２章第10部手術の通則の５及び６（歯科点数表第２章第９部手術の通則４を含む。）に掲げる手術

医科点数表第２章第10部手術の通則の19に掲げる手術

調剤基本料の注２に規定する保険薬局

調剤管理加算

医療情報取得加算

服薬管理指導料の注14に規定する保険薬剤師（かかりつけ薬剤師と連携する他の薬剤師が対応した場合）

表４　施設基準等の名称が変更されたが、令和６年３月31日において現に当該点数を算定していた保険医療機関及び保険薬局であれば新たに届出が必要でないもの

ウイルス・細菌核酸多項目同時検出	→	ウイルス・細菌核酸多項目同時検出（ＳＡＲＳ－ＣｏＶ－２核酸検出を含まないもの）
画像診断管理加算３	→	画像診断管理加算４
内視鏡下鼻・副鼻腔手術Ⅴ型（拡大副鼻腔手術）及び経鼻内視鏡下鼻副鼻腔悪性腫瘍手術（頭蓋底郭清、再建を伴うもの）	→	内視鏡下鼻・副鼻腔手術Ⅴ型（拡大副鼻腔手術）及び経鼻内視鏡下鼻副鼻腔悪性腫瘍手術（頭蓋底郭清、再建を伴うものに限る。）

- 38 -

別添1

特掲診療料の施設基準等

第4の2　がん性疼痛緩和指導管理料

1　がん性疼痛緩和指導管理料に関する施設基準

当該保険医療機関内に、緩和ケアの経験を有する医師が配置されていること。なお、緩和ケアの経験を有する医師とは、次に掲げるいずれかの研修を修了した者であること。

（1）　「がん等の診療に携わる医師等に対する緩和ケア研修会の開催指針」に準拠した緩和ケア研修会

（2）　緩和ケアの基本教育のための都道府県指導者研修会（国立研究開発法人国立がん研究センター主催）等

2　がん性疼痛緩和指導管理料の注2に関する施設基準

次に掲げる基準を全て満たしていること。

（1）　高エネルギー放射線治療の届出を行っていること。

（2）　神経ブロック（神経破壊剤、高周波凝固法又はパルス高周波法使用）を年間合計10例以上実施していること。

（3）　がん性疼痛の症状緩和を目的とした放射線治療及び神経ブロックをがん患者に提供できる体制について、当該保険医療機関の見やすい場所に掲示していること。

（4）　（3）の掲示事項について、原則として、ウェブサイトに掲載していること。自ら管理するホームページ等を有しない場合については、この限りではないこと。

4　届出に関する事項

（1）　がん性疼痛緩和指導管理料の施設基準に係る届出は、別添2の2を用いること。

（2）　がん性疼痛緩和指導管理料の注2の施設基準に係る届出は、別添2の様式5を用いること。

（4）　令和7年5月31日までの間に限り、2の（4）に該当するものとみなす。

第4の3　がん患者指導管理料

1　がん患者指導管理料イに関する施設基準

（1）　緩和ケアの研修を修了した医師及び専任の看護師がそれぞれ1名以上配置されていること。なお、診断結果及び治療方針の説明等を行う際には両者が同席して行うこと。

（2）　（1）に掲げる医師は、次に掲げるいずれかの研修を修了した者であること。

ア　「がん等の診療に携わる医師等に対する緩和ケア研修会の開催指針」に準拠した緩和ケア研修会（平成29年度までに開催したものであって、「がん診療に携わる医師に対する緩和ケア研修会の開催指針」に準拠したものを含む。）

イ　緩和ケアの基本教育のための都道府県指導者研修会（国立がん研究センター主催）等

（3）　（1）に掲げる看護師は、5年以上がん患者の看護に従事した経験を有し、がん患者へのカウンセリング等に係る適切な研修を修了した者であること。なお、ここでいうがん患者へのカウンセリング等に係る適切な研修とは、次の事項に該当する研修のことをいう。

ア　国又は医療関係団体等が主催する研修であること（600時間以上の研修期間で、修了証が交付されるものに限る。）。

イ　がん看護又はがん看護関連領域における専門的な知識・技術を有する看護師の養成を目的とした研修であること。

ウ　講義及び演習により、次の内容を含むものであること。

（イ）　がん看護又はがん看護関連領域に必要な看護理論及び医療制度等の概要

（ロ）　臨床倫理（告知、意思決定、インフォームド・コンセントにおける看護師の役割）

（ハ）　がん看護又はがん看護関連領域に関するアセスメントと看護実践

（ニ）　がん看護又はがん看護関連領域の患者及び家族の心理過程

（ホ）　セルフケアへの支援及び家族支援の方法

（ヘ）　がん患者のための医療機関における組織的取組とチームアプローチ

（ト）　がん看護又はがん看護関連領域におけるストレスマネジメント

（チ）　コンサルテーション方法

エ　実習により、事例に基づくアセスメントとがん看護又はがん看護関連領域に必要な看護実践

（4）　患者に対して診断結果及び治療方針の説明等を行う場合に、患者の希望に応じて、患者の心理状況及びプライバシーに十分配慮した構造の個室を使用できるように備えていること。

（5）　当該保険医療機関において、厚生労働省「人生の最終段階における医療・ケアの決定プロセスに関するガイドライン」等の内容を踏まえ、適切な意思決定支援に関する指針を定めていること。

2　がん患者指導管理料ロに関する施設基準

（1）　緩和ケアの研修を修了した医師及び専任の看護師がそれぞれ1名以上配置されていること。

（2）　（1）に掲げる医師は、1の（2）を満たすこと。

（3）　（1）に掲げる看護師は、1の（3）を満たすこと。

（4）　当該管理に従事する公認心理師については、1の（2）のアに掲げる研修を修了した者であること。

（5）　患者の希望に応じて、患者の心理状況及びプライバシーに十分配慮した構造の個室を使用できるように備えていること。

3　がん患者指導管理料ハに関する施設基準

（1） 化学療法の経験を５年以上有する医師及び専任の薬剤師がそれぞれ１名以上配置されていること。

（2） （1）に掲げる薬剤師は、５年以上薬剤師としての業務に従事した経験及び３年以上化学療法に係る業務に従事した経験を有し、40 時間以上のがんに係る適切な研修を修了し、がん患者に対する薬剤管理指導の実績を 50 症例（複数のがん種であることが望ましい。）以上有するものであること。

（3） 患者の希望に応じて、患者の心理状況及びプライバシーに十分配慮した構造の個室を使用できるように備えていること。

6 届出に関する事項

（1） がん患者指導管理料の施設基準に係る届出は、別添２の様式５の３を用いること。

第４の４ 外来緩和ケア管理料

1 外来緩和ケア管理料に関する施設基準

（1） 当該保険医療機関内に、以下の４名から構成される緩和ケアに係るチーム（以下「緩和ケアチーム」という。）が設置されていること。

ア 身体症状の緩和を担当する専任の常勤医師

イ 精神症状の緩和を担当する専任の常勤医師

ウ 緩和ケアの経験を有する専任の常勤看護師

エ 緩和ケアの経験を有する専任の薬剤師

なお、アからエまでのうちいずれか１人は専従であること。ただし、当該緩和ケアチームが診療する患者数が１日に 15 人以内である場合は、いずれも専任で差し支えない。

また、注４に規定する点数を算定する場合は、以下から構成される緩和ケアチームにより、緩和ケアに係る専門的な診療が行われていること。

オ 身体症状の緩和を担当する常勤医師

カ 精神症状の緩和を担当する医師

キ 緩和ケアの経験を有する看護師

ク 緩和ケアの経験を有する薬剤師

（2） 緩和ケアチームの構成員は、緩和ケア診療加算に係る緩和ケアチームの構成員及び小児緩和ケア診療加算に係る小児緩和ケアチームの構成員と兼任であって差し支えない。

また、悪性腫瘍患者に係る緩和ケアの特性に鑑みて、専従の医師にあっても、緩和ケア診療加算を算定すべき診療、小児緩和ケア診療加算を算定すべき診療及び外来緩和ケア管

理料を算定すべき診療に影響のない範囲においては、専門的な緩和ケアに関する外来診療を行って差し支えない（ただし、専門的な緩和ケアに関する外来診療に携わる時間は、所定労働時間の２分の１以下であること。）。

（3） （1）の緩和ケアチームの専従の職員について、介護保険施設等又は指定障害者支援施設等からの求めに応じ、当該介護保険施設等又は指定障害者支援施設等において緩和ケアの専門性に基づく助言を行う場合には、緩和ケアチームの業務について専従とみなすことができる。ただし、介護保険施設等又は指定障害者支援施設等に赴いて行う助言に携わる時間は、原則として月 10 時間以下であること。また介護保険施設等又は指定障害者支援施設は次に掲げるものをいう。

イ 指定介護老人福祉施設

ロ 指定地域密着型介護老人福祉施設

ハ 介護老人保健施設

ニ 介護医療院

ホ 指定特定施設入居者生活介護事業所

ヘ 指定地域密着型特定施設入居者生活介護事業所

ト 指定介護予防特定施設入居者生活介護事業所

チ 指定認知症対応型共同生活介護事業所

リ 指定介護予防認知症対応型共同生活介護事業所

ヌ 指定障害者支援施設

ル 指定共同生活援助事業所

ヲ 指定福祉型障害児入所施設

（4） （1）のア又はオに掲げる医師は、悪性腫瘍の患者又は後天性免疫不全症候群の患者を対象とした症状緩和治療を主たる業務とした３年以上の経験を有する者であること。なお、末期心不全の患者を対象とする場合には、末期心不全の患者を対象とした症状緩和治療を主たる業務とした３年以上の経験を有する者であっても差し支えない。また、週３日以上常態として勤務しており、かつ、所定労働時間が週 22 時間以上の勤務を行っている専任の非常勤医師（悪性腫瘍患者又は後天性免疫不全症候群の患者を対象とした症状緩和治療を主たる業務とした３年以上の経験を有する医師に限る（末期心不全の患者を対象とする場合には、末期心不全の患者を対象とした症状緩和治療を主たる業務とした３年以上の経験を有する者であっても差し支えない。）。）を２名組み合わせることにより、常勤医師の勤務時間帯と同じ時間帯にこれらの非常勤医師が配置されている場合には、当該２名の非常勤医師が緩和ケアチームの業務に従事する場合に限り、当該基準を満たしていることとみなすことができる。

（5） （1）のイ又はカに掲げる医師は、３年以上がん専門病院又は一般病院での精神医療に従事した経験を有する者であること。また、イに掲げる医師については、週３日以上常態として勤務しており、かつ、所定労働時間が週 22 時間以上の勤務を行っている専任の非常勤医師（３年以上がん専門病院又は一般病院での精神医療に従事した経験を有する医師に限る。）を２名組み合わせることにより、常勤医師の勤務時間帯と同じ時間帯にこれらの非常勤医師が配置されている場合には、当該２名の非常勤医師が緩和ケアチームの業務に従事する場合に限り、当該基準を満たしていることとみなすことができる。

（6） （1）のア、イ、オ及びカに掲げる医師のうち、悪性腫瘍の患者に対して緩和ケアに係る

診療を行う場合には、以下のア又はイのいずれかの研修を修了している者であること。また、末期心不全症候群の患者に対して緩和ケアに係る診療を行う場合には、ア、イ又はウのいずれかの研修を修了している者であること。なお、後天性免疫不全症候群の患者に対して緩和ケアに係る診療を行う場合には下記研修を修了していなくてもよい。

ア　がん等の診療に携わる医師等に対する緩和ケア研修会の開催指針に準拠した緩和ケア研修会

イ　緩和ケアの基本教育のための都道府県指導者研修会（国立研究開発法人国立がん研究センター主催）等

ウ　日本心不全学会により開催される基本的心不全緩和ケアトレーニングコース

（7）（1）のウ又はキに掲げる看護師は、５年以上悪性腫瘍の患者の看護に従事した経験を有し、緩和ケア病棟等における研修を修了している者であること。なお、ここでいう緩和ケア病棟等における研修とは、次の事項に該当する研修のことをいう。

ア　国又は医療関係団体等が主催する研修であること（600 時間以上の研修期間で、修了証が交付されるものに限る。）。

イ　緩和ケアのための専門的な知識・技術を有する看護師の養成を目的とした研修であること。

ウ　講義及び演習により、次の内容を含むものであること。

（イ）　ホスピスケア・疼痛緩和ケア総論及び制度等の概要

（ロ）　悪性腫瘍又は後天性免疫不全症候群のプロセスとその治療

（ハ）　悪性腫瘍又は後天性免疫不全症候群患者の心理過程

（ニ）　緩和ケアのためのアセスメント並びに症状緩和のための支援方法

（ホ）　セルフケアへの支援及び家族支援の方法

（ヘ）　ホスピス及び疼痛緩和のための組織的取組とチームアプローチ

（ト）　ホスピスケア・緩和ケアにおけるリーダーシップとストレスマネジメント

（チ）　コンサルテーション方法

（リ）　ケアの質を保つためのデータ収集・分析等について

エ　実習により、事例に基づくアセスメントとホスピスケア・緩和ケアの実践

（8）（1）のエ又はクに掲げる薬剤師は、麻薬の投薬が行われている悪性腫瘍の患者に対する薬学的管理及び指導などの緩和ケアの経験を有する者であること。

（9）（1）のア、イ、オ及びカに掲げる医師については、緩和ケア病棟入院料の届出に係る担当医師と兼任ではないこと。ただし、緩和ケア病棟入院料の届出に係る担当医師が複数名である場合は、緩和ケアチームに係る業務に関し専任である医師については、緩和ケア病棟入院料の届出に係る担当医師と兼任であっても差し支えないものとする。

(10)　症状緩和に係るカンファレンスが週１回程度開催されており、緩和ケアチームの構成員及び必要に応じて、当該患者の診療を担う保険医、看護師、薬剤師などが参加していること。

(11)　当該医療機関において緩和ケアチームが組織上明確に位置づけられていること。

(12)　院内の見やすい場所に緩和ケアチームによる診療が受けられる旨の掲示をするなど、患者に対して必要な情報提供がなされていること。

3　届出に関する事項

（1）　外来緩和ケア管理料の施設基準に係る届出は、別添２の様式５の４を用いること。

第６の６　外来リハビリテーション診療料

1　外来リハビリテーション診療料に関する施設基準

（1）　心大血管疾患リハビリテーション料、脳血管疾患等リハビリテーション料、運動器リハビリテーション料又は呼吸器リハビリテーション料の届出を行っていること。

（2）　当該診療料を算定する患者がリハビリテーションを実施している間、患者の急変時等に連絡を受けるとともに、リハビリテーションを担当する医師が直ちに診察を行える体制にあること。

2　届出に関する事項

心大血管疾患リハビリテーション料、脳血管疾患等リハビリテーション料、運動器リハビリテーション料又は呼吸器リハビリテーション料の届出を行っていればよく、外来リハビリテーション診療料として特に地方厚生（支）局長に対して、届出を行う必要はないこと。

第６の７　外来放射線照射診療料

1　外来放射線照射診療料に関する施設基準

（1）　放射線照射の実施時において、当該保険医療機関に放射線治療医（放射線治療の経験を

５年以上有するものに限る。）が配置されていること。

（２） 専従の看護師及び専従の診療放射線技師がそれぞれ１名以上勤務していること。なお、当該専従の診療放射線技師は、放射線治療専任加算、外来放射線治療加算、遠隔放射線治療計画加算、一回線量増加加算、強度変調放射線治療（ＩＭＲＴ）、画像誘導放射線治療加算、体外照射呼吸性移動対策加算、定位放射線治療、定位放射線治療呼吸性移動対策加算、粒子線治療、粒子線治療医学管理加算、ホウ素中性子捕捉療法、ホウ素中性子捕捉療法医学管理加算及び画像誘導密封小線源治療加算に係る常勤の診療放射線技師を兼任することができる。なお、専従の看護師は、粒子線治療医学管理加算及びホウ素中性子捕捉療法医学管理加算に係る常勤の看護師を兼任することはできない。

（３） 放射線治療に係る医療機器の安全管理、保守点検及び安全使用のための精度管理を専ら担当する技術者（放射線治療の経験を５年以上有するものに限る。）が１名以上勤務していること。なお、当該技術者は、放射線治療専任加算、外来放射線治療加算、遠隔放射線治療計画加算、一回線量増加加算、強度変調放射線治療（ＩＭＲＴ）、画像誘導放射線治療加算、体外照射呼吸性移動対策加算、定位放射線治療、定位放射線治療呼吸性移動対策加算、粒子線治療、粒子線治療医学管理加算、ホウ素中性子捕捉療法、ホウ素中性子捕捉療法医学管理加算及び画像誘導密封小線源治療加算に係る常勤の診療放射線技師との兼任はできないが、医療機器安全管理料２に係る技術者を兼任することができる。また、遠隔放射線治療計画加算、強度変調放射線治療（ＩＭＲＴ）、画像誘導放射線治療加算、体外照射呼吸性移動対策加算、定位放射線治療、定位放射線治療呼吸性移動対策加算、粒子線治療、ホウ素中性子捕捉療法及び画像誘導密封小線源治療加算に係る担当者との兼任もできない。

（４） 合併症の発生により速やかに対応が必要である場合等、緊急時に放射線治療医が対応できる連絡体制をとること。

２ 届出に関する事項

外来放射線照射診療料の施設基準に係る届出は、別添２の様式７の６を用いること。

第６の８の４ 外来腫瘍化学療法診療料

１ 外来腫瘍化学療法診療料１に関する施設基準

（１） 外来化学療法を実施するための専用のベッド（点滴注射による化学療法を実施するに適したリクライニングシート等を含む。）を有する治療室を保有していること。なお、外来化学療法を実施している間は、当該治療室を外来化学療法その他の点滴注射（輸血を含む。）以外の目的で使用することは認められないものであること。

（２） 化学療法の経験を５年以上有する専任の常勤医師が勤務していること。

（３） 化学療法の経験を５年以上有する専任の看護師が化学療法を実施している時間帯において常時当該治療室に勤務していること。

（４） 化学療法に係る調剤の経験を５年以上有する専任の常勤薬剤師が勤務していること。

（５） 専任の医師、看護師又は薬剤師が院内に常時１人以上配置され、本診療料を算定している患者から電話等による緊急の相談等に 24 時間対応できる連絡体制が整備されていること。

（６） 急変時等の緊急時に当該患者が入院できる体制が確保されていること又は他の保険医療機関との連携により緊急時に当該患者が入院できる体制が整備されていること。

（７） 実施される化学療法のレジメン（治療内容）の妥当性を評価し、承認する委員会を開催していること。

当該委員会は、化学療法に携わる各診療科の医師の代表者（代表者数は、複数診療科の場合は、それぞれの診療科で１名以上（１診療科の場合は、２名以上）の代表者であること。）、業務に携わる看護師、薬剤師及び必要に応じてその他の職種から構成されるもので、少なくとも年１回開催されるものとする。

（８） 「Ｂ００１」の「22」がん性疼痛緩和指導管理料の届出を行っていること。

（９） 「Ｂ００１」の「23」がん患者指導管理料のロの届出を行っていることが望ましい。

(10) （２)に掲げる医師は、次に掲げるいずれかの研修を修了した者であること。

ア がん等の診療に携わる医師等に対する緩和ケア研修会の開催指針に準拠した緩和ケア研修会

イ 緩和ケアの基本教育のための都道府県指導者研修会（国立研究開発法人国立がん研究センター主催）等

(11) 患者と患者を雇用する事業者が共同して作成した勤務情報を記載した文書の提出があった場合に、就労と療養の両立に必要な情報を提供すること並びに診療情報を提供した後の勤務環境の変化を踏まえ療養上必要な指導を行うことが可能である旨をウェブサイトに掲載していることが望ましい。

(12) 患者の急変時の緊急事態等に対応するための指針が整備されていることが望ましい。

(13) 外来腫瘍化学療法診療料３の届出を行っている他の保険医療機関において外来化学療法を実施している患者が、緊急時に当該保険医療機関に受診できる体制を確保している場合については、連携する保険医療機関の名称等をあらかじめ地方厚生(支)局長に届け出ていること。また、連携する保険医療機関の名称等については、当該保険医療機関の見やすい場所に掲示していること。

(14) (5)、(6)及び(7)に係る対応を行っていることについて、当該保険医療機関の見やすい場所に掲示していること。

(15) (13)及び(14)の掲示事項について、原則として、ウェブサイトに掲載していること。自ら管理するホームページ等を有しない場合については、この限りではないこと。

２ 外来腫瘍化学療法診療料２に関する施設基準

（１） １の(１)、(５)、(６)、(11)及び(12)を満たしていること。

（２） 化学療法の経験を有する専任の看護師が化学療法を実施している時間帯において常時当該治療室に勤務していること。

（3） 当該化学療法につき専任の常勤薬剤師が勤務していること。

3 外来腫瘍化学療法診療料３に関する施設基準

（1） １の(1)、(6)、 (11) 及び (12) を満たしていること。

（2） ２の(2)及び(3)を満たしていること。

（3） 当該保険医療機関において外来化学療法を実施する患者に対して、外来腫瘍化学療法診療料１の届出を行っている他の保険医療機関との連携により、緊急時に有害事象等の診療ができる連携体制を確保していること。また、当該他の連携する医療機関の名称等については、あらかじめ地方厚生(支)局長に届出を行い、かつ、その情報を当該保険医療機関の見やすい場所に掲示していること。

（4） (3)の掲示事項について、原則として、ウェブサイトに掲載していること。自ら管理するホームページ等を有しない場合については、この限りではないこと。

（5） 標榜時間外において、当該保険医療機関で外来化学療法を実施している患者に関する電話等の問合せに応じる体制を整備すること。また、やむを得ない事由により電話等による問い合わせに応じることができなかった場合であっても、速やかにコールバックすることができる体制がとられていること。

（6）令和７年５月 31 日までの間に限り、(4)の基準を満たしているものとする。

4 連携充実加算に関する施設基準

（1） 外来腫瘍化学療法診療料１に係る届出を行っていること。

（2） １の（7）に規定するレジメンに係る委員会に管理栄養士が参加していること。

（3） 地域の保険医療機関及び保険薬局との連携体制として、次に掲げる体制が整備されていること。

ア 当該保険医療機関で実施される化学療法のレジメンを当該保険医療機関のホームページ等で閲覧できるようにしておくこと。

イ 当該保険医療機関において外来化学療法に関わる職員及び地域の保険薬局に勤務する薬剤師等を対象とした研修会等を年１回以上実施すること。

ウ 他の保険医療機関及び保険薬局からのレジメンに関する照会や患者の状況に関する相談及び情報提供等に応じる体制を整備すること。また、当該体制について、ホームページや研修会等で周知すること。

（4） 外来化学療法を実施している保険医療機関に５年以上勤務し、栄養管理（悪性腫瘍患者に対するものを含む。）に係る３年以上の経験を有する専任の常勤管理栄養士が勤務していること。

5 がん薬物療法体制充実加算に関する施設基準

（1） 外来腫瘍化学療法診療料１に係る届出を行っていること。

（2） 化学療法に係る調剤の経験を５年以上有しており、40 時間以上のがんに係る適切な研修を修了し、がん患者に対する薬剤管理指導の実績を 50 症例（複数のがん種であることが望ましい。）以上有する専任の常勤薬剤師が配置されていること。

（3） 患者の希望に応じて、患者の心理状況及びプライバシーに十分配慮した構造の個室を使用できるように備えていること。

（4） 薬剤師が、医師の診察前に患者から服薬状況、副作用等の情報収集及び評価を実施し、情報提供や処方提案等を行った上で、医師がそれを踏まえて、より適切な診療方針を立てることができる体制が整備されていること。

6 届出に関する事項

（1） 外来腫瘍化学療法診療料１、２及び３の施設基準に係る届出は、別添２の様式 39 を用いること。

（2） 連携充実加算の施設基準に係る届出は、別添２の様式 39 の２を用いること。

（3） がん薬物療法体制充実加算の施設基準に係る届出は、別添２の様式 39 の３を用いること。

（4） 当該治療室の平面図を添付すること。

（5） 令和６年３月 31 日時点で外来腫瘍化学療法診療料１の届出を行っている保険医療機関については、同年９月 30 日までの間、１の(10)及び(13)の基準を満たしているものとする。

（6） 令和６年３月 31 日時点で外来腫瘍化学療法診療料１の届出を行っている保険医療機関については、令和７年５月 31 日までの間、１の(15)の基準を満たしているものとする。

第７の２ 療養・就労両立支援指導料

1 特掲診療料の施設基準等別表第三の一の二に掲げる療養・就労両立支援指導料の注１に規定する疾患

特掲診療料の施設基準等別表第三の一の二に掲げる「その他これに準ずる疾患」とは、「特定疾患治療研究事業について」（昭和 48 年４月 17 日衛発第 242 号）に掲げる疾患（当該疾患に罹患している患者として都道府県知事から受給者証の交付を受けているものに係るものに限る。ただし、スモンについては過去に公的な認定を受けたことが確認できる場合等を含む。）又は「先天性血液凝固因子障害等治療研究事業実施要綱について」（平成元年７月 24 日健医発第 896 号）に掲げる疾患（当該疾患に罹患している患者として都道府県知事から受給者証の交付を受けているものに係るものに限る。）をいう。

2 療養・就労両立支援指導料の注３に規定する相談支援加算に関する基準

専任の看護師、社会福祉士、精神保健福祉士又は公認心理師を配置していること。なお、当該職員は「Ａ２３４－３」患者サポート体制充実加算に規定する職員と兼任であっても差し支えない。また、当該職員は、国又は医療関係団体等が実施する研修であって、厚生労働省の定める両立支援コーディネーター養成のための研修カリキュラムに即した研修を修了していること。

4　届出に関する事項

（1）　相談支援加算の施設基準に係る届出は、別添２の様式８の３を用いること。

第８　開放型病院共同指導料

1　開放型病院共同指導料に関する施設基準

（1）　当該病院の施設・設備の開放について、開放利用に関わる地域の医師会等との合意（契約等）があり、かつ、病院の運営規程等にこれが明示されていること。

（2）　次のア又はイのいずれかに該当していること。

ア　当該２次医療圏の当該病院の開設者と直接関係のない（雇用関係にない）10 以上の診療所の医師若しくは歯科医師が登録していること又は当該地域の医師若しくは歯科医師の５割以上が登録していること。

イ　当該２次医療圏の一つの診療科を主として標榜する、当該病院の開設者と関係のない（雇用関係のない）５以上の診療所の医師若しくは歯科医師が登録していること又は当該地域の当該診療科の医師若しくは歯科医師の５割以上が登録していること。この場合には、当該診療科の医師が常時勤務していること（なお、医師が 24 時間、365 日勤務することが必要であり、医師の宅直は認めない。）。

（3）　開放病床は概ね３床以上あること。

（4）　次の項目に関する届出前 30 日間の実績を有すること。

ア　実績期間中に当該病院の開設者と直接関係のない複数の診療所の医師又は歯科医師が、開放病床を利用した実績がある。

イ　これらの医師又は歯科医師が当該病院の医師と共同指導を行った実績がある。

ウ　次の計算式により計算した実績期間中の開放病床の利用率が２割以上である。ただし、地域医療支援病院においてはこの限りではない。

開放病床利用率　＝　（30 日間の開放型病院に入院した患者の診療を担当している診療所の保険医の紹介による延べ入院患者数）　÷　（開放病床　×　30 日間）

（5）　地域医療支援病院にあっては、上記(1)から(4)までを満たしているものとして取り扱う。

2　届出に関する事項

（1）　開放型病院共同指導料の施設基準に係る届出は、別添２の様式９を用いること。

（2）　届出前 30 日間における医師又は歯科医師の開放病床使用及び共同指導の実績並びに当該基準の１の(4)のウにより計算した開放病床利用率を記載すること。

（3）　開放利用に係る地域医師会等との契約、当該病院の運営規程等を記載すること。

（4）　登録医師又は歯科医師の名簿（登録医師等の所属する保険医療機関名を含む。）を別添２の様式 10 を用いて提出すること。

（5）　当該届出に係る病棟の配置図及び平面図（開放病床が明示されていること。）を記載すること。

（6）　地域医療支援病院にあっては、上記(2)から(5)までの記載を要せず、地域医療支援病院である旨を記載すること。

第 11 の２　がん治療連携計画策定料、がん治療連携指導料

1　がん治療連携計画策定料、がん治療連携指導料の施設基準

あらかじめ計画策定病院において疾患や患者の状態等に応じた地域連携診療計画が作成され、連携医療機関と共有されていること。

2　がん治療連携計画策定料の施設基準

がん診療の拠点となる病院とは、「がん診療連携拠点病院等の整備について」（平成 30 年７月 31 健発 0731 第１号厚生労働省健康局長通知）に基づき、がん診療連携拠点病院等（がん診療連携拠点病院（都道府県がん診療連携拠点病院及び地域がん診療連携拠点病院）、特定領域がん診療連携拠点病院及び地域がん診療病院）の指定を受けた病院又は「小児がん拠点病院の整備について」（平成 30 年７月 31 日健発第 0731 第２号厚生労働省健康局長通知）に基づき小児がん拠点病院の指定を受けた病院をいう。特定領域がん診療連携拠点病院については、当該特定領域の悪性腫瘍の患者についてのみ、がん診療連携拠点病院に準じたものとして取り扱う（以下同じ。）。また、がん診療連携拠点病院に準じる病院とは、都道府県が当該地域においてがん診療の中核的な役割を担うと認めた病院をいう。

4　届出に関する事項

（1）　がん治療連携計画策定料、がん治療連携指導料の施設基準に係る届出は、別添２の様式１３の２を用いること。なお、届出に当たっては、計画策定病院において、がん治療連携指導料の算定を行う連携医療機関に係る届出を併せて行っても差し支えない。

（2）　計画策定病院が当該届出を行う際には、がんの種類や治療法ごとに作成され、連携医療機関とあらかじめ共有されている地域連携診療計画を添付すること。なお、その様式は別添２の様式 13 の３を参考にすること。

第11の3　がん治療連携管理料

1　がん治療連携管理料の1に関する施設基準

「がん診療連携拠点病院等の整備について」に基づき、がん診療連携拠点病院の指定を受けていること。なお、キャンサーボードについては、看護師、薬剤師等の医療関係職種が参加していることが望ましい。

2　がん治療連携管理料の2に関する施設基準

「がん診療連携拠点病院等の整備について」に基づき、地域がん診療病院の指定を受けていること。

3　がん治療連携管理料の3に関する施設基準

「小児がん拠点病院の整備について」に基づき、小児がん拠点病院の指定を受けていること。なお、キャンサーボードについては、看護師、薬剤師等の医療関係職種が参加していることが望ましい。

4　届出に関する事項

がん治療連携管理料の施設基準に係る取扱いについては、当該基準を満たしていればよく、特に地方厚生（支）局長に対して、届出を行う必要はないこと。

第11の7　こころの連携指導料（Ⅰ）

1　こころの連携指導料（Ⅰ）の施設基準

（1）　精神科又は心療内科を標榜する保険医療機関との連携体制を構築していること。

（2）　当該保険医療機関に、自殺対策等に関する適切な研修を受講した医師が配置されていること。また、上記研修を受講した医師が、当該診療及び療養上必要な指導を行うこと。

なお、ここでいう適切な研修とは、自殺ハイリスク者ケアの専門家・教育者が関わって実施されるものでかかりつけ医における自殺ハイリスク者への対応を学ぶことができるものであり、以下のものをいうこと。

ア　講義等により次の内容を含むものであること。

（イ）　自殺企図の定義・対応の原則

（ロ）　情報収集の方法、面接の要点

（ハ）　自殺の同定方法

（ニ）　危険因子・危険性の評価、危険性を減らす方法、治療計画

（ホ）　精神障害、精神科的対応、心理社会的介入の方法

（ヘ）　家族への対応

（ト）　医療機関・自治体等への紹介・連携、情報提供

（チ）　ポストベンション（遺族への心のケア）

イ　自殺未遂者支援の根拠となる自殺対策基本法等について学ぶ項目

ウ　うつ病等のスクリーニング法を症例検討等により実践的に学ぶ項目

エ　自殺ハイリスク患者に関する症例を用いた講師者・受講者による双方向の事例検討

2　届出に関する事項

こころの連携指導料（Ⅰ）の施設基準に係る届出は、別添2の様式13の7を用いること。

第12　薬剤管理指導料

1　薬剤管理指導料に関する施設基準

（1）　当該保険医療機関に常勤の薬剤師が、2名以上配置されているとともに、薬剤管理指導に必要な体制がとられていること。なお、週3日以上常態として勤務しており、かつ、所定

労働時間が週 22 時間以上の勤務を行っている非常勤薬剤師を２人組み合わせることにより、当該常勤薬剤師の勤務時間帯と同じ時間帯にこれらの非常勤薬剤師が配置されている場合には、これらの非常勤薬剤師の実労働時間を常勤換算し常勤薬剤師数に算入することができる。ただし、常勤換算し常勤薬剤師に算入することができるのは、常勤薬剤師のうち１名までに限る。

（２） 医薬品情報の収集及び伝達を行うための専用施設（以下「医薬品情報管理室」という。）を有し、院内からの相談に対応できる体制が整備されていること。なお、院内からの相談に対応できる体制とは、当該保険医療機関の医師等からの相談に応じる体制があることを当該医師等に周知していればよく、医薬品情報管理室に薬剤師が常時配置されている必要はない。

（３） 医薬品情報管理室の薬剤師が、有効性、安全性等薬学的情報の管理及び医師等に対する情報提供を行っていること。

（４） 当該保険医療機関の薬剤師は、入院中の患者ごとに薬剤管理指導記録を作成し、投薬又は注射に際して必要な薬学的管理指導（副作用に関する状況把握を含む。）を行い、必要事項を記入するとともに、当該記録に基づく適切な患者指導を行っていること。

（５） 投薬・注射の管理は、原則として、注射薬についてもその都度処方箋により行うものとするが、緊急やむを得ない場合においてはこの限りではない。

（６） 当該基準については、やむを得ない場合に限り、特定の診療科につき区分して届出を受理して差し支えない。

２ 薬剤管理指導料の対象患者

薬剤管理指導料の「１」に掲げる「特に安全管理が必要な医薬品が投薬又は注射されている患者」とは、抗悪性腫瘍剤、免疫抑制剤、不整脈用剤、抗てんかん剤、血液凝固阻止剤、ジギタリス製剤、テオフィリン製剤、カリウム製剤（注射薬に限る。）、精神神経用剤、糖尿病用剤、膵臓ホルモン剤又は抗ＨＩＶ薬が投薬又は注射されている患者をいう。

３ 届出に関する事項

（１） 薬剤管理指導料の施設基準に係る届出は、別添２の様式 14 を用いること。

（２） 当該保険医療機関に勤務する薬剤師の氏名、勤務の態様（常勤・非常勤、専従・非専従、専任・非専任の別）及び勤務時間を別添２の様式４を用いて提出すること。

（３） 調剤、医薬品情報管理、病棟薬剤業務、薬剤管理指導、又は在宅患者訪問薬剤管理指導のいずれに従事しているかを（兼務の場合はその旨を）備考欄に記載する。

（４） 調剤所及び医薬品情報管理室の平面図を提出すること。

第 12 の１の２ 診療情報提供料（Ｉ）及び電子的診療情報評価料

２ 診療情報提供料（Ｉ）の検査・画像情報提供加算及び電子的診療情報評価料に関する施設基準

（１） 他の医療機関等と連携し、患者の医療情報に関する電子的な送受信又は閲覧が可能なネットワークを構築していること。なお、電子的な送受信又は閲覧が可能な情報には、原則として、検査結果、画像情報、投薬内容、注射内容及び退院時要約が含まれていること（診療所にあっては、画像情報・退院時要約については閲覧できるのみでもよい。）。また、画像診断の所見についても含まれていることが望ましい。

（２） 常時データを閲覧できるネットワークを用いる際に、ストレージを活用する場合には、原則として厚生労働省標準規格に基づく標準化されたストレージ機能を有する情報蓄積環境を確保すること（ただし、当該規格を導入するためのシステム改修が必要な場合は、それを行うまでの間はこの限りでない。）。また、診療情報提供書を送付する際には、原則として、厚生労働省標準規格に基づく診療情報提供書様式を用いること。

（３） 情報の提供側の保険医療機関においては、提供した診療情報又は閲覧可能とした情報の範囲及び日時が記録されており、必要に応じ随時確認できること。また、情報を提供された側の保険医療機関においては、提供を受けた情報を保管している、又は閲覧した情報及び閲覧者名を含むアクセスログを一年間記録していること。これらの記録について、（１）のネットワークを運営する事務局が保険医療機関に代わって記録を行っている場合は、当該加算・評価料を算定する保険医療機関は、当該事務局から必要に応じて随時記録を取り寄せることができること。

３ 届出に関する事項

（２） 検査・画像情報提供加算及び電子的診療情報評価料の施設基準に係る届出は、別添２の様式 14 の２を用いること。

第 12 の１の３ 連携強化診療情報提供料

１ 連携強化診療情報提供料の注１に関する施設基準

当該保険医療機関の敷地内における禁煙の取扱いについて、次の基準を満たしていること。

（１） 当該保険医療機関の敷地内が禁煙であること。

（２） 敷地内禁煙を行っている旨を保険医療機関内の見やすい場所に掲示していること。

（３） 保険医療機関が建造物の一部分を用いて開設されている場合は、当該保険医療機関の保有又は借用している部分が禁煙であること。

（４） 緩和ケア病棟入院料、精神病棟入院基本料、特定機能病院入院基本料（精神病棟に限る。）、精神科救急急性期医療入院料、精神科急性期治療病棟入院料、精神科救急・合併症

入院料、精神療養病棟入院料又は地域移行機能強化病棟入院料を算定している病棟を有する場合は、敷地内に喫煙所を設けても差し支えない。

（5） 敷地内に喫煙所を設ける場合は、喫煙場所から非喫煙場所にたばこの煙が流れないことを必須とし、さらに、適切な受動喫煙防止措置を講ずるよう努めること。喫煙可能区域を設定した場合においては、禁煙区域と喫煙可能区域を明確に表示し、周知を図り、理解と協力を求めるとともに、喫煙可能区域に未成年者や妊婦が立ち入ることがないように、措置を講ずる。例えば、喫煙可能区域において、たばこの煙への曝露があり得ることを注意喚起するポスター等を掲示する等の措置を行うこと。

4 連携強化診療情報提供料の注5に関する施設基準

（1） 当該保険医療機関の敷地内における禁煙の取扱いについて、1を満たすこと。

（2） 当該保険医療機関内に、産科若しくは産婦人科を担当している医師又は妊娠している者の診療に係る適切な研修を修了した医師を配置していることが望ましいこと。

（3） (2)の適切な研修とは、次の要件を満たすものをいうこと。

ア 都道府県又は医療関係団体等が主催する研修であること。

イ 研修内容に以下の内容を含むこと。

（イ） 妊娠前後及び産後の生理的変化と検査値異常

（ロ） 妊娠している者の診察時の留意点

（ハ） 妊娠している者に頻度の高い合併症や診断が困難な疾患

（ニ） 妊娠している者に対する画像検査（エックス線撮影やコンピューター断層撮影）の可否の判断

（ホ） 胎児への影響に配慮した薬剤の選択

5 届出に関する事項

連携強化診療情報提供料の施設基準に係る取扱いについては、当該基準を満たしていればよく、特に地方厚生（支）局長に対して届出を行う必要はないこと。

第12の2 医療機器安全管理料

1 医療機器安全管理料1に関する施設基準

（1） 医療機器安全管理に係る常勤の臨床工学技士が1名以上配置されていること。

（2） 医療に係る安全管理を行う部門（以下「医療安全管理部門」という。）を設置していること。

（3） 当該保険医療機関において、医療機器の安全使用のための責任者（以下「医療機器安全

管理責任者」という。）が配置されていること。

（4） 当該保険医療機関において、従業者に対する医療機器の安全使用のための研修が行われていること。

（5） 当該保険医療機関において医療機器の保守点検が適切に行われていること。

2 医療機器安全管理料2に関する施設基準

（1） 放射線治療を専ら担当する常勤の医師（放射線治療の経験を5年以上有するものに限る。）が1名以上いること。なお、当該常勤の医師は、放射線治療専任加算、外来放射線治療加算、遠隔放射線治療計画加算、一回線量増加加算、強度変調放射線治療（ＩＭＲＴ）、画像誘導放射線治療加算、体外照射呼吸性移動対策加算、定位放射線治療、定位放射線治療呼吸性移動対策加算、粒子線治療、粒子線治療適応判定加算、粒子線治療医学管理加算、ホウ素中性子捕捉療法、ホウ素中性子捕捉療法適応判定加算、ホウ素中性子捕捉療法医学管理加算及び画像誘導密封小線源治療加算に係る常勤の医師を兼任することができる。

（2） 放射線治療に係る医療機器の安全管理、保守点検及び安全使用のための精度管理を専ら担当する技術者（放射線治療の経験を5年以上有するものに限る。）が1名以上いること。なお、当該技術者は、外来放射線照射診療料、放射線治療専任加算、外来放射線治療加算、遠隔放射線治療計画加算、一回線量増加加算、強度変調放射線治療（ＩＭＲＴ）、画像誘導放射線治療加算、体外照射呼吸性移動対策加算、定位放射線治療、定位放射線治療呼吸性移動対策加算、粒子線治療、粒子線治療医学管理加算、ホウ素中性子捕捉療法、ホウ素中性子捕捉療法医学管理加算及び画像誘導密封小線源治療加算に係る常勤の診療放射線技師との兼任はできないが、外来放射線照射診療料に係る技術者を兼任することができる。また、遠隔放射線治療計画加算、強度変調放射線治療（ＩＭＲＴ）、画像誘導放射線治療加算、体外照射呼吸性移動対策加算、定位放射線治療、定位放射線治療呼吸性移動対策加算、粒子線治療、ホウ素中性子捕捉療法及び画像誘導密封小線源治療加算に係る担当者との兼任もできない。

（3） 当該保険医療施設において高エネルギー放射線治療装置、ガンマナイフ装置又は密封小線源治療機器を備えていること。

3 届出に関する事項

医療機器安全管理料の施設基準に係る届出は、別添2の様式15を用いること。

なお、歯科診療に係る医療機器安全管理料の施設基準に係る届出は、医療機器安全管理料2に準じて行うこと。

第12の4　がんゲノムプロファイリング評価提供料

1　がんゲノムプロファイリング評価提供料の施設基準

がんゲノムプロファイリング検査の施設基準の届出を行っていること。

2　届出に関する事項

がんゲノムプロファイリング評価提供料の施設基準については、がんゲノムプロファイリング検査の届出を行っていればよく、がんゲノムプロファイリング評価提供料として特に地方厚生(支)局長に対して、届出を行う必要はないこと。

第13　歯科治療時医療管理料

1　歯科治療時医療管理料に関する施設基準

（1）　当該療養を行うにつき、十分な経験を有する常勤の歯科医師、歯科衛生士等により、治療前、治療中及び治療後における当該患者の全身状態を管理できる体制が整備されていること。

（2）　常勤の歯科医師が複数名配置されていること又は常勤の歯科医師及び常勤の歯科衛生士又は看護師がそれぞれ1名以上配置されていること。なお、非常勤の歯科衛生士又は看護師を2名以上組み合わせることにより、当該保険医療機関が規定する常勤歯科衛生士又は常勤看護師の勤務時間帯と同じ時間帯に歯科衛生士又は看護師が配置されている場合には、当該基準を満たしていることとみなすことができる。

（3）　当該患者の全身状態の管理を行うにつき以下の十分な装置・器具等を有していること。

ア　経皮的動脈血酸素飽和度測定器（パルスオキシメーター）

イ　酸素供給装置

ウ　救急蘇生セット

（4）　緊急時に円滑な対応ができるよう病院である別の保険医療機関との連携体制が整備されていること。ただし、病院である医科歯科併設の保険医療機関にあっては、当該保険医療機関の医科診療科との連携体制が整備されている場合は、この限りでない。

2　届出に関する事項

歯科治療時医療管理料の施設基準に係る届出は別添2の様式17を用いること。

第13の2　小児口腔機能管理料の注3に規定する口腔管理体制強化加算

1　口腔管理体制強化加算の施設基準

（1）　歯科医師が複数名配置されていること又は歯科医師及び歯科衛生士がそれぞれ1名以上配置されていること。

（2）　次のいずれにも該当すること。

ア　過去1年間に歯周病安定期治療又は歯周病重症化予防治療をあわせて30回以上算定していること。

イ　過去1年間にエナメル質初期う蝕管理料又は根面う蝕管理料をあわせて10回以上算定していること。

ウ　歯科点数表の初診料の注1に規定する施設基準を届け出ていること。

エ　歯科訪問診療料の注15に規定する届出を行っていること。

（3）　過去1年間に歯科疾患管理料（口腔機能発達不全症又は口腔機能低下症の管理を行う場合に限る。）、歯科衛生実地指導料の口腔機能指導加算、小児口腔機能管理料、口腔機能管理料又は歯科口腔リハビリテーション料3をあわせて12回以上算定していること。

（4）　以下のいずれかに該当すること。

ア　過去1年間の歯科訪問診療1、歯科訪問診療2若しくは歯科訪問診療3の算定回数又は連携する在宅療養支援歯科診療所1、在宅療養支援歯科診療所2若しくは在宅療養支援歯科病院に依頼した歯科訪問診療の回数があわせて5回以上であること。

イ　連携する歯科訪問診療を行う別の医療機関や地域の在宅医療の相談窓口とあらかじめ協議し、歯科訪問診療に係る十分な体制が確保されていること。

（5）　過去1年間に診療情報提供料（Ⅰ）又は診療情報等連携共有料をあわせて5回以上算定している実績があること。

（6）　当該医療機関に、歯科疾患の重症化予防に資する継続管理（エナメル質初期う蝕管理、根面う蝕管理及び口腔機能の管理を含むものであること。）並びに高齢者・小児の心身の特性及び緊急時対応等に関する適切な研修を修了した歯科医師が1名以上在籍していること。なお、既に受講した研修が要件の一部を満たしている場合には、不足する要件を補足する研修を受講することでも差し支えない。

（7）　診療における偶発症等緊急時に円滑な対応ができるよう、別の保険医療機関との事前の連携体制が確保されていること。ただし、医科歯科併設の診療所にあっては、当該保険医療機関の医科診療科との連携体制が確保されている場合は、この限りではない。

（8）　当該診療所において歯科訪問診療を行う患者に対し、迅速に歯科訪問診療が可能な歯科医師をあらかじめ指定するとともに、当該担当医名、診療可能日、緊急時の注意事項等について、事前に患者又は家族に対して説明の上、文書により提供していること。

（9）　(6)に掲げる歯科医師が、以下の項目のうち、3つ以上に該当すること。

ア　過去1年間に、居宅療養管理指導を提供した実績があること。

イ　地域ケア会議に年1回以上出席していること。

ウ　介護認定審査会の委員の経験を有すること。

エ　在宅医療に関するサービス担当者会議や病院・診療所・介護保険施設等が実施する多職種連携に係る会議等に年1回以上出席していること。

オ　過去1年間に、在宅歯科栄養サポートチーム等連携指導料を算定した実績があること。

カ　在宅医療又は介護に関する研修を受講していること。

キ　過去1年間に、退院時共同指導料1、在宅歯科医療連携加算1、在宅歯科医療連携加算2、小児在宅歯科医療連携加算1、小児在宅歯科医療連携加算2、在宅歯科医療情報連携加算、退院前在宅療養指導管理料、在宅患者連携指導料又は在宅患者緊急時等カンファレンス料を算定した実績があること。

ク　認知症対応力向上研修等、認知症に関する研修を受講していること。

ケ　過去1年間に福祉型障害児入所施設、医療型障害児入所施設、介護老人福祉施設又は介護老人保健施設における定期的な歯科健診に協力していること。

コ　自治体が実施する事業（ケに該当するものを除く。）に協力していること。

サ　学校歯科医等に就任していること。

シ　過去1年間に、歯科診療特別対応加算1、歯科診療特別対応加算2又は歯科診療特別対応加算3を算定した実績があること。

(10) 歯科用吸引装置等により、歯科ユニット毎に歯の切削や義歯の調整、歯冠補綴物の調整時等に飛散する細かな物質を吸引できる環境を確保していること。

(11) 患者にとって安心で安全な歯科医療環境の提供を行うにつき次の十分な装置・器具等を有していること。

ア 自動体外式除細動器（ＡＥＤ）

イ 経皮的動脈血酸素飽和度測定器（パルスオキシメーター）

ウ 酸素供給装置

エ 血圧計

オ 救急蘇生セット

カ 歯科用吸引装置

なお、自動体外式除細動器（ＡＥＤ）については保有していることがわかる院内掲示を行っていることが望ましい。

(12) 令和７年５月 31 日までの間、１の（２）のイ及びエ、（４）のア、（５）並びに（９）のオ及びシの規定の適用については、「診療報酬の算定方法の一部を改正する件」による改正前の規定による令和６年５月 31 日以前の各区分の算定回数及び改正後の規定による令和６年６月１日以降の各区分の算定回数を合計して差し支えない。

2 届出に関する事項

（１） 口腔管理体制強化加算の施設基準に係る届出は、別添２の様式 17 の２を用いること。また、研修については、該当する研修を全て修了していることが確認できる文書（当該研修の名称、実施主体、修了日及び修了者の氏名等を記載した一覧でも可）を添付すること。

（２） 令和６年３月 31 日時点で「診療報酬の算定方法の一部を改正する件」による改正前のかかりつけ歯科医機能強化型歯科診療所の施設基準に係る届出を行っている保険医療機関については、令和７年５月 31 日までの間に限り、１の(２)のイ、エ及び(３)の基準を満たしているものとする。

第 13 の２の２ 小児口腔機能管理料、口腔機能管理料及び歯科特定疾患療養管理料の注５に規定する施設基準

1 小児口腔機能管理料、口腔機能管理料及び歯科特定疾患療養管理料の注５に規定する施設基準

基本診療料施設基準通知別添１の第４の３に掲げる歯科点数表の初診料の注 16 及び再診料の注 12 に規定する施設基準の届出を行っていること。

2 届出に関する事項

歯科点数表の初診料の注 16 及び再診料の注 12 に規定する施設基準の届出を行っていればよく、小児口腔機能管理料、口腔機能管理料及び歯科特定疾患療養管理料の注５に規定する情報通信機器を用いた歯科診療として特に地方厚生(支)局長に対して、届出を行う必要はないこと。

第 13 の２の３ 歯科遠隔連携診療料

1 歯科遠隔連携診療料の施設基準

歯科オンライン指針に沿って診療を行う体制を有する保険医療機関であること。

2 届出に関する事項

歯科遠隔連携診療料の施設基準に係る取扱いについては、当該基準を満たしていればよく、特に地方厚生（支）局長に対して、届出を行う必要はないこと。

第 14 在宅療養支援歯科診療所１及び在宅療養支援歯科診療所２

1 在宅療養支援歯科診療所１及び在宅療養支援歯科診療所２の施設基準

（１） 在宅療養支援歯科診療所１の施設基準

次のいずれにも該当し、在宅等の療養に関して歯科医療面から支援できる体制等を確保していること。

ア 過去１年間に歯科訪問診療１、歯科訪問診療２又は歯科訪問診療料３を合計 18 回以上算定していること。

イ 高齢者の心身の特性（認知症に関する内容を含むものであること。）、口腔機能の管理、緊急時対応等に係る適切な研修を修了した常勤の歯科医師が１名以上配置されていること。なお、既に受講した研修が要件の一部を満たしている場合には、不足する要件を補足する研修を受講することでも差し支えない。

ウ 歯科衛生士が配置されていること。

エ 当該診療所において、歯科訪問診療を行う患者に対し、迅速に歯科訪問診療が可能な保険医をあらかじめ指定するとともに、当該担当医名、診療可能日、緊急時の注意事項等について、事前に患者又は家族に対して説明の上、文書により提供していること。

オ 歯科訪問診療に係る後方支援の機能を有する別の保険医療機関との連携体制が確保されていること。

カ 当該診療所において、過去１年間の在宅医療を担う他の保険医療機関、保険薬局、訪問看護ステーション、地域包括支援センター、居宅介護支援事業所又は介護保険施設等からの依頼による歯科訪問診療料の算定回数の実績が５回以上であること。

キ 以下のいずれかに該当すること。

(イ) 当該地域において、地域ケア会議、在宅医療・介護に関するサービス担当者会議又は病院・診療所・介護保険施設等が実施する多職種連携に係る会議等に年１回以上出席していること。

(ロ) 過去１年間に、病院・診療所・介護保険施設等の職員への口腔管理に関する技術的助言や研修等の実施又は口腔管理への協力を行っていること。

(ハ) 歯科訪問診療に関する他の歯科医療機関との連携実績が年１回以上あること。

ク 過去１年間に、以下のいずれかの算定が１つ以上あること。

(イ) 在宅歯科栄養サポートチーム等連携指導料の算定があること。

(ロ) 在宅患者訪問口腔リハビリテーション指導管理料、小児在宅患者訪問口腔リハビリテーション指導管理料の算定があること。

(ハ) 退院時共同指導料１、在宅歯科医療連携加算１、在宅歯科医療連携加算２、小児在宅歯科医療連携加算１、小児在宅歯科医療連携加算２、在宅歯科医療情報連携加算、退院前在宅療養指導管理料、在宅患者連携指導料又は在宅患者緊急時等カンファレンス料の算定があること。

ケ 直近１か月に歯科訪問診療及び外来で歯科診療を行った患者のうち、歯科訪問診療を行

った患者数の割合が９割５分以上の診療所にあっては、次のいずれにも該当するものであること。

（イ）　過去１年間に、５か所以上の保険医療機関から初診患者の診療情報提供を受けていること。

（ロ）　直近３か月に当該診療所で行われた歯科訪問診療のうち、６割以上が歯科訪問診療１を算定していること。

（ハ）　在宅歯科医療に係る３年以上の経験を有する歯科医師が勤務していること。

（ニ）　歯科用ポータブルユニット、歯科用ポータブルバキューム及び歯科用ポータブルレントゲンを有していること。

（ホ）　歯科訪問診療において、過去１年間の診療実績（歯科点数表に掲げるのうち、次に掲げるものの算定実績をいう。）が次の要件のいずれにも該当していること。

①　「Ｉ００５」に掲げる抜髄及び「Ｉ００６」に掲げる感染根管処置の算定実績が合わせて 20 回以上であること。

②　「Ｊ０００」に掲げる抜歯手術の算定実績が 20 回以上であること。

③　「Ｍ０１８」に掲げる有床義歯を新製した回数、「Ｍ０２９」に掲げる有床義歯修理及び「Ｍ０３０」に掲げる有床義歯内面適合法の算定実績が合わせて 40 回以上であること。ただし、それぞれの算定実績は５回以上であること。

コ　年に１回、歯科訪問診療の患者数等を別添２の様式 18 の２を用いて、地方厚生(支)局長に報告していること。

（２）　在宅療養支援歯科診療所２の施設基準

次のいずれにも該当し、在宅等の療養に関して歯科医療面から支援できる体制等を確保していること。

ア　過去１年間に歯科訪問診療１、歯科訪問診療２又は歯科訪問診療３を合計４回以上算定していること。

イ　（１）のイからオまで及びケのいずれにも該当すること。

ウ　当該診療所において、過去１年間の在宅医療を担う他の保険医療機関、保険薬局、訪問看護ステーション、地域包括支援センター、居宅介護支援事業所又は介護保険施設等からの依頼による歯科訪問診療料の算定回数の実績が３回以上であること。

エ　年に１回、歯科訪問診療の患者数等を別添２の様式 18 の２を用いて、地方厚生(支)局長に報告していること。

（３）　令和７年５月 31 日までの間、１の（１）のア及びのクの(イ)並びに（２）のアの規定の適用については、「診療報酬の算定方法の一部を改正する件」による改正前の規定による令和６年５月 31 日以前の各区分の算定回数及び改正後の規定による令和６年６月１日以降の各区分の算定回数を合計して差し支えない。

２　届出に関する事項

在宅療養支援歯科診療所１及び在宅療養支援歯科診療所２の施設基準に係る届出は、別添２の様式 18 を用いること。

第 14 の１の２　在宅療養支援歯科病院

１　在宅療養支援歯科病院の施設基準

- 92 -

（１）次のいずれにも該当し、在宅等の療養に関して歯科医療面から支援できる体制等を確保していること。

ア　過去１年間に歯科訪問診療１、歯科訪問診療２又は歯科訪問診療３を合計 18 回以上算定していること。

イ　高齢者の心身の特性（認知症に関する内容を含むものであること。）、口腔機能の管理、緊急時対応等に係る適切な研修を修了した常勤の歯科医師が１名以上配置されていること。なお、既に受講した研修が要件の一部を満たしている場合には、不足する要件を補足する研修を受講することでも差し支えない。

ウ　歯科衛生士が配置されていること。

エ　歯科訪問診療を行う地域の歯科診療所と連携し、必要に応じて歯科訪問診療、外来診療又は入院診療により専門性の高い歯科医療を提供する体制を有していること。

オ　当該病院において、過去１年間の在宅医療を担う他の保険医療機関、保険薬局、訪問看護ステーション、地域包括支援センター、居宅介護支援事業所又は介護保険施設等からの依頼による歯科訪問診療料の算定回数の実績が５回以上であること。

カ　以下のいずれかに該当すること。

（イ）　当該地域において、地域ケア会議、在宅医療・介護に関するサービス担当者会議又は病院・診療所・介護保険施設等が実施する多職種連携に係る会議等に年１回以上出席していること。

（ロ）　過去１年間に、病院・診療所・介護保険施設等の職員への口腔管理に関する技術的助言や研修等の実施又は口腔管理への協力を行っていること。

（ハ）　歯科訪問診療に関する他の歯科医療機関との連携実績が年１回以上あること。

キ　過去１年間に、以下のいずれかの算定が１つ以上あること。

（イ）　在宅歯科栄養サポートチーム等連携指導料の算定があること。

（ロ）　在宅患者訪問口腔リハビリテーション指導管理料、小児在宅患者訪問口腔リハビリテーション指導管理料の算定があること。

（ハ）　退院時共同指導料１、在宅歯科医療連携加算１、在宅歯科医療連携加算２、小児在宅歯科医療連携加算１、小児在宅歯科医療連携加算２、在宅歯科医療情報連携加算、退院前在宅療養指導管理料、在宅患者連携指導料又は在宅患者緊急時等カンファレンス料の算定があること。

ク　年に１回、歯科訪問診療の患者数等を別添２の様式 18 の２を用いて、地方厚生(支)局長に報告していること。

（２）　令和７年５月 31 日までの間、１の（１）のア及びキの(イ)の規定の適用については、「診療報酬の算定方法の一部を改正する件」による改正前の規定による令和６年５月 31 日以前の各区分の算定回数及び改正後の規定による令和６年６月１日以降の各区分の算定回数を合計して差し支えない。

２　在宅療養支援歯科病院の施設基準

在宅療養支援歯科病院の施設基準に係る届出は、別添２の様式 18 を用いること。

- 93 -

第14の3　在宅患者歯科治療時医療管理料

1　在宅患者歯科治療時医療管理料に関する施設基準

（1）　当該療養を行うにつき、十分な経験を有する常勤の歯科医師、歯科衛生士等により、治療前、治療中及び治療後における当該患者の全身状態を管理できる体制が整備されていること。

（2）　常勤の歯科医師が複数名配置されていること又は常勤の歯科医師及び常勤の歯科衛生士又は看護師がそれぞれ1名以上配置されていること。なお、非常勤の歯科衛生士又は看護師を2名以上組み合わせることにより、当該保険医療機関が規定する常勤歯科衛生士又は常勤看護師の勤務時間帯と同じ時間帯に歯科衛生士又は看護師が配置されている場合には、当該基準を満たしていることとみなすことができる。

（3）　当該患者の全身状態の管理を行うにつき以下の十分な装置・器具等を有していること。

ア　経皮的動脈血酸素飽和度測定器（パルスオキシメーター）

イ　酸素供給装置

ウ　救急蘇生セット

（4）　緊急時に円滑な対応ができるよう病院である別の保険医療機関との連携体制が整備されていること。ただし、病院である医科歯科併設の保険医療機関にあっては、当該保険医療機関の医科診療科との連携体制が整備されている場合は、この限りでない。

2　届出に関する事項

在宅患者歯科治療時医療管理料の施設基準に係る届出は別添2の様式17を用いること。

第14の5　在宅医療ＤＸ情報活用加算

1　在宅医療ＤＸ情報活用加算に関する施設基準

（1）　電子情報処理組織を使用した診療報酬請求を行っていること。

（2）　健康保険法第3条第 13 項に規定する電子資格確認（以下「オンライン資格確認」という。）を行う体制を有していること。なお、オンライン資格確認の導入に際しては、医療機関等向けポータルサイトにおいて、運用開始日の登録を行うこと。

（3）　居宅同意取得型のオンライン資格確認等システムの活用により、医師等が患者の診療情報等を取得及び活用できる体制を有していること。

（4）　「電子処方箋管理サービスの運用について」（令和4年 10 月 28 日付け薬生発 1028 第1号医政発 1028 第1号保発 1028 第1号厚生労働省医薬・生活衛生局長・医政局長・保険局長通知。）に基づく電子処方箋により処方箋を発行できる体制を有していること。

（5）　国等が提供する電子カルテ情報共有サービスにより取得される診療情報等を活用する体制を有していること。

（6）　医療ＤＸ推進の体制に関する事項及び質の高い診療を実施するための十分な情報を取得・活用して診療を行うことについて、当該保険医療機関の見やすい場所に掲示していること。具体的には次に掲げる事項を掲示していること。

ア　医師が居宅同意取得型のオンライン資格確認等システムにより取得した診療情報等を活用して、計画的な医学管理の下に、訪問して診療を実施している保険医療機関であること。

イ　マイナ保険証の利用を促進する等、医療ＤＸを通じて質の高い医療を提供できるよう取り組んでいる保険医療機関であること。

ウ　電子処方箋の発行及び電子カルテ情報共有サービスなどの医療ＤＸにかかる取組を実施している保険医療機関であること。

（7）　（6）の掲示事項について、原則として、ウェブサイトに掲載していること。自ら管理するホームページ等を有しない場合については、この限りではないこと。

2　届出に関する事項

（1）　在宅ＤＸ情報活用加算の施設基準に係る届出は、別添2の様式11の6を用いること。

（2）　1の(4)については、令和7年3月31日までの間に限り、1の(5)については令和7年

9月30日までの間に限り、それぞれの基準を満たしているものとみなす。

（3） 令和7年9月30日までの間に限り、1の(6)のウの事項について、掲示を行っているものとみなす。

（4） 1の(7)については、令和7年5月31日までの間に限り、当該基準を満たしているものとみなす。

第15の4 在宅時医学総合管理料の注15（施設入居時等医学総合管理料の注5の規定により準用する場合を含む。）に規定する在宅医療情報連携加算並びに歯科疾患在宅療養管理料の注7、在宅患者訪問口腔リハビリテーション指導管理料の注8及び小児在宅患者訪問口腔リハビリテーション指導管理料の注8に規定する在宅歯科医療情報連携加算

1 在宅医療情報連携加算及び在宅歯科医療情報連携加算の施設基準

（1） 在宅での療養を行っている患者の診療情報等について、在宅医療情報連携加算又は在宅歯科医療情報連携加算を算定する保険医療機関と連携する他の保険医療機関、介護保険法に定める居宅サービス事業者、地域密着型サービス事業者、居宅介護支援事業者若しくは施設サービス事業者又は障害者の日常生活及び社会生活を総合的に支援するための法律に基づく指定特定相談支援事業者若しくは児童福祉法に基づく指定障害児相談支援事業者等（以下「連携機関」という。）とＩＣＴを用いて共有し、当該情報について常に確認できる体制を有している医療機関であること。

（2） 当該医療機関と患者の診療情報等を共有している連携機関（特別の関係にあるものを除く。）の数が、5以上であること。

（3） 地域において、連携機関以外の保険医療機関等が、当該ＩＣＴを用いた情報を共有する連携体制への参加を希望した場合には連携体制を構築すること。ただし、診療情報等の共有について同意していない患者の情報については、この限りでない。

（4） (1)に規定する連携体制を構築していること及び実際に患者の情報を共有している実績のある連携機関の名称等について、当該保険医療機関の見やすい場所に掲示していること。

（5） (4)の掲示事項について、原則として、ウェブサイトに掲載していること。自ら管理するホームページ等を有しない場合については、この限りではないこと。

2 届出に関する事項

（1） 在宅医療情報連携加算及び在宅歯科医療情報連携加算の施設基準に関する届出は、別添2の様式19の3を用いること。

（2） 令和7年5月31日までの間に限り、(5)の要件を満たすものとみなすこと。

第16の1の4 救急搬送診療料の注4に規定する重症患者搬送加算

1 救急搬送診療料の注4に関する施設基準

（1） 当該保険医療機関内に、以下から構成される重症患者搬送チームが設置されていること。

ア 集中治療の経験を5年以上有する医師

イ 看護師

ウ 臨床工学技士

（2） (1)のアに掲げる集中治療の経験を5年以上有する医師は、重症の小児患者を搬送する場合にあっては、小児の特定集中治療の経験を5年以上有することが望ましいこと。

（3） (1)のイに掲げる看護師は、集中治療を必要とする患者の看護に従事した経験を5年以上有し、集中治療を必要とする患者の看護に係る適切な研修を修了した専任の看護師であることが望ましいこと。また、ここでいう「適切な研修」とは、国又は医療関係団体等が主催する600時間以上の研修（修了証が交付されるものに限る。）であり、講義及び演習により集中治療を必要とする患者の看護に必要な専門的な知識及び技術を有する看護師の養成を目的とした研修又は保健師助産師看護師法（昭和23年法律第203号）第37条の2第2項第5号に規定する指定研修機関において行われる集中治療を必要とする患者の看護に係る研修であること。

（4） (1)のウに掲げる臨床工学技士は、「Ａ３００」救命救急入院料、「Ａ３０１」特定集中治療室管理料、「Ａ３０１－２」ハイケアユニット入院医療管理料、「Ａ３０１－３」脳卒中ケアユニット入院医療管理料又は「Ａ３０１－４」小児特定集中治療室管理料を届け出た病棟を有する保険医療機関で5年以上の経験を有することが望ましいこと。

（5） 関係学会により認定された施設であること。

（6） 日本集中治療医学会から示されている指針等に基づき、重症患者搬送が適切に実施されていること。

（7） (1)に掲げるチームにより、重症患者搬送に関わる職員を対象として、重症患者搬送に関する研修を年2回以上実施すること。

2 届出に関する事項

重症患者搬送加算の施設基準に関する届出は、別添2の様式20の1の2を用いること。

第17　歯科訪問診療料に係る地域医療連携体制加算

1　歯科訪問診療料に係る地域医療連携体制加算に関する施設基準

（1）　歯科を標榜する診療所である保険医療機関であること。

（2）　当該保険医療機関において、次のアに該当する保険医療機関及びイに該当する保険医療機関との連携により、緊急時の歯科診療ができる連携体制を確保していること。

ア　歯科点数表「Ａ０００」に掲げる初診料の注２の届出を行った地域歯科診療支援病院歯科である保険医療機関で次の要件を満たしていること。

①　緊急時に当該患者に対する歯科診療を行う体制を確保していること。

②　在宅歯科医療の調整担当者を１名以上配置していること。

③　患者に関する診療記録管理を行うにつき必要な体制が整備されていること。

イ　当該患者に対する歯科訪問診療を行う体制が整備されている保険医療機関であること。

（3）　当該連携保険医療機関において緊急時に円滑な対応ができるよう、あらかじめ患者又はその家族の同意を得て、その治療等に必要な情報を連携保険医療機関に対してあらかじめ別添２の様式21の２又はこれに準じた様式の文書をもって提供し、その写しを診療録に添付しておくこと。

（4）　地域医療連携体制加算を算定する保険医療機関にあっては、患者又はその家族等に連携保険医療機関の名称、住所、在宅歯科医療の調整担当者又は担当の歯科医師の氏名及び連絡方法等を記載した別添２の様式21の２及び様式21の３又はこれに準じた様式の文書を必ず交付することにより、地域医療連携体制の円滑な運営を図るものであること。

2　届出に関する事項

地域医療連携体制加算の施設基準に係る届出は別添２の様式21を用いること。

第17の１の２　歯科訪問診療料の注15に規定する基準

1　歯科訪問診療料の注15に規定する基準に関する施設基準

直近１か月に歯科訪問診療及び外来で歯科診療を提供した患者のうち、歯科訪問診療を提供した患者数の割合が９割５分未満の保険医療機関であること。

2　届出に関する事項

歯科訪問診療料の注 15 に規定する基準に係る届出は別添２の様式 21 の３の２を用いること。

第17の２　在宅歯科医療推進加算

1　在宅歯科医療推進加算に関する施設基準

（1）　歯科を標榜する診療所である保険医療機関であること。

（2）　当該保険医療機関における歯科訪問診療の月平均延べ患者数が５人以上であり、そのうち６割以上が歯科訪問診療１を算定していること。

（3）　届出前３月間の月平均延べ患者数を用いること。

2　届出に関する事項

在宅歯科医療推進加算に係る届出は、別添２の様式21の４を用いること。

第18の1の6　がんゲノムプロファイリング検査

1　がんゲノムプロファイリング検査に関する施設基準

（1）　がんゲノム医療中核拠点病院、がんゲノム医療拠点病院又はがんゲノム医療連携病院であること。

（2）　次世代シーケンシングを用いた検査に係る適切な第三者認定を受けていること。ただし、当該検査を同様の第三者認定を受けた衛生検査所に委託する場合はこの限りでない。

（3）　患者からの求めに応じて、当該患者のシークエンスデータ（ＦＡＳＴＱ又はＢＡＭ）、解析データ（ＶＣＦ、ＸＭＬ又はＹＡＭＬ）等を患者に提供できる体制を整備すること。

（4）　がんゲノムプロファイルの解析により得られた遺伝子のシークエンスデータ（ＦＡＳＴＱ又はＢＡＭ）、解析データ（ＶＣＦ、ＸＭＬ又はＹＡＭＬ）及び臨床情報等については、患者の同意に基づき、医療機関又は検査会社等からがんゲノム情報管理センター（Ｃ－ＣＡＴ）に全例を提出していること（当該患者の同意が得られなかった場合、当該患者が予期せず死亡した場合その他やむを得ない場合を除く。）。なお、提出に当たっては、Ｃ－ＣＡＴ検査データ転送システム利用規約を遵守していること。

（5）　臨床情報等の提出に当たっては、医療関連団体が定める「がんゲノム情報レポジトリー臨床情報収集項目一覧表」に則って提出していること。

（6）　当該検査で得られた包括的なゲノムプロファイルの結果について、患者が予期せず死亡した場合その他やむを得ない場合を除き、エキスパートパネルでの検討を経た上で、全ての対象患者に提供し、治療方針等について文書を用いて説明していること。

（7）　次に掲げる事項を記載した管理簿等を作成し、当該検査を実施した全ての患者について管理簿等により管理すること。

ア　検査を実施した者の氏名及びＩＤ
イ　検体を衛生検査所等に発送した年月日
ウ　衛生検査所等からの解析結果の受取の有無及び受け取った年月日
エ　エキスパートパネルが開催された年月日
オ　エキスパートパネルから検査結果を受け取った年月日
カ　検査結果を患者に説明した年月日
キ　検査結果を説明した後、がんゲノム情報管理センター（Ｃ－ＣＡＴ）等からの情報に基づいた、臨床試験又は治験等の新たな治療方針の説明の有無及び説明した年月日
ク　Ｃ－ＣＡＴへのデータ提出及びデータの二次利用に係る患者の同意の有無
ケ　Ｃ－ＣＡＴに対してシークエンスデータ、解析データ及び臨床情報等を提出した年月日

（8）　エキスパートパネルの開催に際しては、「がんゲノム医療中核拠点病院等の整備について」（令和４年８月１日健発0801第18号）及び「エキスパートパネルの実施要件について」（令和４年３月３日健が発0303第１号）に基づき開催していること。

2　届出に関する事項

（1）　がんゲノムプロファイリング検査の施設基準に係る届出は、別添２の様式23の４を用いること。

（2）　毎年８月において、当該保険医療機関における当該検査の実施件数、Ｃ－ＣＡＴへのデータ提出件数、当該保険医療機関で実施した検査に係るエキスパートパネルの実施件数及び当該検査の結果を患者に説明した件数等について、別添２の様式23の４の２により地方厚生（支）局長に報告すること。

第29の4の3　口腔細菌定量検査

1　口腔細菌定量検査に関する施設基準

次のいずれにも該当すること。

（1）　当該療養を行うにつき、十分な経験を有する歯科医師が1名以上配置されていること。

（2）　当該保険医療機関内に口腔細菌定量分析装置を備えていること。

2　届出に関する事項

口腔細菌定量検査の施設基準に係る届出は、別添2の様式38の5を用いること。

第29の5　有床義歯咀嚼機能検査、咀嚼能力検査及び咬合圧検査

1　有床義歯咀嚼機能検査、咀嚼能力検査及び咬合圧検査に関する施設基準

（1）　有床義歯咀嚼機能検査1のイの施設基準

次のいずれにも該当すること。

ア　歯科補綴治療に係る専門の知識及び3年以上の経験を有する歯科医師が1名以上配置されていること。

イ　当該保険医療機関内に歯科用下顎運動測定器（非接触型）及び咀嚼能率測定用のグルコース分析装置を備えていること。

（2）　有床義歯咀嚼機能検査1のロ及び咀嚼能力検査の施設基準

次のいずれにも該当すること。

ア　歯科補綴治療に係る専門の知識及び3年以上の経験を有する歯科医師が1名以上配置されていること。

イ　当該保険医療機関内に咀嚼能率測定用のグルコース分析装置を備えていること。

（3）　有床義歯咀嚼機能検査2のイの施設基準

次のいずれにも該当すること。

ア　歯科補綴治療に係る専門の知識及び3年以上の経験を有する歯科医師が1名以上配置されていること。

イ　当該保険医療機関内に歯科用下顎運動測定器（非接触型）及び歯科用咬合力計を備えていること。

（4）　有床義歯咀嚼機能検査2のロ及び咬合圧検査の施設基準

次のいずれにも該当すること。

ア　歯科補綴治療に係る専門の知識及び3年以上の経験を有する歯科医師が1名以上配置されていること。

イ　当該保険医療機関内に歯科用咬合力計を備えていること。

2　届出に関する事項

有床義歯咀嚼機能検査、咀嚼能力検査及び咬合圧検査の施設基準に係る届出は、別添2の様式38の1の2を用いること。

第29の6　精密触覚機能検査

1　精密触覚機能検査に関する施設基準

（1）　歯科医療を担当する保険医療機関であること。

（2）　口腔顔面領域の感覚検査及び三叉神経損傷の診断と治療法に関する研修を修了した歯科医師が1名以上配置されていること。なお、既に受講した研修が要件の一部を満たしている場合には、不足する要件を補足する研修を受講することでも差し支えない。

（3）　当該医療機関内にSemmes-Weinstein monofilament setを備えていること。

2　届出に関する事項

精密触覚機能検査の施設基準に係る届出は、別添2の様式38の1の3を用いること。また、研修については、該当する研修を全て修了していることが確認できる文書（当該研修の名称、実施主体、修了日及び修了者の氏名等を記載した一覧でも可）を添付すること。

第29の7　睡眠時歯科筋電図検査

1　睡眠時歯科筋電図検査に関する施設基準

（1）　当該療養を行うにつき、十分な経験を有する歯科医師が1名以上配置されていること。

（2）　当該保険医療機関内に歯科用筋電計を備えていること。

2　届出に関する事項

睡眠時歯科筋電図検査の施設基準に係る届出は、別添2の様式38の1の4を用いること。

第31　歯科画像診断管理加算

1　歯科画像診断管理加算1に関する施設基準

（1）　歯科診療報酬点数表の初診料の注2の届出（地域歯科診療支援病院歯科初診料に係るものに限る。）を行った保険医療機関であること。

（2）　画像診断を専ら担当する常勤の歯科医師が1名以上いること。なお、画像診断を専ら担当する歯科医師とは、勤務時間の大部分において画像情報の撮影又は読影に携わっている者をいう。

（3）　画像診断管理を行うにつき十分な体制が整備されていること。

（4）　当該保険医療機関以外の施設に読影又は診断を委託していないこと。

2　歯科画像診断管理加算2に関する施設基準

（1）　歯科診療報酬点数表の初診料の注2の届出（地域歯科診療支援病院歯科初診料に係るものに限る。）を行った保険医療機関であること。

（2）　画像診断を専ら担当する常勤の歯科医師が1名以上いること。なお、画像診断を専ら担当する歯科医師とは、勤務時間の大部分において画像情報の撮影又は読影に携わっている者をいう。

（3）　当該保険医療機関において実施される全ての歯科用3次元エックス線断層撮影及びコンピューター断層診断（歯科診療に係るものに限る。）について、（2）に規定する歯科医師の下に画像情報の管理が行われていること。

（4）　当該保険医療機関における歯科用3次元エックス線断層撮影診断及びコンピューター断層診断（歯科診療に係るものに限る。）のうち、少なくとも8割以上の読影結果が、（2）に規定する歯科医師により遅くとも撮影日の翌診療日までに当該患者の診療を担当する歯科医師に報告されていること。

（5）　画像診断管理を行うにつき十分な体制が整備されていること。

（6）　当該保険医療機関以外の施設に読影又は診断を委託していないこと。

3　届出に関する事項

歯科画像診断管理加算の施設基準に係る届出は、別添2の様式33を用いること。

第32　遠隔画像診断

1　遠隔画像診断に関する施設基準

（1）　送信側（画像の撮影が行われる保険医療機関）においては以下の基準を全て満たすこと。

ア　画像の撮影及び送受信を行うにつき十分な装置・機器を有しており、受信側の保険医療機関以外の施設へ読影又は診断を委託していないこと。

イ　関係学会の定める指針に基づく画像診断管理を行っていることが望ましい。

（2）　受信側（画像診断が行われる病院である保険医療機関）においては以下の基準を全て満たすこと。ただし、歯科診療に係る画像診断については、歯科画像診断管理加算の要件を満

たしていれば足りるものであること。

ア　画像診断管理加算1、2、3又は4に関する施設基準を満たすこと。

イ　特定機能病院、臨床研修指定病院、へき地医療拠点病院又は基本診療料の施設基準等別表第六の二に規定する地域に所在する病院であること。

ウ　関係学会の定める指針に基づく画像診断管理を行っていることが望ましい。

2　届出に関する事項

遠隔画像診断の施設基準に係る届出は、別添2の様式34又は様式35を用いること。なお、届出については、送信側、受信側の双方の医療機関がそれぞれ届出を行うことが必要であり、また、送信側の医療機関の届出書については、受信側に係る事項についても記載すること。

第36の2　抗悪性腫瘍剤処方管理加算

1　抗悪性腫瘍剤処方管理加算に関する施設基準

（1）　許可病床数が200床以上の病院であること。

（2）　化学療法の経験を5年以上有する専任の常勤医師が1名以上勤務していること。

2　届出に関する事項

（1）　抗悪性腫瘍剤処方管理加算の施設基準に係る届出は、別添2の様式 38 の2を用いること。

（2）　1の(2)に掲げる医師の経験が確認できる文書を添付すること。

第36の3　外来後発医薬品使用体制加算

1　外来後発医薬品使用体制加算に関する施設基準

（1）　診療所であって、薬剤部門又は薬剤師が後発医薬品の品質、安全性、安定供給体制等の情報を収集・評価し、その結果を踏まえ後発医薬品の採用を決定する体制が整備されていること。

（2）　当該保険医療機関において調剤した後発医薬品のある先発医薬品及び後発医薬品について、当該薬剤を合算した使用薬剤の薬価（薬価基準）（平成 20 年厚生労働省告示第 60 号）別表に規定する規格単位ごとに数えた数量（以下「規格単位数量」という。）に占める後発医薬品の規格単位数量の割合が、外来後発医薬品使用体制加算1にあっては90%以上、外来後発医薬品使用体制加算2にあっては85%以上90%未満、外来後発医薬品使用体制加算3にあっては75%以上85%未満であること。

（3）　当該保険医療機関において調剤した薬剤（（4）に掲げる医薬品を除く。）の規格単位数量に占める後発医薬品のある先発医薬品及び後発医薬品を合算した規格単位数量の割合が50%以上であること。

（4）　後発医薬品の規格単位数量の割合を算出する際に除外する医薬品

①　経腸成分栄養剤

エレンタール配合内用剤、エレンタールP乳幼児用配合内用剤、エンシュア・リキッド、エンシュア・H、ツインラインNF配合経腸用液、ラコールNF配合経腸用液、エネーボ配合経腸用液、ラコールNF配合経腸用半固形剤及びイノラス配合経腸用液

②　特殊ミルク製剤

フェニルアラニン除去ミルク配合散「雪印」及びロイシン・イソロイシン・バリン除去ミルク配合散「雪印」

③　生薬（薬効分類番号 510）

④　漢方製剤（薬効分類番号 520）

⑤　その他の生薬及び漢方処方に基づく医薬品（薬効分類番号 590）

（5）　後発医薬品（ジェネリック医薬品）の使用に積極的に取り組んでいる旨を当該保険医療

機関の受付及び支払窓口の見やすい場所に掲示していること。

（6）　医薬品の供給が不足した場合に、医薬品の処方等の変更等に関して適切な対応ができる体制が整備されていること。

（7）　（6）の体制に関する事項並びに医薬品の供給状況によって投与する薬剤が変更となる可能性があること及び変更する場合には患者に十分に説明することについて、当該保険医療機関の見やすい場所に掲示していること。

（8）　（5）及び（7）の掲示事項について、原則として、ウェブサイトに掲載していること。自ら管理するホームページ等を有しない場合については、この限りではないこと。

2　届出に関する事項

（1）　外来後発医薬品使用体制加算の施設基準に係る届出は、別添2の様式 38 の3を用いること。

（2）　令和7年5月31日までの間に限り、1の（8）に該当するものとみなす。

第36の4　一般名処方加算

1　一般名処方加算に関する施設基準

（1）　医薬品の供給状況や、令和6年10月より長期収載品について医療上の必要性があると認められない場合に患者の希望を踏まえ処方等した場合は選定療養となること等を踏まえつつ、一般名処方の趣旨を患者に十分に説明することについて、当該保険医療機関の見やすい場所に掲示していること。

（2）　（1）の掲示事項について、原則として、ウェブサイトに掲載していること。ただし、ただし、自ら管理するホームページ等を有しない場合については、この限りではないこと。

2　届出に関する事項

（1）　一般名処方加算の施設基準に係る取扱いについては、当該基準を満たしていればよく、特に地方厚生（支）局長に対して、届出を行う必要はないこと。

（2）　令和7年5月31日までの間に限り、1の（2）に該当するものとみなす。

第37　外来化学療法加算

1　外来化学療法加算1に関する施設基準

（1）　外来化学療法を実施するための専用のベッド（点滴注射による化学療法を実施するに適したリクライニングシート等を含む。）を有する治療室を保有していること。なお、外来化学療法を実施している間は、当該治療室を外来化学療法その他の点滴注射（輸血を含む。）以外の目的で使用することは認められないものであること。

（2）　化学療法の経験を5年以上有する専任の常勤医師が勤務していること。

（3）　化学療法の経験を5年以上有する専任の看護師が化学療法を実施している時間帯において常時当該治療室に勤務していること。

（4）　化学療法に係る調剤の経験を5年以上有する専任の常勤薬剤師が勤務していること。

（5）　急変時等の緊急時に当該患者が入院できる体制が確保されていること又は他の保険医療機関との連携により緊急時に当該患者が入院できる体制が整備されていること。

（6）　実施される化学療法のレジメン（治療内容）の妥当性を評価し、承認する委員会を開催していること。

当該委員会は、化学療法に携わる各診療科の医師の代表者（代表者数は、複数診療科の場合は、それぞれの診療科で１名以上（１診療科の場合は、２名以上）の代表者であること。）、業務に携わる看護師、薬剤師及び必要に応じてその他の職種から構成されるもので、少なくとも年１回開催されるものとする。

2　外来化学療法加算２に関する施設基準

（1）　外来化学療法を実施するための専用のベッド（点滴注射による化学療法を実施するに適したリクライニングシート等を含む。）を有する治療室を保有していること。なお、外来化学療法を実施している間は、当該治療室を外来化学療法その他の点滴注射（輸血を含む。）以外の目的で使用することは認められないものであること。

（2）　化学療法の経験を有する専任の看護師が化学療法を実施している時間帯において常時当該治療室に勤務していること。

（3）　当該化学療法につき専任の常勤薬剤師が勤務していること。

（4）　急変時等の緊急時に当該患者が入院できる体制が確保されていること又は他の保険医療機関との連携により緊急時に当該患者が入院できる体制が整備されていること。

（5）　(3)については、常勤薬剤師の確保が直ちに困難な場合であって、既に関節リウマチ患者及びクローン病患者の診療を行っており、改正前から外来化学療法加算の届出を行っていた診療所については、外来化学療法加算２の届出を行うことができる。

3　届出に関する事項

（1）　外来化学療法加算１及び２の施設基準に係る届出は、別添２の様式 39 を用いること。

（2）　当該治療室の平面図を添付すること。

第 37 の２　無菌製剤処理料

1　無菌製剤処理料に関する施設基準

（1）　２名以上の常勤の薬剤師がいること。

（2）　無菌製剤処理を行うための専用の部屋（内法による測定で５平方メートル以上）を有していること。なお、平成 26 年３月 31 日において、現に当該処理料の届出を行っている保険医療機関については、当該専用の部屋の増築又は全面的な改築を行うまでの間は、内法の規定を満たしているものとする。

（3）　無菌製剤処理を行うための無菌室、クリーンベンチ又は安全キャビネットを備えていること。

2　無菌製剤処理料の対象患者

（1）　無菌製剤処理料１の対象患者は、悪性腫瘍に対して用いる薬剤であって細胞毒性を有するものに関し、皮内注射、皮下注射、筋肉内注射、動脈注射、抗悪性腫瘍剤局所持続注入、肝動脈塞栓を伴う抗悪性腫瘍剤肝動脈内注入、点滴注射又は脳脊髄腔注射が行われる患者であり、この場合において、「悪性腫瘍に対して用いる薬剤であって細胞毒性を有するもの」とは、医薬品等副作用被害救済制度の対象とならない医薬品等（平成 16 年厚生労働省告示第 185 号）に掲げる医薬品のうち、悪性腫瘍に対して用いる注射剤をいう。

（2）　無菌製剤処理料２の対象患者は、以下のア又はイに該当する患者である。

ア　動脈注射又は点滴注射が行われる入院中の患者のうち、白血病、再生不良性貧血、骨髄異形成症候群、重症複合型免疫不全症等の患者及び後天性免疫不全症候群の病原体に感染

し抗体の陽性反応がある患者であって、無菌治療室管理加算若しくはＨＩＶ感染者療養環境特別加算を算定する患者又はこれらの患者と同等の状態にある患者

イ　中心静脈注射又は植込型カテーテルによる中心静脈注射が行われる患者

3　届出に関する事項

（1）　無菌製剤処理料の施設基準に係る届出は、別添２の様式 40 を用いること。

（2）　当該保険医療機関に勤務する薬剤師の氏名、勤務の態様（常勤・非常勤、専従・非専従、専任・非専任の別）及び勤務時間を別添２の様式４を用いて提出すること。なお、調剤、医薬品情報管理、病棟薬剤業務、薬剤管理指導又は在宅患者訪問薬剤管理指導のいずれに従事しているか（兼務の場合はその旨）並びに無菌製剤処理業務に従事している場合はその旨を備考欄に記載すること。

第 38　心大血管疾患リハビリテーション料（Ⅰ）

1　心大血管疾患リハビリテーション料（Ⅰ）に関する施設基準

（1）　届出保険医療機関（循環器内科又は心臓血管外科を標榜するものに限る。以下この項において同じ。）において、循環器内科又は心臓血管外科の医師が、心大血管疾患リハビリテーションを実施している時間帯において常時勤務しており、心大血管疾患リハビリテーションの経験を有する専任の常勤医師が１名以上勤務していること。この場合において、心大血管疾患リハビリテーションを受ける患者の急変時等に連絡を受けるとともに、当該保険医療機関又は連携する保険医療機関において適切な対応ができるような体制を有すること。

（2）　心大血管疾患リハビリテーションの経験を有する専従の常勤理学療法士及び専従の常勤看護師が合わせて２名以上勤務していること又は専従の常勤理学療法士若しくは専従の常勤看護師のいずれか一方が２名以上勤務していること。なお、いずれの組合せの場合であっても、うち１名は専任の従事者でも差し支えない。また、これらの者については、リハビリテーション・栄養・口腔連携体制加算、地域包括医療病棟入院料、回復期リハビリテーション病棟入院料及び地域包括ケア病棟入院料を算定する病棟並びに回復期リハビリテーション入院医療管理料及び地域包括ケア入院医療管理料を算定する病室を有する病棟の配置従事者との兼任はできないが、心大血管疾患リハビリテーションを実施しない時間帯において、他の疾患別リハビリテーション、障害児（者）リハビリテーション及びがん患者リハビリテーションに従事することは差し支えない。加えて、心大血管疾患リハビリテーションとその他のリハビリテーションの実施日・時間が異なる場合にあっては、別のリハビリテーションの専従者として届け出ることは可能である。また、必要に応じて、心機能に応じた日常生活活動に関する訓練等の心大血管疾患リハビリテーションに係る経験を有する作業療法士が勤務していることが望ましい。

(11)　（1）の専任の常勤医師について、週3日以上常態として勤務しており、かつ、所定労働時間が週22時間以上の勤務を行っている専任の非常勤医師を2名以上組み合わせることにより、常勤医師の勤務時間帯と同じ時間帯にこれらの非常勤医師が配置されている場合には、当該医師の実労働時間を常勤換算し常勤医師数に算入することができる。ただし、この項において、心大血管疾患リハビリテーションの経験を有する非常勤医師に限る。

(12)　（2）の専従の常勤理学療法士及び専従の常勤看護師について、週3日以上常態として勤務しており、かつ、所定労働時間が週22時間以上の勤務を行っている専従の非常勤理学療法士又は専従の非常勤看護師をそれぞれ2名以上組み合わせることにより、常勤理学療法士又は常勤看護師の勤務時間帯と同じ時間帯にこれらの非常勤理学療法士又は非常勤看護師がそれぞれ配置されている場合には、これらの非常勤理学療法士又は非常勤看護師の

実労働時間を常勤換算し常勤理学療法士数又は常勤看護師数にそれぞれ算入することができる。ただし、この項において、常勤換算し常勤理学療法士数又は常勤看護師数に算入することができるのは、心大血管疾患リハビリテーションの経験を有する理学療法士又は看護師であって、それぞれ常勤配置のうち1名までに限る。

2　初期加算及び急性期リハビリテーション加算に関する施設基準

当該保険医療機関にリハビリテーション科の常勤の医師が1名以上配置されていること。なお、週3日以上常態として勤務しており、かつ、所定労働時間が週22時間以上の勤務を行っているリハビリテーション科の非常勤医師を2名以上組み合わせることにより、常勤医師の勤務時間帯と同じ時間帯にこれらの非常勤医師が配置されている場合には、当該基準を満たしていることとみなすことができる。

第40　脳血管疾患等リハビリテーション料(Ⅰ)

1　脳血管疾患等リハビリテーション料(Ⅰ)に関する施設基準

（1）　当該保険医療機関において、専任の常勤医師が2名以上勤務していること。ただし、そのうち1名は、脳血管疾患等のリハビリテーション医療に関する3年以上の臨床経験又は脳血管疾患等のリハビリテーション医療に関する研修会、講習会の受講歴（又は講師歴）を有すること。なお、第38の1の(11)の例により、所定労働時間が週22時間以上の勤務を行っている非常勤医師を専任の常勤医師数に算入することができる。ただし、この項において、脳血管疾患等のリハビリテーション医療に関する3年以上の臨床経験又は脳血管疾患等のリハビリテーション医療に関する研修会、講習会の受講歴（又は講師歴）を有する常勤医師に

ついてこれらの非常勤医師による常勤換算を行う場合にあっては、当該経験又は受講歴（又は講師歴）を有する非常勤医師に限る。

（2） 次のアからエまでを全て満たしていること。

ア 専従の常勤理学療法士が5名以上勤務していること。ただし、リハビリテーション・栄養・口腔連携体制加算、地域包括医療病棟入院料、回復期リハビリテーション病棟入院料及び地域包括ケア病棟入院料を算定する病棟並びに回復期リハビリテーション入院医療管理料及び地域包括ケア入院医療管理料を算定する病室を有する病棟における常勤理学療法士との兼任はできないが、廃用症候群リハビリテーション料(Ⅰ)、(Ⅱ)又は(Ⅲ)、運動器リハビリテーション料(Ⅰ)、(Ⅱ)又は(Ⅲ)、呼吸器リハビリテーション料(Ⅰ)又は(Ⅱ)、障害児（者）リハビリテーション料及びがん患者リハビリテーション料における常勤理学療法士との兼任は可能であること。

イ 専従の常勤作業療法士が3名以上勤務していること。兼任の取扱いについては第40の1の（2）のアと同様である。

ウ 言語聴覚療法を行う場合は、専従の常勤言語聴覚士が1名以上勤務していること。なお、第7部リハビリテーション第1節の各項目のうち専従の常勤言語聴覚士を求める別の項目について、別に定めがある場合を除き、兼任は可能であること。

エ アからウまでの専従の従事者が合わせて10名以上勤務すること。なお、当該保険医療機関において、疾患別リハビリテーション（心大血管疾患リハビリテーションを除く。）、障害児（者）リハビリテーション及びがん患者リハビリテーションが行われる時間が当該保険医療機関の定める所定労働時間に満たない場合には、当該リハビリテーションの実施時間以外に他の業務に従事することは差し支えない。また、第38の1の(12)の例により、専従の非常勤理学療法士、専従の非常勤作業療法士又は専従の非常勤言語聴覚士を常勤理学療法士数、常勤作業療法士数又は常勤言語聴覚士数にそれぞれ算入することができる。ただし、常勤換算し常勤理学療法士数、常勤作業療法士数又は常勤言語聴覚士数に算入することができるのは、常勤配置のうち理学療法士は4名、作業療法士は2名、言語聴覚士は1名までに限る。

オ 次の(イ)又は(ロ)の要件を満たす場合であって、アからウまでの専従の従事者が疾患別リハビリテーションを提供すべき患者がいない時間帯には、脳血管疾患等リハビリテーションの実施時間中であっても、当該専従の従事者が、当該保険医療機関が行う通所リハビリテーション又は障害者の日常生活及び社会生活を総合的に支援するための法律施行規則（平成18年厚生労働省令第19号）第6条の6第1号に規定する自立訓練（機能訓練）（以下、「自立訓練（機能訓練）」という。）に従事しても差し支えない。

（イ） 疾患別リハビリテーション料の施設基準における専従の従事者以外の全ての理学療法士、作業療法士及び言語聴覚士が、介護保険のリハビリテーション、自立訓練（機能訓練）、その他疾患別リハビリテーション以外の業務に従事していること。

（ロ） 当該保険医療機関に配置された全ての理学療法士、作業療法士及び言語聴覚士が、いずれかの疾患別リハビリテーション料の施設基準における専従の従事者であること。

（3） 治療・訓練を十分実施し得る専用の機能訓練室（少なくとも、内法による測定で160平方メートル以上）を有していること。専用の機能訓練室は、当該療法を実施する時間帯以外の時間帯において、他の用途に使用することは差し支えない。また、専用の機能訓練室は、

疾患別リハビリテーション、障害児（者）リハビリテーション又はがん患者リハビリテーションを実施している時間帯において「専用」ということであり、疾患別リハビリテーション、障害児（者）リハビリテーション又はがん患者リハビリテーションを同一の機能訓練室において同時に行うことは差し支えない。ただし、同一の時間帯において心大血管疾患リハビリテーションを行う場合にあっては、それぞれの施設基準を満たしていること。なお、言語聴覚療法を行う場合は、遮蔽等に配慮した専用の個別療法室（内法による測定で8平方メートル以上）1室以上を別に有していること。

（4） 当該療法を行うために必要な施設及び器械・器具として、以下のものを具備していること。これらの器械等については、当該保険医療機関が、指定通所リハビリテーション又は自立訓練（機能訓練）を実施する場合であって、リハビリテーションの提供に支障が生じない場合に、指定通所リハビリテーション事業所又は自立訓練（機能訓練）事業所の利用者が使用しても差し支えない。

歩行補助具、訓練マット、治療台、砂嚢などの重錘、各種測定用器具（角度計、握力計等）、血圧計、平行棒、傾斜台、姿勢矯正用鏡、各種車椅子、各種歩行補助具、各種装具（長・短下肢装具等）、家事用設備、各種日常生活動作用設備　等。ただし、言語聴覚療法を行う場合は、聴力検査機器、音声録音再生装置、ビデオ録画システム等を有すること。必要に応じ、麻痺側の関節の屈曲・伸展を補助し運動量を増加させるためのリハビリテーション用医療機器を備えること。

（5） 言語聴覚療法のみを実施する場合において、以下のアからエまでの基準を全て満たす場合は、上記基準にかかわらず、脳血管疾患等リハビリテーション料(Ⅰ)の基準を満たすものとする。

ア 専任の常勤医師が1名以上勤務していること。なお、第38の1の(11)の例により、所定労働時間が週22時間以上の勤務を行っている非常勤医師を専任の常勤医師数に算入することができる。

イ 専従の常勤言語聴覚士が3名以上勤務していること。なお、第38の1の(12)の例により、専従の非常勤言語聴覚士を常勤言語聴覚士数に算入することができる。ただし、常勤換算し常勤言語聴覚士数に算入することができるのは、常勤配置のうち2名までに限る。

ウ 遮蔽等に配慮した専用の個別療法室（内法による測定で8平方メートル以上）を有していること。

エ 言語聴覚療法に必要な、聴力検査機器、音声録音再生装置、ビデオ録画システム等の器械・器具を具備していること。

（6） 平成26年3月31日において、現に当該リハビリテーション料の届出を行っている保険医療機関については、当該機能訓練室等の増築又は全面的な改築を行うまでの間は、（3）及び(5)の内法の規定を満たしているものとする。

（7） リハビリテーションに関する記録（医師の指示、実施時間、訓練内容、担当者等）は患者ごとに一元的に保管され、常に医療従事者により閲覧が可能であること。

（8） 定期的に担当の多職種が参加するカンファレンスが開催されていること。

（9） (2)のアからウまでの専従の従事者以外の理学療法士、作業療法士及び言語聴覚士については、疾患別リハビリテーションに従事している時間帯を除き、当該保険医療機関が行う通所リハビリテーション又は自立訓練（機能訓練）に従事可能であること。

(10) 要介護認定を申請中の者又は介護保険法第62条に規定する要介護被保険者等であって、介護保険によるリハビリテーションへの移行を予定しているものについて、当該患者の同意を得た上で、利用を予定している指定通所リハビリテーション事業所、指定訪問リハビリテーション事業所、指定介護予防通所リハビリテーション事業所又は指定介護予防訪問リハビリテーション事業所（以下「指定通所リハビリテーション事業所等」という。）に対して、リハビリテーション実施計画書又はリハビリテーション総合実施計画書等を文書により提供できる体制を整備していること。

(11) 脳血管疾患等リハビリテーションを実施した患者であって、他の保険医療機関でリハビリテーションが継続される予定であるものについて、当該他の医療機関に対して、当該患者の同意を得た上で、リハビリテーション実施計画書又はリハビリテーション総合実施計画書等を文書により提供できる体制を整備していること。

2　初期加算及び急性期リハビリテーション加算に関する施設基準

当該加算の要件については、第38の2と同様である。

5　届出に関する事項

（1） 脳血管疾患等リハビリテーション料(Ⅰ)の施設基準に係る届出は、別添2の様式42を用いること。

（2） 当該治療に従事する医師、理学療法士、作業療法士、言語聴覚士の氏名、勤務の態様（常勤・非常勤、専従・非専従、専任・非専任の別）等を別添2の様式44の2を用いて提出すること。

（3） 当該治療が行われる専用の機能訓練室の平面図を添付すること。

第40の2　脳血管疾患等リハビリテーション料(Ⅱ)

1　脳血管疾患等リハビリテーション料(Ⅱ)に関する施設基準

（1） 当該保険医療機関において、専任の常勤医師が1名以上勤務していること。なお、第38の1の(11)の例により、所定労働時間が週22時間以上の勤務を行っている非常勤医師を専任の常勤医師数に算入することができる。

（2） 次のアからエまでを全て満たしていること。

ア　専従の常勤理学療法士が1名以上勤務していること。兼任の取扱いについては第40の1の（2）のアと同様である。

イ　専従の常勤作業療法士が1名以上勤務していること。兼任の取扱いについては第40の1の（2）のアと同様である。

ウ　言語聴覚療法を行う場合は、専従の常勤言語聴覚士が1名以上勤務していること。なお、第7部リハビリテーション第1節の各項目のうち専従の常勤言語聴覚士を求める別の項目について、別に定めがある場合を除き、兼任は可能であること。

エ　アからウまでの専従の従事者が合わせて4名以上勤務していること。なお、当該保険医療機関において、疾患別リハビリテーション（心大血管疾患リハビリテーションを除く。）、障害児（者）リハビリテーション及びがん患者リハビリテーションが行われる時間が当該保険医療機関の定める所定労働時間に満たない場合には、当該リハビリテーションの実施時間以外に他の業務に従事することは差し支えない。なお、第38の1の(12)の例により、専従の非常勤理学療法士、専従の非常勤作業療法士又は専従の非常勤言語聴覚士を常勤理学療法士数、常勤作業療法士数又は常勤言語聴覚士数にそれぞれ算入することができる。ただし、常勤換算し常勤理学療法士数、常勤作業療法士数又は常勤言語聴覚士数に算入することができるのは、常勤配置のうちそれぞれ1名までに限る。

オ　アからウまでの専従の従事者が、当該保険医療機関が行う通所リハビリテーション又は自立訓練（機能訓練）に従事する場合については、第40の1の(2)のオの例によること。

（3） 治療・訓練を十分実施し得る専用の機能訓練室（少なくとも、病院については内法による測定で100平方メートル以上、診療所については内法による測定で45平方メートル以上）を有していること。なお、専用の機能訓練室に係る面積以外の規定は、第40の1の（3）の例による。

（4） 平成26年3月31日において、現に当該リハビリテーション料の届出を行っている保険医療機関については、当該機能訓練室の増築又は全面的な改築を行うまでの間は、(3)の内法の規定を満たしているものとする。

（5） 当該療法を行うために必要な施設及び器械・器具として、以下のものを具備していること。これらの器械等については、当該保険医療機関が、指定通所リハビリテーション又は自立訓練（機能訓練）を実施する場合については、第40の1の（4）の例によること。

歩行補助具、訓練マット、治療台、砂嚢などの重錘、各種測定用器具（角度計、握力計等）、血圧計、平行棒、傾斜台、姿勢矯正用鏡、各種車椅子、各種歩行補助具、各種装具（長・短下肢装具等）、家事用設備、各種日常生活動作用設備等。ただし、言語聴覚療法を行う場合は、聴力検査機器、音声録音再生装置、ビデオ録画システム等を有すること。

（6） 言語聴覚療法のみを実施する場合において、以下のアからエまでの基準を全て満たす場合は、上記基準にかかわらず、脳血管疾患等リハビリテーション料(Ⅱ)の基準を満たすものとする。

ア　専任の常勤医師が1名以上勤務していること。なお、第38の1の(11)の例により、所定労働時間が週22時間以上の勤務を行っている非常勤医師を専任の常勤医師数に算入することができる。

イ　専従の常勤言語聴覚士が2名以上勤務していること。第38の1の(12)の例により、専従の非常勤言語聴覚士を常勤言語聴覚士数に算入することができる。ただし、常勤換算し常勤言語聴覚士数に算入することができるのは、常勤配置のうち1名までに限る。

ウ　遮蔽等に配慮した専用の個別療法室（内法による測定で8平方メートル以上）を有していること。

エ　言語聴覚療法に必要な聴力検査機器、音声録音再生装置、ビデオ録画システム等の器械・器具を具備していること。

（7） 第40の1の（7）から（11）までを満たしていること。

2　初期加算及び急性期リハビリテーション加算に関する施設基準

当該加算の要件については、第38の2と同様である。

5　届出に関する事項

当該届出に関する事項については、第40の5と同様である。

第41　脳血管疾患等リハビリテーション料(Ⅲ)

1　脳血管疾患等リハビリテーション料(Ⅲ)に関する施設基準

（1）　第40の2の（1）を満たしていること。

（2）　専従の常勤理学療法士、常勤作業療法士又は常勤言語聴覚士のいずれか1名以上勤務していること。兼任の取扱いについては第40の1の（2）のアと同様である。また、言語聴覚士の場合にあっては、第7部リハビリテーション第1節の各項目のうち専従の常勤言語聴覚士を求める別の項目について、別に定めがある場合を除き、兼任は可能であること。なお、当該保険医療機関において、疾患別リハビリテーション（心大血管疾患リハビリテーションを除く。）、障害児（者）リハビリテーション及びがん患者リハビリテーションが行われる時間が当該保険医療機関の定める所定労働時間に満たない場合には、当該リハビリテーションの実施時間以外に他の業務に従事することは差し支えない。また、第38の1の(12)の例により、専従の非常勤理学療法士、専従の非常勤作業療法士又は専従の非常勤言語聴覚士をそれぞれ常勤理学療法士数、常勤作業療法士数又は常勤言語聴覚士数に算入することができる。専従の従事者が、当該保険医療機関が行う通所リハビリテーション又は自立訓練（機能訓練）に従事する場合については、第40の1の(2)のオの例によること。

（3）　第40の2の1の（3）及び（4）を満たしていること。

（4）　当該療法を行うために必要な施設及び器械・器具として以下のものを具備していること。これらの器械等については、当該保険医療機関が、指定通所リハビリテーション又は自立訓練（機能訓練）を実施する場合については、第40の1の（4）の例によること。

歩行補助具、訓練マット、治療台、砂嚢などの重錘、各種測定用器具等。ただし、言語聴覚療法を行う場合は、聴力検査機器、音声録音再生装置、ビデオ録画システム等を有すること。

（5）　第40の1の（7）及び（8）を満たしていること。

（6）　(2)の専従の従事者以外の理学療法士、作業療法士及び言語聴覚士については、疾患別リハビリテーションに従事している時間帯を除き、当該保険医療機関が行う通所リハビリテーション又は自立訓練（機能訓練）に従事可能であること。

（7）　第40の1の（10）及び（11）を満たしていること。

2　初期加算及び急性期リハビリテーション加算に関する施設基準

当該加算の要件については、第38の2と同様である。

5　届出に関する事項

当該届出に関する事項については、第40の5と同様である。

第41の2　廃用症候群リハビリテーション料(Ⅰ)

1　廃用症候群リハビリテーション料(Ⅰ)に関する施設基準

（1）　脳血管疾患等リハビリテーション料（Ⅰ）を届け出ていること。なお、言語聴覚療法のみを実施する保険医療機関で、第40の1の(1)から(4)までのいずれかを満たさず、(5)のアからエまでを全て満たすことで脳血管疾患等リハビリテーション料(Ⅰ)の基準を満たしたものについては、言語聴覚療法のみについて廃用症候群リハビリテーション料(Ⅰ)を算定できる。

（2）　脳血管疾患等リハビリテーション料（Ⅰ）の施設基準における専任の医師、専従の理学療法士、専従の作業療法士及び専従の言語聴覚士は、それぞれ廃用症候群リハビリテーション料（Ⅰ）の専任者又は専従者を兼ねるものとする。

（3）　要介護認定を申請中の者又は介護保険法第62条に規定する要介護被保険者等であって、介護保険によるリハビリテーションへの移行を予定しているものについて、当該患者の同意を得た上で、利用を予定している指定通所リハビリテーション事業所等に対して、リハビリテーション実施計画書又はリハビリテーション総合実施計画書等を文書により提供できる体制を整備していること。

（4）　廃用症候群リハビリテーションを実施した患者であって、他の保険医療機関でリハビリテーションが継続される予定であるものについて、当該他の医療機関に対して、当該患者の同意を得た上で、リハビリテーション実施計画書又はリハビリテーション総合実施計画書等を文書により提供できる体制を整備していること。

2　初期加算及び急性期リハビリテーション加算に関する施設基準

当該加算の要件については、第38の2と同様である。

5　届出に関する事項

（1）　脳血管疾患等リハビリテーション料（Ⅰ）の届出を行っていればよく、廃用症候群リハビリテーション料（Ⅰ）として特に地方厚生（支）局長に対して、届出を行う必要はないこと。

第41の3　廃用症候群リハビリテーション料(Ⅱ)

1　廃用症候群リハビリテーション料(Ⅱ)に関する施設基準

（1）　脳血管疾患等リハビリテーション料（Ⅱ）を届け出ていること。なお、言語聴覚療法のみを実施する保険医療機関で、第40の2の1の(1)から(3)まで又は(5)のいずれかを満たさず、(6)のアからエまでを全て満たすことで脳血管疾患等リハビリテーション料(Ⅱ)の基準を満たしたものについては、言語聴覚療法のみについて廃用症候群リハビリテーション料(Ⅱ)を算定できる。

（2） 脳血管疾患等リハビリテーション料（Ⅱ）の施設基準における専任の医師、専従の理学療法士、専従の作業療法士及び専従の言語聴覚士は、それぞれ廃用症候群リハビリテーション料（Ⅱ）の専任者又は専従者を兼ねるものとする。

（3） 第41の2の1の（3）及び（4）を満たしていること。

2 初期加算及び急性期リハビリテーション加算に関する施設基準

当該加算の要件については、第38の2と同様である。

5 届出に関する事項

（1） 脳血管疾患等リハビリテーション料（Ⅱ）の届出を行っていればよく、廃用症候群リハビリテーション料（Ⅱ）として特に地方厚生（支）局長に対して、届出を行う必要はないこと。

第41の4 廃用症候群リハビリテーション料(Ⅲ)

1 廃用症候群リハビリテーション料(Ⅲ)に関する施設基準

（1） 脳血管疾患等リハビリテーション料（Ⅲ）を届け出ていること。

（2） 脳血管疾患等リハビリテーション料（Ⅲ）の施設基準における専任の医師、専従の理学療法士、専従の作業療法士及び専従の言語聴覚士は、それぞれ廃用症候群リハビリテーション料（Ⅲ）の専任者又は専従者を兼ねるものとする。

（3） 第41の2の1の（3）及び（4）を満たしていること。

2 初期加算及び急性期リハビリテーション加算に関する施設基準

当該加算の要件については、第38の2と同様である。

5 届出に関する事項

（1） 脳血管疾患等リハビリテーション料（Ⅲ）の届出を行っていればよく、廃用症候群リハビリテーション料（Ⅲ）として特に地方厚生（支）局長に対して、届出を行う必要はないこと。

第45の2 摂食嚥下機能回復体制加算

1 摂食嚥下機能回復体制加算1に関する施設基準

（1） 保険医療機関内に、以下の摂食機能及び嚥下機能の回復の支援に係る専門知識を有した多職種により構成されたチーム（以下「摂食嚥下支援チーム」という。）が設置されていること。なお、歯科医師が摂食嚥下支援チームに参加している場合には、歯科衛生士が必要に応じて参加していること。

ア 専任の常勤医師又は常勤歯科医師

イ 摂食嚥下機能障害を有する患者の看護に従事した経験を5年以上有する看護師であって、摂食嚥下障害看護に係る適切な研修を修了した専任の常勤看護師又は専従の常勤言語聴覚士

ウ 専任の常勤管理栄養士

（2） (1)のイに掲げる摂食嚥下障害看護に係る適切な研修とは、次の事項に該当する研修のことをいう。

ア 国又は医療関係団体等が主催する研修であること（600時間以上の研修期間で、修了証が交付されるものに限る。）。

イ 摂食嚥下障害看護に必要な専門的な知識・技術を有する看護師の養成を目的とした研修であること。

ウ 講義及び演習は、次の内容を含むものであること。

（イ） 摂食嚥下障害の原因疾患・病態及び治療

（ロ） 摂食嚥下機能の評価とその方法、必要なアセスメント

（ハ） 摂食嚥下障害に対する援助と訓練

（ニ） 摂食嚥下障害におけるリスクマネジメント

（ホ） 摂食嚥下障害のある患者の権利擁護と患者家族の意思決定支援

（ヘ） 摂食嚥下障害者に関連する社会資源と関連法規

（ト） 摂食嚥下リハビリテーションにおける看護の役割とチームアプローチ

エ 実習により、事例に基づくアセスメントと摂食嚥下障害看護関連領域に必要な看護実践を含むものであること。

（３） 摂食嚥下支援チームの構成員は、内視鏡下嚥下機能検査又は嚥下造影の検査結果を踏まえて実施する週１回以上のカンファレンスに参加していること。なお、摂食嚥下支援チームの構成員以外の職種については、必要に応じて参加することが望ましい。

（４） 当該保険医療機関において経口摂取以外の栄養方法を行っている患者であって、以下のいずれかに該当するもの（転院又は退院した患者を含む。）の合計数に占める鼻腔栄養を導入した日、胃瘻を造設した日又は中心静脈栄養を開始した日から１年以内に経口摂取のみの栄養方法を行っている状態へ回復させた患者の割合が、前年において３割５分以上であること。

ア 他の保険医療機関等から紹介された鼻腔栄養を実施している患者、胃瘻を造設している患者又は中心静脈栄養を実施している患者であって、当該保険医療機関において摂食機能療法を実施したもの

イ 当該保険医療機関において鼻腔栄養を導入した患者、胃瘻を造設した患者又は中心静脈栄養を開始した患者

（５） 以下のいずれかに該当する患者は、（４）の合計数には含まないものとする。ただしエからカまでに該当する患者は、摂食機能療法を当該保険医療機関で算定した場合であって、胃瘻造設した日から１年を経過していない場合は、（４）の合計数に含むものとする。

ア 鼻腔栄養を導入した日、胃瘻を造設した日又は、中心静脈栄養を開始した日から起算して１年以内に死亡した患者（栄養方法が経口摂取のみの状態に回復した患者を除く。）

イ 鼻腔栄養を導入した日、胃瘻を造設した日又は、中心静脈栄養を開始した日から起算して１か月以内に栄養方法が経口摂取のみの状態へ回復した患者

ウ （４）のアに該当する患者であって、当該保険医療機関に紹介された時点で、鼻腔栄養を導入した日、胃瘻を造設した日又は、中心静脈栄養を開始した日から起算して１年以上が経過している患者

エ 消化器疾患等の患者であって、減圧ドレナージ目的で胃瘻造設を行う患者

オ 炎症性腸疾患の患者であって、成分栄養剤の経路として胃瘻造設が必要な患者

カ 食道、胃噴門部の狭窄、食道穿孔等の食道や胃噴門部の疾患によって胃瘻造設が必要な患者

（６） 年に１回、摂食嚥下機能回復体制加算を算定した患者について、摂食嚥下支援計画書作成時及び直近の嚥下機能の評価及び実績を、別添２の様式43の６の２を用いて、地方厚生（支）局長に報告していること。

2 摂食嚥下機能回復体制加算２に関する施設基準

（１） １の（１）から（３）までの基準を満たしていること。

（２） 年に１回、摂食嚥下機能回復体制加算を算定した患者について、摂食嚥下支援計画書作成時及び直近の嚥下機能の評価を、別添２の様式43の６の２を用いて、地方厚生（支）局長に報告していること。

3 摂食嚥下機能回復体制加算３に関する施設基準

（１） 当該保険医療機関において、専任の常勤医師、専任の常勤看護師又は専任の常勤言語聴覚士が１名以上勤務していること。

（２） 当該医師、看護師又は言語聴覚士は、内視鏡下嚥下機能検査又は嚥下造影の検査結果を踏まえて実施する週１回以上のカンファレンスに参加していること。なお、その他の職種については、必要に応じて参加することが望ましい。

（３） 当該保険医療機関において中心静脈栄養を実施していた患者（療養病棟入院料１又は２を算定する病棟の入院患者に限る。）のうち、嚥下機能評価を実施した上で嚥下リハビリテーション等を行い、嚥下機能が回復し、中心静脈栄養を終了した者の数の前年の実績が、２名以上であること。ただし、令和４年３月31日時点において療養病棟入院料１又は２を算定している病棟に入院している患者については、嚥下機能評価及び嚥下リハビリテーション等を実施していない場合であっても、嚥下機能が回復し、中心静脈栄養を終了した者の数を算入して差し支えない。

（４） 年に１回、摂食嚥下機能回復体制加算を算定した患者について、摂食嚥下支援計画書作成時及び直近の嚥下機能の評価及び実績を、別添２の様式43の６の２を用いて、地方厚生（支）局長に報告していること。

4 届出に関する事項

（１） 摂食嚥下機能回復体制加算の施設基準に係る届出は、別添２の様式43の６及び様式43の６の２を用いること。

（２） 摂食嚥下支援チーム等の医師その他の従事者の氏名、勤務の態様（常勤・非常勤、専従・非専従、専任・非専任の別）等を別添２の様式44の２を用いて提出すること。

第47 障害児（者）リハビリテーション料

1 障害児（者）リハビリテーション料に関する施設基準

（１） 当該リハビリテーションを実施する保険医療機関は、次のいずれかであること。

ア 児童福祉法第42条第２号に規定する医療型障害児入所施設（主として肢体不自由のある児童又は重症心身障害児（同法第７条第２項に規定する重症心身障害児をいう。）を入所させるものに限る。）

イ 児童福祉法第６条の２の２に規定する指定発達支援医療機関

ウ 当該保険医療機関においてリハビリテーションを実施している外来患者のうち、概ね８割以上が別表第十の二に該当する患者（加齢に伴って生ずる心身の変化に起因する疾病の者を除く。）である医療機関（概ね８割であることの要件については、暦月で３か月を超えない期間の１割以内の変動である場合には、要件を満たすものであること。）

（２） 当該保険医療機関において、専任の常勤医師が１名以上勤務していること。なお、第38の１の(11)の例により、所定労働時間が週22時間以上の勤務を行っている非常勤医師を専任の常勤医師数に算入することができる。

（３） ア又はイのいずれかに該当していること。

ア 専従の常勤理学療法士又は常勤作業療法士が合わせて２名以上勤務していること。

イ 専従の常勤理学療法士又は常勤作業療法士のいずれか１名以上及び障害児（者）リハビリテーションの経験を有する専従の常勤看護師１名以上が合わせて２名以上が勤務していること。

ただし、リハビリテーション・栄養・口腔連携体制加算、地域包括医療病棟入院料、回復期リハビリテーション病棟入院料及び地域包括ケア病棟入院料を算定する病棟並びに回復期リハビリテーション入院医療管理料及び地域包括ケア入院医療管理料を算定する病室を有する病棟における常勤従事者との兼任はできないが、心大血管疾患リハビリテーシ

ョン料（Ⅰ）又は（Ⅱ）、脳血管疾患等リハビリテーション料（Ⅰ）、（Ⅱ）又は（Ⅲ）、廃用症候群リハビリテーション料（Ⅰ）、（Ⅱ）又は（Ⅲ）、運動器リハビリテーション料（Ⅰ）又は（Ⅱ）及び呼吸器リハビリテーション料（Ⅰ）又は（Ⅱ）における常勤従事者との兼任は可能であること。なお、当該保険医療機関において、疾患別リハビリテーション（心大血管疾患リハビリテーションを除く。）、障害児（者）リハビリテーション及びがん患者リハビリテーションが行われる時間が当該保険医療機関の定める所定労働時間に満たない場合には、当該リハビリテーションの実施時間以外に他の業務に従事することは差し支えない。

また、第38の1の(12)の例により、専従の非常勤理学療法士、専従の非常勤作業療法士又は専従の非常勤看護師を常勤理学療法士数、常勤作業療法士数又は常勤看護師数にそれぞれ算入することができる。ただし、常勤換算し常勤理学療法士数、常勤作業療法士数又は常勤看護師数に算入することができるのは、常勤配置のうちそれぞれ1名までに限る。

（4） 言語聴覚療法を行う場合は、専従の常勤言語聴覚士が1名以上勤務していること。なお、第7部リハビリテーション第1節の各項目のうち専従の常勤言語聴覚士を求める別の項目について、別に定めがある場合を除き、兼任は可能であること。また、第38の1の(12)の例により、専従の非常勤言語聴覚士を常勤言語聴覚士数にそれぞれ算入することができる。

（5） （3）及び（4）の専従の従事者が、当該保険医療機関が行う通所リハビリテーション又は自立訓練（機能訓練）に従事する場合については、第40の1の(2)のオの例によること。

（6） 障害児（者）リハビリテーションを行うにふさわしい専用の機能訓練室（少なくとも、病院については、内法による測定で60平方メートル以上、診療所については、内法による測定で45平方メートル以上とする。）を有すること。なお、専用の機能訓練室に係る面積以外の規定は、第40の1の（3）の例による。

（7） 平成26年3月31日において、現に当該リハビリテーション料の届出を行っている保険医療機関については、当該機能訓練室等の増築又は全面的な改築を行うまでの間は、（5）の内法の規定を満たしているものとする。

（8） 当該訓練を行うために必要な専用の器械・器具として、以下のものを具備していること。これらの器械等については、当該保険医療機関が、指定通所リハビリテーション又は自立訓練（機能訓練）を実施する場合については、第40の1の（4）の例によること。

ア 訓練マットとその付属品

イ 姿勢矯正用鏡

ウ 車椅子

エ 各種杖

オ 各種測定用器具（角度計、握力計等）

（9） リハビリテーションに関する記録（医師の指示、実施時間、訓練内容、担当者等）は患者ごとに一元的に保管され、常に医療従事者により閲覧が可能であるようにすること。

（10） 定期的に担当の多職種が参加するカンファレンスが開催されていること。

（11） （3）及び（4）の専従の従事者以外の理学療法士、作業療法士及び言語聴覚士については、疾患別リハビリテーションに従事している時間帯を除き、当該保険医療機関が行う通所リハビリテーション又は自立訓練（機能訓練）に従事可能であること。

2 届出に関する事項

（1） 障害児（者）リハビリテーション料の施設基準に係る届出は、別添2の様式43を用いること。

（2） 当該治療に従事する医師、看護師、理学療法士、作業療法士、言語聴覚士その他の従事者の氏名、勤務の態様（常勤・非常勤、専従・非専従、専任・非専任の別）等を別添2の様式44の2を用いて提出すること。

（3） 当該治療が行われる専用の機能訓練室の平面図を添付すること。

第47の2 がん患者リハビリテーション料

1 がん患者リハビリテーション料に関する施設基準

（1） 当該保険医療機関において、がん患者のリハビリテーションを行うにつき、十分な経験を有する専任の常勤医師が1名以上勤務していること。なお、第38の1の(11)の例により、所定労働時間が週22時間以上の勤務を行っている非常勤医師（がん患者のリハビリテーションを行うにつき、十分な経験を有する医師に限る。）を専任の常勤医師数に算入することができる。十分な経験を有する専任の常勤医師とは、以下のいずれも満たす者のことをいう。

ア リハビリテーションに関して十分な経験を有すること。

イ がん患者のリハビリテーションに関し、適切な研修を修了していること。なお、適切な研修とは以下の要件を満たすものをいう。

（イ） 医療関係団体等が主催するものであること。

（ロ） 研修期間は通算して14時間程度のものであること。

（ハ） 研修内容に以下の内容を含むこと。

（a） がん患者のリハビリテーションの概要

（b） 周術期リハビリテーションについて

（c） 化学療法及び放射線療法中あるいは療法後のリハビリテーションについて

（d） がん患者の摂食・嚥下・コミュニケーションの障害に対するリハビリテーションについて

（e） がんやがん治療に伴う合併症とリハビリテーションについて

（f） 進行癌患者に対するリハビリテーションについて

（ニ） 研修にはワークショップや、実際のリハビリテーションに係る手技についての実技等を含むこと。

（ホ） リハビリテーションに関するチーム医療の観点から、同一の医療機関から、医師、病棟においてがん患者のケアに当たる看護師、リハビリテーションを担当する理学療法士等がそれぞれ1名以上参加して行われるものであること。

（2） 当該保険医療機関内にがん患者リハビリテーションを行うにつき十分な経験を有する専従の常勤理学療法士、常勤作業療法士又は常勤言語聴覚士が2名以上配置されていること。なお、十分な経験を有するとは、（1）のイに規定する研修を修了した者のことをいう。また、専従する言語聴覚士がいる場合、第7部リハビリテーション第1節の各項目のうち専従の常勤言語聴覚士を求める別の項目について、別に定めがある場合を除き、兼任は可能であること。なお、当該保険医療機関において、疾患別リハビリテーション（心大血管疾患リハビリテーションを除く。）、障害児（者）リハビリテーション及びがん患者リハビリテーションが行われる時間が当該保険医療機関の定める所定労働時間に満たない場合には、当該リハビリテーションの実施時間以外に他の業務に従事することは差し支えない。また、第38

の１の(12)の例により、専従の非常勤理学療法士、専従の非常勤作業療法士又は専従の非常勤言語聴覚士を常勤理学療法士数、常勤作業療法士数又は常勤言語聴覚士数にそれぞれ算入することができる。ただし、常勤換算し常勤理学療法士数、常勤作業療法士数又は常勤言語聴覚士数に算入することができるのは、常勤配置のうちそれぞれ１名までに限る。

（３） 治療・訓練を十分実施し得る専用の機能訓練室（少なくとも、内法による測定で100平方メートル以上）を有していること。なお、専用の機能訓練室に係る面積以外の規定は、第40の１の（３）の例による。

（４） 平成26年３月31日において、現に当該リハビリテーション料の届出を行っている保険医療機関については、当該機能訓練室の増築又は全面的な改築を行うまでの間は、(３)の内法の規定を満たしているものとする。

（５） 当該療法を行うために必要な施設及び器械・器具として、以下のものを具備していること。

歩行補助具、訓練マット、治療台、砂嚢などの重錘、各種測定用器具等

２ 届出に関する事項

（１） がん患者リハビリテーション料の施設基準に係る届出は、別添２の様式43の２を用いること。

（２） 当該治療に従事する医師、理学療法士、作業療法士、言語聴覚士その他の従事者の氏名、勤務の態様及び勤務時間等を別添２の様式44の２を用いて提出すること。

（３） 当該治療が行われる専用の機能訓練室の平面図を添付すること。

第47の４ 集団コミュニケーション療法料

１ 集団コミュニケーション療法料に関する施設基準

（１） 専任の常勤医師が１名以上勤務していること。なお、週３日以上常態として勤務しており、かつ、所定労働時間が週22時間以上の勤務を行っている専任の非常勤医師を２名以上組み合わせることにより、常勤医師の勤務時間帯と同じ時間帯にこれらの非常勤医師が配置されている場合には、当該基準を満たしていることとみなすことができる。

（２） 専従する常勤言語聴覚士が１名以上勤務すること。なお、当該言語聴覚士は、第７部リハビリテーション第１節の各項目のうち専従の常勤言語聴覚士を求める別の項目について、別に定めがある場合を除き、兼任は可能であること。なお、週３日以上常態として勤務しており、かつ、所定労働時間が週22時間以上の勤務を行っている専従の非常勤言語聴覚士を２名以上組み合わせることにより、常勤言語聴覚士の勤務時間帯と同じ時間帯にこれらの非常勤言語聴覚士が配置されている場合、当該基準を満たしていることとみなすことができる。

（３） 次に掲げる当該療法を行うための専用の療法室及び必要な器械・器具を有していること。

ア 専用の療法室

集団コミュニケーション療法を行うに当たっては、集団コミュニケーション療法室（内法による測定で８平方メートル以上）を１室以上有していること（言語聴覚療法以外の目的で使用するものは集団コミュニケーション療法室に該当しないものとする。なお言語聴覚療法における個別療法室と集団コミュニケーション療法室の共用は可能なものとする）。

イ 必要な器械・器具（主なもの）

簡易聴力スクリーニング検査機器、音声録音再生装置、ビデオ録画システム、各種言語・心理・認知機能検査機器・用具、発声発語検査機器・用具、各種診断・治療材料（絵カード他）

（４） 平成26年３月31日において、現に集団コミュニケーション療法料の届出を行っている保険医療機関については、当該療法室の増築又は全面的な改築を行うまでの間は、(３)の内法の規定を満たしているものとする。

（５） リハビリテーションに関する記録（医師の指示、実施時間、訓練内容、担当者等）は患者ごとに一元的に保管され、常に医療従事者により閲覧が可能であるようにすること。

２ 届出に関する事項

（１） 集団コミュニケーション療法料の施設基準に係る届出は、別添２の様式 44 を用いること。

（２） 当該治療に従事する医師及び言語聴覚士の氏名、勤務の態様（常勤・非常勤、専従・非専従、専任・非専任の別）等を別添２の様式44の２を用いて提出すること。

（３） 当該治療が行われる専用の療法室の配置図及び平面図を添付すること。

第47の５ 歯科口腔リハビリテーション料２

１ 歯科口腔リハビリテーション料２に関する施設基準

（１） 歯科又は歯科口腔外科を標榜し、当該診療科に係る５年以上の経験及び当該療養に係る３年以上の経験を有する歯科医師が１名以上配置されていること。

（２） 顎関節症の診断に用いる磁気共鳴コンピュータ断層撮影（ＭＲＩ撮影）機器を設置していること。なお、当該医療機器を設置していない保険医療機関は、当該医療機器を設置している病院と連携が図られていること。

２ 届出に関する事項

歯科口腔リハビリテーション料２の施設基準に係る届出は、別添２の様式44の４を用いること。

第56の2　医科点数表第2章第9部処置の通則の5並びに歯科点数表第2章第8部処置の通則の6に掲げる処置の休日加算1、時間外加算1及び深夜加算1の施設基準

1　処置の休日加算1、時間外加算1及び深夜加算1を算定する診療科を届け出ていること。

2　次のいずれかを満たしていること。

（1）「救急医療対策事業実施要綱」（昭和52年7月6日医発第692号）に規定する第三次救急医療機関、小児救急医療拠点病院又は「疾病・事業及び在宅医療に係る医療提供体制について」（平成29年3月31日医政地発0331第3号）の別紙「疾病・事業及び在宅医療に係る医療体制の構築に係る指針」に規定する「周産期医療の体制構築に係る指針」による総合周産期母子医療センターを設置している保険医療機関であること。

（2）「災害時における医療体制の充実強化について」（平成24年3月31日医政地発0331第3号）に規定する災害拠点病院、「へき地保健医療対策事業について」（平成13年5月16日医政発第529号）に規定するへき地医療拠点病院又は地域医療支援病院の指定を受けていること。

（3）基本診療料の施設基準等別表第六の二に規定する地域に所在する保険医療機関であること。

（4）年間の緊急入院患者数が200名以上の実績を有する病院であること。

（5）全身麻酔による手術の件数が年間800件以上の実績を有する病院であること。

3　緊急入院患者数とは、救急搬送（特別の関係にある保険医療機関に入院する患者を除く。）により緊急入院した患者数及び当該保険医療機関を受診した次に掲げる状態の患者であって、医師が診察等の結果、緊急に入院が必要と認めた重症患者のうち、緊急入院した患者数の合計をいう。なお、「周産期医療対策整備事業の実施について」（平成21年3月30日医政発第0330011号厚生労働省医政局長通知）に規定される周産期医療を担う医療機関において救急搬送となった保険診療の対象となる妊産婦については、母体数と胎児数を別に数える。

（1）吐血、喀血又は重篤な脱水で全身状態不良の状態

（2）意識障害又は昏睡

（3）呼吸不全又は心不全で重篤な状態

（4）急性薬物中毒

（5）ショック

（6）重篤な代謝異常（肝不全、腎不全、重症糖尿病等）

（7）広範囲熱傷、顔面熱傷又は気道熱傷

（8）外傷、破傷風等で重篤な状態

（9）緊急手術、緊急カテーテル治療・検査又はt-PA療法を必要とする状態

（10）消化器疾患で緊急処置を必要とする重篤な状態

（11）蘇生術を必要とする重篤な状態

（12）（1）から(11)までに準ずるような状態又はその他の重症な状態であって、医師が診察等の結果、緊急に入院が必要であると認めた重症患者

4　医師の負担の軽減及び処遇の改善に資する体制として、次の体制を整備していること。なお、総合入院体制加算や急性期看護補助体制加算等を届け出ている保険医療機関において、医療従事者の負担の軽減及び処遇の改善に資する体制又は看護職員の負担の軽減及び処遇の改善に資する体制を整備する場合は、当該加算等に係る体制と合わせて整備して差し支えない。

（1）当該保険医療機関内に、医師の負担の軽減及び処遇の改善に関し、当該保険医療機関に勤務する医師の勤務状況を把握し、その改善の必要性等について提言するための責任者を配置すること。

（2）特別の関係にある保険医療機関での勤務時間も含めて、医師の勤務時間及び当直を含めた夜間の勤務状況を把握していること。その上で、業務の量や内容を勘案し、特定の個人に業務負担が集中しないよう配慮した勤務体系を策定し、職員に周知徹底していること。

（3） 当該保険医療機関内に、多職種からなる役割分担推進のための委員会又は会議（以下この項において「委員会等」という。）を設置し、「医師の負担の軽減及び処遇の改善に資する計画」を作成すること。当該委員会等は、当該計画の達成状況の評価を行う際、その他適宜必要に応じて開催していること。また、当該委員会等において、当該保険医療機関の管理者が年1回以上出席すること。なお、当該委員会等は、当該保険医療機関における労働安全衛生法（昭和47年法律第57号）第19条に規定する安全衛生委員会等、既存の委員会を活用することで差し支えない。

（4） （3）の計画は、現状の勤務状況等を把握し、問題点を抽出した上で、具体的な取組み内容と目標達成年次等を含めた医師の負担の軽減及び処遇の改善に資する計画とすること。また、当該計画を職員に対して周知徹底していること。

（5） 当該計画には以下の項目を含むこと。

ア 医師と医療関係職種、医療関係職種と事務職員等における役割分担の具体的内容（例えば、初診時の予診の実施、静脈採血等の実施、入院の説明の実施、検査手順の説明の実施、服薬指導など）について計画に記載し、院内の職員に向けて周知徹底するとともに、（3）に規定する委員会等で取組状況を定期的に評価し、見直しを行うこと

イ 予定手術前日の当直や夜勤に対する配慮等

（6） 当該計画には、医師（当該加算を算定している診療科以外の医師も含む）の勤務体制等に係る取組について、次に掲げる項目のうち少なくとも2項目以上を含んでいること。

① 勤務計画上、連続当直を行わない勤務体制の実施

② 前日の終業時刻と翌日の始業時刻の間の一定時間の休息時間の確保（勤務間インターバル）

③ 当直翌日の業務内容に対する配慮

④ 交替勤務制・複数主治医制の実施

⑤ 育児・介護休業法第23条第1項若しくは第3項又は第24条の規定による措置を活用した短時間正規雇用医師の活用

（7） 医師の負担の軽減及び処遇の改善に関する取組事項を当該保険医療機関内に掲示する等の方法で公開すること。

5 静脈採血、静脈注射及び留置針によるルート確保について、次のいずれも実施していること。

（1） 静脈採血、静脈注射及び留置針によるルート確保について、原則として医師以外の医療従事者が実施することとし、以下のアからウまでのいずれかの場合のみ医師が対応することとしていること。

ア 教育的観点から、臨床研修の責任者が必要とあらかじめ認める場合であって、臨床研修1年目の医師が実施する場合（ただし、当該臨床研修医が所属する診療科において行われるものであって、研修プログラムに支障のない範囲に留まる場合に限る。）

イ 医師以外の医療従事者が、実際に患者に静脈採血、静脈注射及び留置針によるルート確保を試みたが、実施が困難であると判断した場合（患者を実際に観察し、穿刺を行う前に判断する場合を含む。）

ウ 新生児に対して実施する場合

（2） 静脈採血、静脈注射又は留置針によるルート確保が実施可能な医師以外の者が各部門又は病棟ごとに常時1名以上配置されており、当該医師以外の者の氏名について、院内掲示等

により、職員に周知徹底されていること。

6 当該加算を算定している全ての診療科において、予定手術前日における医師の当直や夜勤に対する配慮として、次のいずれも実施していること。

（1） 年間の当直表（当該保険医療機関全体の当直の実績が分かるもの）及び当該加算を算定している全ての診療科における予定手術に係る術者、第一助手の実績一覧及び緊急呼出し当番表（勤務実績が分かるもの）を少なくとも5年間保管していること。

（2） 以下のア及びイの事項について記録していること。

ア 当該加算を算定している全ての診療科において予定手術に係る術者及び第一助手について、その手術の前日の夜勤時間帯（午後10時から翌日の午前5時までをいう。以下、同様とする。）に当直、夜勤及び緊急呼出し当番（以下「当直等」という。）を行った者がある場合は、該当する手術と当直等を行った日

イ 当該加算を算定している全ての診療科において2日以上連続で夜勤時間帯に当直を行った者がある場合は、該当する当直を行った日。

（3） （2）のアの当直等を行った日が届出を行っている診療科の各医師について年間4日以内であり、かつ、（2）のイの2日以上連続で夜勤時間帯に当直を行った回数が、それぞれについて届出を行っている診療科の各医師について年間4回以内であること。ただし、緊急呼出し当番を行う者について、当番日の夜勤時間帯に当該保険医療機関内で診療を行わなかった場合は、翌日の予定手術に係る術者及び第一助手となっていても、（2）のアの当直等を行った日には数えない。

7 当該加算を算定する全ての診療科において、（1）又は（2）のいずれか及び（3）を実施していること。

（1） 交代勤務制を導入しており、以下のアからキまでのいずれも実施していること。

ア 当該診療科に常勤の医師が3名以上配置されていること。

イ 夜勤時間帯において、1名以上の医師が勤務していること。

ウ 夜勤を行った医師については、翌日の日勤帯は、休日としていること。

エ 日勤から連続して夜勤を行う場合は、当該夜勤時間帯に2名以上の医師が勤務していることとし、夜勤時間帯に、日勤から連続して勤務している者1名につき、4時間以上の休憩を確保すること。

オ 原則として、当該診療科において夜勤時間帯に行われる診療については、夜勤を行う医師のみによって実施されていること。また、緊急呼出し当番を担う医師を置かなくても差し支えない。ただし、同時に2列以上の手術を行う場合は、夜勤を行う医師以外の医師が行ってもよい。また、同時に2列以上の手術を行う場合、手術を行う医師（夜勤を行っている医師を除く。）は、6（2）のアにおける当直等を行っている者には数えない。

カ 交代勤務の勤務実績を少なくとも5年間保管していること。また、6（1）に加え、交代勤務制を導入している全ての診療科について、予定手術以外の手術の一覧（術者及び全ての助手の医師の氏名並びに開始時間及び終了時間が分かるもの）を作成し、少なくとも5年間保管していること。

キ 交代勤務制の概要を、診療科ごとにとりまとめ、地方厚生（支）局長に報告していること。

（2） チーム制を導入しており以下のアからカまでのいずれも実施していること。

ア　休日、時間外又は深夜（以下「休日等」という。）において、当該診療科に配置されている医師の数が５名又はその端数を増すごとに１名の緊急呼出し当番を担う医師を置いていること。

イ　休日等において、当該診療科における診療が必要な場合は、原則として緊急呼出し当番又は当直医（当該診療科以外の医師を含む。）が行うこと（ただし、当該診療科において、緊急手術を行う場合は、緊急呼出し当番以外の者が手術に参加しても良い。）。

ウ　夜勤時間帯に緊急呼出し当番を行った者について、翌日を休日としていること。ただし、夜勤時間帯に当該保険医療機関内で診療を行わなかった場合は、翌日を休日としなくても差し支えない。

エ　夜勤時間帯において、緊急手術を行った医師（術者及び全ての助手をいう。）について、翌日の予定手術を行う場合は、６（２）のアにおける当直等を行っている者として数える。

オ　６(１)に加え、チーム制を導入している全ての診療科について、予定手術以外の手術の一覧（術者及び全ての助手の医師の氏名並びに開始時間及び終了時間が分かるもの）及び緊急呼出しを実施した実績一覧（実際に保険医療機関内で診療を行ったもの全てを含むこと。また、保険医療機関内で診療を行った医師の氏名及び保険医療機関内の診療を開始した時間と終了した時間が分かるものであること）を作成し、少なくとも５年間保管していること。

カ　緊急呼出し当番の方法等に関する概要を診療科ごとにとりまとめ、地方厚生（支）局長に報告していること。

（３）　医師が時間外、休日又は深夜の手術等を行った場合の手当等を支給しており、以下のア又はイのいずれかを実施するとともに実施内容について就業規則に記載を行い、その写しを地方厚生（支）局長に届け出ていること。また、休日等において、当該診療科に１名以上の緊急呼出し当番を担う医師を置いていること。ただし、休日等において、当該診療科における緊急呼出し当番以外の医師の診療も必要な場合は、緊急呼出し当番以外の医師も診療を行ってもよい。この場合、緊急呼出し当番以外の医師が夜勤時間帯において手術を行っていても、６(２)のアにおける当直等を行っている者としては数えないが、特定の医師に夜勤時間帯の手術が集中しないような配慮を行い、４の負担の軽減及び処遇の改善に資する体制に反映すること。

ア　当該診療科において、医師が、休日等の手術又は処置（所定点数が 1,000 点以上の処置に限る。）を行った場合、その都度、休日手当、時間外手当、深夜手当、当直手当等とは別の手当を支給しており、その内容を当該保険医療機関内の全ての医師に周知していること。

イ　当該診療科において、医師が、休日等の手術又は処置（所定点数が 1,000 点以上の処置に限る。）を年間に行った数に応じた手当を支給しており、その内容を当該保険医療機関内の全ての医師に周知していること。

8　「夜勤」とは、各保険医療機関が定める午後 10 時から翌日の午前５時までの時間を含めた連続する 16 時間の間において、現に勤務することをいう。

9　届出に関する事項

（１）　施設基準の届出は別添２の様式 48 の２、48 の２の２、48 の３及び 48 の４を用いること。また、毎年８月において、前年度における病院勤務医の負担の軽減及び処遇の改善に資する

計画の取組状況を評価するため、基本診療料の施設基準等及びその届出に関する手続きの取扱いについて（令和６年３月５日保医発 0305 第５号）の別添７の様式 13 の４により届け出ること。

（２）　静脈採血、静脈注射又は留置針によるルート確保が実施可能な医師以外の者の氏名を、別添２の様式４を用いて提出すること。

（３）　当該加算の変更の届出に当たり、医師の負担の軽減及び処遇の改善の取組状況について、直近７月に届け出た内容と変更がない場合は、様式 13 の４の届出を略すことができること。

（４）　令和６年３月 31 日時点で休日加算１、時間外加算１及び深夜加算１の届出を行っている保険医療機関については、７に係る規定は令和８年５月 31 日までの間に限り、なお従前の例による。

第57の4の4　手術用顕微鏡加算

1　手術用顕微鏡加算に関する施設基準

（1）　手術用顕微鏡を用いた治療に係る専門の知識及び3年以上の経験を有する歯科医師が1名以上配置されていること。

（2）　保険医療機関内に手術用顕微鏡が設置されていること。

2　届出に関する事項

手術用顕微鏡加算の施設基準に係る届出については、別添2の様式49の8を用いること。

第57の4の5　口腔粘膜処置

1　口腔粘膜処置に関する施設基準

（1）　当該レーザー治療に係る専門の知識及び3年以上の経験を有する歯科医師が1名以上いること。

（2）　口腔内の軟組織の切開、止血、凝固及び蒸散を行うことが可能なレーザー機器を備えていること。

2　届出に関する事項

口腔粘膜処置に係る届出は別添2の様式49の9を用いること。

第57の5　う蝕歯無痛的窩洞形成加算

1　う蝕歯無痛的窩洞形成加算に関する施設基準

（1）　当該レーザー治療に係る専門の知識及び3年以上の経験を有する歯科医師が1名以上いること。

（2）　無痛的に充填のためのう蝕の除去及び窩洞形成が可能なレーザー機器を備えていること。

2　届出に関する事項

う蝕歯無痛的窩洞形成加算の施設基準に係る届出は別添2の様式50を用いること。

第57の5の2　歯科技工士連携加算1及び光学印象歯科技工士連携加算

1　歯科技工士連携加算1及び光学印象歯科技工士連携加算に関する施設基準

保険医療機関内に歯科技工士を配置していること又は他の歯科技工所との連携が図られていること。

2　届出に関する事項

歯科技工士連携加算1及び光学印象歯科技工士連携加算の施設基準に係る届出は、別添2の様式50の2の2を用いること。

第57の5の3　歯科技工士連携加算2

1　歯科技工士連携加算2に関する施設基準

（1）　保険医療機関内に歯科技工士を配置していること又は他の歯科技工所との連携が図られていること。

（2）　保険医療機関内の歯科技工士又は他の歯科技工所との情報通信機器を用いた連携に当たって、厚生労働省「医療情報システムの安全管理に関するガイドライン」に準拠した体制であること。

2　届出に関する事項

歯科技工士連携加算2の施設基準に係る届出は、別添2の様式50の2の2を用いること。

第57の5の4　光学印象

1　光学印象に関する施設基準

（1）　歯科補綴治療に係る専門の知識及び3年以上の経験を有する歯科医師が1名以上配置されていること。

（2）　当該保険医療機関内に光学印象に必要な機器を有していること。

2　届出に関する事項

光学印象の施設基準に係る届出は、別添2の様式50の2を用いること。

第57の6　ＣＡＤ／ＣＡＭ冠及びＣＡＤ／ＣＡＭインレー

1　ＣＡＤ／ＣＡＭ冠及びＣＡＤ／ＣＡＭインレーに関する施設基準

（1）　歯科補綴治療に係る専門の知識及び3年以上の経験を有する歯科医師が1名以上配置されていること。

（2）　保険医療機関内に歯科用ＣＡＤ/ＣＡＭ装置が設置されている場合は、歯科技工士を配置していること。

（3）　保険医療機関内に歯科用ＣＡＤ／ＣＡＭ装置が設置されていない場合は、当該装置を設置している歯科技工所との連携が図られていること。

2　届出に関する事項

ＣＡＤ／ＣＡＭ冠及びＣＡＤ／ＣＡＭインレーの施設基準に係る届出は、別添2の様式50の2を用いること。

第57の7　有床義歯修理及び有床義歯内面適合法の歯科技工加算1及び2

1　有床義歯修理及び有床義歯内面適合法の歯科技工加算1及び2に関する施設基準

（1）　常勤の歯科技工士を配置していること。なお、非常勤の歯科技工士を2名以上組み合わせることにより、当該保険医療機関が規定する常勤歯科技工士の勤務時間帯と同じ時間帯にこれらの非常勤歯科技工士が配置されている場合には、当該基準を満たしていることとみなすことができる。

（2）　歯科医療機関内に歯科技工室を有していること。

（3）　歯科技工に必要な機器を有していること。

（4）　患者の求めに応じて、迅速に有床義歯の修理及び床裏装を行う体制が整備されている旨を院内掲示していること。

（5）　（4）の掲示事項について、原則としてウェブサイトに掲載していること。自ら管理するホームページ等を有しない場合については、この限りではないこと。

2　届出に関する事項

（1）有床義歯修理及び有床義歯内面適合法の歯科技工加算1及び2の施設基準に係る届出は、別添2の様式50の3を用いること。

（2）　令和7年5月31日までの間に限り、1の(5)に該当するものとみなす。

第57の8　皮膚悪性腫瘍切除術（皮膚悪性腫瘍センチネルリンパ節生検加算を算定する場合に限る。）

1　皮膚悪性腫瘍切除術（皮膚悪性腫瘍センチネルリンパ節生検加算を算定する場合に限る。）の施設基準

（1）　皮膚科、形成外科、耳鼻咽喉科又は歯科口腔外科の経験を5年以上有しており、皮膚悪性腫瘍切除術における皮膚悪性腫瘍センチネルリンパ節生検を、当該手術に習熟した医師の指導の下に術者として5症例以上経験している医師が配置されていること。

（2）　当該保険医療機関が皮膚科、形成外科、耳鼻咽喉科又は歯科口腔外科及び放射線科を標榜しており、当該診療科において常勤の医師が配置されていること。

（3）　麻酔科標榜医が配置されていること。

（4）　病理部門が設置され、病理医が配置されていること。

2　届出に関する事項

皮膚悪性腫瘍切除術（皮膚悪性腫瘍センチネルリンパ節生検加算を算定する場合に限る。）の施設基準に係る届出は、別添2の様式50の4及び様式52を用いること。

第57の8の2　皮膚移植術（死体）

1　皮膚移植術（死体）に関する施設基準

（1）　広範囲熱傷及び重症熱傷の治療の実績を有する施設であること 。

（2）　関連学会の主催する講習会を受講し、同種皮膚移植の十分な経験を有する常勤の医師が1名以上配置されていること。

（3）　日本組織移植学会の認定する、採取して保存した組織を他施設へ供給できる組織バンクと、当該保存同種組織の適切な使用及び保存方法等について契約している保険医療機関であること。

2　届出に関する事項

皮膚移植術（死体）に係る届出は、別添2の様式87の6及び様式52を用いること。なお、1の(3)に係る契約に関する文書の写しも併せて提出すること。

第61の4　上顎骨形成術（骨移動を伴う場合に限る。）（歯科診療に係るものに限る。）及び下顎骨形成術（骨移動を伴う場合に限る。）（歯科診療に係るものに限る。）

1　上顎骨形成術（骨移動を伴う場合に限る。）及び下顎骨形成術（骨移動を伴う場合に限る。）に関する施設基準

（1）　歯科口腔外科を標榜している病院であること。

（2）　上顎骨形成術（骨移動を伴う場合に限る。）又は下顎骨形成術（骨移動を伴う場合に限る。）を、当該手術に習熟した歯科医師の指導の下に、術者として合わせて5例以上実施した経験を有する常勤の歯科口腔外科の歯科医師（当該診療科について5年以上の経験を有するものに限る。）が1名以上配置されていること。

（3）　関係学会から示されている指針に基づき、当該手術が適切に実施されていること。

2　届出に関する事項

上顎骨形成術（骨移動を伴う場合に限る。）及び下顎骨形成術（骨移動を伴う場合に限る。）に係る届出は、別添2の様式52及び様式56の3を用いること。

第61の4の3　顎関節人工関節全置換術の施設基準（歯科診療に係るものに限る。）

1　顎関節人工関節全置換術に関する施設基準

（1）　歯科口腔外科を標榜している病院であること。

（2）　関連学会から示されている指針に基づいた所定の研修を修了し、当該診療科について5

年以上の経験を有する常勤の歯科医師が１名以上配置されていること。

２　届出に関する事項

顎関節人工関節全置換術に係る届出は別添２の様式56の８を用いること。

第61の４の６の２　頭頸部悪性腫瘍光線力学療法（歯科診療に係るものに限る。）

１　頭頸部悪性腫瘍光線力学療法に関する施設基準

（１）　関係学会により教育研修施設として認定された施設であること。

（２）　頭頸部癌の治療に係る専門の知識及び５年以上の経験を有し、本治療に関する所定の研修を修了している常勤の歯科医師が１名以上配置されていること。

（３）　常勤の歯科麻酔科医又は常勤の麻酔科標榜医が配置されていること。

（４）　緊急時・偶発症発生時に備えて医師との連携体制を確保していること。

（５）　緊急手術の体制が整備されていること。

（６）　当該療養に用いる機器について、適切に保守管理がなされていること。

２　届出に関する事項

頭頸部悪性腫瘍光線力学療法の施設基準に係る届出は、別添２の様式87の46の２を用いること。

第79　医科点数表第２章第10部手術の通則の５及び６（歯科点数表第２章第９部手術の通則４を含む。）に掲げる手術

1　手術を受ける全ての患者に対して、当該手術の内容、合併症及び予後等を文書を用いて詳しく説明を行い、併せて、患者から要望のあった場合、その都度手術に関して十分な情報を提供すること。

2　患者への説明を要する全ての手術とは、手術の施設基準を設定されている手術だけではなく、当該医療機関において行われる全ての手術を対象とする。

なお、患者への説明は、図、画像、映像、模型等を用いて行うことも可能であるが、説明した内容については文書（書式様式は自由）で交付、診療録に添付するものであること。また、患者への説明が困難な状況にあっては、事後の説明又は家族等関係者に説明を行っても差し支えない。ただし、その旨を診療録に記載すること。

3　当該手術について、以下の区分ごとに前年（１月から12月まで）の手術件数を院内掲示すること。

（1）　区分１に分類される手術

ア　頭蓋内腫瘤摘出術等（頭蓋内腫瘤摘出術、頭蓋内腫瘍摘出術、経鼻的下垂体腫瘍摘出術、脳動脈瘤被包術、脳動脈瘤流入血管クリッピング、脳硬膜血管結紮術、脳動脈瘤頸部クリッピング、緊急穿頭血腫除去術、広範囲頭蓋底腫瘍切除・再建術、機能的定位脳手術、顕微鏡使用によるてんかん手術、脳刺激装置植込術、脊髄刺激装置植込術、脊髄刺激装置交換術及び脳神経手術（開頭して行うもの）をいう。）

イ　黄斑下手術等（黄斑下手術、硝子体茎顕微鏡下離断術、増殖性硝子体網膜症手術、眼窩内腫瘍摘出術（表在性）、眼窩内腫瘍摘出術（深在性）、眼窩悪性腫瘍手術、眼窩内異物除去術（表在性）、眼窩内異物除去術（深在性）、眼筋移動術、毛様体腫瘍切除術及び脈絡膜腫瘍切除術をいう。）

ウ　鼓室形成手術等（鼓室形成手術、内耳窓閉鎖術、経耳的聴神経腫瘍摘出術及び経迷路的内耳道開放術をいう。）

エ　肺悪性腫瘍手術等（肺悪性腫瘍手術、胸腔鏡下肺悪性腫瘍手術、肺切除術、胸壁悪性腫瘍摘出術、醸膿胸膜、胸膜胼胝切除術（通常のものと胸腔鏡下のもの）、胸膜外肺剥皮術、胸腔鏡下膿胸腔掻爬術、膿胸腔有茎筋肉弁充填術、膿胸腔有茎大網充填術、胸郭形成手術（膿胸手術の場合）及び気管支形成手術をいう。）

オ　経皮的カテーテル心筋焼灼術、肺静脈隔離術

（2）　区分２に分類される手術

ア　靱帯断裂形成手術等（靱帯断裂形成手術、関節鏡下靱帯断裂形成手術、観血的関節授動術、関節鏡下関節授動術、関節鏡下肩関節授動術（関節鏡下肩腱板断裂手術を伴うもの）、骨悪性腫瘍手術及び脊椎、骨盤悪性腫瘍手術をいう。）

イ　水頭症手術等（水頭症手術、髄液シャント抜去術、脳血管内手術及び経皮的脳血管形成術をいう。）

ウ　鼻副鼻腔悪性腫瘍手術等（涙嚢鼻腔吻合術、鼻副鼻腔悪性腫瘍手術、経鼻内視鏡下鼻副鼻腔悪性腫瘍手術（頭蓋底郭清、再建を伴うものを除く。）及び上咽頭悪性腫瘍手術をいう。）

エ　尿道形成手術等（尿道下裂形成手術、陰茎形成術、前立腺悪性腫瘍手術、尿道上裂形成手術、尿道狭窄グラフト再建術、尿道形成手術、経皮的尿路結石除去術、経皮的腎盂腫瘍切除術、膀胱単純摘除術及び膀胱悪性腫瘍手術（経尿道的手術を除く。）をいう。）

オ　角膜移植術

カ　肝切除術等（腹腔鏡下胆嚢悪性腫瘍手術（胆嚢床切除を伴うもの）、肝切除術、腹腔鏡下肝切除術、移植用部分肝採取術（生体）（腹腔鏡によるもの）、膵体尾部腫瘍切除術、腹腔鏡下膵頭部腫瘍切除術、膵頭部腫瘍切除術、骨盤内臓全摘術（通常のものと腹腔鏡下のもの）、胆管悪性腫瘍手術、肝門部胆管悪性腫瘍手術及び副腎悪性腫瘍手術をいう。）

キ　子宮附属器悪性腫瘍手術等（子宮附属器悪性腫瘍手術（両側）、卵管鏡下卵管形成術、腟壁悪性腫瘍手術、造腟術、腟閉鎖症術（拡張器利用によるものを除く。）、女子外性器悪性腫瘍手術及び子宮鏡下子宮内膜焼灼術をいう。）

（3）　区分３に分類される手術

ア　上顎骨形成術等（顔面神経麻痺形成手術、上顎骨形成術、頬骨変形治癒骨折矯正術及び顔面多発骨折観血的手術をいう。）

イ　上顎骨悪性腫瘍手術等（耳下腺悪性腫瘍手術、上顎骨悪性腫瘍手術、喉頭、下咽頭悪性腫瘍手術、舌悪性腫瘍手術及び口腔、顎、顔面悪性腫瘍切除術をいう。）

ウ　バセドウ甲状腺全摘（亜全摘）術（両葉）

エ　母指化手術等（自家遊離複合組織移植術（顕微鏡下血管柄付きのもの）、神経血管柄付植皮術（手・足）、母指化手術及び指移植手術をいう。）

オ　内反足手術等（内反足手術及び先天性気管狭窄症手術をいう。）

カ　食道切除再建術等（食道切除再建術、食道腫瘍摘出術（開胸又は開腹手術によるもの、腹腔鏡下、縦隔鏡下又は胸腔鏡下によるもの）、食道悪性腫瘍手術（単に切除のみのもの）、食道悪性腫瘍手術（消化管再建手術を併施するもの）、喉頭温存頸部食道悪性腫瘍手術（消化管再建手術を併施するもの）、食道切除後２次的再建術、食道裂孔ヘルニア手術及び腹腔鏡下食道裂孔ヘルニア手術をいう。）

キ　同種死体腎移植術等（移植用腎採取術（生体）、腹腔鏡下移植用腎採取術（生体）、同種死体腎移植術及び生体腎移植術をいう。）

（4）　区分４に分類される手術

胸腔鏡下交感神経節切除術（両側）、漏斗胸手術（胸腔鏡によるもの）、胸腔鏡下試験開胸術、胸腔鏡下試験切除術、胸腔鏡下胸管結紮術（乳糜胸手術）、胸腔鏡下縦隔切開術、

胸腔鏡下拡大胸腺摘出術、胸腔鏡下縦隔悪性腫瘍手術、胸腔鏡下肺切除術、胸腔鏡下良性縦隔腫瘍手術、胸腔鏡下良性胸壁腫瘍手術、胸腔鏡下肺縫縮術、胸腔鏡下食道憩室切除術、腹腔鏡下食道憩室切除術、胸腔鏡下先天性食道閉鎖症根治手術、胸腔鏡下食道悪性腫瘍手術、縦隔鏡下食道悪性腫瘍手術、腹腔鏡下食道アカラシア形成手術、腹腔鏡下食道静脈瘤手術（胃上部血行遮断術）、胸腔鏡下（腹腔鏡下を含む。）横隔膜縫合術、胸腔鏡下心膜開窓術、心腫瘍摘出術、心腔内粘液腫摘出術（胸腔鏡下によるものに限る。）、不整脈手術（左心耳閉鎖術（胸腔鏡下によるものに限る。）に限る。）、腹腔鏡下リンパ節群郭清術（骨盤及び側方に限る。）、腹腔鏡下ヘルニア手術、腹腔鏡下鼠径ヘルニア手術（両側）、腹腔鏡下連続携行式腹膜灌流用カテーテル腹腔内留置術、腹腔鏡下試験開腹術、腹腔鏡下試験切除術、腹腔鏡下汎発性腹膜炎手術、腹腔鏡下大網、腸間膜、後腹膜腫瘍摘出術、腹腔鏡下胃、十二指腸潰瘍穿孔縫合術、腹腔鏡下胃吊上げ固定術（胃下垂症手術）、胃捻転症手術、腹腔鏡下胃局所切除術、腹腔鏡下胃切除術、腹腔鏡下噴門側胃切除術、腹腔鏡下胃全摘術、腹腔鏡下食道下部迷走神経切断術（幹迷切）、腹腔鏡下食道下部迷走神経選択的切除術、腹腔鏡下胃腸吻合術、腹腔鏡下幽門形成術、腹腔鏡下噴門形成術、腹腔鏡下食道噴門部縫縮術、腹腔鏡下胆管切開結石摘出術、腹腔鏡下胆嚢摘出術、腹腔鏡下総胆管拡張症手術、腹腔鏡下肝嚢胞切開術、腹腔鏡下脾固定術、腹腔鏡下脾摘出術、腹腔鏡下腸管癒着剥離術、腹腔鏡下腸重積症整復術、腹腔鏡下小腸切除術、腹腔鏡下虫垂切除術、腹腔鏡下結腸切除術、腹腔鏡下結腸悪性腫瘍切除術、腹腔鏡下全結腸・直腸切除嚢肛門吻合術、腹腔鏡下人工肛門造設術、腹腔鏡下腸瘻、虫垂瘻造設術、腹腔鏡下腸閉鎖症手術、腹腔鏡下人工肛門閉鎖術（悪性腫瘍に対する直腸切除術後のものに限る。）、腹腔鏡下腸回転異常症手術、腹腔鏡下先天性巨大結腸症手術、腹腔鏡下直腸切除・切断術、腹腔鏡下直腸脱手術、腹腔鏡下鎖肛手術（腹会陰、腹仙骨式）、腹腔鏡下副腎摘出術、腹腔鏡下副腎髄質腫瘍摘出術（褐色細胞腫）、腹腔鏡下副腎悪性腫瘍手術、腹腔鏡下腎部分切除術、腹腔鏡下腎嚢胞切除縮小術、腹腔鏡下腎嚢胞切除術、腹腔鏡下腎摘出術、腹腔鏡下腎（尿管）悪性腫瘍手術、腹腔鏡下腎盂形成手術、腹腔鏡下移植用腎採取術（生体）、腹腔鏡下膀胱部分切除術、腹腔鏡下膀胱脱手術、腹腔鏡下尿膜管摘出術、腹腔鏡下膀胱内手術、腹腔鏡下尿失禁手術、腹腔鏡下内精巣静脈結紮術、腹腔鏡下腹腔内停留精巣陰嚢内固定術、腹腔鏡下停留精巣内精巣動静脈結紮術、腹腔鏡下造腟術、腹腔鏡下腟断端挙上術、腹腔鏡下子宮内膜症病巣除去術、腹腔鏡下子宮筋腫摘出（核出）術、腹腔鏡下子宮腟上部切断術、腹腔鏡下腟式子宮全摘術、腹腔鏡下広靱帯内腫瘍摘出術、子宮附属器癒着剥離術（両側）（腹腔鏡によるもの）、卵巣部分切除術（腟式を含む。）（腹腔鏡によるもの）、卵管結紮術（腟式を含む。）（両側）（腹腔鏡によるものに限る。）、卵管口切開術（腹腔鏡によるもの）、腹腔鏡下多嚢胞性卵巣焼灼術、子宮附属器腫瘍摘出術（両側）（腹腔鏡によるもの）、卵管全摘除術、卵管腫瘤全摘除術、子宮卵管留血腫手術（両側）（腹腔鏡によるもの）、腹腔鏡下卵管形成術、子宮外妊娠手術（腹腔鏡によるもの）、性腺摘出術（腹腔鏡によるもの）

（5） その他の区分

ア 人工関節置換術及び人工股関節置換術（手術支援装置を用いるもの）

イ 1歳未満の乳児に対する先天性食道閉鎖症根治手術、胸腔鏡下先天性食道閉鎖症根治手術、胸腹裂孔ヘルニア手術、経皮的肺動脈穿通・拡大術、単心室症又は三尖弁閉鎖症手術（心室中隔造成術）、大血管転位症手術、左心低形成症候群手術（ノルウッド手術）、先天性胆道閉鎖症手術、肝切除術、鎖肛手術（仙骨会陰式及び腹会陰式並びに腹仙骨式）、仙尾部奇形腫手術、副腎悪性腫瘍手術及び腎（尿管）悪性腫瘍手術（以下「乳児外科施設基準対象手術」という。）

ウ ペースメーカー移植術及びペースメーカー交換術

エ 冠動脈、大動脈バイパス移植術（人工心肺を使用しないものを含む。）及び体外循環を要する手術

オ 経皮的冠動脈形成術、経皮的冠動脈粥腫切除術及び経皮的冠動脈ステント留置術

4 3の掲示事項について、原則として、ウェブサイトに掲載していること。自ら管理するホームページ等を有しない場合については、この限りではないこと。

5 同種死体腎移植術等（移植用腎採取術(生体)、腹腔鏡下移植用腎採取術（生体）、同種死体腎移植術及び生体腎移植術をいう。）の実施に当たっては、臓器の移植に関する法律の運用に関する指針（ガイドライン）、世界保健機関「ヒト臓器移植に関する指針」、国際移植学会倫理指針、日本移植学会倫理指針、日本移植学会「生体腎移植実施までの手順」を遵守していること。

6 3の(1)区分1から(3)区分3までに分類される手術であって胸腔鏡又は腹腔鏡を用いる手術及び3の(4)区分4に分類される手術の実施に当たっては、次のいずれにも該当すること。

（1） 速やかに開胸手術や開腹手術に移行できる体制を整えていること。

（2） 関連学会から示されているガイドライン等を踏まえ、手術適応等の治療方針についての検討を適切に実施すること。

（3） 胸腔鏡又は腹腔鏡を用いる手術について十分な経験を有する医師が配置されていること。

7 届出に関する事項

（1） 当該施設基準を満たしていればよく、特に地方厚生（支）局長に対して、届出を行う必要はないこと。

（2） 同種死体腎移植術等（移植用腎採取術(生体)、腹腔鏡下移植用腎採取術（生体）、同種死体腎移植術及び生体腎移植術をいう。）の実施に当たっては、臓器の移植に関する法律の運用に関する指針（ガイドライン）、世界保健機関「ヒト臓器移植に関する指針」、国際移植学会倫理指針、日本移植学会倫理指針、日本移植学会「生体腎移植実施までの手順」を遵守する旨の文書（様式任意）を添付すること。

（3） 令和7年5月31日までの間に限り、4に該当するものとみなす。

第79の2 医科点数表第2章第10部手術の通則の12並びに歯科点数表第2章第9部手術の通則の9に掲げる手術の休日加算1、時間外加算1及び深夜加算1の施設基準

手術の休日加算1、時間外加算1及び深夜加算1の施設基準及び届出に関する事項は、第56の2処置の休日加算1、時間外加算1及び深夜加算1の例による。この場合において、同1中「処置」とあるのは、「手術」と読み替えるものとする。

第79の5　周術期栄養管理実施加算

1　周術期栄養管理実施加算の施設基準

（1）　基本診療料施設基準通知別添3の第19の1の（2）に規定する研修を修了した医師が配置されていることが望ましい。

（2）　基本診療料施設基準通知別添3の第19の1の（3）に規定する研修を修了し、栄養サポートチームにおいて、栄養管理に係る3年以上の経験を有する常勤の管理栄養士が配置されていること。

（3）　「Ａ２００」に掲げる総合入院体制加算又は、「Ａ２００－２」に掲げる急性期充実体制加算に係る届出を行っている保険医療機関であること。

2　届出に関する事項

周術期栄養管理実施加算の施設基準に係る届出は、別添2の様式87の45を用いること。

第80　輸血管理料

1　輸血管理料Ⅰに関する施設基準

（1）　当該保険医療機関の輸血部門において、当該保険医療機関の輸血業務全般に関する責任者として専任の常勤医師が配置されていること。

（2）　当該保険医療機関の輸血部門において、臨床検査技師が常時配置されており、専従の常勤臨床検査技師が1名以上配置されていること。

（3）　当該保険医療機関の輸血部門において、輸血用血液製剤及びアルブミン製剤（加熱人血漿たん白を含む。）の一元管理がなされていること。

（4）　次に掲げる輸血用血液検査が常時実施できる体制が構築されていること。

ＡＢＯ血液型、Ｒｈ（Ｄ）血液型、血液交叉試験又は間接Ｃｏｏｍｂｓ検査、不規則抗体検査

（5）　輸血療法委員会が設置され、年6回以上開催されるとともに、血液製剤の使用実態の報告がなされる等、輸血実施に当たっての適正化の取組がなされていること。

（6）　輸血前後の感染症検査の実施又は輸血前の検体の保存が行われ、輸血に係る副作用監視体制が構築されていること。

（7）　(5)、(6)及び血液製剤の使用に当たっては、「「輸血療法の実施に関する指針」及び「血液製剤の使用指針」の一部改正について」（平成26年11月12日付薬食発1112第12号厚生労働省医薬食品局長通知）を遵守し適正に実施されていること。特に、血液製剤の使用に当たっては、投与直前の検査値の把握に努めるとともに、これらの検査値及び患者の病態を踏まえ、その適切な実施に配慮されていること。

2　輸血管理料Ⅱに関する施設基準

（1）　当該保険医療機関の輸血部門において、当該保険医療機関の輸血業務全般に責任を有する常勤医師を配置していること。

（2）　当該保険医療機関の輸血部門において、専任の常勤臨床検査技師が1名以上配置されていること。

（3）　当該保険医療機関の輸血部門において輸血用血液製剤の一元管理がなされていること。

（4）　輸血管理料Ⅰの施設基準のうち、(4)から(7)までの全てを満たしていること。

3　輸血適正使用加算の施設基準

（1）　「1」の輸血管理料Ⅰを算定する保険医療機関において、新鮮凍結血漿（ＦＦＰ）の使用量を赤血球濃厚液（ＭＡＰ）の使用量で除した値が0.54未満であり、かつ、アルブミン製剤の使用量を赤血球濃厚液（ＭＡＰ）の使用量で除した値が2未満であること。なお、新鮮凍結血漿（ＦＦＰ）及びアルブミン製剤の使用量を赤血球濃厚液（ＭＡＰ）の使用量で除した値は次により算出すること。

①　赤血球濃厚液（ＭＡＰ）の使用量

② 新鮮凍結血漿（ＦＦＰ）の全使用量
③ 血漿交換療法における新鮮凍結血漿（ＦＦＰ）の使用量
④ アルブミン製剤の使用量
⑤ 血漿交換療法におけるアルブミン製剤の使用量

(②－③／２）／①＝０．５４未満

(④－⑤）／①＝２未満

（2） 「２」の輸血管理料Ⅱを算定する保険医療機関において、新鮮凍結血漿（ＦＦＰ）の使用量を赤血球濃厚液（ＭＡＰ）の使用量で除した値が0.27未満であり、かつ、アルブミン製剤の使用量を赤血球濃厚液（ＭＡＰ）の使用量で除した値が２未満であること。なお、新鮮凍結血漿（ＦＦＰ）及びアルブミン製剤の使用量を赤血球濃厚液（ＭＡＰ）の使用量で除した値は次により算出すること。

① 赤血球濃厚液（ＭＡＰ）の使用量
② 新鮮凍結血漿（ＦＦＰ）の全使用量
③ 血漿交換療法における新鮮凍結血漿（ＦＦＰ）の使用量
④ アルブミン製剤の使用量
⑤ 血漿交換療法におけるアルブミン製剤の使用量

(②－③／２）／①＝０．２７未満

(④－⑤）／①＝２未満

4 貯血式自己血輸血管理体制加算の施設基準

（1） 関係学会から示されている指針に基づき、貯血式自己血輸血が十分な体制のもとに適正に管理及び保存されていること。

（2） 関係学会から示された指針の要件を満たし、その旨が登録されている常勤の医師及び看護師がそれぞれ１名以上配置されていること。

5 輸血管理料の届出に関する事項

輸血管理料Ⅰ、Ⅱ、輸血適正使用加算及び貯血式自己血輸血管理体制加算の施設基準に係る届出は、別添２の様式73を用いること。

第80の６ 歯周組織再生誘導手術

1 歯周組織再生誘導手術に関する施設基準

歯科又は歯科口腔外科を標榜し、歯周病治療に係る専門の知識及び５年以上の経験を有する歯科医師が１名以上いること。

2 届出に関する事項

歯周組織再生誘導手術の施設基準に係る届出は別添２の様式74を用いること。

第80の７ 手術時歯根面レーザー応用加算

1 手術時歯根面レーザー応用加算に関する施設基準

（1） 当該レーザー治療に係る専門の知識及び３年以上の経験を有する歯科医師が１名以上いること。

（2） 歯周組織再生誘導手術について当該療養を行う場合は、歯周組織再生誘導手術の届出を行った保険医療機関であること。

（3） 歯肉剥離掻爬手術又は歯周組織再生誘導手術において、レーザー照射により当該手術の対象歯の歯根面の歯石除去を行うことが可能なレーザー機器を備えていること。

2 届出に関する事項

手術時歯根面レーザー応用加算に係る届出は別添２の様式50を用いること。

第80の８ 広範囲顎骨支持型装置埋入手術

1 広範囲顎骨支持型装置埋入手術に関する施設基準

（1） 歯科又は歯科口腔外科を標榜している保険医療機関であること。

（2） 当該診療科に係る５年以上の経験及び当該療養に係る３年以上の経験を有する常勤の歯科医師が２名以上配置されていること。

（3） 病院であること。

（4） 当直体制が整備されていること。

（5） 医療機器保守管理及び医薬品に係る安全確保のための体制が整備されていること。

（6） 当該手術に必要な検査機器を設置していること。

2 届出に関する事項

広範囲顎骨支持型装置埋入手術に係る届出は別添２の様式74の３を用いること。

第80の９ 歯根端切除手術の注３

1 歯根端切除手術の注３に関する施設基準

（1） 手術用顕微鏡を用いた治療に係る専門の知識及び３年以上の経験を有する歯科医師が１名以上配置されていること。

（2） 保険医療機関内に手術用顕微鏡が設置されていること。

2 届出に関する事項

歯根端切除手術の注３の施設基準に係る届出については、別添２の様式 49 の８を用いること。

第80の10 口腔粘膜血管腫凝固術

1 口腔粘膜血管腫凝固術に関する施設基準

（1） 当該レーザー治療に係る専門の知識及び３年以上の経験を有する歯科医師が１名以上配置されていること。

（2） 口腔粘膜に生じた血管腫等の血管病変に対する凝固を行うことが可能なレーザー機器を備えていること。

2 届出に関する事項

口腔粘膜血管腫凝固術に係る届出は別添２の様式74の４を用いること。

第 80 の 11　レーザー機器加算の施設基準

1　レーザー機器加算に関する施設基準

（1）　当該レーザー治療に係る専門の知識及び３年以上の経験を有する医師又は歯科医師が１名以上配置されていること。

（2）　口腔内の軟組織の切開、止血、凝固及び蒸散を行うことが可能なレーザー機器を備えていること。

2　届出に関する事項

レーザー機器加算に係る届出は別添２の様式 49 の９を用いること。

第 81　麻酔管理料(Ⅰ)

1　麻酔管理料(Ⅰ)の施設基準

（1）　麻酔科を標榜している保険医療機関であること。

（2）　麻酔科標榜医が１名以上配置されていること。

（3）　常勤の麻酔科標榜医により、麻酔の安全管理体制が確保されていること。

2　周術期薬剤管理加算の施設基準

（1）　周術期薬剤管理に関するプロトコルを整備していること。なお、周術期薬剤管理の実施状況を踏まえ、定期的なプロトコルの見直しを行うこと。

（2）　周術期薬剤管理加算の施設基準における専任の薬剤師、「Ａ２４４」病棟薬剤業務実施加算の施設基準における専任の薬剤師及び医薬品情報管理室の薬剤師が必要に応じカンファレンス等を行い、周術期薬剤管理における問題点等の情報を共有するとともに、各薬剤師が周術期薬剤管理を実施するにつき必要な情報が提供されていること。

（3）　医薬品の安全使用や、重複投与・相互作用・アレルギーのリスクを回避するための手順等を盛り込んだ薬剤の安全使用に関する手順書（マニュアル）を整備し、必要に応じて当直等の薬剤師と連携を行っていること。なお、周術期薬剤管理の実施状況等を踏まえ、定期的に当該手順書の見直しを行うこと。

3　届出に関する事項

（1）　麻酔管理料(Ⅰ)の施設基準に係る届出は、別添２の様式 75 を用いること。

（2）　周術期薬剤管理加算の施設基準に係る届出は、別添２の様式 75 の３を用いること。

第 81 の２　麻酔管理料(Ⅱ)

1　麻酔管理料(Ⅱ)の施設基準

（1）　麻酔科を標榜している保険医療機関であること。

（2）　常勤の麻酔科標榜医が５名以上配置されていること。なお、週３日以上常態として勤務しており、かつ、所定労働時間が週 22 時間以上の勤務を行っている麻酔科標榜医である非常勤医師を２名以上組み合わせることにより、常勤医師の勤務時間帯と同じ時間帯にこれらの非常勤医師が配置されている場合には、当該医師の実労働時間を常勤換算し常勤医師数に算入することができる。ただし、常勤換算し常勤医師数に算入することができるのは、常勤配置のうち４名までに限る。

（3）　常勤の麻酔科標榜医により麻酔の安全管理体制が確保されていること。

（4）　24 時間緊急手術の麻酔に対応できる体制を有していること。

（5）　麻酔科標榜医と麻酔科標榜医以外の医師が共同して麻酔を実施する体制が確保されていること。なお、ここでいう「麻酔科標榜医以外の医師」とは、当該保険医療機関において常態として週３日以上かつ週 22 時間以上の勤務を行っている医師であって、当該保険医療機関の常勤の麻酔科標榜医の指導の下に麻酔を担当するもの（以下この項において、単に「担当医師」という。）をいう。

（6）　担当医師が実施する一部の行為を、麻酔中の患者の看護に係る適切な研修を修了した常勤看護師が実施する場合にあっては、当該研修を修了した専任の常勤看護師が１名以上配置されていること。ここでいう「適切な研修」とは、保健師助産師看護師法第 37 条の２第２項第５号に規定する指定研修機関において行われる麻酔中の患者の看護に係る研修であること。

（7）　担当医師が実施する一部の行為を、（6）に規定する看護師が実施する場合にあっては、麻酔科標榜医又は担当医師と連携することが可能な体制が確保されていること。

2　周術期薬剤管理加算の施設基準

当該加算の要件については、第 81 と同様である。

3　届出に関する事項

（1）　麻酔管理料(Ⅱ)の施設基準に係る届出は、別添２の様式 75 を用いること。

（2）　周術期薬剤管理加算の施設基準に係る届出は、別添２の様式 75 の３を用いること。

第 81 の３　歯科麻酔管理料

1　歯科麻酔管理料に関する施設基準

（1）　歯科麻酔に係る専門の知識及び２年以上の経験を有し、当該療養に習熟した医師又は歯科医師の指導の下に、主要な麻酔手技を自ら実施する者として全身麻酔を 200 症例以上及び静脈内鎮静法を 50 症例以上経験している常勤の麻酔に従事する歯科医師が１名以上配置されていること。

（2）　常勤の麻酔に従事する歯科医師により、麻酔の安全管理体制が確保されていること。

2　届出に関する事項

歯科麻酔管理料の施設基準に係る届出は、別添２の様式 75 の２を用いること。

第 82　放射線治療専任加算

1　放射線治療専任加算に関する施設基準

（1）　放射線治療を専ら担当する常勤の医師（放射線治療の経験を５年以上有するものに限る。）が配置されていること。なお、当該常勤の医師は、医療機器安全管理料２、外来放射線治療加算、遠隔放射線治療計画加算、一回線量増加加算、強度変調放射線治療（ＩＭＲＴ）、画像誘導放射線治療加算、体外照射呼吸性移動対策加算、定位放射線治療、定位放射線治療呼吸性移動対策加算、粒子線治療、粒子線治療適応判定加算、粒子線治療医学管理加算、ホウ素中性子捕捉療法、ホウ素中性子捕捉療法適応判定加算、ホウ素中性子捕捉療法医学管理加算及び画像誘導密封小線源治療加算に係る常勤の医師を兼任することができる。

（2）　放射線治療を専ら担当する常勤の診療放射線技師（放射線治療の経験を５年以上有するものに限る。）が配置されていること。なお、当該常勤の診療放射線技師は、外来放射線照射診療料、外来放射線治療加算、遠隔放射線治療計画加算、一回線量増加加算、強度変調放射線治療（ＩＭＲＴ）、画像誘導放射線治療加算、体外照射呼吸性移動対策加算、定位放射線治療、定位放射線治療呼吸性移動対策加算、粒子線治療、粒子線治療医学管理加算、ホウ素中性子捕捉療法、ホウ素中性子捕捉療法医学管理加算及び画像誘導密封小線源治療加算に係る常勤の診療放射線技師を兼任することができる。ただし、外来放射線照射診療料及び医療機器安全管理料２における技術者との兼任はできない。

（３） 当該管理を行うために必要な次に掲げる機器、施設を備えていること。

ア 高エネルギー放射線治療装置

イ Ｘ線あるいはＣＴを用いた位置決め装置

ウ 放射線治療計画システム

2 届出に関する事項

放射線治療専任加算の施設基準に係る届出は、別添２の様式 76 を用いること。

第 82 の２ 外来放射線治療加算

1 外来放射線治療加算に関する施設基準

（１） 放射線治療を専ら担当する常勤の医師（放射線治療の経験を５年以上有するものに限る。）が配置されていること。なお、当該常勤の医師は、医療機器安全管理料２、放射線治療専任加算、遠隔放射線治療計画加算、一回線量増加加算、強度変調放射線治療（ＩＭＲＴ）、画像誘導放射線治療加算、体外照射呼吸性移動対策加算、定位放射線治療、定位放射線治療呼吸性移動対策加算、粒子線治療、粒子線治療適応判定加算、粒子線治療医学管理加算、ホウ素中性子捕捉療法、ホウ素中性子捕捉療法適応判定加算、ホウ素中性子捕捉療法医学管理加算及び画像誘導密封小線源治療加算に係る常勤の医師を兼任することができる。

（２） 放射線治療を専ら担当する常勤の診療放射線技師（放射線治療の経験を５年以上有するものに限る。）が配置されていること。なお、当該常勤の診療放射線技師は、外来放射線照射診療料、放射線治療専任加算、遠隔放射線治療計画加算、一回線量増加加算、強度変調放射線治療（ＩＭＲＴ）、画像誘導放射線治療加算、体外照射呼吸性移動対策加算、定位放射線治療、定位放射線治療呼吸性移動対策加算、粒子線治療、粒子線治療医学管理加算、ホウ素中性子捕捉療法、ホウ素中性子捕捉療法医学管理加算及び画像誘導密封小線源治療加算に係る常勤の診療放射線技師を兼任することができる。ただし、外来放射線照射診療料及び医療機器安全管理料２における技術者との兼任はできない。

（３） 当該治療を行うために必要な次に掲げる機器、施設を備えていること。

ア 高エネルギー放射線治療装置

イ Ｘ線又はＣＴを用いた位置決め装置

ウ 放射線治療計画システム

エ 患者が休憩できるベッド等

2 届出に関する事項

外来放射線治療加算の施設基準に係る届出は、別添２の様式 76 を用いること。

第 83 高エネルギー放射線治療

1 高エネルギー放射線治療に関する施設基準

照射方法を問わず、高エネルギー放射線治療を年間合計 100 例以上実施又は小児入院医療管理料１を届け出ていること。

2 届出に関する事項

高エネルギー放射線治療の施設基準に係る届出は、別添２の様式 77 を用いること。

第 83 の３ 強度変調放射線治療（ＩＭＲＴ）

1 強度変調放射線治療（ＩＭＲＴ)に関する施設基準

（１） 放射線科を標榜している保険医療機関であること。

（２） 放射線治療を専ら担当する常勤の医師が２名以上配置されており、このうち１名は放射線治療の経験を５年以上有する者であること。なお、当該常勤の医師は、医療機器安全管理料２、放射線治療専任加算、外来放射線治療加算、遠隔放射線治療計画加算、一回線量増加加算、画像誘導放射線治療加算、体外照射呼吸性移動対策加算、定位放射線治療、定位放射線治療呼吸性移動対策加算、粒子線治療、粒子線治療適応判定加算、粒子線治療医学管理加算、ホウ素中性子捕捉療法、ホウ素中性子捕捉療法適応判定加算、ホウ素中性子捕捉療法医学管理加算及び画像誘導密封小線源治療加算に係る常勤の医師を兼任することができる。

また、週３日以上常態として勤務しており、かつ、所定労働時間が週 22 時間以上の勤務を行っている専任の非常勤医師を２名以上組み合わせることにより、常勤医師の勤務時間帯と同じ時間帯にこれらの非常勤医師が配置されている場合には、当該医師の実労働時間を常勤換算し常勤医師数に算入することができる。ただし、常勤換算し常勤医師数に算入することができるのは、常勤配置のうち１名（放射線治療の経験を５年以上有する者１名を除く。）に限る。また、この場合には強度変調放射線治療（ＩＭＲＴ）は年間 50 例を限度として実施できる。

（３） 放射線治療を専ら担当する常勤の診療放射線技師（放射線治療の経験を５年以上有するものに限る。）が１名以上配置されていること。なお、当該常勤の診療放射線技師は、外来放射線照射診療料、放射線治療専任加算、外来放射線治療加算、遠隔放射線治療計画加算、一回線量増加加算、画像誘導放射線治療加算、体外照射呼吸性移動対策加算、定位放射線治療、定位放射線治療呼吸性移動対策加算、粒子線治療、粒子線治療医学管理加算、ホウ素中性子捕捉療法、ホウ素中性子捕捉療法医学管理加算及び画像誘導密封小線源治療加算に係る常勤の診療放射線技師を兼任することができる。

（４） 放射線治療における機器の精度管理、照射計画の検証、照射計画補助作業等を専ら担当する者（診療放射線技師その他の技術者等）が１名以上配置されていること。なお、当該担当者は遠隔放射線治療計画加算、画像誘導放射線治療加算、体外照射呼吸性移動対策加算、定位放射線治療、定位放射線治療呼吸性移動対策加算、粒子線治療、粒子線治療医学管理加算、ホウ素中性子捕捉療法、ホウ素中性子捕捉療法医学管理加算及び画像誘導密封小線源治療加算に係る担当者を兼任することができる。ただし、外来放射線照射診療料及び医療機器安全管理料２における技術者との兼任はできない。

（５） 強度変調放射線治療（ＩＭＲＴ）を年間10例以上実施していること。

（６） 当該治療を行うために必要な次に掲げる機器、施設を備えていること。

ア 直線加速器

イ 治療計画用ＣＴ装置

ウ インバースプラン（逆方向治療計画）の可能な三次元放射線治療計画システム

エ 照射中心に対する患者の動きや臓器の体内移動を制限する装置

オ 平面上の照射強度を変化させることができる装置

カ 微小容量電離箱線量計又は半導体線量計（ダイヤモンド線量計を含む。）及び併用する水ファントム又は水等価個体ファントム

キ 二次元以上で相対的な線量分布を測定・比較できる機器

（７） 当該保険医療機関において、強度変調放射線治療（ＩＭＲＴ）に関する機器の精度管理に関する指針が策定されており、実際の線量測定等の精度管理が当該指針に沿って行われているとともに、公開可能な精度管理に係る記録が保存されていること。

２ 届出に関する事項

強度変調放射線治療（ＩＭＲＴ）の施設基準に係る届出は、別添２の様式52及び様式78を用いること。

第83の４ 画像誘導放射線治療加算

１ 画像誘導放射線治療加算に関する施設基準

（１） 放射線科を標榜している保険医療機関であること。

（２） 放射線治療を専ら担当する常勤の医師又は歯科医師（放射線治療の経験を５年以上有するものに限る。）が配置されていること。なお、当該常勤の医師は、医療機器安全管理料２、放射線治療専任加算、外来放射線治療加算、遠隔放射線治療計画加算、一回線量増加加算、強度変調放射線治療（ＩＭＲＴ）、体外照射呼吸性移動対策加算、定位放射線治療、定位放射線治療呼吸性移動対策加算、粒子線治療、粒子線治療適応判定加算、粒子線治療医学管理加算、ホウ素中性子捕捉療法、ホウ素中性子捕捉療法適応判定加算、ホウ素中性子捕捉療法医学管理加算及び画像誘導密封小線源治療加算に係る常勤の医師を兼任することができる。

（３） 放射線治療を専ら担当する常勤の診療放射線技師（放射線治療の経験を５年以上有するものに限る。）が１名以上配置されていること。なお、当該常勤の診療放射線技師は、外来放射線照射診療料、放射線治療専任加算、外来放射線治療加算、遠隔放射線治療計画加算、一回線量増加加算、強度変調放射線治療（ＩＭＲＴ）、体外照射呼吸性移動対策加算、定位放射線治療、定位放射線治療呼吸性移動対策加算、粒子線治療、粒子線治療医学管理加算、ホウ素中性子捕捉療法、ホウ素中性子捕捉療法医学管理加算及び画像誘導密封小線

源治療加算に係る常勤の診療放射線技師を兼任することができる。

（４） 放射線治療における機器の精度管理、照射計画の検証、照射計画補助作業等を専ら担当する者（診療放射線技師その他の技術者等）が１名以上配置されていること。なお、当該担当者は、遠隔放射線治療計画加算、強度変調放射線治療（ＩＭＲＴ）、体外照射呼吸性移動対策加算、定位放射線治療、定位放射線治療呼吸性移動対策加算、粒子線治療、粒子線治療医学管理加算、ホウ素中性子捕捉療法、ホウ素中性子捕捉療法医学管理加算及び画像誘導密封小線源治療加算に係る担当者を兼任することができる。ただし、外来放射線照射診療料及び医療機器安全管理料２における技術者との兼任はできない。

（５） 当該治療を行うために必要な次に掲げるいずれかの機器が当該治療を行う室内に設置されていること。

ア ２方向以上の透視が可能な装置

イ 画像照合可能なＣＴ装置

ウ 画像照合可能な超音波診断装置

（６） 当該治療を行うために必要な次に掲げるいずれかの機器が当該治療を行う室内に設置されていること。

ア 体表面の位置情報により位置照合可能な装置

イ 骨構造の位置情報により位置照合可能な装置

ウ 腫瘍の位置情報により位置照合可能な装置

（７） 当該保険医療機関において、画像誘導放射線治療（ＩＧＲＴ）に関する手法と機器の精度管理に関する指針が策定されており、実際の画像誘導の精度管理が当該指針に沿って行われているとともに、公開可能な実施記録と精度管理に係る記録が保存されていること。

２ 届出に関する事項

画像誘導放射線治療加算の施設基準に係る届出は、別添２の様式78の２を用いること。

第 84 の２の５　ホウ素中性子捕捉療法

1　ホウ素中性子捕捉療法に関する施設基準

（1）　放射線科を標榜している保険医療機関であること。

（2）　関連学会が認定する常勤の医師が１名以上配置されていること。なお、当該常勤の医師は、医療機器安全管理料２、放射線治療専任加算、外来放射線治療加算、一回線量増加加算、強度変調放射線治療（ＩＭＲＴ）、画像誘導放射線治療加算、体外照射呼吸性移動対策加算、定位放射線治療、定位放射線治療呼吸性移動対策加算、粒子線治療適応判定加算、粒子線治療医学管理加算、ホウ素中性子捕捉療法適応判定加算、ホウ素中性子捕捉療法医学管理加算及び画像誘導密封小線源治療加算に係る常勤の医師を兼任することができるが、遠隔放射線治療計画加算に係る常勤の医師を兼任することはできない。

（3）　放射線治療を専ら担当する常勤の診療放射線技師が配置されていること。なお、当該常勤の診療放射線技師は、外来放射線照射診療料、放射線治療専任加算、外来放射線治療加算、遠隔放射線治療計画加算、一回線量増加加算、強度変調放射線治療（ＩＭＲＴ）、画像誘導放射線治療加算、体外照射呼吸性移動対策加算、定位放射線治療、定位放射線治療呼吸性移動対策加算、粒子線治療医学管理加算、ホウ素中性子捕捉療法医学管理加算及び画像誘導密封小線源治療加算に係る常勤の診療放射線技師を兼任することができる。

（4）　放射線治療における機器の精度管理、照射計画の検証、照射計画補助作業等を専ら担当する者（診療放射線技師その他の技術者等）が１名以上配置されていること。なお、当該担当者は、遠隔放射線治療計画加算、強度変調放射線治療（ＩＭＲＴ）、画像誘導放射線治療加算、体外照射呼吸性移動対策加算、定位放射線治療、定位放射線治療呼吸性移動対策加算、粒子線治療医学管理加算、ホウ素中性子捕捉療法医学管理加算及び画像誘導密封小線源治療加算に係る担当者を兼任することができる。ただし、外来放射線照射診療料及び医療機器安全管理料２における技術者との兼任はできない。

（5）　当該療法を行うために必要な次に掲げる機器、施設を備えていること。

ア　ホウ素中性子捕捉療法装置

イ　治療計画用ＣＴ装置

ウ　ホウ素中性子捕捉療法計画システム

エ　照射中心に対する患者の動きや臓器の体内移動を制限する装置

オ　ホウ素中性子捕捉療法装置での中性子計測の放射化法に適した検出器及び併用する水ファントム又は固体ファントム

（6）　当該療法に用いる医療機器について、適切に保守管理がなされていること。

（7）　当該療法の実績を 10 例以上有していること。

（8）　関係学会から示されている指針に基づき、当該療法が適切に実施されていること。

2　届出に関する事項

ホウ素中性子捕捉療法の施設基準に係る届出は、別添２の様式 52 及び様式 79 の１の４を用いること

第 84 の２の６　ホウ素中性子捕捉療法適応判定加算

1　ホウ素中性子捕捉療法適応判定加算に関する施設基準

（1）　関連学会が認定する常勤の医師が１名以上配置されていること。なお、当該常勤の医師は、医療機器安全管理料２、放射線治療専任加算、外来放射線治療加算、一回線量増加加算、強度変調放射線治療（ＩＭＲＴ）、画像誘導放射線治療加算、体外照射呼吸性移動対策加算、定位放射線治療、定位放射線治療呼吸性移動対策加算、粒子線治療、粒子線治療医学管理加算、ホウ素中性子捕捉療法、ホウ素中性子捕捉療法医学管理加算及び画像誘導密封小線源治療加算に係る常勤の医師を兼任することができるが、遠隔放射線治療計画加算に係る常勤の医師を兼任することはできない。

（2）　ホウ素中性子捕捉療法に係るキャンサーボードについて、以下のいずれかを満たしていること。

ア　当該保険医療機関において「がん診療連携拠点病院等の整備について」に準拠したキャンサーボード（手術、放射線診断、放射線治療、化学療法、病理診断及び緩和ケアに携わる専門的な知識及び技能を有する医師その他の専門を異にする医師等によるがん患者の症状、状態及び治療方針等を意見交換、共有、検討、確認等を行うためのカンファレンスをいう。以下同じ。）が開催され、当該キャンサーボードによって、当該保険医療機関で当該療法を受ける患者に対して、ホウ素中性子捕捉療法の適応判定等が実施される体制を有すること。なお、当該キャンサーボードについては、月に１回以上開催されており、手術、放射線診断、放射線治療、化学療法、病理診断及び緩和ケアの分野に携わる専門的な知識及び技能を有する医師のうち３分野以上の医師が毎回出席していること。

イ　連携体制のあるがん診療連携拠点病院のキャンサーボードに、当該保険医療機関の医師が参加することによって、当該保険医療機関で当該療法を受ける患者に対して、ホウ素中性子捕捉療法の適応判定等が実施される体制を有すること。

2　届出に関する事項

ホウ素中性子捕捉療法適応判定加算の施設基準に係る届出は、別添２の様式 79 の１の４を用いること。

第84の2の7　ホウ素中性子捕捉療法医学管理加算

1　ホウ素中性子捕捉療法医学管理加算に関する施設基準

（1）　関連学会が認定する常勤の医師が１名以上配置されていること。なお、当該常勤の医師は、医療機器安全管理料２、放射線治療専任加算、外来放射線治療加算、一回線量増加加算、強度変調放射線治療（ＩＭＲＴ）、画像誘導放射線治療加算、体外照射呼吸性移動対策加算、定位放射線治療、定位放射線治療呼吸性移動対策加算、粒子線治療、粒子線治療適応判定加算、ホウ素中性子捕捉療法、ホウ素中性子捕捉療法適応判定加算及び画像誘導密封小線源治療加算に係る常勤の医師を兼任することができるが、遠隔放射線治療計画加算に係る常勤の医師を兼任することはできない。

（2）　放射線治療を専ら担当する常勤の診療放射線技師（放射線治療の経験を５年以上有するものに限る。）が２名以上配置されていること。なお、当該常勤の診療放射線技師は、外来放射線照射診療料、放射線治療専任加算、外来放射線治療加算、遠隔放射線治療計画加算、一回線量増加加算、強度変調放射線治療（ＩＭＲＴ）、画像誘導放射線治療加算、体外照射呼吸性移動対策加算、定位放射線治療、定位放射線治療呼吸性移動対策加算、粒子線治療、ホウ素中性子捕捉療法及び画像誘導密封小線源治療加算に係る常勤の診療放射線技師を兼任することができる。ただし、外来放射線照射診療料及び医療機器安全管理料２における技術者との兼任はできない。

（3）　放射線治療における機器の精度管理、照射計画の検証、照射計画補助作業等を専ら担当する者（診療放射線技師その他の技術者等）が１名以上配置されていること。なお、当該担当者は、遠隔放射線治療計画加算、強度変調放射線治療（ＩＭＲＴ）、画像誘導放射線治療加算、体外照射呼吸性移動対策加算、定位放射線治療、定位放射線治療呼吸性移動対策加算、粒子線治療、ホウ素中性子捕捉療法及び画像誘導密封小線源治療加算に係る担当者を兼任することができる。ただし、外来放射線照射診療料及び医療機器安全管理料２における技術者との兼任はできない。

（4）　放射線治療に専従の常勤の看護師が１名以上配置されていること。なお、当該常勤の看護師は、外来放射線照射診療料に係る常勤の看護師を兼任することはできない。

2　届出に関する事項

ホウ素中性子捕捉療法医学管理加算の施設基準に係る届出は、別添２の様式79の１の４を用いること。

第84の2の8　画像誘導密封小線源治療加算

1　画像誘導密封小線源治療加算に関する施設基準

（1）　放射線科を標榜している保険医療機関であること。

（2）　放射線治療を専ら担当する常勤の医師又は歯科医師（放射線治療の経験を５年以上有するものに限る。）が配置されていること。なお、当該常勤の医師又は歯科医師は、医療機器安全管理料２、放射線治療専任加算、外来放射線治療加算、遠隔放射線治療計画加算、一回線量増加加算、強度変調放射線治療（ＩＭＲＴ）、画像誘導放射線治療加算、体外照射呼吸性移動対策加算、定位放射線治療、定位放射線治療呼吸性移動対策加算、粒子線治療、粒子線治療適応判定加算、粒子線治療医学管理加算、ホウ素中性子捕捉療法、ホウ素中性子捕捉療法適応判定加算及びホウ素中性子捕捉療法医学管理加算に係る常勤の医師又

は歯科医師を兼任することができる。

（3）　放射線治療を専ら担当する常勤の診療放射線技師（放射線治療の経験を５年以上有するものに限る。）及び看護師がそれぞれ１名以上配置されていること。なお、当該常勤の診療放射線技師は、外来放射線照射診療料、放射線治療専任加算、外来放射線治療加算、遠隔放射線治療計画加算、一回線量増加加算、強度変調放射線治療（ＩＭＲＴ）、画像誘導放射線治療加算、体外照射呼吸性移動対策加算、定位放射線治療、定位放射線治療呼吸性移動対策加算、粒子線治療、粒子線治療医学管理加算、ホウ素中性子捕捉療法及びホウ素中性子捕捉療法医学管理加算に係る常勤の診療放射線技師を兼任することができる。

（4）　放射線治療における機器の精度管理、照射計画の検証、照射計画補助作業等を専ら担当する者（診療放射線技師その他の技術者等）が１名以上配置されていること。なお、当該担当者は、遠隔放射線治療計画加算、強度変調放射線治療（ＩＭＲＴ）、画像誘導放射線治療加算、体外照射呼吸性移動対策加算、定位放射線治療、定位放射線治療呼吸性移動対策加算、粒子線治療、粒子線治療医学管理加算、ホウ素中性子捕捉療法及びホウ素中性子捕捉療法医学管理加算に係る担当者を兼任することができる。ただし、外来放射線照射診療料及び医療機器安全管理料２における技術者との兼任はできない。

（5）　当該治療を行うために必要な次に掲げる機器を有していること。

ア　画像照合可能なＣＴ又はＭＲＩ装置

イ　遠隔操作式密封小線源治療装置

ウ　小線源治療用三次元的治療計画装置

（6）　当該保険医療機関において、画像誘導密封小線源治療に関する手法と機器の精度管理に関する指針が策定されており、実際の画像誘導の精度管理が当該指針に沿って行われているとともに、公開可能な実施記録と精度管理に係る記録が保存されていること。

2　届出に関する事項

画像誘導密封小線源治療加算の施設基準に係る届出は、別添２の様式78の２を用いること。

第84の3　保険医療機関間の連携による病理診断

1　保険医療機関間の連携による病理診断に関する施設基準

（1）　標本、検体又はデジタル病理画像（以下「標本等」という。）の送付又は送信側（検体採取が行われる保険医療機関）においては、病理診断業務について５年以上の経験を有し、病理標本作製を行うことが可能な常勤の検査技師（臨床検査技師又は衛生検査技師）が１名以上配置されていることが望ましい。

（2）　標本等の受取又は受信側（病理標本等の観察及び評価が行われる保険医療機関）においては、次に掲げる基準を全て満たしていること。

ア　病理診断管理加算又は口腔病理診断管理加算の届出を行っている施設であること。

イ　特定機能病院、臨床研修指定病院、へき地医療拠点病院、基本診療料の施設基準等別表第六の二に規定する地域に所在する保険医療機関又は病理診断科を標榜する医療機関であること。

ウ　イに掲げる医療機関のうち、特定機能病院、臨床研修指定病院、へき地医療拠点病院及び基本診療料の施設基準等別表第六の二に規定する地域に所在する保険医療機関以外の医療機関であって、病理診断科を標榜する医療機関における病理診断に当たっては、同一

の病理組織標本等について、病理診断を専ら担当する複数の常勤の医師又は常勤の歯科医師が観察を行い、診断を行う体制が整備されていること。なお、診断に当たる医師又は歯科医師のうち少なくとも１名以上は、病理診断の経験を７年以上有していること。

エ　病理標本が送付される場合においては、受取側の保険医療機関に送付される病理標本について、別添２の様式79の２に定める計算式により算出した数値が100分の80以下であること。

オ　デジタル病理画像の観察及び評価を行う場合は、デジタル病理画像による病理診断の施設基準に係る届出を行っていること。

２　届出に関する事項

保険医療機関間の連携による病理診断の施設基準に係る届出は、別添２の様式79の２を用いること。

第84の４　保険医療機関間の連携におけるデジタル病理画像による術中迅速病理組織標本作製

１　保険医療機関間の連携におけるデジタル病理画像による術中迅速病理組織標本作製に関する施設基準

（１）　送信側（検体採取が行われる保険医療機関）においては、病理診断業務の経験５年以上を有し、凍結切片を作製することが可能な常勤の検査技師（臨床検査技師又は衛生検査技師）が１名以上配置されていること。

（２）　受信側（病理診断が行われる保険医療機関）においては、病理診断を専ら担当する常勤の医師又は歯科医師が勤務する特定機能病院、臨床研修指定病院又はへき地医療拠点病院であること。

２　届出に関する事項

保険医療機関間の連携におけるデジタル病理画像による術中迅速病理組織標本作製の施設基準に係る届出は、別添２の様式80を用いること。

第84の５　保険医療機関間の連携におけるデジタル病理画像による迅速細胞診

１　保険医療機関間の連携におけるデジタル病理画像による迅速細胞診に関する施設基準

（１）　送信側（検体採取が行われる保険医療機関）においては、病理診断業務の経験５年以上を有し、細胞診の経験を十分に有する常勤の検査技師（臨床検査技師又は衛生検査技師）が１名以上配置されていること。

（２）　受信側（病理診断が行われる保険医療機関）においては、病理診断を専ら担当する常勤の医師又は歯科医師が勤務する特定機能病院、臨床研修指定病院、へき地医療拠点病院又は基本診療料の施設基準等別表第六の二に規定する地域に所在する保険医療機関であること。

２　届出に関する事項

保険医療機関間の連携におけるデジタル病理画像による迅速細胞診の施設基準に係る届出は、別添２の様式80を用いること。

第84の６　デジタル病理画像による病理診断に関する施設基準

１　デジタル病理画像による病理診断に関する施設基準

（１）　病理診断管理加算又は口腔病理診断管理加算に係る届出を行っている施設であること。

（２）　デジタル病理画像の作成及び管理を行うにつき、十分な体制を整備していること。

２　届出に関する事項

デジタル病理画像による病理診断の施設基準に係る届出は、別添２の様式80の２を用いること。

第84の７　ミスマッチ修復タンパク免疫染色（免疫抗体法）病理組織標本作製の注に規定する病理診断の遺伝カウンセリング加算

１　ミスマッチ修復タンパク免疫染色（免疫抗体法）病理組織標本作製の注に規定する病理診断の遺伝カウンセリング加算に関する施設基準

第21の遺伝カウンセリング加算の施設基準に係る届出を行っていること。

２　届出に関する事項

第21の遺伝カウンセリング加算の届出を行っていればよく、ミスマッチ修復タンパク免疫染色（免疫抗体法）病理組織標本作製の注に規定する病理診断の遺伝カウンセリング加算として特に地方厚生（支）局長に対して、届出を行う必要はないこと。

第84の８　病理診断管理加算

１　病理診断管理加算１に関する施設基準

（１）　病理診断科を標榜している保険医療機関であること。

（２）　病理診断を専ら担当する常勤の医師（専ら病理診断を担当した経験を５年以上有するものに限る。）が１名以上配置されていること。なお、病理診断を専ら担当する医師とは、勤務時間の大部分において病理標本の作製又は病理診断に携わっている者をいう。

（３）　病理標本作製及び病理診断の精度管理を行うにつき十分な体制が整備されていること。

（４）　年間の剖検数・生検数が十分にあること、剖検室等の設備や必要な機器等を備えていること等を満たしていることが望ましい。

２　病理診断管理加算２に関する施設基準

（１）　病理診断科を標榜している保険医療機関であること。

（２）　病理診断を専ら担当する常勤の医師（専ら病理診断を担当した経験を５年以上有するものに限る。）が１名以上及び病理診断を専ら担当する常勤の医師（専ら病理診断を担当した経験を７年以上有するものに限る。）が１名以上配置されていること。なお、病理診断を専ら担当する医師とは、勤務時間の大部分において病理標本の作製又は病理診断に携わっている者をいう。

（３）　病理標本作製及び病理診断の精度管理を行うにつき十分な体制が整備されている病院であること。

（４）　年間の剖検数・生検数が十分にあること、剖検室等の設備や必要な機器等を備えていること等を満たしていること。

（５）　臨床医及び病理医が参加し、個別の剖検例について病理学的見地から検討を行うための会合（ＣＰＣ：Clinicopathological Conference）を少なくとも年２回以上行っていること。

（６）　同一の病理組織標本について、病理診断を専ら担当する複数の常勤の医師が鏡検し、診断を行う体制が整備されていること。なお、診断に当たる医師のうち少なくとも1名以上は専ら病理診断を担当した経験を5年以上有すること。

3　届出に関する事項

病理診断管理加算の施設基準に係る届出は、別添2の様式80の2を用いること。

第84の9　悪性腫瘍病理組織標本加算に関する施設基準

1　悪性腫瘍病理組織標本加算に関する施設基準

病理診断管理加算又は口腔病理診断管理加算に係る届出を行っている施設であるか、以下の全てを満たす施設であること。

（1）　病理診断科を標榜している保険医療機関であること。

（2）　専ら病理診断を担当した経験を7年以上有する医師が1名以上配置されていること。

（3）　病理標本作製及び病理診断の精度管理を行うにつき十分な体制が整備されていること。

（4）　年間の剖検数・生検数が十分にあること、剖検室等の設備や必要な機器等を備えていること等を満たしていることが望ましい。

2　届出に関する事項

悪性腫瘍病理組織標本加算の施設基準に係る届出は、別添2の様式80の2を用いること。

第84の10　口腔病理診断管理加算

1　口腔病理診断管理加算1に関する施設基準

（1）　病理部門又は口腔病理部門が設置されており、口腔病理診断を専ら担当する常勤の歯科医師又は医師（専ら口腔病理診断を担当した経験を7年以上有するものに限る。）が1名以上配置されていること。なお、口腔病理診断を専ら担当する歯科医師又は医師とは、勤務時間の大部分において病理標本の作製又は病理診断に携わっている者をいう。

（2）　口腔病理標本作製及び口腔病理診断の精度管理を行うにつき十分な体制が整備されていること。

（3）　年間の剖検数・生検数が十分にあること、剖検室等の設備や必要な機器等を備えていること等を満たしていることが望ましい。

2　口腔病理診断管理加算2に関する施設基準

（1）　病理部門又は口腔病理部門が設置されており、口腔病理診断を専ら担当する常勤の歯科医師又は医師（専ら口腔病理診断を担当した経験7年以上有するものに限る。）が1名以上及び口腔病理診断を専ら担当する常勤の歯科医師又は医師（専ら口腔病理診断を担当した経験を10年以上有する者に限る。）が1名以上配置されていること。なお、口腔病理診断を専ら担当する歯科医師又は医師とは、勤務時間の大部分において病理標本の作製又は病理診断に携わっている者をいう。

（2）　口腔病理標本作製及び病理診断の精度管理を行うにつき十分な体制が整備されている病院であること。

（3）　年間の剖検数・生検数が十分にあること、剖検室等の設備や必要な機器等を備えていること等を満たしていること。

（4）　臨床医及び病理医が参加し、個別の剖検例について病理学的見地から検討を行うための会合（ＣＰＣ：Clinicopathological Conference）を少なくとも年2回以上行っていること。

（5）　同一の病理標本について、口腔病理診断を専ら担当する複数の常勤の歯科医師又は医師が鏡検し、診断を行う体制が整備されていること。なお、診断に当たる歯科医師又は医師のうち1名以上は口腔病理診断を専ら担当した経験を7年以上有していること。

3　届出に関する事項

口腔病理診断管理加算の施設基準に係る届出は、別添2の様式80の3を用いること。

第85　クラウン・ブリッジ維持管理料の届出に関する事項

1　クラウン・ブリッジ維持管理を行うに当たって、必要な体制が整備されていること。

2　クラウン・ブリッジ維持管理料に係る届出は、別添2の様式81を用いること。

第86　歯科矯正診断料

1　歯科矯正診断料に関する施設基準

（1）　当該療養を行うために必要な次に掲げる基準を満たしていること。

ア　歯科矯正セファログラムが行える機器を備えていること。

イ　歯科矯正治療の経験を5年以上有する専任の歯科医師が1名以上勤務していること。

（2）　常勤の歯科医師が1名以上配置されていること。

（3）　当該療養につき顎切除等の手術を担当する診療科又は別の保険医療機関と、歯科矯正に関する医療を担当する診療科又は別の保険医療機関との間の連携体制が整備されていること。

2　届出に関する事項

歯科矯正診断料の施設基準に係る届出は、別添2の様式82を用いること。

第87　顎口腔機能診断料

1　顎口腔機能診断料（顎変形症（顎離断等の手術を必要とするものに限る。）の手術前後における歯科矯正に係るもの）に関する施設基準

（1）　障害者の日常生活及び社会生活を総合的に支援するための法律施行規則（平成18年厚生労働省令第19号）第36条第1号及び第2号に係る医療について、障害者の日常生活及び社会生活を総合的に支援するための法律（平成17年法律第123号）第59条第1項に規定する都道府県知事の指定を受けた医療機関（歯科矯正に関する医療を担当するものに限る。）であること。

（2）　当該療養を行うために必要な次に掲げる基準を満たしていること。

ア　下顎運動検査、歯科矯正セファログラム及び咀嚼筋筋電図検査が行える機器を備えていること。

イ　専任の常勤歯科医師及び専従する常勤看護師又は歯科衛生士がそれぞれ1名以上勤務していること。

（3）　当該療養につき顎離断等の手術を担当する診療科又は別の保険医療機関と、歯科矯正に関する医療を担当する診療科又は別の保険医療機関との間の連携体制が整備されていること。

2　届出に関する事項

顎口腔機能診断料の施設基準に係る届出は、別添２の様式83を用いること。

第104　看護職員処遇改善評価料

1　看護職員処遇改善評価料の施設基準

（1）　以下のいずれかに該当すること。

ア 次の(イ)及び(ロ)のいずれにも該当すること。

（イ）「Ａ２０５」救急医療管理加算に係る届出を行っている保険医療機関であること。

（ロ）救急用の自動車(消防法(昭和23年法律第186号)及び消防法施行令(昭和36年政令第37号)に規定する市町村又は都道府県の救急業務を行うための救急隊の救急自動車並びに道路交通法(昭和35年法律第105号)及び道路交通法施行令(昭和35年政令第270号)に規定する緊急自動車(傷病者の緊急搬送に用いるものに限る。)をいう。)又は救急医療用ヘリコプター(救急医療用ヘリコプターを用いた救急医療の確保に関する特別措置法(平成19年法律第103号)第２条に規定する救急医療用ヘリコプターをいう。)による搬送件数(以下「救急搬送実績」という。)が、年間で200件以上であること。

イ 「救急医療対策事業実施要綱」(昭和52年７月６日医発第692号)に定める第３「救命救急センター」、第４「高度救命救急センター」又は第５「小児救命救急センター」を設置している保険医療機関であること。

（2）　救急搬送実績については、以下の取扱いとする。

ア　救急搬送実績は、賃金の改善を実施する期間を含む年度(以下「賃金改善実施年度」という。)の前々年度１年間における実績とすること。

イ　アにかかわらず、新規届出を行う保険医療機関については、新規届出を行った年度に限り、賃金改善実施年度の前年度１年間における実績とすること。

ウ　現に看護職員処遇改善評価料を算定している保険医療機関については、賃金改善実施年度の前々年度１年間の救急搬送実績が(１)のアの(ロ)の基準を満たさない場合であっても、賃金改善実施年度の前年度のうち連続する６か月間における救急搬送実績が100件以上である場合は、同(ロ)の基準を満たすものとみなすこと。ただし、本文の規定を適用した年度の翌年度においては、本文の規定は、適用しないこと。

（3）　当該評価料を算定する場合は、当該保険医療機関に勤務する看護職員等(保健師、助産師、看護師及び准看護師(非常勤職員を含む。)をいう。以下同じ。)に対して、当該評価料の算定額に相当する賃金(基本給、手当、賞与等(退職手当を除く。)を含む。以下同じ。)の改善を実施しなければならないこと。

この場合において、賃金の改善措置の対象者については、当該保険医療機関に勤務する看護職員等に加え、当該保険医療機関の実情に応じて、当該保険医療機関に勤務する看護補助者、理学療法士、作業療法士その他別表１に定めるコメディカルである職員(非常勤職員を含む。)も加えることができること。

（4）　(３)について、賃金の改善は、基本給、手当、賞与等のうち対象とする賃金項目を特定した上で行うとともに、特定した賃金項目以外の賃金項目(業績等に応じて変動するものを除く。)の水準を低下させてはならないこと。

また、賃金の改善は、当該保険医療機関における「当該評価料による賃金の改善措置が実施されなかった場合の賃金総額」と、「当該評価料による賃金の改善措置が実施された場合の賃金総額」との差分により判断すること。

（5）　(３)について、安定的な賃金改善を確保する観点から、当該評価料による賃金改善の合計額の３分の２以上は、基本給又は決まって毎月支払われる手当(以下「基本給等」という。)の引上げ(以下「ベア等」という。)により改善を図ること。

ただし、令和６年度及び令和７年度に、翌年度以降のベア等の改善のために繰り越しを行った場合においては、当該評価料の算定額から当該繰り越しを行った額を控除した額のうち３分の２以上をベア等により改善を図ることで足りるものとする。

（6）　(５)について、原則として、賃金改善実施期間内に賃金の改善措置を行う必要があること。ただし、届出時点の計画を上回る収入が生じた場合又は看護職員が減った場合であって、当該計画に基づく収入の３分の２以上を賃金の改善措置を行っている場合に限り、当該差分については、翌年度の12月までに賃金の改善措置を行えばよいものとする。

（7）　当該評価料を算定する場合は、当該保険医療機関における看護職員等の数(保健師、助産師、看護師及び准看護師の常勤換算の数をいう。以下同じ。)及び延べ入院患者数(入院基本料、特定入院料又は短期滞在手術等基本料(短期滞在手術等基本料１を除く。)を算定している患者の延べ人数をいう。以下同じ。)を用いて次の式により算出した数【Ａ】に基づき、別表２に従い該当する区分を届け出ること。

常勤の職員の常勤換算数は１とする。常勤でない職員の常勤換算数は、「当該常勤でない職員の所定労働時間」を「当該保険医療機関において定めている常勤職員の所定労働時間」で除して得た数(当該常勤でない職員の常勤換算数が１を超える場合は、１)とする。

看護職員等の賃上げ必要額

$$【Ａ】= \frac{(\text{当該保険医療機関の看護職員等の数}\times 12,000\text{円}\times 1.165)}{\text{当該保険医療機関の延べ入院患者数}\times 10\text{円}}$$

（8）　(７)について、算出を行う月、その際に用いる「看護職員等の数」及び「延べ入院患者数」の対象となる期間、算出した【Ａ】に基づき届け出た区分に従って算定を開始する月は別表３のとおりとする。「看護職員等の数」は、別表３の対象となる３か月の期間の各月１日時点における看護職員等の数の平均の数値を用いること。「延べ入院患者数」は別表３の対象となる３か月の期間の１月あたりの延べ入院患者数の平均の数値を用いること。

また、別表３のとおり、毎年３、６、９、12 月に上記の算定式により新たに算出を行い、区分に変更がある場合は算出を行った月内に地方厚生(支)局長に届出を行った上で、翌月(毎年４、７、10、１月)から変更後の区分に基づく点数を算定すること。新規届出時(区分変更により新たな区分を届け出る場合を除く。以下この項において同じ。)は、直近の別表３の「算出を行う月」における対象となる期間の数値を用いること。

ただし、前回届け出た時点と比較して、別表３の対象となる３か月の「看護職員等の数」、「延べ入院患者数」及び【A】のいずれの変化も１割以内である場合においては、区分の変更を行わないものとすること。

(９) 当該保険医療機関は、当該評価料の趣旨を踏まえ、労働基準法等を遵守すること。

(10) 当該保険医療機関は、(３)の賃金の改善措置の対象者に対して、賃金改善を実施する方法等について、２の届出に当たり作成する「賃金改善計画書」の内容を用いて周知するとともに、就業規則等の内容についても周知すること。また、当該対象者から当該評価料に係る賃金改善に関する照会を受けた場合には、当該対象者についての賃金改善の内容について、書面を用いて説明すること等により分かりやすく回答すること。

２ 届出に関する事項

(１) 看護職員処遇改善評価料の施設基準に係る届出及び１の(７)及び(８)に基づき、新規届出時及び毎年３、６、９、12 月において算出した該当する区分に係る届出は、別添２の様式 93 を用いること。

(２) １の(７)に基づき算出した看護職員処遇改善評価料の見込額、賃金改善の見込額、賃金改善実施期間、賃金改善を行う賃金項目及び方法等について記載した「賃金改善計画書」を、別添２の様式 93 の２により新規届出時及び毎年４月に作成し、新規届出時及び毎年６月において、地方厚生(支)局長に届け出ること。

(３) 毎年８月において、前年度における賃金改善の取組状況を評価するため、「賃金改善実績報告書」を別添２の様式 93 の３により作成し、地方厚生(支)局長に報告すること。

(４) 事業の継続を図るため、職員の賃金水準(看護職員処遇改善評価料、外来・在宅ベースアップ評価料(Ⅰ)及び(Ⅱ)、歯科外来・在宅ベースアップ評価料(Ⅰ)及び(Ⅱ)並びに入院ベースアップ評価料による賃金改善分を除く。)を引き下げた上で、賃金改善を行う場合には、当該保険医療機関の収支状況、賃金水準の引下げの内容等について記載した「特別事情届出書」を、別添２の様式 94 により作成し、届け出ること。

なお、年度を超えて看護職員等の賃金を引き下げることとなった場合は、次年度に(２)の「賃金改善計画書」を提出する際に、「特別事情届出書」を再度届け出る必要があること。

(５) 保険医療機関は、看護職員処遇改善評価料の算定に係る書類(「賃金改善計画書」等の記載内容の根拠となる資料等)を、当該評価料を算定する年度の終了後３年間保管すること。

第 106 の２ 歯科外来・在宅ベースアップ評価料(Ⅰ)

１ 歯科外来・在宅ベースアップ評価料(Ⅰ)の施設基準

(１) 外来医療又は在宅医療を実施している保険医療機関であること。

(２) 主として歯科医療に従事する職員(医師及び歯科医師を除く。以下、この項において「対象職員」という。)が勤務していること。対象職員は別表４に示す職員であり、専ら事務作業(歯科業務補助者等の歯科医療を専門とする職員の補助として行う事務作業を除く。)を行うものは含まれない。

(３) 当該評価料を算定する場合は、令和６年度及び令和７年度において対象職員の賃金(役員報酬を除く。)の改善(定期昇給によるものを除く。)を実施しなければならない。

(４) (３)について、ベア等により改善を図るため、当該評価料は、対象職員のベア等及びそれに伴う賞与、時間外手当、法定福利費(事業者負担分等を含む)等の増加分に用いること。ただし、ベア等を行った保険医療機関において、患者数等の変動等により当該評価料による収入が上記の増加分に用いた額を上回り、追加でベア等を行うことが困難な場合であって、賞与等の手当によって賃金の改善を行った場合又は令和６年度及び令和７年度において翌年度の賃金の改善のために繰り越しを行う場合(令和８年 12 月までに賃金の改善措置を行う場合に限る。)についてはこの限りではない。いずれの場合においても、賃金の改善の対象とする項目を特定して行うこと。なお、当該評価料によって賃金の改善を実施する項目以外の賃金項目(業績等に応じて変動するものを除く。)の水準を低下させてはならない。

また、賃金の改善は、当該保険医療機関における「当該評価料による賃金の改善措置が実施されなかった場合の賃金総額」と、「当該評価料による賃金の改善措置が実施された場合の賃金総額」との差分により判断すること。

(５) 令和６年度に対象職員の基本給等を令和５年度と比較して２分５厘以上引き上げ、令和７年度に対象職員の基本給等を令和５年度と比較して４分５厘以上引き上げた場合については、40 歳未満の勤務**歯科**医及び勤務医並びに事務職員等の当該保険医療機関に勤務する職員の賃金(役員報酬を除く。)の改善(定期昇給によるものを除く。)を実績に含めることができること。

（6） 令和６年度及び令和７年度における当該保険医療機関に勤務する職員の賃金の改善に係る計画(以下「賃金改善計画書」という。)を作成していること。

（7） 当該保険医療機関は、当該評価料の趣旨を踏まえ、労働基準法等を遵守すること。

（8） 当該保険医療機関は、対象職員に対して、賃金改善を実施する方法等について、２の届出に当たり作成する「賃金改善計画書」の内容を用いて周知するとともに、就業規則等の内容についても周知すること。また、対象職員から当該評価料に係る賃金改善に関する照会を受けた場合には、当該対象者についての賃金改善の内容について、書面を用いて説明すること等により分かりやすく回答すること。

2　届出に関する事項

（1） **歯科**外来・在宅ベースアップ評価料(Ⅰ)の施設基準に係る届出は、別添２の様式 95 を用いること。

（2） １の(6)の「賃金改善計画書」を、別添２の様式 95 により新規届出時及び毎年４月に作成し、新規届出時及び毎年６月において、地方厚生(支)局長に届け出ること。

（3） 毎年８月において、前年度における賃金改善の取組状況を評価するため、「賃金改善実績報告書」を別添２の様式 98 により作成し、地方厚生(支)局長に報告すること。

（4） 事業の継続を図るため、対象職員の賃金水準(看護職員処遇改善評価料、歯科外来・在宅ベースアップ評価料(Ⅰ)及び(Ⅱ)、外来・在宅ベースアップ評価料(Ⅰ)及び(Ⅱ)並びに入院ベースアップ評価料による賃金改善分を除く。)を引き下げた上で、賃金改善を行う場合には、当該保険医療機関の収支状況、賃金水準の引下げの内容等について記載した「特別事情届出書」を、別添２の様式 94 により作成し、届け出ること。

なお、年度を超えて対象職員の賃金を引き下げることとなった場合は、次年度に(2)の「賃金改善計画書」を提出する際に、「特別事情届出書」を再度届け出る必要があること。

（5） 保険医療機関は、**歯科**外来・在宅ベースアップ評価料(Ⅰ)の算定に係る書類(「賃金改善計画書」等の記載内容の根拠となる資料等)を、当該評価料を算定する年度の終了後３年間保管すること。

第106の３　歯科外来・在宅ベースアップ評価料(Ⅱ)

1　**歯科**外来・在宅ベースアップ評価料(Ⅱ)の施設基準

（1） 医科点数表又は歯科点数表第１章第２部第１節の入院基本料（特別入院基本料等を含む。）、同部第三節の特定入院料又は同部第四節の短期滞在手術等基本料（短期滞在手術等基本料１を除く。）を算定していない保険医療機関であること。

（2） **歯科**外来・在宅ベースアップ評価料(Ⅰ)の届出を行っている保険医療機関であること。

（3） 歯科外来・在宅ベースアップ評価料(Ⅰ)及び外来・在宅ベースアップ評価料(Ⅰ)により算定される点数の見込みを合算した数に 10 円を乗じた額が、主として**歯科**医療に従事する職員(医師及び歯科医師を除く。以下、この項において「対象職員」という。)の給与総額の１分２厘未満であること。対象職員は別表４に示す職員であり、専ら事務作業(**歯科業務**補助者等が医療を専門とする職員の補助として行う事務作業を除く。)を行うものは含まれない。

（4） **歯科**外来・在宅ベースアップ評価料(Ⅱ)の保険医療機関ごとの区分については、当該保

険医療機関における対象職員の給与総額、歯科外来・在宅ベースアップ評価料(Ⅰ)及び外来・在宅ベースアップ評価料(Ⅰ)により算定される点数の見込み並びに歯科外来・在宅ベースアップ評価料(Ⅱ)及び外来・在宅ベースアップ評価料(Ⅱ)の算定回数の見込みを用いて算出した数【B】に基づき、別表５に従い該当するいずれかの区分を届け出ること。ただし、医科歯科併設の保険医療機関であって、外来・在宅ベースアップ評価料(Ⅱ)の施設基準についても届出を行う保険医療機関については、同一の区分により届け出ること(例えば歯科外来・在宅ベースアップ評価料(Ⅱ)２の届出を行う場合は、外来・在宅ベースアップ評価料(Ⅱ)２を届け出ること。)。

【Ｂ】＝ {対象職員の給与総額×１分２厘 －（外来・在宅ベースアップ評価料（Ⅰ）及び歯科外来・在宅ベースアップ評価料（Ⅰ）により算定される点数の見込み）×10円} ／ {（外来・在宅ベースアップ評価料（Ⅱ）イの算定回数の見込み×８ ＋ 外来・在宅ベースアップ評価料（Ⅱ）ロの算定回数の見込み ＋ 歯科外来・在宅ベースアップ評価料（Ⅱ）イの算定回数の見込み×８ ＋ 歯科外来・在宅ベースアップ評価料（Ⅱ）ロの算定回数の見込み　）×10円}

（５）（４）について、算出を行う月、その際に用いる「対象職員の給与総額」、「歯科外来・在宅ベースアップ評価料（Ⅰ）及び外来・在宅ベースアップ評価料（Ⅰ）により算定される点数の見込み」及び「歯科外来・在宅ベースアップ評価料（Ⅱ）及び外来・在宅ベースアップ評価料（Ⅱ）の算定回数の見込み」の対象となる期間、算出した【Ｂ】に基づき届け出た区分に従って算定を開始する月は別表７のとおりとする。

「対象職員の給与総額」は、別表７の対象となる12か月の期間の１月あたりの平均の数値を用いること。「歯科外来・在宅ベースアップ評価料（Ⅰ）及び外来・在宅ベースアップ評価料（Ⅰ）により算定される点数の見込み」及び「歯科外来・在宅ベースアップ評価料（Ⅱ）及び外来・在宅ベースアップ評価料（Ⅱ）の算定回数の見込み」は、初診料等の算定回数を用いて計算し、別表７の対象となる３か月の期間の１月あたりの平均の数値を用いること。

また、別表７のとおり、毎年３、６、９、12月に上記の算定式により新たに算出を行い、区分に変更がある場合は算出を行った月内に地方厚生（支）局長に届出を行った上で、翌月（毎年４、７、10、１月）から変更後の区分に基づく点数を算定すること。なお、区分の変更に係る届出においては、「当該評価料による賃金の改善措置が実施されなかった場合の賃金総額」によって対象職員の賃金総額を算出すること。

ただし、前回届け出た時点と比較して、別表７の対象となる３か月の「対象職員の給与総額」、「歯科外来・在宅ベースアップ評価料（Ⅰ）及び外来・在宅ベースアップ評価料（Ⅰ）により算定される点数の見込み」、「歯科外来・在宅ベースアップ評価料（Ⅱ）及び外来・在宅ベースアップ評価料（Ⅱ）の算定回数の見込み」及び【Ｂ】のいずれの変化も１割以内である場合においては、区分の変更を行わないものとすること。

新規届出時（区分変更により新たな区分を届け出る場合を除く。以下この項において同じ。）は、直近の別表７の「算出を行う月」における対象となる期間の数値を用いること。ただし、令和６年６月３日までに届出を行った場合は、令和６年６月に区分の変更を行わないものとすること。

（６）当該評価料を算定する場合は、令和６年度及び令和７年度において対象職員の賃金（役員報酬を除く。）の改善（定期昇給によるものを除く。）を実施しなければならない。

（７）（６）について、ベア等により改善を図るため、当該評価料は、対象職員のベア等及びそれに伴う賞与、時間外手当、法定福利費（事業者負担分等を含む）等の増加分に用いること。ただし、ベア等を行った保険医療機関において、患者数等の変動等により当該評価料による収入が上記の増加分に用いた額を上回り、追加でベア等を行うことが困難な場合であって、

賞与等の手当によって賃金の改善を行った場合又は令和６年度及び令和７年度において翌年度の賃金の改善のために繰り越しを行う場合（令和８年12月までに賃金の改善措置を行う場合に限る。）についてはこの限りではない。ただし、いずれの場合においても、賃金の改善の対象とする項目を特定して行うこと。なお、当該評価料によって賃金の改善を実施する項目以外の賃金項目（業績等に応じて変動するものを除く。）の水準を低下させてはならない。

また、賃金の改善は、当該保険医療機関における「当該評価料による賃金の改善措置が実施されなかった場合の賃金総額」と、「当該評価料による賃金の改善措置が実施された場合の賃金総額」との差分により判断すること。

（８）令和６年度及び令和７年度における「賃金改善計画書」を作成していること。

（９）常勤換算２名以上の対象職員が勤務していること。ただし、「基本診療料の施設基準等」別表第六の二に掲げる地域に所在する保険医療機関にあっては、この限りでない。

（10）当該保険医療機関において、以下に掲げる社会保険診療等に係る収入金額（以下、「社会保険診療等収入金額」という。）の合計額が、総収入の100の80を超えること。

ア　社会保険診療（租税特別措置法（昭和32年法律第26号）第26条第２項に規定する社会保険診療をいう。以下同じ。）に係る収入金額（労働者災害補償保険法（昭和22年法律第50号）に係る患者の診療報酬（当該診療報酬が社会保険診療報酬と同一の基準によっている場合又は当該診療報酬が少額（全収入金額のおおむね100の10以下の場合をいう。）の場合に限る。）を含む。）

イ　健康増進法（平成14年法律第103号）第六条各号に掲げる健康増進事業実施者が行う同法第４条に規定する健康増進事業（健康診査に係るものに限る。以下同じ。）に係る収入金額（当該収入金額が社会保険診療報酬と同一の基準により計算されている場合に限る。）

ウ　予防接種（予防接種法（昭和23年法律第68号）第２条第６項に規定する定期の予防接種等その他医療法施行規則第30条の35の３第１項第２号ロの規定に基づき厚生労働大臣が定める予防接種（平成29年厚生労働省告示第314号）に規定する予防接種をいう。）に係る収入金額

エ　助産（社会保険診療及び健康増進事業に係るものを除く。）に係る収入金額（１の分娩に係る助産に係る収入金額が50万円を超えるときは、50万円を限度とする。）

オ　介護保険法の規定による保険給付に係る収入金額（租税特別措置法第26条第２項第４号に掲げるサービスに係る収入金額を除く。）

カ　障害者の日常生活及び社会生活を総合的に支援するための法律第６条に規定する介護給付費、特例介護給付費、訓練等給付費、特例訓練等給付費、特定障害者特別給付費、特例特定障害者特別給付費、地域相談支援給付費、特例地域相談支援給付費、計画相談支援給付費、特例計画相談支援給付費及び基準該当療養介護医療費並びに同法第77条及び第78条に規定する地域生活支援事業に係る収入金額

キ　児童福祉法第21条の５の２に規定する障害児通所給付費及び特例障害児通所給付費、同法第24条の２に規定する障害児入所給付費、同法第24条の７に規定する特定入所障害児食費等給付費並びに同法第24条の25に規定する障害児相談支援給付費及び特例障害児相談支援給付費に係る収入金額

ク　国、地方公共団体及び保険者等が交付する補助金等に係る収入金額

(11)　当該保険医療機関は、当該評価料の趣旨を踏まえ、労働基準法等を遵守すること。

(12)　当該保険医療機関は、対象職員に対して、賃金改善を実施する方法等について、２の届出に当たり作成する「賃金改善計画書」の内容を用いて周知するとともに、就業規則等の内容についても周知すること。また、対象職員から当該評価料に係る賃金改善に関する照会を受けた場合には、当該対象者についての賃金改善の内容について、書面を用いて説明すること等により分かりやすく回答すること。

２　届出に関する事項

(１)　**歯科**外来・在宅ベースアップ評価料(Ⅱ)の施設基準に係る届出は、別添２の様式 96 を用いること。

(２)　１の(８)の「賃金改善計画書」を、別添２の様式 96 により新規届出時及び毎年４月に作成し、新規届出時及び毎年６月において、地方厚生(支)局長に届け出ること。

(３)　毎年８月において、前年度における賃金改善の取組状況を評価するため、「賃金改善実績報告書」を別添２の様式 98 により作成し、地方厚生(支)局長に報告すること。

(４)　事業の継続を図るため、対象職員の賃金水準(看護職員処遇改善評価料、歯科外来・在宅ベースアップ評価料(Ⅰ)及び(Ⅱ)、外来・在宅ベースアップ評価料(Ⅰ)及び(Ⅱ)並びに入院ベースアップ評価料による賃金改善分を除く。)を引き下げた上で、賃金改善を行う場合には、当該保険医療機関の収支状況、賃金水準の引下げの内容等について記載した「特別事情届出書」を、別添２の様式 94 により作成し、届け出ること。

なお、年度を超えて対象職員の賃金を引き下げることとなった場合は、次年度に(２)の「賃金改善計画書」を提出する際に、「特別事情届出書」を再度届け出る必要があること。

(５)　保険医療機関は、**歯科**外来・在宅ベースアップ評価料(Ⅱ)の算定に係る書類(「賃金改善計画書」等の記載内容の根拠となる資料等)を、当該評価料を算定する年度の終了後３年間保管すること。

第 107　入院ベースアップ評価料

１　入院ベースアップ評価料の施設基準

(１)　医科点数表又は歯科点数表第１章第２部第１節の入院基本料（特別入院基本料等を含む。）、同部第三節の特定入院料又は同部第四節の短期滞在手術等基本料（短期滞在手術等基本料１を除く。）を算定している保険医療機関であること。

(２)　外来・在宅ベースアップ評価料(Ⅰ)又は歯科外来・在宅ベースアップ評価料(Ⅰ)の届出を行っている保険医療機関であること。

(３)　外来・在宅ベースアップ評価料(Ⅰ)及び歯科外来・在宅ベースアップ評価料(Ⅰ)により算定される点数の見込みを合算した数に 10 円を乗じた額が、主として医療に従事する職員(医師及び歯科医師を除く。以下、この項において「対象職員」という。)の給与総額の２分３厘未満であること。対象職員は別表４に示す職員であり、専ら事務作業(医師事務作業補助者、看護補助者等が医療を専門とする職員の補助として行う事務作業を除く。)を行うものは含まれない。

(４)　入院ベースアップ評価料の保険医療機関ごとの点数については、当該保険医療機関における対象職員の給与総額、外来・在宅ベースアップ評価料(Ⅰ)及び歯科外来・在宅ベースアップ評価料(Ⅰ)により算定される点数の見込み並びに延べ入院患者数の見込みを用いて次の式により算出した数【Ｃ】に基づき、別表６に従い該当する区分を届け出ること。

$$【Ｃ】 = \frac{\left\{\begin{array}{l}\text{対象職員の給与総額×２分３厘 －（外来・在宅ベースアップ評価料(Ⅰ)及び}\\ \text{歯科外来・在宅ベースアップ評価料(Ⅰ)により算定される点数の見込み)×10円}\end{array}\right\}}{\text{当該保険医療機関の延べ入院患者数×10 円}}$$

(５)　(４)について、算出を行う月、その際に用いる「対象職員の給与総額」、「外来・在宅ベースアップ評価料(Ⅰ)及び歯科外来・在宅ベースアップ評価料(Ⅰ)により算定される点数の見込み」及び「延べ入院患者数」の対象となる期間、算出した【Ｃ】に基づき届け出た区分に従って算定を開始する月は別表７のとおりとする。

「対象職員の給与総額」は、別表７の対象となる 12 か月の期間の１月あたりの平均の数値を用いること。「外来・在宅ベースアップ評価料(Ⅰ)及び歯科外来・在宅ベースアップ評価料(Ⅰ)により算定される点数の見込み」は、初診料等の算定回数を用いて計算し、別表７の対象となる３か月の期間の１月あたりの平均の数値を用いること。「延べ入院患者数」は、別表７の対象となる３か月の期間の１月あたりの延べ入院患者数の平均の数値を用いること。

また、毎年３、６、９、12 月に上記の算定式により新たに算出を行い、区分に変更がある場合は地方厚生(支)局長に届出を行った上で、翌月(毎年４、７、10、１月)から変更後の区分に基づく点数を算定すること。なお、区分の変更に係る届出においては、「当該評価料による賃金の改善措置が実施されなかった場合の賃金総額」について対象職員の賃金総額を算出すること。

ただし、前回届け出た時点と比較して、別表７の対象となる３か月の「対象職員の給与総額」、「外来・在宅ベースアップ評価料(Ⅰ)及び歯科外来・在宅ベースアップ評価料(Ⅰ)により算定される点数の見込み」、「延べ入院患者数」及び【Ｃ】のいずれの変化も１割以内である場合においては、区分の変更を行わないものとすること。

新規届出時(区分変更により新たな区分を届け出る場合を除く。以下この項において同じ。)は、直近の別表７の「算出を行う月」における対象となる期間の数値を用いること。ただし、令和６年６月３日までに届出を行った場合は、令和６年６月に区分の変更を行わないものとすること。

(６)　当該評価料を算定する場合は、令和６年度及び令和７年度において対象職員の賃金(役員報酬を除く。)の改善(定期昇給によるものを除く。)を実施しなければならない。

(７)　(６)について、ベア等により改善を図るため、当該評価料は、対象職員のベア等及びそれに伴う賞与、時間外手当、法定福利費(事業者負担分等を含む)等の増加分に用いること。ただし、ベア等を行った保険医療機関において、患者数等の変動等により当該評価料による収入が上記の増加分に用いた額を上回り、追加でベア等を行うことが困難な場合であって、賞与等の手当によって賃金の改善を行った場合又は令和６年度及び令和７年度において翌年度の賃金の改善のために繰り越しを行う場合(令和８年 12 月までに賃金の改善措置を行う場合に限る。)についてはこの限りではない。ただし、いずれの場合においても、賃金の改善の対象とする項目を特定して行うこと。なお、当該評価料によって賃金の改善を実施する

項目以外の賃金項目(業績等に応じて変動するものを除く。)の水準を低下させてはならない。

また、賃金の改善は、当該保険医療機関における「当該評価料による賃金の改善措置が実施されなかった場合の賃金総額」と、「当該評価料による賃金の改善措置が実施された場合の賃金総額」との差分により判断すること。

(8) 令和6年度及び令和7年度における「賃金改善計画書」を作成していること。

(9) 常勤換算2名以上の対象職員が勤務していること。ただし、「基本診療料の施設基準等」別表第六の二に掲げる地域に所在する保険医療機関にあっては、この限りでない。

(10) 当該保険医療機関において、以下に掲げる社会保険診療等に係る収入金額(以下、「社会保険診療等収入金額」という。)の合計額が、総収入の100の80を超えること。

ア 社会保険診療(租税特別措置法(昭和32年法律第26号)第26条第2項に規定する社会保険診療をいう。以下同じ。)に係る収入金額(労働者災害補償保険法(昭和22年法律第50号)に係る患者の診療報酬(当該診療報酬が社会保険診療報酬と同一の基準によっている場合又は当該診療報酬が少額(全収入金額のおおむね100の10以下の場合をいう。)の場合に限る。)を含む。)

イ 健康増進法(平成14年法律第103号)第6条各号に掲げる健康増進事業実施者が行う同法第四条に規定する健康増進事業(健康診査に係るものに限る。以下同じ。)に係る収入金額(当該収入金額が社会保険診療報酬と同一の基準により計算されている場合に限る。)

ウ 予防接種(予防接種法(昭和23年法律第68号)第3条第6項に規定する定期の予防接種等その他医療法施行規則第30条の35の3第2項第2号ロの規定に基づき厚生労働大臣が定める予防接種(平成29年厚生労働省告示第314号)に規定する予防接種をいう。)に係る収入金額

エ 助産(社会保険診療及び健康増進事業に係るものを除く。)に係る収入金額(1の分娩に係る助産に係る収入金額が50万円を超えるときは、50万円を限度とする。)

オ 介護保険法の規定による保険給付に係る収入金額(租税特別措置法第26条第2項第4号に掲げるサービスに係る収入金額を除く。)

カ 障害者の日常生活及び社会生活を総合的に支援するための法律第6条に規定する介護給付費、特例介護給付費、訓練等給付費、特例訓練等給付費、特定障害者特別給付費、特例特定障害者特別給付費、地域相談支援給付費、特例地域相談支援給付費、計画相談支援給付費、特例計画相談支援給付費及び基準該当療養介護医療費並びに同法第77条及び第78条に規定する地域生活支援事業に係る収入金額

キ 児童福祉法第21条の5の2に規定する障害児通所給付費及び特例障害児通所給付費、同法第24条の2に規定する障害児入所給付費、同法第24条の7に規定する特定入所障害児食費等給付費並びに同法第24条の25に規定する障害児相談支援給付費及び特例障害児相談支援給付費に係る収入金額

ク 国、地方公共団体及び保険者等が交付する補助金等に係る収入金額

(11) 当該保険医療機関は、当該評価料の趣旨を踏まえ、労働基準法等を遵守すること。

(12) 当該保険医療機関は、対象職員に対して、賃金改善を実施する方法等について、2の届出に当たり作成する「賃金改善計画書」の内容を用いて周知するとともに、就業規則等の内

容についても周知すること。また、対象職員から当該評価料に係る賃金改善に関する照会を受けた場合には、当該対象者についての賃金改善の内容について、書面を用いて説明すること等により分かりやすく回答すること。

2 届出に関する事項

(1) 入院ベースアップ評価料の施設基準に係る届出は、別添2の様式97を用いること。

(2) 1の(8)の「賃金改善計画書」を、別添2の様式97により新規届出時及び毎年4月に作成し、新規届出時及び毎年6月において、地方厚生(支)局長に届け出ること。

(3) 毎年8月において、前年度における賃金改善の取組状況を評価するため、「賃金改善実績報告書」を別添2の様式98により作成し、地方厚生(支)局長に報告すること。

(4) 事業の継続を図るため、対象職員の賃金水準(看護職員処遇改善評価料、外来・在宅ベースアップ評価料(Ⅰ)及び(Ⅱ)、歯科外来・在宅ベースアップ評価料(Ⅰ)及び(Ⅱ)並びに入院ベースアップ評価料による賃金改善分を除く。)を引き下げた上で、賃金改善を行う場合には、当該保険医療機関の収支状況、賃金水準の引下げの内容等について記載した「特別事情届出書」を、別添2の様式98により作成し、届け出ること。

なお、年度を超えて対象職員の賃金を引き下げることとなった場合は、次年度に(2)の「賃金改善計画書」を提出する際に、「特別事情届出書」を再度届け出る必要があること。

(5) 保険医療機関は、入院ベースアップ評価料の算定に係る書類(「賃金改善計画書」等の記載内容の根拠となる資料等)を、当該評価料を算定する年度の終了後3年間保管すること。

別表１（看護職員処遇改善評価料において、看護補助者、理学療法士及び作業療法士以外の賃金の改善措置の対象とすることができるコメディカル）

ア 視能訓練士
イ 言語聴覚士
ウ 義肢装具士
エ 歯科衛生士
オ 歯科技工士
カ 診療放射線技師
キ 臨床検査技師
ク 臨床工学技士
ケ 管理栄養士
コ 栄養士
サ 精神保健福祉士
シ 社会福祉士
ス 介護福祉士
セ 保育士
ソ 救急救命士
タ あん摩マツサージ指圧師、はり師、きゆう師
チ 柔道整復師
ツ 公認心理師
テ その他医療サービスを患者に直接提供している職種

別表２

【A】	看護職員処遇改善評価料の区分	点数
1.5 未満	看護職員処遇改善評価料 1	1 点
1.5 以上 2.5 未満	看護職員処遇改善評価料 2	2 点
2.5 以上 3.5 未満	看護職員処遇改善評価料 3	3 点
3.5 以上 4.5 未満	看護職員処遇改善評価料 4	4 点
4.5 以上 5.5 未満	看護職員処遇改善評価料 5	5 点
5.5 以上 6.5 未満	看護職員処遇改善評価料 6	6 点
6.5 以上 7.5 未満	看護職員処遇改善評価料 7	7 点
7.5 以上 8.5 未満	看護職員処遇改善評価料 8	8 点
8.5 以上 9.5 未満	看護職員処遇改善評価料 9	9 点
9.5 以上 10.5 未満	看護職員処遇改善評価料 10	10 点
10.5 以上 11.5 未満	看護職員処遇改善評価料 11	11 点
11.5 以上 12.5 未満	看護職員処遇改善評価料 12	12 点
12.5 以上 13.5 未満	看護職員処遇改善評価料 13	13 点
13.5 以上 14.5 未満	看護職員処遇改善評価料 14	14 点
14.5 以上 15.5 未満	看護職員処遇改善評価料 15	15 点
15.5 以上 16.5 未満	看護職員処遇改善評価料 16	16 点
16.5 以上 17.5 未満	看護職員処遇改善評価料 17	17 点
17.5 以上 18.5 未満	看護職員処遇改善評価料 18	18 点
18.5 以上 19.5 未満	看護職員処遇改善評価料 19	19 点
19.5 以上 20.5 未満	看護職員処遇改善評価料 20	20 点
20.5 以上 21.5 未満	看護職員処遇改善評価料 21	21 点
21.5 以上 22.5 未満	看護職員処遇改善評価料 22	22 点
22.5 以上 23.5 未満	看護職員処遇改善評価料 23	23 点
23.5 以上 24.5 未満	看護職員処遇改善評価料 24	24 点
24.5 以上 25.5 未満	看護職員処遇改善評価料 25	25 点
25.5 以上 26.5 未満	看護職員処遇改善評価料 26	26 点
26.5 以上 27.5 未満	看護職員処遇改善評価料 27	27 点
27.5 以上 28.5 未満	看護職員処遇改善評価料 28	28 点
28.5 以上 29.5 未満	看護職員処遇改善評価料 29	29 点
29.5 以上 30.5 未満	看護職員処遇改善評価料 30	30 点
30.5 以上 31.5 未満	看護職員処遇改善評価料 31	31 点
31.5 以上 32.5 未満	看護職員処遇改善評価料 32	32 点
32.5 以上 33.5 未満	看護職員処遇改善評価料 33	33 点
33.5 以上 34.5 未満	看護職員処遇改善評価料 34	34 点
34.5 以上 35.5 未満	看護職員処遇改善評価料 35	35 点
35.5 以上 36.5 未満	看護職員処遇改善評価料 36	36 点
36.5 以上 37.5 未満	看護職員処遇改善評価料 37	37 点
37.5 以上 38.5 未満	看護職員処遇改善評価料 38	38 点

38.5以上39.5未満	看護職員処遇改善評価料 39	39点
39.5以上40.5未満	看護職員処遇改善評価料 40	40点
40.5以上41.5未満	看護職員処遇改善評価料 41	41点
41.5以上42.5未満	看護職員処遇改善評価料 42	42点
42.5以上43.5未満	看護職員処遇改善評価料 43	43点
43.5以上44.5未満	看護職員処遇改善評価料 44	44点
44.5以上45.5未満	看護職員処遇改善評価料 45	45点
45.5以上46.5未満	看護職員処遇改善評価料 46	46点
46.5以上47.5未満	看護職員処遇改善評価料 47	47点
47.5以上48.5未満	看護職員処遇改善評価料 48	48点
48.5以上49.5未満	看護職員処遇改善評価料 49	49点
49.5以上50.5未満	看護職員処遇改善評価料 50	50点
50.5以上51.5未満	看護職員処遇改善評価料 51	51点
51.5以上52.5未満	看護職員処遇改善評価料 52	52点
52.5以上53.5未満	看護職員処遇改善評価料 53	53点
53.5以上54.5未満	看護職員処遇改善評価料 54	54点
54.5以上55.5未満	看護職員処遇改善評価料 55	55点
55.5以上56.5未満	看護職員処遇改善評価料 56	56点
56.5以上57.5未満	看護職員処遇改善評価料 57	57点
57.5以上58.5未満	看護職員処遇改善評価料 58	58点
58.5以上59.5未満	看護職員処遇改善評価料 59	59点
59.5以上60.5未満	看護職員処遇改善評価料 60	60点
60.5以上61.5未満	看護職員処遇改善評価料 61	61点
61.5以上62.5未満	看護職員処遇改善評価料 62	62点
62.5以上63.5未満	看護職員処遇改善評価料 63	63点
63.5以上64.5未満	看護職員処遇改善評価料 64	64点
64.5以上65.5未満	看護職員処遇改善評価料 65	65点
65.5以上66.5未満	看護職員処遇改善評価料 66	66点
66.5以上67.5未満	看護職員処遇改善評価料 67	67点
67.5以上68.5未満	看護職員処遇改善評価料 68	68点
68.5以上69.5未満	看護職員処遇改善評価料 69	69点
69.5以上70.5未満	看護職員処遇改善評価料 70	70点
70.5以上71.5未満	看護職員処遇改善評価料 71	71点
71.5以上72.5未満	看護職員処遇改善評価料 72	72点
72.5以上73.5未満	看護職員処遇改善評価料 73	73点
73.5以上74.5未満	看護職員処遇改善評価料 74	74点
74.5以上75.5未満	看護職員処遇改善評価料 75	75点
75.5以上76.5未満	看護職員処遇改善評価料 76	76点
76.5以上77.5未満	看護職員処遇改善評価料 77	77点

77.5以上78.5未満	看護職員処遇改善評価料 78	78点
78.5以上79.5未満	看護職員処遇改善評価料 79	79点
79.5以上80.5未満	看護職員処遇改善評価料 80	80点
80.5以上81.5未満	看護職員処遇改善評価料 81	81点
81.5以上82.5未満	看護職員処遇改善評価料 82	82点
82.5以上83.5未満	看護職員処遇改善評価料 83	83点
83.5以上84.5未満	看護職員処遇改善評価料 84	84点
84.5以上85.5未満	看護職員処遇改善評価料 85	85点
85.5以上86.5未満	看護職員処遇改善評価料 86	86点
86.5以上87.5未満	看護職員処遇改善評価料 87	87点
87.5以上88.5未満	看護職員処遇改善評価料 88	88点
88.5以上89.5未満	看護職員処遇改善評価料 89	89点
89.5以上90.5未満	看護職員処遇改善評価料 90	90点
90.5以上91.5未満	看護職員処遇改善評価料 91	91点
91.5以上92.5未満	看護職員処遇改善評価料 92	92点
92.5以上93.5未満	看護職員処遇改善評価料 93	93点
93.5以上94.5未満	看護職員処遇改善評価料 94	94点
94.5以上95.5未満	看護職員処遇改善評価料 95	95点
95.5以上96.5未満	看護職員処遇改善評価料 96	96点
96.5以上97.5未満	看護職員処遇改善評価料 97	97点
97.5以上98.5未満	看護職員処遇改善評価料 98	98点
98.5以上99.5未満	看護職員処遇改善評価料 99	99点
99.5以上100.5未満	看護職員処遇改善評価料 100	100点
100.5以上101.5未満	看護職員処遇改善評価料 101	101点
101.5以上102.5未満	看護職員処遇改善評価料 102	102点
102.5以上103.5未満	看護職員処遇改善評価料 103	103点
103.5以上104.5未満	看護職員処遇改善評価料 104	104点
104.5以上105.5未満	看護職員処遇改善評価料 105	105点
105.5以上106.5未満	看護職員処遇改善評価料 106	106点
106.5以上107.5未満	看護職員処遇改善評価料 107	107点
107.5以上108.5未満	看護職員処遇改善評価料 108	108点
108.5以上109.5未満	看護職員処遇改善評価料 109	109点
109.5以上110.5未満	看護職員処遇改善評価料 110	110点
110.5以上111.5未満	看護職員処遇改善評価料 111	111点
111.5以上112.5未満	看護職員処遇改善評価料 112	112点
112.5以上113.5未満	看護職員処遇改善評価料 113	113点
113.5以上114.5未満	看護職員処遇改善評価料 114	114点
114.5以上115.5未満	看護職員処遇改善評価料 115	115点
115.5以上116.5未満	看護職員処遇改善評価料 116	116点

116.5 以上 117.5 未満	看護職員処遇改善評価料 117	117 点
117.5 以上 118.5 未満	看護職員処遇改善評価料 118	118 点
118.5 以上 119.5 未満	看護職員処遇改善評価料 119	119 点
119.5 以上 120.5 未満	看護職員処遇改善評価料 120	120 点
120.5 以上 121.5 未満	看護職員処遇改善評価料 121	121 点
121.5 以上 122.5 未満	看護職員処遇改善評価料 122	122 点
122.5 以上 123.5 未満	看護職員処遇改善評価料 123	123 点
123.5 以上 124.5 未満	看護職員処遇改善評価料 124	124 点
124.5 以上 125.5 未満	看護職員処遇改善評価料 125	125 点
125.5 以上 126.5 未満	看護職員処遇改善評価料 126	126 点
126.5 以上 127.5 未満	看護職員処遇改善評価料 127	127 点
127.5 以上 128.5 未満	看護職員処遇改善評価料 128	128 点
128.5 以上 129.5 未満	看護職員処遇改善評価料 129	129 点
129.5 以上 130.5 未満	看護職員処遇改善評価料 130	130 点
130.5 以上 131.5 未満	看護職員処遇改善評価料 131	131 点
131.5 以上 132.5 未満	看護職員処遇改善評価料 132	132 点
132.5 以上 133.5 未満	看護職員処遇改善評価料 133	133 点
133.5 以上 134.5 未満	看護職員処遇改善評価料 134	134 点
134.5 以上 135.5 未満	看護職員処遇改善評価料 135	135 点
135.5 以上 136.5 未満	看護職員処遇改善評価料 136	136 点
136.5 以上 137.5 未満	看護職員処遇改善評価料 137	137 点
137.5 以上 138.5 未満	看護職員処遇改善評価料 138	138 点
138.5 以上 139.5 未満	看護職員処遇改善評価料 139	139 点
139.5 以上 140.5 未満	看護職員処遇改善評価料 140	140 点
140.5 以上 141.5 未満	看護職員処遇改善評価料 141	141 点
141.5 以上 142.5 未満	看護職員処遇改善評価料 142	142 点
142.5 以上 143.5 未満	看護職員処遇改善評価料 143	143 点
143.5 以上 144.5 未満	看護職員処遇改善評価料 144	144 点
144.5 以上 147.5 未満	看護職員処遇改善評価料 145	145 点
147.5 以上 155.0 未満	看護職員処遇改善評価料 146	150 点
155.0 以上 165.0 未満	看護職員処遇改善評価料 147	160 点
165.0 以上 175.0 未満	看護職員処遇改善評価料 148	170 点
175.0 以上 185.0 未満	看護職員処遇改善評価料 149	180 点
185.0 以上 195.0 未満	看護職員処遇改善評価料 150	190 点
195.0 以上 205.0 未満	看護職員処遇改善評価料 151	200 点
205.0 以上 215.0 未満	看護職員処遇改善評価料 152	210 点
215.0 以上 225.0 未満	看護職員処遇改善評価料 153	220 点
225.0 以上 235.0 未満	看護職員処遇改善評価料 154	230 点
235.0 以上 245.0 未満	看護職員処遇改善評価料 155	240 点

245.0 以上 255.0 未満	看護職員処遇改善評価料 156	250 点
255.0 以上 265.0 未満	看護職員処遇改善評価料 157	260 点
265.0 以上 275.0 未満	看護職員処遇改善評価料 158	270 点
275.0 以上 285.0 未満	看護職員処遇改善評価料 159	280 点
285.0 以上 295.0 未満	看護職員処遇改善評価料 160	290 点
295.0 以上 305.0 未満	看護職員処遇改善評価料 161	300 点
305.0 以上 315.0 未満	看護職員処遇改善評価料 162	310 点
315.0 以上 325.0 未満	看護職員処遇改善評価料 163	320 点
325.0 以上 335.0 未満	看護職員処遇改善評価料 164	330 点
335.0 以上	看護職員処遇改善評価料 165	340 点

別表３

算出を行う月	算出の際に用いる「看護職員等の数」及び「延べ入院患者数」の対象となる期間	算出した【A】に基づき届け出た区分に従って算定を開始する月
3月	前年 12 月～2月	4月
6月	3～5月	7月
9月	6～8月	10 月
12 月	9～11 月	翌年1月

別表４(ベースアップ評価料における対象職員)

ア　薬剤師
イ　保健師
ウ　助産師
エ　看護師
オ　准看護師
カ　看護補助者
キ　理学療法士
ク　作業療法士
ケ　視能訓練士
コ　言語聴覚士
サ　義肢装具士
シ　歯科衛生士
ス　歯科技工士
セ　歯科業務補助者
ソ　診療放射線技師
タ　診療エックス線技師
チ　臨床検査技師
ツ　衛生検査技師
テ　臨床工学技士
ト　管理栄養士
ナ　栄養士
ニ　精神保健福祉士
ヌ　社会福祉士
ネ　介護福祉士
ノ　保育士
ハ　救急救命士
ヒ　あん摩マッサージ指圧師、はり師、きゅう師
フ　柔道整復師
ヘ　公認心理師
ホ　診療情報管理士
マ　医師事務作業補助者
ミ　その他医療に従事する職員(医師及び歯科医師を除く。)

別表５

【B】	外来・在宅ベースアップ評価料(Ⅱ)及び 歯科外来・在宅ベースアップ評価料(Ⅱ)の区分	点数(イ)	点数(ロ)
０を超える	外来・在宅ベースアップ評価料(Ⅱ)１及び 歯科外来・在宅ベースアップ評価料(Ⅱ)１	８点	１点
1.5以上	外来・在宅ベースアップ評価料(Ⅱ)２及び 歯科外来・在宅ベースアップ評価料(Ⅱ)２	16点	２点
2.5以上	外来・在宅ベースアップ評価料(Ⅱ)３及び 歯科外来・在宅ベースアップ評価料(Ⅱ)３	24点	３点
3.5以上	外来・在宅ベースアップ評価料(Ⅱ)４及び 歯科外来・在宅ベースアップ評価料(Ⅱ)４	32点	４点
4.5以上	外来・在宅ベースアップ評価料(Ⅱ)５及び 歯科外来・在宅ベースアップ評価料(Ⅱ)５	40点	５点
5.5以上	外来・在宅ベースアップ評価料(Ⅱ)６及び 歯科外来・在宅ベースアップ評価料(Ⅱ)６	48点	６点
6.5以上	外来・在宅ベースアップ評価料(Ⅱ)７及び 歯科外来・在宅ベースアップ評価料(Ⅱ)７	56点	７点
7.5以上	外来・在宅ベースアップ評価料(Ⅱ)８及び 歯科外来・在宅ベースアップ評価料(Ⅱ)８	64点	８点

別表６

【C】	入院ベースアップ評価料の区分	点数
０を超え1.5未満	入院ベースアップ評価料１	１点
1.5以上2.5未満	入院ベースアップ評価料２	２点
2.5以上3.5未満	入院ベースアップ評価料３	３点
3.5以上4.5未満	入院ベースアップ評価料４	４点
4.5以上5.5未満	入院ベースアップ評価料５	５点
5.5以上6.5未満	入院ベースアップ評価料６	６点
6.5以上7.5未満	入院ベースアップ評価料７	７点
7.5以上8.5未満	入院ベースアップ評価料８	８点
8.5以上9.5未満	入院ベースアップ評価料９	９点
9.5以上10.5未満	入院ベースアップ評価料10	10点
10.5以上11.5未満	入院ベースアップ評価料11	11点
11.5以上12.5未満	入院ベースアップ評価料12	12点
12.5以上13.5未満	入院ベースアップ評価料13	13点
13.5以上14.5未満	入院ベースアップ評価料14	14点
14.5以上15.5未満	入院ベースアップ評価料15	15点
15.5以上16.5未満	入院ベースアップ評価料16	16点
16.5以上17.5未満	入院ベースアップ評価料17	17点
17.5以上18.5未満	入院ベースアップ評価料18	18点

18. 5 以上 19. 5 未満	入院ベースアップ評価料 19	19 点
19. 5 以上 20. 5 未満	入院ベースアップ評価料 20	20 点
20. 5 以上 21. 5 未満	入院ベースアップ評価料 21	21 点
21. 5 以上 22. 5 未満	入院ベースアップ評価料 22	22 点
22. 5 以上 23. 5 未満	入院ベースアップ評価料 23	23 点
23. 5 以上 24. 5 未満	入院ベースアップ評価料 24	24 点
24. 5 以上 25. 5 未満	入院ベースアップ評価料 25	25 点
25. 5 以上 26. 5 未満	入院ベースアップ評価料 26	26 点
26. 5 以上 27. 5 未満	入院ベースアップ評価料 27	27 点
27. 5 以上 28. 5 未満	入院ベースアップ評価料 28	28 点
28. 5 以上 29. 5 未満	入院ベースアップ評価料 29	29 点
29. 5 以上 30. 5 未満	入院ベースアップ評価料 30	30 点
30. 5 以上 31. 5 未満	入院ベースアップ評価料 31	31 点
31. 5 以上 32. 5 未満	入院ベースアップ評価料 32	32 点
32. 5 以上 33. 5 未満	入院ベースアップ評価料 33	33 点
33. 5 以上 34. 5 未満	入院ベースアップ評価料 34	34 点
34. 5 以上 35. 5 未満	入院ベースアップ評価料 35	35 点
35. 5 以上 36. 5 未満	入院ベースアップ評価料 36	36 点
36. 5 以上 37. 5 未満	入院ベースアップ評価料 37	37 点
37. 5 以上 38. 5 未満	入院ベースアップ評価料 38	38 点
38. 5 以上 39. 5 未満	入院ベースアップ評価料 39	39 点
39. 5 以上 40. 5 未満	入院ベースアップ評価料 40	40 点
40. 5 以上 41. 5 未満	入院ベースアップ評価料 41	41 点
41. 5 以上 42. 5 未満	入院ベースアップ評価料 42	42 点
42. 5 以上 43. 5 未満	入院ベースアップ評価料 43	43 点
43. 5 以上 44. 5 未満	入院ベースアップ評価料 44	44 点
44. 5 以上 45. 5 未満	入院ベースアップ評価料 45	45 点
45. 5 以上 46. 5 未満	入院ベースアップ評価料 46	46 点
46. 5 以上 47. 5 未満	入院ベースアップ評価料 47	47 点
47. 5 以上 48. 5 未満	入院ベースアップ評価料 48	48 点
48. 5 以上 49. 5 未満	入院ベースアップ評価料 49	49 点
49. 5 以上 50. 5 未満	入院ベースアップ評価料 50	50 点
50. 5 以上 51. 5 未満	入院ベースアップ評価料 51	51 点
51. 5 以上 52. 5 未満	入院ベースアップ評価料 52	52 点
52. 5 以上 53. 5 未満	入院ベースアップ評価料 53	53 点
53. 5 以上 54. 5 未満	入院ベースアップ評価料 54	54 点
54. 5 以上 55. 5 未満	入院ベースアップ評価料 55	55 点
55. 5 以上 56. 5 未満	入院ベースアップ評価料 56	56 点
56. 5 以上 57. 5 未満	入院ベースアップ評価料 57	57 点

57. 5 以上 58. 5 未満	入院ベースアップ評価料 58	58 点
58. 5 以上 59. 5 未満	入院ベースアップ評価料 59	59 点
59. 5 以上 60. 5 未満	入院ベースアップ評価料 60	60 点
60. 5 以上 61. 5 未満	入院ベースアップ評価料 61	61 点
61. 5 以上 62. 5 未満	入院ベースアップ評価料 62	62 点
62. 5 以上 63. 5 未満	入院ベースアップ評価料 63	63 点
63. 5 以上 64. 5 未満	入院ベースアップ評価料 64	64 点
64. 5 以上 65. 5 未満	入院ベースアップ評価料 65	65 点
65. 5 以上 66. 5 未満	入院ベースアップ評価料 66	66 点
66. 5 以上 67. 5 未満	入院ベースアップ評価料 67	67 点
67. 5 以上 68. 5 未満	入院ベースアップ評価料 68	68 点
68. 5 以上 69. 5 未満	入院ベースアップ評価料 69	69 点
69. 5 以上 70. 5 未満	入院ベースアップ評価料 70	70 点
70. 5 以上 71. 5 未満	入院ベースアップ評価料 71	71 点
71. 5 以上 72. 5 未満	入院ベースアップ評価料 72	72 点
72. 5 以上 73. 5 未満	入院ベースアップ評価料 73	73 点
73. 5 以上 74. 5 未満	入院ベースアップ評価料 74	74 点
74. 5 以上 75. 5 未満	入院ベースアップ評価料 75	75 点
75. 5 以上 76. 5 未満	入院ベースアップ評価料 76	76 点
76. 5 以上 77. 5 未満	入院ベースアップ評価料 77	77 点
77. 5 以上 78. 5 未満	入院ベースアップ評価料 78	78 点
78. 5 以上 79. 5 未満	入院ベースアップ評価料 79	79 点
79. 5 以上 80. 5 未満	入院ベースアップ評価料 80	80 点
80. 5 以上 81. 5 未満	入院ベースアップ評価料 81	81 点
81. 5 以上 82. 5 未満	入院ベースアップ評価料 82	82 点
82. 5 以上 83. 5 未満	入院ベースアップ評価料 83	83 点
83. 5 以上 84. 5 未満	入院ベースアップ評価料 84	84 点
84. 5 以上 85. 5 未満	入院ベースアップ評価料 85	85 点
85. 5 以上 86. 5 未満	入院ベースアップ評価料 86	86 点
86. 5 以上 87. 5 未満	入院ベースアップ評価料 87	87 点
87. 5 以上 88. 5 未満	入院ベースアップ評価料 88	88 点
88. 5 以上 89. 5 未満	入院ベースアップ評価料 89	89 点
89. 5 以上 90. 5 未満	入院ベースアップ評価料 90	90 点
90. 5 以上 91. 5 未満	入院ベースアップ評価料 91	91 点
91. 5 以上 92. 5 未満	入院ベースアップ評価料 92	92 点
92. 5 以上 93. 5 未満	入院ベースアップ評価料 93	93 点
93. 5 以上 94. 5 未満	入院ベースアップ評価料 94	94 点
94. 5 以上 95. 5 未満	入院ベースアップ評価料 95	95 点
95. 5 以上 96. 5 未満	入院ベースアップ評価料 96	96 点

96.5 以上 97.5 未満	入院ベースアップ評価料 97	97 点
97.5 以上 98.5 未満	入院ベースアップ評価料 98	98 点
98.5 以上 99.5 未満	入院ベースアップ評価料 99	99 点
99.5 以上 100.5 未満	入院ベースアップ評価料 100	100 点
100.5 以上 101.5 未満	入院ベースアップ評価料 101	101 点
101.5 以上 102.5 未満	入院ベースアップ評価料 102	102 点
102.5 以上 103.5 未満	入院ベースアップ評価料 103	103 点
103.5 以上 104.5 未満	入院ベースアップ評価料 104	104 点
104.5 以上 105.5 未満	入院ベースアップ評価料 105	105 点
105.5 以上 106.5 未満	入院ベースアップ評価料 106	106 点
106.5 以上 107.5 未満	入院ベースアップ評価料 107	107 点
107.5 以上 108.5 未満	入院ベースアップ評価料 108	108 点
108.5 以上 109.5 未満	入院ベースアップ評価料 109	109 点
109.5 以上 110.5 未満	入院ベースアップ評価料 110	110 点
110.5 以上 111.5 未満	入院ベースアップ評価料 111	111 点
111.5 以上 112.5 未満	入院ベースアップ評価料 112	112 点
112.5 以上 113.5 未満	入院ベースアップ評価料 113	113 点
113.5 以上 114.5 未満	入院ベースアップ評価料 114	114 点
114.5 以上 115.5 未満	入院ベースアップ評価料 115	115 点
115.5 以上 116.5 未満	入院ベースアップ評価料 116	116 点
116.5 以上 117.5 未満	入院ベースアップ評価料 117	117 点
117.5 以上 118.5 未満	入院ベースアップ評価料 118	118 点
118.5 以上 119.5 未満	入院ベースアップ評価料 119	119 点
119.5 以上 120.5 未満	入院ベースアップ評価料 120	120 点
120.5 以上 121.5 未満	入院ベースアップ評価料 121	121 点
121.5 以上 122.5 未満	入院ベースアップ評価料 122	122 点
122.5 以上 123.5 未満	入院ベースアップ評価料 123	123 点
123.5 以上 124.5 未満	入院ベースアップ評価料 124	124 点
124.5 以上 125.5 未満	入院ベースアップ評価料 125	125 点
125.5 以上 126.5 未満	入院ベースアップ評価料 126	126 点
126.5 以上 127.5 未満	入院ベースアップ評価料 127	127 点
127.5 以上 128.5 未満	入院ベースアップ評価料 128	128 点
128.5 以上 129.5 未満	入院ベースアップ評価料 129	129 点
129.5 以上 130.5 未満	入院ベースアップ評価料 130	130 点
130.5 以上 131.5 未満	入院ベースアップ評価料 131	131 点
131.5 以上 132.5 未満	入院ベースアップ評価料 132	132 点
132.5 以上 133.5 未満	入院ベースアップ評価料 133	133 点
133.5 以上 134.5 未満	入院ベースアップ評価料 134	134 点
134.5 以上 135.5 未満	入院ベースアップ評価料 135	135 点

135.5 以上 136.5 未満	入院ベースアップ評価料 136	136 点
136.5 以上 137.5 未満	入院ベースアップ評価料 137	137 点
137.5 以上 138.5 未満	入院ベースアップ評価料 138	138 点
138.5 以上 139.5 未満	入院ベースアップ評価料 139	139 点
139.5 以上 140.5 未満	入院ベースアップ評価料 140	140 点
140.5 以上 141.5 未満	入院ベースアップ評価料 141	141 点
141.5 以上 142.5 未満	入院ベースアップ評価料 142	142 点
142.5 以上 143.5 未満	入院ベースアップ評価料 143	143 点
143.5 以上 144.5 未満	入院ベースアップ評価料 144	144 点
144.5 以上 145.5 未満	入院ベースアップ評価料 145	145 点
145.5 以上 146.5 未満	入院ベースアップ評価料 146	146 点
146.5 以上 147.5 未満	入院ベースアップ評価料 147	147 点
147.5 以上 148.5 未満	入院ベースアップ評価料 148	148 点
148.5 以上 149.5 未満	入院ベースアップ評価料 149	149 点
149.5 以上 150.5 未満	入院ベースアップ評価料 150	150 点
150.5 以上 151.5 未満	入院ベースアップ評価料 151	151 点
151.5 以上 152.5 未満	入院ベースアップ評価料 152	152 点
152.5 以上 153.5 未満	入院ベースアップ評価料 153	153 点
153.5 以上 154.5 未満	入院ベースアップ評価料 154	154 点
154.5 以上 155.5 未満	入院ベースアップ評価料 155	155 点
155.5 以上 156.5 未満	入院ベースアップ評価料 156	156 点
156.5 以上 157.5 未満	入院ベースアップ評価料 157	157 点
157.5 以上 158.5 未満	入院ベースアップ評価料 158	158 点
158.5 以上 159.5 未満	入院ベースアップ評価料 159	159 点
159.5 以上 160.5 未満	入院ベースアップ評価料 160	160 点
160.5 以上 161.5 未満	入院ベースアップ評価料 161	161 点
161.5 以上 162.5 未満	入院ベースアップ評価料 162	162 点
162.5 以上 163.5 未満	入院ベースアップ評価料 163	163 点
163.5 以上 164.5 未満	入院ベースアップ評価料 164	164 点
164.5 以上	入院ベースアップ評価料 165	165 点

別表７

算出を行う月	算出の際に用いる「対象職員の給与総額」の対象となる期間	算出の際に用いる「外来・在宅ベースアップ評価料(Ⅰ)及び歯科外来・在宅ベースアップ評価料(Ⅰ)により算定される点数の見込み」、「外来・在宅ベースアップ評価料(Ⅱ)及び歯科外来・在宅ベースアップ評価料(Ⅱ)の算定回数の見込み」及び「延べ入院患者数」の対象となる期間	算出した【Ｂ】及び【Ｃ】に基づき届け出た区分に従って算定を開始する月
３月	前年３月～２月	前年 12 月～２月	４月

6月	前年6月～5月	3～5月	7月
9月	前年9月～8月	6～8月	10月
12月	前年12月～11月	9～11月	翌年1月

別添2

特掲診療料の施設基準に係る届出書

保険医療機関コード 又は保険薬局コード		届出番号	

連絡先
担当者氏名：
電話番号：

（届出事項）

［　　　　　　　　　　］の施設基準に係る届出

□　当該届出を行う前６か月間において当該届出に係る事項に関し、不正又は不当な届出（法令の規定に基づくものに限る。）を行ったことがないこと。

□　当該届出を行う前６か月間において療担規則及び薬担規則並びに療担基準に基づき厚生労働大臣が定める掲示事項等第三に規定する基準に違反したことがなく、かつ現に違反していないこと。

□　当該届出を行う前６か月間において、健康保険法第78条第１項及び高齢者の医療の確保に関する法律第72条第１項の規定に基づく検査等の結果、診療内容又は診療報酬の請求に関し、不正又は不当な行為が認められたことがないこと。

□　当該届出を行う時点において、厚生労働大臣の定める入院患者数の基準及び医師等の員数の基準並びに入院基本料の算定方法に規定する入院患者数の基準に該当する保険医療機関又は医師等の員数の基準に該当する保険医療機関でないこと。

標記について、上記基準のすべてに適合しているので、別添の様式を添えて届出します。

令和　　年　　月　　日

保険医療機関・保険薬局の所在地
及び名称

開設者名

殿

備考１　［　　］欄には、該当する施設基準の名称を記入すること。
　　２　□には、適合する場合「ﾚ」を記入すること。
　　３　届出書は、１通提出のこと。

（参考）

※　本様式は保険医療機関が届出に当たり確認に用いるための参考様式であって、届出書に添付する必要はない。
1　「区分」欄ごとに、「今回届出」欄、「既届出」欄又は「算定しない」欄のいずれかにチェックする。
2　「今回届出」欄にチェックをした場合は、「様式」欄に示す様式を添付する。
3　「既届出」欄にチェックをした場合は、届出年月を記載する。
4　届出保険医療機関において「区分」欄に掲げる診療報酬を算定しない場合は、「算定しない」欄をチェックする。

施設基準通知	名　　称	今回届出	既届出	算定しない	様式（別添２（又は別添２の２））
1の2	ウイルス疾患指導料	□	□　年　月	□	1, 4
1の6	外来栄養食事指導料（注２）	□	□　年　月	□	1の2
1の6	外来栄養食事指導料（注３）	□	□　年　月	□	1の2
1の7	遠隔モニタリング加算（ペースメーカー指導管理料）	□	□　年　月	□	1の3
3	喘息治療管理料	□	□　年　月	□	3
4	糖尿病合併症管理料	□	□　年　月	□	別添２の２
4の2	がん性疼痛緩和指導管理料	□	□　年　月	□	別添２の２, 5
4の3	がん患者指導管理料	□	□　年　月	□	5の3
4の4	外来緩和ケア管理料	□	□　年　月	□	5の4
4の5	移植後患者指導管理料	□	□　年　月	□	5の5
4の6	糖尿病透析予防指導管理料	□	□　年　月	□	5の6, 5の8
4の7	小児運動器疾患指導管理料	□	□　年　月	□	5の8の2
4の8	乳腺炎重症化予防ケア・指導料１	□	□　年　月	□	別添２の２
4の8	乳腺炎重症化予防ケア・指導料２	□	□　年　月	□	別添２の２
4の9	婦人科特定疾患治療管理料	□	□　年　月	□	5の10
4の10	腎代替療法指導管理料	□	□　年　月	□	2の2
4の11	一般不妊治療管理料	□	□　年　月	□	5の11
4の12	生殖補助医療管理料１	□	□　年　月	□	5の12
4の12	生殖補助医療管理料２	□	□　年　月	□	5の12
4の13	二次性骨折予防継続管理料１	□	□　年　月	□	5の13
4の13	二次性骨折予防継続管理料２	□	□　年　月	□	5の13
4の13	二次性骨折予防継続管理料３	□	□　年　月	□	5の13
4の15	下肢創傷処置管理料	□	□　年　月	□	5の14
4の16	慢性腎臓病透析予防指導管理料	□	□　年　月	□	13の9
6	地域連携小児夜間・休日診療料１	□	□　年　月	□	7
6	地域連携小児夜間・休日診療料２	□	□　年　月	□	7
6の3	地域連携夜間・休日診療料	□	□　年　月	□	7の2
6の4	院内トリアージ実施料	□	□　年　月	□	7の3
6の5	救急搬送看護体制加算	□	□　年　月	□	7の3
6の7	外来放射線照射診療料	□	□　年　月	□	7の6
6の8	地域包括診療料１	□	□　年　月	□	7の7
6の8	地域包括診療料２	□	□　年　月	□	7の7
6の8の3	小児かかりつけ診療料１	□	□　年　月	□	7の8
6の8の3	小児かかりつけ診療料２	□	□　年　月	□	7の8
6の8の4	外来腫瘍化学療法診療料１	□	□　年　月	□	39
6の8の4	外来腫瘍化学療法診療料２	□	□　年　月	□	39
6の8の4	外来腫瘍化学療法診療料３	□	□　年　月	□	39
6の8の4	連携充実加算(外来腫瘍化学療法診療料)	□	□　年　月	□	39の2
6の8の4	がん薬物療法体制充実加算(外来腫瘍化学療法診療料)	□	□　年　月	□	39の3
6の9	外来データ提出加算(生活習慣病管理料)	□	□　年　月	□	7の10, 7の11, 7の12
7	ニコチン依存症管理料	□	□　年　月	□	4, 8
7の2	相談支援加算（療養・就労両立支援指導料）	□	□　年　月	□	8の3
8	開放型病院共同指導料	□	□　年　月	□	9, 10
9	在宅療養支援診療所	□	□　年　月	□	11, 11の3, 11の4, 11の5
11	ハイリスク妊産婦共同管理料（Ⅰ）	□	□　年　月	□	13
11の2	がん治療連携計画策定料	□	□　年　月	□	13の2, 13の3
11の2	がん治療連携指導料	□	□　年　月	□	13の2
11の3の3	外来排尿自立指導料	□	□　年　月	□	13の4
11の3の4	ハイリスク妊産婦連携指導料１	□	□　年　月	□	別添２の２
11の3の4	ハイリスク妊産婦連携指導料２	□	□　年　月	□	別添２の２
11の5	肝炎インターフェロン治療計画料	□	□　年　月	□	13の6
11の7	こころの連携指導料（Ⅰ）	□	□　年　月	□	13の7
11の8	こころの連携指導料（Ⅱ）	□	□　年　月	□	13の8
11の9	プログラム医療機器等指導管理料	□	□　年　月	□	8の4
12	薬剤管理指導料	□	□　年　月	□	4, 14
12の1の2	地域連携診療計画加算	□	□　年　月	□	12, 12の2
12の1の2	検査・画像情報提供加算及び電子的診療情報評価料	□	□　年　月	□	14の2
12の2	医療機器安全管理料１	□	□　年　月	□	15
12の2	医療機器安全管理料２	□	□　年　月	□	15
12の2	医療機器安全管理料（歯科）	□	□　年　月	□	15
12の3	精神科退院時共同指導料	□	□　年　月	□	16
13	歯科治療時医療管理料	□	□　年　月	□	17
13の2	小児口腔機能管理料の注３に規定する口腔管理体制強化加算	□	□　年　月	□	17の2
14	在宅療養支援歯科診療所１	□	□　年　月	□	18
14	在宅療養支援歯科診療所２	□	□　年　月	□	18
14の1の2	在宅療養支援歯科病院	□	□　年　月	□	18
14の2	在宅療養支援病院	□	□　年　月	□	11の2, 11の3, 11の4, 11の5
14の3	在宅患者歯科治療時医療管理料	□	□　年　月	□	17
14の4の2	介護保険施設等連携往診加算	□	□　年　月	□	18の3
14の5	在宅医療ＤＸ情報活用加算	□	□　年　月	□	11の6
15	在宅時医学総合管理料及び施設入居時等医学総合管理料１	□	□　年　月	□	19
15	在宅時医学総合管理料及び施設入居時等医学総合管理料２	□	□　年　月	□	19の2
15の3	在宅データ提出加算（在宅時医学総合管理料及び施設入居時等医学総合管理料）	□	□　年　月	□	7の10, 7の11, 7の12
15の4	在宅医療情報連携加算（在宅歯科医療情報連携加算）	□	□　年　月	□	19の3
16	在宅がん医療総合診療料	□	□　年　月	□	20
16の1の2	在宅データ提出加算（在宅がん医療総合診療料）	□	□　年　月	□	7の10, 7の11, 7の12
16の1の4	重症患者搬送加算	□	□　年　月	□	20の1の2
16の1の5	救急患者連携搬送料	□	□　年　月	□	20の1の3
16の2	在宅患者訪問看護・指導料及び同一建物居住者訪問看護・指導料の注２	□	□　年　月	□	20の2の2
16の2	訪問看護・指導体制充実加算	□	□　年　月	□	20の3
16の2	専門管理加算	□	□　年　月	□	20の3の3
16の2	訪問看護医療ＤＸ情報活用加算	□	□　年　月	□	20の3の4
16の2	遠隔死亡診断補助加算	□	□　年　月	□	20の3の5
16の3	在宅療養後方支援病院	□	□　年　月	□	20の4, 20の5
16の4	在宅患者訪問褥瘡管理指導料	□	□　年　月	□	20の7
16の5	在宅血液透析指導管理料	□	□　年　月	□	20の2
16の6	遠隔モニタリング加算（在宅酸素療法指導管理料）	□	□　年　月	□	20の3の2
16の7	遠隔モニタリング加算（在宅持続陽圧呼吸療法指導管理料）	□	□　年　月	□	別添２の２
16の8	在宅植込型補助人工心臓（非拍動流型）指導管理料	□	□　年　月	□	20の9
16の9	在宅腫瘍治療電場療法指導管理料	□	□　年　月	□	20の10, 52
16の10	在宅経肛門的自己洗腸指導管理料	□	□　年　月	□	20の11
16の11	持続血糖測定器加算	□	□　年　月	□	24の5
17	歯科訪問診療料に係る地域医療連携体制加算	□	□　年　月	□	21
17の1の2	歯科訪問診療料の注15に規定する基準	□	□　年　月	□	21の3の2
17の2	在宅歯科医療推進加算	□	□　年　月	□	21の4
18の1の2	遺伝学的検査の注１に規定する施設基準	□	□　年　月	□	23
18の1の2	遺伝学的検査の注２に規定する施設基準	□	□　年　月	□	23
18の1の3	染色体検査の注２に規定する施設基準	□	□　年　月	□	23の1の2, 52
18の1の4	骨髄微小残存病変量測定	□	□　年　月	□	23の2
18の1の5	ＢＲＣＡ１／２遺伝子検査	□	□　年　月	□	23の3
18の1の6	がんゲノムプロファイリング検査	□	□　年　月	□	23の4
18の1の7	角膜ジストロフィー遺伝子検査	□	□　年　月	□	23の5
18の1の11	先天性代謝異常症検査	□	□　年　月	□	23の6
18の1の13	抗アデノ随伴ウイルス９型（ＡＡＶ９）抗体	□	□　年　月	□	23の7
18の1の14	抗ＨＬＡ抗体（スクリーニング検査）及び抗ＨＬＡ抗体（抗体特異性同定検査）	□	□　年　月	□	5の5
18の2	ＨＰＶ核酸検出及びＨＰＶ核酸検出（簡易ジェノタイプ判定）	□	□　年　月	□	22の2
18の2の2	ウイルス・細菌核酸多項目同時検出（ＳＡＲＳ－ＣｏＶ－２核酸検出を含まないもの）	□	□　年　月	□	22の3
18の2の4	ウイルス・細菌核酸多項目同時検出（髄液）	□	□　年　月	□	22の3
19	検体検査管理加算（Ⅰ）	□	□　年　月	□	22
19の2	検体検査管理加算（Ⅱ）	□	□　年　月	□	22
20	検体検査管理加算（Ⅲ）	□	□　年　月	□	22
20の2	検体検査管理加算（Ⅳ）	□	□　年　月	□	22
20の3	国際標準検査管理加算	□	□　年　月	□	22
21	遺伝カウンセリング加算	□	□　年　月	□	23
21の2	遺伝性腫瘍カウンセリング加算	□	□　年　月	□	23の4
22	心臓カテーテル法による諸検査の血管内視鏡検査加算	□	□　年　月	□	24
22の3	時間内歩行試験及びシャトルウォーキングテスト	□	□　年　月	□	24の6
22の4	胎児心エコー法	□	□　年　月	□	24の3, 52
22の5	ヘッドアップティルト試験	□	□　年　月	□	24の7

施設基準通知	名　　称	今回届出	既届出	算定しない	様式（別添２（又は別添２の２））
23	人工膵臓検査	□	□　年　月	□	4, 24の4
23の2	皮下連続式グルコース測定	□	□　年　月	□	24の5
24	長期継続頭蓋内脳波検査	□	□　年　月	□	25
24の2	長期脳波ビデオ同時記録検査１	□	□　年　月	□	25の2, 52
25	中枢神経磁気刺激による誘発筋電図	□	□　年　月	□	26
25の2	単線維筋電図	□	□　年　月	□	27の4, 52
25の3	光トポグラフィー	□	□　年　月	□	26の2, 52
26	脳磁図	□	□　年　月	□	27
26の1の2	安全精度管理下で行うもの（終夜睡眠ポリグラフィー）	□	□　年　月	□	27の2の2, 52
26の1の3	脳波検査判断料１	□	□　年　月	□	27の2
26の1の4	遠隔脳波診断	□	□　年　月	□	27の3
26の2	神経学的検査	□	□　年　月	□	28
27	補聴器適合検査	□	□　年　月	□	29
27の2	黄斑局所網膜電図及び全視野精密網膜電図	□	□　年　月	□	29の3
27の3	ロービジョン検査判断料	□	□　年　月	□	29の2
28	コンタクトレンズ検査料	□	□　年　月	□	30
29	小児食物アレルギー負荷検査	□	□　年　月	□	31
29の2	内服・点滴誘発試験	□	□　年　月	□	31の2
29の3	センチネルリンパ節生検（片側）	□	□　年　月	□	31の3, 52
29の3の1の2	経頸静脈的肝生検	□	□　年　月	□	31の3の2, 52
29の3の2	前立腺針生検法（ＭＲＩ撮影及び超音波検査融合画像によるもの）	□	□　年　月	□	31の4, 52
29の4	ＣＴ透視下気管支鏡検査加算	□	□　年　月	□	38
29の4の2	経気管支凍結生検法	□	□　年　月	□	38の4
29の4の3	口腔細菌定量検査	□	□　年　月	□	38の5
29の5	有床義歯咀嚼機能検査、咀嚼能力検査及び咬合圧検査	□	□　年　月	□	38の1の2
29の6	精密触覚機能検査	□	□　年　月	□	38の1の3
29の7	睡眠時歯科筋電図検査	□	□　年　月	□	38の1の4
30	画像診断管理加算１	□	□　年　月	□	32
30	画像診断管理加算２	□	□　年　月	□	32
30	画像診断管理加算３	□	□　年　月	□	32
30	画像診断管理加算４	□	□　年　月	□	32
31	歯科画像診断管理加算	□	□　年　月	□	33
32	遠隔画像診断	□	□　年　月	□	34又は35
33	ポジトロン断層撮影、ポジトロン断層・コンピューター断層複合撮影若しくはポジトロン断層・磁気共鳴コンピューター断層複合撮影（アミロイドＰＥＴイメージング剤を用いた場合を除く。）又は乳房用ポジトロン断層撮影	□	□　年　月	□	36
33	ポジトロン断層撮影、ポジトロン断層・コンピューター断層複合撮影又はポジトロン断層・磁気共鳴コンピューター断層複合撮影（アミロイドＰＥＴイメージング剤を用いた場合に限る。）	□	□　年　月	□	36
34	ＣＴ撮影及びＭＲＩ撮影	□	□　年　月	□	37
35	冠動脈ＣＴ撮影加算	□	□　年　月	□	38
35の2	血流予備量比コンピューター断層撮影	□	□　年　月	□	37の2, 52
35の3	外傷全身ＣＴ加算	□	□　年　月	□	38

施設基準通知	名　　称	今回届出	既届出	算定しない	様式（別添２（又は別添２の２））
36	心臓ＭＲＩ撮影加算	□	□　年　月	□	38
36の1の2	乳房ＭＲＩ撮影加算	□	□　年　月	□	38
36の1の3	小児鎮静下ＭＲＩ撮影加算	□	□　年　月	□	38
36の1の4	頭部ＭＲＩ撮影加算	□	□　年　月	□	38
36の1の5	全身ＭＲＩ撮影加算	□	□　年　月	□	38
36の1の6	肝エラストグラフィ加算	□	□　年　月	□	38
36の2	抗悪性腫瘍剤処方管理加算	□	□　年　月	□	38の2
36の3	外来後発医薬品使用体制加算	□	□　年　月	□	38の3
37	外来化学療法加算１	□	□　年　月	□	39
37	外来化学療法加算２	□	□　年　月	□	39
37の2	無菌製剤処理料	□	□　年　月	□	40, 4
38	心大血管疾患リハビリテーション料（Ⅰ）	□	□　年　月	□	41, 44の2
38	リハビリテーションデータ提出加算	□	□　年　月	□	7の10, 7の11, 7の12
39	心大血管疾患リハビリテーション料（Ⅱ）	□	□　年　月	□	41, 44の2
40	脳血管疾患等リハビリテーション料（Ⅰ）	□	□　年　月	□	42, 44の2
40の2	脳血管疾患等リハビリテーション料（Ⅱ）	□	□　年　月	□	42, 44の2
41	脳血管疾患等リハビリテーション料（Ⅲ）	□	□　年　月	□	42, 44の2
42	運動器リハビリテーション料（Ⅰ）	□	□　年　月	□	42, 44の2
42の2	運動器リハビリテーション料（Ⅱ）	□	□　年　月	□	42, 44の2
43	運動器リハビリテーション料（Ⅲ）	□	□　年　月	□	42, 44の2
44	呼吸器リハビリテーション料（Ⅰ）	□	□　年　月	□	42, 44の2
45	呼吸器リハビリテーション料（Ⅱ）	□	□　年　月	□	42, 44の2
45の2	摂食嚥下機能回復体制加算（摂食機能療法）	□	□　年　月	□	43の6, 43の6の2, 44の2
46	難病患者リハビリテーション料	□	□　年　月	□	43, 44の2
47	障害児（者）リハビリテーション料	□	□　年　月	□	43, 44の2
47の2	がん患者リハビリテーション料	□	□　年　月	□	43の2, 44の2
47の3	認知症患者リハビリテーション料	□	□　年　月	□	43の3, 44の2
47の3の2	リンパ浮腫複合的治療料	□	□　年　月	□	43の7
47の4	集団コミュニケーション療法料	□	□　年　月	□	44, 44の2
47の5	歯科口腔リハビリテーション料２	□	□　年　月	□	44の4
47の6	経頭蓋磁気刺激療法	□	□　年　月	□	44の8
47の7	児童思春期精神科専門管理加算（通院・在宅精神療法）	□	□　年　月	□	4, 44の5
47の7	療養生活環境整備指導加算（通院・在宅精神療法）	□	□　年　月	□	44の5の2
47の7	療養生活継続支援加算（通院・在宅精神療法）	□	□　年　月	□	44の5の2
47の8	救急患者精神科継続支援料	□	□　年　月	□	44の6
48	認知療法・認知行動療法	□	□　年　月	□	44の3
48の1の2	依存症集団療法	□	□　年　月	□	44の7
48の2	精神科作業療法	□	□　年　月	□	4, 45
49	精神科ショート・ケア「大規模なもの」	□	□　年　月	□	4, 46
50	精神科ショート・ケア「小規模なもの」	□	□　年　月	□	4, 46
51	精神科デイ・ケア「大規模なもの」	□	□　年　月	□	4, 46

施設基準通知	名　　称	今回届出	既届出	算定しない	様式（別添２（又は別添２の２））
52	精神科デイ・ケア「小規模なもの」	□	□　年　月	□	4, 46
53	精神科ナイト・ケア	□	□　年　月	□	4, 46
54	精神科デイ・ナイト・ケア	□	□　年　月	□	4, 46
54の2	抗精神病特定薬剤治療指導管理料（治療抵抗性統合失調症治療指導管理料に限る。）	□	□　年　月	□	46の3
55	重度認知症患者デイ・ケア料	□	□　年　月	□	4, 47
55の2	精神科在宅患者支援管理料１又は２	□	□　年　月	□	47の2
55の2	精神科在宅患者支援管理料３	□	□　年　月	□	別添２の２
56	医療保護入院等診療料	□	□　年　月	□	48
56の2	処置の休日加算１、時間外加算１及び深夜加算１	□	□　年　月	□	48の2, 48の2の2, 48の3, 48の4, 4
56の2の3	静脈圧迫処置（慢性静脈不全に対するもの）	□	□　年　月	□	48の5
56の2の4	多血小板血漿処置	□	□　年　月	□	48の7
56の3	硬膜外自家血注入	□	□　年　月	□	48の6, 52
57	ｴﾀﾉｰﾙの局所注入（甲状腺に対するもの）	□	□　年　月	□	49
57	ｴﾀﾉｰﾙの局所注入（副甲状腺に対するもの）	□	□　年　月	□	49の2
57の2	人工腎臓	□	□　年　月	□	2の2, 49の3, 87の4
57の2の2	下肢末梢動脈疾患指導管理加算	□	□　年　月	□	49の3の2
57の2の3	難治性高コレステロール血症に伴う重度尿蛋白を呈する糖尿病性腎症に対するＬＤＬアフェレシス療法	□	□　年　月	□	49の3の3, 52
57の2の4	移植後抗体関連型拒絶反応治療における血漿交換療法	□	□　年　月	□	49の3の4
57の2の4の2	ストーマ合併症加算	□	□　年　月	□	49の10
57の2の5	人工膵臓療法	□	□　年　月	□	4, 24の4
57の3	磁気による膀胱等刺激法	□	□　年　月	□	49の4
57の4の2	心不全に対する遠赤外線温熱療法	□	□　年　月	□	49の4の2, 52
57の4の3	歩行運動処置（ロボットスーツによるもの）	□	□　年　月	□	4, 49の6, 49の7
57の4の4	手術用顕微鏡加算	□	□　年　月	□	49の8
57の4の5	口腔粘膜処置	□	□　年　月	□	49の9
57の5	う蝕歯無痛的窩洞形成加算	□	□　年　月	□	50
57の5の2	歯科技工士連携加算１及び光学印象歯科技工士連携加算	□	□　年　月	□	50の2の2
57の5の3	歯科技工士連携加算２	□	□　年　月	□	50の2の2
57の5の4	光学印象	□	□　年　月	□	50の2
57の6	ＣＡＤ／ＣＡＭ冠及びＣＡＤ／ＣＡＭインレー	□	□　年　月	□	50の2
57の7	有床義歯修理及び有床義歯内面適合法の歯科技工加算	□	□　年　月	□	50の3
57の8	皮膚悪性腫瘍切除術（センチネルリンパ節加算を算定する場合に限る。）	□	□　年　月	□	50の4, 52
57の8の2	皮膚移植術（死体）	□	□　年　月	□	52, 87の6
57の8の3	自家脂肪注入	□	□　年　月	□	87の24
57の9	組織拡張器による再建手術（一連につき）（乳房（再建手術）の場合に限る。）	□	□　年　月	□	50の5
57の9の2	処理骨再建加算	□	□　年　月	□	50の5の3, 52
57の9の3	緊急整復固定加算及び緊急挿入加算	□	□　年　月	□	87の25
57の9の3の2	骨悪性腫瘍、類骨骨腫及び四肢軟部腫瘍ラジオ波焼灼療法	□	□　年　月	□	52, 87の53
57の9の4	骨移植術（軟骨移植術を含む。）（同種骨移植（非生体）（同種骨移植（特殊なものに限る。）））	□	□　年　月	□	50の5の2
57の10	骨移植術（軟骨移植術を含む。）（自家培養軟骨移植術に限る。）	□	□　年　月	□	50の6, 52
57の10の1の2	人工股関節置換術（手術支援装置を用いるもの）	□	□　年　月	□	52, 87の54

施設基準通知	名　　称	今回届出	既届出	算定しない	様式（別添２（又は別添２の２））
57の11	後縦靱帯骨化症手術（前方進入によるもの）	□	□　年　月	□	52, 87の7
57の12	椎間板内酵素注入療法	□	□　年　月	□	50の7
58	腫瘍脊椎骨全摘術	□	□　年　月	□	51, 52
58の1の2	緊急穿頭血腫除去術	□	□　年　月	□	87の55
58の2	脳腫瘍覚醒下マッピング加算	□	□　年　月	□	51の2, 52
58の3	原発性悪性脳腫瘍光線力学療法加算	□	□　年　月	□	51の3
58の4	内視鏡下脳腫瘍生検術及び内視鏡下脳腫瘍摘出術	□	□　年　月	□	87の26
58の5	脳血栓回収療法連携加算	□	□　年　月	□	87の56
59	頭蓋骨形成手術（骨移動を伴うものに限る。）	□	□　年　月	□	52, 54
60	脳刺激装置植込術（頭蓋内電極植込術を含む。）及び脳刺激装置交換術、脊髄刺激装置植込術及び脊髄刺激装置交換術	□	□　年　月	□	25
60の2	頭蓋内電極植込術（脳深部電極によるもの（７本以上の電極による場合）に限る。）	□	□　年　月	□	25の3
60の2の2	癒着性脊髄くも膜炎手術（脊髄くも膜剥離操作を行うもの）	□	□　年　月	□	87の27
60の2の3	仙骨神経刺激装置植込術及び仙骨神経刺激装置交換術	□	□　年　月	□	53
60の2の4	舌下神経電気刺激装置植込術	□	□　年　月	□	87の28
60の2の5	角結膜悪性腫瘍切除手術	□	□　年　月	□	87の50
60の3	治療的角膜切除術（エキシマレーザーによるもの（角膜ジストロフィー又は帯状角膜変性に係るものに限る。））	□	□　年　月	□	52, 54の2
60の3の2	内皮移植加算	□	□　年　月	□	52, 54の2の2
60の4	羊膜移植術	□	□　年　月	□	52, 54の3
60の5	緑内障手術（緑内障治療用インプラント挿入術（プレートのあるもの））	□	□　年　月	□	52, 54の4
60の6	緑内障手術（流出路再建術（眼内法）及び（水晶体再建術併用眼内ドレーン挿入術）	□	□　年　月	□	52, 54の8
60の6の2	緑内障手術（濾過胞再建術（needle法））	□	□　年　月	□	52, 54の8
60の6の3	毛様体光凝固術（眼内内視鏡を用いるものに限る。）	□	□　年　月	□	52, 54の8
60の7	網膜付着組織を含む硝子体切除術（眼内内視鏡を用いるもの）	□	□　年　月	□	52, 54の5
60の8	網膜再建術	□	□　年　月	□	52, 54の6
60の9	経外耳道的内視鏡下鼓室形成術	□	□　年　月	□	52, 87の29
61	植込型骨導補聴器（直接振動型）植込術、人工中耳植込術、人工内耳植込術、植込型骨導補聴器移植術及び植込型骨導補聴器交換術	□	□　年　月	□	52, 55
61の2	耳管用補綴材挿入術	□	□　年　月	□	52, 87の49
61の2の2	内視鏡下鼻・副鼻腔手術Ｖ型（拡大副鼻腔手術）及び経鼻内視鏡下鼻副鼻腔悪性腫瘍手術（頭蓋底郭清、再建を伴うもの）	□	□　年　月	□	52, 54の7
61の2の3	鏡視下咽頭悪性腫瘍手術（軟口蓋悪性腫瘍手術を含む。）、鏡視下咽頭悪性腫瘍手術（軟口蓋悪性腫瘍手術を含む。）（内視鏡手術用支援機器を用いる場合）及び鏡視下喉頭悪性腫瘍手術（内視鏡手術用支援機器を用いる場合）	□	□　年　月	□	52, 56の7, 87の30
61の2の4	内喉頭筋内注入術（ボツリヌス毒素によるもの）	□	□　年　月	□	87の31
61の2の5	鏡視下喉頭悪性腫瘍手術	□	□　年　月	□	52, 56の7
61の2の6	喉頭形成手術（甲状軟骨固定用器具を用いたもの）	□	□　年　月	□	52, 87の5
61の3	上顎骨形成術（骨移動を伴う場合に限る。）（歯科診療以外の診療に係るものに限る。）、下顎骨形成術（骨移動を伴う場合に限る。）（歯科診療以外の診療に係るものに限る。）	□	□　年　月	□	52, 56
61の4	上顎骨形成術（骨移動を伴う場合に限る。）（歯科診療に係るものに限る。）及び下顎骨形成術（骨移動を伴う場合に限る。）（歯科診療に係るものに限る。）	□	□　年　月	□	52, 56の3

施設基準通知	名　称	今回届出	既届出	算定しない	様式（別添２（又は別添２の２））
61の4の2	顎関節人工関節全置換術（歯科診療以外の診療に係るものに限る。）	□	□ 年 月	□	56の8
61の4の3	顎関節人工関節全置換術（歯科診療に係るものに限る。）	□	□ 年 月	□	56の8
61の4の4	内視鏡下甲状腺部分切除、腺腫摘出術、内視鏡下バセドウ甲状腺全摘（亜全摘）術（両葉）、内視鏡下副甲状腺（上皮小体）腺腫過形成手術	□	□ 年 月	□	52, 56の4
61の4の5	内視鏡下甲状腺悪性腫瘍手術	□	□ 年 月	□	52, 56の4
61の4の6	頭頸部悪性腫瘍光線力学療法（歯科診療以外の診療に係るものに限る。）	□	□ 年 月	□	87の46
61の4の6の2	頭頸部悪性腫瘍光線力学療法（歯科診療に係るものに限る。）	□	□ 年 月	□	87の46の2
61の4の7	乳腺腫瘍画像ガイド下吸引術（ＭＲＩによるもの）	□	□ 年 月	□	38
61の5	乳腺悪性腫瘍手術（乳癌センチネルリンパ節生検加算１又は乳癌センチネルリンパ節生検加算２を算定する場合に限る。）	□	□ 年 月	□	52, 56の2
61の5	乳腺悪性腫瘍手術（乳輪温存乳房切除術（腋窩郭清を伴わないもの）及び乳輪温存乳房切除術（腋窩郭清を伴うもの））	□	□ 年 月	□	52, 56の5
61の6	ゲル充填人工乳房を用いた乳房再建術（乳房切除後）	□	□ 年 月	□	50の5
第61の6の1の2	乳腺悪性腫瘍ラジオ波焼灼療法	□	□ 年 月	□	52, 87の57
61の6の2	胸腔鏡下拡大胸腺摘出術（内視鏡手術用支援機器を用いる場合）	□	□ 年 月	□	52, 87の22
61の7	胸腔鏡下縦隔悪性腫瘍手術及び胸腔鏡下良性縦隔腫瘍手術（内視鏡手術用支援機器を用いる場合）	□	□ 年 月	□	52, 87の8
61の7の1の2	気管支バルブ留置術	□	□ 年 月	□	52, 87の58
61の7の1の3	胸腔鏡下肺切除術（区域切除及び肺葉切除術又は１肺葉を超えるものに限る。）（内視鏡手術用支援機器を用いる場合）	□	□ 年 月	□	52, 87の17
61の7の2	肺悪性腫瘍手術（壁側・臓側胸膜全切除（横隔膜、心膜合併切除を伴うもの）に限る。）	□	□ 年 月	□	52, 56の6
61の7の3	胸腔鏡下肺悪性腫瘍手術（区域切除及び肺葉切除又は１肺葉を超えるもので、内視鏡手術用支援機器を用いる場合）	□	□ 年 月	□	52, 87の17
61の7の4	胸腔鏡下肺悪性腫瘍手術（気管支形成を伴う肺切除）	□	□ 年 月	□	52, 87の51
62	同種死体肺移植術	□	□ 年 月	□	57
62の2	生体部分肺移植術	□	□ 年 月	□	52, 58
62の2の1の2	肺悪性腫瘍及び胸腔内軟部腫瘍ラジオ波焼灼療法	□	□ 年 月	□	52, 87の59
62の2の2	胸腔鏡下食道悪性腫瘍手術（内視鏡手術用支援機器を用いる場合）	□	□ 年 月	□	52, 87の10
62の2の3	縦隔鏡下食道悪性腫瘍手術（内視鏡手術用支援機器を用いる場合）	□	□ 年 月	□	52, 87の10の2
62の2の4	内視鏡下筋層切開術	□	□ 年 月	□	52, 58の2
62の2の5	食道縫合術（穿孔、損傷）（内視鏡によるもの）、内視鏡下胃・十二指腸穿孔瘻孔閉鎖術、胃瘻閉鎖術（内視鏡によるもの）、小腸瘻閉鎖術（内視鏡によるもの）、結腸瘻閉鎖術（内視鏡によるもの）、腎（腎盂）腸瘻閉鎖術（内視鏡によるもの）、尿管腸瘻閉鎖術（内視鏡によるもの）、膀胱腸瘻閉鎖術（内視鏡によるもの）及び膣腸瘻閉鎖術（内視鏡によるもの）	□	□ 年 月	□	87の9
63	経皮的冠動脈形成術（特殊カテーテルによるもの）	□	□ 年 月	□	52, 59
63の2の2	胸腔鏡下弁形成術及び胸腔鏡下弁置換術	□	□ 年 月	□	52, 87の11
63の3	経カテーテル弁置換術	□	□ 年 月	□	52, 59の2, 59の2の2
63の4	経皮的僧帽弁クリップ術	□	□ 年 月	□	52, 87の12
63の5	胸腔鏡下動脈管開存閉鎖術	□	□ 年 月	□	52, 59の3
63の5の1の2	胸腔鏡下心房中隔欠損閉鎖術	□	□ 年 月	□	52, 87の60
63の5の2	不整脈手術（左心耳閉鎖術（経カテーテル的手術によるもの）に限る。）	□	□ 年 月	□	52, 59の3の2, 87の32
63の6	経皮的カテーテル心筋焼灼術における磁気ナビゲーション加算	□	□ 年 月	□	52, 59の4
64	経皮的中隔心筋焼灼術	□	□ 年 月	□	52, 60
65	ペースメーカー移植術及びペースメーカー交換術	□	□ 年 月	□	24, 52

施設基準通知	名　称	今回届出	既届出	算定しない	様式（別添２（又は別添２の２））
66	両心室ペースメーカー移植術及び両心室ペースメーカー交換術	□	□ 年 月	□	52, 61
67	植込型除細動器移植術、植込型除細動器交換術及び経静脈電極抜去術	□	□ 年 月	□	52, 62
67の2	両室ペーシング機能付き植込型除細動器移植術及び両室ペーシング機能付き植込型除細動器交換術	□	□ 年 月	□	52, 63
68	大動脈バルーンパンピング法（ＩＡＢＰ法）	□	□ 年 月	□	24
68の2	経皮的循環補助法（ポンプカテーテルを用いたもの）	□	□ 年 月	□	52, 87の13
69	補助人工心臓	□	□ 年 月	□	52, 64
69の2	小児補助人工心臓	□	□ 年 月	□	52, 64の2
70の2	植込型補助人工心臓（非拍動流型）	□	□ 年 月	□	52, 65の3
71	同種心移植術	□	□ 年 月	□	57
72	同種心肺移植術	□	□ 年 月	□	57
72の1の2	骨格筋由来細胞シート心表面移植術	□	□ 年 月	□	65の3の2
72の2の2	経皮的下肢動脈形成術	□	□ 年 月	□	65の3の3
72の3	内視鏡下下肢静脈瘤不全穿通枝切離術	□	□ 年 月	□	52, 65の4
72の4	腹腔鏡下リンパ節群郭清術	□	□ 年 月	□	52, 65の4の2, 87の33, 別添２の２
72の4の2	腹腔鏡下小切開骨盤内リンパ節群郭清術	□	□ 年 月	□	52, 65の5
72の5	腹腔鏡下小切開後腹膜リンパ節群郭清術	□	□ 年 月	□	52, 65の5
72の7	腹腔鏡下小切開後腹膜腫瘍摘出術及び腹腔鏡下小切開後腹膜悪性腫瘍手術	□	□ 年 月	□	52, 65の5
72の7の1の2	骨盤内悪性腫瘍及び腹腔内軟部腫瘍ラジオ波焼灼療法	□	□ 年 月	□	52, 87の61
72の7の2	内視鏡的逆流防止粘膜切除術	□	□ 年 月	□	52, 87の34
72の7の2の2	腹腔鏡下十二指腸局所切除術（内視鏡処置を併施するもの）	□	□ 年 月	□	52, 65の8
72の7の3	腹腔鏡下胃切除術（単純切除術（内視鏡手術用支援機器を用いる場合））及び腹腔鏡下胃切除術（悪性腫瘍手術（内視鏡手術用支援機器を用いるもの））	□	□ 年 月	□	52, 87の14
72の7の4	腹腔鏡下噴門側胃切除術（単純切除術（内視鏡手術用支援機器を用いる場合））及び腹腔鏡下噴門側胃切除術（悪性腫瘍手術（内視鏡手術用支援機器を用いるもの））	□	□ 年 月	□	52, 87の14
72の7の5	腹腔鏡下胃全摘術（単純全摘術（内視鏡手術用支援機器を用いる場合））及び腹腔鏡下胃全摘術（悪性腫瘍手術（内視鏡手術用支援機器を用いるもの））	□	□ 年 月	□	52, 87の14
72の8	腹腔鏡下胃縮小術	□	□ 年 月	□	52, 65の6
72の8の2	バルーン閉塞下経静脈的塞栓術	□	□ 年 月	□	52, 87の15
72の8の3	腹腔鏡下総胆管拡張症手術（内視鏡手術用支援機器を用いる場合）	□	□ 年 月	□	52, 87の35
72の8の4	腹腔鏡下胆嚢悪性腫瘍手術（胆嚢床切除を伴うもの）	□	□ 年 月	□	52, 87の36
72の9	胆管悪性腫瘍手術（膵頭十二指腸切除及び肝切除（葉以上）を伴うものに限る。）	□	□ 年 月	□	52, 65の7
73	体外衝撃波胆石破砕術	□	□ 年 月	□	66
73の2	腹腔鏡下肝切除術	□	□ 年 月	□	52, 66の2
73の2の2	腹腔鏡下肝切除術（内視鏡手術用支援機器を用いる場合）	□	□ 年 月	□	52, 87の37
73の3	腹腔鏡下胆道閉鎖症手術	□	□ 年 月	□	52, 87の16
73の3の2	移植用部分肝採取術（生体）（腹腔鏡によるもの）	□	□ 年 月	□	52, 87の38
74	生体部分肝移植術	□	□ 年 月	□	52, 67
75	同種死体肝移植術	□	□ 年 月	□	57
75の2	体外衝撃波膵石破砕術	□	□ 年 月	□	66
75の3	腹腔鏡下膵腫瘍摘出術及び腹腔鏡下膵体尾部腫瘍切除術	□	□ 年 月	□	52, 67の2
75の3	腹腔鏡下膵体尾部腫瘍切除術（内視鏡手術用支援機器を用いる場合）	□	□ 年 月	□	52, 67の2の2

施設基準通知	名　称	今回届出	既届出	算定しない	様式（別添２（又は別添２の２））
75の4	腹腔鏡下膵頭部腫瘍切除術及び腹腔鏡下膵中央切除術	□	□ 年 月	□	52, 67の2の3
75の4	腹腔鏡下膵頭部腫瘍切除術（内視鏡手術用支援機器を用いる場合）	□	□ 年 月	□	52, 67の2の4
76	同種死体膵移植術、同種死体膵腎移植術	□	□ 年 月	□	57
76の2	同種死体膵島移植術	□	□ 年 月	□	52, 57の2
76の2の2	生体部分小腸移植術	□	□ 年 月	□	52, 87の17の2
76の3	同種死体小腸移植術	□	□ 年 月	□	57
76の4	早期悪性腫瘍大腸粘膜下層剥離術	□	□ 年 月	□	52, 67の3
76の4の2	腹腔鏡下結腸悪性腫瘍切除術（内視鏡手術用支援機器を用いる場合）	□	□ 年 月	□	52, 87の39
76の5	腹腔鏡下小切開副腎摘出術	□	□ 年 月	□	52, 65の5
76の6	腹腔鏡下直腸切除・切断術（内視鏡手術用支援機器を用いる場合）	□	□ 年 月	□	52, 87の18
76の7	腹腔鏡下副腎摘出手術（内視鏡手術用支援機器を用いるもの）及び腹腔鏡下副腎髄質腫瘍摘出手術（褐色細胞腫）（内視鏡手術用支援機器を用いるもの）	□	□ 年 月	□	52, 87の48
76の8	副腎腫瘍ラジオ波焼灼療法	□	□ 年 月	□	52, 87の47
77	体外衝撃波腎・尿管結石破砕術	□	□ 年 月	□	66
77の2	腹腔鏡下小切開腎部分切除術、腹腔鏡下小切開腎摘出術、腹腔鏡下小切開腎（尿管）悪性腫瘍手術	□	□ 年 月	□	52, 65の5
77の3の2	腹腔鏡下腎悪性腫瘍手術（内視鏡手術用支援機器を用いるもの）及び腹腔鏡下尿管悪性腫瘍手術（内視鏡手術用支援機器を用いるもの）	□	□ 年 月	□	52, 68の3
77の3の2の2	腎悪性腫瘍ラジオ波焼灼療法	□	□ 年 月	□	52, 87の62
77の3の3	腹腔鏡下腎盂形成手術（内視鏡手術用支援機器を用いる場合）	□	□ 年 月	□	52, 68の4
77の4	同種死体腎移植術	□	□ 年 月	□	57
77の5	生体腎移植術	□	□ 年 月	□	52, 69
77の6	腹腔鏡下小切開尿管腫瘍摘出術	□	□ 年 月	□	52, 65の5
77の7	膀胱水圧拡張術及びハンナ型間質性膀胱炎手術（経尿道）	□	□ 年 月	□	52, 69の2
77の8	腹腔鏡下小切開膀胱腫瘍摘出術	□	□ 年 月	□	52, 65の5
77の9	腹腔鏡下膀胱悪性腫瘍手術	□	□ 年 月	□	52, 69の3
77の9	腹腔鏡下膀胱悪性腫瘍手術（内視鏡手術用支援機器を用いる場合）	□	□ 年 月	□	52, 69の5
77の10	腹腔鏡下小切開膀胱悪性腫瘍手術	□	□ 年 月	□	52, 69の3
77の10の2	腹腔鏡下膀胱尿管逆流手術（膀胱外アプローチ）	□	□ 年 月	□	52, 87の63
77の10の2の2	尿道狭窄グラフト再建術	□	□ 年 月	□	69の4
77の11	人工尿道括約筋植込・置換術	□	□ 年 月	□	69の4
77の11の2の2	精巣温存手術	□	□ 年 月	□	87の64
77の11の3	精巣内精子採取術	□	□ 年 月	□	87の42, 87の42の２
77の12	焦点式高ｴﾈﾙｷﾞｰ超音波療法	□	□ 年 月	□	52, 70
78	腹腔鏡下前立腺悪性腫瘍手術	□	□ 年 月	□	52, 71
78の2	腹腔鏡下小切開前立腺悪性腫瘍手術	□	□ 年 月	□	52, 65の5
78の2の2	腹腔鏡下前立腺悪性腫瘍手術（内視鏡手術用支援機器を用いるもの）	□	□ 年 月	□	52, 71の1の2
78の2の2の1の2	女子外性器悪性腫瘍手術（女子外性器悪性腫瘍手術センチネルリンパ節生検加算を算定する場合に限る。）	□	□ 年 月	□	52, 87の65
78の2の2の2	腹腔鏡下膣断端挙上術（内視鏡手術用支援機器を用いる場合）	□	□ 年 月	□	52, 87の66
78の2の3	腹腔鏡下仙骨膣固定術	□	□ 年 月	□	52, 71の1の3
78の2の3	腹腔鏡下仙骨膣固定手術（内視鏡手術用支援機器を用いる場合）	□	□ 年 月	□	52, 71の1の4
78の3	腹腔鏡下膣式子宮全摘術（内視鏡手術用支援機器を用いる場合）	□	□ 年 月	□	52, 87の19

施設基準通知	名　称	今回届出	既届出	算定しない	様式（別添２（又は別添２の２））
78の3の2	腹腔鏡下子宮悪性腫瘍手術（子宮体がんに限る。）	□	□ 年 月	□	52, 71の2
78の3の2	腹腔鏡下子宮悪性腫瘍手術（子宮頸がんに限る。）	□	□ 年 月	□	52, 71の2
78の3の2	腹腔鏡下子宮悪性腫瘍手術（子宮体がんに対して内視鏡手術用支援機器を用いる場合）	□	□ 年 月	□	52, 71の5
78の３の３	腹腔鏡下子宮瘢痕部修復術	□	□ 年 月	□	52, 87の43
78の4	内視鏡的胎盤吻合血管レーザー焼灼術	□	□ 年 月	□	52, 71の3
78の5	胎児胸腔・羊水腔シャント術	□	□ 年 月	□	52, 71の4
78の5の2	無心体双胎焼灼術（一連につき）	□	□ 年 月	□	52, 71の4
78の5の3	胎児輸血術（一連につき）及び臍帯穿刺	□	□ 年 月	□	52, 71の4
78の5の4	体外式膜型人工肺管理料	□	□ 年 月	□	87の44
78の6	医科点数表第２章第10部手術の通則４（性同一性障害の患者に対して行うものに限る。）に掲げる手術	□	□ 年 月	□	52, 87の20
79の2	手術の休日加算１、時間外加算１及び深夜加算１	□	□ 年 月	□	48の2, 48の2の2, 48の3, 48の4, 4,
79の3	胃瘻造設術（内視鏡下胃瘻造設術、腹腔鏡下胃瘻造設術を含む。）	□	□ 年 月	□	43の4, 43の5
79の4	医科点数表第２章第10部手術の通則の19に掲げる手術	□	□ 年 月	□	87の23
79の5	周術期栄養管理実施加算	□	□ 年 月	□	87の45
79の6	再製造単回使用医療機器使用加算	□	□ 年 月	□	87の52
80	輸血管理料Ⅰ	□	□ 年 月	□	73
80	輸血管理料Ⅱ	□	□ 年 月	□	73
80	輸血適正使用加算	□	□ 年 月	□	73
80	貯血式自己血輸血管理体制加算	□	□ 年 月	□	73
80の2	コーディネート体制充実加算	□	□ 年 月	□	87の21
80の3	自己生体組織接着剤作成術	□	□ 年 月	□	73の2
80の3の2	自己クリオプレシピテート作製術（用手法）及び同種クリオプレシピテート作製術	□	□ 年 月	□	73の2
80の4	人工肛門・人工膀胱造設術前処置加算	□	□ 年 月	□	73の3
80の5	胃瘻造設時嚥下機能評価加算	□	□ 年 月	□	43の4, 43の5
80の5の2	凍結保存同種組織加算	□	□ 年 月	□	52, 73の5
80の6	歯周組織再生誘導手術	□	□ 年 月	□	74
80の7	手術時歯根面レーザー応用加算	□	□ 年 月	□	50
80の8	広範囲顎骨支持型装置埋入手術	□	□ 年 月	□	74の3
80の9	歯根端切除手術の注３	□	□ 年 月	□	49の8
80の10	口腔粘膜血管腫凝固術	□	□ 年 月	□	74の4
80の11	レーザー機器加算の施設基準	□	□ 年 月	□	49の9
81	麻酔管理料（Ⅰ）	□	□ 年 月	□	75
81の2	麻酔管理料（Ⅱ）	□	□ 年 月	□	75
81及び81の2	周術期薬剤管理加算	□	□ 年 月	□	75の3
81の3	歯科麻酔管理料	□	□ 年 月	□	75の2
82	放射線治療専任加算	□	□ 年 月	□	76
82の2	外来放射線治療加算	□	□ 年 月	□	76
82の3	遠隔放射線治療計画加算	□	□ 年 月	□	76の2
83	高エネルギー放射線治療	□	□ 年 月	□	77
83の2	一回線量増加加算	□	□ 年 月	□	77
83の3	強度変調放射線治療（ＩＭＲＴ）	□	□ 年 月	□	52, 78

施設基準通知	名　　称	今回届出	既届出	算定しない	様式（別添２（又は別添２の２））
83の4	画像誘導放射線治療加算　（ＩＧＲＴ）	□	□　年　月	□	78の2
83の5	体外照射呼吸性移動対策加算	□	□　年　月	□	78の3
84	定位放射線治療	□	□　年　月	□	79
84の2	定位放射線治療呼吸性移動対策加算	□	□　年　月	□	78の3
84の2の2	粒子線治療	□	□　年　月	□	52, 79の1の2
84の2の3	粒子線治療適応判定加算	□	□　年　月	□	79の1の3
84の2の4	粒子線治療医学管理加算	□	□　年　月	□	79の1の3
84の2の5	ホウ素中性子捕捉療法	□	□　年　月	□	52, 79の1の4
84の2の6	ホウ素中性子捕捉療法適応判定加算	□	□　年　月	□	79の1の4
84の2の7	ホウ素中性子捕捉療法医学管理加算	□	□　年　月	□	79の1の4
84の2の8	画像誘導密封小線源治療加算	□	□　年　月	□	78の2
84の3	保険医療機関間の連携による病理診断	□	□　年　月	□	79の2
84の4	保険医療機関間の連携におけるデジタル病理画像による術中迅速病理組織標本作製	□	□　年　月	□	80
84の5	保険医療機関間の連携におけるデジタル病理画像による迅速細胞診	□	□　年　月	□	80
84の6	デジタル病理画像による病理診断	□	□　年　月	□	80の2
84の7	病理診断管理加算	□	□　年　月	□	80の2
84の8	悪性腫瘍病理組織標本加算	□	□　年　月	□	80の2
84の9	口腔病理診断管理加算	□	□　年　月	□	80の3
85	クラウン・ブリッジ維持管理料	□	□　年　月	□	81
86	歯科矯正診断料	□	□　年　月	□	82
87	顎口腔機能診断料（顎変形症（顎離断等の手術を必要とするものに限る。）の手術前後における歯科矯正に係るもの）	□	□　年　月	□	83
88	調剤基本料１	□	□　年　月	□	84
88の2	調剤基本料２	□	□　年　月	□	84
88の3	調剤基本料３	□	□　年　月	□	84
88の4	特別調剤基本料Ａ	□	□　年　月	□	84
89	調剤基本料の注１ただし書に規定する施設基準	□	□　年　月	□	87の2
91	調剤基本料の注４に規定する保険薬局	□	□　年　月	□	85
92	地域支援体制加算	□	□　年　月	□	87の3, 87の3の2
92の2	連携強化加算	□	□　年　月	□	87の3の4
93	後発医薬品調剤体制加算	□	□　年　月	□	87
95	在宅薬学総合体制加算	□	□　年　月	□	87の3の5
95の2	医療ＤＸ推進体制整備加算	□	□　年　月	□	87の3の6
96	無菌製剤処理加算	□	□　年　月	□	88
98	特定薬剤管理指導加算２	□	□　年　月	□	92
100	かかりつけ薬剤師指導料及びかかりつけ薬剤師包括管理料	□	□　年　月	□	90
102	在宅患者医療用麻薬持続注射療法加算	□	□　年　月	□	89
103	在宅中心静脈静脈栄養法加算	□	□　年　月	□	89
104	看護職員処遇改善評価料	□	□　年　月	□	93
105	外来・在宅ベースアップ評価料（Ⅰ）	□	□　年　月	□	95
106	外来・在宅ベースアップ評価料（Ⅱ）	□	□　年　月	□	96
106の2	歯科外来・在宅ベースアップ評価料（Ⅰ）	□	□　年　月	□	95
106の3	歯科外来・在宅ベースアップ評価料（Ⅱ）	□	□　年　月	□	96
107	入院ベースアップ評価料	□	□　年　月	□	97

※様式2、5の2、5の7、5の9、6、7の4、7の5、7の9、13の5、24の2、49の5、65、65の2、68、68の2、72、73の4、74の2、86、87の3の3、87の40、87の41、91は欠番。

別添２の２

特掲診療料の施設基準等に係る届出書

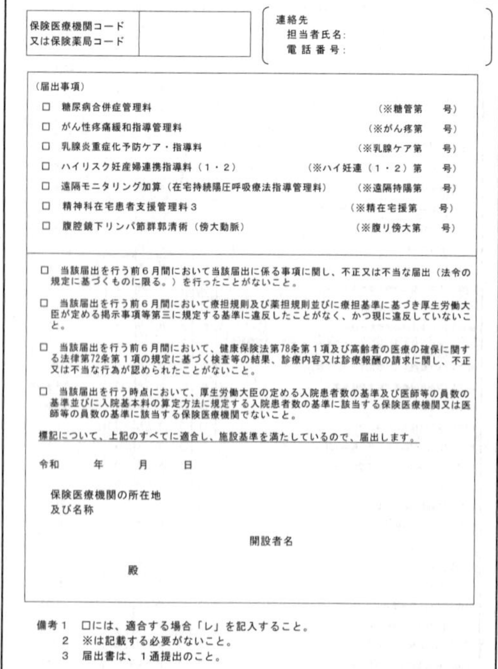

保険医療機関コード 又は保険薬局コード	

連絡先
担当者氏名:
電話番号:

（届出事項）

□　糖尿病合併症管理料　（※糖管第　　号）
□　がん性疼痛緩和指導管理料　（※がん疼第　　号）
□　乳腺炎重症化予防ケア・指導料　（※乳腺ケア第　　号）
□　ハイリスク妊産婦連携指導料（１・２）　（※ハイ妊連（１・２）第　　号）
□　遠隔モニタリング加算（在宅持続陽圧呼吸療法指導管理料）　（※遠隔持陽第　　号）
□　精神科在宅患者支援管理料３　（※精在宅援第　　号）
□　腹腔鏡下リンパ節群郭清術（傍大動脈）　（※腹リ傍大第　　号）

□　当該届出を行う前６月間において当該届出に係る事項に関し、不正又は不当な届出（法令の規定に基づくものに限る。）を行ったことがないこと。

□　当該届出を行う前６月間において療担規則及び薬担規則並びに療担基準に基づき厚生労働大臣が定める掲示事項等第三に規定する基準に違反したことがなく、かつ現に違反していないこと。

□　当該届出を行う前６月間において、健康保険法第78条第１項及び高齢者の医療の確保に関する法律第72条第１項の規定に基づく検査等の結果、診療内容又は診療報酬の請求に関し、不正又は不当な行為が認められたことがないこと。

□　当該届出を行う時点において、厚生労働大臣の定める入院患者数の基準及び医師等の員数の基準並びに入院基本料の算定方法に規定する入院患者数の基準に該当する保険医療機関又は医師等の員数の基準に該当する保険医療機関でないこと。

標記について、上記のすべてに適合し、施設基準を満たしているので、届出します。

令和　　年　　月　　日

保険医療機関の所在地
及び名称

開設者名

殿

備考１　□には、適合する場合「レ」を記入すること。
　　２　※は記載する必要がないこと。
　　３　届出書は、１通提出のこと。

保医発 0305 第 9 号
令 和 6 年 3 月 5 日

地方厚生（支）局医療課長
都道府県民生主管部(局)
　国民健康保険主管課（部）長
都道府県後期高齢者医療主管部(局)
　後期高齢者医療主管課（部）長
殿

厚生労働省保険局医療課長
（公印省略）

厚生労働省保険局歯科医療管理官
（公印省略）

「特定保険医療材料及びその材料価格（材料価格基準）の一部改正に伴う特定保険医療材料料（使用歯科材料料）の算定について」の一部改正について

今般、下記の通知の一部を別添のとおり改正し、令和６年４月１日から適用することとするので、その取扱いに遺漏のないよう、貴管下の保険医療機関、審査支払機関等に対して周知徹底を図られたい。

記

別添　「特定保険医療材料及びその材料価格（材料価格基準）の一部改正に伴う特定保険医療材料料（使用歯科材料料）の算定について」（令和４年３月４日保医発 0304 第 10 号）の一部改正について

別添

「特定保険医療材料及びその材料価格（材料価格基準）の一部改正に伴う
特定保険医療材料（使用歯科材料料）の算定について」
（令和４年３月４日保医発 0304 第 10 号）の一部改正について

1　別紙１を次に改める。

（別紙１）

材料料

M002　支台築造

（支台築造の保険医療材料料（１歯につき））

ファイバーポストを用いた場合は次の材料料と使用した本数分のファイバーポスト料との合計により算定する。

1　間接法
- ⑴　メタルコアを用いた場合
  - イ　大臼歯　84 点
  - ロ　小臼歯・前歯　52 点
- ⑵　ファイバーポストを用いた場合
  - イ　大臼歯　27 点
  - ロ　小臼歯・前歯　15 点

2　直接法
- ⑴　ファイバーポストを用いた場合
  - イ　大臼歯　27 点
  - ロ　小臼歯・前歯　15 点
- ⑵　その他の場合
  - イ　大臼歯　33 点
  - ロ　小臼歯・前歯　21 点

（ファイバーポスト）

１本につき　61 点

M005　装着

1　歯冠修復物（１個につき）
- ⑴　歯科用合着・接着材料Ⅰ
  - イ　レジン系
    - a　標準型　17 点
    - b　自動練和型　17 点
  - ロ　グラスアイオノマー系
    - a　標準型　10 点
    - b　自動練和型　12 点
- ⑵　歯科用合着・接着材料Ⅱ　12 点
- ⑶　歯科用合着・接着材料Ⅲ　4 点

2　仮着（１歯につき）　4 点

3　口腔内装置等の装着の場合（１歯につき）
- ⑴　歯科用合着・接着材料Ⅰ
  - イ　レジン系
    - a　標準型　17 点
    - b　自動練和型　17 点
  - ロ　グラスアイオノマー系
    - a　標準型　10 点
    - b　自動練和型　12 点
- ⑵　歯科用合着・接着材料Ⅱ　12 点
- ⑶　歯科用合着・接着材料Ⅲ又は歯科充填用即時硬化レジン　4 点

M009　充填（１窩洞につき）

1　歯科充填用材料　Ⅰ
- ⑴　複合レジン系
  - イ　単純なもの　11 点
  - ロ　複雑なもの　29 点
- ⑵　グラスアイオノマー系
  - イ　標準型
    - a　単純なもの　8 点
    - b　複雑なもの　22 点
  - ロ　自動練和型
    - a　単純なもの　9 点
    - b　複雑なもの　23 点

2　歯科充填用材料　Ⅱ
- ⑴　複合レジン系
  - イ　単純なもの　4 点
  - ロ　複雑なもの　11 点
- ⑵　グラスアイオノマー系
  - イ　標準型
    - a　単純なもの　3 点
    - b　複雑なもの　8 点
  - ロ　自動練和型
    - a　単純なもの　6 点
    - b　複雑なもの　17 点

M010　金属歯冠修復（１個につき）

1　14 カラット金合金
- ⑴　インレー
  - 複雑なもの　1,224 点
- ⑵　４分の３冠　1,530 点

2　金銀パラジウム合金（金 12%以上）
- ⑴　大臼歯
  - イ　インレー
    - a　単純なもの　350 点
    - b　複雑なもの　647 点
  - ロ　５分の４冠　814 点
  - ハ　全部金属冠　1,024 点
- ⑵　小臼歯・前歯
  - イ　インレー
    - a　単純なもの　238 点
    - b　複雑なもの　473 点
  - ロ　４分の３冠　585 点
  - ハ　５分の４冠　585 点
  - ニ　全部金属冠　733 点

3　銀合金
- ⑴　大臼歯
  - イ　インレー

a　単純なもの　24点
b　複雑なもの　41点
ロ　5分の4冠　54点
ハ　全部金属冠　66点
⑵　小臼歯・前歯・乳歯
イ　インレー
a　単純なもの　15点
b　複雑なもの　31点
ロ　4分の3冠（乳歯を除く。）　38点
ハ　5分の4冠（乳歯を除く。）　38点
ニ　全部金属冠　48点
M010-2　チタン冠（1歯につき）　66点
M010-3　接着冠（1歯につき）
1　金銀パラジウム合金（金12%以上）
⑴　前歯　585点
⑵　小臼歯　585点
⑶　大臼歯　814点
2　銀合金
⑴　前歯　38点
⑵　小臼歯　38点
⑶　大臼歯　54点
M010-4　根面被覆（1歯につき）
1　根面板によるもの
⑴　金銀パラジウム合金（金12%以上）
イ　大臼歯　350点
ロ　小臼歯・前歯　238点
⑵　銀合金
イ　大臼歯　24点
ロ　小臼歯・前歯　15点
2　レジン充填によるもの
⑴　複合レジン系　11点
⑵　グラスアイオノマー系
イ　標準型　8点
ロ　自動練和型　9点
M011　レジン前装金属冠（1歯につき）
1　金銀パラジウム合金（金12%以上）を用いた場合　913点
2　銀合金を用いた場合　107点
M011-2　レジン前装チタン冠（1歯につき）　66点
M015　非金属歯冠修復（1歯につき）
1　レジンインレー
⑴　単純なもの　29点
⑵　複雑なもの　40点
2　硬質レジンジャケット冠
⑴　歯冠用加熱重合硬質レジン　8点
⑵　歯冠用光重合硬質レジン　183点

M015-2　CAD／CAM冠（1歯につき）
1　前歯
CAD／CAM冠用材料（Ⅳ）　438点
2　小臼歯
⑴　CAD／CAM冠用材料（Ⅰ）　188点
⑵　CAD／CAM冠用材料（Ⅱ）　181点
3　大臼歯
⑴　CAD／CAM冠用材料（Ⅲ）　350点
注　CAD／CAM冠用材料（Ⅲ）を小臼歯に対して使用した場合は、「2　小臼歯」により算定する。
⑵　CAD／CAM冠用材料（Ⅴ）　615点
M015-3　CAD／CAMインレー（1歯につき）
1　小臼歯
⑴　CAD／CAM冠用材料（Ⅰ）　188点
⑵　CAD／CAM冠用材料（Ⅱ）　181点
2　大臼歯
CAD／CAM冠用材料（Ⅲ）　350点
注　CAD／CAM冠用材料（Ⅲ）を小臼歯に対して使用した場合は、「1　小臼歯」により算定する。
M016　乳歯冠（1歯につき）
1　乳歯金属冠　30点
2　その他の場合
乳歯に対してジャケット冠を装着する場合
〔次の材料料と人工歯料との合計により算定する。〕
1歯につき　2点
M016-3　既製金属冠（1歯につき）　29点
M017　ポンティック（1歯につき）
1　鋳造ポンティック
⑴　金銀パラジウム合金（金12%以上）
イ　大臼歯　1,179点
ロ　小臼歯　888点
⑵　銀合金
大臼歯・小臼歯　53点
2　レジン前装金属ポンティック
⑴　金銀パラジウム合金（金12%以上）を用いた場合
イ　前歯　708点
ロ　小臼歯　888点
ハ　大臼歯　1,179点
⑵　銀合金を用いた場合
イ　前歯　67点
ロ　小臼歯　67点
ハ　大臼歯　67点
M017-2　高強度硬質レジンブリッジ（1装置につき）　1,629点
M018　有床義歯
〔次の材料料と人工歯料との合計により算定する。〕

1　局部義歯（1床につき）	
⑴　1歯から4歯まで	2点
⑵　5歯から8歯まで	3点
⑶　9歯から11歯まで	5点
⑷　12歯から14歯まで	7点
2　総義歯（1顎につき）	10点
M019　熱可塑性樹脂有床義歯（1床につき）	
〔次の材料料と人工歯料との合計により算定する。〕	
熱可塑性樹脂有床義歯（1床につき）	37点
M020　鋳造鉤（1個につき）	
1　14カラット金合金	
⑴　双子鉤	
イ　大・小臼歯	1,587点
ロ　犬歯・小臼歯	1,291点
⑵　二腕鉤（レストつき）	
イ　大臼歯	1,291点
ロ　犬歯・小臼歯	991点
ハ　前歯（切歯）	763点
2　金銀パラジウム合金（金12%以上）	
⑴　双子鉤	
イ　大・小臼歯	943点
ロ　犬歯・小臼歯	737点
⑵　二腕鉤（レストつき）	
イ　大臼歯	647点
ロ　犬歯・小臼歯	563点
ハ　前歯（切歯）	522点
3　鋳造用コバルトクロム合金	5点
M021　線鉤（1個につき）	
1　不銹鋼及び特殊鋼	7点
2　14カラット金合金	
⑴　双子鉤	756点
⑵　二腕鉤（レストつき）	585点
M021-2　コンビネーション鉤（1個につき）	
1　鋳造鉤又はレストに金銀パラジウム合金（金12%以上）、線鉤に不銹鋼及び特殊鋼を用いた場合	
⑴　前歯	261点
⑵　犬歯・小臼歯	281点
⑶　大臼歯	323点
2　鋳造鉤又はレストに鋳造用コバルトクロム合金、線鉤に不銹鋼及び特殊鋼を用いた場合	
⑴　前歯	38点
⑵　犬歯・小臼歯	38点
⑶　大臼歯	38点
M021-3　磁性アタッチメント（1個につき）	
1　磁石構造体	777点
2　キーパー付き根面板	
（根面板の保険医療材料料（1歯につき））	
キーパー付き根面板を用いた場合は次の材料料とキーパー料との合計により算定する。	
⑴　金銀パラジウム合金（金12%以上）	
イ　大臼歯	647点
ロ　小臼歯・前歯	473点
⑵　銀合金	
イ　大臼歯	41点
ロ　小臼歯・前歯	31点
（キーパー）	
1個につき	233点
M023　バー（1個につき）	
1　鋳造バー	
⑴　金銀パラジウム合金（金12%以上）	1,511点
⑵　鋳造用コバルトクロム合金	18点
2　屈曲バー	
不銹鋼及び特殊鋼	30点
M030　有床義歯内面適合法	
軟質材料を用いる場合（1顎につき）	
1　シリコーン系	166点
2　アクリル系	100点

(別添参考)

「特定保険医療材料及びその材料価格（材料価格基準）の一部改正に伴う特定保険医療材料（使用歯科材料料）の算定について」
（令和4年3月4日保医発0304第10号）の一部改正について

（傍線の部分は改正部分）

改　正　後	現　　行
（別紙1）	（別紙1）
材料料	材料料
M002～M009　（略）	M002～M009　（略）
M010　金属歯冠修復（1個につき）	M010　金属歯冠修復（1個につき）
1　14カラット金合金	1　14カラット金合金
(1)　インレー	(1)　インレー
複雑なもの　1,224点	複雑なもの　1,179点
(2)　4分の3冠　1,530点	(2)　4分の3冠　1,473点
2　金銀パラジウム合金（金12%以上）	2　金銀パラジウム合金（金12%以上）
(1)　大臼歯	(1)　大臼歯
イ　インレー	イ　インレー
a　単純なもの　350点	a　単純なもの　365点
b　複雑なもの　647点	b　複雑なもの　675点
ロ　5分の4冠　814点	ロ　5分の4冠　849点
ハ　全部金属冠　1,024点	ハ　全部金属冠　1,069点
(2)　小臼歯・前歯	(2)　小臼歯・前歯
イ　インレー	イ　インレー
a　単純なもの　238点	a　単純なもの　248点
b　複雑なもの　473点	b　複雑なもの　494点
ロ　4分の3冠　585点	ロ　4分の3冠　610点
ハ　5分の4冠　585点	ハ　5分の4冠　610点
ニ　全部金属冠　733点	ニ　全部金属冠　765点
3　銀合金	3　銀合金
(1)　大臼歯	(1)　大臼歯
イ　（略）	イ　（略）
ロ　5分の4冠　54点	ロ　5分の4冠　53点
ハ　（略）	ハ　（略）
(2)　（略）	(2)　（略）
M010-2　（略）	M010-2　（略）
M010-3　接着冠（1歯につき）	M010-3　接着冠（1歯につき）
1　金銀パラジウム合金（金12%以上）	1　金銀パラジウム合金（金12%以上）
(1)　前歯　585点	(1)　前歯　610点
(2)　小臼歯　585点	(2)　小臼歯　610点
(3)　大臼歯　814点	(3)　大臼歯　849点
2　銀合金	2　銀合金
(1)　（略）	(1)　（略）
(2)　（略）	(2)　（略）
(3)　大臼歯　54点	(3)　大臼歯　53点
M010-4　根面被覆（1歯につき）	M010-4　根面被覆（1歯につき）
1　根面板によるもの	1　根面板によるもの
(1)　金銀パラジウム合金（金12%以上）	(1)　金銀パラジウム合金（金12%以上）
イ　大臼歯　350点	イ　大臼歯　365点
ロ　小臼歯・前歯　238点	ロ　小臼歯・前歯　248点
(2)　（略）	(2)　（略）
2　（略）	2　（略）
M011　レジン前装金属冠（1歯につき）	M011　レジン前装金属冠（1歯につき）
1　金銀パラジウム合金（金12%以上）を用いた場合　913点	1　金銀パラジウム合金（金12%以上）を用いた場合　953点
2　銀合金を用いた場合　107点	2　銀合金を用いた場合　106点
M011-2～M016-3　（略）	M011-2～M016-3　（略）
M017　ポンティック（1歯につき）	M017　ポンティック（1歯につき）
1　鋳造ポンティック	1　鋳造ポンティック
(1)　金銀パラジウム合金（金12%以上）	(1)　金銀パラジウム合金（金12%以上）
イ　大臼歯　1,179点	イ　大臼歯　1,231点

ロ　小臼歯	888点	ロ　小臼歯	927点
(2)　銀合金		(2)　銀合金	
大臼歯・小臼歯	53点	大臼歯・小臼歯	52点
2　レジン前装金属ポンティック		2　レジン前装金属ポンティック	
(1)　金銀パラジウム合金（金12%以上）を用いた場合		(1)　金銀パラジウム合金（金12%以上）を用いた場合	
イ　前歯	708点	イ　前歯	740点
ロ　小臼歯	888点	ロ　小臼歯	927点
ハ　大臼歯	1,179点	ハ　大臼歯	1,231点
(2)　（略）		(2)　（略）	
M017-2～M019　（略）		M017-2～M019　（略）	
M020　鋳造鉤（1個につき）		M020　鋳造鉤（1個につき）	
1　14カラット金合金		1　14カラット金合金	
(1)　双子鉤		(1)　双子鉤	
イ　大・小臼歯	1,587点	イ　大・小臼歯	1,528点
ロ　犬歯・小臼歯	1,291点	ロ　犬歯・小臼歯	1,243点
(2)　二腕鉤（レストつき）		(2)　二腕鉤（レストつき）	
イ　大臼歯	1,291点	イ　大臼歯	1,243点
ロ　犬歯・小臼歯	991点	ロ　犬歯・小臼歯	954点
ハ　前歯（切歯）	763点	ハ　前歯（切歯）	735点
2　金銀パラジウム合金（金12%以上）		2　金銀パラジウム合金（金12%以上）	
(1)　双子鉤		(1)　双子鉤	
イ　大・小臼歯	943点	イ　大・小臼歯	984点
ロ　犬歯・小臼歯	737点	ロ　犬歯・小臼歯	770点
(2)　二腕鉤（レストつき）		(2)　二腕鉤（レストつき）	
イ　大臼歯	647点	イ　大臼歯	675点
ロ　犬歯・小臼歯	563点	ロ　犬歯・小臼歯	587点
ハ　前歯（切歯）	522点	ハ　前歯（切歯）	545点
3　（略）		3　（略）	
M021　線鉤（1個につき）		M021　線鉤（1個につき）	

1　（略）		1　（略）	
2　14カラット金合金		2　14カラット金合金	
(1)　双子鉤	756点	(1)　双子鉤	729点
(2)　二腕鉤（レストつき）	585点	(2)　二腕鉤（レストつき）	563点
M021-2　コンビネーション鉤（1個につき）		M021-2　コンビネーション鉤（1個につき）	
1　鋳造鉤又はレストに金銀パラジウム合金（金12%以上）、線鉤に不銹鋼及び特殊鋼を用いた場合		1　鋳造鉤又はレストに金銀パラジウム合金（金12%以上）、線鉤に不銹鋼及び特殊鋼を用いた場合	
(1)　前歯	261点	(1)　前歯	272点
(2)　犬歯・小臼歯	281点	(2)　犬歯・小臼歯	294点
(3)　大臼歯	323点	(3)　大臼歯	338点
2　（略）		2　（略）	
M021-3　磁性アタッチメント（1個につき）		M021-3　磁性アタッチメント（1個につき）	
1　（略）		1　（略）	
2　キーパー付き根面板		2　キーパー付き根面板	
（根面板の保険医療材料料（1歯につき））		（根面板の保険医療材料料（1歯につき））	
キーパー付き根面板を用いた場合は次の材料料とキーパー料との合計により算定する。		キーパー付き根面板を用いた場合は次の材料料とキーパー料との合計により算定する。	
(1)　金銀パラジウム合金（金12%以上）		(1)　金銀パラジウム合金（金12%以上）	
イ　大臼歯	647点	イ　大臼歯	675点
ロ　小臼歯・前歯	473点	ロ　小臼歯・前歯	494点
(2)　銀合金		(2)　銀合金	
イ　（略）		イ　（略）	
ロ　（略）		ロ　（略）	
（キーパー）　（略）		（キーパー）　（略）	
M023　バー（1個につき）		M023　バー（1個につき）	
1　鋳造バー		1　鋳造バー	
(1)　金銀パラジウム合金（金12%以上）	1,511点	(1)　金銀パラジウム合金（金12%以上）	1,577点
(2)　（略）		(2)　（略）	
2　（略）		2　（略）	
M030　（略）		M030　（略）	

保医発 0305 第 10 号
令 和 6 年 3 月 5 日

地方厚生（支）局医療課長
都道府県民生主管部（局）
国民健康保険主管課（部）長
都道府県後期高齢者医療主管部（局）
後期高齢者医療主管課（部）長
殿

厚生労働省保険局歯科医療管理官
（　公　印　省　略　）

特定保険医療材料及びその材料価格（材料価格基準）の一部改正に伴う
特定保険医療材料料（使用歯科材料料）の算定について

特定保険医療材料及びその材料価格（材料価格基準）の一部を改正する件（令和６年厚生労働省告示第61号。以下「改正材料価格基準」という。）が本日付けをもって告示され、特定保険医療材料及びその材料価格（材料価格基準）（平成20年厚生労働省告示第61号。以下「材料価格基準」という。）が改正されたところであるが、別表Ⅵ及びⅦに規定する特定保険医療材料料の算定については、下記のとおりであるので、その取扱いに遺漏のないよう配慮されたい。

なお、本通知は、令和６年６月１日から適用することとし、従前の「特定保険医療材料及びその材料価格（材料価格基準）の一部改正に伴う特定保険医療材料料（使用歯科材料料）の算定について」（令和４年３月４日保医発0304第10号）は、令和６年５月31日限り廃止する。

記

1　特定保険医療材料料について

特定保険医療材料料については、「特定保険医療材料の定義について」（令和６年３月５日保医発0305第12号。以下「定義通知」という。）の各号に規定する定義のいずれかに該当する医療機器のうち、「医療機器の保険適用等に関する取扱いについて」（令和６年２月14日産情発0214第５号、保発0214第４号）に規定する手続を経たものを使用した場合に限り算定できるものであり、その取扱いについては、以下によるものであること。

2　材料価格基準Ⅴに規定する特定保険医療材料について

(1)　歯周組織再生材料とは、定義通知別表Ⅳに規定するものであり、歯周組織の再生を図る目的で、被覆、塗布又は充填等によって口腔内の患部に適用される材料であって、歯周組織再生誘導手術が可能なものであること。

(2)　インプラント体、暫間装着体、スクリュー、アバットメント、アタッチメント及びシリンダーとは、定義通知別表Ⅳに規定するものであり、広範囲な顎骨欠損等の特殊な症例に対して適用される材料であって、広範囲顎骨支持型装置埋入手術が可能なものであること。

3　材料価格基準の別表のⅥに規定する特定保険医療材料について

(1)　歯冠修復及び欠損補綴に係る材料料点数は、別紙１に示すものを標準として算定する取扱いであること。

(2)　歯科用コバルトクロム合金線（バー用）及び歯科用ステンレス鋼線（バー用）とは、定義通知別表Ｖ022及びＶ024に規定するものであり、屈曲バー用をいうものであること。

(3)　スルフォン樹脂レジン歯とは、定義通知別表Ｖ033 及びＶ034 に規定するものであり、ポリサルフォン樹脂レジン歯及びレイニング人工歯をいうものであること。

(4)　硬質レジン歯とは、定義通知別表Ｖ035 及びＶ036 に規定するものであり、一般的名称が「硬質レジン歯」であり、かつ、２層又は３層構造を有し、エナメル部の硬さが 21ＨＶ0.2 以上のレジン歯をいうものであること。

(5)　義歯床用熱可塑性樹脂とは、定義通知別表Ｖ045 に規定するものであり、熱可塑性を有する、義歯床用ポリエーテルサルホン樹脂、義歯床用ポリサルフォン樹脂、義歯床用ポリカーボネート樹脂、アクリリック樹脂及びポリエステル樹脂であって、当該材料により作製された有床義歯が臨床上使用できる強度を有しているものであること。

(6)　歯科用合着・接着材料Ⅰとは、定義通知別表Ｖ046 に規定するものであり、接着性レジンセメント及び接着性グラスアイオノマー系レジンセメントをいうものであること。

(7)　歯科用合着・接着材料Ⅱとは、定義通知別表Ｖ047 に規定するものであり、グラスアイオノマーセメント及びシアノアクリレート系セメントをいうものであること。

(8)　歯科用合着・接着材料Ⅲとは、定義通知別表Ｖ048 に規定するものであり、歯科用燐酸亜鉛セメント、ハイボンド燐酸亜鉛セメント、カルボキシレートセメント、水硬性セメント及び仮着用セメントをいうものであること。

(9)　歯科充填用材料Ⅰとは、定義通知別表Ｖ049 に規定するものであり、光重合型複合レジン（充填用・硬化後フィラー60％以上）及び光重合型充填用レジン強化グラスアイオノマー並びに初期う蝕小窩裂溝填塞材で、粉末と液及びペーストをいうものであること。

(10)　歯科充填用材料Ⅰ・複合レジン系の特定保険医療材料には、フィラーの含有量によらず、高分子系の初期う蝕小窩裂溝填塞材が含まれること。

(11)　歯科充填用材料Ⅱとは、定義通知別表Ｖ050 に規定するものであり、複合レジン（充填用・硬化後フィラー60％以上）及びグラスアイオノマーセメント（充填用）で、粉末と液及びペーストをいうものであること。

(12)　スクリューポストとは、定義通知別表Ｖ057 に規定するものであり、支台築造用に用いるスクリュー型の合釘をいうものであること。

(13)　ファイバーポストとは、定義通知別表Ｖ059 に規定するものであり、支台築造用に用いるガラス繊維を 68％以上含有する合釘をいうものであること。

(14)　スクリュー、アバットメント、アタッチメント及びシリンダーとは、定義通知別表Ｖに規定するものであり、広範囲な顎骨欠損等の特殊な症例に対して適用される材料であって、広範囲顎骨支持型補綴が可能なものであること。

(15)　その他の特定保険医療材料料の算定については、昭和 43 年６月 26 日保険発第 30 号の２の通知によること。

4　材料価格基準の別表のⅦに規定する特定保険医療材料について

(1)　歯科矯正に係る材料料点数は、別紙２に示すものを標準として算定する取扱いであること。

(2)　その他の１と共通の項目については１と同様であること。

5　その他

材料価格基準別表Ⅵに掲げるもののうち、002 から 006 まで及び 010 から 013 までの規定並びに本通知の別紙１掲げるもののうち、M002 の１の(1)、M010、M010-3、M010-4 の１、M011、M017、M020 の１及び２、M021 の２、M021-2 の１、M021-3 の２の（根面板の保険医療材料料（1 歯につき））並びにM023 の１の(1)については、改正材料価格基準及び「特定保険医療材料及びその材料価格（材料価格基準）の一部改正に伴う特定保険医療材料料（使用歯科材料料）の算定について」の一部改正について（令和６年３月５日保医発0305第９号）の価格と同一であるが、いずれも令和６年６月１日に別途改正予定であること。

（別紙１）

材料料

M002　支台築造

（支台築造の保険医療材料料（１歯につき））

ファイバーポストを用いた場合は次の材料料と使用した本数分のファイバーポスト料との合計により算定する。

１　間接法

⑴　メタルコアを用いた場合

イ　大臼歯　84点

ロ　小臼歯・前歯　52点

⑵　ファイバーポストを用いた場合

イ　大臼歯　27点

ロ　小臼歯・前歯　15点

２　直接法

⑴　ファイバーポストを用いた場合

イ　大臼歯　27点

ロ　小臼歯・前歯　15点

⑵　その他の場合

イ　大臼歯　33点

ロ　小臼歯・前歯　21点

（ファイバーポスト）

１本につき　61点

M005　装着

１　歯冠修復物（１個につき）

⑴　歯科用合着・接着材料Ｉ

イ　レジン系

a　標準型　17点

b　自動練和型　38点

ロ　グラスアイオノマー系

a　標準型　10点

b　自動練和型　12点

⑵　歯科用合着・接着材料Ⅱ　12点

⑶　歯科用合着・接着材料Ⅲ　4点

２　仮着（１歯につき）　4点

３　口腔内装置等の装着の場合（１歯につき）

⑴　歯科用合着・接着材料Ｉ

イ　レジン系

a　標準型　17点

b　自動練和型　38点

ロ　グラスアイオノマー系

a　標準型　10点

b　自動練和型　12点

⑵　歯科用合着・接着材料Ⅱ　12点

⑶　歯科用合着・接着材料Ⅲ又は歯科充填用即時硬化レジン　4点

M009　充填（１窩洞につき）

１　歯科充填用材料　Ⅰ

⑴　複合レジン系

イ　単純なもの　11点

ロ　複雑なもの　29点

⑵　グラスアイオノマー系

イ　標準型

a　単純なもの　8点

b　複雑なもの　21点

ロ　自動練和型

a　単純なもの　9点

b　複雑なもの　23点

２　歯科充填用材料　Ⅱ

⑴　複合レジン系

イ　単純なもの　4点

ロ　複雑なもの　11点

⑵　グラスアイオノマー系

イ　標準型

a　単純なもの　3点

b　複雑なもの　8点

ロ　自動練和型

a　単純なもの　6点

b　複雑なもの　17点

M010　金属歯冠修復（１個につき）

１　14カラット金合金

⑴　インレー

複雑なもの　1,224点

⑵　４分の３冠　1,530点

２　金銀パラジウム合金（金12%以上）

⑴　大臼歯

イ　インレー

a　単純なもの　350点

b　複雑なもの　647点

ロ　５分の４冠　814点

ハ　全部金属冠　1,024点

⑵　小臼歯・前歯

イ　インレー

a　単純なもの　238点

b　複雑なもの　473点

ロ　４分の３冠　585点

ハ　５分の４冠　585点

ニ　全部金属冠　733点

３　銀合金

⑴　大臼歯

イ　インレー

a　単純なもの　24点
b　複雑なもの　41点
ロ　５分の４冠　54点
ハ　全部金属冠　66点
(2)　小臼歯・前歯・乳歯
イ　インレー
a　単純なもの　15点
b　複雑なもの　31点
ロ　４分の３冠（乳歯を除く。）　38点
ハ　５分の４冠（乳歯を除く。）　38点
ニ　全部金属冠　48点
M010-2　チタン冠（１歯につき）　66点
M010-3　接着冠（１歯につき）
1　金銀パラジウム合金（金12%以上）
(1)　前歯　585点
(2)　小臼歯　585点
(3)　大臼歯　814点
2　銀合金
(1)　前歯　38点
(2)　小臼歯　38点
(3)　大臼歯　54点
M010-4　根面被覆（１歯につき）
1　根面板によるもの
(1)　金銀パラジウム合金（金12%以上）
イ　大臼歯　350点
ロ　小臼歯・前歯　238点
(2)　銀合金
イ　大臼歯　24点
ロ　小臼歯・前歯　15点
2　レジン充填によるもの
(1)　複合レジン系　11点
(2)　グラスアイオノマー系
イ　標準型　8点
ロ　自動練和型　9点
M011　レジン前装金属冠（１歯につき）
1　金銀パラジウム合金（金12%以上）を用いた場合　913点
2　銀合金を用いた場合　107点
M011-2　レジン前装チタン冠　66点
M015　非金属歯冠修復（１歯につき）
1　レジンインレー
(1)　単純なもの　29点
(2)　複雑なもの　40点
2　硬質レジンジャケット冠
(1)　歯冠用加熱重合硬質レジン　8点
(2)　歯冠用光重合硬質レジン　183点

M015-2　ＣＡＤ／ＣＡＭ冠（１歯につき）
１　前歯
ＣＡＤ／ＣＡＭ冠用材料（Ⅳ）　388点
２　小臼歯
⑴　ＣＡＤ／ＣＡＭ冠用材料（Ⅰ）　181点
⑵　ＣＡＤ／ＣＡＭ冠用材料（Ⅱ）　163点
３　大臼歯
⑴　ＣＡＤ／ＣＡＭ冠用材料（Ⅲ）　316点
注　ＣＡＤ／ＣＡＭ冠用材料（Ⅲ）を小臼歯に対して使用した場合は、「２　小臼歯」により算定する。
⑵　ＣＡＤ／ＣＡＭ冠用材料（Ｖ）　615点
M015-3　ＣＡＤ／ＣＡＭインレー（１歯につき）
１　小臼歯
⑴　ＣＡＤ／ＣＡＭ冠用材料（Ⅰ）　181点
⑵　ＣＡＤ／ＣＡＭ冠用材料（Ⅱ）　163点
２　大臼歯
ＣＡＤ／ＣＡＭ冠用材料（Ⅲ）　316点
注　ＣＡＤ／ＣＡＭ冠用材料（Ⅲ）を小臼歯に対して使用した場合は、「１　小臼歯」により算定する。
M016　乳歯冠（１歯につき）
１　乳歯金属冠　30点
２　その他の場合
乳歯に対してジャケット冠を装着する場合
〔次の材料料と人工歯料との合計により算定する。〕
１歯につき　1点
M016-3　既製金属冠（１歯につき）　29点
M017　ポンティック（１歯につき）
１　鋳造ポンティック
⑴　金銀パラジウム合金（金12%以上）
イ　大臼歯　1,179点
ロ　小臼歯　888点
⑵　銀合金
大臼歯・小臼歯　53点
２　レジン前装金属ポンティック
⑴　金銀パラジウム合金（金12%以上）を用いた場合
イ　前歯　708点
ロ　小臼歯　888点
ハ　大臼歯　1,179点
⑵　銀合金を用いた場合
イ　前歯　67点
ロ　小臼歯　67点
ハ　大臼歯　67点
M017-2　高強度硬質レジンブリッジ（１装置につき）　1,629点
M018　有床義歯
〔次の材料料と人工歯料との合計により算定する。〕

1　局部義歯（１床につき）

⑴　１歯から４歯まで　2点

⑵　５歯から８歯まで　3点

⑶　９歯から11歯まで　5点

⑷　12歯から14歯まで　7点

2　総義歯（１顎につき）　10点

M019　熱可塑性樹脂有床義歯（１床につき）

〔次の材料料と人工歯料との合計により算定する。〕

熱可塑性樹脂有床義歯（１床につき）　37点

M020　鋳造鉤（１個につき）

1　14カラット金合金

⑴　双子鉤

イ　大・小臼歯　1,587点

ロ　犬歯・小臼歯　1,291点

⑵　二腕鉤（レストつき）

イ　大臼歯　1,291点

ロ　犬歯・小臼歯　991点

ハ　前歯（切歯）　763点

2　金銀パラジウム合金（金12%以上）

⑴　双子鉤

イ　大・小臼歯　943点

ロ　犬歯・小臼歯　737点

⑵　二腕鉤（レストつき）

イ　大臼歯　647点

ロ　犬歯・小臼歯　563点

ハ　前歯（切歯）　522点

3　鋳造用コバルトクロム合金　5点

M021　線鉤（１個につき）

1　不銹鋼及び特殊鋼　6点

2　14カラット金合金

⑴　双子鉤　756点

⑵　二腕鉤（レストつき）　585点

M021-2　コンビネーション鉤（１個につき）

1　鋳造鉤又はレストに金銀パラジウム合金（金12%以上）、線鉤に不銹鋼及び特殊鋼を用いた場合

⑴　前歯　261点

⑵　犬歯・小臼歯　281点

⑶　大臼歯　323点

2　鋳造鉤又はレストに鋳造用コバルトクロム合金、線鉤に不銹鋼及び特殊鋼を用いた場合

⑴　前歯　30点

⑵　犬歯・小臼歯　30点

⑶　大臼歯　30点

M021-3　磁性アタッチメント（１個につき）

1　磁石構造体　777点

2　キーパー付き根面板

（根面板の保険医療材料料（1歯につき））

キーパー付き根面板を用いた場合は次の材料料とキーパー料との合計により算定する。

⑴　金銀パラジウム合金（金12％以上）

イ　大臼歯　647点

ロ　小臼歯・前歯　473点

⑵　銀合金

イ　大臼歯　41点

ロ　小臼歯・前歯　31点

（キーパー）

1個につき　233点

M023　バー（1個につき）

1　鋳造バー

⑴　金銀パラジウム合金（金12％以上）　1,511点

⑵　鋳造用コバルトクロム合金　18点

2　屈曲バー

不銹鋼及び特殊鋼　30点

M030　有床義歯内面適合法

軟質材料を用いる場合（1顎につき）

1　シリコーン系　166点

2　アクリル系　99点

（別紙２）

材料料

N008　装着

1　帯環（1個につき）

⑴　歯科用合着・接着材料Ｉ

イ　レジン系

a　標準型　17点

b　自動練和型　38点

ロ　グラスアイオノマー系

a　標準型　10点

b　自動練和型　12点

⑵　歯科用合着・接着材料Ⅱ　12点

⑶　歯科用合着・接着材料Ⅲ　4点

2　ダイレクトボンドブラケット（1個につき）

ダイレクトボンド用ボンディング材料　6点

N008-2　植立（1本につき）

歯科矯正用アンカースクリュー　378点

N012　床装置（1装置につき）　15点

N013　リトラクター（1装置につき）　540点

N014　プロトラクター（1装置につき）　1,224点

N015　拡大装置（1装置につき）

1　床拡大装置　80点

2　ポータータイプ（装着材料料との合計により算定する。）　8点

3　スケレトンタイプ（装着材料料との合計により算定する。）　237点

N016　アクチバトール（ＦＫＯ）（1装置につき）

1　アクチバトール　14点

2　ダイナミックポジショナー　40点

N017　リンガルアーチ（1装置につき）　224点

N018　マルチブラケット（1装置につき）

1　矯正用線（丸型）　11点

2　矯正用線（角型）　12点

3　矯正用線（特殊丸型）　19点

4　矯正用線（特殊角型）　23点

5　超弾性矯正用線（丸型及び角型）　27点

N019　保定装置（1装置につき）

1　プレートタイプリテーナー　15点

2　メタルリテーナー　95点

3　スプリングリテーナー　6点

4　リンガルアーチ　224点

5　リンガルバー

不銹鋼及び特殊鋼　34点

6　ツースポジショナー　40点

7　フィクスドリテーナー　45点

N020　鉤（1個につき）

1　簡単なもの
　不銹鋼及び特殊鋼　4点
2　困難なもの
　不銹鋼及び特殊鋼　7点

N021　帯環（1個につき）

1　帯環のみ
　(1)　切歯　16点
　(2)　犬歯・臼歯　16点
2　ブラケット付帯環
　(1)　切歯　31点
　(2)　犬歯・臼歯　31点
3　チューブ付帯環
　臼歯　59点

N022　ダイレクトボンド用ブラケット（1個につき）　30点

N024　弾線（1本につき）　5点

N025　トルキングアーチ（1本につき）　23点

保医発 0305 第8号
令和6年3月5日

地方厚生（支）局医療課長
都道府県民生主管部（局）
　国民健康保険主管課（部）長
都道府県後期高齢者医療主管部（局）
　後期高齢者医療主管課（部）長
殿

厚生労働省保険局医療課長
（公印省略）

厚生労働省保険局歯科医療管理官
（公印省略）

特定保険医療材料の材料価格算定に関する留意事項について

特定保険医療材料及びその材料価格（材料価格基準）の一部を改正する件（令和6年厚生労働省告示第61号）が本日付けをもって告示され、特定保険医療材料及びその材料価格（材料価格基準）（平成20年厚生労働省告示第61号）が改正されたところであるが、材料価格の算定に当たっての留意事項については、下記のとおりとすることとしたので、その取扱いに遺漏のないよう、貴管下の保険医療機関及び審査支払機関等に対し周知徹底を図られたく通知する。

なお、この通知は、令和6年6月1日から適用することとし、従前の「特定保険医療材料の材料価格算定に関する留意事項について」(令和4年3月4日保医発0304第9号）は、令和6年5月31日限り廃止する。

記

I　診療報酬の算定方法（平成20年厚生労働省告示第59号）（以下「算定方法告示」という。）別表第一医科診療報酬点数表に関する事項

1　特定保険医療材料の算定に係る一般的事項

(1)　療養に要する費用の額の算定に当たって、保険診療に用いられる医療機器・材料（薬事法等の一部を改正する法律（平成25年法律第84号）第1条の規定による改正前の薬事法（昭和35年法律第145号）又は医薬品、医療機器等の品質、有効性及び安全性の確保等に関する法律（昭和35年法律第145号）に基づく承認又は認証（以下「薬事承認又は認証」という。）を得たものであって、超音波診断装置、ＣＴ、ＭＲＩ等の装置類を除く。以下「保険医療材料」という。）に係る費用を手技料及び薬剤料と別途算定する場合は、当該医療機器の費用の額は、材料価格基準別表の各項（関係通知において準用する場合を含む。）に規定されている材料価格により算定する。

(2)　特掲診療料の各部において、特定保険医療材料料を算定する場合には、特定保険医療材料の材料価格を10円で除して得た点数となるが、この場合において端数が生じた場合は端数を四捨五入して得た点数とする。

(3)　特定保険医療材料以外の保険医療材料については、当該保険医療材料を使用する手技料の所定点数に含まれており、別途算定できない。また、特定保険医療材料以外の保険医療材料を処方せんにより給付することは認められない。さらに、保険医療材料を患者に持参させ、又は購入させてはならない。

(4)　特定保険医療材料は、薬事承認又は認証された使用目的以外に用いた場合は算定できない。

3　在宅医療の部以外の部に規定する特定保険医療材料（フィルムを除く。）に係る取扱い

021　中心静脈用カテーテル

(1)　ガイドワイヤーは、別に算定できない。

(2)　末梢留置型中心静脈カテーテル・特殊型のうち、専用のナビゲーションシステムと併用し、留置に際してナビゲーションを行う機能に対応しているものについては、留置に際して専用のナビゲーションシステムを併用した場合に限り算定できる。

(3)　抗菌型は、区分番号「Ａ２３４－２」感染対策向上加算「１」若しくは「２」の施設基準を満たす保険医療機関又は中心静脈ライン関連血流感染（以下「CLABSI」という。）に関するサーベイランスを実施している保険医療機関において、適切な感染防止対策を行った上で、下記のア又はイのいずれかに該当する患者に対し、関連学会が定める適正使用基準を遵守して使用した場合に限り算定できる。

ア　中心静脈用カテーテルを挿入した日から起算して５日を超える当該カテーテルの留置が必要であり、かつ下記のａ～ｄのいずれかに該当する患者

ａ　同一入院期間中においてCLABSIを２回以上繰り返している患者

ｂ　小児等の中心静脈カテーテル挿入が可能な血管が限定される患者

ｃ　人工弁、人工血管グラフト、心血管系電子デバイス（ペースメーカー等）等を体内に留置しており、CLABSIによる続発症が重篤化する危険性が高い患者

ｄ　好中球減少患者、熱傷患者、臓器移植患者、短小腸患者等のCLABSIの危険性が高い易感染患者

イ　CLABSI発生率が地域や全国のサーベイランス（厚生労働省院内感染対策サーベイランス事業等）の報告結果を超えている保険医療機関において、中心静脈用カテーテルを挿入した日から起算して14日以上の当該カテーテルの留置が必要である患者

(4)　抗菌型を使用する際には、下記について診療報酬明細書の摘要欄に記載すること。

ア　当該患者の症状詳記及び上記（３）の該当項目

イ　当該患者のアレルギー歴（特に含有抗菌薬に関するアレルギー歴がないことを確認すること。）

ウ　上記（３）のイに該当する患者に対して使用する場合は、当該保険医療機関のCLABSI発生率及び参考とした地域や全国のサーベイランス（厚生労働省院内感染対策サーベイランス事業等）におけるCLABSI発生率

026　栄養カテーテル

栄養カテーテルは、24時間以上体内留置した場合に算定できる。

027　気管内チューブ

気管内チューブは、24時間以上体内留置した場合に算定できる。ただし、やむを得ず24時間未満で使用した場合は、１個を限度として算定できる。

028　胃管カテーテル

胃管カテーテルは、24時間以上体内留置した場合に算定できる。

029　吸引留置カテーテル

吸引留置カテーテルは、24時間以上体内（消化管内を含む。）に留置し、ドレナージを行う場合に算定できる。

038　気管切開後留置用チューブ

Ｔ型カニューレは、気管切開を行った場合に算定できる。

039　膀胱留置用ディスポーザブルカテーテル

膀胱留置用ディスポーザブルカテーテルは、24時間以上体内留置した場合に算定できる。

076　固定用金属ピン

骨接合用器具器械（類別許可品目）として届出されたガイドピンは算定できない。

101　皮膚欠損用創傷被覆材

(1)　主として創面保護を目的とする被覆材の費用は、当該材料を使用する手技料の所定点数に含まれ、別に算定できない。

(2)　皮膚欠損用創傷被覆材は、いずれも2週間を標準として、特に必要と認められる場合については3週間を限度として算定できる。また、同一部位に対し複数の創傷被覆材を用いた場合は、主たるもののみ算定する。

(3)　皮膚欠損用創傷被覆材は、以下の場合には算定できない。

ア　手術縫合創に対して使用した場合

イ　真皮に至る創傷用を真皮に至る創傷又は熱傷以外に使用した場合

ウ　皮下組織に至る創傷用・標準型又は皮下組織に至る創傷用・異形型を皮下組織に至る創傷又は熱傷以外に使用した場合

エ　筋・骨に至る創傷用を筋・骨に至る創傷又は熱傷以外に使用した場合

102　真皮欠損用グラフト

(1)　真皮欠損用グラフトは、1局所に2回を限度として算定する。なお、縫縮可能な小さな創に用いた場合は算定できない。

(2)　真皮欠損用グラフトは、口蓋裂手術創の口腔粘膜欠損の修復に用いた場合又は熱傷、外傷、手術創の骨、腱、筋肉等が露出した重度の真皮・軟部組織欠損創の修復に用いた場合に算定できる。

140　輸血用血液フィルター（微小凝集塊除去用）

輸血用血液フィルター（微小凝集塊除去用）は、1日当たり、1,000mL 以上の輸血を行う場合（体重40kg 以下の患者については、体重1kg 当たり 25mL 以上の輸血を行う場合）に算定できる。ただし、血漿製剤中の白血球の除去を目的とするものは算定できない。

141，142　輸血用血液フィルター（赤血球製剤用白血球除去用）及び輸血用血液フィルター（血小板製剤用白血球除去用）

輸血用血液フィルター（赤血球製剤用白血球除去用）及び輸血用血液フィルター（血小板製剤用白血球除去用）は、白血病、再生不良性貧血、慢性腎不全等同一の疾患に対して10回以上の反復輸血が行われる場合（行われることが予想される場合を含む。）に算定できる。ただし、血漿製剤中の白血球の除去を目的とするものは算定できない。

206　人工顎関節用材料

(1)　関連学会の定める適応基準を満たす、関節窩及び下顎骨頭の置換又は再建が必要な患者に対して使用した場合に算定する。

(2)　関連学会の定める指針に従って使用した場合に限り算定できる。なお、診療報酬明細書の摘要欄に使用する理由及び医学的根拠を詳細に記載すること。

4　フィルムに係る取扱いについて

(1)　1枚のフィルムを半分ずつ使用して2回撮影した場合のフィルム料は、当該フィルムの材料価格によって算定する。即ち実際に使用したフィルムの価格による。

(2)　6歳未満の乳幼児の胸部単純撮影又は腹部単純撮影を行った場合には、損耗量が多いことを考慮して材料価格に1.1を乗じて算定するものである。

(3)　マンモグラフィー用フィルム以外の軟部組織撮影用フィルムについては、一般の直接撮影用フィルムとして算定する。

(4)　マンモグラフィー用フィルムの撮影対象部位は乳房のみである。

(5)　画像記録用フィルムとは、コンピューター断層撮影、コンピューテッド・ラジオグラフィー法撮影、シンチグラム（画像を伴うもの）、シングルホトンエミッションコンピューター断層撮影、磁気共鳴コンピューター断層撮影又はデジタル・サブトラクション・アンギオグラフィー法に用いるフィルムをいう。

(6)　コンピューター断層撮影又はコンピューテッド・ラジオグラフィー用の乾式イメージャーを用いる非銀塩感熱記録式フィルム、非銀塩高安定ラミネート方式フィルムは、画像記録用フィルムとして算定して差し支えない。

(7) ロールフィルムのうち、フィルムの幅が告示に定められている規格と同様であるか又は類似している場合（35.6センチメートル、30.5センチメートル及び10.5センチメートル等）にあっては、告示に定められている規格の枚数に換算し、算出した額を限度とする。

(8) 心臓又は血管の動態を把握するために使用したロールフィルム（シネフィルム）については、所定点数に含まれ別に算定できない。

(9) 画像診断に係る手技料を別に算定できない検査、処置又は手術を行った場合においても、使用したフィルムに要する費用については、区分番号「Ｅ４００」に掲げるフィルム料を算定できる。また、特定保険医療材料及び造影剤を使用した場合は、各部に掲げる特定保険医療材料料及び薬剤料を算定できる。

(10) フィルムの規格が定められていないフィルムにあっては、定められている規格のうちで最も近似するフィルムの規格の材料価格により算定する。

5 臨床試用特定保険医療材料に係る取扱いについて

(1) 臨床試用特定保険医療材料に係る保険請求上の取扱い

臨床試用特定保険医療材料は、算定方法告示に規定され、医療保険上の給付対象となる「特定保険医療材料」には該当しないものであり、したがって、臨床試用特定保険医療材料に係る特定保険医療材料料については、保険請求は認められない。

(2) 臨床試用特定保険医療材料を使用した場合の手技料等の取扱い

臨床試用特定保険医療材料が材料価格基準に収載されている特定保険医療材料である限り、当該臨床試用特定保険医療材料に係る手技料については、保険請求が認められる。

Ⅱ 算定方法告示別表第二歯科診療報酬点数表に関する事項

1 特定保険医療材料の算定に係る一般的事項

Ｉの１と同様であること。

2 注射の部に規定する特定保険医療材料に係る取扱い

002 中心静脈用カテーテル

Ｉの３の021と同様であること。

3 投薬、処置、手術、麻酔及び放射線治療の部に規定する特定保険医療材料に係る取扱い

001 人工骨

汎用型・非吸収型のうち、顆粒・フィラー、多孔体、形状賦形型及び吸収型については、骨髄炎、骨・関節感染症、慢性関節疾患、代謝性骨疾患、外傷性骨疾患、骨腫瘍の病巣掻爬後の補填、歯肉剥離掻爬手術若しくは歯周組織再生誘導手術中の補填又は顎変形症の顎離断後の補填に用いた場合、これらの疾患の治療のために自家骨移植を行った結果その欠損部位の補填を目的として使用した場合に算定する。

008 固定用金属ピン

Ｉの３の076と同様であること。

011 皮膚欠損用創傷被覆材

Ｉの３の101と同様であること。

012 真皮欠損用グラフト

Ｉの３の102と同様であること。

014 栄養カテーテル

Ｉの３の026と同様であること。

015 気管内チューブ

Ｉの３の027と同様であること。

016 胃管カテーテル

Ｉの３の028と同様であること。

017 吸引留置カテーテル

Ｉの３の029と同様であること。

018 膀胱留置用ディスポーザブルカテーテル

Ｉの３の039と同様であること。

020 輸血用血液フィルター（微小凝集塊除去用）

Ｉの３の140と同様であること。

021, 022 輸血用血液フィルター（赤血球製剤用白血球除去用）及び輸血用血液フィルター（血小板製剤用白血球除去用）

Ｉの３の141、142と同様であること。

030　気管切開後留置用チューブ

Ｉの３の038と同様であること。

033　口腔粘膜保護材

がん等に係る放射線治療又は化学療法を実施している患者であって、周術期口腔機能管理計画に基づき、口腔機能の管理を行っているものについて、放射線治療又は化学療法に伴う口内炎（口腔粘膜炎）に対して使用した場合において、一連の治療につき原則10mLを限度として算定する。なお、患者の状況により10mLを超える量を使用する場合は、診療報酬明細書の摘要欄にその理由を記載すること。

034　人工顎関節用材料

Ｉの３の206と同様であること。

036　半導体レーザー用プローブ

(1)　半導体レーザー用プローブは、切除不能な局所進行若しくは局所再発の頭頸部癌に限り算定できる。

(2)　半導体レーザー用プローブは、当該材料を用いた手技に関する所定の研修を修了した歯科医師が使用した場合に限り算定できる。

(3)　半導体レーザー用プローブは、切除不能な局所進行又は局所再発の頭頸部癌に対して使用する場合は一連の治療につき８本を限度として算定できる。ただし、それ以上の本数の算定が必要な場合には、診療報酬明細書の摘要欄に詳細な理由を記載すること。

037　レーザー光照射用ニードルカテーテル

(1)　レーザー光照射用ニードルカテーテルは、半導体レーザー用プローブを用いて切除不能な局所進行又は局所再発の頭頸部癌に対してレーザー光照射を実施した場合に算定できる。

(2)　当該材料を用いた手技に関する所定の研修を修了した歯科医師が使用した場合に限り算定できる。

4　歯冠修復及び欠損補綴の部に規定する特定保険医療材料の取扱い

058　ＣＡＤ／ＣＡＭ冠用材料

(1)　ＣＡＤ／ＣＡＭ冠用材料（Ⅰ）及び（Ⅱ）は小臼歯に使用した場合に限り算定できる。

(2)　ＣＡＤ／ＣＡＭ冠用材料（Ⅲ）及び（Ⅴ）は大臼歯に使用した場合に限り算定できる。

(3)　ＣＡＤ／ＣＡＭ冠用材料（Ⅳ）は前歯に使用した場合に限り算定できる。

(4)　ＣＡＤ／ＣＡＭ冠用材料（Ⅲ）及び（Ⅴ）を大臼歯に使用した場合及びＣＡＤ／ＣＡＭ冠用材料（Ⅳ）を前歯に使用した場合は、製品に付属している使用した材料の名称及びロット番号等を記載した文書（シール等）を保存して管理すること（診療録に貼付する等）。

068　純チタン２種

レジン前装冠による歯冠修復を目的として前歯に使用した場合又は全部金属冠による歯冠修復を目的として大臼歯に使用した場合に限り算定できる。

069　磁性アタッチメント

(1)　有床義歯及び根面板（金属歯冠修復で根面を被覆するものをいう。）に用いた場合に限り算定できる。

(2)　磁石構造体又はキーパーを使用した場合は、製品に付属している使用した材料の名称及びロット番号等を記載した文書（シール等）を保存して管理すること（診療録に貼付する等）。

5　フィルムに係る取扱いについて

Ｉの４と同様であること。ただし、(2)の「胸部単純撮影又は腹部単純撮影」は「単純撮影」と読み替えるものであること。

6　臨床試用特定保険医療材料に係る取扱いについて

Ｉの５と同様であること。

Ⅳ　診療報酬明細書における略称の使用に関する事項

別紙に掲げる特定保険医療材料については、診療報酬明細書に記載する場合に、同表に定める略称を使用して差し支えない。

（別紙）

告示名	略称
021 中心静脈用カテーテル	
(1) 中心静脈カテーテル・標準型・シングルルーメン	中心静脈カテ・標準・Ⅰ
(2) 中心静脈カテーテル・標準型・マルチルーメン	中心静脈カテ・標準・Ⅱ
(3) 中心静脈カテーテル・抗血栓性型	中心静脈カテ・抗血栓
(4) 中心静脈カテーテル・極細型	中心静脈カテ・極細
(5) 中心静脈カテーテル・カフ付き	中心静脈カテ・カフ
(6) 中心静脈カテーテル・酸素飽和度測定機能付き	中心静脈カテ・オキシ
(7) 中心静脈カテーテル・抗菌型	中心静脈カテ・抗菌
(8) 末梢留置型中心静脈カテーテル・標準型・シングルルーメン	末梢留置中心静脈カテ・標準・Ⅰ
(9) 末梢留置型中心静脈カテーテル・標準型・マルチルーメン	末梢留置中心静脈カテ・標準・Ⅱ
(10) 末梢留置型中心静脈カテーテル・特殊型・シングルルーメン	末梢留置中心静脈カテ・特殊・Ⅰ
(11) 末梢留置型中心静脈カテーテル・特殊型・マルチルーメン	末梢留置中心静脈カテ・特殊・Ⅱ
026 栄養カテーテル	
(1) 経鼻用・一般用	栄養カテ・経鼻・一般型
(2) 経鼻用・乳幼児用・一般型	栄養カテ・経鼻・乳児１
(3) 経鼻用・乳幼児用・非DEHP型	栄養カテ・経鼻・乳児２
(4) 経鼻用・経腸栄養用	栄養カテ・経鼻・経腸型
(5) 経鼻用・特殊型	栄養カテ・経鼻・特殊型
(6) 腸瘻用	栄養カテ・腸瘻型
027 気管内チューブ	
(1) カフあり・カフ上部吸引機能あり	気管内・吸引あり
(2) カフあり・カフ上部吸引機能なし	気管内・吸引なし
(3) カフなし	気管内・カフなし
028 胃管カテーテル	
(1) シングルルーメン	胃管カテ・シングル型
(2) ダブルルーメン・標準型	胃管カテ・ダブル・標準型
(3) ダブルルーメン・特殊型	胃管カテ・ダブル・特殊型
(4) マグネット付き	胃管カテ・特殊型
029 吸引留置カテーテル	
(1) 能動吸引型・胸腔用・一般型・軟質型	吸引留置カテ・胸腔用 Ⅰ
(2) 能動吸引型・胸腔用・一般型・硬質型	吸引留置カテ・胸腔用 Ⅱ
(3) 能動吸引型・胸腔用・抗血栓性	吸引留置カテ・胸腔用抗血栓
(4) 能動吸引型・心嚢・縦隔穿刺用	吸引留置カテ・穿刺型
(5) 能動吸引型・肺全摘術後用	吸引留置カテ・肺全摘用
(6) 能動吸引型・創部用・軟質型	吸引留置カテ・創部用 Ⅰ
(7) 能動吸引型・創部用・硬質型	吸引留置カテ・創部用 Ⅱ
(8) 能動吸引型・サンプドレーン	吸引留置カテ・サンプ
(9) 受動吸引型・フィルム・チューブドレーン・フィルム型	吸引留置カテ・フィルム・チューブⅠ
(10) 受動吸引型・フィルム・チューブドレーン・チューブ型	吸引留置カテ・フィルム・チューブⅡ
(11) 受動吸引型・胆膵用・胆管チューブ	吸引留置カテ・胆膵用 Ⅰ
(12) 受動吸引型・胆膵用・胆嚢管チューブ	吸引留置カテ・胆膵用 Ⅱ
(13) 受動吸引型・胆膵用・膵管チューブ	吸引留置カテ・胆膵用 Ⅲ

告示名	略称
038 気管切開後留置用チューブ	
(1) 一般型・カフ付き気管切開チューブ・カフ上部吸引機能あり・一重管	気管切開・吸引あり・一重管
(2) 一般型・カフ付き気管切開チューブ・カフ上部吸引機能あり・二重管	気管切開・吸引あり・二重管
(3) 一般型・カフ付き気管切開チューブ・カフ上部吸引機能なし・一重管	気管切開・吸引なし・一重管
(4) 一般型・カフ付き気管切開チューブ・カフ上部吸引機能なし・二重管	気管切開・吸引なし・二重管
(5) 一般型・カフなし気管切開チューブ	気管切開・カフなし
(6) 輪状甲状膜切開チューブ	気管切開・輪状甲状膜用
(7) 保持用気管切開チューブ	気管切開・保持用
039 膀胱留置用ディスポーザブルカテーテル	
(1) ２管一般（Ⅰ）	膀胱留置カテ２管一般（Ⅰ）
(2) ２管一般（Ⅱ）・標準型	膀胱留置カテ２管一般（Ⅱ）－１
(2-2) ２管一般（Ⅱ）・閉鎖式導尿システム	膀胱留置カテ２管一般（Ⅱ）－２
(3) ２管一般（Ⅲ）・標準型	膀胱留置カテ２管一般（Ⅲ）－１
(3-2) ２管一般（Ⅲ）・閉鎖式導尿システム	膀胱留置カテ２管一般（Ⅲ）－２
(4) 特定（Ⅰ）	膀胱留置カテ特定（Ⅰ）
(5) 特定（Ⅱ）	膀胱留置カテ特定（Ⅱ）
(6) 圧迫止血	膀胱留置カテ圧迫止血
076 固定用金属ピン	
(1) 創外固定器用・標準型	金属ピン・Ｆ７－ａ
(2) 創外固定器用・抗緊張ピン・一般型	金属ピン・Ｆ７－ｂ－１
(3) 創外固定器用・抗緊張ピン・特殊型	金属ピン・Ｆ７－ｂ－２
(4) 一般用・標準型	金属ピン・Ｆ７－ｃ－１
(5) 一般用・リング型	金属ピン・Ｆ７－ｃ－２
(6) 一般用・プレート型	金属ピン・Ｆ７－ｃ－３
101 皮膚欠損用創傷被覆材	
(1) 真皮に至る創傷用	被覆材・真皮用
(2) 皮下組織に至る創傷用・標準型	被覆材・皮下組織用（標準）
(3) 皮下組織に至る創傷用・異形型	被覆材・皮下組織用（異形）
(4) 筋・骨に至る創傷用	被覆材・筋骨用

保発 0214 第 3 号
令和 6 年 2 月 14 日

地方厚生（支）局長
都道府県知事　殿

厚生労働省保険局長
（公印省略）

特定保険医療材料の保険償還価格算定の基準について

標記については、これまで「特定保険医療材料の保険償還価格算定の基準について」（令和 4 年 2 月 9 日保発 0209 第 3 号。以下「旧通知」という。）により取り扱ってきたところであるが、令和 6 年度基準材料価格改定に伴い、中央社会保険医療協議会において、別添のとおり「特定保険医療材料の保険償還価格算定の基準について」が改正され、令和 6 年 6 月 1 日以降、この基準に従って特定保険医療材料の価格算定を行うこととしたので、貴管下の保険医療機関、審査支払機関等に対して周知徹底を図られたく通知する。

なお、旧通知は、令和 6 年 5 月 31 日をもって廃止する。

（別添）

特定保険医療材料の保険償還価格算定の基準について

（令和 6 年 2 月 14 日　中央社会保険医療協議会了解）

第 4 章　既存機能区分の基準材料価格の改定

第 6 節　歯科用貴金属材料の基準材料価格改定の特例

診療報酬の算定方法（平成 20 年厚生労働省告示第 59 号）の別表第二第 2 章第 12 部に規定する特定保険医療材料に係る機能区分のうち、金、銀又はパラジウムを含有するものであって、別表 7 に定める歯科用貴金属機能区分の基準材料価格については、金、銀又はパラジウムの国際価格変動に対応するため、第 1 節の規定にかかわらず、基準材料価格改定時及び随時改定時（基準材料価格改定の当該月から起算して 3 月ごとの時点をいう。以下同じ。）に、別表 8 に定める算式により算定される額に改定する。

別表 7

歯科用貴金属機能区分

品　　名
歯科鋳造用 14 カラット金合金インレー用（JIS 適合品）
歯科鋳造用 14 カラット金合金鉤用（JIS 適合品）
歯科用 14 カラット金合金鉤用線（金 58.33%以上）
歯科用 14 カラット合金用金ろう（JIS 適合品）
歯科鋳造用金銀パラジウム合金（金 12%以上 JIS 適合品）
歯科用金銀パラジウム合金ろう（金 15%以上 JIS 適合品）
歯科鋳造用銀合金　第 1 種　　（銀 60%以上インジウム 5%未満 JIS 適合品）
歯科鋳造用銀合金　第 2 種　　（銀 60%以上インジウム 5%以上 JIS 適合品）
歯科用銀ろう（JIS 適合品）

別表８

歯科用貴金属機能区分の基準材料価格改定の計算方法

１　基準材料価格改定時における算式

〔〔当該機能区分に属する全ての既収載品の保険医療機関等における平均的購入価格（税抜市場実勢価格の加重平均値）〕＋補正幅〕×〔１＋（１＋地方消費税率）×消費税率〕＋一定幅

補正幅　＝　X－Y

X＝当該機能区分の基準材料価格の前回改定以降における金、銀及びパラジウムのそれぞれの取引価格の平均値に、別表７に定める当該機能区分に属する特定保険医療材料の標準的な金、銀及びパラジウムの含有比率をそれぞれ乗じて算定される額の合計額（以下「平均素材価格」という。）

Y＝材料価格調査の調査対象月における平均素材価格

（注）令和６年度基準材料価格改定における歯科用貴金属機能区分の一定幅は、改定前の基準材料価格の４／100に相当する額とする。

２　随時改定時における算式

〔当該機能区分に係る随時改定時前の基準材料価格〕＋　補正幅　×〔１＋（１＋地方消費税率）×消費税率〕

補正幅　＝　X－Y

X＝当該機能区分の基準材料価格の前回改定以降の平均素材価格
Y＝当該機能区分の前回改定で用いた平均素材価格

歯科診療報酬点数表

令和６年６月版	４月上旬発刊予定

定価　本体 2,200 円+税（税込 2,420 円）　B5判 約300頁

ISBN978-4-7894-1044-1 C3047 ¥2200E

商品 No.100078

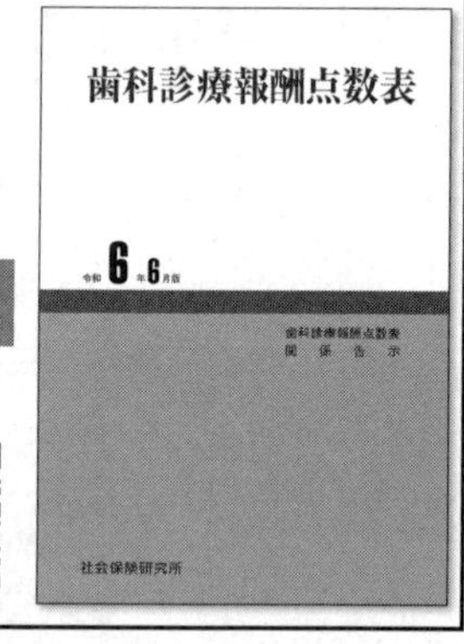

歯科診療報酬に的をしぼって収録したライトな一冊
窓口での算定に必要な情報を網羅した実践的な内容
歯科固有の施設基準について通知も抄録

- 左欄には点数表を，右欄には項目ごとに算定上の要点・留意事項を掲載しています。視覚的に捉えやすい構成で，算定に必要な情報はひと目で確認できます。
- 歯科固有の施設基準については，通知も抄録しています。
- 巻頭に区分番号レベルまで収載した詳細目次を掲載して利便性の向上を図るとともに，点数表部分右欄の区分番号，見出しや加算対象の記載等をゴシック体にするなど，メリハリのある表記を目指して編集しています。
- 他にも巻末に点数表の項目から区分番号を検索できる「50音索引」を収載しており，初めて算定にかかわる方にもわかりやすく，入門書としても最適の一冊です。
- 「使用歯科材料料」等は定期的に見直しが行われますが，ウェブサイト上に追補を掲載（無料）して最新の情報をお届けします。

本書の構成（予定）		
歯科診療報酬点数表	第１章　基本診療料 第２章　特掲診療料 第３章　経過措置	・「歯科診療報酬点数表」は，左欄に点数表を，対応する右欄には算定上の要点・留意事項を掲載し，視覚的に捉えやすい構成が最大の特徴。 ・「処置医療機器等加算対象処置」，「手術医療機器等加算対象手術」，「施設基準設定手術」，「通則加算対象手術」等の情報についても機能的に掲載し，算定の際に便利かつ見落としのないように編集。
関係告示	掲示事項等告示 基本診療料関係告示 特掲診療料関係告示 材料価格基準関係告示	上記「点数表」とは別に，算定に必要な関係告示を収載。点数表と併せて参照することにより，必要な情報については網羅。歯科固有の施設基準については，通知を参考として抄録。
※巻末に便利な「50音索引」を収載。 点数表の項目から区分番号が検索できます。		

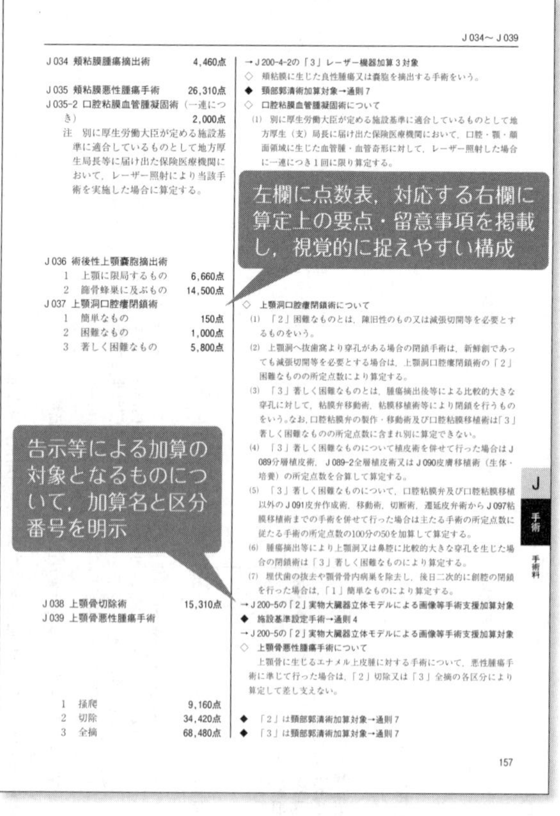

J 034～ J 039

J 034 頬粘膜腫瘍摘出術　4,460点

→ J 200-4-2の「3」レーザー機器加算３対象
◇　頬粘膜に生じた良性腫瘍又は嚢胞を摘出する手術をいう。

J 035 頬粘膜悪性腫瘍手術　26,310点

◆　頸部郭清術加算対象→通則７

J 035-2 口腔粘膜血管腫凝固術（一連につき）　2,000点
注　別に厚生労働大臣が定める施設基準に適合しているものとして地方厚生局長等に届け出た保険医療機関において，レーザー照射により当該手術を実施した場合に算定する。

◇　口腔粘膜血管腫凝固術について
(1)　別に厚生労働大臣が定める施設基準に適合しているものとして地方厚生（支）局長に届け出た保険医療機関において，口腔・顎・顔面領域に生じた血管腫・血管奇形に対して，レーザー照射した場合に一連につき１回に限り算定する。

J 036 術後性上顎嚢胞摘出術
1　上顎に限局するもの　6,660点
2　篩骨蜂巣に及ぶもの　14,500点

J 037 上顎洞口腔瘻閉鎖術
1　簡単なもの　150点
2　困難なもの　1,000点
3　著しく困難なもの　5,800点

◇　上顎洞口腔瘻閉鎖術について
(1)　「2」困難なものとは，陳旧性のもの又は減張切開等を必要とするものをいう。
(2)　上顎洞へ抜歯窩より穿孔がある場合の閉鎖手術は，新鮮創であっても減張切開等を必要とする場合は，上顎洞口腔瘻閉鎖術の「2」困難なものの所定点数により算定する。
(3)　「3」著しく困難なものとは，腫瘍摘出後等による比較的大きな穿孔に対して，粘膜弁移動術，粘膜移植術等により閉鎖を行うものをいう。なお，口腔粘膜弁の製作・移動術及び口腔粘膜移植術は「3」著しく困難なものの所定点数に含まれ別に算定できない。
(4)　「3」著しく困難なものについて植皮術を併せて行った場合はＪ089分層植皮術，Ｊ089-2全層植皮術又はＪ090皮膚移植術（生体・培養）の所定点数を合算して算定する。
(5)　「3」著しく困難なものについて，口腔粘膜弁及び口腔粘膜移植以外のＪ091皮弁作成術，移動術，切断術，遷延皮弁術からＪ097粘膜移植術までの手術を併せて行った場合は主たる手術の所定点数に従たる手術の所定点数の100分の50を加算して算定する。
(6)　腫瘍摘出等により上顎洞又は鼻腔に比較的大きな穿孔を生じた場合の閉鎖術は「3」著しく困難なものにより算定する。
(7)　埋伏歯の抜去や顎骨骨内病巣を除去し，後日二次的に創腔の閉鎖を行った場合は，「1」簡単なものにより算定する。

J 038 上顎骨切除術　15,310点

→ J 200-5の「2」実物大臓器立体モデルによる画像等手術支援加算対象

J 039 上顎骨悪性腫瘍手術

◆　施設基準設定手術→通則４
→ J 200-5の「2」実物大臓器立体モデルによる画像等手術支援加算対象
◇　上顎骨悪性腫瘍手術について
　上顎骨に生じるエナメル上皮腫に対する手術について，悪性腫瘍手術に準じて行った場合は，「2」切除又は「3」全摘の各区分により算定して差し支えない。

1　掻爬　9,160点
2　切除　34,420点　◆　「2」は頸部郭清術加算対象→通則７
3　全摘　68,480点　◆　「3」は頸部郭清術加算対象→通則７

J　手術　手術料

157

事例で学ぶ

歯科レセプト 作成と点検

令和６年６月版　**７月発刊予定**

定価　**本体 4,400 円+税（税込 4,840 円）**　B５判 2色 約420頁

ISBN978-4-7894-1819-5 C3047 ¥4400E

商品 No.130758

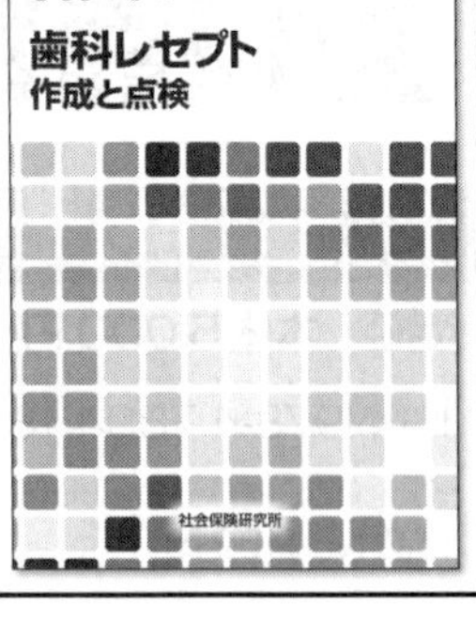

豊富な事例と図解で，歯科診療のレセプト作成から縦覧点検までを解説

- **多数の事例**を使用し，傷病名と診療内容，算定要件および治療の流れからみた**点検を着眼点**として構成しています。
- 点数表に沿って，**算定の基礎**，**レセプト記載上の留意点**および**レセプト点検のポイント**を解説しています。
- **模擬カルテ**を使用して**治療の流れによるレセプト作成**を解説，**点検用事例**を使用して**縦覧点検**までを解説しています。
- レセプト摘要欄などへの記載事項，**歯科の基礎知識**を掲載しています。

本書の構成（予定）

第１編　保険請求事務の基礎知識
- 第１章　レセプト作成の概要
- 第２章　レセプト点検の概要

第２編　点数算定と点数表の解釈
- 第１章　基本診療料（事例１～事例4-2）
- 第２章　特掲診療料（事例5～事例50）
- 第３章　その他

第３編　レセプト作成と点検
- 第１章　レセプト作成（模擬カルテより）
- 第２章　点検と解説（事例１～事例10-6）

第４編　歯科の基礎知識
- 第１章　口腔内の組織と名称
- 第２章　歯の疾患
- 第３章　歯冠修復及び欠損補綴

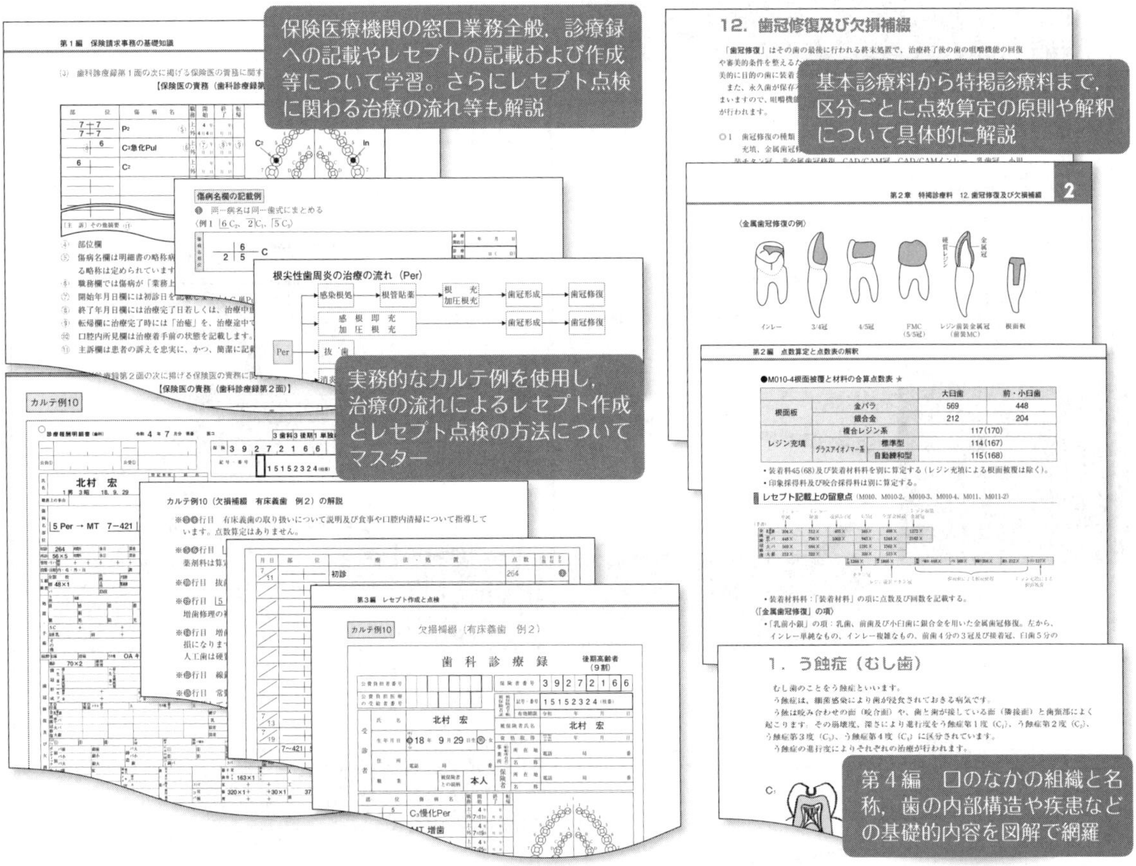

保険医療機関の窓口業務全般，診療録への記載やレセプトの記載および作成等について学習。さらにレセプト点検に関わる治療の流れ等も解説

基本診療料から特掲診療料まで，区分ごとに点数算定の原則や解釈について具体的に解説

実務的なカルテ例を使用し，治療の流れによるレセプト作成とレセプト点検の方法についてマスター

第４編　口のなかの組織と名称，歯の内部構造や疾患などの基礎的内容を図解で網羅

歯科点数表の解釈

令和６年６月版	６月発刊予定

定価　**本体 5,000 円+税（税込 5,500 円）**　A4判 約1,050頁

ISBN978-4-7894-1809-6 C3047 ¥5000E

商品 No.110219

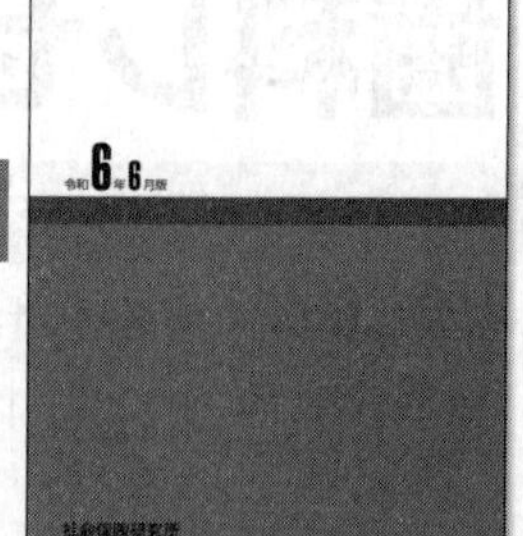

歯科診療報酬の算定・請求に必要な情報を徹底網羅

- 歯科の診療報酬の算定・請求に必要な情報を，実務上活用しやすいよう編集し，法令上の根拠とともに明示しました。
- 各審査機関にも長年使用されており，高い信頼性を誇ります。
- 前々回版から判型をA4にリニューアル。さらに見やすく，使いやすくなりました。

本書の構成（予定）	
歯科点数表編	歯科診療報酬点数表／疑義解釈資料（施設基準関連等，点数表内掲載になじまないQ&Aを一覧掲載） ※このほか，関係する医科診療報酬点数表に加え，各種計画書や情報提供に係る様式，特定保険医療材料（歯科材料）・入院時食事療養等に関する告示・通知も掲載
診療方針に関する法令編	療養担当規則・施設基準・介護保険との調整など，点数表とは別に定められている重要な決まりごとも網羅。電子請求関連・レセプトの記載要領を含め，請求・審査に必要な告示・通知等を体系的に収載
診療に関する基本的な考え方等編	点数表の通知において参考することとされている基本的な考え方など，実地診療上直接関係深い日本歯科医学会発出の文書を分類して収載

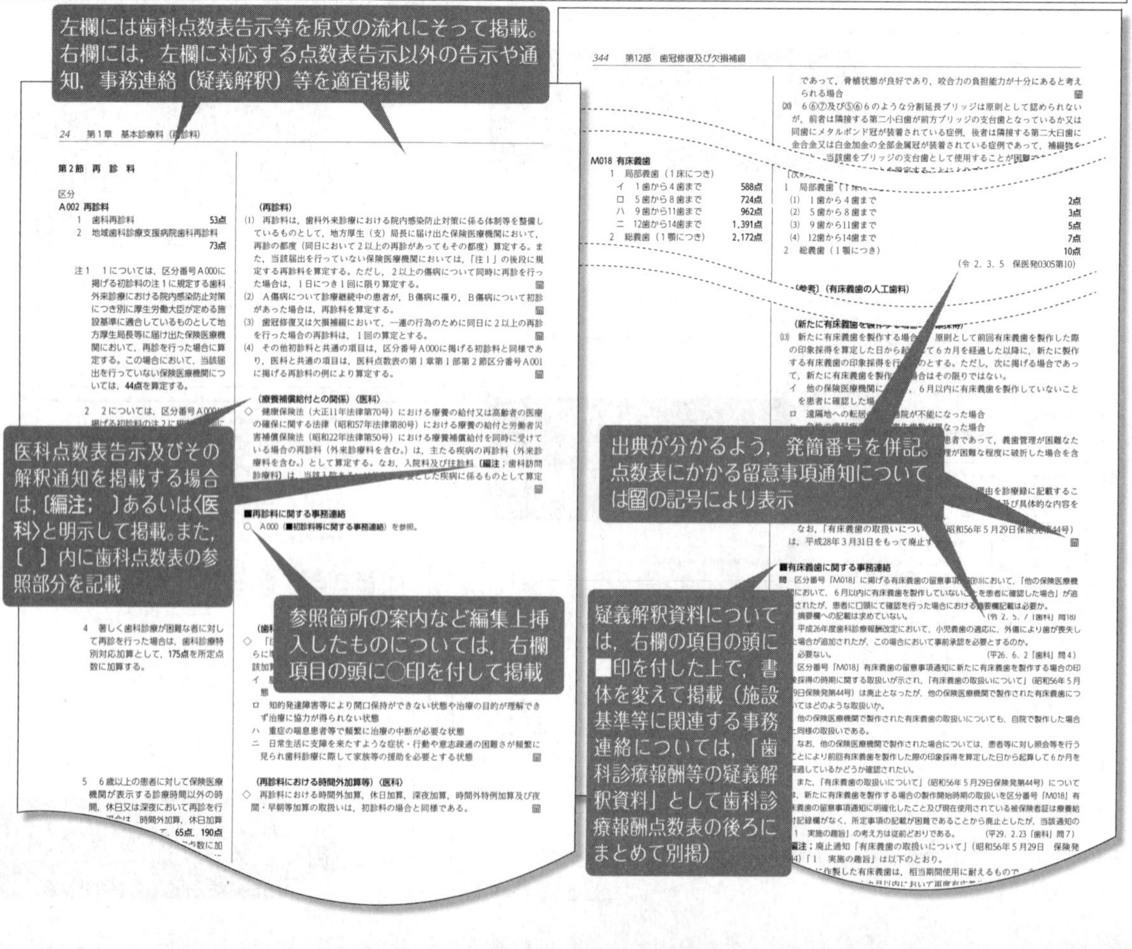

左欄には歯科点数表告示等を原文の流れにそって掲載。右欄には，左欄に対応する点数表告示以外の告示や通知，事務連絡（疑義解釈）等を適宜掲載

医科点数表告示及びその解釈通知を掲載する場合は，〔編注；　〕あるいは〈医科〉と明示して掲載。また，〔　〕内に歯科点数表の参照部分を記載

参照箇所の案内など編集上挿入したものについては，右欄項目の頭に◯印を付して掲載

出典が分かるよう，発簡番号を併記。点数表にかかる留意事項通知については留の記号により表示

疑義解釈資料については，右欄の項目の頭に■印を付した上で，書体を変えて掲載（施設基準等に関連する事務連絡については，「歯科診療報酬等の疑義解釈資料」として歯科診療報酬点数表の後ろにまとめて別掲）